DER KLINIKER

Hans Franke / Klinische Laboratoriumsmethoden

DER KLINIKER

EIN SAMMELWERK FÜR STUDIERENDE UND ÄRZTE

Herausgegeben von Professor Dr. I. Zadek

KLINISCHE LABORATORIUMSMETHODEN

VON

HANS FRANKE

PROFESSOR UND OBERARZT AN DER MEDIZINISCHEN UNIVERSITÄTSKLINIK LEIPZIG

UNTER MITARBEIT VON

GÜNTER HILGETAG

DR. PHIL., WOLFEN, KREIS BITTERFELD

1952

WALTER DE GRUYTER & CO.

vormals J. G. Göschen'sche Verlagshandlung · J. Guttentag, Verlagsbuchhandlung

Georg Reimer · Karl J. Trübner · Veit & Comp.

BERLIN W 35

KLINISCHE LABORATORIUMSMETHODEN

VON

HANS FRANKE

PROFESSOR UND OBERARZT AN DER MEDIZINISCHEN UNIVERSITÄTSKLINIK LEIPZIG

UNTER MITARBEIT VON

GÜNTER HILGETAG

DR. PHIL., WOLFEN, KREIS BITTERFELD

Mit 8 Farbtafeln und 176 Abbildungen

1952

WALTER DE GRUYTER & CO.

vormals J. G. Göschen'sche Verlagshandlung · J. Guttentag, Verlagsbuchhandlung

Georg Reimer · Karl J. Trübner · Veit & Comp.

BERLIN W 35

Printed in Germany · Satz und Druck: Oswald Schmidt GmbH., Leipzig III/18/65
5933/19-8232/49

Herrn Prof. Dr. MAX BÜRGER
zum 65. Geburtstag gewidmet

GELEITWORT

Die deutsche akademische Jugend hat es wahrlich nicht leicht. Das Kriegs- und Nachkriegselend hat sie aus der eingefahrenen Bahn geworfen und jegliches Studium außerordentlich erschwert. Die Mehrzahl der Studenten muß die Mittel zum Studium selbst aufbringen; viele stehen bei zermürbender Tages- und Nachtarbeit in schwerem Existenzkampf, manch einer ist nach Jahr und Tag zum Aufgeben des Studiums gezwungen. Fehlschläge entmutigen sie indessen nicht, es gibt kaum Klagen, keinerlei Resignation. Imponierend ist die klare, nüchterne Erkenntnis der eigenen Situation und die realistische Einstellung zu den Problemen der Umwelt, prachtvoll die Aufgeschlossenheit der Studenten, ihr Fleiß und Wissensdurst, die sich in den Vorlesungen und Kursen offenbaren, erhebend der Mut und Stolz, mit denen sie das Leben anpacken und in die Zukunft schauen.

Die finanzielle Not wirkt sich auch auf die Beschaffung des Unterrichtsmaterials aus. Namentlich die Mediziner können ihren Bedarf an wichtigen Büchern aus eigner Kraft nicht decken. Im akademischen Unterricht stößt man bei den Studenten der höheren klinischen Semester auf Lücken ihres Wissens, die durch Mangel an Lernstoff entstanden sind.

Um diesem Übel zu steuern, habe ich schon im Jahre 1946 den Plan gefaßt, sämtliche klinische Disziplinen zusammenfassend zur Darstellung zu bringen. Erfahrene Kliniker und hervorragende Theoretiker sollten den Kandidaten der Medizin in kurzen, aber erschöpfenden Abhandlungen die Grundlagen ihrer Spezialgebiete vermitteln. Ausführliche Literaturangaben wurden beiseite gelassen, verwirrende Auseinandersetzungen über Streitfragen und ungelöste Probleme übergangen oder höchstens gestreift, die modernen Forschungsresultate dagegen gebührend berücksichtigt. Damit dürften die einzelnen Kapitel auch für den Praktiker von Bedeutung sein, der sich über dieses oder jenes Fachgebiet einen Überblick verschaffen will. Selbstverständlich legten die Mitarbeiter bei der Abfassung ihrer wissenschaftlichen Beiträge den größten Wert darauf, den Charakter von Kompendien strikt zu vermeiden.

Die Ungunst der Zeiten hat der Verwirklichung des ursprünglichen Planes, das Gesamtwerk in regelmäßig erscheinenden Einzelheften herauszubringen, entgegengearbeitet und die Drucklegung der Lieferungen verzögert. Um so mehr freuen sich mit allen Autoren Herausgeber und Verlag über die bevorstehende Veröffentlichung des Sammelwerkes, das an aktuellem Interesse nicht verloren hat.

Allen beteiligten Kollegen möchte ich für ihre mühe- und verständnisvolle Mitarbeit verbindlichst danken.

Möge „der Kliniker" einen erfolgreichen Weg nehmen und dem medizinischen Nachwuchs wie den praktischen Ärzten in ganz Deutschland Nutzen bringen!

Berlin, Frühjahr 1951.

I. ZADEK

VORWORT

Jeder Fortschritt in der Wissenschaft liegt in der verbesserten Methodik. Die klinischen Arbeitsmethoden im chemischen Laboratorium sowie in der Hämatologie und Mikroskopie sind in den letzten Jahren außerordentlich stark erweitert und verfeinert worden, so daß es immer wieder von neuem erforderlich ist, auch neben den bereits vorhandenen Monographien, die vielfach nur einen Kompendiumcharakter haben, das Gesamtgebiet der klinischen Chemie und Mikroskopie übersichtlich darzustellen. Bekanntlich kommt es ja im ärztlichen Untersuchungsgang nicht so sehr darauf an, die eine oder andere Untersuchungsmethode durchzuführen und einen Zahlenwert zu erhalten, sondern das Wesentlichste ist die richtige Bewertung und der richtige, sinnvolle Einbau in die ärztliche Gesamtdiagnose. Dazu gehört auch, daß der Arzt einerseits über die Bewertung seiner Methoden in chemischer Hinsicht unterrichtet ist, denn vielfach sind gerade die in der Medizin benutzten chemischen Reaktionen nicht sehr spezifischer Natur, besonders dann, wenn die nachzuweisenden biologischen Produkte selbst noch nicht klar definiert sind. Andererseits muß aber auch eine sichere Kenntnis der Untersuchungsbefunde in klinischer Hinsicht vorhanden sein, und der Arzt muß die Vielzahl der Möglichkeiten kennen, die zu einer Erhöhung oder zu einer Erniedrigung der einzelnen körpereigenen Substanzen führen. Es muß auch bekannt sein, welche klinischen Bilder in die eine oder andere Gruppe hineingehören. Entsprechend den klinischen Alltagsbedürfnissen haben wir unseren Ausführungen ein Kapitel über allgemeine Labortechnik mit den modernen Laboratoriumsgeräten vorausgeschickt, sowie die Methoden des Grundumsatzes und zahlreiche chemische und physikalische Organfunktionsproben berücksichtigt, da gerade letztere immer wieder in der Praxis zur Anwendung kommen. Auch die in jüngster Zeit vermehrt geübten Organpunktionen haben wir in ihren Grundprinzipien dargestellt.

Wir hoffen, damit sowohl dem älteren klinischen Studenten als auch dem Arzt in Klinik und Praxis eine übersichtliche und zusammenfassende Darstellung gegeben zu haben, die auch das jüngste Literaturgut weitgehend berücksichtigt. Wir waren um eine möglichst vollständige Darstellung bemüht und hoffen, somit auch dem Leser das vielfach zeitraubende Suchen von Einzelarbeiten und Arbeitsmethoden zu ersparen.

Mögen unsere Ausführungen unserem Wunsche und dem Zwecke dienen, die in der modernen Medizin so stark ausgebaute Laboratoriumsarbeit zu erleichtern und deren Früchte dem kranken Menschen sinnvoll zugute kommen zu lassen. Dem Verlag Walter de Gruyter sind wir für die großzügige Gestaltung des Werkes mit dem reichhaltigen Bildmaterial zu besonderem Dank verpflichtet. Alle Abbildungen und bunten Tafeln wurden von Herrn W. Giesecke, Leipzig, gezeichnet, dem wir gleichfalls für die hervorragende Ausführung bestens danken. Frl. Dr. Haase danken wir für ihre sorgfältige Hilfe bei der Korrektur und Frau Krasselt für die mühevolle Anfertigung des Manuskriptes.

Leipzig, im März 1952

GÜNTER HILGETAG · HANS FRANKE

INHALT

I. Allgemeine Labortechnik

II. Untersuchung des Harnes

III. Untersuchung des Blutes

IV. Untersuchung des Liquor cerebrospinalis

V. Untersuchung der Punktionsflüssigkeiten

VI. Untersuchung des Sputums

VII. Untersuchung des Speichels und Magensaftes

VIII. Untersuchung des Duodenalsaftes

IX. Untersuchung des Stuhles

X. Parasitologie des Darmes

XI. Untersuchung des Stoffwechsels

XII. Physikalische und chemische Funktionsproben

XIII. Drüsen- und Organpunktionen

XIV. Mund-, Nasen-, Rachen-, Genital- und Wundabstriche

XV. Übersichtstabellen

I. Allgemeine Laboratoriumstechnik

Allgemeines

Es ist eine allgemeine Erfahrungstatsache, daß der junge Mediziner allzuoft wesentliche Grundbegriffe der Chemie und Physik nicht in dem gewünschten Ausmaß beherrscht. Hieraus ergibt sich, daß der heranwachsende Arzt bei der Anwendung von chemischen oder physikalischen Untersuchungsmethoden häufig die theoretischen Grundlagen dieser Methoden nicht übersieht und demzufolge allzuleicht Fehlerquellen oder falschen Bewertungen unterworfen ist. Durch die Erfordernisse der modernen Medizin wird die chemische und physikalische Methodik immer weiter entwickelt, und zwar in einem Umfang, wie sie in dem üblichen chemischen Praktikum für Mediziner nicht berücksichtigt werden kann, zumal es sich hierbei vorzugsweise um qualitative Untersuchungen handelt.

Wir halten es daher für ratsam, vor der Besprechung der einzelnen Kapitel der klinischen Chemie und Mikroskopie wenigstens die Grundbegriffe der wichtigsten chemischen und physikalischen Operationen bei der Durchführung quantitativer und qualitativer Untersuchungsgänge zu besprechen und insbesondere auch die physikalischen Grundlagen der üblichen Laboratoriumsgeräte kurz zu umreißen.

A. Chemische Methodik

Die in den klinischen Laboratorien bevorzugten chemischen Analysenmethoden sind *Titrations-(Maß-)Analysen*; seltener werden *gravimetrische Methoden* angewendet.

1. Die Maßanalyse

Die für die Maßanalyse benötigten Geräte sind eine gute chemische Waage, ein analytischer Gewichtssatz – bei den modernen vollautomatischen Waagen erübrigt sich der Gewichtssatz –, ferner neben den üblichen Labor-Glasgeräten: geeichte Maßkolben, Pipetten und Büretten, die nur in sorgfältig mit Chromschwefelsäure und destilliertem Wasser gereinigtem und vollkommen trockenem Zustand verwendet werden dürfen.

Zur Ausführung der Titration benötigt man Normallösungen und zur Bestimmung des Endpunktes der Titration Indikatoren.

a) Die Normallösungen

Zur Herstellung von Normallösungen benutzt man am bequemsten die handelsüblichen Fixanalsubstanzen. Die in einer Ampulle eingeschmolzene Substanzmenge braucht man nur sorgfältig mit destilliertem Wasser in einen 1-l-Meßkolben überzuspülen, darin zu lösen und den Meßkolben bis zur Marke aufzufüllen, d. h. der untere Meniskus der Flüssigkeitsoberfläche soll sich genau mit der eingeritzten Marke am Kolbenhals decken; dabei ist es wichtig, daß die Temperatur der Lösung von der auf dem Meßkolben stets angegebenen Eichtemperatur möglichst wenig abweicht. Hat man keine Fixanalsubstanzen zur Verfügung, so ist darauf zu achten, daß die für die Bereitung der Normallösungen verwendeten Substanzen analytisch rein sind und die theoretisch geforderte Zusammensetzung – z. B. den richtigen Kristallwassergehalt – haben. Bei der Berechnung der für eine Normallösung benötigten Substanzmenge muß man sich über den Begriff der „*Normallösung*" klar sein. Eine Normallösung enthält im Liter ein Grammäquivalent der betreffenden Substanz in gelöster Form, wobei unter „Grammäquivalent" das Äquivalentgewicht einer Substanz in Grammen, also die Menge zu verstehen ist, die einem Grammatom Wasserstoff (= 1,008 g) oder dem Atomgewicht eines anderen einwertigen Elementes (z. B. Chlor) äquivalent ist. Das Äquivalentgewicht z. B. einer Säure ist diejenige Menge, die dem Molekulargewicht einer einsäurigen Base äquivalent ist.

$$\textit{Äquivalentgewicht} = \frac{\textit{Molekulargewicht}}{\textit{Wertigkeit}}.$$

So ist z. B. das Äquivalentgewicht von NaOH gleich seinem Molekulargewicht, weil es eine einsäurige Base (Wertigkeit = 1) ist, also gleich 40,00 g. Das Äquivalentgewicht von Schwefelsäure dagegen beträgt nur die Hälfte ihres Molekulargewichts (98,08 : 2 = 49,04 g), weil Schwefelsäure eine 2basische Säure ist.

Nur selten arbeitet man allerdings mit Normallösungen (1 n), meist stellt man sich aus ihnen noch Verdünnungen her, z. B. $^1/_2$ n-, $^1/_5$ n-, $^1/_{10}$ n- ... $^1/_{100}$ n-Lösungen.

b) Bestimmung des Titers

Da es sehr mühsam ist, eine mit 3 Stellen nach dem Komma genau angegebene Substanzmenge abzuwägen, so wiegt man sich bei der Herstellung von Normallösungen meist nur die ungefähre Menge an benötigter Substanz ein, titriert dann die daraus hergestellte Lösung gegen eine Lösung mit genau bekanntem Gehalt und bestimmt dadurch den „Faktor", d. h. die Zahl, mit der die bei der Titration verbrauchten ccm stets multipliziert werden müssen, um die Kubikzentimeterzahl zu erhalten, die bei Verwendung einer genau normalen Lösung verbraucht worden wäre.

Beispiel: Eine $^1/_{10}$ n-NaOH-Lösung soll eingestellt werden. Man nimmt dazu 10 ccm einer genau $^1/_{10}$ n-H_2SO_4-Lösung, die man mit der einzustellenden $^1/_{10}$ n-NaOH Lösung (gegen Phenolphthalein oder Mischindikator) titriert. Es werden z. B. als Mittel aus mehreren Titrationen 9,45 ccm NaOH-Lösung verbraucht, die Lösung ist also etwas zu konzentriert, ihr Faktor beträgt

$$9{,}45 \cdot \text{Faktor} = 10{,}00 \text{ ccm}$$
$$\text{Faktor} = 10{,}00 \text{ ccm} : 9{,}45 \text{ ccm} = 1{,}06.$$

Verfährt man beim Einstellen der unbekannten Lösung so, daß man von ihr genau 10 ccm vorlegt und mit der bekannten Lösung titriert, dann ist z. B.

$$10 \text{ ccm} \cdot \text{Faktor} = 10{,}6 \text{ ccm}$$
$$\text{Faktor} = 10{,}6 \text{ ccm} : 10{,}0 \text{ ccm} = 1{,}06,$$

also die verbrauchten ccm an genau normaler Lösung, geteilt durch 10, ergeben den Faktor der einzustellenden Lösung.

Es ist stets der Faktor einer zu konzentrierten Lösung größer als 1, und der Faktor einer zu verdünnten Lösung kleiner als 1.

Multipliziert man den Faktor mit der Normalität der Lösung, also bei $^1/_{10}$ n-Lösung mit $^1/_{10}$, so erhält man den Titer der Lösung.

Faktor · Normalität = Titer.

In unserem Zahlenbeispiel ist dann der Titer 0,106.

Nun ist es nicht immer nötig, daß man zum Einstellen einer frisch bereiteten Lösung eine genau normale Lösung zur Verfügung hat, man muß nur ihren Titer genau kennen.

Es ist dann:

$$\text{ccm bekannte Lösung} \times \text{deren bekannter Titer} = \text{ccm neue Lösung} \times \text{unbekannter Titer}$$

oder

$$\text{unbekannter Titer} = \frac{\text{ccm bekannte Lösung} \times \text{deren bekannter Titer}}{\text{ccm neue Lösung}}.$$

c) Indikatoren

Die bei Titrationen verwendeten Indikatoren sind meist organische Substanzen, gelegentlich auch anorganische Salze, die in kleinsten Mengen der zu titrierenden Lösung zugesetzt werden und die die Eigenschaft haben, den Endpunkt der Titration durch eine spontane Änderung ihrer Farbe anzuzeigen. Bei der Alkalimetrie und Azidimetrie, bei der schwache organische Säuren oder Basen, meist Farbstoffe, als Indikatoren verwendet werden, wird dieser Farbumschlag durch eine plötzliche p_H-Änderung bewirkt. Titriert man z. B. Schwefelsäure mit Natronlauge, so liegt der p_H-Wert der Lösung, solange noch die kleinste Menge Schwefelsäure im Überschuß da ist, zwischen p_H 1–3. Sobald aber der Endpunkt der Titration erreicht ist, also die Lösung äquivalente Mengen an Schwefelsäure und Natronlauge enthält, ändert sich das p_H sprunghaft. Für diese Titration sind deshalb alle Indikatoren verwendbar, deren Farbumschlag im p_H-Bereich von etwa 4–10 liegt. Bei Essigsäure hingegen liegt der Äquivalenzpunkt im schwach alkalischen Gebiet, hier wird man z. B. Phenolphthalein als Indikator verwenden, dessen Umschlagsgebiet bei p_H = etwa 8–10 liegt. Für die Titration von Ammoniak wiederum lassen sich nur Indikatoren mit einem Umschlagsgebiet bei p_H = 4–6 verwenden, also z. B. Methylrot oder Methylorange.

Allgemein gilt die Regel, daß der Äquivalenzpunkt bei einer Titration schwacher Basen mit starken Säuren in schwach saurem Gebiet, also bei $p_H < 7$ liegt, bei Titration schwacher Säuren mit starken Basen im schwach alkalischen Gebiet, also bei $p_H > 7$ liegt. An Hand der nachfolgenden Tabelle (S. 8), die die für die Alkalimetrie und Azidimetrie gebräuchlichsten Indikatoren enthält, kann nach diesem Gesichtspunkt der für die vorliegende Titration jeweils geeignete Indikator ausgewählt werden.

d) Puffersubstanzen

In der Biologie ist das Leben der Zelle und insbesondere die optimale Wirksamkeit der Fermente an eine konstante H-Ionenkonzentration gebunden, die durch die mannigfachen Puffersysteme gewährleistet ist. Im Organismus stellen die Eiweißkörper, das Natriumbikarbonat und die verschiedenen Phosphate derartige Puffersysteme dar.

Puffergemische sind z. B. alle Mischungen von schwachen Säuren bzw. schwachen Basen mit ihren Salzen, so z. B. die Systeme Natriumazetat + Essigsäure oder Natriumbikarbonat + Kohlensäure oder Ammonchlorid + Ammoniak.

Der Zusatz von kleinen Mengen Salzsäure zu einem Gemisch aus gleichen molaren Mengen von Essigsäure und Natriumazetat verändert z. B. den von der Konzentration des Puffergemisches weitgehend unabhängigen p_H-Wert von 4,73 nur wenig,

z. B. nur auf $p_H = 4{,}65$, während sich bei Zugabe der gleichen kleinen Menge Salzsäure in Wasser ein p_H-Wert von etwa 2,0 einstellen würde. Ebenso wirkt ein solches Gemisch aus Essigsäure und Natriumazetat puffernd gegenüber Basen. Eine gewisse kleine Menge NaOH verschiebt die Reaktion dieses Puffers z. B. nur auf $p_H = 4{,}8$ und nicht auf 12,0, wie das in Wasser der Fall sein würde.

Die Belastung, die man einem Puffersystem zumuten kann, also seine Pufferkapazität, hängt von der Konzentration des Puffergemisches ab. Durch eine geeignete Wahl von Puffersubstanzen, von denen die folgenden Tabellen eine Übersicht geben, lassen sich Lösungen mit jedem gewünschten p_H-Wert herstellen, der sich bei ausreichender Pufferkapazität in gewissen Grenzen weder durch Säure noch durch Basenzusatz wesentlich verändern läßt.

Puffermischungen nach Sörensen[1])

Verwendete Lösungen: 1. $^1/_{10}$ n-HCl. 2. $^1/_{10}$ n-NaOH. 3. $^1/_{10}$ n-Glykokoll + $^1/_{10}$ n-NaCl. 4. $^1/_{15}$ mol. primäres Kaliumphosphat (9,078 g KH_2PO_4 in 1 Liter wässeriger Lösung). 5. $^1/_{15}$ mol. sekundäres Natriumphosphat (11,876 g $Na_2HPO_4 \cdot 2H_2O$ in 1 Liter). 6. $^1/_{10}$ molare Lösung von sekundärem Natriumzitrat: 21,01 g Zitronensäure löst man in 200 ccm n-NaOH und füllt mit Wasser auf 1 Liter auf. 7. $^2/_{10}$ mol. Natriumborat (12,40 g Borsäure in 100 ccm n-NaOH gelöst und mit Wasser auf 1 Liter aufgefüllt).

a) Glykokollmischungen

Glykokolllösung ccm	HCl-Lösung ccm	p_H	Glykokolllösung ccm	HCl-Lösung ccm	p_H	Glykokollösung ccm	NaOH-Lösung ccm	p_H	Glykokolllösung ccm	NaOH-Lösung ccm	p_H
10,00	+ 0,00	6,10	6,00	+ 4,00	2,27	10,00	+ 0,00	6,10	5,10	+ 4,90	11,06
9,90	+ 0,10	4,41	5,00	+ 5,00	1,93	9,90	+ 0,10	7,80	5,00	+ 5,00	11,30
9,75	+ 0,25	3,99	4,00	+ 6,00	1,64	9,75	+ 0,25	8,23	4,90	+ 5,10	11,56
9,50	+ 0,50	3,67	3,00	+ 7,00	1,41	9,50	+ 0,50	8,57	4,50	+ 5,50	12,09
9,00	+ 1,00	3,34	2,00	+ 8,00	1,25	9,00	+ 1,00	8,92	4,00	+ 6,00	12,39
8,00	+ 2,00	2,92	1,00	+ 9,00	1,14	8,00	+ 2,00	9,36	3,00	+ 7,00	12,67
7,00	+ 3,00	2,60	0,00	+ 10,00	1,03	7,00	+ 3,00	9,71	2,00	+ 8,00	12,85
						6,00	+ 4,00	10,14	1,00	+ 9,00	12,97
						5,50	+ 4,50	10,48	0,00	+ 10,00	13,06

b) Phosphatmischungen

Sekundäre Phosphatlösung ccm	Primäre Phosphatlösung ccm	p_H	Sekundäre Phosphatlösung ccm	Primäre Phosphatlösung ccm	p_H	Sekundäre Phosphatlösung ccm	Primäre Phosphatlösung ccm	p_H
10,00	+ 0,00	9,18	7,00	+ 3,00	7,16	1,00	+ 9,00	5,90
9,90	+ 0,10	8,67	6.00	+ 4,00	6,97	0,50	+ 9,50	5,58
9,75	+ 0,25	8,33	5,00	+ 5,00	6,81	0,25	+ 9,75	5,28
9,50	+ 0,50	8,04	4,00	+ 6,00	6,64	0,10	+ 9,90	4,94
9,00	+ 1,00	7,73	3,00	+ 7,00	6,46	0,00	+ 10,00	4,49
8,00	+ 2,00	7,38	2,00	+ 8,00	6,23			

[1]) S. P. L. Sörensen: Erg. Physiol. *12*, 393 (1912).

c) Zitratmischungen

Zitratlösung ccm	HCl-Lösung ccm	p_H	Zitratlösung ccm	HCl-Lösung ccm	p_H	Zitratlösung ccm	NaOH-Lösung ccm	p_H	Zitratlösung ccm	NaOH-Lösung ccm	p_H
10,00	+ 0,00	4,95	4,75	+ 5,25	3,52	10,00	+ 0,00	4,95	5,50	+ 4,50	6,33
9,50	+ 0,50	4,88	4,50	+ 5,50	3,36	9,50	+ 0,50	5,02	5,25	+ 4,75	6,67
9,00	+ 1,00	4,83	4,00	+ 6,00	2,97	9,00	+ 1,00	5,10	5,00	+ 5,00	9,05 bis
8,00	+ 2,00	4,45	3,33	+ 6,67	2,27	8,00	+ 2,00	5,31			10,09
7,00	+ 3,00	4,44	3,00	+ 7,00	1,92	7,00	+ 3,00	5,56	4,50	+ 5,50	12,07
6,00	+ 4,00	4,15	2,00	+ 8,00	1,41	6,00	+ 4,00	5,96	4,00	+ 6,00	12,36
5,50	+ 4,50	3,94	1,00	+ 9,00	1,17						
5,00	+ 5,00	3,69	0,00	+ 10,00	1,03						

d) Boratmischungen[1])

Boratlösung ccm	HCl-Lösung ccm	p_H	Boratlösung ccm	HCl-Lösung ccm	p_H	Boratlösung ccm	NaOH-Lösung ccm	p_H
10,00	+ 0,00	9,24	6,50	+ 3,50	8,50	10,00	+ 0,00	9,24
9,50	+ 0,50	9,16	6,00	+ 4,00	8,29	9,00	+ 1,00	9,36
9,00	+ 1,00	9,08	5,75	+ 4,25	8,13	8,00	+ 2,00	9,50
8,50	+ 1,50	9,00	5,50	+ 4,50	7,93	7,00	+ 3,00	9,67
8,00	+ 2,00	8,90	5,25	+ 4,75	7,26	6,00	+ 4,00	9,97
7,50	+ 2,50	8,79	5,00	+ 5,00	6,54	5,00	+ 5,00	11,07
7,00	+ 3,00	8,67	4,75	+ 5,25	2,37	4,00	+ 6,00	12,37

Puffermischungen nach Michaelis[2])

Zusammensetzung	Ammonchlorid*) / Ammoniak p_H	Essigsäure / Na-Azetat p_H	Milchsäure / Na-Laktat p_H	Weinsäure / Na-Tartrat p_H	Zusammensetzung	Ammonchlorid*) / Ammoniak p_H	Essigsäure / Na-Azetat p_H	Milchsäure / Na-Laktat p_H	Weinsäure / Na-Tartrat p_H
1/32	11	6,22	5,3	4,5	2/1	9,19	4,4	3,5	2,7
1/16	10,7	5,9	5,0	4,2	4/1	8,89	4,1	3,2	2,4
1/8	10,4	5,6	4,7	3,8	8/1	8,58	3,8	2,9	2,0
1/4	10,1	5,3	4,45	3,6	16/1	8,3	3,3	2,61	1,7
1/2	9,8	5,0	4,17	3,3	32/1	8,0	3,19	2,3	1,4
1/1	9,5	4,7	3,8	3,0					

*) Die Temperaturabhängigkeit dieses Puffers ist besonders stark; bei 30° erniedrigen sich die für 20° angegebenen Werte um je 0,3. Im allgemeinen betragen die Differenzen, die bei höherer Temperatur in einer Abnahme des p_H bestehen und besonders bei stärker alkalischen Lösungen deutlich werden, für je 10° maximal 0,1, bei niedrigem p_H erheblich weniger.

---

[1]) Bei Verwendung von Boratmischung ist zu beachten, daß die Borsäure leicht mit organischen Substanzen, welche OH-Gruppen enthalten, komplexe Verbindungen eingeht.

[2]) Clark u. Lubs: Journ. of bacteriol. *2*, 1, 109, 191 (1917).

Phosphat-Zitronensäure-Mischungen nach Mc Ilvaine[1])

Verwendete Lösungen: $^2/_{10}$ mol. sekundäre Natriumphosphatlösung und $^1/_{10}$ mol. Zitronensäurelösung.

p_H	Phosphatlösung ccm	Zitronensäurelösung ccm	p_H	Phosphatlösung ccm	Zitronensäure lösung ccm	p_H	Phosphatlösung ccm	Zitronensäurelösung ccm	p_H	Phosphatlösung ccm	Zitronensäurelösung ccm
2,2	0,40	19,60	3,8	7,10	12,90	5,4	11,15	8,85	7,0	16,47	3,53
2,4	1,24	18,76	4,0	7,70	12,29	5,6	11,60	8,40	7,2	17,39	2,61
2,6	2,18	17,82	4,2	8,28	11,72	5,8	12,09	7,91	7,4	18,17	1,83
2,8	3.17	16,83	4,4	8,82	11,18	6,0	12,63	7.37	7,6	18,73	1,27
3,0	4,14	15,89	4,6	9,38	10,65	6,2	13,22	6,78	7,8	19,15	0,85
3,2	4,94	15,06	4,8	9,86	10,14	6,4	13,85	6,15	8,0	19,45	0,55
3,4	5,70	14,30	5,0	10,30	9,70	6,6	14,55	5,45			
3,6	6,44	13,56	5,2	10,72	9,28	6,8	15,45	4,55			

Veronalpuffer nach L. Michaelis[2])

Wenn zu n ccm $^1/_{10}$ mol. Veronalnatrium 10 ccm $^1/_{10}$ mol. HCl gegeben werden, werden folgende p_H-Werte erhalten:

n	p_H	n	p_H	n	p_H	n	p_H	n	p_H	n	p_H
(5,10)	(6,40)	5,36	7,00	6,15	7,60	7,69	8,20	9,08	8,80	9,74	9,40
(5,14)	(6,60)	5,54	7,20	6,62	7,80	8,23	8,40	9,36	9,00	9,85	9,60
5,22	6,80	5,81	7,40	7,16	8,00	8,71	8,60	9,52	9,20	(9,93)	(9,80)

Nach K. G. Stern[3]) ist Veronalpuffer geeignet zu Enzymstudien.

Azetat-Veronalpuffer nach Michaelis[4])

Die Stammlösung ist sowohl in bezug auf Natriumazetat als auch auf Veronalnatrium 1/7 m: 9,714 g Natriumazetat · $3H_2O$ und 14,714 g Veronalnatrium werden in kohlensäurefreiem Wasser zu einem Volumen von 500 cm³ gelöst. Von dieser Stammlösung werden 5 cm³ mit a ccm $^1/_{10}$ n-HCl und (18 — a) ccm H_2O versetzt.

Die folgende Tabelle gibt die Beziehung von a und p_H.

a	p_H	a	p_H	a	p_H	a	p_H
(0)	(9,64)	3,0	7,90	7	6,12	12	4,13
0,25	9,16	4,0	7,66	8	5,32	13	3,88
0,5	8,90	5,0	7,42	9	4,93	14	3,62
0,75	8,68	5,5	7,25	10	4,66	15	3,20
1,0	8,55	6,0	6,99	11	4,33	16	2,62
2,0	8,18	6,5	6,75				

e) Maßanalytische Methoden

α) Alkalimetrie

Die Titration von Säuren erfolgt mit Laugen, der zugrunde liegende chemische Vorgang ist eine Neutralisation. Die Titration von z. B. Salzsäure mit Natronlauge geht nach folgender Reaktionsgleichung vor sich:

[1]) McIlvaine: Journ. Biol. Chem. *49*, 183 (1921).
[2]) L. Michaelis: Journ. Biol. Chem. *87*, 33 (1930).
[3]) K. G. Stern: Biochem. Zeitschr. *234*, 116 (1931).
[4]) L. Michaelis: Biochem. Zeitschr. *234*, 139 (1931).

$$HCl + NaOH \rightarrow NaCl + H_2O$$

oder

$$H_2SO_4 + 2NaOH \rightarrow Na_2SO_4 + 2H_2O.$$

Aus der Säure entsteht mit Lauge ein neutrales Salz und Wasser. Der Endpunkt der Titration wird durch den Farbumschlag des Indikators angezeigt. Steht für die Herstellung einer 1n-Natronlauge keine Fixanallösung zur Verfügung, so benutzt man als sog. „Urtiter-Substanz" Oxalsäure $(COOH)_2 \cdot 2H_2O$, von der man zur Herstellung einer 1n-Lösung ganz genau 63,034 g = 1 Äquivalent = $^1/_2$ Mol abwiegt und in 1000 ccm Aqua dest. löst. Um ganz sicher zu sein, daß die Zusammensetzung der verwendeten Oxalsäure, die z. B. durch Verwittern Kristallwasser verloren haben könnte, auch stimmt, kristallisiert man sie vorher aus heißem Wasser um und läßt sie an der Luft trocknen.

β) Azidimetrie

Nach demselben Prinzip, nach dem in der Alkalimetrie Säuren mit Laugen titriert werden, werden bei der Azidimetrie Laugen mit Säuren titriert.

Bei der Stickstoffbestimmung nach Kjeldahl destilliert man den entstehenden Ammoniak in eine Vorlage ab, die eine genau abgemessene überschüssige Menge einer Säure von bekanntem Gehalt enthält, und titriert nach beendetem Übertreiben die durch die Reaktion

$$2NH_3 + H_2SO_4 + H_2O \rightarrow (NH_4)_2SO_4 + H_2O$$

nicht verbrauchte Säure zurück.

Alkalikarbonate lassen sich mit 2 Äquivalenten Säure nach der Gleichung

$$Na_2CO_3 + 2HCl \rightarrow 2NaCl + CO_2 + H_2O$$

mit Methylorange als Indikator titrieren. Will man Natronlauge und Natriumkarbonat nebeneinander bestimmen, so titriert man zunächst mit z. B. Salzsäure gegen Phenolphthalein. Dabei wird das Alkali neutralisiert, das Karbonat mit einem Äquivalent Säure aber nur bis zum Bikarbonat umgesetzt.

$$NaOH + HCl \rightarrow NaCl + H_2O$$

$$Na_2CO_3 + HCl \rightarrow NaHCO_3 + NaCl.$$

Titriert man nun mit Methylorange als Indikator weiter, so zerlegt ein weiteres Äquivalent Säure das gebildete Bikarbonat in $CO_2 + H_2O$ und Kochsalz

$$NaHCO_3 + HCl \rightarrow NaCl + CO_2 + H_2O.$$

Verdoppelt man die im zweiten Teil der Titration verbrauchte Menge Säure, so kann man aus ihr das Karbonat errechnen. Aus der Differenz der im 1. und 2. Teil verbrauchten Säuremenge läßt sich die Natronlauge berechnen.

Ausrechnung: Nach der Definition der Normallösungen sind gleiche Volumina Säure gleichen Volumina Alkali äquivalent. Verbraucht z. B. eine zur Analyse verwendete Menge einer Salzsäure mit unbekanntem Gehalt 15,5 ccm $^1/_{10}$ n-NaOH, so sind in dieser Menge so viele Gramm HCl enthalten wie in 15,5 ccm einer $^1/_{10}$ n-HCl. Da 1000 ccm $^1/_{10}$ n-HCl gemäß Definition $^1/_{10}$ g Äquivalent HCl = 3,65 g HCl enthalten, errechnen sich für das obige Beispiel: $\frac{15,5 \cdot 3,65}{1000} = 0,0566$ g HCl. Diese Menge HCl ist also in der zur Analyse verwendeten Menge (z. B. 10 ccm) Salzsäure unbekannter Konzentration enthalten.

Allgemein gilt demnach für die Ausrechnung:

$$\frac{\text{verbr. ccm} \times \text{Titer} \times \text{Äquivalentgew. des gesuchten Stoffes}}{1000}$$

$$= \text{Gramm der gesuchten Substanz.}$$

Indikatoren für Alkalimetrie und Azidimetrie

Handelsbezeichnung	Chemische Bezeichnung	Farbumschlag sauer-alkal.	p_H-Meßbereich bei 18° C	gebrauchsfertige Lösung
Thymolblau	Thymolsulfophthalein	rot-gelb	1,2–2,8	0,1%[1])
Tropäolin 00	Diphenylamino-azo-p-benzol-sulfonsaures Natrium	rot-gelb	1,2–3,2	0,1% in Wasser
β-Dinitrophenol	1-Oxy-2,6-dinitrobenzol	farblos-gelb	2,2–4,0	0,1% in Alkohol
α-Dinitrophenol	1-Oxy-2,4-dinitrobenzol	farblos-gelb	2,8–4,4	0,1% in Alkohol
Methylorange	Dimethylamino-azobenzolsulfonsaures Natrium	rot-orangegelb	3,0–4,4	0,1% in Wasser
Bromphenolblau	Tetrabromphenolsulfophthalein	gelb-blau	3,0–4,6	0,1%[1])
γ-Dinitrophenol	1-Oxy-2,5-dinitrobenzol	farblos-gelb	4,0–5,4	0,1% in Wasser
Methylrot	o-Karboxy-benzol-azo-dimethylanilin	rot-gelb	4,4–6,2	0,2% in 60%-igem Alkohol
Alizarin-sulfonsaures Natrium	Alizarin-sulfonsaures Natrium	gelb-violett	5,0–6,6	0,1% in Wasser
p-Nitrophenol	p-Nitrophenol	farblos-gelb	5,0–7,0	0,4% in Wasser
Bromkresolpurpur	Dibrom-o-phenol-sulfo-phthalein	gelb-purpur	5,2–6,8	0,1%[1])
Bromthymolblau	Dibromthymol-sulfophthalein	gelb-blau	6,0–7,6	0,1%[1])
Neutralrot	as.-Dimethyl-diaminophenazinchlorid	rot-gelb	6,8–8,0	0,1% in 60%-igem Alkohol
Phenolrot	Phenolsulfophthalein	gelb-rot	6,8–8,0	0,1%[1])
m-Nitrophenol	m-Nitrophenol	farblos-gelb	6,8–8,4	0,3% in Wasser
Kresolrot	o-Kresolsulfophthalein	gelb-purpurrot	7,3–8,8	0,1%[1])
Thymolblau	Thymolsulfophthalein	gelb-blau	8,0–9,5	0,1%
Phenolphthalein	3-Oxo-1,1-bis-(4-Oxy-phenyl-)phthalein	farblos-rot	8,3–10,2	0,5% in Alkohol
Thymolphthalein	Thymolphthalein	farblos-blau	9,3–10,0	0,1% in 60%-igem Alkohol
Alizaringelb R	p-Nitrobenzol-azosalizylsaures Natrium	gelb-bräunlich-gelb	10,1–12,0	0,1% in Wasser

γ) Oxydimetrische Methoden

Die wichtigsten oxydimetrischen Methoden der Maßanalytik sind die Manganometrie und die Jodometrie.

[1]) 0,1 g in 20 ccm warmem Alkohol lösen, mit Wasser auf 100 ccm ausfüllen.

γ_1) *Manganometrie*

Die manganometrischen Methoden werden mit Hilfe von Permanganatlösung durchgeführt. Dabei wird meist in schwefelsaurer Lösung gearbeitet. 2 Mol $KMnO_4$ machen dann 5 Atome Sauerstoff frei nach folgenden Gleichungen:

$$2KMnO_4 + H_2SO_4 = 2HMnO_4 + K_2SO_4$$
$$2HMnO_4 + 2H_2SO_4 = 2MnSO_4 + 3H_2O + 5O.$$

Nach der Definition der Normallösung ist das Grammäquivalent des Permanganats diejenige Menge, die in schwefelsaurer Lösung 1 Grammäquivalent Sauerstoff $= {}^1/_2$ O liefern kann.

2 $KMnO_4$ liefern 5 O $= {}^{10}/_2$ O, folglich muß eine 1 n-Kaliumpermanganatlösung ${}^2/_{10}$ Mol $KMnO_4$ = 31,61 g $KMnO_4$ enthalten. Meist arbeitet man mit ${}^1/_{10}$ n-Lösungen.

Oxydimetrisch lassen sich bestimmen: Ferrosalze bzw. Ferrisalze nach ihrer Reduktion zu Ferrosalzen, Oxalsäure, salpetrige Säure und Nitrite, Wasserstoffsuperoxyd, Persulfate und Perkarbonate nach folgenden Gleichungen:

$$2KMnO_4 + 8H_2SO_4 + 10FeSO_4 \rightarrow 5Fe_2(SO_4)_3 + 8H_2O + 2MnSO_4 + K_2SO_4$$
$$2KMnO_4 + 3H_2SO_4 + 5(COOH)_2 \rightarrow 2MnSO_4 + K_2SO_4 + 10CO_2 + 8H_2O$$
$$2KMnO_4 + 3H_2SO_4 + 5HNO_2 \rightarrow 2MnSO_4 + K_2SO_4 + 5HNO_3 + 3H_2O$$
$$2KMnO_4 + 3H_2SO_4 + 5H_2O_2 \rightarrow 2MnSO_4 + K_2SO_4 + 5O_2 + 8H_2O.$$

Neben diesen auf direktem Wege mit Kaliumpermanganat durchführbaren Titrationen lassen sich z. B. Kalzium, Mangandioxyd, Bleidioxyd u. a. auf indirektem Wege ebenfalls oxydimetrisch bestimmen. Bei der Bestimmung von $Ca^{\cdot\cdot}$ z. B. fällt man dieses zunächst mit überschüssiger Oxalsäure aus, filtriert das schwerlösliche Kalziumoxalat ab, wäscht es gut aus und zersetzt den Niederschlag mit warmer Schwefelsäure. Die dadurch freigemachte Oxalsäure wird mit Kaliumpermanganat titriert.

Der Bestimmung von MnO_2 bzw. PbO_2 liegt folgende Reaktionsgleichung zugrunde:

$$MnO_2 + H_2SO_4 + (COOH)_2 = MnSO_4 + 2H_2O + 2CO_2.$$

Man wendet auch hier eine genau gemessene überschüssige Menge Oxalsäure an und titriert die nicht zersetzte Menge Oxalsäure mit Kaliumpermanganatlösung zurück.

Die Ausrechnung erfolgt in allen Fällen wieder nach der allgemeinen Regel:

$$\frac{\text{ccm verbr. Lösung} \times \text{Titer} \times \text{Äquivalentgew.}}{1000} = \text{g gesuchte Substanz.}$$

Dabei ist das Äquivalentgewicht, wie aus obigen Gleichungen hervorgeht, für $FeSO_4$ gleich dem Molekulargewicht, für Oxalsäure, $Ca^{\cdot\cdot}$, Nitrite und H_2O_2 aber nur ${}^1/_2$ Molekulargewicht.

γ_2) *Jodometrie*

Jod oxydiert in Gegenwart von Wasser eine Reihe von Substanzen, wobei es selber zum Jod-Ion reduziert wird. So werden z. B. durch Jod Arsentrioxyd und Antimontrioxyd zum Pentoxyd oxydiert, schweflige Säure und ihre Salze zu Schwefelsäure und Sulfaten, Schwefelwasserstoff zu Schwefel nach den folgenden Gleichungen:

$$2J_2 + As_2O_3 + 2H_2O = 4HJ + As_2O_5$$
$$2J_2 + Sb_2O_3 + 2H_2O = 4HJ + Sb_2O_5$$
$$J_2 + H_2SO_3 + H_2O = H_2SO_4 + 2HJ$$
$$J_2 + H_2S = S + 2HJ$$

Neben diesen direkt mit Jodlösungen bestimmbaren Substanzen gibt es noch eine Gruppe von Substanzen, die sich dadurch jodometrisch bestimmen lassen, daß sie aus Jodiden äquivalente Mengen Jod freimachen, das Jodid also zum Jod oxydieren, wobei sie selber reduziert werden. In diese Gruppe gehören Chlor, Brom, Hypochlorit, Bromat, Jodat, Chromat, Permanganat, Mangandioxyd, Wasserstoffsuperoxyd, Arsensäure, Ferrisalze u. a.

$$Cl_2 + 2\,KJ \rightarrow 2\,KCl + J_2$$

$$CaOCl_2 + 2\,KJ + H_2O \rightarrow CaCl_2 + 2\,KOH + J_2$$

$$KClO_3 + 6\,HCl + 6\,KJ \rightarrow 7\,KCl + 3\,H_2O + 3\,J_2$$

$$K_2Cr_2O_7 + 14\,HCl + 6\,KJ \rightarrow 2\,CrCl_3 + 7\,H_2O + 8\,KCl + 3\,J_2$$

$$2\,KMnO_4 + 8\,H_2SO_4 + 10\,KJ \rightarrow 2\,MnSO_4 + 8\,H_2O + 6\,K_2SO_4 + 5\,J$$

$$MnO_2 + 4\,HCl + 2\,KJ \rightarrow MnCl_2 + 2\,H_2O + J_2$$

$$H_2O_2 + H_2SO_4 + 2\,KJ \rightarrow K_2SO_4 + 2\,H_2O + J_2$$

$$2\,H_3AsO_4 + 4\,KJ + 4\,HCl \rightarrow As_2O_3 + 4\,KCl + 5\,H_2O + 2\,J_2$$

$$2\,FeCl_3 + 2\,KJ \rightarrow 2\,FeCl_2 + 2\,KCl + J_2.$$

Die für die Titration der ersten Gruppe von Substanzen benötigte Jodlösung – man arbeitet meist mit $^1/_{10}$ n-Lösungen – wird durch Auflösen von etwa 13 g Jod und 20 g Kaliumjodid in 1000 ccm Wasser hergestellt und mit einer $^1/_{10}$ n-Thiosulfatlösung eingestellt.

$$2Na_2S_2O_3 + J_2 = 2NaJ + Na_2S_4O_6\,.$$

Als Indikator benutzt man Stärkelösung, die sich intensiv blau färbt, sobald die Titrationsflüssigkeit nur geringste Mengen Jod enthält. Zur Herstellung von $^1/_{10}$ n-Natriumthiosulfatlösung löst man $^1/_{10}$ Mol $Na_2S_2O_3 \cdot 2H_2O$, also 24,819 g in 1000 ccm Wasser. Da man selten ganz reines Thiosulfat hat und die Lösung auch nicht sehr haltbar ist – sie trübt sich durch ausgeschiedenen Schwefel –, stellt man sie gegen eine eingewogene Menge von analysenreinem Kaliumjodat ein, aus dem man durch Umsetzung mit einer überschüssigen Menge Kaliumjodid eine äquivalente Menge Jod freigemacht hat.

$$KJO_3 + 6HCl + 5KJ = 6KCl + 3H_2O + 3\,J_2\,.$$

Ähnlich wie für die Titerstellung einer Natriumthiosulfatlösung verfährt man in praxi bei der Analyse derjenigen Gruppe von Substanzen, die aus Jodiden äquivalente Mengen Jod freimachen. Man gibt bei allen diesen Bestimmungen eine überschüssige Menge festes Kaliumjodid in die saure Analysenlösung und läßt im verschlossenen Kolben einige Zeit stehen. Die durch das sich langsam ausscheidende Jod gelb bis tiefbraun gefärbte Lösung wird dann mit Natriumthiosulfat titriert, bis die gelbe Jodfarbe bzw., falls man gegen Ende der Titration etwas Stärkelösung zufügt, bis die Blaufärbung verschwunden ist.

Eine Reihe von Substanzen vermögen auch Jod zu addieren (z. B. Antipyrin, s. auch Jodzahl). In diesem Falle gibt man Jodlösung in Überschuß zu und titriert das nicht verbrauchte Jod mit Natriumthiosulfatlösung zurück.

Die Ausrechnung für alle Formen von jodometrischen Titrationsanalysen erfolgt nach der Grundformel:

$$\frac{\text{verbr. ccm} \times \text{Titer} \times \text{Äquivalentgew. der gesucht. Subst.}}{1000} = \text{g gesuchte Substanz.}$$

Die in die Formel einzusetzenden Äquivalentgewichte sind aus den Gleichungen ohne weiteres zu ersehen. Es ist z. B. bei der Titration von

	As_2O_3	als Äquivalentgewicht	$^1/_4$	Molekulargewicht	einzusetzen	
bei	H_2SO_3	,, ,,	$^1/_2$	,,	,,	
,,	H_2S	,, ,,	$^1/_2$	,,	,,	
,,	$Na_2S_2O_3$	,, ,,	1	,,	,,	
,,	Cl_2	,, ,,	$^1/_2$	,,	,,	
,,	$CaOCl_2$	,, ,,	$^1/_2$	,,	,,	
,,	$KClO_3$	,, ,,	$^1/_6$	,,	,,	
,,	$KMnO_4$	,, ,,	$^1/_5$	,,	,,	usw.

δ) Argentometrie
(Bestimmung nach VOLHARD)

Bei den Titrationen mit Silbernitrat nutzt man die Tatsache aus, daß Silberionen mit Chloriden, Jodiden, Bromiden und Rhodaniden in saurer Lösung schwerlösliche Silbersalze geben:

$$AgNO_3 + HCl \rightarrow AgCl + HNO_3$$
$$AgNO_3 + HCNS \rightarrow Ag(CNS) + HNO_3.$$

Für die Titration braucht man eine $^1/_{10}$ n-Silbernitratlösung, die 16,989 g $AgNO_3$ im Liter enthält, und eine $^1/_{10}$ n-Rhodanidlösung, die 7,618 g $(NH_4)CNS$ im Liter enthält. Bei der Bestimmung von z. B. Kochsalz fügt man der salpetersauren Lösung eine genaue abgemessene überschüssige Menge $^1/_{10}$ n-Silbernitratlösung zu, wodurch ein dichter weißer Niederschlag entsteht, der sich rasch zusammenballt. Die überschüssige Menge an Silbernitrat wird nun mit $^1/_{10}$ n-Rhodanidlösung zurücktitriert, wobei Eisenalaun als Indikator dient. Solange die Lösung bei dieser Titration noch $Ag^{\cdot}$ enthält, bildet die zutropfende Rhodanidlösung festes Ag(CNS), der erste überschüssige Tropfen Rhodanid jedoch reagiert mit dem Indikator Eisenalaun unter Bildung des blutroten Eisenrhodanids nach folgender Gleichung:

$$6\,(NH_4)CNS + 2\,KFe(SO_4)_2 \rightarrow 2\,Fe(CNS)_3 + 3\,(NH_4)_2SO_4 + K_2SO_4\,.$$

Für die Ausrechnung zieht man die verbrauchten ccm $^1/_{10}$ n-Rhodanidlösung von der vorgelegten Menge $^1/_{10}$ n-Silbernitratlösung ab und erhält so die Menge der vom Kochsalz verbrauchten ccm $^1/_{10}$ n-Silbernitratlösung.

Ausrechnung:

$$\frac{\text{ccm verbr. } ^1/_{10}\,\text{n-Silbernitratlösg.} \times \text{Titer} \times \text{Äquiv.-Gew.}}{1000} = \text{g gesuchte Substanz.}$$

Das Äquivalentgewicht für Chloride, Bromide, Jodide und Rhodanide ist gleich ihrem Molekulargewicht.

2. Gravimetrische Methoden

Gravimetrische Methoden werden in den klinischen Laboratorien äußerst selten verwendet, weil sie meist langwierig und umständlich sind. Deshalb sei hier nur kurz das Prinzip dieser Methoden angedeutet: Sie beruhen darauf, daß die gesuchte Substanz meist in wässeriger Lösung mit einem Reagens versetzt wird, mit dem sie eine schwerlösliche Verbindung eingeht, also aus der Lösung ausfällt. Dieser Niederschlag kann nun entweder durch ein aschefreies Papierfilter abfiltriert werden, das dann in einem Porzellan- oder Platintiegel verascht wird, oder, wenn die Substanz im

Trockenschrank bei bestimmter Temperatur getrocknet werden soll, durch eine Glasfilterfritte. Muß die Substanz bei hohen Temperaturen geglüht werden, so filtriert man sie durch einen Porzellan- oder Quarzfiltertiegel ab. Aus der Gewichtsdifferenz des vor der Filtration und nach dem Trocknen bzw. Glühen gewogenen Tiegels läßt sich die Menge der ausgefällten Verbindung bestimmen. Gravimetrische Bestimmungen gelingen nur, wenn man die in einer umfangreichen Literatur für jede einzelne Substanz genau ausgearbeiteten Vorschriften sorgfältig einhält.

Wir verweisen auf die sehr guten Vorschriften in TREADWELL, Tabellen und Vorschriften zur quantitativen Analyse, sowie auf AUTENRIETH-KELLER, Quantiative chemische Analyse, und H. BILTZ und W. BILTZ, Ausführung quantitativer Analysen.

B. Physikalische Methodik

1. Kolorimetrische Methoden

a) Vergleichskolorimetrie

Den kolorimetrischen Methoden liegt das folgende Prinzip zugrunde: Zwei Flüssigkeiten, die beide die gleiche Menge an einem gefärbten Stoff enthalten, haben bei gleicher Schichtdicke dieselbe Farbtiefe. Ist die Konzentration in der einen Flüssigkeit kleiner, so muß hier die Schichtdicke größer gewählt werden, um bei der Durchsicht auf gleiche Farbtiefe (Helligkeit) zu kommen. Zwischen der Konzentration und der Schichthöhe bei gleicher Farbtiefe besteht eine gesetzmäßige Beziehung, die durch das Beersche Gesetz ausgedrückt wird: *Die Schichtdicke ist umgekehrt proportional der Konzentration.* Nennen wir c_1 und c_2 die Konzentrationen einer gefärbten Substanz in zwei Lösungen und bezeichnen wir die Schichtdicken bei gleicher Farbtiefe mit s_1 und s_2, so ergibt sich nach dem Beerschen Gesetz die Gleichung:

$$c_1 : c_2 = s_2 : s_1$$

$$c_1 = \frac{s_2 \cdot c_2}{s_1}.$$

Nach diesem Prinzip kann man also die Konzentration c_1 einer Versuchslösung mit unbekanntem Gehalt bestimmen, wenn man die Konzentration einer Vergleichslösung kennt und in einer geeigneten Apparatur diejenigen Schichtdicken beider Lösungen messen kann, bei denen Farbgleichheit besteht. Für eine solche Kolorimetrie mit Vergleichslösungen stehen eine ganze Reihe von geeigneten Apparaturen zur Verfügung.

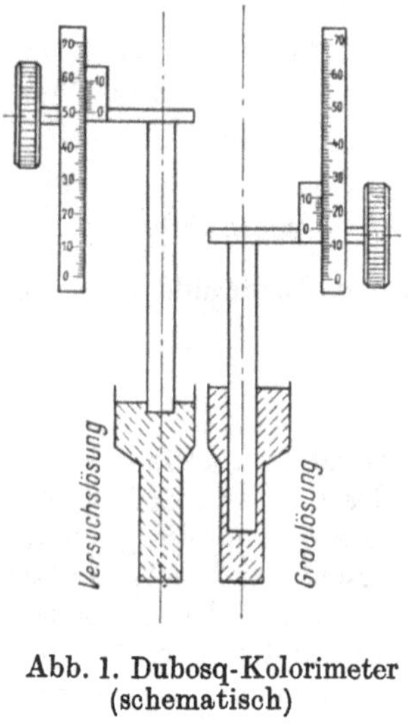

Abb. 1. Dubosq-Kolorimeter (schematisch)

Das Dubosq-Kolorimeter (s. Abb. 1) besitzt zur Aufnahme der Versuchs- und Vergleichslösung je einen Eintauchbecher und zwei massive Glasstäbe, die beide in je einem der Glaströge auf und ab bewegt werden können. Die Stellung der Glasstäbe ist an einer Skala mit Hilfe eines Nonius bis auf $^1/_{10}$ mm ablesbar. Gemessen wird der Abstand zwischen der unteren Fläche des Glasstabes und dem Boden des Bechers, also die Schichtdicke der Flüssigkeit. Zur Durchführung der Messung läßt man Licht gleichmäßig durch die beiden Glaströge fallen. Durch ein Prisma werden die beiden Lichtstrahlen so dem Okular zugeführt, daß das Gesichtsfeld aus zwei gleich großen, halbkreisförmigen Teilen besteht. Sind die beiden Glasstäbe bis auf den Boden der Becher getaucht oder ist in den Bechern eine farblose Flüssigkeit, so erscheinen die beiden halbkreisförmigen Hälften des Gesichtsfeldes bei gleichmäßiger Beleuchtung gleich hell. Bei der Bestimmung der Konzentration einer gefärbten Substanz in einer Versuchslösung mit unbekanntem Gehalt verfährt man nun so, daß in den einen Becher die Vergleichslösung mit bekannter Konzentration und in den anderen die Untersuchungsflüssigkeit gefüllt wird. Man stellt dann den Glasstab in der Vergleichslösung auf eine bestimmte Schichthöhe, z. B. 25 mm, ein und bewegt nun den Glasstab in der Versuchslösung in vertikaler Richtung mit Hilfe der dazugehörigen Antriebsschraube, bis in beiden Gesichtshälften gleiche Helligkeit eingetreten ist. Man liest anschließend die Schichtdicke der Versuchslösung an der Skaleneinteilung ab und berechnet, unter Zugrundelegung des aus einer ganzen Reihe von Ablesungen gefundenen Mittelwertes, nach dem Beerschen Gesetz die gesuchte Konzentration. Die Genauigkeit solcher einfachen kolorimetrischen Methoden kann durch Zwischenschaltung von monochromatischen Filtern in den Strahlengang der Apparatur meistens recht gut gesteigert werden, denn es wird damit erreicht, daß beide Gesichtshälften im Okular den gleichen Farbton bekommen. Die Verwendung von Farbfiltern ist vor allem dann zu empfehlen, wenn schlecht kolorimetrierbare Farbtöne miteinander verglichen werden sollen. Die Wahl des Filters wird so vorgenommen – das gilt auch für alle später beschriebenen Instrumente –, daß man bei gleicher Konzentration der Farblösung und gleicher Schichthöhe alle dem Instrument beigegebenen Filter probiert und für die Messungen schließlich das Filter wählt, bei welchem die Absorption am größten war, d. h., bei welchem bei der Einstellung auf gleiche Lichtstärke der beiden Gesichtshälften im Okular der größte Trommelwert abgelesen wurde.

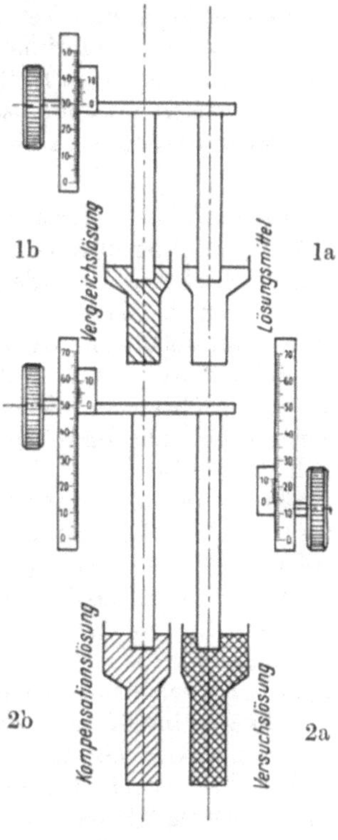

Abb. 2. Kompensationskolorimeter (LEITZ) (schematisch)

Diese einfachen kolorimetrischen Bestimmungsmethoden sind nur anwendbar, wenn es sich um die Konzentrationsbestimmung einer gefärbten Substanz in einem farblosen Lösungsmittel handelt. Sobald aber das Lösungsmittel selbst gefärbt ist oder ein gefärbtes Reagens im Überschuß zugesetzt werden muß, bilden sich bei verschiedener Schichthöhe Mischfarben aus, die nicht mehr direkt miteinander vergleichbar sind, weil ihr Farbton verschieden ist. In solchen Fällen sind Kompensationseinrichtungen erforderlich. Die dafür eingerichteten Apparaturen haben zwei übereinandergestellte Bechersysteme. Die zur Veränderung der Schichthöhen notwendigen Glasstäbe sind hierbei so angeordnet, daß je 2 Glasstäbe immer gleichmäßig bewegt werden, so daß also die Schichthöhe sowohl in dem oberen Becherpaar wie in dem unteren Becherpaar stets gleich ist. Praktisch wird so verfahren, daß in die Becher 1a und 2b der nebenstehenden Zeichnung das reine Lösungsmittel gefüllt wird, daß der Becher 1b mit der in seiner Konzentration bekannten Vergleichslösung und der Becher 2a mit der Versuchslösung beschickt wird. Die beiden miteinander gekoppelten Glasstäbe im oberen Becherpaar werden nun auf eine passende Schichthöhe eingestellt und die beiden Glasstäbe im unteren Becherpaar bis zur optimalen Farbgleichheit verändert. Aus der sich dabei ergebenden Schichthöhe läßt sich wiederum leicht die gesuchte Konzentration der Versuchslösung errechnen.

Das *Kolorimeter* nach AUTENRIETH-KÖNIGSBERGER unterscheidet sich von dem Dubosq-Kolorimeter dadurch, daß die Versuchslösung in einen Trog mit konstanter Schichtdicke gefüllt und mit einer Vergleichslösung, die sich in einem Glaskeil befindet, verglichen wird. Durch vertikales Heben oder Senken des Glaskeiles mittels einer geeigneten Vorrichtung läßt sich beim Durchblick durch die Optik des Apparates die Schichtdicke der im Keil befindlichen Vergleichslösung beliebig variieren. Auf diese Weise kann leicht die Vergleichslösung des Keiles auf Farbgleichheit mit der im Trog befindlichen Versuchslösung eingestellt werden. Die Stellung des Keiles wird an einer Skaleneinteilung abgelesen. Dieses Kolorimeterprinzip hat den Vorteil, daß man mit relativ geringen Mengen Untersuchungsmaterial auskommt. Es kann auch mit Kompensationseinrichtung, mit Doppelkeil und Kompensationströgen verwendet werden, deren Anordnung im Prinzip der Kompensationseinrichtung beim Dubosq-Kolorimeter entspricht.

b) Absolutkolorimetrie

Die Vorteile der Absolutkolorimetrie liegen darin, daß man unabhängig von Standardlösungen und Vergleichslösungen, die oft nicht gut haltbar sind, arbeiten kann. Für absolut-kolorimetrische Messungen sind das *Pulfrich-Stufenphotometer* und das *Polarisationsphotometer* („*Polaphot*") der Firma Zeiß, sowie das „*Leifo*" der Firma Leitz entwickelt worden. Das in seiner Handhabung einfachste und exakteste Instrument aber ist das *lichtelektrische Kolorimeter* nach Dr. LANGE sowie dessen Variationen.

Das *Pulfrich-Photometer* arbeitet nach dem aus der nebenstehenden Zeichnung (Abb. 3 und 4) leicht erkennbaren Prinzip: Das Licht einer Lichtquelle (Nitralampe) wird durch 2 Spiegel in 2 gleich starke Strahlengänge geteilt und gelangt durch 2 Kondensorlinsen, 2 Glasküvetten, die zur Aufnahme der Versuchsflüssigkeit bzw. des Lösungsmittels dienen, durch 2 quadratische Blenden, die zur Ablesung des Grades der Abblendung mit 2 Meßtrommeln verbunden sind, schließlich über 2 Prismen und ein Farbfilter zum Okular, wo jeder der beiden Strahlengänge als halbkreisförmige Gesichtshälfte abgebildet wird. Sind beide Blenden voll bzw. gleich weit geöffnet und die Küvetten leer bzw. mit der gleichen Flüssigkeit gefüllt, so erscheinen bei richtiger Justierung der Beleuchtung beide Gesichtshälften des Bildes gleich hell. Ist nun die eine Küvette mit der zu messenden, farbigen Lösung gefüllt, die andere mit dem Lösungsmittel, so beobachtet man bei voller Öffnung beider Blenden, daß – verursacht durch Absorption des Lichtes beim Durchgang durch die gefärbte Lösung – die eine Gesichtshälfte im Okular dunkler ist. Man verengt nun mit Hilfe der Meßtrommel die Blende auf der Seite, wo die Küvette mit dem Lösungsmittel steht, so lange, bis die beiden Gesichtshälften im Okular gleich hell erscheinen. An der Meßtrommel, die 2 Skaleneinteilungen enthält, können entweder die Durchlaßwerte (D%) oder die Extinktionen (E) abgelesen werden. Nach dem Beerschen Gesetz verhalten sich die Extinktionskoeffizienten zweier Lösungen derselben Substanz wie ihre Konzentrationen oder als Formel ausgedrückt:

$$c = \frac{c_1}{k_1} \cdot k, \quad \text{wobei} \quad k = \frac{E}{d} \text{ ist.}$$

c = gesuchte Konzentration der unbekannten Lösung
c_1 = bekannte Konzentration einer Vergleichslösung
k_1 = Extinktionskoeffizient der bekannten Vergleichslösung
k = Extinktionskoeffizient der unbekannten Lösung
d = Schichtdicke in cm.

Man muß also, ehe man die Lösung von unbekannter Konzentration mißt, zunächst eine Lösung bekannter Konzentration messen und daraus den Faktor $\frac{c_1}{k_1}$ ermitteln, der bei gleichen Versuchsverhältnissen und gleichem Filter konstant bleibt. Es ist praktisch, mit der bekannten Lösung mehrere Messungen bei verschiedenen Verdünnungen zu machen und aus den Werten eine Eichkurve herzustellen, die in einem gewissen Konzentrationsgebiet eine Gerade ist. Es empfiehlt sich, bei Messungen von Lösungen unbekannter Konzentration diese so zu verdünnen, daß die Meßwerte auf dem linearen Teil der Kurve liegen. Zeiß-Opton stellt neuerdings ein Pulfrichphotometer mit elektrischer Meßeinrichtung als Wechsellichtphotometer und ein spezielles elektrisches Photometer „Elko II“ her.

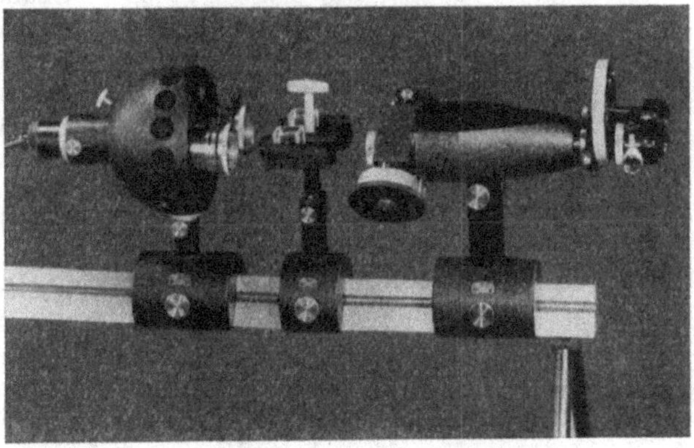

Abb. 3. Zeiß-Pulfrich-Photometer

Das Polarisationsphotometer hat den Vorteil noch größerer Genauigkeit in der Ablesung der Meßwerte. Hier ist die quadratische Blende des Pulfrich-Photometers durch ein Nikolsches Prisma ersetzt; die Ablesung der Drehung des Nikols geschieht durch ein Mikroskop auf einer beleuchteten gravierten Glasscheibe. Es werden Winkel bis auf $^1/_{100}$° genau abgelesen. Einer Tabelle entnimmt man die dem Winkel zugeordneten Durchlässigkeitswerte (D%) bzw. Extinktionen.

Beim *Leifo* wird ebenfalls die Messung der Lichtschwächung durch Kreuzung von Nicolschen Prismen verwendet. Es arbeitet nur mit einem Meßbecher mit verstellbarem Eintauchstab, so daß verschiedene Schichtdicken eingestellt werden können. Das Instrument ist verhältnismäßig lichtschwach.

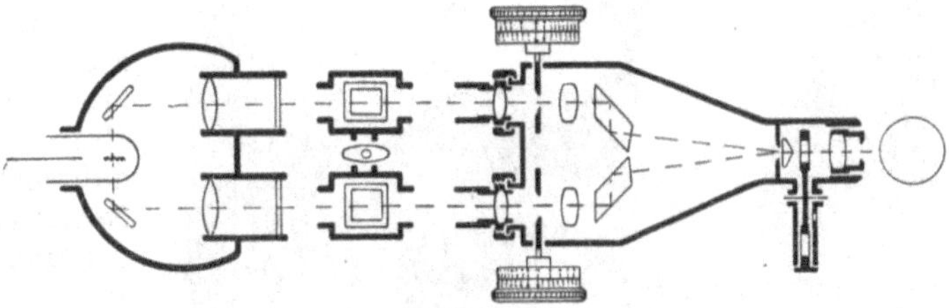

Abb. 4. Schematischer Querschnitt durch das Zeiß-Pulfrich-Photometer

Die lichtelektrischen Kolorimeter nach LANGE, HAVEMANN, LEITZ u. a. haben den großen Vorteil, absolut unabhängig von allen subjektiven Beobachtungsfehlern durch das Auge zu sein. Im lichtelektrischen Kolorimeter nach Dr. B. LANGE fällt das Licht einer Glühlampe oder eine Metalldampflampe durch 2 Kondensorlinsen auf 2 Selensperrschichtphotozellen, die über einen Widerstand gegeneinander geschaltet sind, so daß sich die durch die Belichtung der Zellen erzeugten Spannungen bei gleich starker Belichtung aufheben. Im Strahlengang befinden sich vor den Photozellen die Küvetten mit dem Lösungsmittel bzw. der zu untersuchenden Substanz. Da letztere das auf die eine Zelle fallende Licht schwächt, so überwiegt die Spannung der anderen Zelle, und durch den Widerstand fließt ein Strom, der mit Hilfe eines Galvanometers gemessen wird. Zur Steigerung der Empfindlichkeit lassen sich in den Strahlengang Filtergläser bringen. Am Galvanometer ist eine logarithmische Skala angebracht, die es gestattet, die Extinktion direkt abzulesen. Diese ist wieder proportional der Konzentration der Lösung.

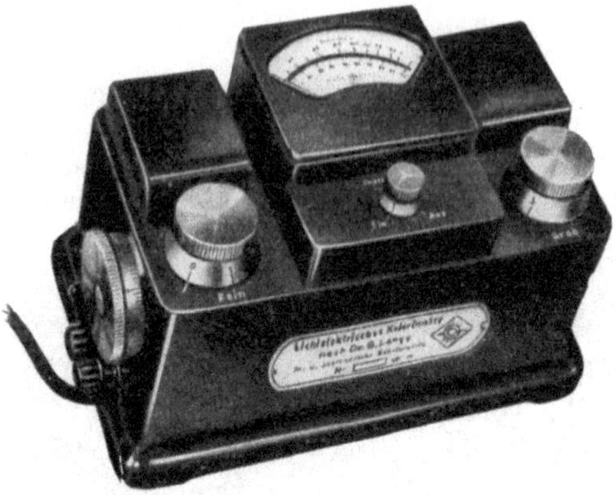

Abb. 5. Lichtelektrisches Kolorimeter nach Dr. Lange (Modell IV) (Neuerdings auch mit fester Eichung)

Es wäre durchaus zu begrüßen, wenn diese in der Handhabung so einfachen und so exakt arbeitenden, dabei nicht teuren Instrumente sich allmählich auch in den klinischen Betrieben mehr einbürgerten. Zu achten ist nur auf die Spannungskonstanz des Lichtnetzes (Fixvolter). Leitz-Wetzlar liefert ein *Kompensations-Photometer*.

Das *Modell IV des lichtelektrischen Kolorimeters* nach Dr. Lange hat noch ein verbessertes Zeigerinstrument mit Doppelskala, eingebautem Spannungsgleichhalter, neuem Interferenzfilter u. a., was eine sofortige und völlig objektive Ablesung aller Lichtabsorptions- und Extinktionswerte ermöglicht (s. Abb. 5).

Das lichtelektrische *Becherglas- und Reagenzglas-Kolorimeter* nach Dr. Lange ist außerordentlich einfach konstruiert, sehr preiswert und liefert präzise, objektive Meßergebnisse. Ein weiterer Vorteil liegt darin, daß sich durch Zusatz einer Spaltblende Trübungsmessungen und in einer Spezialausführung noch Tyndall- und Fluoreszenzmessungen mühelos durchführen lassen. Durch Einbau eines Spannungsgleichhalters wird die Meßgenauigkeit noch weiter erhöht (s. Abb. 7).

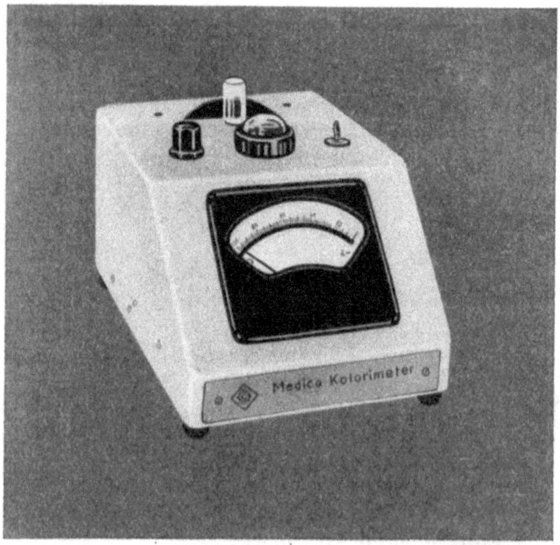

Abb. 6. Mediko-Kolorimeter nach Dr. Lange

Das *Mediko-Kolorimeter* nach Dr. Lange (Berlin) ist ebenfalls ein billiges Universalgerät für alle kolorimetrischen Untersuchungen und zugleich auch Trübungsmessungen. Im klinischen Laboratorium ist dieses Gerät vielseitig verwendbar, so z. B. für Hämoglobinbestimmungen, kolorimetrische p_H-Messungen, Trübungstest nach Maclagan, Sulfonamid-, Xanthoprotein- usw. Bestimmungen. Wegen der einfachen Bedienungsweise bei völlig objektiver Erfassung des Meßwertes empfiehlt es sich außerordentlich im klinischen Tagesgebrauch, auch im kleinsten Betriebe (s. Abb. 6).

Das sog. „*Flammenphotometer*“ (Modell III von Zeiß) stellt ein lichtelektrisches Meßgerät dar, das ebenfalls eine hohe Nachweisempfindlichkeit bei geringstem Substanzverbrauch besitzt. Praktisch kommt es vor allem für die Kalium-, Natrium- und Kalziumbestimmung in Frage.

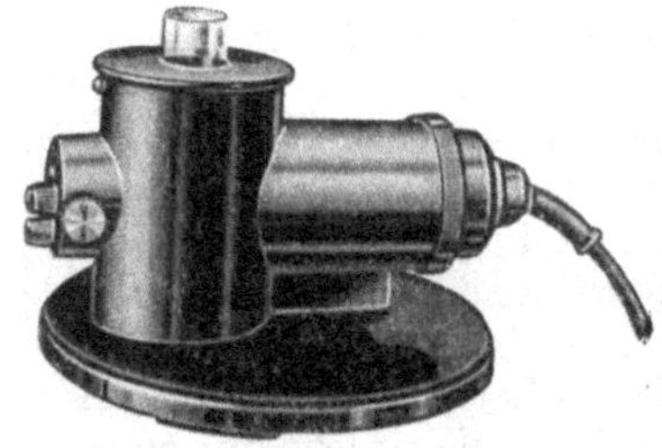

Abb. 7. Lichtelektrisches Becherglaskolorimeter nach Dr. Lange

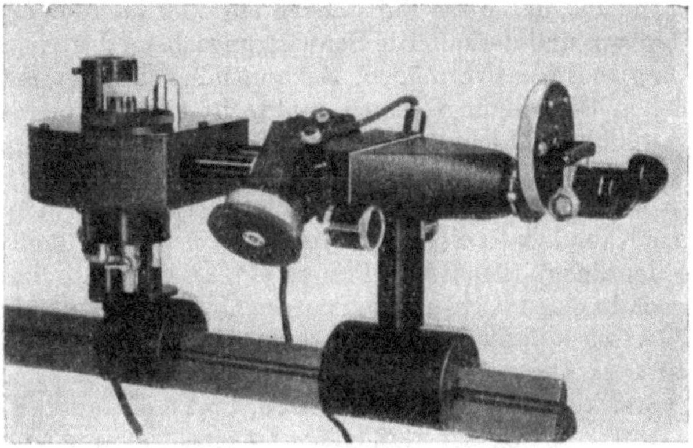

Abb. 8. Zeiß-Pulfrich-Trübungsmesser

2. Nephelometrie

Zur Nephelometrie oder Trübungsmessung werden Instrumente benutzt, die dem Leifo und Stufo prinzipiell ganz ähnlich sind. Während bei der Kolorimetrie das Licht gemessen wird, das durch die gefärbte Lösung geht, wird bei der Trübungsmessung jenes Licht gemessen, das – bei seitlicher Beleuchtung der trüben Lösung – abgebeugt wird (Tyndall-Effekt). In der Zeichnung sehen wir eine mit Wasser gefüllte runde Kammer, in der vor dem einen Okular das Becherglas mit der trüben Lösung steht, vor dem anderen Okular ist eine auswechselbare Grauscheibe angebracht. Die seitliche Lichtquelle beleuchtet die trübe Lösung und die Grauscheibe. Je mehr kolloidale Teilchen die Lösung im Becherglas enthält, um so mehr Licht wird an ihnen gebeugt und gelangt durch das Okular, Blende, Prisma, Filter schließlich in das Gesichtsfeld. Die Grauscheibe wählt man so, daß bei voller Blendenöffnung ihre Gesichtshälfte heller erscheint. Durch Verengung der Blende wird auf gleiche Helligkeit eingestellt. Aus dem Grad der Abblendung läßt sich genau wie bei der Kolori-

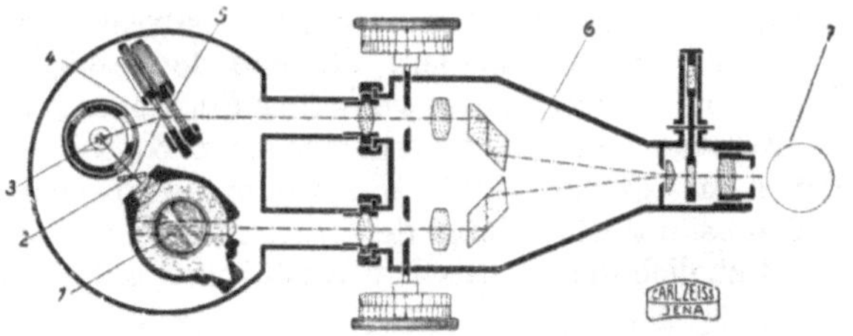

Abb. 9. Schematischer Querschnitt durch den Zeiß-Pulfrich-Trübungsmesser

metrie die Konzentration der Versuchslösung bestimmen. Wird das Becherglas durch einen geeichten trüben Glaskeil ersetzt, so ist man in der Lage, die Trübungswerte in absoluten Einheiten zu bestimmen. Die Fehlermöglichkeiten bei diesen Messungen sind relativ groß, da die Messung, wie schon oben erwähnt, von der Zahl der Teilchen in der Lösung abhängt, diese aber wieder von der Salzkonzentration, dem p_H, der Temperatur usw. bei ihrer Herstellung stark beeinflußt wird.

3. Polarisation

In der klinischen Laboratoriumspraxis bedient man sich des Polarimeters hauptsächlich zur Bestimmung von Zucker und Eiweiß im Harn. Man nutzt dabei die Tatsache aus, daß diese Substanzen ein oder mehrere asymmetrische Kohlenstoffatome besitzen und deshalb die Schwingungsebene des polarisierten Lichtes aus ihrer Richtung zu drehen vermögen. Bekanntlich schwingt gewöhnliches Licht in allen möglichen Schwingungsebenen senkrecht zur Fortpflanzungsrichtung. Läßt man nun gewöhnliches Licht durch ein Nicolsches Prisma fallen, das aus zwei mit Kanadabalsam verkitteten, genau auf den Winkel von 68° abgeschliffenen Kalkspatkeilen besteht, so wird das Licht in zwei Strahlen zerlegt, von denen der „ordentliche" Strahl an der Kanadabalsamschicht total reflektiert und damit eliminiert wird und der „außerordentliche" Strahl das Prisma (Polarisator) als linear polarisiertes Licht, also nur noch in einer Richtung schwingend, verläßt. Fällt dieses Licht jetzt auf ein zweites Nicolsches Prisma (Analysator), so geht es ungehindert hindurch, wenn dessen optische Ebene der des Polarisators gleichgerichtet ist. Ist der Analysator aber um 90° gedreht, so geht kein Licht durch, und das Gesichtsfeld erscheint völlig dunkel. Als Lichtquelle benutzt man entweder eine Natriumlampe oder weißes Licht mit einem Gelbfilter. Die Abbildung des Polarisationsapparates nach Zeiß zeigt, daß das Licht zunächst durch eine Kondensorlinse geht, dann durch den Polarisator und nun linear polarisiert in das langgestreckte Röhrchen eintritt, das die zu messende Lösung enthält. Beim Durchgang durch die Lösung wird die Achse des polarisierten Lichtes proportional der Konzentration des das asymmetrische Kohlenstoff enthaltenden Stoffes gedreht. Das Licht geht weiter durch den Analysator, der mittels zweier Schrauben zur Grob- und Feineinstellung gedreht werden kann. Der Drehwinkel wird an einer Skala mit Nonius mittels einer Lupe abgelesen. Vor dem Einlegen des Meßröhrchens stellt man den Analysator so ein, daß maximale Helligkeit im Gesichtsfeld besteht (Nullstellung). Nach Einlegen des Meßröhrchens erscheint das Gesichtsfeld verdunkelt, und nun dreht man den Analysator so weit, bis wieder maximale Helligkeit herrscht. Je nachdem, ob man den Analysator dabei nach rechts oder links drehen muß, spricht man von einer Plus- oder Minusdrehung.

Für sehr genaue Ablesungen hat man Halbschattenapparate konstruiert, bei denen das Gesichtsfeld des Okulars in zwei Teile zerfällt und die eine Hälfte als Vergleich bei der Einstellung der maximalen Helligkeit dient.

Bezüglich der praktischen Ausführung s. Polarisation des Harnes (S. 55).

4. Refraktometrie

Das im Jahre 1874 von Abbé konstruierte und in der Folgezeit zu großer Vollkommenheit weiter entwickelte Refraktometer ist für das klinische Laboratorium ebenso unentbehrlich geworden wie für die Industrie, insbesondere für die Lebensmittelindustrie. Im klinischen Laboratorium werden vorzugsweise Eiweißbestimmungen im Blut refraktometrisch vorgenommen. Das Refraktometer ist ein Winkelmesser, und zwar wird der Brechungsindex der Flüssigkeit gemessen, der wiederum von der Konzentration des gelösten Stoffes in der Flüssigkeit abhängig ist. Den Aufbau des sehr einfachen Instrumentes sehen wir in der untenstehenden Zeichnung. Ein auswechselbares Prisma wird in die Meßlösung getaucht, bzw. ein Tropfen Blut wird zwischen Prisma und ein aufschraubbares Hilfsprisma gebracht. Das Licht (Tageslicht, Lampenlicht, in schwierigen Fällen auch Natriumlicht) gelangt durch einen Spiegel streifend auf die Berührungsflächen der beiden Prismen und durch Brechung in das Refraktometer. Hier geht es durch das Objektiv (*Ob*), den Kompensator (*A*) und wird auf dem Okular abgebildet, das eine Skala mit Gradeinteilung trägt. Im Okular I beobachtet man zunächst meist einen farbig gesäumten Schatten; man dreht nun am Kompensator so lange, bis dieser Schatten von einer scharfen Linie begrenzt erscheint, die die Grenzlinie der totalen Reflexion ist. Durch Drehen der Mikrometerschraube bringt man die den hellen und abgeschatteten Teil des Gesichtsfeldes trennende scharfe Linie zur Deckung mit dem nächst niedrigen ganzen Teilstrich der Skala und kann dann an der Skala und Mikrometerschraube den Winkel auf $^1/_{100}{}^\circ$ genau ablesen. Einer Tabelle entnimmt man die dem Winkel entsprechenden Eiweißprozente. Da der Brechungsindex einer Lösung temperaturabhängig ist, muß eine bestimmte Temperatur, z. B. 20°, bei der Messung eingehalten werden. Zu diesem Zweck hat die Technik außerordentlich genau arbeitende Thermostaten entwickelt. So hält der Ultrathermostat nach HÖPPLER die Temperatur auf wenige Hundertstel Grad genau. Vor Gebrauch ist das Refraktometer zu justieren, d. h. beim Eintauchen in destilliertes Wasser von 17,5° muß die Grenzlinie der totalen Reflexion genau beim Skalenteil 15 liegen. Dem Refraktometer ist eine Serie Prismen beigegeben, die jeweils einem ganz bestimmten Meßbereich zugeordnet sind.

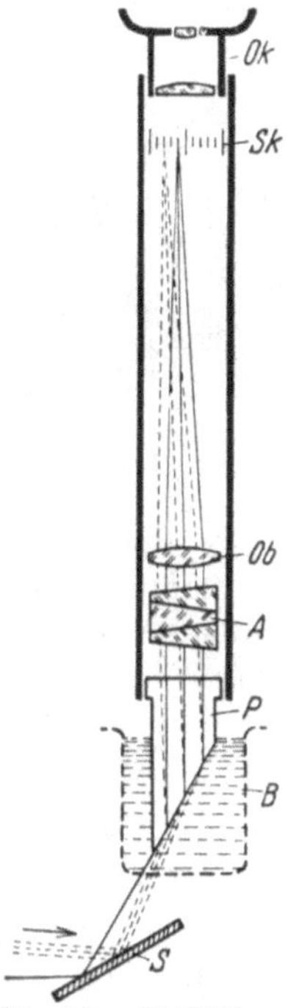

Abb. 10. Zeiß-Eintauchrefraktometer. *Ok* = Okular, *Sk* = Skala, *Ob* = Objektiv *A* = Kompensator, *P* = Prisma, *B* = Becherglas, *S* = Spiegel

5. Spektroskopie

Der Mediziner bedient sich der Spektroskopie zum Nachweis von Blut im Harn, in seröser Flüssigkeit, im Magensaft und Fäzes, ferner zum Nachweis von Blut- und Gallenfarbstoff und deren Oxydations-, Reduktions- und Abbauprodukten. Es sind eine Reihe sehr schöner, exakt arbeitender und mit vielen Schikanen ausgestattete Spektroskope und Spektrographen gebaut worden. Dem Mediziner genügt aber meist schon das kleine, kaum handgroße Handspektroskop, an dessen schematischem Schnitt das Prinzip des Spektroskopes erläutert werden soll. Das Licht tritt durch einen schmalen Spalt ein, geht durch eine Sammellinse, wo es in ein Büschel paralleler Strahlen verwandelt wird, und gelangt durch ein Aggregat von Prismen in das Auge. Das Prisma hat bekanntlich die Eigenschaft, das Licht aus seiner Richtung abzulenken, und zwar je nach seiner Wellenlänge mehr oder weniger stark. Die bekannte Erscheinung, daß weißes Licht, das durch ein Prisma geht, in ein farbiges Band, das Spektrum, zerlegt wird, rührt daher, daß weißes Licht im sichtbaren Gebiet Wellenlängen von 400–800 mμ hat. Das kurzwellige (violette) Licht wird am stärksten abgelenkt, das langwellige (rote) Licht am wenigsten, wodurch das von Violett über Blau, Grün, Gelb zum Rot spielende Spektrum entsteht. Das im ganzen aus seiner Eintrittsrichtung in das Prisma abgelenkte Spektrum wird durch weitere Prismen wieder gerade gerichtet. Die zur Messung der Wellenlängen benötigte Wellenlängenteilung ist in einem kleinen, seitlich angesetzten Röhrchen angebracht, und das Bild der Wellenlängenteilung wird mittels eines schwenkbaren Prismas in das Bild des Spektrums hineinprojiziert. Zur Justierung der Wellenlängenteilung hat diese einen besonders hervorgehobenen Strich an der Stelle, die der gelben Natriumlinie zugeordnet ist. Man hält nun das Spektroskop vor eine Natriumflamme und stellt die Skala so ein, daß der hervorgehobene Strich bei 489 mμ genau über die gelbe Natriumlinie im Spektrum zu liegen kommt. Richtet man nun das am besten in ein Stativ eingespannte Handspektroskop gegen eine Lichtquelle und schiebt zwischen beide noch eine Küvette mit verdünntem Blut, so beobachtet man an ganz bestimmten Stellen des Spektrums mehr oder weniger breite, scharfe oder verwaschene dunkle Banden. So zeigt z. B. Oxyhämoglobin zwei Absorptionsstreifen: bei 587–568 mμ mit Maximum bei 578 mμ und bei 552–527 mμ mit Maximum bei 542 mμ. Oxyhämoglobin, Met-Hb, CO-Hb, Hämatin, Hämochromogen, Porphyrin, Bilirubin, Urobilin, *Pentdyopent* – alle besitzen ein ganz spezifisches Absorptionsspektrum.

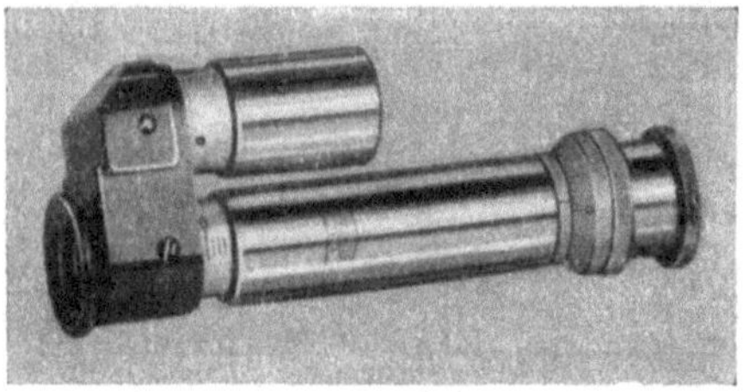

Abb. 11. Handspektroskop nach ZEISS

Sehr praktisch für die Beurteilung von Absorptionsspektren ist es, wenn das Spektroskop zwei übereinanderliegende Spalte hat und damit zwei eng übereinanderliegende Spektren entstehen. Man kann dann statt einer Küvette zwei Küvetten oder Reagenzgläser vor das Spektroskop stellen, die z. B. die zu untersuchende Lösung und eine Vergleichslösung enthalten; ein Prisma projiziert das durch beide Lösungen durchgegangene Licht je auf einen der beiden Spalte, und man kann nun die Absorptionsspektren beider Lösungen unmittelbar vergleichen.

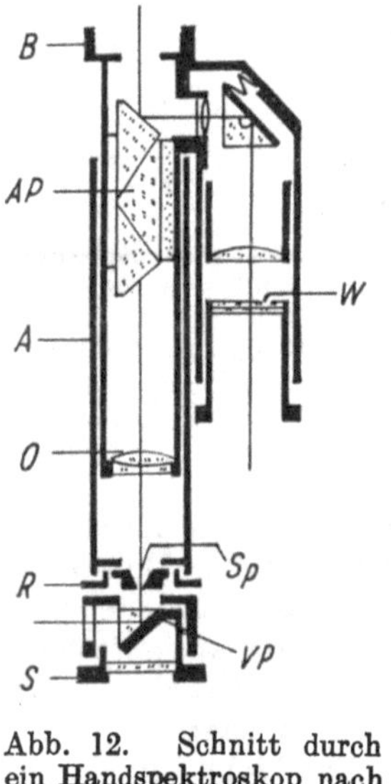

Abb. 12. Schnitt durch ein Handspektroskop nach BROWNING mit Wellenlängenteilung, mit symmetrisch verstellbarem Spalt *Sp*, achromatischer Lupe *O*, Amiciprisma *AP* und dem seitlich angeordneten Wellenlängenrohre *W*, dessen Spiegelprisma für die Justierung der Wellenlängenteilung zum Spektrum neigbar gemacht worden ist

6. Ultrathermostat

(nach HÖPPLER)

Im klinischen und chemischen Laboratorium ergeben sich eine ganze Reihe von Untersuchungen, die nur bei absoluter Temperaturkonstanz durchgeführt werden können. Hier seien z. B. viskosimetrische Untersuchungen am Blutserum mit der Kugelfallmethode, refraktrometrische Serumuntersuchungen, bakterielle und kulturelle Untersuchungen vor allem auch Blutgerinnungsstudien genannt. Alle diese Untersuchungen können zweckmäßig mit dem *Ultrathermostat* nach HÖPPLER (s. Abb. 13) durchgeführt werden, wobei die zu temperierenden Apparate oder Gegenstände direkt in den Thermostaten eingebracht werden oder mittels Gummischläuchen die Verbindung mit den auf Temperaturkonstanz zu haltenden Apparaten hergestellt wird.

Dieses Gerät hat eine Temperaturkonstanz von $\pm$ 0,005° für alle angeschlossenen Apparate und eingestellten Gegenstände. Es leuchtet ein, daß die Exaktheit zahlreicher Untersuchungsmethoden durch die Benutzung eines derartigen Ultrathermostaten wesentlich erhöht wird, ein Gerät, das sich auch bisher auf breitester Basis außerordentlich bewährt hat. Die möglichen Arbeitstemperaturen bewegen sich im Bereich von −60° bis +250° Celsius maximal, bei lediglich verschiedenen Modellkonstruktionen. Für klinische Zwecke ist die Ausführung NB wohl die geeignetste, einfach zu handhaben und außerordentlich vielseitig anwendbar.

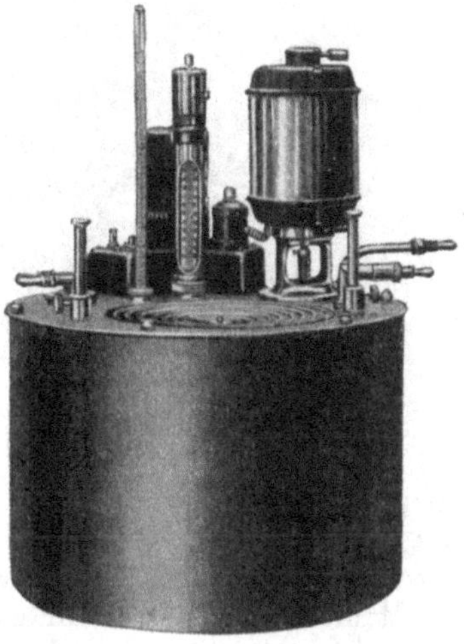

Abb. 13. Ultrathermostat nach HÖPPLER

7. Kalorimetrie

Von den zahlreichen kalorimetrischen Untersuchungsmethoden interessieren im klinischen Laboratorium vor allem die „kalorimetrische Bombe", in der hauptsächlich der in Kalorien auszudrückende Brennwert (= Nährwert) von Nahrungsstoffen gemessen wird.

In der kalorimetrischen Bombe, die in der Regel aus einem starkwandigen V 2 A-Metallzylinder besteht, erfolgt die Verbrennung der zur Untersuchung kommenden Substanz unter erhöhtem Sauerstoffdruck. Eine heute sehr gebräuchliche Form, die sog. Langbeinsche Bombe, zeigt die Abb. 14. In dem Tiegel befindet sich die zu einer Tablette komprimierte Untersuchungssubstanz, deren Zündung auf elektrischem Wege durch Erhitzen eines dünnen, durch die Untersuchungstablette hindurchgeleiteten Drahtes erfolgt.

Zur Messung der bei der Verbrennung in der Bombe frei werdenden Verbrennungswärme wird meist ein großes, mit Wasser gefülltes und von einem Wassermantel umgebenes Kalorimeter verwendet.

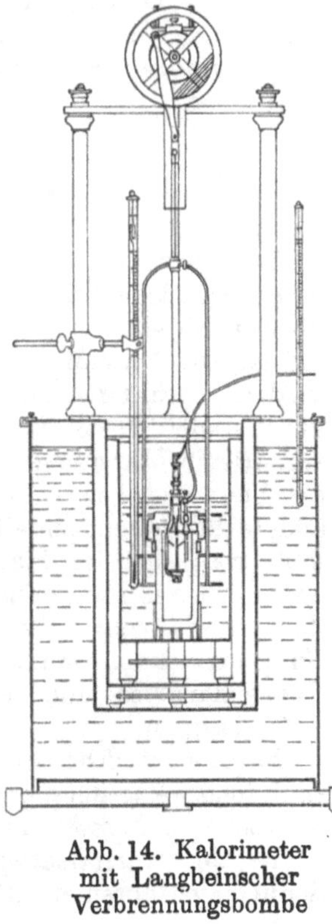

Abb. 14. Kalorimeter mit Langbeinscher Verbrennungsbombe

8. Filtration, Ultrafiltration, Dialyse und Elektrodialyse

Die *Filtration* gehört zu den häufigsten Methoden der Phasentrennung bis herab zu einer Teilchengröße von etwa 1 μ. Als Filtermaterial werden meist Papierfilter, Asbest- oder Porzellanfilter benutzt. Das Ziel der *Ultrafiltration* ist es, kolloid gelöste Stoffe vom Dispersionsmittel zu trennen, das evtl. molekular gelöste enthält. Als Filtermaterial kommen Pergament- oder Kollodiummembranen und vor allem die Cellophanfilter (Membranfilter, Cellafilter und Ultrafeinfilter) mit ge-

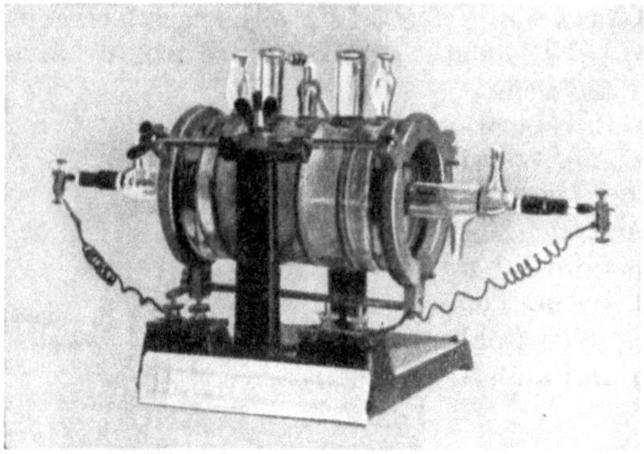

Abb. 15. Uni-Dialysator nach MANEGOLD

eichter Porengröße in Frage. Zur praktischen Durchführung dienen zahlreiche einfache Geräte z. B. nach OSTWALD, GIEMSA, ZSIGMONDY u. a.

Die sog. *Dialyse* ist ein Verfahren zur gruppenweisen Trennung gelöster Stoffe von verschiedenen Dispersitätsgrad. Meist werden sog. Dialysatoren mit künstlichen Dialysiermembranen benutzt. Die Teilchengröße der dispersen Phase, die Dialysetemperatur sowie das Konzentrationsgefälle zwischen Innen- und Außenflüssigkeit bestimmen neben der Porengröße der Membran und dem evtl. angewandten Druck die Geschwindigkeit des Dialysierprozesses. Bei der sog. *Elektrodialyse* wird der Stofftransport membrandurchgängiger Elektrolyte durch Anlegung eines elektrischen Potentialgefälles beschleunigt. Je nach der Wahl der Membran kann es zu Anionen- oder Kationenstauungen in der Innenkammer mit meist leichter Säuerung oder Alkalisierung kommen. Zahlreiche Modelle sind im Umlauf z. B. von PAULI, BECHOLD u. a. Am geeignetsten erscheint uns die sog. Uni-Apparatur nach MANEGOLD (s. Abb. 15) durch ihren vielseitigen Verwendungszweck für Osmose, Diffusion, Dialyse und Elektrodialyse. Durch die Auswahl von geeigneten Membranen von definierter Porengröße gewinnt die Elektrodialyse an Exaktheit. Der Dialysierprozeß in der Innenkammer wird durch p_H- und Leitfähigkeitsmessungen kontrolliert.

9. Elektrophoreseuntersuchungen

a) Makro- und Mikrogeräte

Die elektrophoretischen Untersuchungsmethoden haben in den letzten Jahren eine erhebliche Bedeutung erlangt und wesentlich dazu beigetragen, unsere Kenntnisse über die Eiweißstoffe, besonders im Blutplasma, zu vertiefen. Das methodische Prinzip ist, die Eiweißkörper durch ihre Wanderungsgeschwindigkeit im elektrischen Feld zu charakterisieren und zu differenzieren und diese Wanderungsgeschwindigkeit durch Änderung des Brechungsindex mit einem geistvollen optischen Verfahren zu registrieren. Wir müssen uns aber darüber im klaren sein, daß auch damit noch nicht der Stein der Weisen in der Eiweißchemie gefunden worden ist, sondern nur eine andere Bestimmungsmethode, die fraglos unsere Erkenntnis sehr förderte. Ferner muß man sich im klaren sein, daß die elektrophoretisch definierten Eiweißanteile chemisch in keiner Weise reine Produkte sind, sondern oft sehr heterogene Zusammensetzung haben und vielleicht in gewisser Weise nur in ihrer biologischen Funktion definiert sind. Man muß in jedem Falle streng zwischen einer chemischen Bausteinanalyse und einer physikalischen Strukturanalyse der Eiweißkörper unterscheiden.

Rein technisch haben sich bisher im wesentlichen drei Verfahren durchgesetzt; diese sind auch weitgehend entwickelt. Einmal ist es die Makroelektrophorese, ferner die Mikroelektrophorese und die Papierchromatographie.

Bei der *Makroelektrophorese* wird meist der Konzentrationsgradient durch das Schlierenverfahren ermittelt und daraus die einzelnen Fraktionen errechnet.

Bei der *Mikroelektrophorese* wird die Konzentration direkt durch ein interferometrisches Verfahren mit weißem Licht erfaßt, eine Methode, die etwa zwanzigmal

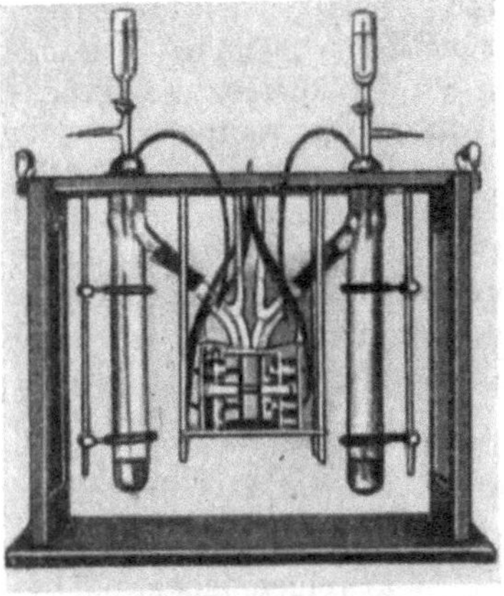

Abb. 16. Makroelektrophoresegerät nach TISELIUS (im Grundprinzip ohne die optischen Registriervorrichtungen)

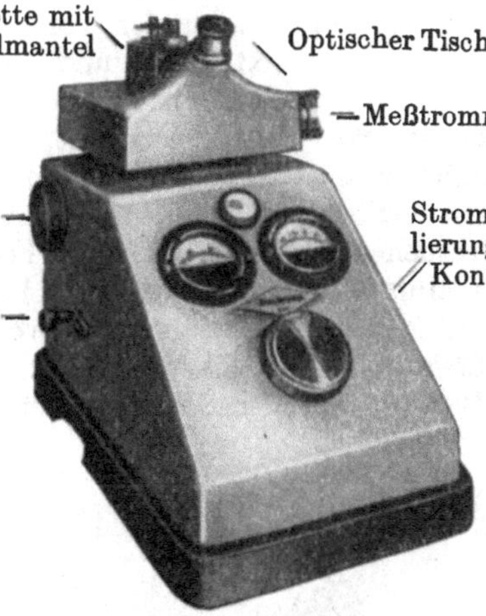

Abb. 17. Mikroelektrophoresegerät nach ANTWEILER

empfindlicher sein soll, so daß man sich bei den mikroelektrophoretischen Bestimmungen mit Mengen von 0,05 bis 0,1 ccm Serum bzw. Plasma begnügen kann. Ein Beobachter kann mit dem *Mikroelektrophoresegerät* nach ANTWEILER etwa sieben Analysen je Tag durchführen. Die praktische Arbeit selbst ist relativ schnell zu erlernen und einfach. Ein weiteres gutes *Mikroelektrophoresegerät* liefert Kern & Co. A.-G., Aarau (Schweiz).

b) Papierchromatographie

Prinzip: Der mit Pufferlösung befeuchtete Filtrierpapierstreifen (in der Apparatur nach CREMER und TISELIUS, Biochem. Z. **320**, 241, 1950. Lieferant: Firma Dr. Leiß KG., Freiburg [Breisgau], Schubertstraße 4), auf den etwa nur 0,03 bis 0,04 ccm Eiweißlösung, d. h. also 2–3 mg Protein gegeben wurden, wird zwischen zwei dünne Glasplatten gelegt und in eine mit Chlorbenzol gefüllte Glaswanne gegeben. Die beiden Enden des Streifens stehen mit der die Kohleelektroden umgebenden Pufferlösung in Verbindung. Hierauf erfolgt zwölf Stunden Elektrophorese bei Zimmertemperatur. Das Ei-

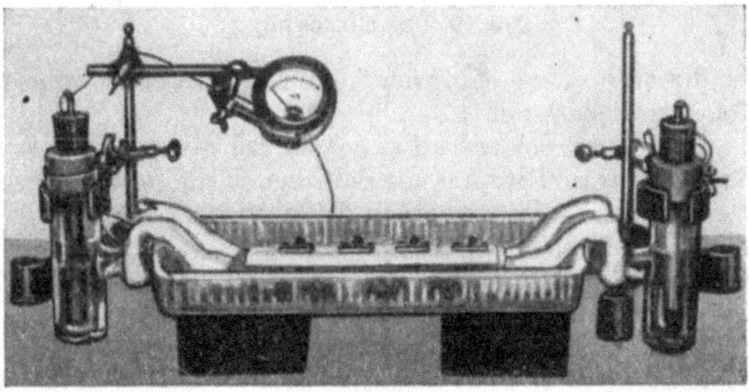

Abb. 18. Apparatur zur Papierelektrophorese nach CREMER und TISELIUS

weiß wird im Filtrierpapier gespült und mit Bromphenolblau gefärbt. Auf diese Weise erhält man ein mehr qualitatives Ergebnis, das jedoch bereits über die Anzahl der Fraktionen des untersuchten Proteingemisches und ihr ungefähres Mengenverhältnis gewisse Schlüsse erlaubt. Zur genauen quantitativen Bestimmung wird das Papier senkrecht zur Stromrichtung in Streifen von 5 mm Breite geschnitten. Der Farbstoff Bromphenolblau kann extrahiert und seine Menge kolorimetrisch bestimmt werden. Wenn man auf der Ordinate die Extinktionswerte und auf der Abszisse die zurückgelegte Strecke in mm aufträgt, erhält man eine Kurve, die weitgehend dem bekannten Elektrophoresediagramm entspricht. Aus dieser Kurve kann die Wanderungsgeschwindigkeit der Proteine im Filtrierpapier berechnet werden, da die während des Versuches konstant bleibende Feldstärke meßbar ist. Das ganze Verfahren ist relativ einfach und gestattet auch im kleineren Laboratorium ohne großen Kostenaufwand eine Differentialanalyse von Eiweißkörpern. Empfehlenswert ist auch das *Elektrophor*-Gerät von HEUMANN, Düsseldorf-Lohhausen, sowie *Elphor H* (Dr. BENDER und Dr. HOBEIN, München).

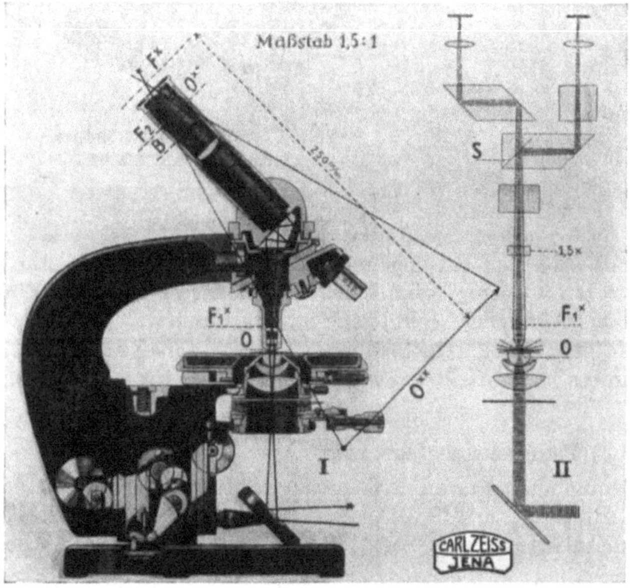

Abb. 19. Das Mikroskop

10. Das Mikroskop

Das Mikroskop ist aus einem modernen Laboratorium nicht mehr hinwegzudenken. Die einfachste Form der Vergrößerung kleiner Gegenstände ist bekanntlich die Lupe. Das

a) zusammengesetzte Mikroskop

besitzt demgegenüber zwei besonders aufeinander abgestellte Linsensysteme.

Ganz allgemein besitzt das Mikroskop einen optischen Teil, der die Aufgabe der Vergrößerung hat, und 2. einen mechanischen Teil, der möglichst optimal eine richtige Einstellung und volle Ausnutzung des optischen Teiles bewirken soll.

Zu dem *mechanischen Teil* gehört das Stativ mit Fuß, Säule, Tubus, Objekttisch, Beleuchtungseinrichtung mit Scheiben, Zylinder und Irisblende. Es ist einleuchtend, daß gerade die mechanischen Teile auch mit äußerster Präzision angefertigt sein müssen, um alle optischen Einrichtungen voll nutzbar zu machen. Die Betrachtung kann je nach dem Objekt im durchfallenden oder auffallenden Licht oder im sog. Dunkelfeld durchgeführt werden.

Zu dem *optischen Teil* gehören vor allem die *Objektive* und die *Okulare*. Die wichtigste Eigenschaft eines Objektivs ist nicht die Vergrößerung, sondern das strukturelle Auflösungs- und Zeichnungsvermögen, so daß ein scharfes und saumfreies Bild entsteht. Hierzu werden entweder Trockensysteme oder Immersionssysteme benutzt.

Bei den Trockensystemen kennen wir die sog. Achromate, durch deren Korrektion zwei Spektralfarben auf die gleiche Brennweite gebracht werden, zweitens die Fluoritsysteme besonders bei Dunkelfeldbetrachtung und drittens die Apochromate, die drei Farben des Spektrums in einem Punkt vereinigen. Gegenüber den Trockensystemen werden die Immersionssysteme besonders in der Hämatologie laufend benutzt unter Anwendung von Zedernöl oder Immersöl. Hierbei haben das Deckglas, die Immersionsflüssigkeit und die Frontlinse den gleichen Brechungsexponenten.

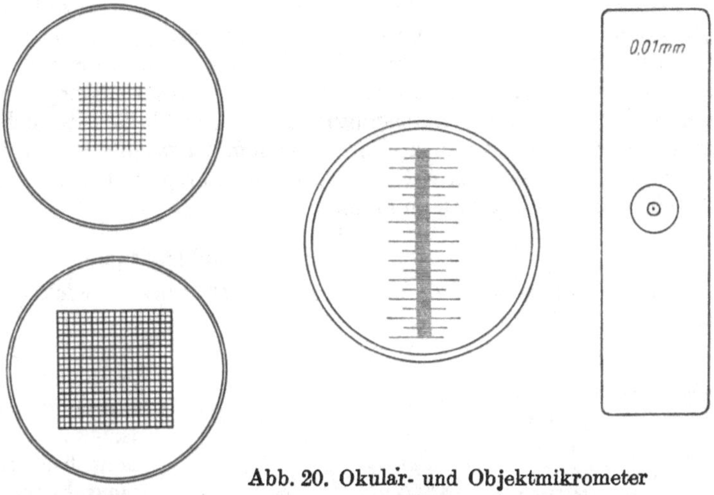

Abb. 20. Okular- und Objektmikrometer

Okularnetzmikrometer zur Zellzählung in einem Trockenpräparat

Objektmikrometer (1 mm in 100 Teile geteilt) zur genauen mikroskopischen Messung der Objektgröße

Von den Okularen werden am meisten die HUYGHENS-Okulare benutzt, die aus zwei Linsen bestehen. Die obere Linse, d. h. die Augenlinse, wirkt hier als Lupe und die untere als Kollektiv, d. h. sie konvergiert die vom Objekt kommenden Strahlen. Beim RAMSDEN-Okular wirken beide Linsen als Lupen. Daneben gibt es noch Kompensationsokulare, sowie periplanatische (besonders für Mikrophotographie), aplanatische, orthoskopische, periskopische u. a. Modelle. Der Strahlengang und der schematische Aufbau eines modernen Mikroskopes ist in Abb. 19 dargestellt.

b) Dunkelfeldmikroskopie

Bei der Dunkelfeldbeleuchtung tritt an Stelle des Abbéschen Beleuchtungsapparates der sog. Dunkelfeldkondensor mit seiner hohen numerischen Apertur z. B. in Form des Kardioitkondensors von Zeiß. Bei der Dunkelfeldbetrachtung werden bekanntlich alle zentralen Strahlen des Gesichtsfeldes ausgeschaltet und nur die Randstrahlen zur Beleuchtung des Präparates benutzt.

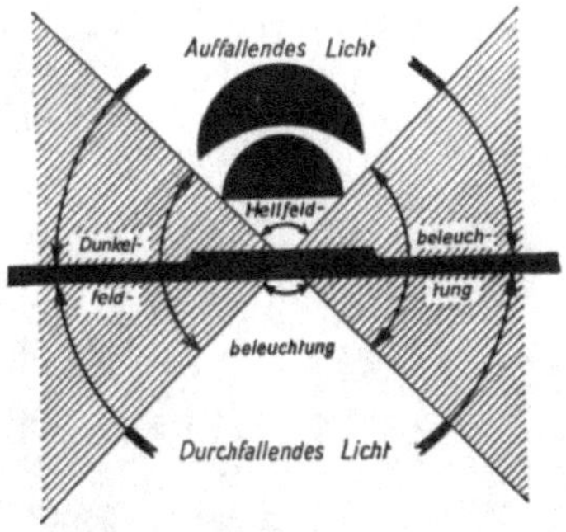

Abb. 21. Schematische Darstellung der verschiedenen Beleuchtungsarten beim Mikroskop nach MICHEL

c) Polarisationsmikroskopie

In klinischen Laboratorien ist die Untersuchung auf doppelbrechende Eigenschaften, wie z. B. bei den Lipoidzylindern und bei Nephrosen, von wesentlicher Bedeutung. Hierzu wird polarisiertes Licht dadurch erzeugt, daß man am Okular einen sog. Analysator einlegt und unter dem Objekttisch in den Blendenträger des Kondensors einen Polarisator einhängt. Auf diese Weise gelingt es leicht, durch Drehung des Okulars während der Beobachtung doppelbrechende Substanzen zu erkennen.

d) Ultraviolettmikroskopie

Das Prinzip der Ultraviolettmikroskopie liegt darin, daß man das kurzwellige Ultraviolettlicht benutzt, um ein besseres Auflösungsvermögen zu erhalten. Da aber das Auge diese Strahlen nicht mehr in vollem Umfange erkennen kann, müssen die entsprechenden Strukturen auf dem Umwege einer Mikrophotographie dargestellt werden. Diese Untersuchungsmethode hat gleichfalls erhebliche Forschungsergebnisse gezeitigt, besonders in Form der sog. Ultraviolettabsorptionsspektrographie. Diese Methode gestattet z. B., den Nukleinsäuregehalt oder Hämoglobingehalt der einzelnen Blutzelle genau zu messen.

e) Phasenkontrastmikroskopie

Das Phasenkontrastverfahren ist von ZERNICKE entwickelt worden und beruht auf folgenden Tatsachen:

Es ist bekannt, daß in der normalen Mikroskopie Objekte teils von großer Lichtdurchlässigkeit und teils von sehr geringer Lichtdurchlässigkeit und damit starker Lichtabsorption miteinander abwechseln und auf diese Weise kontrastreich abgebildet werden. Andererseits gibt es Präparate, die trotz verschiedener Dicke und verschiedener optischer Dichte eine praktisch überall gleichmäßige Lichtdurchlässigkeit besitzen, so daß deren Abbild ausgesprochen kontrastarm ist. Physikalisch gesehen besteht der Unterschied darin, daß bei kontrastreichen Objekten die Amplitude, nicht aber die Phase der einfallenden Lichtwellen verändert wird, während bei kontrastarmen Präparaten nur die Phase, nicht aber die Amplitude verändert wird. Phasenveränderungen sind nicht sichtbar, während Amplitudenänderungen die Lichtintensität ändern. Es wird daher zwischen Amplitudenpräparaten und Phasenpräparaten unterschieden, die bei der praktischen Mikroskopie naturgemäß immer kombiniert mehr oder weniger nebeneinander auftreten.

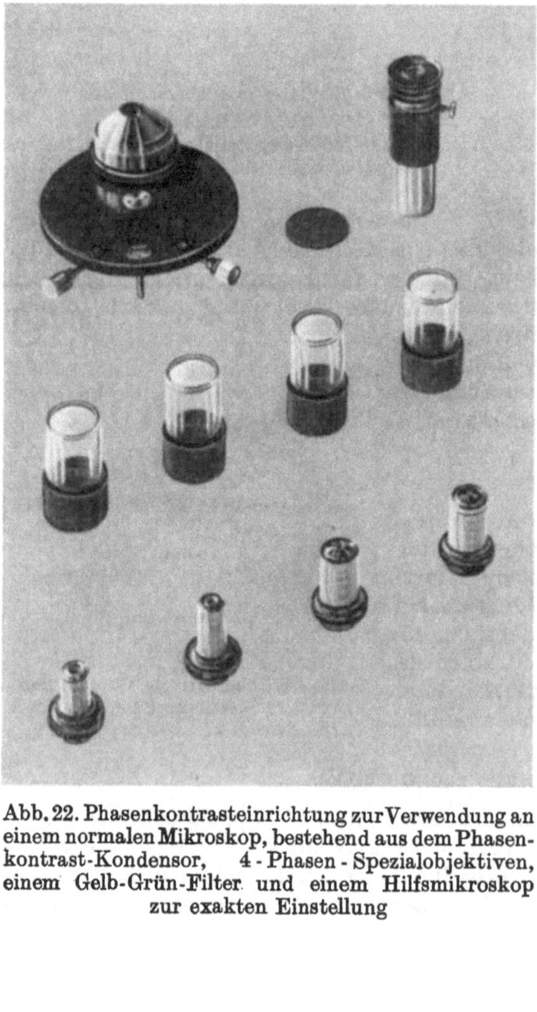

Abb. 22. Phasenkontrasteinrichtung zur Verwendung an einem normalen Mikroskop, bestehend aus dem Phasenkontrast-Kondensor, 4 - Phasen - Spezialobjektiven, einem Gelb-Grün-Filter und einem Hilfsmikroskop zur exakten Einstellung

Entsprechend den Abbéschen Vorstellungen vom Abbildungsvorgang wirkt das Objekt als Beugungsgitter und führt durch die begrenzte Lichtquelle zu einem Beugungsspektrum. Die Abbildung eines Objektes ist also letzten Endes eine Interferenzerscheinung. Bei der Abbildung eines Amplitudengitters wird die Amplitude des Lichtes an bestimmten Stellen des Präparates verändert, und zwar meist verkleinert. Dies führt dazu, daß auch bei der Interferenz in der Bildebene verkleinerte Amplituden zusammentreffen, naturgemäß beim Zusammenwirken kleinere Amplituden ergeben und damit auch geringere Lichtintensität in der Abbildung.

Bei der Abbildung eines Phasengitters erfahren demgegenüber die Amplituden keine Änderungen, dafür treten aber Phasenänderungen auf, wobei die Phase des durch die Beugungsabbildung gehenden Lichtes gegen die Phase des durch direkte Abbildung gehenden Lichtstrahles verschoben erscheint. Der Kunstgriff, der dem Phasenkontrastverfahren zugrunde liegt, besteht nun darin, diese Phasenverschiebung wieder rückgängig zu machen und so ein Beugungsspektrum zu erzeugen, das hinsichtlich Phase und Amplitude mit dem Beugungsspektrum eines Amplitudenpräparates übereinstimmt. Auf diese Weise wird die entsprechende Abbildung in der Bildebene erzeugt, die eine kontrastreiche Darstellung der Struktur des Phasengitters bzw. des Phasenobjektes ergibt.

Für die praktische Durchführung wird am Ort des Beugungsspektrums im Objekt ein sog. Phasenplättchen angebracht, welches das Licht des direkten Abbilds der Lichtquelle gegen das durch die Beugungsbilder gehende Licht um 90° = $^1/_4$ Wellenlänge in der Phase verschiebt. Erforderlich ist aber, daß die entstehende Abbildung der als Lichtquelle wirkenden Kondensorblende genau mit dem Phasenplättchen übereinstimmt. Die Firma Zeiß hat hierzu den sog. Phasenkondensor entwickelt, wobei auf einer Ringscheibe die entsprechenden Kondensorblenden angebracht sind, die zu den jeweils benutzten Objektiven passen (s. Abb. 22). Neuerdings liefert Leitz-Wetzlar einen ausgezeichneten dynamischen Phasenkondensor.

Praktisch-klinisch hat sich die Phasenkontrastuntersuchung, die durch eine einfache Zusatzeinrichtung mit jedem Mikroskop durchführbar ist, vor allem in der Hämatologie und bei Organpunktaten bewährt, denn man braucht hierbei die Blutzellen nicht mehr als tote, gefärbte Elemente zu betrachten, sondern kann sie lebendig und ungefärbt beurteilen und so bestimmte Kern- und Plasmastrukturen wesentlich besser erkennen. Sehr deutlich werden vor allem die Nukleolen und Granula dargestellt. Ohne Zweifel besitzt diese Untersuchungsmethode noch eine große Zukunft für die gesamte Zytologie.

f) Fluoreszenzmikroskopie

Allgemeines: In der medizinisch-biologischen Forschung und Praxis hat die Fluoreszenzmikroskopie in den letzten Jahrzehnten eine zunehmende Bedeutung erlangt.

Prinzip: Wenn ein Körper von Lichtstrahlen getroffen zum Eigenstrahler wird, so bezeichnet man dies als Photolumineszenz. Wenn die erregte Strahlung nur so lange anhält wie das Erregerlicht einwirkt, so bezeichnet man dieses Phänomen der Eigenstrahlung als Fluoreszenz. Sollte die Eigenstrahlung darüber hinaus länger anhalten, so sprechen wir von Phosphoreszenz. Bekanntlich bestehen zwischen der Wellenlänge des Erregerlichtes und der Wellenlänge der ausgestrahlten Fluoreszenz nach der Stokesschen Regel insofern gesetzmäßige Beziehungen, als das Erregerlicht im allgemeinen immer kurzwelliger ist als das Fluoreszenzlicht.

Wenn man im Fluoreszenzmikroskop ein nicht fluoreszierendes Präparat beobachtet, so erscheint das Gesichtsfeld völlig dunkel. Sind jedoch fluoreszenzfähige Körper vorhanden, so werden sie durch die Bestrahlung mit dem möglichst kurzwelligen Erregerlicht fluoreszierend, d. h. leuchten mit entsprechender Farbe auf. Es ist nur zu beachten, daß ein physikalisch zweckmäßiges Erregerlicht erzeugt wird, um eine möglichst starke Fluoreszenz zu erzielen. Hierzu benutzt man als sog. Absorptions- oder Sperrfilter für das Erregerlicht am zweckmäßigsten z. B. 1 mm dicke Orangeglasscheiben (für Blaulichtfluoreszenz-Mikroskopie) oder eine Küvette mit Kupfersulfat.

Das Prinzip des Aufbaus eines derartigen Fluoreszenzmikroskopes zeigt schematisch Abb. 23.

Praktisch klinische Bedeutung hat die Fluoreszenzmikroskopie in erster Linie zum Nachweis der Tuberkelbazillen erlangt, die durch bestimmte Farbstoffe fluorochromiert werden. Ferner gelingt vielfach der Nachweis von Bakteriensporen, Trypanosomen und evtl. Viruskörperchen wesentlich leichter.

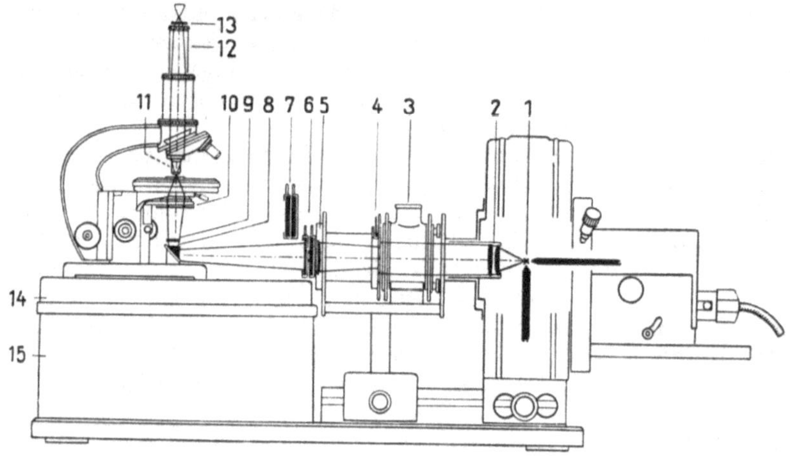

Abb. 23. Fluoreszensmikroskop (schemat. nach Zeiß).

Einzelteile: 1 Bogenlampe, 2 zweilinsiges Hinterglied des Quarzkollektors, 3 Kupfersulfatküvette, 4 Irisblende, 5 Vorderglied des Quarzkollektors, 6, 7 zwei Uvet-Filter zur Absorption des sichtbaren Lichtes für Ultraviolett-Fluoreszenzmikroskopie, zwei Blaulichtfilter für Blaulicht-Fluoreszenzmikroskopie, 8 Quarzprisma an Stelle des Spiegels, 9 Uranglas zum Zentrieren des Strahlenganges, 10 Quarzkondensor, 11 Objektiv, 12 Okular, 13 Okularsperrfilter, 14 Fußplatte, 15 Holzkasten

g) Elektronenmikroskopie

Mit Lichtmikroskopen kann man auch im günstigsten Falle nur Objekte abbilden, bei denen der Abstand zwischen zwei Punkten mindestens eine halbe Lichtwellenlänge beträgt, d. h. also etwa 0,0002 mm. Bei der Elektronenmikroskopie werden daher an Stelle der Lichtwellen schnellfliegende Elektronen verwandt, die in optischen Strahlengängen durch sog. Elektronenlinsen laufen. Es gelingt auf diese Weise, Teilchen von wenigen Millionstel Millimeter Größe abzubilden. Wegen der Absorption von Elektronenstrahlen durch Luft muß bei der Elektronenmikroskopie ein gutes Vakuum durch Vakuumpumpen geschaffen werden. Hinzu kommt, daß Gleichspannungen von etwa 50000 Volt benötigt werden, so daß die Apparatur auch heute noch einen erheblichen Aufwand bedeutet und daher nur wenigen Forschungsinstituten vorbehalten bleibt (Einzelheiten siehe bei von Borries: Die Übermikroskopie, Saenger, Berlin, 1949).

II. Untersuchung des Harnes

A. Allgemeine Vorbemerkungen

a) **Menge:** *Unter normalen Bedingungen* werden in 24 Stunden im Durchschnitt etwa 1500 ccm Harn von den Nieren ausgeschieden, bei Männern etwas mehr als bei Frauen, wobei die physiologischen Grenzwerte je nach Außentemperatur, Arbeitsleistung, Schweißproduktion, Nahrungsart, Trinkmenge u. a. zwischen 500–3000 ccm schwanken können.

Unter pathologischen Bedingungen kann es u. U. zu völligem Fehlen der Harnsekretion = **Anurie** kommen, z. B. bei schwerer Nephritis, Nierensteinkoliken, Quecksilber- und Oxalsäurevergiftungen sowie bei postoperativen Zuständen.

Als **Oligurie** bezeichnet man eine Verminderung der Harnmenge, z. B. bei akuten fieberhaften Infekten, profusen Schweißen, Durchfällen, Nierenerkrankungen, Entwicklung von Ergüssen, Transsudaten und Ödemen, besonders bei Herzinsuffizienz sowie bei Prostataerkrankungen.

Demgegenüber sprechen wir bei einer pathologischen Vermehrung der Harnsekretion von einer **Polyurie,** die vor allem beim Diabetes mellitus und beim Diabetes insipidus vorkommt und mit einer entsprechenden Polydipsie gepaart ist. Auch beobachtet man eine Polyurie bei chronischen Schrumpfnieren und Nierenbeckenerkrankungen, bei Ausschwemmung von Ödemen und Ergüssen sowie nach dem Fieberabfall als sog. *postinfektiöse Polyurie.* Nach epileptischen, asthmatischen und Migräneanfällen finden wir oft eine *Urina spastica,* d. h. eine anfallsweise auftretende Polyurie mit klarem Harn bei niedrigem spezifischem Gewicht. Bei einer *intermittierenden Polyurie* denke man stets auch an eine evtl. Hydronephrose.

Unter **Pollakisurie** verstehen wir eine gehäufte Harnausscheidung in kurzen Intervallen, wobei nicht unbedingt die Menge der Gesamtausscheidung erhöht zu sein braucht. Bei Pyelitis, Zystitis und Prostatahypertrophie sowie funktionellen Reizzuständen wird oft Pollakisurie beobachtet, während das Urinlassen mit langen Pausen, z. B. bei Tabes, Myelitis und multipler Sklerose, als **Oligakisurie** bezeichnet wird.

Unter **Dysurie** verstehen wir ein erschwertes Harnlassen, das meist mechanische Ursachen hat (z. B. Steine, Fremdkörper, Prostatahypertrophie, Tumoren, Strikturen und Phimosen), gelegentlich aber auch nur auf rein funktionell-nervösem Boden entstehen kann.

Schließlich verstehen wir unter **Nykturie** ein Ausscheiden der Hauptharnmenge während der Nacht. Diese Nykturie wird zugleich als ein wichtiges Frühsymptom bei einer beginnenden Kreislaufdekompensation beobachtet, während das Nachtharnen nach großen abendlichen Flüssigkeitsaufnahmen in den physiologischen Bereich gehört.

b) **Farbe:** Der *normale Harn* ist blaßgelb bis rotbraun gefärbt, je nach dem Gehalt an dem gelben Urochrom oder dem rötlichen Uroerythrin sowie dem Urobilin bzw. Urobilinogen mit geringer grünlicher bis bläulicher Fluoreszenz. Durch Oxydation der Chromogene dunkelt der Harn bei längerem Stehen nach. Im allgemeinen bezeichnet man die dunkel gefärbten, konzentrierten Harne als „*hochgestellt*" im Gegensatz zu den hellen, wenig konzentrierten Harnen.

Unter pathologischen Bedingungen kann der Harn sehr hell, blaß oder „strohgelb" sein, offenbar infolge mangelnder Chromogenoxydation, was besonders bei chronischer Schrumpfniere beobachtet wird. Ferner findet sich ein blasser Harn bei spastischen Zuständen, manchmal in der Rekonvaleszenz und bei herabgesetztem Eiweißumsatz. Ferner ist der Harn bei gewissen Anämien, bei Diabetes insipidus (niedriges spezifisches Gewicht!) und bei Diabetes mellitus (hohes spezifisches Gewicht!) oft sehr blaß. Auffällige Verfärbungen des Harnes kommen dadurch zustande, daß unter krankhaften Bedingungen im Körper selbst entsprechende Farbstoffe entstehen oder aus Nahrungsmitteln oder Medikamenten körperfremde Farbstoffe in den Urin gelangen.

Gelbe bis *braune* bis *burgunderrote Farbtöne* finden wir bei den hochgestellten Harnen – z. B. bei Kreislaufschwäche, fieberhaften Erkrankungen, besonders bei Pneumonie sowie bei Gallensteinkoliken – durch einen stärkeren Urobilin- und Uroerythringehalt (Urina flammea der alten Ärzte) sowie mehr rötliche Töne mit Oligurie bei der Porphyrinurie.

Blutrote bis *fleischwasserfarbene* (hellrosarote) Harne, die im reflektierten Licht grünlich schimmern, finden sich bei der *Hämaturie* und *Hämoglobinurie*, d. h. bei ausgetretenem Blutfarbstoff. Bei der reinen Hämaturie bestehen meist Trübungen durch suspendierte Blutkörperchen, die sich aber schnell abzentrifugieren lassen. Die *Kälte-* und *Marschhämoglobinurie*, die nächtliche Hämoglobinurie bei der chronischen hämolytischen Anämie vom Typ Marchiafava (s. a. Hämosiderinurie) sowie die *Myoglobinurie*, z. B. bei der Haffkrankheit, sind die wichtigsten Erscheinungsformen. Alle auftretenden Farbstoffe lassen sich entweder chemisch, photometrisch oder spektroskopisch differenzieren und identifizieren.

Besonders nach dem Gebrauch von bestimmten Arzneien oder Nahrungsmitteln treten mannigfache Harnfärbungen auf, die gelegentlich bei Unkenntnis leicht irreführen können.

Gelbrot bis *dunkelrot* sind vielfach die Harne nach einer großen Zahl von Medikamenten, z. B. nach Prontosil rubrum, Antipyrin, Pyramidon, Neotropin u. a., aber gelegentlich auch nach dem Genuß von roten Rüben.

Goldgelb bis *gelbrot* sind die Harne nach Einnahme von Anthrachinondrogen wie Rheum, Senna, Frangula, Cascara sagrada und Phenolphthaleinlaxantien, wo besonders nach Alkalizugabe ein deutlicher Umschlag in einen roten Farbton erfolgt. Ähnlich verhält sich auch der Harn nach Santonin-Einnahme.

Gelbgrün bis *gelbbraun* bis *bierbraun* sind die Harne, wenn sie Gallenfarbstoffe bei einem Ikterus enthalten. Hierbei ist der Schaum nach Schüttelung ebenfalls gelb gefärbt! Derartige Farbtöne finden sich auch bei der *Hämoglobinurie* (früher Methämoglobinurie genannt) und bei der seltenen Zystinurie.

Bläuliche oder *grünblaue Farben* zeigen sich bei Pyocyaneusinfektionen, nach Einnahme von Filix mas oder Methylenblau sowie bei der Indikanurie.

Auffälliges Nachdunkeln des Harnes bei Gegenwart von Luftsauerstoff finden wir bei melaninhaltigem Harn sowie bei der *Alkaptonurie*. Phenole, Salizylderivate, Salol, Kresole, Brenzkatechin, Arbutin u. a. bewirken nach innerlicher und äußerlicher Anwendung ebenfalls ein starkes Nachdunkeln von braungelb bis braunschwarz.

c) **Harnentnahme:** Zur chemischen Untersuchung werden neben qualitativen Einzelproben meist Durchschnittsproben der 24-Stunden-Harnmenge benutzt, um Unterschiede zwischen Morgen- und Abendharn (z. B. beim Diabetiker) auszugleichen. Der zur Untersuchung bestimmte Harn muß in reinen Gefäßen kühl aufbewahrt werden, um fermentative Aufspaltungen und bakterielle Zersetzungen auf ein Mindestmaß zu reduzieren. Zugabe von 50–60 Tropfen Toluol oder einem Körnchen Thymol wirken als geeignetes Konservens, jedoch besteht die Gefahr der Täuschung bei den Eiweißnachweismethoden (z. B. bei der Hellerschen Probe). Auch das früher zur Konservierung verwandte Chloroform kann fehlerhafterweise Fehlingsche Lösung reduzieren. Durch das Einführen von beiderseitigen Ureterkathetern wird eine getrennte Untersuchung des Harnes von der rechten und der linken Niere ermöglicht.

Eine besondere Form der Harnentnahme, besonders für die Untersuchung des Prostata- und Samenblasenexprimates stellt die sog. **„Drei-Gläser-Probe"** dar, wobei der Patient ohne Unterbrechung den Harn in Glas 1 und 2 fließen läßt. Nach Stoppen des Urinstrahles erfolgt jetzt schnell eine Prostata- und Samenblasenmassage, wonach der restliche Harn in ein drittes Glas für die mikroskopische Untersuchung entleert wird. Auf diese Weise finden wir im Glas 1 vor allem die Bestandteile der vorderen Harnröhre und im Glas 3 die Produkte des Prostata- und Samenblasenexprimates. Auf diese Weise gelingen differentialdiagnostische Klärungen von Harnröhren- und Blasenleiden, die am besten mit Morgenharn durchgeführt werden. Bei Frauen empfiehlt es sich zur exakten Untersuchung nur Katheterurin zu verwenden, um Vermischungen mit Scheidensekreten zu vermeiden.

d) **Durchsichtigkeit:** *Normalerweise* ist der frisch gelassene und leicht saure Harn klar. Bei langem Stehen in der Kälte scheidet sich alsbald ein wolkiges Gebilde ab, die sog. *Nubekula*, die eine Ausflockung des Harnschleimes in der Kälte darstellt und mehr oder weniger zu Boden sinkt, nachdem sich auch noch Salzkristallisationen und Epithelien adsorptiv angelagert haben. Der primär klare Harn kann sich also bei Abkühlung aber auch durch Ausfällung von Salzen (Sedimenturie) trüben.

Unter pathologischen Bedingungen kommen Harntrübungen bei neutralem oder alkalischem Harn bei der Phosphaturie und bei der Kalkariurie vor (z. B. bei Neuropathen oder nach Trinken von alkalischen Mineralwässern), sie lösen sich aber nach Essigsäurezugabe sofort. Bei vorhandenen Karbonaten entwickelt sich nach Zugabe von Essigsäure Kohlensäure, bei Zugabe der stärkeren Salzsäure geht auch der oxalsaure Kalk in Lösung. Bei stark sauren Harnen kristallisieren die rötlichen Urate = Sedimentum lateritium = Ziegelmehlsediment aus, wobei die rötlichen Harnfarbstoffe mitgerissen werden. In der Wärme und nach Alkalizugabe gehen die Urate wieder in Lösung. Die Trübungen, die durch harnsaure Salze hervorgerufen sind und in der Wärme verschwinden, erscheinen nach dem Abkühlen wieder. Nach M. WEISS verschwindet eine von Harnsäure herrührende Trübung in saurem Harn durch tropfenweise Zugabe von 1%iger Kaliumpermanganatlösung. Bemerkt sei, daß die Oxalurie, als eine Form der Sedimenturie, keine Trübung hervorruft.

Zellige Trübungen werden durch suspendierte Erythrozyten, Leukozyten (in saurem Harn mehr weißliches Sediment, im alkalischen Harn mehr schleimige, fadenziehende Brocken) und Epithelien der Harnwege bedingt.

Unter *Hämaturie* verstehen wir eine Beimengung von Erythrozyten, wobei zweckmäßigerweise zwischen einer Makrohämaturie und einer Mikrohämaturie unterschieden wird und der Arzt verpflichtet ist, gewissenhaft der Quelle der Blutung nachzugehen.

Harnfilamente, d. h. kleine Flocken oder Fädchen, führen fast nie zu bemerkenswerten Trübungen und können mikroskopisch identifiziert werden.

Bakterielle Trübungen (Bakteriurie) zeigen schlierige und z. T. wellenartig schimmernde Wolkenbildung und werden weder durch Wärme noch durch chemische Agentien aufgehellt.

Unter *Pyurie* verstehen wir eine Leukozyten- bzw. Eiterbeimengung bei einem meist sauren Harn, die eine schnell sedimentierende, teils flimmerige, teils flockige Trübung bewirkt, ohne sich durch Säurezugabe zu klären. Durch die bereits erwähnte 2- oder 3-Gläser-Probe kann der Krankheitsherd einigermaßen lokalisiert werden. Für die wichtige Diagnostik tuberkulöser Nierenerkrankungen ist die *tuberkulöse Bazillurie* mit der sehr konstanten begleitenden Mikrohämaturie erwähnenswert. Selten ist die sog. *Spermaturie* mit langsamer Sedimentierung. Die Diagnose läßt sich hier leicht mikroskopisch stellen.

Fetttrübungen bei der seltenen *Chylurie* oder *Lipurie* zeigen ein milchig trübes Aussehen und lassen sich durch Alkohol-Äther-Ausschüttelung beweisen.

Trübungen durch Arzneimittel z. B. schwerlösliche Azetylsulfonamide, die besonders im sauren Harn ausfallen, lassen sich ebenfalls leicht mikroskopisch nachweisen.

Zur schnelleren Entscheidung, welche Art von Harntrübung vorliegt, hat sich folgender Prüfungsgang sehr bewährt:

Eine kleine Portion des trüben Harnes wird erhitzt.

Ergebnis:

I. Beim Erwärmen leicht löslich	= Urate (außer Ammoniumurat)
II. Beim Erwärmen unlöslich, dagegen	
1. in Essigsäure löslich	= Phosphate, Karbonate (CO_2), Ammoniumurat (Harnsäureniederschlag)
2. in Essigsäure unlöslich, dagegen	
a) in Salzsäure löslich	= Kalziumoxalat
b) in Salzsäure unlöslich	= Harnsäure
3. in Kalilauge löslich	= Harnsäure
4. in Kalilauge unlöslich	= Eiter oder Blutfarbstoff, wenn roter Niederschlag.

Wenn durch Erwärmen, Zugabe von Essigsäure oder Lauge keine Klärung eintritt, so wird eine Ätherausschüttelung angeschlossen. Bei Anwesenheit von Fetten (Chylurie) tritt alsbald eine Klärung ein. Andernfalls müssen schließlich noch bestehende bakterielle Trübungen durch mikroskopische Untersuchungen erkannt werden.

e) **Geruch:** Der Geruch hängt weitgehend von der Art der genossenen Nahrung ab. Der normale Harn riecht etwas aromatisch. Nach verschiedenen Nahrungsmitteln zeigen sich verschiedene Nuancen, so findet sich z. B. nach dem Genuß von Spargel im Harn das charakteristisch riechende Methylmerkaptan, nach Einnahme von ätherischen Ölen, Laucharten usw. finden sich entsprechende Geruchskomponenten.

Unter pathologischen Bedingungen besteht bei ammoniakalischer Zersetzung ein ammoniakalischer urinöser Geruch. Faulig-jauchiger Geruch findet sich bei schweren Eiterungen, fäkulenter Geruch bei rektovesikalen Fisteln, Schwefelwasserstoff-Geruch bei gewissen Zystitiden, besonders bei bestimmten Coliformen. Bekannt ist vor allem der Obstgeruch bei der diabetischen Azetonurie.

f) **Reaktion:** Die Reaktion des Harnes ist immer leichten Schwankungen unterworfen, je nach den Bedingungen der Ernährung, des Stoffwechsels und des Säurebasenhaushaltes, besonders bei starker Magensäureproduktion. Nach Fleischkost resultiert ein saurer, nach Gemüse- und Kartoffelkost ein alkalischer Harn. Gewöhnlich ist der Harn bei gemischter Kost schwach sauer und hat im allgemeinen ein p_H von 4,8–7,5. Neutrale Harne zeigen mit blauem und rotem Lackmuspapier gleiche Reaktion.

Abweichend von der Norm findet man stark saure Harne im Fieber und bei anderen Eiweißzerfallskrankheiten, wie z. B. Magenkarzinomen, ferner im Hunger, nach körperlicher Arbeit und bei Herzinsuffizienz. Andererseits entstehen alkalische Harne durch Bildung von Ammoniumkarbonat infolge bakterieller Harnstoffzersetzung durch den Micrococcus ureae, Bacterium ureae und Proteus vulgaris.

Durch bakterielle und fermentative Zersetzungen kann der Harn bei langem Stehen erhebliche Aziditätsschwankungen erleiden.

g) **Spezifisches Gewicht:** *Normalerweise* schwankt das spezifische Gewicht des Harnes zwischen 1,003 bis 1,040 in Einzelportion und zwischen 1,012 und 1,028 bei dem 24-Stunden-Sammelharn. Durch Polydipsie wird das spezifische Gewicht herabgesetzt, durch zu geringe Flüssigkeitszufuhr oder z. B. durch Schwitzprozeduren wird das spezifische Gewicht erhöht. Das spezifische Gewicht ist also weitgehend abhängig von der Harnkonzentration und Harnmenge. Ein ziemlich paralleles Verhalten zeigt sich zwischen der Harnfarbe und dem spezifischen Gewicht, mit Ausnahmedes H arnes beim Diabetes mellitus.

Ein pathologisch erhöhtes spezifisches Gewicht findet sich, wie gesagt, beim Diabetes mellitus, bei den hochgestellten Harnen im Fieber und bei Herzkrankheiten, sowie bei Durchfallserkrankungen.

Isosthenurie bedeutet ein gleichbleibendes spezifisches Gewicht bei der Niereninsuffizienz, *Hyposthenurie* ein erniedrigtes spezifisches Gewicht besonders bei der Schrumpfniere, Pyelitis und Diabetes insipidus.

h) **Gefrierpunktsbestimmung:** Die molare Konzentration des Harnes, d. h. die Zahl der im Harn enthaltenen Moleküle und Ionen, ermittelt man mit einer Gefrierpunktsbestimmung (Kryoskopie). Äquimolekulare Lösungen haben stets die gleiche Gefrierpunktserniedrigung. Diese ist dem osmotischen Druck proportional. Die Kryoskopie ist vor allem für beidseitig getrennte Urinbestimmungen wichtig, da die molekulare Diurese im Verhältnis der Schwere der Parenchymerkrankung der Niere sinkt.

Die *Messung der elektrischen Leitfähigkeit* sowie die Bestimmung der *Viskosität* oder der *Oberflächenspannung* haben bisher nur eine geringe praktisch-klinische Bedeutung erlangt.

Übersicht über die normalen anorganischen und organischen Bestandteile des Harnes

Im Laufe von 24 Stunden werden bei normaler Ernährung etwa 60 g feste Stoffe im Harn ausgeschieden, von denen etwa 20–25 g anorganische Salze sind und 35–45 g organische Verbindungen. Die wichtigsten sind folgende:

Anorganische Stoffe: etwa 20–25 g		**Organische Stoffe:** etwa 35–45 g	
Na 5,8 g	Cl 8,9 g	Harnstoff	25–35 g
K 2,7 g	SO_4 2,4 g	Kreatinin	1,5 g
Ca 0,5 g	P_2O_5 2,5 g	Harnsäure	0,7 g
Mg 0,4 g	Br 5 mg	Hippursäure	0,7 g
Fe 0,4 g	J 7–30 γ	gepaarte Glukuronsäuren	1,5 g
Cu 0,7 mg	F Spuren	gepaarte Schwefelsäuren	0,2 g
NH_3 0,7 g		Phenolderivate	0,17 g
		Zitronensäure	0,2–0,6 g
CO_2 4,2 Vol.-%		Indikan	1–35 mg
		Oxalsäure u. a.	
		Fermente, Hormone, Vitamine	

Die wichtigsten pathologischen Bestandteile des Harnes sind:

1. *Eiweiß* sowie die einzelnen Aminosäuren Leuzin, Tyrosin und Zystin, der „Essigsäurekörper“, die Homogentisinsäure sowie von den Paraproteinen der Bence-Jonessche Eiweißkörper.
2. *Kohlehydrate:* Glukose, Lävulose, Milchzucker, Pentosen.
3. *Fette:* Flüchtige Fettsäuren sowie die Produkte des krankhaften Fettstoffwechsels wie Azeton, Azetessigsäure und β-Oxybuttersäure.
4. *Blutfarbstoff* und *seine Derivate:* Porphyrine, Gallenfarbstoff, vermehrtes Urobilin und Urobilinogen, Pentdyopent.
5. *Gallensäuren, Melanin, Indikan* u. a.

B. Die physikalische und chemische Untersuchung des Harnes

1. Allgemeine Untersuchungsmethoden

a) Das spezifische Gewicht des Harnes

Das spezifische Gewicht oder die Dichte einer Lösung ist abhängig vom Gewicht und der Zahl der gelösten Moleküle.

Urometer: Die zur Bestimmung des spez. Gewichtes des Harnes benutzten Urometer sind Aräometer mit einem Meßbereich der Dichten von 1,000–1,040. Größere Genauigkeit erreicht man bei Verwendung eines ganzen Urometersatzes mit Urometern von verschiedenem Meßbereich, z. B. 1,000–1,020 und 1,020–1,040 sowie 1,040–1,060 (s. Abb. 24).

Ausführung der Messung: Der Harn wird in einen Meßzylinder gegeben und das Urometer so in die Flüssigkeit gebracht, daß es allseitig frei darin schwebt. Das spez. Gewicht wird dann an der Skaleneinteilung des Urometers in Höhe des unteren Meniskusrandes abgelesen. Da die Urometer für eine bestimmte Temperatur geeicht sind, muß auch die Temperatur des Harnes berücksichtigt werden. Für je 3 Grad über der Eichtemperatur muß man zur abgelesenen Dichte 0,001 zuzählen, für je 3 Grad unter der Eichtemperatur 0,001 abziehen.

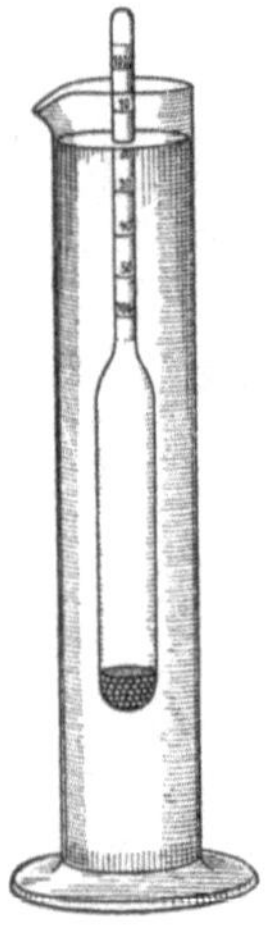

Abb. 24. Urometer

Auswertung der Messung: Aus der gemessenen Dichte läßt sich die im Harn befindliche Gesamtmenge an fester Substanz ungefähr ausrechnen, wenn man die beiden letzten Zahlen der auf 3 Dezimalstellen abgelesenen Dichte mit 0,233 multipliziert.

Zahlenbeispiel: Abgelesen wurde am Urometer: Dichte = 1,025; 25 · 0,233 = 5,83, d. h. der Harn enthält 5,83% feste Substanz.

Pyknometer: Noch genauer läßt sich die Dichte mit dem Pyknometer messen. Das Pyknometer ist ein Fläschchen mit einem Glasstopfen, der eine kapillare Durchbohrung enthält. Das Volumen des Fläschchens bis zu einer Marke an der Kapillare ist genau bekannt. Man füllt nun das Fläschchen mit Harn so, daß die Flüssigkeit in der Kapillare genau bis zur Marke steigt, und wiegt das gefüllte Fläschchen – das man vorher auch leer gewogen hat.

Ausrechnung: Aus der Differenz der beiden Wägungen errechnet sich das Gewicht der Flüssigkeit, und durch Teilung dieses Wertes durch das bekannte Volumen des Fläschchens erhält man die Dichte.

Klinische Bewertung: Die gesunde Niere kann je nach den speziellen Bedürfnissen aus dem Blutserum einen Harn absondern, dessen spez. Gewicht starke Abweichungen von dem des enteiweißten Serums (um 1,010) zeigen kann, was eine osmotische Arbeit darstellt. Beträchtliche Tagesschwankungen des spez. Gewichtes des Harnes sprechen also gegen eine Niereninsuffizienz. Beständige spez. Gewichte um 1,010 bezeichnen wir als Isosthenurie, geringe Schwankungen bei niedrigem spez. Gewicht als Hyposthenurie; beide deuten auf eine Niereninsuffizienz hin.

Das spez. Gewicht ist im allgemeinen erhöht nach körperlicher Arbeit, nach Fieber, nach Entwicklung von Transsudaten und Exsudaten, nach starkem Schwitzen, bei Diabetes mellitus sowie nach großen Magen-Darm-Blutungen infolge der Hyperazoturie.

Das spez. Gewicht des Harns ist im allgemeinen erniedrigt bei starker Verdünnung des Harnes, bei den verschiedenen Formen der Polyurie, z. B. beim Diabetes insipidus (nicht bei Diabetes mellitus!).

b) Gefrierpunktsbestimmung

Prinzip: Während die Dichte von der Masse der im Harn enthaltenen festen Substanz abhängt, ist die Gefrierpunktsbestimmung oder Kryoskopie abhängig von der Zahl der in der Flüssigkeit vorhandenen Moleküle. Der Messung liegt das physikalische Gesetz zugrunde, daß Lösungen, die die gleiche Zahl an Molekülen enthalten (äquimolekulare Lösungen) den gleichen Gefrierpunkt haben.

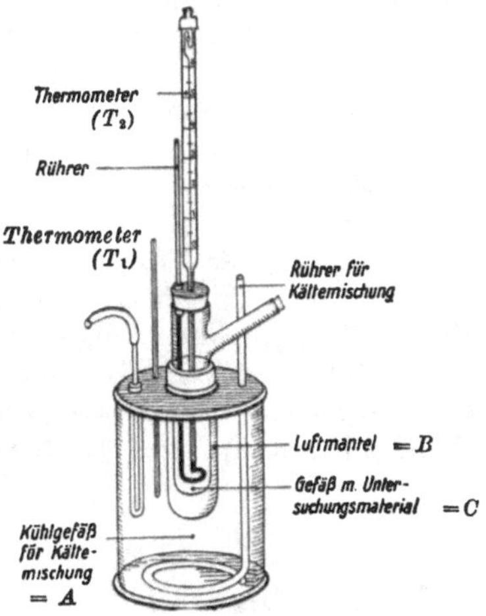

Abb. 25. Kryoskop nach Beckmann

Ausführung: Zur Messung des Gefrierpunktes benutzt man das Kryoskop nach Beckmann (siehe Abb. 25). Es besteht aus einem äußeren Glasgefäß A zur Aufnahme einer aus Eis, Salz und Wasser bereiteten Kältemischung von minus 5–6 Grad, mit einem Rührer und einem Thermometer (T_1). In der Kältemischung hängt das Glas B, das den Luftmantel bildet für das eigentliche Meßgefäß C. Dieses Meßgefäß, in das der Harn eingefüllt wird, enthält ein in hundertstel Grade eingeteiltes Thermometer (T_2) und einen kleinen Rührer. Den Moment des Erstarrens der Flüssigkeit erkennt man daran, daß das Thermometer aufhört zu sinken, rasch etwas ansteigt und dann längere Zeit auf ein und derselben Temperatur bleibt. Das ist die Temperatur des Gefrierpunktes. Das Ansteigen des Thermometers kommt dadurch zustande, daß die Flüssigkeit vor dem Erstarren etwas unterkühlt war und nun durch den Übergang aus dem flüssigen in den festen Aggregatzustand Wärme frei wird (sog. Kristallisationswärme), wodurch die Temperatur zunächst wieder bis zum Gefrierpunkt ansteigt. Gelegentlich *beobachtet man, daß die unterkühlte Flüssigkeit nicht zum Erstarren kommt*; dann muß man sie mit einem kleinen Eiskristall animpfen, den man mit einem Impfstift durch eine seitliche Öffnung des Meßgefäßes einführt.

Klinische Bewertung: Bei einer bestehenden Niereninsuffizienz werden durch die Gefrierpunktsbestimmung des Harnes folgende Charakteristika gewonnen:

1. Die molekulare Konzentration des Harnes ist bei kranken Nieren gleichmäßiger als bei gesunden.

2. Die Maximal- und Minimalwerte der möglichen Harnkonzentration reichen weitgehend an die des Blutes heran.

3. Der Stoffwechsel bei kranken Nieren hat nur geringen Einfluß auf die Nierentätigkeit.

c) Die Reaktion des Harnes

Der Harn kann sauer, neutral oder alkalisch reagieren. Die saure Reaktion beruht zum größten Teil auf dem Vorhandensein von sauren Salzen z. B. NaH_2PO_4; sind gleich viel saure wie basische Salze im Harn, so reagiert der Harn neutral. Überwiegen die basischen Salze, so ist der Harn alkalisch. Auch wenn durch bakterielle Zersetzung des Harnstoffes im Harn (z. B. durch den Micrococcus ureae und das Bacterium ureae) Ammoniak freigemacht wird – das kann bereits im Organismus geschehen oder unter sterilen Bedingungen erst bei längerem Stehen des Harnes in vitro –, reagiert der Harn alkalisch. Die ammoniak-alkalische Reaktion weist man dadurch nach, daß Salmiaknebel entstehen, wenn man einen Tropfen konz. Salzsäure an einem Glasstab an die Harnoberfläche bringt.

Prüfung mit Lackmuspapier: Eine ganz grobe Reaktionsprüfung kann mit Lackmuspapier durchgeführt werden: saurer Harn rötet blaues Lackmuspapier, alkalischer Harn bläut rotes Lackmuspapier; neutraler Harn färbt rotes wie blaues Lackmuspapier auf den gleichen blauroten Farbton.

Titration: Die Prüfung mit Lackmuspapier wird zweckmäßigerweise erst durchgeführt, ehe man den Harn titriert, um zu entscheiden, ob mit Säure oder Lauge titriert werden muß.

Ausführung der Titration: 10 ccm Harn werden in einem Erlenmeyerkolben mit einem Tropfen 1%iger alkoholischer Phenolphthaleinlösung versetzt und bei saurem Harn mit $^1/_{10}$ n-Natronlauge bis zu einer schwachen Rosafärbung titriert, bei alkalischemHarn mit $^1/_{10}$ n-Salzsäure bis zur Entfärbung. Die sog. „Azidität" des Harnes ist die ccm-Zahl $^1/_{10}$ n-NaOH, die zur Titration von 100 ccm Harn gebraucht würde; sie liegt bei normalem Harn bei 25–40.

d) p_H-Bestimmung

Während bei der Titration des Harnes alle Wasserstoffionen gemessen werden, gleichgültig, ob sie in dissoziierter oder undissoziierter Form vorliegen, werden bei den verschiedenen Methoden der p_H-Bestimmung nur die abdissoziierten H-Ionen erfaßt und damit erst die „wahre Azidität" bestimmt.

Die verschiedenen p_H-Bestimmungsmethoden lassen sich in 2 Gruppen einteilen:
1. Indikatormethoedn,
2. elektrometrische Methoden.

Die **Indikatormethoden** beruhen auf der Tatsache, daß es eine größere Anzahl von Farbstoffen gibt, die innerhalb eines gewissen p_H-Bereiches ihre Farbe wechseln. Der Übergang der einen in die andere Farbe findet bei den einzelnen Farbstoffen bei verschiedenem p_H statt. So schlägt z. B.

m-Nitrophenol im p_H-Bereich 6,8–8,4
p-Nitrophenol im p_H-Bereich 5,4–7,0
p-Dinitrophenol im p_H-Bereich 4,0–5,4
Bromphenolblau im p_H-Bereich 3,0–4,6 um, usw.

Es ist z. B. Bromphenolblau bei $p_H = 3$ gelb und bei $p_H = 4{,}6$ blau. Innerhalb dieses Intervalls entsteht für jedes p_H eine bestimmte Mischfarbe zwischen gelb und blau, und die eigentliche Messung des p_H nach der Indikatormethode beruht auf dem Vergleich dieser Mischfarbe mit einer Farbtabelle oder einer Serie von Vergleichslösungen von bekanntem p_H.

Der *Universalindikator* von MERCK besteht aus einer Mischung von Indikatoren, die den Meßbereich von p_H 4,0–9,0 umfaßt. Zu etwa 8 ccm Harn gibt man 2 Tropfen des Indikators. Die entstehende Farbe wird mit einer Farbskala verglichen, aus der die zu jeder Farbe gehörenden p_H-Werte abgelesen werden können.

Universalindikatorpapier Merck. Nach dem gleichen Prinzip arbeitet das Universalindikatorpapier MERCK. Das Papier ist mit einer Indikatormischung über den p_H-Bereich von 1–10 getränkt. Man taucht den Streifen in die zu messende Lösung ein und vergleicht die entstandene Farbe wieder mit einer Farbtabelle.

Lyphanpapier: Eine wesentlich genauere p_H-Messung gestatten die Lyphanpapiere der Firma Dr. Klotz, Leipzig. Die Firma bringt eine ganze Serie von Lyphanpapieren heraus, von denen jedes einen p_H-Bereich von 2–3 p_H-Einheiten umfaßt. Die Lyphanpapiere enthalten in der Mitte einen Indikatorstreifen, oberhalb und unterhalb des Indikators aber Farbstreifen in den Farbtönen, die der Indikator in seinem Meßbereich annehmen kann. Man taucht den ganzen Streifen in die Meß-

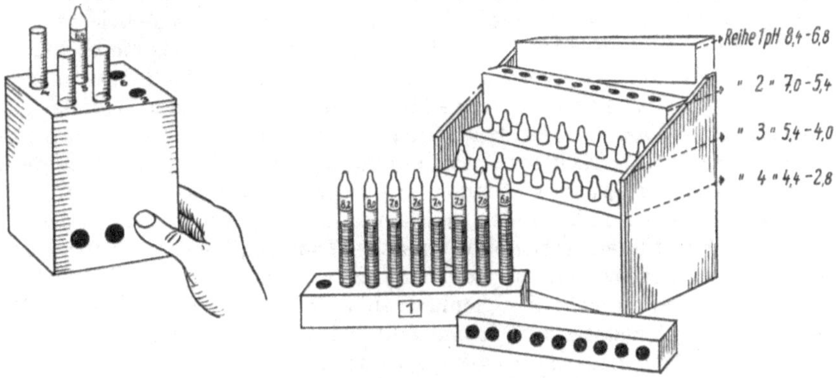

Abb. 26. Komparator nach MICHAELIS

flüssigkeit ein, wobei sich der Indikatorteil des Papieres verfärbt. Die entstandene Farbe wird nun mit den oberhalb und unterhalb des Indikatorteils befindlichen Farben verglichen. Die zu jedem Farbton gehörenden p_H-Werte werden von einem Bildstreifen abgelesen. Das Lyphanpapier gestattet eine auf 1–2 Zehntel genaue p_H-Bestimmung.

Der Komparator nach Michaelis: Dieses einfache Gerät (s. Abb. 26) gestattet eine Bestimmung mit einer Genauigkeit von etwa 2 Zehntel p_H-Einheiten. Es werden meist 4 verschiedene Indikatoren in dem Meßbereich von p_H 2,8–8,4 benutzt. Für jeden der 4 Indikatoren ist eine Serie von je 8 Vergleichslösungen vorhanden, deren p_H-Werte sich um je 2 Zehntel p_H-Einheiten unterscheiden. Für die Ausführung der Messung braucht man einen Komparator, in den 4 Reagenzgläser hineingestellt werden können derart, daß immer 2 hintereinander stehen und man mit 2 in der Vorderwand angebrachten Sehschlitzen durch je 2 hintereinander stehende Reagenzgläser durchsehen kann. Für die Bestimmung verwendet man Harn, der mit 2 Teilen Wasser verdünnt wird, falls er eine starke Eigenfarbe besitzt. Man füllt je 6 ccm Harn in die beiden vorderen Reagenzgläser, gibt in das linke 1 ccm von einem der 4 Indikatoren, nachdem man sich vorher orientiert hat, in welchem p_H-Bereich etwa gemessen werden soll, und in das rechte Glas 1 ccm Wasser. Hinter das linke Glas stellt man ein Reagenzglas mit H_2O, und hinter das rechte kommen nacheinander die Vergleichsröhrchen, die zu dem verwendeten Indikator gehören. Man probiert nun aus, bei welchem Vergleichsröhrchen beim Durchblicken durch die Sehschlitze

Farbgleichheit erreicht ist, und liest dann nur den auf dem Vergleichsröhrchen angegebenen p_H-Wert ab. An Stelle der Vergleichsröhrchen werden gelegentlich auch bunte Farbgläser verwendet.

Photometer: Während der Komparator nach MICHAELIS den Bedürfnissen eines klinischen Laboratoriums im allgemeinen genügt, kann man für sehr genaue, wissenschaftliche Untersuchungen das Photometer zur p_H-Bestimmung verwenden. Auch hier erzeugt man mit einem Indikator eine Farbe, deren Intensität entweder optisch im Pulfrich-Photometer oder elektrisch im lichtelektrischen Kolorimeter nach Dr. LANGE gemessen wird.

Die elektrometrischen Methoden: Das Ionometer nach LAUTENSCHLÄGER: Die genauesten p_H-Messungen kann man mit der elektrometrischen Methode ausführen. Man benötigt zu dieser Messung 2 Elektroden, eine sog. Bezugselektrode mit unveränderlichem Potential (meistens eine Kalomelelektrode) und eine Meßelektrode. Will man den ganzen p_H-Bereich von p_H 0–14 messen, so muß man als Meßelektrode die Platin-Wasserstoff-Elektrode verwenden, braucht man nur bei p_H 0–7 zu messen, so ist auch die Chinhydronelektrode verwendbar. Bei oxydierenden Meßflüssigkeiten empfiehlt sich eine Glaselektrode. Bringt man die Meßelektrode in die zu messende Flüssigkeit, so nimmt die Elektrode je nach dem p_H der Lösung, also nach der Zahl der in ihr vorhandenen Wasserstoffionen, ein verschieden hohes Potential an. Vereinigt man nun die beiden Elektroden, so kann man an den Enden dieser Elektrodenkette eine Potentialdifferenz (Spannung) messen. Dies geschieht im Prinzip so, daß man sie mit einer Gegenspannung vergleicht. Zur Herstellung der Gegenspannung benutzt man eine gewöhnliche Taschenlampenbatterie, die mit Hilfe eines Widerstandes gegen ein Normalelement eingestellt wird. Die eigentliche Messung geschieht dadurch, daß man die Gegenspannung mit Hilfe eines weiteren Widerstandes so weit verringert, bis sie der Spannung der Elektrodenkette entspricht. Ein Nullinstrument zeigt an, wann dieser Zustand erreicht ist. Der Widerstand besitzt eine Skala, auf der die p_H-Werte direkt angegeben sind. Da die Potentiale der Elektrode temperaturabhängig sind, muß bei der Ablesung des p_H-Wertes eine Temperaturkorrektur vorgenommen werden, die man einer dem Ionenmeter beigegebenen Kurve entnehmen kann.

Pehawi: Nach dem gleichen Prinzip arbeitet das wesentlich kleinere und handlichere Pehawi-Tascheninstrument von HARTMANN und BRAUN.

Klinische Bewertung: Eine wesentliche Aufgabe der Nieren besteht in der Aufrechterhaltung des Säurebasengleichgewichtes, wobei ein Überschuß an Säuren oder Basen den Körper alsbald im Urin verläßt.

Wie bereits betont, ist die Reaktion des Harnes auch weitgehend von der Art der genossenen Nahrung abhängig. Besonders nach Fleischnahrung, womöglich noch mit einer gewissen Flüssigkeitsbeschränkung, finden wir einen sauren Harn. Unmittelbar nach der Nahrungsaufnahme ist der Harn nur schwach sauer, da die Salzsäure stark für die Nahrungsverarbeitung selbst verbraucht wird. Im Fieber, bei Eiweißzerfall, nach starker körperlicher Arbeit, bei diabetischer oder urämischer Azidose finden wir einen stark sauren Harn. Hierbei kann die Zunahme der aktuellen Reaktion und der Titrationsazidität entsprechend dem klinischen Verlauf verfolgt werden.

Alkalische Urinreaktion finden wir vor allem nach pflanzlicher Nahrung mit reichlich Kartoffeln und Gemüse, nach organischen Säuren, die bekanntlich im Organismus verbrennen, sowie nach kohlensauren Salzen.

e) Alkalibelastungsprobe nach Sellard

Die gesunde Niere scheidet überschüssiges Alkali sofort aus, was an der entsprechenden Harnreaktion kenntlich ist, während eine kranke oder insuffiziente Niere diese Regulationsfähigkeit nicht oder nur sehr eingeschränkt besitzt.

So tritt nach Gabe von zweistündlich je 5 g Natrium bicarbonicum beim Gesunden bereits nach der ersten oder zweiten Gabe eine alkalische Urinreaktion auf, während bei Nierenfunktionsstörungen manchmal 50 g und mehr zur Urinalkaleszenz erforderlich sein können.

Diese einfache Probe empfiehlt sich daher zur Untersuchung einer evtl. Niereninsuffizienz am besten in Kombination mit dem Volhardschen Wasserversuch.

f) Die Säure-Alkali-Umschlagsprobe (SUA-Probe) nach E. Rehn

Die Säure-Alkali-Umschlagsprobe (*SUA-Probe*) beruht auf der Cushnyschen Filtrationstheorie, nach der alle Harnbestandteile durch den Glomerulus ausgeschieden werden und im tubulären Anteil wieder eine elektive Rückresorption stattfindet. In dieser Form scheidet der Organismus Säuren alkaligepuffert aus, wobei ein Teil dieser Alkalien in den Tubuli wieder zurückresorbiert wird. Die SUA-Probe zeigt also die Fähigkeit der Niere, Säuren und Alkalien auszuscheiden und dabei zugleich die Fähigkeit der tubulären Alkalirückresorption.

Ausführung: Morgens nüchtern erfolgt eine Säurebelastung (obwohl meist der Nüchternharn bereits sauer reagiert) durch Eingabe von 25 Tropfen verdünnter Salzsäure per os und Trinken von Wasser oder Kaffee zur Diureseanregung. Hierauf erfolgt die Alkalibelastung durch intravenöse Gabe von 50 ccm 4%igem Natriumbikarbonat (diese wenig haltbare Lösung erfordert vor allem eine fachmännische Sterilisation, um Zersetzungen des Natriumbikarbonats zu vermeiden).

Da nun beide Nieren zum gleichen Zeitpunkt stets einen Harn der gleichen Reaktion liefern, liegt der Wert der SUA-Probe nicht in der Ermittlung des absoluten p_H-Wertes des Harnes, sondern allein in einem Vergleich des mittels Ureterenkatheter getrennt aufgefangenen Urines von beiden Nieren. Hierbei sind bereits geringe Unterschiede des Urin-p_H krankhaft und diagnostisch verwertbar (nach H. Schneider; s. Abb. 27).

Klinische Bewertung: Glomeruläre Schädigungen werden entweder in der völligen „Säurestarre" bzw. in einer relativen „Säurestarre" der kranken Niere erkannt. Da bei glomerulären Schädigungen die reine Glomerulusarbeit eingeschränkt ist, werden Säure und Alkali nur in sehr geringer Menge ausgeschieden, wobei das wenige Alkali in den Tubuli noch rückresorbiert wird. Daher bleibt der Urin im Endeffekt sauer.

Tubuläre Schädigungen: Bei Schädigungen der Tubuli werden durch intakte Glomeruli Säure und Alkali normal ausgeschieden, doch wird in den erkrankten Tubuli kein Alkali zurückresorbiert. Daher liegt der Ausgangswert der tubulär erkrankten Niere nahe am Neutralpunkt oder schon im alkalischen Bereich, und es werden nach Alkalibelastung noch stärker alkalische Werte erreicht.

Aus diesen Verhältnissen ergibt sich, daß *kombinierte glomeruläre und tubuläre Schädigungen* stets einen Urin produzieren, dessen p_H am Neutralpunkt oder im alkalischen Bereich liegt (siehe Beispiele Abb. 27, S. 40).

g) Veränderungen des Harnes beim Stehenlassen

Nachdem der Harn den Körper verlassen hat, treten je nach der Art der Aufbewahrung, der Temperatur, der Reinheit der Gefäße u. a. eine Reihe von Umsetzun-

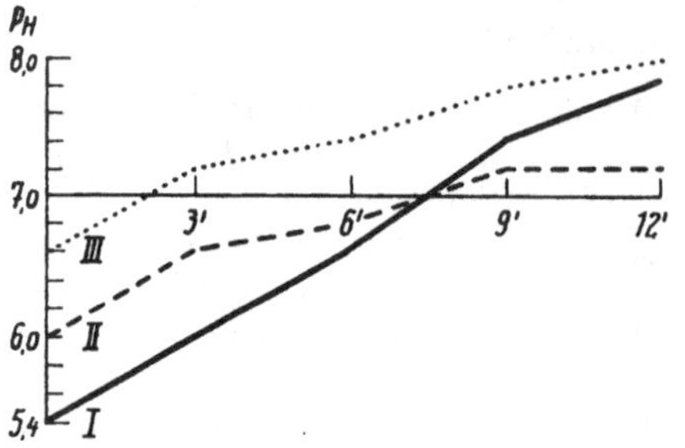

Normales Verhalten der SUA-Probe. I, II, III beziehen sich jeweils auf beide Nieren, bei verschiedenen Ausgangswerten und verschiedenen Funktionsbreiten

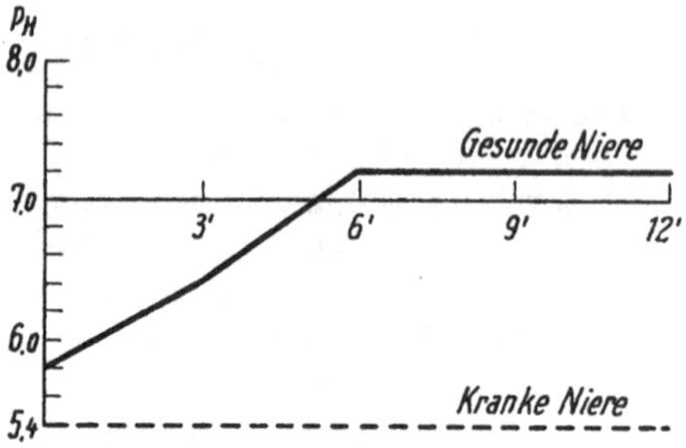

Glomeruläre Schädigung. Völlige Säurestarre der kranken Niere

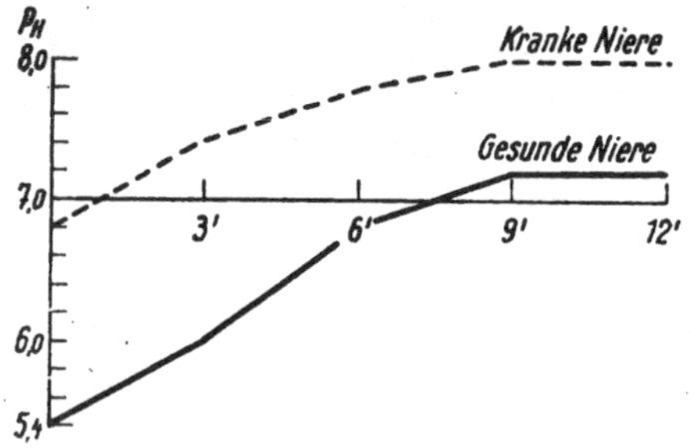

Tubuläre Schädigung. Stärkere Alkaleszenz der kranken Niere

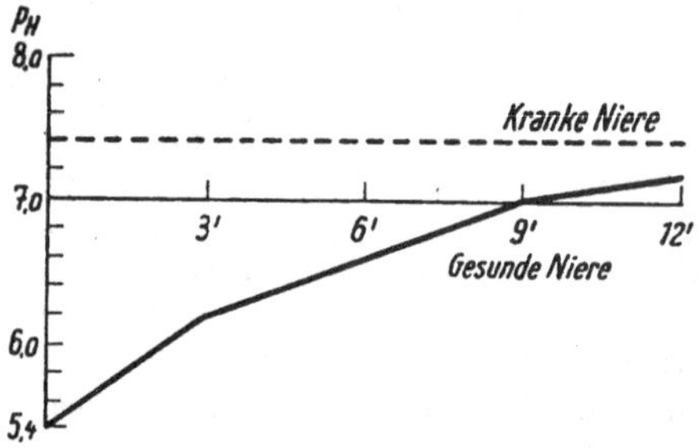

Kombinierte glomeruläre und tubuläre Schädigung. Harnreaktion der kranken Niere in der Nähe des Neutralpunktes oder im alkalischen Harn

Abb. 27. Typische Säure-Alkali-Umschlagsproben (SUA-Proben n. E. Rehn)

gen, Zersetzungen und Gärungserscheinungen auf, weshalb auch zahlreiche Untersuchungen nur bei frischgelassenem Harn angestellt werden dürfen. Auch in dem bakteriell nicht infizierten Harn kommt es durch weitgehende fermentative Tätigkeit, z. B. durch Aufspaltungen gepaarter Glukuronsäuren, zu Änderungen des Reduktionsvermögens. Ferner kann es zu Aziditätsänderungen kommen. So kann z. B. durch die Harnstoffumwandlung in Ammoniumkarbonat der Harn (z. B. bei Fieberkranken) schnell alkalisch werden. Eine zunehmende Säuerung kann durch Milchsäuregärung aus Kohlehydraten hervorgerufen werden.

Alle diese Veränderungen sind bisher wenig beachtet und für klinisch-diagnostische Rückschlüsse leider noch sehr wenig erforscht.

C. Die Bestimmung spezieller pathologischer Harnbestandteile

a) Eiweiß

Allgemeine Vorbemerkungen

Das Vorkommen von Eiweiß im Urin, die sog. *Albuminurie,* ist durch einfache chemische Untersuchungen relativ leicht festzustellen.

Schwieriger ist jedoch die klinische Bewertung und die Differenzierung des ausgeschiedenen Eiweißkörpers sowie die Klärung der pathogenetischen Zusammenhänge mit dem klinischen Befund. Bei der echten Albuminurie stammt in jedem Falle das Eiweiß aus dem Blutserum, zumal das Harneiweiß auch mehr Albumin (etwa 60 bis 80%) als Globulin enthält. Dieser sog. Eiweißquotient zeigt also im Harn etwa den gleichen Wert wie im Blutserum. Nur bei der Amyloidnephritis und bei der akuten Nephritis findet man ein geringes Globulinüberwiegen.

Das Serumalbumin reagiert neutral, ist in Wasser löslich, schwefelreich, glykokollfrei und durch Ganzsättigung mit Ammoniumsulfat ausfällbar.

Das Serumglobulin reagiert schwach sauer, ist in Wasser unlöslich und wird bereits durch Halbsättigung mit Ammoniumsulfat gefällt.

Der Begriff des „*Essigsäurekörpers*“ ist heute noch relativ wenig definiert. Es dürfte sich hierbei um ein chondroitinschwefelsaures Eiweiß handeln, bei Ikterus z. T. um gallensaures und daneben auch nukleinsaures Eiweiß. Der Begriff des Nukleoalbumins ist obsolet und darf nicht mit Nukleoproteinen, d. h. den basischen Histonen, im eigentlichen Sinne verwechselt werden.

Man fand, daß die Niere Eiweißkörper mit einem Molekulargewicht über 70000 (wie z. B. das Serumalbumin vom Molekulargewicht 103000) normalerweise nicht hindurchläßt, während andererseits Eiweißkörperbruchstücke oder niedermolekulare Körper, wie etwa der Bence-Jonessche Körper mit einem Molekulargewicht von 35000, ohne weiteres die Niere passieren. Dasselbe gilt für andere, heute z. T. noch unbekannte, niedermolekulare Körper von Paraproteincharakter, wie sie besonders bei Infekten auftreten. Artfremde Eiweißkörper, vor allem solche mit niedrigem Molekulargewicht, wie z. B. Eieralbumin (Molekulargewicht 34000), scheidet die Niere schnell aus und erfährt dadurch selbst eine Schädigung durch Proteinkoazervate nach der Tubulusrückresorption.

Unter *Zylindrurie* verstehen wir schließlich Ausgüsse von koagulierten Eiweißkörpern und Schleimsubstanzen aus den Harnkanälchen.

Unter welchen Bedingungen kann es nun zu einem Ausscheiden von Eiweißkörpern im Urin kommen? Klinisch lassen sich folgende Formen von Albuminurie unterscheiden:

1. *Transitorische, passagere oder physiologische Albuminurie:* Z. B. nach Muskelarbeit (Sportalbuminurie), nach Langstreckenschwimmen und starkem Kältereiz, nach starken nervösen Anstrengungen, nach eiweißreichen Mahlzeiten, nach Alkohol- oder Teegenuß, nach Reizungen des Zentralnervensystems bes. im Hypophysenzwischenhirngebiet, nach epileptischen Anfällen oder Narkosen, während der Gravidität, bei der Geburt, während der Menses, bei Neugeborenen sowie schließlich die sog. renopalpatorische Albuminurie nach entsprechenden Untersuchungen.

2. *Echte Albuminurie.* a) *Renale Ursache* (anatomischer Defekt mit hämatogenem oder mykotischem Glomerulusschaden). Hervorstechende Symptome: Blutdrucksteigerung, Ödeme, Niereninsuffizienz und Hämaturie. Je nach dem entsprechenden Krankheitsstadium ergeben sich starke mengenmäßige Unterschiede.

b) *Extrarenale Ursache* (toxisch-degenerative Nierenschäden besonders durch Paraproteine).

3. *Albuminurie durch Zirkulationsstörungen.* a) *Kardial bedingte Stauungsniere* mit herabgesetzter Kochsalz- und Wasserausscheidung aus extrarenaler Ursache.

b) *Durch periphere Stauung bedingt* (meist venöse Abflußbehinderung in Form der sog. *orthostatischen* oder *lordotischen Albuminurie*, oft auch als sog. Pubertätsalbuminurie). Charakteristisch ist besonders das Ausscheiden des Essigsäurekörpers.

4. *Febrile Albuminurie,* meist im Sinne einer toxischen Nephrose, teils auch toxi-

scher Glomerulusschaden, z. B. bei Pneumonie, Grippe, Weilscher Krankheit, Diphtherie, Typhus ohne wesentliche chemische Blutveränderung. Es besteht lediglich leichte Harnstoff- und Harnsäureerhöhung infolge des Fiebers.

5. *Falsche Albuminurie*, hervorgerufen durch Eiweißbeimengungen in den abführenden Harnwegen (durch Abzentrifugieren der Formelemente wird der Eiweißgehalt geringer).

6. Reine *Paraproteinurien*, besonders im Beginn der Tuberkulose, bei Lues II und vor allem beim multiplen Myelom (Bence-Jonesscher Körper, der jedoch nicht einheitlich ist, sondern sich serologisch noch in 2 oder 3 verschiedene Substanzen differenzieren läßt).

7. Die sog. *Restalbuminurie* Volhards im Heilungsstadium der Glomerulonephritis.

8. *Albumosurie*, d. h. Ausscheiden nicht gerinnbarer aber biuret-positiver Eiweißabbaukörper, die u. U. erst durch stärkeren Kochsalzgehalt koaguliert werden können, z. B. bei Empyem, Gangrän, Leukämien und Tumoren. Die Albumosen werden durch Sulfosalizylsäure gefällt, lösen sich aber wieder in der Wärme.

Aus dieser Aufstellung geht hervor, daß nicht jede Eiweißausscheidung im Urin sofort eine Nierenparenchymschädigung anzeigt. Die Albuminurie kann die verschiedensten Ursachen haben; sie muß im Zusammenhang mit dem klinischen Gesamtbild bewertet werden.

Qualitative Eiweißproben

Vorbemerkung: Jeder Harn, der auf Eiweißkörper untersucht werden soll, muß möglichst klar sein und muß sauer reagieren. Andernfalls wird mit verdünnter Essigsäure (oder noch besser Azetatpuffer) angesäuert. Bestehende Urattrübungen werden am besten durch leichtes Erwärmen beseitigt. Filtration oder Zentrifugieren kommen gleichfalls in Frage. Bakteriell getrübte Harne werden am besten mit dem unbehandelten Harn in einem zweiten Glas verglichen.

Kochprobe:

Prinzip: Durch Kochen wird Serumeiweiß koaguliert.

Ausführung: Etwa 10 ccm Harn, der nicht zu stark sauer, aber auch nicht alkalisch reagieren soll, werden in einem Reagenzglas zum Sieden gebracht, und zwar besonders im oberen Teil der Flüssigkeit. Bei Gegenwart von Eiweiß entsteht eine Trübung, die auf Zusatz von wenigen Tropfen Essigsäure nicht schwindet. Löst sich die Trübung nach Zusatz von Säure, so handelt es sich um Phosphate oder, wenn gleichzeitig noch Aufbrausen eintritt, um Karbonate.

Modifizierte Kochprobe:

Prinzip: Optimale Eiweißkoagulation durch Kochen bei schwach saurer Reaktion.

Reagens: Azetatpufferlösung bestehend aus 118 g krist. Natriumazetat, 56,5 g Eisessig und Aq. dest. ad 1000.

Ausführung: Zu 10 ccm Harn werden 1 ccm Azetatpufferlösung gegeben und etwa ½ Min. lang zum Sieden erhitzt. Enthält der Urin weniger als 0,1% Eiweiß, so sieht man zunächst nur eine opaleszierende Trübung, die aber nach einigen Minuten oder nach nochmaligem Aufkochen als feinflockiger Niederschlag ausfällt. Hierbei brauchen nur alkalisch reagierende Harne etwas angesäuert zu werden. Phosphate und Urate ergeben keine nennenswerte Trübung.

Mit dieser Methode kann man auch eine quantitative Schätzung vornehmen, indem man die doppelte Harn- und Reagenzmenge 12 Stunden stehenläßt.

Hellersche Ringprobe:

Reagens: Konz. Salpetersäure, verdünnte Essigsäure.

Ausführung: Möglichst filtrierter Harn, der auch durch verdünnte Essigsäure nicht getrübt wird, wird bei geneigtem Reagenzglas vorsichtig mit konz. Salpetersäure unterschichtet. Bei Gegenwart von Eiweiß zeigt sich an der Trennungszone ein scharf begrenzter Ring von denaturiertem Eiweiß.

Bewertung: Die Empfindlichkeit der Reaktion liegt etwa bei 0,2% bei einer Beobachtungszeit von 2–3 Minuten. Der Nachteil ist, daß besonders die harnstoffreichen Morgenharne eine positive Reaktion vortäuschen können, wobei der weiße Trübungsring nicht von Eiweiß, sondern von salpetersaurem Harnstoff herrührt. Das gleiche gilt für harnsaure Salze sowie nach Ausscheidung von ätherischen Ölen bzw. Harzsäuren, wobei sich letztere bei Zusatz von Äther lösen. Auch Thymol als Harnkonservierungsmittel kann Täuschungen ergeben. Farbige Ringe sind durch Oxydation von Harnfarbstoffen zu erklären. Bei voller Berücksichtigung und Kenntnis der Fehlerquellen ist die Probe aber sonst verläßlich.

Sulfosalizylsäureprobe:

Reagens: 20%ige Lösung von Sulfosalizylsäure.

Ausführung: Etwa 5 ccm von schwach sauer reagierendem Harn werden mit 6–10 Tropfen der 20%igen Sulfosalizylsäure versetzt. Bei Gegenwart von Eiweiß entsteht nach einiger Zeit eine Trübung, die auch in der Wärme nicht verschwindet. Eine evtl. gleichzeitig vorhandene Trübung durch Albumosen verschwindet jedoch in der Wärme. In Zweifelsfällen empfiehlt es sich, stets eine andere Eiweißreaktion parallel durchzuführen.

Ferrozyankaliumprobe:

Reagens: 5%ige Kaliumferrozyanid-Lösung, Essigsäure.

Ausführung: Etwa 10 ccm Harn werden mit 10 Tr. Essigsäure versetzt und zu dem Gemisch tropfenweise 5%ige Kaliumferrozyanidlösung (etwa 5 Tropfen) gegeben. Bei Gegenwart von Eiweiß tritt bereits in der Kälte ein gelblichweißer Niederschlag bzw. Trübung auf. Sehr konzentrierte Harne werden zweckmäßigerweise vorher verdünnt. Die Empfindlichkeit liegt etwa bei 0,02%.

Ein Überschuß des Reagens ist zu vermeiden, da die Fällung im Überschuß des Fällungsmittels löslich ist.

Eiweißprüfung mit Rieglers Reagens:

Reagens: Naphthalinsulfosäure (als Rieglers Reagens „Merck“).

Ausführung: Man löst 4 Tabletten Rieglers Reagens mit 5 ccm Wasser und gibt 5 ccm klaren Harn hinzu. Bei Anwesenheit von Eiweiß entsteht eine Trübung bis Fällung. Bei Anwesenheit von Albumosen und Peptonen zeigt sich gleichfalls eine Trübung oder Fällung, die sich aber beim Erwärmen im Gegensatz zur reinen Eiweißtrübung wieder löst.

Quantitative Eiweißbestimmungen

Methode Esbach:

Prinzip: Das Eiweiß wird durch Pikrinsäure gefällt und nach bestimmter Zeit in einem graduierten Esbach-Röhrchen die Schichthöhe des Niederschlages abgelesen.

Reagens: Pikrinsäure 10,0 — Zitronensäure 20,0 — Aq. dest. ad 100,0.

Ausführung: Das Albuminimeter nach Esbach (Abb. 28) wird bis zur Marke *U* mit saurem Harn und bis zur Marke *R* mit Esbachs Reagens gefüllt, sodann mit einem Gummistopfen verschlossen. Nach mehrmaligem Umkippen bzw. Durchmischen des

Röhrchens läßt man es 24 Stunden bei Zimmertemperatur stehen und liest darauf die Niederschlagshöhe an der Skala ab, die gleich auf den Grammeiweißgehalt pro Liter geeicht ist. Durch den konischen Unterteil des Albuminimeters lassen sich Mengen unter 1 g% nachweisen. Die Methode versagt, wenn mehr als 4 g% Eiweiß vorhanden sind. Diese stark eiweißhaltigen und überhaupt zu konzentrierten Harne (Dichte darf nicht höher als 1,018 sein) müssen vorher entsprechend verdünnt werden.

Bewertung: Ein Nachteil ist, daß auch andere Substanzen, wie z. B. Urate und bestimmte Medikamente, z. B. Chinin und Urotropin, mitgefällt werden. Weiterhin ist die Höhe des Niederschlages auch weitgehend von der Temperatur abhängig.

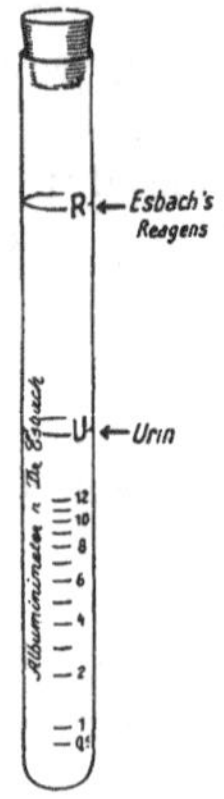

Abb. 28. Albuminimeter n. Esbach

Modifikation der Esbachschen Methode nach Aufrecht:

Prinzip: Das durch das Esbachsche Reagens gefällte Eiweiß wird in einem speziell konstruierten Meßröhrchen abzentrifugiert und dann die Höhe des Bodensatzes abgelesen. Die Fehlerquellen sind allerdings die gleichen wie bei dem Originalverfahren.

Gravimetrische Bestimmung von Eiweiß nach Scherrer-Bang:

Das in 50 ccm Harn enthaltene Eiweiß wird durch eineinhalbstündiges Erhitzen im siedenden Wasserbad unter Zugabe von 10 ccm Azetatessigsäurepuffergemisch (s. o.) ausgefällt, sodann durch ein bis zur Gewichtskonstanz getrocknetes Filter filtriert. Der Niederschlag wird erst mit Wasser, dann mit Alkohol und Äther gewaschen und bis zur Gewichtskonstanz bei 100° getrocknet. Die Differenz aus beiden Gewichten ergibt die in 50 ccm Harn enthaltene Eiweißmenge.

Da es heute des öfteren an den entsprechenden Reagenzien mangelt, kann die Eiweißbestimmung auch mittels Polarimeter durchgeführt werden, vorausgesetzt, daß der Harn keinen Traubenzucker enthält. Die mittlere spezifische Drehung von Eiweiß beträgt minus 52,8°. Einzelheiten siehe beim polarimetrischen Zuckernachweis.

Paraprotein- und Aminosäure-Nachweise

„Essigsäure-Kältekörper" (Essigeiweiß):

Prinzip: Das Essigeiweiß besteht im wesentlichen aus chondroitinschwefelsaurem Eiweiß, das durch geringe Essigsäurezugabe in den Eiweißkörper und Chondroitinschwefelsäure dissoziiert, wobei die freie Chondroitinschwefelsäure ihrerseits wieder gelöste Eiweißkörper fällen kann.

Ausführung: Zu 5 ccm filtriertem Harn werden 5–10 Tropfen 30%ige Essigsäure gegeben, sodann wird gut durchgeschüttelt und auf etwa 10–15 ccm verdünnt. Sind mit Essigsäure fällbare Eiweißkörper vorhanden, so entsteht alsbald eine Trübung. Um ein Maß für die Trübungsintensität zu haben, empfiehlt es sich, in einem zweiten Reagenzglas an Stelle von Harn Wasser für einen Kontrollansatz zu verwenden.

Beurteilung: Der Essigsäurekältekörper findet sich vor allem bei der physiologischen und orthostatischen Albuminurie sowie manchmal im Beginn, aber auch im Ausheilungsstadium von chronischen Nierenerkrankungen.

Albumosennachweis:

Prinzip: Durch alleiniges Kochen werden die Albumosen nicht koaguliert, dagegen ergeben sie mit Sulfosalizylsäure, Essigsäure, Ferrozyankali u. a. Niederschläge, die sich in der Wärme wieder lösen.

Ausführung: Nach I. Bang werden 10 ccm Harn mit 8 g Ammoniumsulfat versetzt und kurze Zeit aufgekocht. Der entstehende Niederschlag wird nach dem Abkühlen zentrifugiert und enthält das evtl. vorhandene Eiweiß, die Albumosen und das Urobilin. Zur Beseitigung des Urobilins wird der Niederschlag am besten mehrmals mit einigen ccm Alkohol gewaschen, der zurückbleibende Niederschlag sodann mit Wasser aufgenommen und das in ihm enthaltene Eiweiß durch Kochen koaguliert. Hierauf wird filtriert, wobei im Filtrat die Albumosen enthalten sind, die sich mit der Biuretprobe nachweisen lassen. Zu dem Filtrat werden 1–2 ccm 30%ige NaOH gegeben und mit 0,5%iger $CuSO_4$-Lösung überschichtet. Bei positivem Ausfall zeigt sich an der Berührungsstelle ein rötlich-violetter Ring.

Klinische Bewertung: Bei Fieber, Pneumonien, Infektionskrankheiten, bei krankhaften Zerfallsprozessen, ausgedehnten Exsudaten oder Abszessen sowie bei Spermabeimischungen im Harn findet man derartige Albumosen als Abbauprodukte von Eiweißkörpern, ohne daß bisher dem Nachweis dieser Stoffe eine besondere diagnostische Bedeutung zugemessen wurde.

Bence-Jonesscher Eiweißkörper:

Prinzip: Der Nachweis beruht auf der Eigenschaft des Bence-Jonesschen Eiweißkörpers, daß er bei Temperaturen von 56–60° auskoaguliert, während er sowohl bei tieferen als auch bei höheren Temperaturen wieder in Lösung geht.

Ausführung: Der deutlich sauer reagierende Harn wird vorsichtig, am besten auf einem Wasserbad, erwärmt. Bei positivem Ausfall der Reaktion entwickelt sich zwischen 45 und 55° eine milchige Trübung, die sich sodann bei etwa 60° in einen klebrigen und an der Wand des Reagenzglases haftenden Niederschlag verwandelt. Charakteristischer Weise löst sich bei weiterem Erwärmen der Niederschlag auf und fällt bei erneuter Rückkühlung zwischen 60 und 55° wieder aus.

Bei Zusatz von 12,5%iger Salzsäure tritt Gerinnung des Harnes ein. Die Hellersche Schichtprobe ist mit der 10–20fachen Harnverdünnung im allgemeinen negativ.

Neuerdings wird auch folgende Modifikation angegeben:

Im Reagenzglas wird der Harn nur im oberen Teil erhitzt und zeigt im positiven Falle unterhalb der siedenden Zone einen Trübungsring, der durch Zugabe von 0,9 %iger Kochsalzlösung oder von 1 Tropfen Pandyreagens (= gesättigte, wäßrige Phenollösung) pro ccm empfindlicher gemacht werden kann.

Klinische Bewertung: Der Bence-Jonessche Eiweißkörper ist ein typisches Paraprotein, das vor allem beim multiplen Myelom im Urin ausgeschieden und von den Plasmazellen des Knochenmarkes (Myelomzellen) produziert wird. Durch die Ausscheidung in der Niere erfährt diese selbst Schädigungen durch entsprechende Paraproteinkoazervate im Bereich der rückresorbierenden Tubulusepithelien, und es entwickelt sich klinisch im weiteren Verlauf das Bild einer Nephrose. Hinzu kommt, daß das Molekulargewicht des chemisch nicht einheitlichen Bence-Jonesschen Eiweißkörpers bei 34000 liegt und er daher von der Niere nicht zurückgehalten werden kann.

Serologisch lassen sich zumindest 3 verschiedene Bence-Jones-Körper differenzieren.

Bence-Jonesscher Eiweißkörper-Nachweis in der Modifikation nach Alder:

Ausführung: Der Urin wird bis p_H 5,5 angesäuert und langsam zum Sieden erhitzt, dadurch koaguliert das Serumeiweiß in dicken Flocken. Der kochende Harn wird in eine im siedenden Wasser stehende Flasche filtriert, wobei Trichter und Filter unmittelbar vorher ebenfalls im siedenden Wasser angewärmt werden. Beim Abkühlen trübt sich das klare Filtrat bei etwa 70°. Bei erneutem Aufkochen löst sich die Trübung wieder auf. Dieses reversible Trübungsphänomen tritt noch deutlicher hervor, wenn man dem kochenden Urin heiße Sulfosalizylsäure zusetzt.

Vorkommen: Neben dem multiplen Myelom kommt der Bence-Jonessche Eiweißkörper noch bei anderen Knochenmarkserkrankungen vor, wie Osteosarkom, Hypernephrometastasen, Osteomalazie und gewissen Leukämien.

Probe nach Millon zum Nachweis von Tyrosin:

Reagens (=Millons Reagens): 1 T. Quecksilber in 2 Teile kalter Salpetersäure (spez. Gewicht 1,42) in der Kälte unter dem Abzug lösen, dann erwärmen, mit 1—2 T. Wasser verdünnen und von dem nach einigen Stunden gebildeten Niederschlag abfiltrieren.

Ausführung: 2 T. enteiweißter Harn und 1 T. Millons Reagens werden miteinander vermischt und aufgekocht. Wenn Tyrosin vorhanden ist, so entsteht eine dunkelrote Farbe.

Diese Reaktion ist nur für die Oxyphenylgruppe im Eiweiß, d. h. also das für Tyrosin spezifisch.

Klinische Bewertung: Der positive Ausfall zeigt sich vor allem bei der akuten Leberatrophie mit schwerem Parenchymzerfall, z. B. bei Phosphorvergiftung und anderen Intoxikationen, bei schweren Leberzirrhosen sowie gelegentlich auch im Coma diabeticum. Den wichtigen Leuzin- und Tyrosin-Kristall-Nachweis siehe später im Kapitel Harnsediment.

Zystinnachweis nach E. Meyer.

Ausführung: 3–5 ccm Harn werden mit 2 ccm 5%iger Natriumzyanidlösung gemischt und 5–10 Minuten stehengelassen. Hierauf erfolgt Zusatz von einigen Tropfen 5%iger Natriumnitroprussidlösung. Normale Harne zeigen nur schwache Rotfärbung, zystinhaltige Harne dagegen eine purpurrote Farbe.

Klinische Bewertung: Zystin wird vor allem bei der sog. Zystinurie ausgeschieden. Hierbei besteht sicher eine Abbaustörung und eine primäre Anhäufung im Blut, wobei die reduktive Zystinspaltung, und zwar besonders die Desaminierung ausbleibt.

Methoden zur Entfernung von Eiweiß aus dem Harn.

Der saure oder mit Essigsäure schwach angesäuerte Harn (evtl. auch durch Zugabe von Azetatpuffer) wird gekocht, wodurch sich das Eiweiß in Flocken abscheidet. Entwickeln sich nur Trübungen, so kann man durch Zugabe von gesättigter Kochsalzlösung, einigen Tropfen verdünnter Essigsäure oder 10–20%iger Sulfosalizylsäure eine vollkommene Eiweißkoagulation erreichen. Hierauf wird der Harn filtriert, wobei das Filtrat höchstens die unkoagulierbaren Albumosen enthalten darf.

Daneben können alle bekannten Eiweißfällungsmittel verwandt werden; die erhaltenen, eiweißfreien Filtrate stehen dann für weitere Untersuchungen zur Verfügung.

b) Nachweis und Bestimmung der Zuckerarten im Harn

Allgemeine Vorbemerkungen

Wenn ein Harn auf Zucker untersucht werden soll, so empfiehlt es sich stets, neben einer orientierenden Einzelprobenuntersuchung den 24-Stunden-Mischharn zu prüfen, um auf diese Weise den Prozentgehalt und nach entsprechender Umrechnung die ausgeschiedene Menge in g je 24 Stunden zu ermitteln.

Jeder normale Harn enthält eine geringe Menge von Kohlehydraten, die im wesentlichen innerhalb des Harnschleimes bzw. der Mukopolysaccharide desselben verankert sind. Unter *pathologischen Bedingungen* können Traubenzucker, Milchzucker, Fruchtzucker, Malzzucker, Pentosen und Inosit auftreten. Die meisten dieser Kohlehydrate haben reduzierende Eigenschaften, viele zeichnen sich durch Gärung aus oder drehen in charakteristischer Weise die Ebene des polarisierten Lichtes.

Unter *Glukosurie* versteht man eine Ausscheidung von Traubenzucker, die verschiedene Ursachen haben kann. So sprechen wir z. B. von einer *symptomatischen Glukosurie.* Diese kann rein alimentär durch übermäßigen Genuß von Kohlehydraten auftreten. Ferner kennen wir die sog. Vagabundenglukosurie, Glukosurien nach zerebralen Läsionen wie Traumen, Apoplexien, Hirntumoren, Enzephalitis, Lues cerebri, Akromegalie sowie im Fieber, ferner bei Koronarthrombose, bei Hyperthyreosen und bei Nebennierenadenom. Daneben kennen wir rein renale Glukosurien, bei denen nicht der Blutzucker entsprechend erhöht, sondern allein die Zuckerdurchlässigkeit der Niere vermehrt ist, wie bei Fällen von sog. renalen Diabetes, Phlorrhizindiabetes und beim sog. Schwangerschaftsdiabetes. Demgegenüber haben die *echten Glukosurien* beim Pankreasdiabetes immer eine mehr oder weniger beständige Blutzuckererhöhung zur Voraussetzung. Bemerkt sei auch, daß gelegentlich reduzierende Medikamente (Vitamin C, Glukuronsäurepaarlinge z. B. mit Chloralhydrat, Phenolderivate u. a.) aber auch Morphium und Sulfonal, schließlich Salol, Senna, Rheum, Cascara u. a. Anlaß zu Irrtümern geben können.

Selten kommt bei schwangeren oder stillenden Frauen eine *Laktosurie* vor, und noch seltener finden wir eine *Lävulosurie* oder eine *Pentosurie.*

Wenn man den Urin auf Zucker untersuchen will, so empfiehlt es sich erst festzustellen, ob der Harn Eiweiß enthält. Ist dies der Fall, so wird man das Eiweiß durch Kochen mit Zusatz von etwas Essigsäure ausfällen und abfiltrieren. Daneben ist wichtig zu wissen, daß außer dem Traubenzucker unter normalen Bedingungen noch andere Substanzen, wie z. B. die Harnsäure, das Kreatinin, die Glukuronsäure, sowie gewisse Phenole und Harnfarbstoffe reduzieren können. Es empfiehlt sich daher, den Harn vorher mit etwas Kohle zu schütteln, um die zuckerfremden, reduzierenden Substanzen weitgehend zu adsorbieren. Um die Gefahr einer möglichen Zuckeradsorption zu verringern, setze man dem Harn-Kohle-Gemisch einige Tropfen Alkohol hinzu.

Der Nachweis des Traubenzuckers beruht auf folgenden Eigenschaften:

1. In alkalischer Lösung ist der Traubenzucker ein kräftiges Reduktionsmittel, wodurch Metalloxyde zu Oxydulen oder reinem Metall reduziert werden.

2. Durch Zusatz von Hefe erfährt Traubenzucker eine alkoholische Gärung nach der Formel $C_6H_{12}O_6 = 2C_2H_5OH + 2CO_2$.

3. Der Traubenzucker bildet mit Phenylhydrazin-chlorhydrat in Gegenwart von Natriumazetat eine feste kristallinische Verbindung, das sog. Phenylglukosazon.

4. Da der Traubenzucker mehrere asymmetrische C-Atome besitzt, ist er optisch aktiv und dreht somit die Ebene des polarisierten Lichtes. Die spezifische Drehung der Glukose beträgt + 52,5 Grad.

Qualitative Bestimmung des Traubenzuckers

Reduktionsproben

Trommersche Probe.

Prinzip: s. o. bei 1.

Reagens: 5%ige Kupfersulfatlösung, 10%ige Kalilauge.

Ausführung: Zu etwa 6 ccm Urin gibt man etwa 2 ccm 10%ige Kali- oder Natronlauge und fügt tropfenweise 5%ige Kupfersulfatlösung hinzu, bis der entstehende Niederschlag sich beim Umschütteln nicht mehr löst. Hierauf erhitzt man das Reagenzglas in schräger Lage über der Flamme, so daß nur die oberste Schicht erwärmt wird. Bei positivem Ausfall beginnt von oben her eine Ausscheidung von gelbem Kupferoxydul (feinverteilt), das sich bei weiterem Erwärmen in rotes Kupferoxydul (gröber verteilt) umwandelt.

Chemische Bewertung: Eine störende Gelbfärbung kann durch andere reduzierende Substanzen (s. o.) sowie durch bestimmte Medikamente, z. B. Chrysophansäurederivate, Salol, Antipyrin, Salizylsäure, Terpentin, Urethan, Morphium u. a., verursacht werden. Bei sehr geringem Zuckergehalt (unter 0,5%) färbt sich die Reagenzmischung nur gelblich, ohne daß es zu einer Ausscheidung von Kupferoxydul kommt. Die Reaktion kann auch durch einen zu geringen oder zu großen Zusatz von Kupfersulfat gestört sein. Enthält der Harn viel Zucker, so muß entsprechend mehr Kupfersulfat hinzugesetzt werden. Andererseits kann bei Überschuß von Kupfersulfat beim Kochen schwarzes Kupferoxyd entstehen, das eine evtl. Oxydulausscheidung verdeckt.

Fehlingsche Probe:

Prinzip: s. o.

Reagens: Fehling I = 35,0 g krist. Kupfersulfat und Aq. dest. ad 500,0; Fehling II = Natrium caust. 50,0, Tartarus natronat. (Seignettesalz) 175,0, Aq. dest. ad 500,0.

Ausführung: Etwa 5 ccm Fehling I und 5 ccm Fehling II werden gemischt, zum Sieden erhitzt und sodann langsam in 10 ccm Harn gegossen, der ebenfalls auf diese Temperatur erhitzt wurde. Ist Zucker vorhanden, so tritt je nach der Menge eine mehr oder weniger starke Fällung von gelbrotem Kupferoxydul auf. Ein Kochen der Mischung ist tunlichst zu vermeiden. Sehr konzentrierte Harne werden zweckmäßigerweise verdünnt.

Chemische Bewertung: Diese Reaktion ist der Trommerschen Probe unbedingt vorzuziehen, da der Gehalt an Seignettesalz in der Fehlingschen Lösung das Ausfallen des schwarzen Kupferoxyds verhindert. Die Reaktion ist im auffallenden und nicht im durchfallenden Lichte zu betrachten.

Benedicktsche Probe:

Die Benedicktsche Probe gestattet bis zu einem gewissen Grade eine quantitative Schätzung des Zuckergehaltes. Das Reagens ist haltbar, und die Bestimmung beruht auf der Kupferhydroxydreduktion.

Reagens: 17,3 g krist. Kupfersulfat werden in 150 ccm Wasser gelöst. Die Lösung wird mit einer Lösung von 100 g getrocknetem Natrium carbon. und 173 g dreibas. Natriumzitrat in 700—800 ccm Wasser versetzt und darauf in einem Meßkolben auf 1000 ccm mit Aq. dest. aufgefüllt.

Ausführung: 5 ccm Reagens werden mit 8 Tropfen (mit Mikro- oder Augenpipette) Harn 1–2 Minuten stark gekocht. Wenn Glukose vorhanden ist, tritt eine

grüne Verfärbung bei etwa 0,1% Glukose,
hellgrüne Verfärbung bei etwa 0,1–0,5% Glukose,
gelbe Verfärbung bei etwa 0,5–2% Glukose,
rote Verfärbung bei mehr als 2% Glukose auf.

Chemische Bewertung: Die Reaktion ist sofort nach dem Kochen zu beobachten, bevor das Kupferoxydul sich abgesetzt hat, erforderlichenfalls muß umgeschüttelt werden.

Haines-Probe:

Prinzip: Diese Reaktion beruht ebenfalls auf der Reduktion von Kupferhydroxyd und Abscheidung von Kupferoxydul.

Reagens: Lösung von 2 Teilen Kupfersulfat und 15 Teilen Wasser, 15 Teilen Glyzerin und 150 Teilen 5%iger Kaliumhydroxydlösung.

Ausführung: In einem Reagenzglas werden etwa 4 ccm Haines-Reagens aufgekocht. Unmittelbar nach dem Aufkochen werden etwa 10–15 Tropfen klaren Harns hinzugesetzt und das Gemisch nochmals aufgekocht. Hierauf tritt eine rotgelbe Färbung auf, die bei Gegenwart von viel Zucker auch in eine Fällung von Kupferoxydul übergeht mit einer Empfindlichkeitsgrenze von etwa 0,04%.

Auch diese Probe kann bis zum gewissen Grade zu einer quantitativen Zuckerschätzung herangezogen werden, und zwar etwa in folgender Weise: In ein Reagenzglas werden genau 5 ccm Reagens gebracht und hierzu vor dem Aufkochen tropfenweise Harn hinzugegeben. Wenn eine Rotfärbung bereits nach 2 Tropfen eintritt, enthält der Harn 3% und mehr Glukose, nach 5 Tropfen etwa 2%, nach 10 Tropfen etwa 1%. Wird das Gemisch nach 10 Tropfen nur gelbrot, so liegen etwa 0,5% vor, und wird es nach 30 Tropfen nur grüngelb, etwa 0,1%.

Nylanderprobe:

Prinzip: Die Probe beruht auf dem Reduktionsvermögen des Traubenzuckers in alkalischer Lösung, wobei das basische Wismutnitrat des Nylanderreagens in das schwarze, metallische Wismut übergeführt wird.

Reagens: Wismutsubnitrat 2,0, Seignettesalz 4,0, 8%ige Natronlauge ad 100,0.

Ausführung: Zu etwa 5 ccm Harn werden 1–2 ccm Nylanders Reagens gegeben und 3–4 Minuten lang erhitzt. Bei positivem Reaktionsausfall zeigt sich das Auftreten von schwarzem, metallischem Wismut.

Chemische Bewertung: Die Nylanderreaktion ist im allgemeinen etwas weniger empfindlich auf andere, gleichfalls vorhandene, reduzierende Substanzen. Uroerythrin u. a. Harnfarbstoffe können allerdings Nylanders Reagens reduzieren. Zu beachten ist, daß bei ammoniakalischem Harn etwas reichlicher Reagens zugesetzt werden muß, denn eine genügende Alkalität im Reaktionsgemisch erhält man erst, wenn das im ammoniakalischen Harn vorhandene Ammoniumkarbonat sich mit dem Alkali des Reagens nach der Formel: $(NH_4)_2CO_3 + 2NaOH = 2NH_3 + Na_2CO_3 + 2H_2O$ umgesetzt hat, da dann erst das Alkali des Reagens für die eigentliche Zuckerreaktion zur Verfügung steht. Sind die zu untersuchenden Harne eiweißhaltig, so wird das Eiweiß nach Zugabe von verdünnter Essigsäure durch Kochen auskoaguliert und abfiltriert, da die Gegenwart von Eiweiß den Reaktionsablauf stört. Geringe Zuckermengen werden im allgemeinen erst nach etwa 2 Minuten langem Kochen deutlich erkannt. Bemerkt sei, daß getrübte Harne, wenn die Trübung nicht bakterieller Natur ist, durch Nylanders Reagens aufgehellt werden. Rein bakterielle Trübungen bleiben unverändert.

Phenylhydrazinprobe (nach E. Fischer in der Modifikation nach Eschborn):

Prinzip: Bildung von Phenylglukosazon.

Ausführung: 5 Tropfen Phenylhydrazin werden mit 20 Tropfen Eisessig und etwa 3 ccm Harn 1 Minute lang zum Sieden erhitzt. Hierauf werden 22 Tropfen offiz. Natronlauge hinzugegeben, das Gemisch nochmals gekocht und stehengelassen. Wenn Glukose vorhanden ist, kristallisiert nach einiger Zeit das gelbe Phenylglukosazon aus. Erinnert sei daran, daß auch andere Zucker als Glukose entsprechende Osazone liefern. Zur Klärung dieser Frage wäre der Niederschlag aus Alkohol umzukirstallisieren und eine Schmelzpunktbestimmung durchzuführen. Hierbei sind die Schmelzpunkte für das Osazon der Glukose 204–205°, der Laktose 211–212°, der Maltose 206°, der Galaktose 184–186°, der d-Arabinose 166° und der l-Xylose 163°.

Gärungsprobe:

Prinzip: Traubenzucker wird durch Zusatz von Hefe einer alkoholischen Gärung unterworfen, wobei die entstehende Kohlensäure volumetrisch bestimmt wird.

Ausführung: Ein etwa erbsengroßes Stück Preßhefe wird mit dem zu prüfenden Harn (von saurer Reaktion) im Mörser verrieben und sodann in ein Einhornsches Gärröhrchen (s. Abb. 29) oder in ein Reagenzglas, das mit einem Korken verschlossen wird und ein kleines U-Rohr trägt, gegeben. Das Gärröhrchen oder das Reagenzglas muß vollständig mit Harn angefüllt sein, so daß sich in der Kuppe keine Luftblasen befinden. Daraufhin wird das Gärröhrchen für 12–14 Stunden an einen warmen Ort oder am besten für die Hälfte der Zeit in einen Brutschrank (bei 28–30°) gestellt. Wenn Zucker in dem Urin ist, so findet darin durch die Tätigkeit der Hefe nach kurzer Zeit eine alkoholische Gärung statt, bei welcher bekanntlich Kohlensäure entsteht.

Chemische Bewertung: Es empfiehlt sich, neben dem eigentlichen Versuchsröhrchen noch 2 Gärröhrchen anzusetzen, wobei das zweite an Stelle von Urin mit Wasser gefüllt ist und das dritte mit Traubenzuckerlösung. Hierdurch soll die Reinheit und Wirksamkeit bzw. Gärfähigkeit der Preßhefe in einem Kontrollversuch geprüft werden.

Es gären:	Dextrose	es gären nicht:	alle Pentosen
	Lävulose		und Laktose
	Maltose	schlecht:	Galaktose
	Rohrzucker		

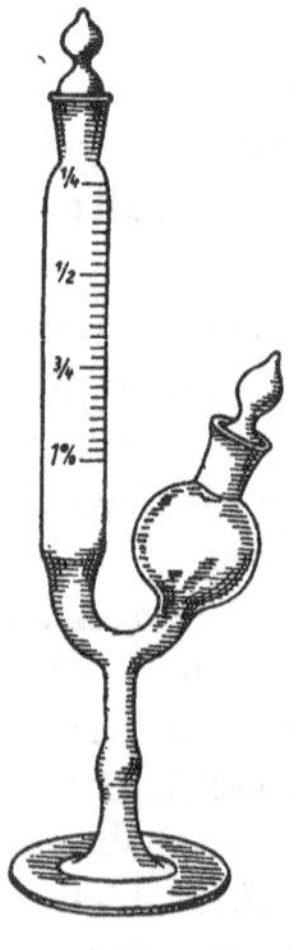

Abb. 29. Gärröhrchen n. EINHORN

Für die Gärungsprobe ist folgendes zu beachten: Der Harn muß sauer sein, andernfalls ist er mit Weinsäure anzusäuern. Bakterienhaltige Harne sind vor Anstellen der Gärprobe kurz aufzukochen. Ist der Harn bakteriell sehr stark verunreinigt, so ist er für die Gärungsprobe ungeeignet.

Zuckertrockenreaktionen:

In neuerer Zeit sind mehrfach noch Zuckerreaktionen mit Trockenreagenzien in Anwendung gekommen, die sich vor allem für den Arzt in der Außen- oder Überlandpraxis bewährt haben. Derartige Präparate wie Saccharid, Glykostat oder Glukokord bestehen meist aus einem pulverisierten, weißen Gemisch von dreiwertigen Wismutsalzen mit Alkalihydroxyd, Adsorptionsstoffen und Katalysatoren.

Ausführung: Auf einer hellen Unterlage (am besten Glas oder Porzellan) wird ein erbsengroßes Häufchen Reagens mit einer zentralen Delle gefügt, in die man 1–2 Tropfen des zu untersuchenden Harnes gibt. Die Menge soll in jedem Falle so bemessen sein, daß ein Teil des Reagenzgemisches noch nicht vom Harn benetzt ist bzw. ungelöst bleibt. Positiv ist die Reaktion bei sofort eintretender Schwarzfärbung, während lediglich gelbliche und bräunliche Verfärbungen nicht zu bewerten sind.

Das Reagens muß stets völlig trocken sein und daher gut verschlossen aufbewahrt werden. Die Reaktion ist bis zu Zuckermengen von 0,1–0,2% Glukose positiv, Fehlerquellen können u. U. durch Braunfärbungen nach großen Salizylgaben auftreten.

Harnzuckerschätzung nach Guidotti-Winer:

Prinzip: Reduktion von Wismut-Oxychlorid mit Alkali zu metallischem Wismut als „Trockenreaktion".

Reagenzien:	Wismut-oxychlorid	pulv. subt. 17,0
	Natriumhydroxyd	pulv. subt. 29,0.

Die Mischung dieser Substanzen muß unter dichtem Verschluß aufbewahrt werden, da sie sehr hygroskopisch ist.

Ausführung: Auf einem Objektträger wird eine 1–2 mm dicke Schicht des Pulvers ausgebreitet. Mit Hilfe einer kleinen Pipette bringt man einen Tropfen des zu untersuchenden Harnes auf den Rand der Pulverschicht. Wenn der Harn Zucker enthält, so wird der befeuchtete Teil des Pulvers innerhalb einer halben Minute grau bis schwarz, während das trockene Pulver weiß bleibt.

Chemische Bewertung: Diese Trockenreaktion entspricht etwa dem Reaktionsausfall der Nachweisreaktion nach NYLANDER oder SEELING. Bei 0,1% Harnzucker ist sie noch deutlich positiv. Die Methode ist relativ einfach, sicher, schnell und eindeutig, so daß sie gegebenfalls auch vom Patienten selbst ausgeführt werden kann.

Qualitative Reaktionen von anderen Zuckerarten außer Glukose:

Nachweis von Laktose (Milchzucker):

Probe von Rubner-Buchner:

Ausführung: 4 ccm Harn werden mit 8 Tropfen Ammoniaklösung und 4 Tropfen Bleiazetatlösung versetzt und in ein Wasserbad von 80° gestellt. Wenn Milchzucker vorhanden ist, bleibt die Farbe des entstandenen Niederschlages reinweiß, während Traubenzucker den Niederschlag fleischfarben bis gelb färbt.

Probe nach Wöhlk:

Ausführung: 5 ccm Harn werden mit 2—5 ccm konz. Ammoniakflüssigkeit und etwa 5 Tropfen Kalilauge versetzt und im Wasserbad auf 50–70° erhitzt. Wenn Milchzucker vorhanden ist, tritt nach einigen Minuten eine Rotfärbung ein, während Glukose und Lävulose eine Braunfärbung bewirken.

Chemische Bewertung: Die Reaktion ist nicht streng spezifisch auf Milchzucker, da die Maltose in gleichem Sinne reagiert.

Klinische Bewertung: In der letzten Zeit der Schwangerschaft sowie gelegentlich in der Stillperiode findet man Laktose im Urin, ohne diesem Befund wesentliche Bedeutung beimessen zu müssen.

Nachweis von Fruchtzucker (Fruktose, Lävulose).

Seliwanoffsche Probe:

Reagens: 25%ige Salzsäure, Resorzin in Substanz, Alkohol.

Ausführung: Zu einem Teil Harn wird ein Teil 25%ige Salzsäure gegeben, die einige Körnchen Resorzin enthält und hierauf das Gemisch erwärmt. Ist Fruktose vorhanden, so färbt sich die Lösung alsbald tiefrot und scheidet einen roten Niederschlag aus, der in Alkohol löslich ist.

Chemische Bewertung: Es sei bemerkt, daß auch Traubenzucker manchmal eine positive Seliwanoffsche Probe geben kann, da beim Erhitzen mit Salzsäure u. U. geringe Mengen in Lävulose umgewandelt werden können. Es ist daher zweckmäßig, längeres Kochen mit Salzsäure zu vermeiden, da die positive Seliwanoffsche Probe mit Fruktose sofort und intensiv auftritt. Gelegentlich wird Lävulose (100 g) als Leberfunktionsprobe benutzt. Hierbei wird die Lävulose polarimetrisch bestimmt (spez. Drehung — 93,7° bei 20° im 100-mm-Rohr).

Modifikation nach Rosin:

Nach dem Eintritt der charakteristischen Rotfärbung wird dem Gemisch etwas Natriumkarbonat zugesetzt, und zwar so viel, bis keine Kohlensäure mehr entweicht. Die orangefarbene, neutrale Flüssigkeit läßt sich mit Amylalkohol ausschütteln, wobei die Farbe in den Amylalkohol übergeht und eine schwachgrüne Fluoreszenz zeigt. Nach Zugabe einiger Tropfen absoluten Alkohols wird die Farbe mehr rosa.

Bangsche Probe:

1–2 Tropfen Harn werden mit 1 Körnchen getrockneter oder eingedickter Rindergalle zusammengebracht, darauf 3 ccm rauchende Salzsäure gegeben und das Gemisch etwa $^1/_2$–1 Minute lang über der Flamme gekocht. Ist Fruktose vorhanden, so entsteht eine violette Farbe, die sich beim Stehen noch verstärkt. Diese Probe ist sehr empfindlich (bis zu einer Grenze von 0,02 mg). Nur noch Rohrzucker gibt die Reaktion abgeschwächt.

Klinische Bewertung: Eine alimentäre Fruktosurie kennen wir nach reichlichem Genuß von Kunsthonig oder Bier. Unter krankhaften Bedingungen finden wir manchmal Fruktose neben Glukose beim Diabetes mellitus.

Pentosen

Orzinprobe nach Bial:

Reagens: Bials Reagens besteht aus einer Lösung von 1 g Orzin und 25 Tropfen Eisenchloridlösung DAB. 6. in 500 ccm 30%iger Salzsäure.

Ausführung: 5 ccm Bials Reagens werden zum Sieden erhitzt und in dieses siedende Reagens nicht mehr als 5 Tropfen Harn gegeben. Sind Pentosen vorhanden, so tritt eine dunkelgrüne Färbung auf, bei größeren Mengen sogar ein grünblauer Niederschlag, wobei sich der Farbstoff mit Amylalkohol ausschütteln läßt. Die Anwesenheit von Glukuronsäure stört die Reaktion nicht.

Klinische Bewertung: Pentosen können nach reichlichem Genuß von Obst im Urin auftreten. Nur selten findet man eine Pentosurie als eine Stoffwechselstörung.

Tollenssche Probe (II) auf Pentosen und Galaktose:

Ausführung: Zu etwa 3 ccm Harn fügt man die gleiche Menge Salzsäure (D = 1,19) und eine kleine Messerspitze Phlorogluzin. Die Probe wird zur Lösung zweckmäßigerweise in einem Wasserbad erwärmt. Wenn Pentosen und Galaktose vorhanden sind, tritt eine Rotfärbung ein, wobei spektroskopisch die Pentosenfarbe zwischen D und E Absorptionsbanden zeigt, die die Galaktose nicht besitzt. Beim Schütteln färbt sich der Schaum ebenfalls rot; beim Kochen entsteht ein Niederschlag, der sich beim Abfiltrieren in 96%igem Alkohol unter violettroter Färbung wieder löst.

Der *Galaktosenachweis* bei der bekannten Leberfunktionsprobe erfolgt stets polarimetrisch. Die spez. Drehung einer 10%igen Lösung bei 20° im 100-mm-Rohr beträgt + 80,8°.

Glukuronsäure

Tollenssche Probe (I):

Reagens: 1%ige alkoholische Naphthoresorzinlösung, konz. Salzsäure.

Ausführung: Zu 5 ccm Harn werden 1 ccm Naphthoresorzinreagens und 5 ccm konz. Salzsäure gegeben. Das Gemisch wird 15 Minuten im siedenden Wasserbad bis zur Schwarzfärbung belassen und nach dem Abkühlen mit Äther oder Benzol ausgeschüttelt. Bei Gegenwart von Glukuronsäure tritt im Äther eine blaurote bis violette Farbe auf.

Chemische Bewertung: Bei Gegenwart von Pentosen wird das Reaktionsgemisch ebenfalls schwarz gefärbt. Der Ätherextrakt wird aber nicht angefärbt.

Klinische Bewertung: Bekanntlich treten freie Glukuronsäuren im Urin nur sehr selten auf, vorzugsweise in Form der „gepaarten Glukuronsäuren". Diese Glukuronsäurepaarung stellt einen wichtigen Entgiftungsmodus des Körpers dar, besonders für die Ausscheidung von Chloralhydrat, Phenolen, Kampher und anderen ätherischen Ölen. Ferner finden wir die Glukuronsäure innerhalb des Harnschleimverbandes bei den sulfatfreien und den sulfathaltigen Mukopolysacchariden. Nach unserem heutigen Wissen sehen wir in der Glukuronsäure vorzugsweise einen Entgiftungsfaktor, dessen sich die gesunde Leberzelle bedient. Es ist auffällig, daß bei Leberparenchymschäden der Glukuronsäuregehalt des Harnes stark zurückgeht und damit parallel die Kupplungsfähigkeit bzw. Entgiftungsmöglichkeit eine geringere wird.

Titrimetrische Methoden

Titration mit Fehlingscher Lösung (nach RUPP und G. BRUNS):

Prinzip: Eine genau abgemessene Harnmenge wird mit überschüssiger Fehlingscher Lösung versetzt und das vom Harnzucker nicht reduzierte zweiwertige Kupfer jodometrisch bestimmt. Wegen des unscharfen Endpunktes besteht nur bedingte Genauigkeit.

Reagenzien: Fehling I = 34,639 g $CuSO_4 \cdot 5\,H_2O$ in 500 ccm Aq. dest. — Fehling II = 173 g Kalium-Natriumtartrat + 50 g NaOH in 500 ccm Aq. dest. Vor dem Gebrauch werden beide Lösungen zu gleichen Teilen gemischt. — Kaliumjodid — 12,5 %ige Salzsäure — Stärkelösung — $^1/_{10}$ n-Natriumthiosulfat.

Vorbemerkung: Die zu untersuchende Harnmenge soll nicht mehr als 0,08 bis 0,09 g Zucker enthalten. Stärker zuckerhaltige Harne müssen dementsprechend verdünnt werden. Für diese Verdünnung gilt folgende Leitregel: Bei einem spezifischen Gewicht unter 1,023 werden 50 ccm Harn mit Wasser auf 100 ccm verdünnt, d. h. 1:2, bei einem spezifischen Gewicht 1,023 bis 1,033 1:4, d. h., 25 ccm Harn werden mit Wasser auf 100 ccm aufgefüllt. Entsprechend werden Harne mit einem spezifischen Gewicht über 1,033 im Verhältnis 1:10 mit Wasser verdünnt. Nur wenn die qualitative Fehling-Probe sehr schwach ausfällt, wird für die quantitative Titration mit Fehlingscher Lösung ein unverdünnter Harn verwendet.

Ausführung: 10 ccm Fehlingsche Lösung I (Pipette) und 10 ccm Fehlingsche Lösung II (Meßzylinder) werden mit 20 ccm Wasser (Meßzylinder) und 10 ccm Harnlösung (Pipette) in einem Erlenmeyerkolben von 150—200 ccm Inhalt gemischt, auf dem Drahtnetz erhitzt und 2 Minuten leicht sieden gelassen. Hierauf wird auf Zimmertemperatur abgekühlt, unter Umschwenken 0,2 g Kaliumjodid, 20 ccm 12,5%ige Salzsäure und 20 ccm 10%ige Kaliumrhodanidlösung zugegeben und nach Hinzufügen von einigen ccm Stärkelösung mit $^1/_{10}$n-Natriumthiosulfatlösung titriert, bis eine 2—3 Minuten anhaltende Entbläuung des Gemisches eintritt.

Wenn weniger als 1 ccm $^1/_{10}$n-Natriumthiosulfatlösung zur Entbläuung verbraucht werden, so war die vorgelegte Harnlösung zu stark zuckerhaltig. In diesem Falle ist die Reaktion mit einem verdünnteren Harn zu wiederholen. Wenn andererseits mehr als 25 ccm $^1/_{10}$n-Natriumthiosulfat verbraucht werden, so war die Harnlösung zu wenig zuckerkaltig, d. h. in diesem Falle war die Verdünnung zu hochgradig oder der unverdünnte Harn enthielt zu wenig Zucker für eine quantitative Bestimmung. In jedem Falle muß das Gesamtvolumen des Ansatzes 50 ccm betragen.

Titerstellung der Fehlingschen Lösung: Je 10 ccm Fehling I, Fehling II und 30 ccm Wasser werden wie oben angegeben 2 Minuten lang gekocht, weiterbehandelt und austitriert.

Berechnung:

Bei der Titerherstellung werden z. B. 28,2 ccm $^1/_{10}$n-Natriumthiosulfat verbraucht, im Hauptversuch 17,4 ccm $^1/_{10}$n-Natriumthiosulfat. Demnach wird durch Traubenzucker die der Differenz 28,2 minus 17,4 ccm $^1/_{10}$n-Natriumthiosulfat = 10,8 ccm Natriumthiosulfat entsprechende Menge Fehlingscher Lösung verbraucht. Da nun 1 ccm $^1/_{10}$n-Natriumthiosulfat 3,3 mg Traubenzucker entsprechen, so enthält die titrierte Harnmenge $10{,}8 \times 3{,}3 = 35{,}64$ mg Glukose. Wenn man bei dem Ansatz den Harn verdünnt hat, muß der entsprechende Verdünnungsfaktor noch berücksichtigt werden.

Der Reaktionsverlauf bei dieser Titration ist folgender:

$$2CuSO_4 + 4KJ = Cu_2J_2 + 2K_2SO_4 + J_2$$
$$Cu_2J_2 + 2KSCN = Cu_2(SCN)_2 + 2KJ$$
$$\overline{2CuSO_4 + 2KJ + 2KSCN = 2CuSCN + 2K_2SO_4 + J_2}$$

Hierbei entsprechen also 1 Atom Cu einem Atom J und dieses wieder einem Mol. Natriumthiosulfat, entsprechend der Gleichung

$$J_2 + 2Na_2S_2O_3 = 2NaJ + Na_2S_4O_6.$$

Methode nach Bertrand:

Prinzip: Das aus einer alkalischen Kupfersulfatlösung durch die reduzierende Kraft der Glukose ausgefällte Kupferoxydul wird durch Behandlung mit saurer Ferrisulfatlösung wieder in Kupfersulfat übergeführt, während gleichzeitig eine entsprechende Menge des Ferrisalzes zum Ferrosalz reduziert wird. Letzteres wird mit Kaliumpermanganatlösung titrimetrisch erfaßt.

Reagenzien:

1. 40 g Cuprum sulfuricum cryst. mit Aq. dest. ad 1000 ccm.
2. 200 g Tartarus natronatus pro anal. und 150 g Natrium hydricum pur. mit Aq. dest. ad 1000.
3. 50 g Ferrum sulfuricum oxydatum pur. pulv. und 200 g Acidum sulf. (D = 1,84) mit Aq. dest. ad 1000.
4. 5 g Kalium permanganicum pro anal. mit Aq. dest. ad 1000 (oder $^1/_{10}$ n-Kaliumpermanganat z. B. als Fixanal).
5. Ammoniumoxalat.

Ausführung: Zu 20 ccm Harn werden in einem 150-ccm-Erlenmeyerkolben je 20 ccm Kupferlösung und Alkalilösung hinzugegeben und das Gemisch 3 Minuten zu leichtem Sieden erhitzt. Hierauf läßt man das ausgeschiedene Kupferoxydul absitzen und saugt die überstehende Flüssigkeit durch einen Asbestfilter ab. Der Niederschlag wird mehrfach mit warmem Wasser gewaschen und das Waschwasser auch über das Asbestfilter filtriert. Nachdem das Gefäß nachgespült ist, gibt man zu dem Niederschlag in den Erlenmeyerkolben in kleineren Mengen und unter Umrühren 10–20 ccm der sauren Ferrisulfatlösung hinzu. Das Gemisch wird erneut durch das Asbestfilter filtriert, nachdem man die Vorlage entleert und gut gesäubert hat. Hierauf wird der Erlenmeyerkolben und das Filter mit Wasser nachgewaschen und die Lösung in der Saugflasche mit Kaliumpermanganat titriert.

Titer der Kaliumpermanganatlösung: 0,250 g Ammoniumoxalat werden in einem Becherglas in 100 ccm Wasser gelöst, 2 ccm konz. Schwefelsäure hinzugesetzt und auf 60–70° erwärmt. Zu dieser Lösung läßt man so lange Kaliumpermanganat zufließen, bis eben eine schwache bleibende Rosafärbung eingetreten ist.

Berechnung: 0,250 g Ammoniumoxalat entsprechen 0,22365 g Kupfer. Die Gewichtsmenge Ammoniumoxalat ist mit dem Faktor 0,8946 zu multiplizieren, wie sich aus folgendem Ansatz ergibt:

$$\frac{2Cu}{C_2O_4(NH_4)_2 \cdot H_2O} = \frac{127,14}{142.117} = 0,8946.$$

Wenn z. B. für die Oxydation von 0,250 g Ammoniumoxalat 18 ccm Kaliumpermanganatlösung verbraucht werden, so entspricht 1 ccm der Permanganatlösung demnach

$$\frac{250 \cdot 0,8946}{18} = \frac{223,65}{18} = 12,42 \text{ mg Cu}.$$

Der dem Cu entsprechende Gehalt an Traubenzucker ist aus den Tabellen zu entnehmen.

Bestimmung nach Pavy-Sahli:

Reagenzien: Pavy I: Reines krist. Kupfersulfat 4,158 g mit Aq. dest. ad 500 auffüllen. Pavy II: Seignettesalz 20,4, Kaliumhydroxyd puriss. 20,4, Ammoniak (spez. Gewicht 0,88) 300,0 mit Aq. dest. ad 500 auffüllen.

Ausführung: 30 ccm Aq. dest., 5 ccm Pavy I und 5 ccm Pavy II werden in einem Erlenmeyerkolben von 100 ccm zum Sieden erhitzt, wobei tropfenweise verdünnter Harn bis zur Entfärbung zugegeben wird. Die Reaktion verläuft dann richtig, wenn man insgesamt 5–10 ccm verdünnten Urins benötigt. Anderenfalls muß die Urinverdünnung entsprechend geändert werden.

Berechnung: 5 ccm Pavy-I-Lösung werden durch 0,005 g Zucker reduziert. Hierzu läßt sich der prozentuale Zuckergehalt x des Harnes aus der bis zum Eintritt der Endreaktion verbrauchten Urinmenge n und der gewählten Verdünnung v berechnen, nach folgender Gleichung:

$$x = \frac{0{,}5 \cdot v}{n}.$$

Beispiel: Bei einem 20mal verdünntem Harn wurden 5,7 ccm verbraucht, um die Pavy-Lösung zu entfärben. Daraus ergibt sich

$$x = \frac{0{,}5 \cdot 20}{5{,}7} = 1{,}77\%.$$

Quantitative Zuckerbestimmung mittels Polarisation

Prinzip: Im Gegensatz zum gewöhnlichen Licht, das in allen Ebenen schwingt, besitzt das polarisierte Licht nur Schwingungen in einer Ebene. Diese Polarisation wird durch Anwendung eines Nikolschen Prismas erreicht. Es werden zwei Nikolsche

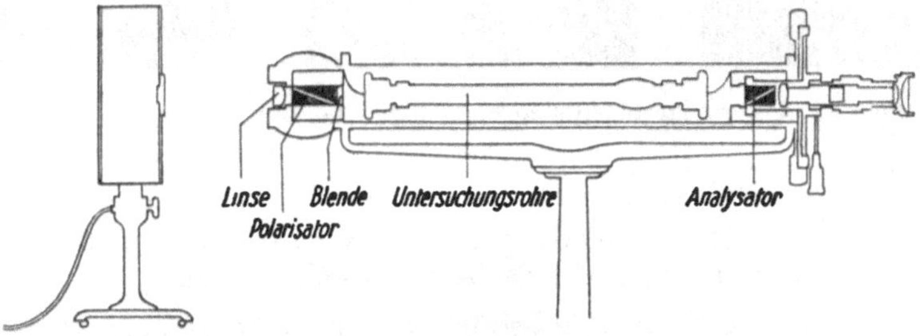

Abb. 30. Polarisationsapparatur (schematisch)

Prismen hintereinander geschaltet, das eine wird als Polarisator und das zweite als Analysator bezeichnet. Wenn die Polarisationsebenen beider Prismen parallel zueinander liegen, so bestehen keinerlei Durchgangsbehinderungen der Lichtstrahlen, und das Gesichtsfeld erscheint maximal hell. Wenn die Polarisationsebenen aber senkrecht zueinander stehen, so wird das zweite Prisma das polarisierte Licht nicht hindurchlassen, und das Gesichtsfeld erscheint demzufolge dunkel. Als Nullstellung bezeichnet man eine Stellung, bei der beide Polarisationsebenen parallel zueinander stehen und das Gesichtsfeld maximal erhellt ist. Wenn man nun zwischen die beiden Prismen eine Substanz schaltet, die die Fähigkeit hat, die Ebene des polarisierten Lichtes zu drehen, so wid das Gesichtsfeld mehr oder weniger dunkel. Durch entsprechende Drehung des Analysators werden die Polarisationsebenen wieder parallel gestellt, was an der maximalen Helligkeit erkennbar ist. Der hierfür erforderliche Drehungswinkel wird auf der Skala abgelesen (Abb. 30 u. 31).

Bekanntlich haben alle Substanzen, die ein sogenanntes asymmetrisches C-Atom haben, die Fähigkeit, die Ebene des polarisierten Lichtes zu drehen. Jede dieser Substanzen besitzt je nach der räumlichen und zahlenmäßigen Anordnung derartiger asymmetrischer C-Atome die Fähigkeit in verschiedenem Maße. Diese Eigenschaft kann zur Analyse bzw. quantitativen Bestimmung herangezogen werden. Die für die Urinuntersuchungen besonders interessierenden Zucker besitzen 4—5 asymmetrische C-Atome. Durch verschiedene stereochemische Anordnungen innerhalb des Moleküls zeichnen sich die einzelnen Zucker durch eine entsprechende spezifische Drehung des polarisierten Lichtes aus. Aus dem Umfang der Ablenkung läßt sich die Konzentration nach folgender Formel berechnen:

$$c = \frac{100}{(\alpha)_D} \cdot \frac{\alpha}{l}.$$

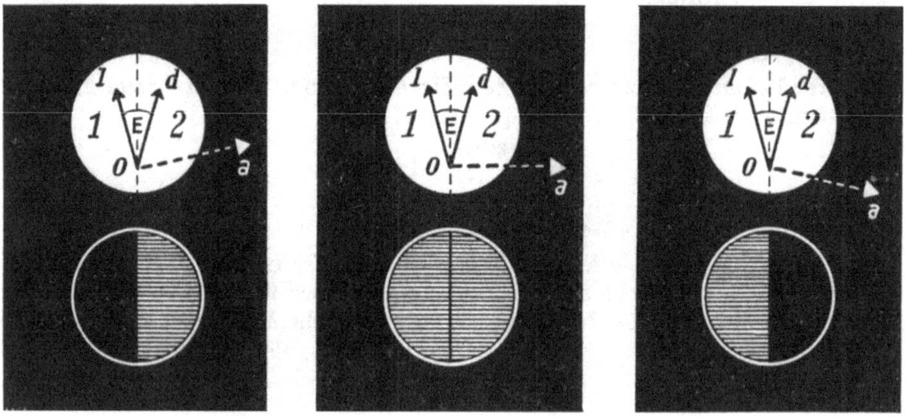

Abb. 31. Polarimeterblickfelder mit entsprechenden Drehungswinkeln

Hierbei ist $(\alpha)_D$ = die spezifische Drehung des optisch aktiven Stoffes
α = der am Polarimeter abgelesene Drehungswinkel
l = die Länge des Beobachtungsrohres in dm.

Für das gelbe Natriumlicht $(\alpha)_D^{20}$ beträgt das spezifische Drehungsvermögen

für	Traubenzucker	+ 52,8 °
„	Lävulose	— 93,7 °
„	Galaktose	+ 80,8 °
„	Laktose	+ 55,3 °
„	Maltose	+137,5 °
„	Arabinose	+104,4 °
„	Rohrzucker	+ 66,7 °
„	freie Glukuronsäure	+ 19,2 °

Einige neuere Polarisationsapparate, die z. T. für Taschengebrauch hergerichtet sind, haben neben den Winkelgraden der optischen Ablenkung meist zugleich eine zweite Skala, auf der in Prozenten der Traubenzuckergehalt abgelesen werden kann, z. B. das *Zeiß-Kreispolarimeter*.

Zu beachten ist, daß für eine richtig durchgeführte Harnpolarisation folgende Bedingungen erfüllt sein müssen:

1. Der zu untersuchende Harn muß vollständig klar und entfärbt sein. Hierzu werden folgende Klärungsmethoden benutzt:
   a) Tierkohle: Der Harn wird in einem Reagenzglas mit 1 Messerspitze Kohlepulver (am besten Carbo medicinalis Merck) in einem Reagenzglas geschüttelt und hierauf durch ein Papierfilter filtriert.
   b) Außer der Kohle kann Bleizucker benutzt werden. Es werden etwa 1–2 g Bleizucker für 10 ccm Urin zugesetzt und gleichfalls filtriert. Bei diesem Verfahren werden kaum Kohlehydrate mitgerissen oder adsorbiert.
   c) Der Harn wird mit einer kleinen Menge von gepulvertem Kieselgur versetzt, geschüttelt und hierauf filtriert, wobei ebenfalls eine gute Klärung erreicht wird.
2. Der zu untersuchende Harn muß auch eiweißfrei sein. Dies wird am besten durch Aufkochen erreicht, andernfalls kommt ein Ausfällen der Eiweißkörper mit Essigsäure und nachfolgender Filtration in Frage. Dies ist wichtig, da Eiweißkörper selbst eine spezifische Drehung von —52,8° besitzen. In jedem Falle ist festzustellen, daß der Polarimeterwert stets nur die Summe gleichdrehender optisch aktiver Körper oder die Differenz rechts- und linksdrehender Substanzen angibt. Wenn man daher auf Zucker untersucht, sind andere optisch-aktive Körper tunlichst zu entfernen. Beim Diabetes mellitus ist vor allem an linksdrehende β-Oxybuttersäure zu denken.

Quantitative Gärungsprobe nach Lohnstein

In einem speziellen *Präzisions-Gärungs-Saccharometer nach Lohnstein* (s. Abb. 32) wird der zuckerhaltige Harn mit Hefe vergoren und die entwickelte Kohlensäure gemessen. Durch eine entsprechende Graduierung kann der Zuckergehalt des Harnes gleich in Prozenten von der Skala abgelesen werden. Für die Durchführung dieser Probe gelten die gleichen Regeln wie für die qualitative Wertprobe (s. o.). Wichtig ist vor allem, daß die zur Gärung zugesetzte Hefe durch Verreiben mit Wasser und Abpressen vor Zugabe zum Gärversuch von evtl. vorhandenen, gärfähigen Substanzen befreit wird. Im allgemeinen benutzt man 2 g Hefe, die mit 6 ccm Wasser verrieben werden. Von dieser Aufschwemmung werden 0,1–0,2 ccm zu genau 0,5 ccm Harn hinzugegeben; nach Verschluß des Apparates wird dieser für 5–6 Stunden in den Brutschrank gestellt und nach der Gärung der entsprechende Zuckerwert ermittelt. Der praktische Wert der Reaktion ist wohl begrenzt durch gärungshemmende Stoffe im Harn.

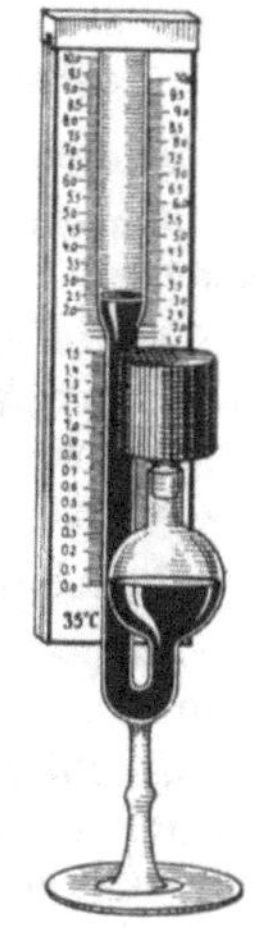

Abb. 32. Präzisions-Gärungs-Saccharometer n. LOHNSTEIN

c) Ketonkörper

Vorbemerkungen: „Die Fette verbrennen im Feuer der Kohlehydrate" (ROSENFELD).

Wenn die Kohlehydrate, wie z. B. beim schweren Diabetes mellitus, nicht mehr normal verbrennen, so entstehen in der Leber aus niederen Fettsäuren gewissermaßen als Abbauprodukte des gehemmten Fettstoffwechsels die Ketonkörper. Unter Ketonkörpern oder Azidosekörpern verstehen wir die β-Oxybuttersäure, die Azetessigsäure und das Azeton. Wenn es nun zu einer Anhäufung derartiger Ketonkörper im Blute kommt, entwickelt sich eine Azidose mit weitgehendem Verbrauch der Blutalkalireserve, die schließlich nicht mehr für die Neutralisation der entstehenden Säuren ausreicht. Dies führt zu toxischen Schäden durch Säureanhäufung; so kommt es zur Entwicklung des Coma diabeticum. Bereits der normale Harn enthält ganz geringe Spuren von Azetonkörpern, und zwar bis höchstens 0,01 g im 24-Stunden-Harn. Diese Mengen werden aber mit den üblichen Nachweisreaktionen nicht erfaßt. Unter pathologischen Bedingungen finden wir Ketonurie vor allem bei der diabetischen Azidose, ferner im Fieber, bei strenger Fleisch-Fett-Kost, bei hochgradigem Hunger, bei Karzinomen und sonstigen schweren Kachexien sowie gelegentlich in der Schwangerschaft und bei neuropathischen Kleinkindern. Vor allem beim Diabetes mellitus kann die Tagesausscheidung von Azetonkörpern bis 1 g und darüber betragen. Ferner finden wir Azeton nach Vergiftungen mit Phosphor, Atropin, Kohlenoxyd, Antipyrin, Blei u. a. Für die Therapie von Harninfektionen wird gelegentlich bewußt die „ketogene Diät" verordnet, d. h. etwa $^2/_3$ g Eiweiß und $^1/_3$ g Kohlehydrat je kg Körpergewicht bei beliebig großer Fettzufuhr, um eine entsprechende Harnsäuerung zu erzielen, für die vor allem die β-Oxybuttersäure verantwortlich ist.

Azeton- und Azetessigsäure-Nachweis nach Lange:

Reagens: Natriumnitroprussid 10%ig, stets frische Lösung! Ammoniak und Acidum. acet. glaciale.

Ausführung: Etwa 4 ccm Harn werden mit 12 Tropfen Eisessig und 6 Tropfen Natriumnitroprussid versetzt und dann mit Ammoniak überschichtet. Die Reaktion ist positiv, wenn an der Berührungsstelle ein violetter Ring auftritt, der sich bei geringer Azetonkörpermenge erst nach einigen Minuten zeigen kann.

Azetonprobe nach Legal:

Reagens: Natriumnitroprussid 10%ig, stets frisch bereiten! Natronlauge 15%ig, Essigsäure.

Ausführung: Zu etwa 2 ccm Harn werden 5 Tropfen 10%ige Natriumnitroprussidlösung und einige Tropfen 15%ige Natronlauge bis zur alkalischen Reaktion gegeben. Es entsteht eine rote oder gelbrote Farbe, die durch die Anwesenheit von Kreatinin (s. später) bedingt ist, das beständig im Harn enthalten ist. Wird nun konz. Essigsäure im Überschuß zugegeben, so schlägt bei Anwesenheit von Azetonkörpern der rote Farbton in rotviolett um. Im azetonkörperfreien Harn verschwindet nach Essigsäurezugabe die Rotfärbung vollkommen.

Chemische Bewertung: Die Probe ist nicht sehr spezifisch und nur möglich, wenn mindestens etwa 8 mg Azetonkörper in der Harnprobe vorhanden sind. Sie zeigt auch die Anwesenheit von Azetessigsäure an.

Methode von Libbrecht.

Prinzip: Azeton gibt mit 2,4-Dinitrophenylhydrazin einen gelben Niederschlag. Die Probe ist für Azeton spezifisch.

Reagenzien: 2,4-Dinitrophenylhydrazin pro anal. — Konz. Salzsäure (1,124—1,126).

Ausführung: Man löst 1 g 2,4-Dinitrophenylhydrazin in 45 ccm konz. Salzsäure und füllt mit Aq. dest. auf 250 ccm auf. Diese Lösung wird mit Harn im Verhältnis 1 : 1 gemischt. Bei Anwesenheit von Azeton zeigt sich ein dicker, gelber Niederschlag.

Chemische Bewertung: Die Empfindlichkeit der Reaktion liegt etwa bei 1 : 5000. Bei höheren Konzentrationen ist eine quantitative Schätzung der vorhandenen Azetonmenge dadurch möglich, daß man die Menge des Dinitrophenylhydrazinniederschlages von einer gemessenen Harnmenge gravimetrisch bestimmt.

Frommer-Emilewicsche Probe.

Prinzip: Azeton kondensiert mit 2 Mol. Salizylaldehyd (bzw. auch mit p-Oxybenzaldehyd) in alkalischer Lösung zum Dioxy-dibenzalazeton.

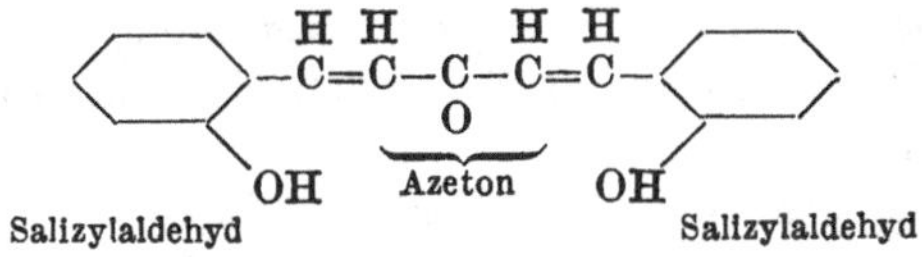

Reagenzien: Acidum salizylosum DAB. 6. = Salizylaldehyd — Natriumhydroxyd in Substanz.

Ausführung: Zu etwa 5 ccm Harn wird 1 ccm einer 10%igen alkoholischen Lösung von Salizylaldehyd gegeben. Nach vorsichtigem Durchmischen wird sodann 1 g Natriumhydroxyd (fest) zugefügt. Daraufhin wird im Wasserbad von etwa 70° ungemischt erwärmt. Wenn Azeton vorhanden ist, entwickelt sich eine burgunderrote Farbe an der Berührungsschicht von Salizylaldehyd und Natronlauge.

Chemische Bewertung: Der Ausfall dieser Reaktion ist sehr empfindlich und zugleich für Azeton spezifisch.

Jodoformprobe nach Lieben.

Prinzip: Azeton wird in alkalischer Lösung nach folgender Gleichung mit Jod zu Jodoform umgesetzt:

$$CH_3 \cdot CO \cdot CH_3 + 3J_2 + 4NaOH = CHJ_3 + CH_3 \cdot COONa + 3NaJ + 3H_2O.$$

Reagenzien: Natronlauge (Liquor natrii caustici D = 1,30) — Verdünnte Lugolsche Jodjodkalilösung, Reagens nach DAB. 6.

Ausführung: 5—10 ccm Harn werden mit einigen Tropfen Lugolscher Lösung versetzt und etwas Natronlauge zugegeben. Bei Gegenwart von Azeton bildet sich alsbald Jodoform, das leicht an seinem charakteristischen Geruch sowie an seiner sechsseitigen oder sternförmigen Kristallform erkennbar ist.

Chemische Bewertung: Die Reaktion ist empfindlicher als die Legalsche Probe.

Quantitative Azetonbestimmung.

Prinzip: Zunächst wird Azeton durch Destillation in schwach saurer Lösung von den übrigen Harnbestandteilen getrennt, dann in alkalischer Lösung, wie in der Probe nach Lieben, mit einer gemessenen Menge Jodlösung zum schwerlöslichen Jodoform umgesetzt und schließlich das überschüssige Jod nach dem Ansäuern mit Thiosulfat zurücktitriert. Bei dieser Methode wird neben dem präformierten Azeton auch die Azetessigsäure erfaßt, weil letztere unter den Versuchsbedingungen durch CO_2-Abspaltung ebenfalls in Azeton übergeht. ($CH_3 \cdot CO \cdot CH_2 \cdot COOH \rightarrow CH_3 \cdot CO \cdot CH_3 + CO_2$.)

Reagenzien: Essigsäure 50%ig (Acidum aceticum glaciale D = 1,055—1,060, 1:1 mit Aq. dest. verdünnt) — Natronlauge 33%ig (Liquor natrii caustici, N-frei, D = 1,35) — $^1/_{10}$n-Jodlösung — $^1/_{10}$n-Natriumthiosulfatlösung — Acidum hydrochloricum 25%ig — Stärkelösung.

Ausführung: Genau 20 ccm frischer Harn werden mit 150 ccm Wasser und 2 ccm 50%iger Essigsäure versetzt und etwa 60 ccm davon durch einen Liebigschen Kühler abdestilliert. Hierfür ist etwa eine Zeit von 25 Minuten erforderlich. Das Destillat wird in einem vorgelegten Erlenmeyerkolben von 500 ccm aufgefangen, in dem sich 150 ccm eisgekühltes Wasser befinden. Hierauf wird das Destillat mit 30 ccm 33%iger Natronlauge versetzt, aus einer Bürette $^1/_{10}$n-Jodlösung im Überschuß zugegeben und vorsichtig umgeschüttelt. Man erkennt das überschüssige Jod daran, daß 1 Tropfen Salzsäure an der Einfallsstelle eine Braunfärbung erzeugt. Das Jodoform fällt kristallin aus; nach 5 Minuten langem Stehen wird mit 25%iger Salzsäure angesäuert, mit $^1/_{10}$n-Natriumthiosulfatlösung bis zu einer schwach gelben Färbung und nach Zugabe von Stärkelösung bis zur Farblosigkeit titriert.

Berechnung: Aus der Differenz der angewandten Menge Jodlösung und der verbrauchten ccm Thiosulfatlösung ergibt sich nach Multiplikation mit dem Faktor 0,967 das Azeton in mg.

Chemische Bewertung: Es ist wichtig, daß der Harn frei von evtl. begleitenden Phenolen ist, da diese mit überdestillieren und durch Bildung von Trijodphenol ebenfalls Jod verbrauchen. Phenolschwefelsäure stört dagegen nicht. Ferner ist wichtig, daß die zugesetzte Natronlauge kein Nitrit enthält, da auch Nitrite Jod verbrauchen. Unter Umständen kann ein bakteriell infizierter Harn Nitrit enthalten (s. unter Prüfung mit Griesscher Reaktion). In diesem Falle muß vor der Destillation etwas Kalziumazetat zugesetzt werden.

Azetessigsäure.

Allgemeines: Die Azetessigsäure zerfällt relativ leicht in Kohlendioxyd und Azeton. Für die Untersuchung ist daher erforderlich, daß stets nur frischer Harn benutzt wird. Das Vorkommen der Diazeturie (= Ausscheiden von Azetessigsäure) wurde bereits bei dekompensiertem Diabetes, Fieber, starkem Hunger, einseitiger Eiweißansammlung und konsumierenden Karzinomen besonders des Magen-Darm-Kanals sowie nach Chloroformnarkosen festgestellt.

Probe nach Gerhardt:

Prinzip: Azetessigsäure gibt in seiner Enolform mit dreiwertigen Eisensalzen eine charakteristische Farbe.

Reagenzien: 10%iges Eisenchlorid — verdünnte Schwefelsäure.

Ausführung: 5–10 ccm Harn werden tropfenweise mit verdünnter Schwefelsäure angesäuert und sodann einige Tropfen 10%iges Eisenchlorid zugegeben. Hierbei fallen die Phosphate als weißer Niederschlag aus und werden abfiltriert. Zu dem Filtrat werden noch einige Tropfen Eisenchlorid hinzugegeben. Bei Anwesenheit von Azetessigsäure entsteht im durchfallenden Lichte eine bordeauxrote Farbe.

Chemische Bewertung: Diese Probe ist relativ unempfindlich und setzt hohe Azetessigsäurekonzentrationen voraus. Täuschungsmöglichkeiten bestehen, wenn der Patient gleichzeitig innerlich z. B. Salizylsäure, Antipyrin, Phenazetin, Pyramidon oder Tannin einnimmt. Diese Fehlerquelle wird vermieden, wenn der zu prüfende Harn einige Minuten gekocht wird, wodurch man die Azetessigsäure zerstört. Eine zweite Kontrollreaktion unter gleichen Bedingungen muß jetzt wesentlich schwächer oder negativ ausfallen, wenn die Rotfärbung durch Azetessigsäure bedingt ist. Sind jedoch Arzneimittel verantwortlich, so besteht sie auch nach dem Kochen unverändert weiter.

Probe nach Arreguine:

Prinzip: Azetessigsäure läßt sich bei Gegenwart von wasserabspaltenden Mitteln mit Resorzin zu β-Methyl-Umbelliferon kondensieren.

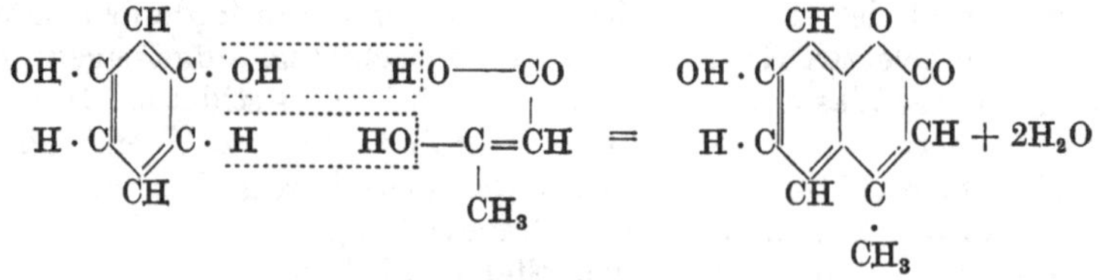

Resorzin Azetessigsäure (Enolform) β-Methyl-Umbelliferon

Reagens: Resorzin in Substanz, konz. Schwefelsäure, Ammoniak.

Ausführung: Zu etwa 5 ccm Harn werden in einem Reagenzglas 0,2 g Resorzin gegeben. Wenn das Resorzin im Harn gelöst ist, unterschichtet man ihn mit 2 ccm konz. Schwefelsäure, indem man diese an der Wand des geneigten Glases herabfließen läßt. An der Trennungszone zeigt sich sofort eine rötliche Färbung. Wird nun der Inhalt des Reagenzglases unter Wasserkühlung gemischt, darauf mit 200 ccm Wasser verdünnt und mit Ammoniak schwach alkalisch gemacht, so tritt bei Anwesenheit von Azetessigsäure eine intensive blaue Fluoreszenz auf.

Probe nach Arnold-Lipliawski:

Prinzip: p-Amidoazetophenon wird mit Nitrit in die Diazoverbindung übergeführt; diese kuppelt in ammoniakalischer Lösung mit der Enolform der Azetessigsäure zur ziegelroten p-Diazoazetophenon-Diazetsäure (Diazetsäure = Azetessigsäure). Dieser Farbstoff läßt sich nach Ansäuern mit Chloroform ausschütteln und gibt eine charakteristische Farbe mit Eisenchlorid.

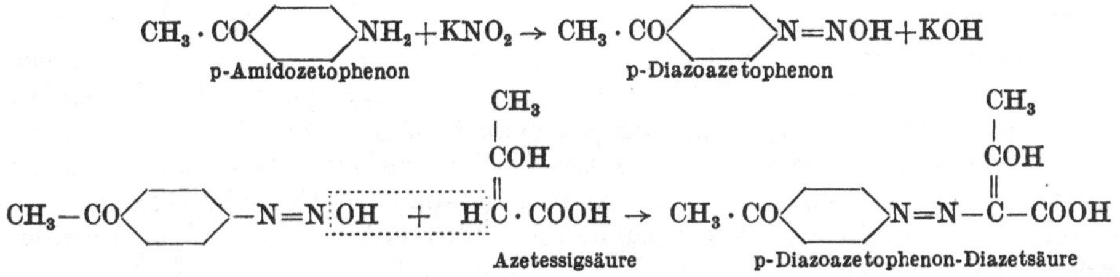

Reagenzien: 1 g p-Amidoazetophenon wird unter Zusatz von 2 ccm konz. Salzsäure in 100 ccm Wasser gelöst. Diese Lösung ist stets vor Licht geschützt aufzubewahren. — 1%ige Kaliumnitritlösung.

Ausführung: Zu etwa 6 ccm 1%iger p-Amidoazetophenonlösung werden 3 ccm 1%ige Kaliumnitritlösung gegeben. Sodann wird etwa das gleiche Volumen Harn und einige Tropfen Ammoniak zugegeben und gut durchgeschüttelt. Die Mischung färbt sich ziegelrot. Von diesem roten Gemisch werden 2 ccm mit 15–20 ccm konz. Salzsäure, 3 ccm Chloroform und 2–4 Tropfen Eisenchloridlösung versetzt und nach Verschließen des Reagenzglases vorsichtig umgeschüttelt. Bei Gegenwart von Azetessigsäure färbt sich die Chloroformschicht violett bis blau.

Chemische Bewertung: Salizyl- oder phenazetinhaltige Arzneimittel stören bei dieser Reaktion nicht.

Quantitative Schätzung der Azetessigsäure nach Stuart-Hart:

Prinzip: Schätzung der Azetessigsäure mittels einer Vergleichslösung von alkoholischem Äthylazetoazetat (= Äthylester der Azetessigsäure).

Reagenzien: Vergleichslösung bestehend aus Äthylazetoazetat 0,2, Alkohol absolutus 5,0, Aq. dest. ad 200,0 — 10%iges Eisenchlorid.

Ausführung: 10 ccm Harn werden in einen graduierten Meßzylinder gegeben. In einen zweiten graduierten Meßzylinder bringt man 10 ccm der obigen Vergleichslösung. Hierauf werden in beide Zylinder je 1 ccm 10%iges Eisenchlorid gegeben und durchgemischt. Nach einigen Minuten wird im durchfallenden Lichte verglichen. Wenn die Farbe des Urins dunkler ist als die der Vergleichslösung, so muß der zu untersuchende Harn bis auf Farbgleichheit mit Wasser verdünnt werden. Das Endvolumen der auf Farbgleichheit gebrachten Harnlösung wird durch 10 dividiert und ergibt den Index.

Chemische Bewertung: Auch hier können wieder evtl. vorhandene Salizylpräparate oder Phenazetin falsche Resultate ergeben.

β-Oxybuttersäure.

Allgemeines: Diese Säure findet sich vor allem im Harn bei dekompensiertem schweren Diabetes, und zwar stets unter Begleitung von Azeton und Azetessigsäure, die beide sicher als Zersetzungsprodukte der β-Oxybuttersäure angesehen werden müssen. Zum Nachweis der β-Oxybuttersäure wird vor allem ihre optische Drehung herangezogen, sie dreht polarisiertes Licht nach links. Wenn in dem Urin gleichzeitig Traubenzucker vorhanden ist, wird die Polarisation gestört.

Probe nach Külz:

Prinzip: β-Oxybuttersäure, $CH_3 \cdot \overset{\times}{C}HOH \cdot CH_2 \cdot COOH$, hat ein asymmetrisches C-Atom und dreht deshalb die Ebene des polarisierten Lichtes. Entfernt man durch Vergärung die Zucker und durch Ausfällen mit Bleiessig die anderen optisch-aktiven Substanzen des Harnes, so kann man schließlich die Drehung der β-Oxybuttersäure allein im Harn messen.

Reagenzien: Hefe — Bleiessig — Ammoniak.

Ausführung: Der Harn wird mit Hefe vergoren, um die optisch-aktiven Zuckerbeimengungen zu zerstören. Nach Beendigung der Vergärung werden die anderen linksdrehenden Substanzen – außer der β-Oxybuttersäure – mit Bleiessig und einigen Tropfen Ammoniak ausgefällt, das Gemisch filtriert und das Filtrat im Polarisationsapparat im 10-cm-Rohr gemessen. Hierbei entsprechen 1° Linksdrehung 2,07% β-Oxybuttersäure. Eine evtl. vorgenommene Harnverdünnung muß entsprechend berücksichtigt werden.

Im Harn finden sich darüber hinaus noch eine Reihe von Aldehyden, wie Azetaldehyd und Formaldehyd (nicht nur nach Urotropin) sowie eine Reihe flüchtiger Fettsäuren, die aber bis heute in der chemisch-klinischen Diagnostik noch keine besondere Rolle spielen.

d) Nachweis von Hämoglobin, seinen Derivaten sowie Harnfarbstoffen

Die Zusammenhänge zwischen dem Blutfarbstoff und seinen Abbauprodukten sowie den Porphyrinen als wahrscheinlichen Ausgangsstoffen für den Blutfarbstoffaufbau und schließlich auch die Beziehungen zu den Harnfarbstoffen sind heute noch immer trotz mannigfacher Aufklärungen in ihren eigentlichen Zusammenhängen innerhalb des menschlichen Stoffwechsels sehr wenig übersehbar. Zur besseren Übersicht hinsichtlich der chemischen Zusammenhänge sei nachfolgende *Übersichtstafel* (s. S. 71) angeführt, die dem Lernenden den Überblick erleichtert, ohne daß die einzelnen biologischen Prozesse des Auf- und Abbaues, der Oxydation und Reduktion, der gekuppelten Oxydoreduktion sowie der zellulären und der bakteriell-fermentativen Reduktion berücksichtigt sind. Die klinische Bedeutung des Auftretens der einzelnen Körper im Harn wird jeweils im Anschluß an die Beschreibung der betreffenden Nachweisreaktion gegeben.

Im Urin können bekanntlich intakte rote Blutkörperchen vorkommen, die durch mikroskopische Untersuchung am sichersten erkannt werden. Wir sprechen dann von einer *Hämaturie,* wobei wir eine *Mikrohämaturie* von einer *Makrohämaturie* (siehe S. 111) unterscheiden. Im normalen Harn ist das Hämoglobin nicht vorhanden, es tritt aber in den Harn über, wenn vorher ein Zerfall von roten Blutkörperchen stattgefunden hat. Wir sprechen dann von einer Hämoglobinurie. Von den Derivaten des Hämoglobins kommen im Urin in erster Linie das *Oxyhämoglobin* sowie das *Hämiglobin* (früher als *Methämoglobin* bezeichnet) in Frage. Von den eisenfreien Derivaten finden wir im Harn aus der Gruppe der *Porphyrine* vor allem das *Kopro-*

porphyrin und das *Uroporphyrin*. Von den eigentlichen Harnfarbstoffen soll der Nachweis von Urochromogen, Uroerythrin bzw. Urorosein sowie von Xanthopterin besprochen werden.

Nachweis von Hämoglobin

Hellersche Probe:

Prinzip: Die Hellersche Probe beruht auf der Bildung von Hämatin aus Hämoglobin durch Einwirkung von Natronlauge, wobei das Hämatin durch die gleichzeitig sich abscheidenden Erdalkaliphosphate mitgerissen wird. Bei positivem Ausfall der Probe entsteht ein rötlicher Niederschlag, bei negativem Ausfall ein grauweißer Niederschlag.

Ausführung: Etwa 10–15 ccm Harn werden bis zur stark alkalischen Reaktion mit Natronlauge versetzt und zum Sieden erhitzt. Dadurch entsteht ein flockiger, rotgefärbter Niederschlag, der bei geringen Hämoglobinmengen unter Umständen erst nach dem Absetzen deutlicher erkennbar wird.

Chemische Bewertung: Die Hellersche Probe ist relativ unspezifisch und genügt nicht, wenn es sich um geringe Blutmengen handelt. Wenn überhaupt kein Niederschlag beim Erwärmen entsteht – was bei Abwesenheit von Erdalkaliphosphaten der Fall ist –, so versetzt man den Harn mit etwa dem gleichen Volumen eines normalen Harns und wiederholt die Probe. Bemerkt sei, daß sich der Phosphatniederschlag nach Zugabe von Essigsäure löst und das Hämatin in rotbraunen Flocken zurückbleibt. Eine Fehlerquelle besteht darin, daß ähnliche Rotfärbungen von Rhabarber, Senna, Cascara sagrada und Santonin herrühren können; diese verschwinden aber durch den Essigsäurezusatz völlig.

Klinische Bewertung: Wenn Hämoglobin im Harn ist, so enthält der Harn auch Eiweiß. Hämoglobin im Harn finden wir vor allem bei der sog. Kältehämoglobinurie nach Abkühlungen unter Bildung von Kältehämolysinen. Auch nächtliche Hämoglobinurie bei Marchiafava-Anämie kann man finden. Gelegentlich kann es nach anstrengenden Märschen zu einer sog. Marschhämoglobinurie kommen, seltener zu einem hämoglobinurischen Nachschub nach einer akuten hämorrhagischen Glomerulonephritis. Schubweise tritt Hämoglobinurie auf bei der Hämochromatose und vor allem bei dem sogenannten Schwarzwasserfieber im Rahmen der Malaria. Schließlich ist sie Ausdruck von toxischen Schäden, wie z. B. nach Einnahme von Pilzgiften, Calium chloricum, Arsenwasserstoff u. a.

Benzidinprobe:

Prinzip: Benzidin gibt, in konz. Essigsäure gelöst, mit H_2O_2 eine blaue Farbe, wenn Hämoglobin als Katalysator für diese Reaktion vorhanden ist.

Reagenzien: Frisch hergestellte Benzidin-Eisessig-Lösung (etwa 1 Messerspitze Benzidin werden mit 2 ccm Eisessig geschüttelt, wobei einige Körnchen ungelöst bleiben sollen) – Frische 3%ige Wasserstoffsuperoxydlösung.

Ausführung: In einem Reagenzglas wird eine geringe Menge gesättigte Benzidinlösung mit etwa 3 ccm 3%iger Wasserstoffsuperoxydlösung zusammengebracht. Hierauf werden einige Tropfen des zu untersuchenden Harnes, der vorher zur Lösung evtl. vorhandener Erythrozyten essigsauer gemacht worden ist, zu dem Gemisch gegeben. Bei Anwesenheit von Blutfarbstoff entsteht eine Blaufärbung.

Chemische Bewertung: Wenn Blut vorhanden ist, entsteht die Blaugrünfärbung innerhalb weniger Sekunden. Ein späteres Auftreten der Färbung ist nur mit Vorsicht als positiv zu bewerten. Ferner sei hervorgehoben, daß der Harn, wenn er größere Mengen Askorbinsäure enthält, trotz Blutgehalt eine negative Benzidinprobe ergeben kann.

Almensche Guajak-Terpentinprobe:

Prinzip: Das Prinzip ist das gleiche wie bei der Benzidinprobe.

Reagens: Frisch bereitete Guajaktinktur, verharztes Terpentinöl, Alkohol.

Ausführung: 5 ccm neutraler oder schwach saurer Harn werden aufgekocht und nach dem Abkühlen auf Zimmertemperatur mit 5—10 Tropfen Guajaktinktur und 20 Tropfen Terpentinöl versetzt. Nach Umschütteln läßt man 2—3 Minuten stehen, wobei bei Anwesenheit von Blutfarbstoff eine schöne Blaufärbung auftritt, die durch geringe Alkoholzugabe noch verstärkt werden kann.

Klinische Bewertung: Siehe Benzidinreaktion.

Quantitative Blutschätzung nach Stone und Burke:

Prinzip: Durch H_2O_2 wird aus o-Toluidin durch Oxydation eine grünblaue Farbe erzeugt, wenn Hämoglobin als Katalysator vorhanden ist.

Reagenzien: 1%ige methylalkoholische o-Toluidinlösung — Frisch bereitete Lösung von 1 Teil Eisessig und 2 Teilen 3%iger Wasserstoffsuperoxydlösung.

Ausführung: Etwa 15 ccm Harn werden 15 Minuten lang zentrifugiert. Nach Abgießen des Harnes werden zum Sediment 2 Tropfen der 1%igen methylalkoholischen o-Toluidinlösung und 2 Tropfen der Eisessigsuperoxydlösung zugetropft. Bei Gegenwart von etwa 100 Erythrozyten entsteht für 1 Minute eine grünblaue Färbung, bei etwa 1000 Erythrozyten und mehr entsteht für etwa 2 Minuten und länger eine tiefblaue Färbung.

Nachweis der Hämaturie siehe später bei mikroskopischer Untersuchung.

Spektroskopischer Nachweis von Hämoglobin:

Prinzip: Hämoglobin und seine Derivate absorbieren in charakteristischer Weise bestimmte Lichtstrahlen, so daß für jeden Körper ein charakteristisches Spektrum resultiert. Für die spektroskopische Untersuchung stehen zahlreiche Modelle von Spektralapparaten zur Verfügung (s. S. 19).

Ausführung: Der Harn wird für eine spektroskopische Untersuchung filtriert und je nach Bedarf verdünnt. Danach wird er in das Untersuchungsgefäß des Spektralapparates gefüllt und vor den Spalt des Spektroskopes gestellt, d. h. also zwischen Spektroskop und Lichtquelle. An der entsprechenden Skala kann die Lage der einzelnen Absorptionsstreifen nach ihrer Wellenlänge abgelesen werden.

Klinische Bewertung: Der spektroskopischen Untersuchung kommt eine große diagnostische und forensische Bedeutung zu, die später im Kapitel Blut eingehend gewürdigt wird. Für den Urin ist die Unterscheidung von Oxyhämoglobin, Hämiglobin und Myoglobin, deren charakteristische Absorptionsstreifen auf S. 291 wiedergegeben werden, von besonderer Bedeutung.

Nachweis von Hämosiderinurie:

Bei gewissen hämolytischen Anämien, besonders vom Typ Marchiafava, finden wir eine dauernde Hämosiderinurie, die diagnostisch verwertbar ist.

Prinzip: Nachweis des Eisens in dem eisenhaltigen Pigment mit Kaliumferrozyanid.

Reagens: 2%ige Kaliumferrozyanidlösung und 1%ige Salzsäure.

Ausführung: Etwa 2 ccm 2%ige Kaliumferrozyanidlösung werden mit einigen Tropfen 1%iger Salzsäure gemischt. Von dieser Mischung werden 1—2 Tropfen mit dem zu untersuchenden Sediment auf den Objektträger gebracht. Besteht nun eine Hämosiderinurie, so tritt schon nach einigen Minuten, spätestens aber nach 15 Minuten, eine schöne Blaufärbung auf.

Nachweis von Porphyrinen

Allgemeines: Im normalen Harn ist das sog. Koproporphyrin vorhanden. Bei bestimmten Erkrankungen, z. B. bei perniziöser Anämie, Bleivergiftungen und schwerer Tuberkulose, wird das Koproporphyrin vermehrt im Urin ausgeschieden.

Normalerweise finden wir im Harn, Stuhl und in der Galle das Koproporphyrin (Typ III), das löslich in essigsäurehaltigem Äther ist. Bei der Porphyrie finden wir im Harn auch das Koproporphyrin (Typ I). Das Uroporphyrin, das normal kaum im Harn vorhanden ist, wird ebenfalls vermehrt bei der Porphyrie ausgeschieden und ist in Äther unlöslich. Die anderen Porphyrine, wie das Protoporphyrin, das in Erythrozyten und Galle vorhanden ist, sowie das Deuteroporphyrin im Stuhl bei Fäulnis von Blutbestandteilen, spielen in praxi keine so große Rolle.

Bei dem *normalen Porphyrinumsatz* müssen wir unterscheiden zwischen der Zufuhr von exogenen Porphyrinen durch die Nahrung (wie z. B. im Fleisch, Gemüse und Getreide), der Zufuhr von porphyrinbildenden Stoffen durch die Nahrung (Blutfarbstoff, Muskelfarbstoff oder Chlorophyll) und schließlich der endogenen Porphyrinbildung im Rahmen der normalen Blutmauserung. Unter *pathologischen Verhältnissen* ergeben sich charakteristische Störungen bei der Hämoglobinsynthese im Knochenmark (z. B. Knochenmarksinsuffizienz, Eisenstoffwechselstörungen, Bleiintoxikationen), ferner Störungen des Hämoglobin-Abbaues bei Lebererkrankungen, sowie des weiteren krankhafte Synthesen von Porphyrin im Knochenmark und in der Leber.

Qualitativer Porphyrinnachweis im Harn nach Garrod:

Prinzip: Das Porphyrin wird beim Ausfällen von Erdalkaliphosphaten aus dem Urin mitgerissen und dann aus diesem Phosphatniederschlag extrahiert.

Reagenzien: 10%ige Natronlauge — Eisessig — Salzsäurealkohol.

Ausführung: 100 ccm Harn werden mit 20 ccm 10%iger Natronlauge vermischt. Der entstehende Niederschlag wird abfiltriert, gründlich mit Wasser gewaschen und sodann entweder mit Eisessig oder mit salzs. Alkohol extrahiert. Rein qualitativ ist damit Uro- und Koproporphyrin an der Rotfärbung nachzuweisen.

Chemische Bewertung: Grobe qualitative Probe. Unzureichend für quantitative Bestimmungen, da die Porphyrine mit dem Phosphatniederschlag nicht quantitativ mitgerissen werden.

Nachweis von Koproporphyrin nach H. Fischer:

Prinzip: Dem essigsauren Harn wird zunächst durch Ausschütteln mit Äther das Koproporphyrin (u. a. Blutfarbstoffe) entzogen. Beim Ausschütteln der ätherischen Lösung mit Salzsäure geht das Koproporphyrin in die wäßrig-salzsaure Schicht und färbt diese schwachrötlich bis rot an. Da diese Farbe auch durch andere Harnfarbstoffe entstehen kann und andererseits der Salzsäureauszug trotz Anwesenheit von Porphyrin farblos bleiben kann, muß man mit dem salzs. Auszug noch die Fluoreszenzprobe ausführen. Koproporphyrin zeigt hierbei eine rote Fluoreszenz; außerdem kann es spektroskopisch nachgewiesen werden.

Reagenzien: Eisessig — Äther — 10—20%ige Salzsäure.

Ausführung: Etwa 100 ccm Harn werden mit 2 ccm Eisessig angesäuert und etwa 100 ccm Äther hinzugegeben. Das Gemisch wird in einem Scheidetrichter längere Zeit gut durchgeschüttelt. Nach der Abtrennung des Harnes vom Äther wäscht man diesen, der das evtl. Porphyrin u. a. Farbstoffe enthält, vorsichtig mit kleinen Mengen Wasser. Daraufhin wird das Porphyrin mit kleinen Mengen 10—20%iger Salzsäure extrahiert und dieser Salzsäureauszug untersucht. Im Ultraviolettlicht zeigt sich bei

Anwesenheit von Koproporphyrin eine starke, rote Fluoreszenz (bei Mengen über 200 γ pro die).

Nachweis von Uroporphyrin nach H. Fischer:

Prinzip: Das Uroporphyrin ist in den üblichen Lösungsmitteln unlöslich. Die Extraktion geschieht daher in folgender Weise: Möglichst viel Urin wird mit Eisessig angesäuert, wobei der sich bildende Niederschlag das Uroporphyrin enthält. Das ätherlösliche Koproporphyrin wird beim Abtrennen der Ätherschicht entfernt. Nun kann das Uroporphyrin mit Salzsäurealkohol in Lösung gebracht werden und qualitativ sowie spektroskopisch nachgewiesen werden.

Klinische Bewertung: Nach der Einteilung von MICHELI und DOMINICI unterscheiden wir die idiopathische Porphyrie mit ihrer abdominellen, nervösen und kutanen Unterform von der sog. toxischen Porphyrie. Daneben finden wir eine vermehrte Porphyrinausscheidung (mehr als 0,08–0,1 mg pro die im Harn und 0,4–0,6 mg im Stuhl) bei Magen-Darm-Blutungen, bei fieberhaften Erkrankungen, bei Leberkrankheiten sowie Anämien. Von den toxischen Produkten, die zu erhöhter Porphyrinausscheidung führen, seien das Blei, Quecksilber, Salvarsan, Sulfonal, gewisse Schlafmittel und Sulfonamide genannt. Schließlich gehören auch die meisten Lichtkrankheiten hierher. Während normalerweise die Nahrungsporphyrine und die porphyrinbildenden Stoffe glatt verarbeitet werden, kann es unter pathologischen Bedingungen zu den entsprechenden Störungen kommen. Auch im Blut kennen wir die Fluoreszyten, d. h. mit Porphyrin beladene junge Erythrozyten. (Weitere ausführliche Bestimmungsmethoden s. bei E. MERTENS, Klin. Wschr. 1944, 26.)

Nachweis der Harnfarbstoffe

Die Harnfarbe bzw. die Harnfarbstoffe sind für die Klinik seit jeher von großem Interesse gewesen. An der Harnfarbe des Gesunden sollen nach unserem bisherigen Wissen das *Urochrom A* mit 25%, das *Urochrom B* mit 70%, das Uroerythrin mit 4% und das *Sterkobilin* mit weniger als 1% beteiligt sein. Neuerdings sind von KOSCHARA noch das Uropterin (identisch mit Xanthopterin) und das Urothion, ein schwefelhaltiger Farbstoff, ermittelt worden. Vieles bedarf noch der Klärung, insbesondere auch die Frage, welche Farbstoffkomponenten vom Hämoglobinabbau und welche Farbstoffkomponenten aus dem Eiweißstoffwechsel stammen. Während vom Uropterin etwa 1 mg pro die unter normalen Bedingungen im Harn ausgeschieden werden, finden wir erhöhte Werte bei der Perniciosa, bei schwerer sekundärer Anämie, Panmyelophthise, nach körperlichen Anstrengungen und während Infektionen (z. B. Scharlach, Pneumonie, Sepsis, Miliartuberkulose und Lymphogranulomatose). Das Leucopterin ist als ein Baustein der Folinsäure bekannt.

Bestimmung der Harnfarbe nach Heilmeyer:

Prinzip: Als Maß für die Farbe des Harnes wird im Zeiß-Pulfrich-Photometer der Harnfarbwert ermittelt; dieser entspricht dem Zwanzigfachen des Extinktionskoeffizienten für das Filter L 2.

Bestimmung des reduzierten Farbwertes F_0.

Ausführung: Die Messung der Harnfarbe soll möglichst am frischen Harn vorgenommen werden, um Farbveränderungen an der Luft zu vermeiden. Der Harn muß hierzu von allen Trübungen befreit werden, und zwar durch Zentrifugieren oder Filtrieren. Hierauf wird die Extinktion in 3 cm Schichtdicke für das Filter L 2 gegen Wasser abgelesen. Ferner muß das spez. Gewicht des Harnes mit einem Urometer auf 3 Dezimalstellen genau abgelesen werden, die für die Berechnung des reduzierten Farbwertes notwendig sind.

Berechnung: Farbwert $F = 20 \cdot k$

reduzierter Farbwert $F_0 = \frac{20 \cdot F}{s} = 400 \cdot \frac{k}{s}$.

Klinische Bewertung: Der auf diese Weise ermittelte, reduzierte Harnfarbwert F_0 schwankt bei Gesunden in einzelnen Harnportionen zwischen 0,3 und 2,0. In der 24-Stunden-Menge ist die Schwankungsbreite noch geringer.

Bestimmung der Gesamtfarbstoffausscheidung in 24 Stunden. Der Farbwert F stellt also (im Gegensatz zu dem reduzierten Farbwert F_0) ein relatives Maß für die Farbstoffkonzentration dar, wobei man $F =$ der Farbstoffmenge in 100 ccm Harn setzt, um nicht unbequem große Zahlen zu erhalten. Die Gesamtfarbstoffausscheidung in 24 Stunden wird aus der Harnmenge M ccm in 24 Stunden durch die Formel $\frac{F \cdot M}{100}$ errechnet.

Um falsche Resultate durch bakterielle Zersetzungen oder Farbänderungen durch Licht und Luft auszuschließen, empfiehlt es sich, den frischen Harn in Einzelportionen zu bestimmen und die Tagesausscheidung durch Addition der einzelnen Portionen zu errechnen.

Klinische Bewertung: Die Normalwerte der Gesamtfarbstoffausscheidung schwanken bei Männern zwischen 9,2 und 16,0 und bei Frauen zwischen 6,5 und 12,8. Bisher ist der praktisch klinische Wert der Harnfarbmessung relativ gering, um so mehr, als die Chemie der einzelnen Harnfarbkomponenten noch nicht völlig aufgeklärt ist. Nur bei Lebererkrankungen und hämolytischen Anämien, bei denen eine entsprechende Erhöhung der Harnfarbstoffausscheidung beobachtet wird, ist diese von Bedeutnng.

Urochromogennachweis nach Weiß:

Allgemeines: Das Weißsche „Urochrom" dürfte mit dem Heilmeyerschen Urochrom A identisch sein, das mit Ammonsulfat nicht fällbar ist. Das *Urochrom* als normaler Harnfarbstoff gehört zu den N-haltigen Harnbestandteilen und stammt sicher aus dem Eiweißstoffwechsel des Organismus.

Prinzip: Beim Versetzen mit sehr verdünnter Kaliumpermanganatlösung vertieft sich die gelbe Farbe des Harnes durch Oxydation des Chromogens zum Urochrom. Da andere Farbstoffe die gleiche Reaktion zeigen, empfiehlt es sich, das Urochrom durch Fällung mit Ammonsulfat zunächst von den übrigen Harnbestandteilen zu trennen und dann die Reaktion bzw. Oxydation mit Kaliumpermanganat auszuführen.

Reagenzien: 1‰ige Kaliumpermanganatlösung.

Ausführung: Der klar filtrierte Harn wird mit der doppelten Menge Wasser verdünnt und durchmischt, sodann auf 2 Reagenzgläser verteilt. Daraufhin werden zu einem Reagenzglas 3 Tropfen einer 1‰igen Kaliumpermanganatlösung hinzugefügt. Bei positivem Ausfall der Reaktion tritt eine deutliche Zunahme der Gelbfärbung ein.

Chemische Bewertung: Die Reaktion ist in der Stärke weitgehend der Diazoreaktion proportional. Gleichzeitig vorhandenes Urobilin oder Bilirubin stört wesentlich. Bei stark gefärbten Harnen empfiehlt es sich, die entsprechenden Farbstoffe durch Ammoniumsulfat auszufällen, etwa in folgender Weise: Zu 20 ccm Harn werden etwa 16 g Ammoniumsulfat hinzugegeben und unter öfterem Umrühren ½ Stunde stehengelassen, sodann wird filtriert und mit dem Filtrat obige Reaktion angestellt. Nach Heilmeyer besteht der Farbstoff aus dem Urochrom A, das mit Ammoniumsulfat nicht fällbar ist, und dem Urochrom B, das mit Ammonsulfat gefällt werden kann, d. h., daß die Weißsche Reaktion sich im wesentlichen auf das Urochrom A bezieht. In jedem Falle ist die Nachweisreaktion unspezifisch.

Klinische Bewertung: Die Reaktion wird im Frühstadium des Fleckfiebers, ferner bei Typhus, Masern, schwerer Tuberkulose und Trichinose positiv gefunden, also in Fällen, wo man auch eine positive Diazoreaktion feststellt. Bei mittleren und schweren Niereninsuffizienzen besteht an der belichteten Haut, d. h. an Händen und Gesicht eine Gelbfärbung, während die unbelichtete Haut (deren Chromogene durch Licht nicht oxydiert sind) blaß ist, im Gegensatz zu der allgemeinen Gelbfärbung der Haut, z. B. bei der Perniciosa.

Uroerythrin.

Das Uroerythrin bedingt die Rotfärbung der Urate im typischen Ziegelmehlsediment. Seine klinische Bedeutung ist bis heute noch wenig erforscht. Das Uroerythrin leitet sich vom Urochrom ab, da man annimmt, daß es aus dem Indoxylrest des Urochroms entsteht und wahrscheinlich mit dem Urorosein identisch ist.

„Urorosein".

Allgemeines: Besonders in den blassen Harnen von Schrumpfnierenkranken sind größere Mengen von „Chromogenen" nachweisbar. Sie sind für das Bestehen einer Niereninsuffizienz um so mehr zu verwerten, wenn gleichzeitig eine Isosthenurie oder Hyposthenurie besteht. Eines dieser Chromogene ist als eine Indolazetursäure erkannt:

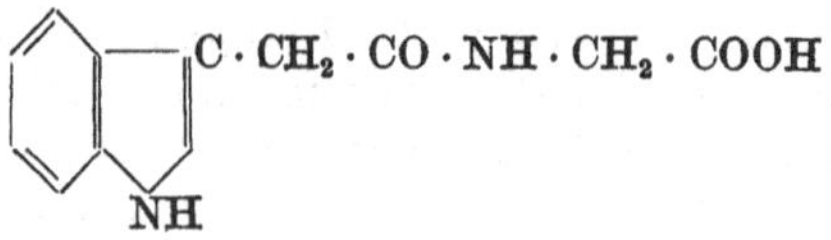

Prinzip: Das Chromogen kann leicht oxydiert werden, meist schon durch Erwärmen mit verdünnter Salzsäure, wobei sich der gebildete Farbstoff in Amylalkohol ausschütteln läßt.

Ausführung: Zu einigen Tropfen Harn werden einige ccm konz. Salzsäure hinzugegeben. Hierauf entsteht besonders nach dem Erwärmen der als Urorosein angesprochene, rötliche Farbstoff, der sich mit einigen ccm Amylalkohol leicht ausschütteln läßt, wobei der Amylalkohol eine rote Farbe annimmt. Eine evtl. schlechte Entmischung von Harn und Amylalkohol kann durch Zugabe von einigen Tropfen Äthylalkohol beschleunigt werden.

Chemische Bewertung: Von einem positiven Uroroseinnachweis ist nur dann zu sprechen, wenn der Amylalkohol eine rötliche Farbe annimmt. Braunfärbungen sind ohne Bedeutung.

Klinische Bewertung: Die Uroroseinprobe als Zeichen einer manifesten Niereninsuffizienz ist vor allem dann wichtig und von klinischem Wert, wenn bei einem dauernd blassen Harn ein fixiertes spez. Gewicht von etwa 1,010 beobachtet wird. Für leichte und eben beginnende Formen von Niereninsuffizienz dürfte die Probe ohne Wert sein.

e) Nachweis von Gallenfarbstoffen

Allgemeines: Das Bilirubin wird hepatisch oder anhepatisch im Retikuloendothel gebildet und gibt zunächst die „indirekte Bilirubinreaktion". Erst in der Leberzelle kommt es wahrscheinlich durch kolloidale Lösung mit Gallensäuren zur Umwandlung in „direktes Bilirubin". Normalerweise wird das direkte Bilirubin über die Gallenwege in den Darm ausgeschieden, wo es in indirektes Bilirubin übergeht, da die Gallensäuren einem enterohepatischen Kreislauf unterliegen und im oberen Dünndarm bereits zurückresorbiert werden. Ebenso werden auch das Mesobilirubin und Urobilinogen zurückresorbiert. Im Dickdarm wird das indirekte Bilirubin durch ein Coli-Dehydrogenase-System bakteriell zu Sterkobilin bzw. Sterkobilinogen reduziert. Im normalen Stuhl finden wir also kein Urobilinogen, sondern nur Sterkobilinogen, das ein reines Exkretionsprodukt darstellt. Nur die kleinen Mengen, die im Plexus haemorrhoidalis resorbiert werden, erscheinen demzufolge als eine ganz geringe Sterkobilinogenurie. Wenn also Bilirubin im Harn auftritt, ist dies stets krankhaft. Bemerkt sei, daß das Bilirubin im Harn nur begrenzt haltbar ist.

Bilirubinnachweis nach Gmelin:

Prinzip: Das Bilirubin wird durch konz. Salpetersäure zu dem grünlichen Biliverdin und dem violetten Bilizyanin oxydiert.

Reagenzien: Gemisch von 100 ccm konz. Salpetersäure mit etwa 6 Tropfen rauchender Salpetersäure.

Ausführung: In einem Reagenzglas wird eine geringe Menge konz. Salpetersäure mit etwa der gleichen Menge Harn überschichtet. Bei Anwesenheit von Bilirubin tritt an der Berührungsstelle der Flüssigkeiten ein smaragdgrüner Ring auf, der bei weiterer Oxydation violette Farbe annimmt. Hierbei ist das am weitesten oxydierte violette Bilizyanin der Salpetersäureschicht am nächsten.

Chemische Bewertung: Die Oxydation des Bilirubins kann unter den jeweiligen Bedingungen verschieden stark bzw. verschieden weit durchgeführt werden, wobei die eben erwähnten Oxydationsstufen entstehen.

Klinische Bewertung: Bei mechanischem Stauungsikterus (Steine, Tumoren u. a.) ist der Abflußweg nach dem Darm ganz oder teilweise versperrt. Bei rein hepatogenem Ikterus entwickelt sich aber auch durch Parapedese eine Hyperbilirubinämie, wobei das direkte Bilirubin (d. h. das in Gallensäure kolloidal gelöste) die Niere passiert, so daß also eine *Bilirubinurie* und *Cholalurie* gleichzeitig bestehen.

Rosinsche Nachweisprobe mit Jodtinktur:

Prinzip: An Stelle der Salpetersäure wird hier eine alkoholische Jodlösung als Oxydationsmittel benutzt.

Reagenzien: 1%ige alkohol. Jodlösung.

Ausführung: Etwa 10–15 ccm Harn werden mit einer 1%igen alkoholischen Jodlösung überschichtet. Bei positiver Reaktion entsteht an der Berührungsstelle der Flüssigkeiten ein grüner Ring, der sich längere Zeit hält und aus Biliverdin besteht.

Chemische Bewertung: Diese Probe ist relativ einfach und zuverlässig und erfreut sich in der Praxis einer großen Beliebtheit.

Nachweis des Bilirubins nach Purjesz:

Prinzip: Auch hierbei handelt es sich um eine Oxydation des Bilirubins; es wird mit Hilfe von Wasserstoffsuperoxyd zu Biliverdin oxydiert.

Reagenzien: 20%ige Sulfosalizylsäure — 30%iges Wasserstoffsuperoxyd (Perhydrol).

Ausführung: Zu etwa 3 ccm Harn werden 2 ccm 20%ige Sulfosalizylsäure und einige Tropfen 30%iges Wasserstoffsuperoxyd gegeben, umgeschüttelt und stehengelassen. Nach einiger Zeit tritt bei Anwesenheit von Bilirubin die oliven- bis grasgrüne Farbe des Biliverdins auf, die sich bei weiterem Warten noch verstärken kann.

Bilirubinnachweis mit Dichlorphenolindophenol nach Baumgartner:

Prinzip: Der gleiche Farbstoff wie zum Vitamin-C-Nachweis oxydiert auch das Bilirubin zum grünen Biliverdin.

Reagens: Dichlorphenolindophenol-Tabletten (1 Tabl. auf 40 ccm Wasser gelöst).

Ausführung: Versetzt man einen bilirubinhaltigen Harn mit einer Dichlorphenolindophenollösung, so tritt alsbald eine Grünfärbung auf.

Chemische Bewertung: Diese Probe ist empfindlicher als die Gmelinsche Probe. Eine weitere Verstärkung läßt sich erzielen, wenn man vor der Probe mit dem Reagens das Bilirubin mit Chloroform ausschüttelt. Nach Zugabe von Dichlorphenolindophenol wird dann die Chloroformschicht intensiv grün. Wenn kein Bilirubin im Harn enthalten ist, kommt es zu einer Violettfärbung.

Urobilin- bzw. Sterkobilinnachweis nach Schlesinger:

Prinzip: Beide Farbstoffe geben mit alkoholischer Zinkazetatlösung eine grüne Fluoreszenz. – Bisher wurde diese Reaktion immer nur auf das Urobilin bezogen, was aber unrichtig war.

Reagenzien: Schlesingers Reagens = 10,0 Zinkazetat in 100 ccm 96%igem Alkohol.

Ausführung: Man versetzt den Harn mit dem gleichen Volumen Schlesingers Reagens und filtriert ab. Bei Anwesenheit von Urobilin und Sterkobilin entsteht eine grüne Fluoreszenz.

Chemische Bewertung: Diese Probe gestattet, wie gesagt, keine Unterscheidung von Urobilin und Sterkobilin. Durch Stehen an der Luft und Belichtung wird das Urobilin aus den Vorstufen gebildet, frischer normaler Harn enthält also kein Urobilin. Wenn gleichzeitig Bilirubin im Harn enthalten ist, so empfiehlt sich dessen vorherige Ausfällung als Kalksalz. Hierzu werden 20 ccm Harn mit 2 ccm 10%iger Kalziumchloridlösung und 2 ccm verdünntem Ammoniak versetzt und sodann filtriert. Das Filtrat wird mit etwas Essigsäure angesäuert und für die Schlesinger-Reaktion benutzt.

Klinische Bewertung: Wenn chemisch das Urobilin eindeutig nachgewiesen ist, so spricht eine Urobilinurie in erster Linie für einen hepatozellulären Ikterus, und zwar besonders im Beginn und während der Erkrankung; ebenso finden wir eine starke Urobilinurie bei Leberschäden, also Fälle, wo das Sterkobilin vor allem im Beginn, wenn überhaupt, so doch nur in ganz geringer Menge vorhanden ist. Bei mechanischem Ikterus findet sich kaum Bilirubin und kein Sterkobilin bei totalem Verschluß, bei partiellem Verschluß finden wir beide Körper in geringem Umfang. Bei der perniziösen Anämie, bei hämolytischen Anämien und bei der Malaria finden wir kaum Urobilin, dagegen in bedeutendem Maße Sterkobilin (pleiochrome Galle!) im Harn.

Nachweis von Urobilinogen nach Ehrlich:

Allgemeines: Beim hepatischen Ikterus wird das Bilirubin schon in der Leberzelle zu Urobilin und Urobilinogen reduziert, das dann mit der Galle in den Darm bzw. in die Blutbahn gelangt. Daher finden wir bei den hepatischen Ikterusformen nicht nur eine Urobilinogenurie, sondern auch die Lebergalle ist bereits urobilinogenhaltig.

Prinzip: Urobilinogen bildet mit Ehrlichs Reagens in salzsaurer Lösung ein rotgefärbtes Kondensationsprodukt.

Reagenzien: Ehrlichs Reagens = 2,0 g p-Dimethylaminobenzaldehyd auf 100,0 aufgefüllt mit 20%iger Salzsäure.

Ausführung: Etwa 3–5 ccm frischen Harnes werden mit einigen Tropfen Ehrlichs Reagens versetzt und einige Minuten stehengelassen. Tritt bereits in der Kälte eine Rotfärbung auf, so ist das Urobilinogen vermehrt. Eine Rotfärbung, die erst nach dem Erwärmen auftritt, ist physiologisch, während andererseits ein Ausbleiben der Rotfärbung nach Erwärmen für ein Fehlen des Urobilinogens spricht.

Chemische Bewertung: Nach neueren Untersuchungen ist die Reaktion in ihrer bisherigen Bedeutung stark beeinträchtigt, da das Ehrlichsche Reagens auch spez. mit der Aminosäure Tryptophan unter Bildung eines roten Kondensationsproduktes reagiert. Von besonderer Wichtigkeit ist aber die Unterscheidung von Urobilinogen und Sterkobilinogen (s. S. 73). Fehlerquellen können sich ferner durch die Anwesenheit bestimmter Medikamente, vor allem durch die Rotfärbung nach Einnahme von Pyridin, Trypaflavin – wonach sogar kristallierte Niederschläge entstehen – sowie nach Cibacol u. a. Sulfonamiden ergeben. Eine besondere Beachtung hat bisher auch die sog. grüne Aldehydreaktion mit dem Ehrlichschen Reagens

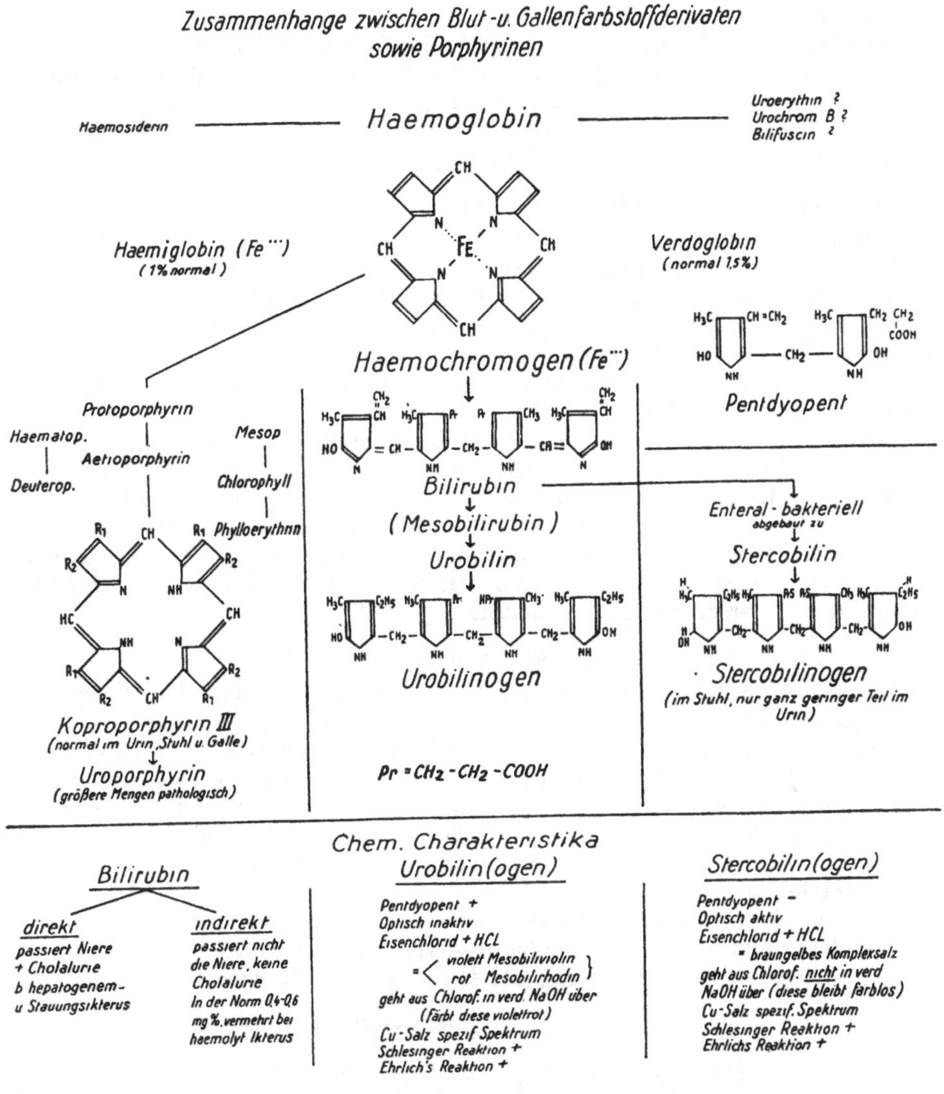

Abb. 33. Zusammenhänge zwischen Blut- und Gallenfarbstoffderivaten

gefunden. Die in der Wärme sich ergebende positive Ehrlichsche Reaktion soll auf der Gegenwart von Indolderivaten, die in der Wärme zerfallen und das Indol in Freiheit setzen, beruhen. Die grüne Aldehydreaktion, die früher durch Oxydation des Bilirubins und Biliverdins erklärt wurde, soll nach neueren Untersuchungen durch die Salzsäure des Reagens verursacht werden, die mit Harnstoff oder anderen NH_2-Gruppen tragenden Körpern reagiert. Hierzu gehören auch die Sulfonamide.

Klinische Bewertung: Urobilin und Urobilinogen entstehen im Gegensatz zu dem bakteriell-fermentativ gebildeten Sterkobilin rein zellulär-fermentativ aus Bilirubin durch Reduktion, und zwar in den extrahepatischen Gallenwegen und in dem Retikuloendothel. Während im Stuhl Urobilin in Spuren vorhanden ist, wird es im Urin von Gesunden überhaupt nicht gefunden.

Urobilin und Urobilinogen sind nicht in der Leberzelle, aber in der Blasengalle und im Duodenalsaft zu finden, wo sie im Verlauf der physiologischen Gallenstauung entstehen. Die Urobiline werden in dem Duodenum wieder resorbiert, sind im Pfortaderblut nachgewiesen und werden in der Leber wahrscheinlich zerstört, da sie weder in der Lebergalle noch im Harn in entsprechender Menge feststellbar sind.

Sterkobilin- und Sterkobilinogennachweis:

Allgemeines: Wenn das indirekte Bilirubin aus dem Dünndarm in den Dickdarm übertritt, wird es bakteriell-fermentativ zu Sterkobilin und Sterkobilinogen reduziert. Diese Körper werden als reine Ausscheidungskörper aufgefaßt, da sie nicht mehr in der Pfortader erscheinen. Nur ein ganz kleiner Teil Sterkobilinogen, der vom Plexus haemorrhoidalis erfaßt wird, gelangt über den großen Kreislauf in das Blut und in die Nieren, so daß sich geringe Spuren von Sterkobilinogen immer im Harn finden, dagegen keine Spur Urobilin.

Nachweis: Sterkobilin läßt sich vom Urobilin mit Hilfe der Schlesinger-Reaktion nicht unterscheiden. Dagegen ist wesentlich, daß im Gegensatz zum Urobilin und Urobilinogen das Sterkobilin und Sterkobilinogen eine negative Pentdyopentreaktion geben. Daneben zeigen die Sterkobiline charakteristische Kupfersalzspektren, ferner braungelbe Komplexsalze mit Eisenchlorid und Salzsäure und sind selbst optisch stark aktiv. Im übrigen läßt sich auch durch eine Mikrochromatographie eine Differenzierung ermöglichen.

Stokvis-Bingold-Reaktion (früher Propentdyopentreaktion):

Allgemeines: STOKVIS (1870) fand, daß bei Ikteruskranken der alkalisch gemachte Harn nach Reduktion eine Rotfärbung zeigte und vermutete ein oxydatives Abbauprodukt der Gallenfarbstoffe. BINGOLD (1934) fand bei Blutfarbstoffabbauversuchen die gleiche Erscheinung und gab für den erhaltenen roten Farbstoff im Spektrum die Absorptionsbande von 5-2-5 (Pent-dyo-pent) an. Es dürfte sich hierbei aber um ein Mischspektrum handeln. Durch die Fischersche Schule wurde gezeigt, daß beim Bilirubinabbau in vivo „reduzierbare Substanzen" (Dioxypyrromethan und Karbinolbasen) entstehen.

Prinzip: Durch Erhitzen mit Natronlauge und nachfolgender Reduktion mit Natriumhydrosulfit wird in bilirubinhaltigem Harn über eine intramolekulare Wasserabspaltung das rotgefärbte Natriumsalz des Dioxypyrromethans erhalten.

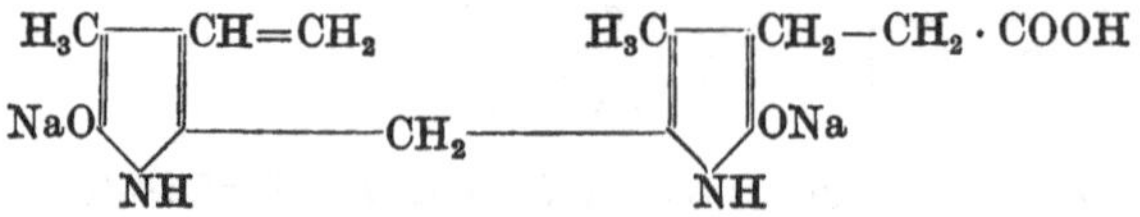

Reagenzien: Natriumhydrosulfit, Kali- oder Natronlauge 10%, frische 0,3%ige Wasserstoffsuperoxydlösung, Ammoniak.

Ausführung: Zu etwa 10 ccm Harn wird in einem Reagenzglas 1 ccm Ammoniak gegeben, sodann gekocht und filtriert. Zu dem Filtrat gibt man ½ ccm 0,3%ige H_2O_2-Lösung und erwärmt. Sodann gibt man 1 ccm 10%ige Kalilauge hinzu. Hierauf wird mit einer Messerspitze Natriumhydrosulfit kurz gekocht. Es entsteht sogleich eine rote bis purpurrote Farbe mit einem Spektrum von 525–530 mμ.

Chemische Bewertung: Die Reaktion wird zweckmäßigerweise nicht am frischen Harn angestellt, sondern erst, nachdem der Harn einige Zeit an der Luft gestanden hat. Unter Umständen empfiehlt es sich, durch den Harn einige Zeit Luft hindurchzuleiten oder noch besser, wie oben angegeben, etwas H_2O_2-Lösung hinzuzufügen. Propentdyopente können aus Hämoglobin, Verdoglobin, Biliverdin, Bilirubin, Mesobilirubin und Koproporphyrin entstehen. Bei dem ursprünglich von BINGOLD ermittelten 525-Spektrum dürfte es sich wohl um ein Mischspektrum gehandelt haben.

Für exakte Unterscheidungen seien folgende spektroskopische Merkmale genannt:

Hämin — Pentdyopent 525 mμ
Bilirubin — Pentdyopent 529 mμ (Erythrosin als Vergleichslösung)
Urobilin — Pentdyopent 522 mμ (Eosin A als Vergleichslösung).

Eine gleich nach Alkalisierung auftretende Rötung ist noch nicht beweisend, sondern erst die Rötung nach Zugabe von Natriumhydrosulfit.

Klinische Bewertung: Die Stokvis-Bingold-Reaktion stellt für uns heute ein wichtiges Kriterium für die Unterscheidung von Urobilin und Urobilinogen einerseits und Sterkobilin und Sterkobilinogen andererseits dar, da nur erstere positiv reagieren. Im menschlichen Stoffwechsel ist das „Pentdyopent" bisher noch nicht sicher erwiesen, dagegen fand es sich in Gallensteinen. Unter pathologischen Verhältnissen finden wir das Pentdyopent vor allem in den urobilinhaltigen Harnen bei Ikterus und Stauungsleber. Bei hämolytischen Ikterusformen wird Pentdyopent nicht gefunden.

Pentdyopenturie ist zugleich ein Zeichen einer Urobilinämie und findet sich bei parenchymatösem Ikterus, akuter gelber Leberatrophie, Verschlußikterus, Weilschem Ikterus, ferner bei Okklusionsileus, sowie bei Infektionskrankheiten mit hohem Fieber wie etwa kruppöser Pneumonie, Scharlach, Tuberkulose, manchmal bei Typhus abdom., Lymphogranulomatose, Endokarditis, Sepsis und kardialer Stauung.

Bilirubinurie und gleichzeitig Urobilinurie sind stets von einer Pentdyopenturie begleitet.

Abb. 34.
Übersicht über die Ausscheidung von Urobilin(ogen) und Sterkobilin(ogen)

	Urobilin(ogen)	Sterkobilin(ogen)
Normal:	— —	+
(Stuhl)	— —	+
Hepatozellulärer Ikterus		
im Beginn	++	(+)
im weiteren Verlauf	++	+
beim Abklingen	+	++
Mechanischer Ikterus		
totaler Verschluß	(+)	0
(Stuhl)	0	0
partieller Verschluß	(+)	+
(Stuhl)	0	+
Leberzirrhose		
kompensiert	(+)	+
dekompensiert	+	(+)
Pilzvergiftung		
Beginn	++	(+)
weiterer Verlauf	++	++
(Stuhl)	++	++
Hämolytische Anämie	(+)	++
Perniziosa	(+)	++
Malaria	+	++

f) Nachweis von Gallensäuren im Urin

Die Gallensäuren unterliegen einem enterohepatischen Kreislauf. Die Gallensäuren sind für die Umwandlung des indirekten Bilirubins in direktes Bilirubin in den Leberzellen verantwortlich. Bei ihrem Fehlen, z. B. bei Gallensäuredefizit, bei dauernder Cholalurie und bei schwerem Ikterus, kann dieser Umwandlungsprozeß nicht mehr voll bewerkstelligt werden. Deshalb findet sich bei derartigen Fällen neben direktem Bilirubin, das durch die Nieren ausscheidbar ist, auch das indirekte — nicht durch die Nieren ausscheidbare — Bilirubin im Blute.

Schwefelblumenprobe (Hay):

Prinzip: Die Reaktion beruht auf der Erniedrigung der Oberflächenspannung des Harnes durch die stark oberflächenaktiven Gallensäuren.

Reagens: Getrocknete Schwefelblume.

Ausführung: Man streut auf eine gewisse Menge Harn, die sich am besten in einem Spitzglas befindet, vorsichtig eine kleine Menge Schwefelblume auf die Oberfläche. Bei Gegenwart von Gallensäuren sinkt der Schwefel alsbald (spätestens nach 5 Minuten) unter.

Chemische Bewertung: Für den *Gallensäurennachweis* ist stets nur frischer Harn zu verwenden. Diese Reaktion ist aber relativ unspezifisch und stellt nur eine allgemeine Orientierungsreaktion dar, ebenso wie die stalagmometrischen Methoden.

Gallensäurennachweis nach Bang:

Prinzip: Entwicklung einer rotvioletten Farbe, wenn man Gallensäuren mit Rohrzuckerlösung in konz. Salzsäure erhitzt.

Reagenzien: 1%ige Rohrzuckerlösung — Konz. Salzsäure.

Ausführung: Einige Tropfen Harn werden in einem Reagenzglas mit 1 Tropfen 1%iger Rohrzuckerlösung und 2 ccm Salzsäure versetzt. Darauf erwärmt man bis zum Sieden und kocht etwa ½ Minute. Bei Anwesenheit von Gallensäuren tritt eine rotviolette Färbung auf, die auch nach dem Abkühlen längere Zeit bestehen bleibt.

Klinische Bewertung: Unsere Kenntnis über die pathologische Physiologie der Gallensäuren ist nicht zuletzt auf Grund schlechter Bestimmungsmethoden heute noch sehr mangelhaft. Wie bereits oben gesagt, wissen wir, daß das direkte Bilirubin, d. h. also das in Gallensäuren gelöste Bilirubin, die Niere passieren kann. Auf diese Weise muß also eine gewisse Bilirubin-Gallensäure-Ausscheidungsrelation bestehen. Die Gallensäuren finden sich besonders beim mechanischen Stauungsikterus, vor allem im Anfang der Erkrankung. Bei den hämolytischen Ikterusformen werden keine Gallensäuren im Harn gefunden.

g) Diazoreaktion

Allgemeines: Über die chemische Natur der mit dem Diazoreagens-kupplungsfähigen Harnbestandteile sind wir bis heute nur wenig unterrichtet. Möglicherweise handelt es sich um normale Stoffwechselprodukte, die unter bestimmten krankhaften Bedingungen in vermehrter und damit nachweisbarer Menge im Urin auftreten.

Reagenzien: Diazoreagens I bestehend aus einer Lösung von Sulfanilsäure 0,5 ccm, Salzsäure 25%ig 5,0 und Aq. dest. ad 100 und Diazoreagens II = 0,5%ige Natriumnitritlösung.

Ausführung: Zu 10 ccm Diazoreagens I werden 2–3 Tropfen Diazoreagens II hinzugegeben. Dieser Mischung werden die gleiche Menge Harn sowie 5 ccm Ammoniak zugefügt und daraufhin das Gemisch kräftig durchgeschüttelt.

Die Reaktion wird als positiv betrachtet, wenn sich die Flüssigkeit und vor allem auch der Schaum intensiv scharlachrot färbt. In praxi hat sich vor allem die Anwendung des sog. Diazoröhrchens bewährt (s. Skizze Abb. 35), wo durch die Markeneinteilung die Handhabung der Reaktion vereinfacht wird.

Chemische Bewertung: Durch Einnahme von Medikamenten wie Atophan, Phenolphthalein, Phenolderivaten wie Naphthol, Chrysarobin sowie Opiate, Sulfapyridin u.a. kann positiver Reaktionsausfall vorgetäuscht werden, während andererseits z. B. Tannin die positive Reaktion verhindern kann.

Klinische Bewertung: Die Diazoreaktion ist in der klinischen Diagnostik ein oft sehr geschätztes Adjuvans, vor allem beim Typhus abdominalis und Typhus exanthematicus sowie in $^2/_3$ aller Fälle bei Masern nach Ausbruch des Exanthems. Ferner ist die Diazoreaktion bei schwerer allgemeiner Lungentuberkulose, Lymphogranulomatose, z. T. auch Trichinose, Ca.-Kachexien und schwerer Sepsis positiv. Auch bei Pneumonie, Scharlach, Erysipel und Dysenterie kann die Reaktion positiv ausfallen, dagegen fast nie bei Gelenkrheumatismus oder Meningitis. Nach Einnahme von Morphin oder Naphthalin ist die Diazoreaktion gleichfalls positiv.

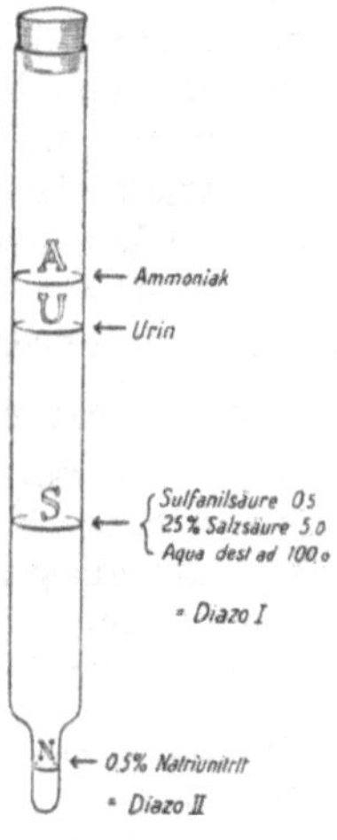

Abb. 35
Diazoröhrchen

h) Indikannachweis

Allgemeines: Das Harn-Indikan, das Kaliumsalz der Indoxylschwefelsäure oder evtl. Indoxylglukuronsäure, ist sicher ein rein bakterielles Abbauprodukt des Eiweißstoffwechsels und insbesondere der Aminosäure Tryptophan (= Indolylalanin). Die normalen Indikanwerte sind weitgehend von dem Eisengehalt der genossenen Nahrung abhängig; sie betragen im Mittel etwa 10 mg und bei reiner Kohlehydratkost entsprechend weniger. Unter normalen Bedingungen besteht im Urin ein Indikan-Harnstoff-Verhältnis von 1:1500 bis 2000, während unter krankhaften Bedingungen das Verhältnis nur etwa 1:100 beträgt. Durch Mineralsäuren wird das Indikan zum Indoxyl gespalten; das entstandene Indoxyl wird leicht durch Oxydationsmittel in Indigo überführt.

Nachweis nach Obermeier:

Reagenzien: Obermeiers Reagens = 25%ige Salzsäure, die 0,2–0,4% Ferrum sesquichloratum enthält, Chloroform, 10%ige Bleiazetatlösung.

Ausführung: Zu etwa 25 ccm Harn werden 5 ccm Bleiazetatlösung gegeben und filtriert. 10 ccm dieses Filtrates werden mit 10 ccm Obermeiers Reagens versetzt, sodann werden 2–3 ccm Chloroform hinzugegeben und das Gemisch umgeschüttelt. Bei positiver Reaktion nimmt die Chloroformschicht je nach dem Indikangehalt eine mehr oder weniger starke Blaufärbung an. Ein Überschuß von Bleiazetat soll nach Möglichkeit vermieden werden, um ein Ausfallen von Bleichlorid zu verhüten.

Chemische Bewertung: Das Obermeier-Reagens soll nach Möglichkeit frisch hergestellt werden. Eine rosarote Farbe des Chloroforms entsteht nach innerlichem Gebrauch von Jodpräparaten, verschwindet aber nach Zusatz von Thiosulfat.

Klinische Bewertung: Eine vermehrte Indikanurie ist Ausdruck einer gesteigerten Darmfäulnis, besonders bei eiweiß- und tryptophanreicher Kost. Wir finden eine Indikanvermehrung bei starker Obstipation, bei akuter Gastroenteritis und akuter Appendizitis, bei den einzelnen Ileusformen, besonders der Urämie, Peritonitis und stenosierenden Karzinomen des Magen-Darm-Kanals. Weiterhin können Typhus und Pankreasinsuffizienz zu einer Harn-Indikan-Vermehrung führen, bei meist geringem spez. Gewicht des Harnes. Andererseits kann bei einer Niereninsuffizienz ein verminderter Harnindikangehalt bei einem deutlich vermehrten Blutindikangehalt entstehen.

Indikannachweis nach Jolles:

Reagenzien: 10%ige Bleiazetatlösung, 5%ige alkoholische Thymollösung – Obermeiers Reagens (s. o.).

Ausführung: Zu 20 ccm Harn werden 5 ccm 10%ige Bleiazetatlösung gegeben, durchgemischt und filtriert. Zu etwa 10 ccm des Filtrates werden 1 ccm 5%ige alkohol. Thymollösung und 10 ccm Obermeiers Reagens bzw. Reagens nach JOLLÈS (= rauchende Salzsäure mit 0,5‰ Eisenchlorid, am besten immer frisch zubereitet) hinzugefügt und 15 Minuten stehengelassen. Daraufhin wird mit 2 ccm Chloroform ausgeschüttelt. Bei krankhafter Indikanvermehrung tritt in dem Chloroform eine deutliche Rotviolettfärbung auf, während die normale Färbung höchstens rosaviolett ist.

Chemische Bewertung: Relativ empfindliche Probe! Sie fällt mit jedem normalen Harn positiv aus, ihre Intensität ist aber bei vermehrter Indikanausscheidung entsprechend gesteigert.

Indikannachweis nach Schajna:

Reagenzien: Salzsäure — 3%iges Wasserstoffsuperoxyd.

Ausführung: Zu 10 ccm Harn werden 10 ccm Salzsäure und 2–3 ccm 3%iges Wasserstoffsuperoxyd gefügt, wobei letzteres langsam am Reagenzglas herabfließen soll. Durch langsames Hin- und Herschütteln werden die Flüssigkeiten etwas gemischt. Auch hier stellt sich bei Anwesenheit von Indikan alsbald eine Blaufärbung ein.

Quantitativer Indikannachweis im Harn nach Eucker:

Prinzip: Indikan und Thymol werden durch Obermeiers Reagens zu einem roten Indolignonfarbstoff oxydiert, der sich mit Chloroform ausschütteln läßt.

Reagenzien: 20%ige Trichloressigsäure — 5%ige alkohol. Thymollösung — Obermeiers Reagens (= 0,5 g Ferrichlorid werden in 100 ccm Salzsäure d = 1,19 gelöst) — Chloroform pro anal.

Ausführung: 4 ccm einer 10fachen Harnverdünnung (nach Möglichkeit frischer Harn!) werden in einen Schütteltrichter pipettiert und mit 5 ccm Trichloressigsäure-Lösung, 0,5 ccm Thymollösung und 8 ccm Obermeiers Reagens versetzt. Frühestens nach halbstündigem Stehen wird so oft mit Chloroform ausgeschüttelt, bis letzteres nicht mehr violett gefärbt ist. Meist genügt ein zweimaliges Ausschütteln. Die Chloroformauszüge werden vereinigt, im Wasserbad eingeengt und nach dem Abkühlen mit Chloroform wieder auf 4 ccm aufgefüllt. Diese Lösung wird bei 1 cm Schichtdicke mit dem Filter S 57 gegen Chloroform im Pulfrich-Photometer kolorimetriert (bei Mengen von mehr als 10 mg-% empfiehlt sich 0,5 cm Schichtdicke der Küvette).

Berechnung: $c = 16{,}45 \cdot k$ mg-% Indikan.

Bemerkung: Um einen Verlust von Indikan zu vermeiden, empfiehlt es sich, eine vorherige Behandlung des Harnes mit Bleiazetat zu umgehen.

i) Nachweis von Melanin

Allgemeines: Normale Harne enthalten kein Melanin. Unter pathologischen Bedingungen wird das Melanin entweder als farbloses Melanogen oder bereits als dunkel gefärbtes Melanin im Harn ausgeschieden. Melanogenhaltige Harne sind anfangs normal gefärbt, dunkeln aber auffällig beim Stehen an der Luft unter Umständen bis zu tiefschwarzer Farbe nach. Der Oxydationsmechanismus kann durch Zugabe von Oxydationsmitteln beschleunigt werden. Melaninhaltige Harne sind von vornherein dunkel gefärbt.

Melaninnachweis nach Thormälen:

Reagenzien: Konz. Natriumnitroprussidlösung — Kalilauge — Eisessig.

Ausführung: 5 ccm Harn werden mit einigen Tropfen Natriumnitroprussidlösung versetzt und dann etwa 1 ccm Kalilauge zugegeben. Werden hierauf noch einige ccm Eisessig zugefügt, so schlägt die anfänglich rotviolette Farbe in eine intensiv blaugrüne um.

Chemische Bewertung: Blaugrüne Färbung und evtl. Trübung sind als positiv zu werten, während der negative Ausfall der Reaktion nicht unbedingt beweisend zu sein braucht.

Klinische Bewertung: Das Auftreten von Melanin spricht für ein Melanosarkom oder -karzinom. Bei Phenolvergiftung ähnliche Reaktion.

Melaninnachweis nach Brahn:

Prinzip: Oxydation der Melanogene durch Kaliumpersulfat.

Ausführung: Der frische, melanogenhaltige Harn wird mit einigen ccm heißgesättigter und wieder erkalteter Kaliumpersulfatlösung versetzt und gekocht. Hierauf schwärzt sich der Harn, bei größeren Mengen setzt sich nach Salzsäurezugabe Melanin ab.

Melaninnachweis nach Jaksch:

Melaninhaltiger Harn entwickelt bei Zusatz von verdünnter Eisenchloridlösung einen schwarzen Niederschlag, der nur in Kalilauge und konz. Säuren löslich ist.

j) Alkaptonnachweis

Allgemeines: Unter Alkaptonurie verstehen wir das Ausscheiden von Homogentisinsäure, die als Ausdruck eines krankhaften Eiweißstoffwechsels auch gelegentlich die Knorpel und Zwischenwirbelscheiben schwarz färben kann.

Prinzip: Bereits durch Luftsauerstoff werden dunkle Oxydationsprodukte gebildet, und zwar noch besser bei gleichzeitiger Alkalizugabe.

Ausführung: 1. Bei Zutritt von Luftsauerstoff und Alkalisierung tritt Dunkelfärbung des Harnes auf. — 2. Fehlingsche Lösung wird meist schon in der Kälte reduziert bei negativer Gärprobe und optischer Inaktivität des Harnes. — 3. Bei Zugabe von 1 Tropfen 5%igem Eisenchlorid entsteht bei Anwesenheit von Alkapton eine vorübergehende, grünblaue Farbe. — 4. Mit Millons' Reagens fällt beim Alkaptonharn ein zitronengelber bis ziegelroter Niederschlag aus. — Alle diese Reaktionen besitzen keine besondere Spezifität.

Klinische Bewertung: Die sog. Alkaptonurie tritt familiär als Eiweißstoffwechselstörung auf. Man achte hierbei auf Knorpelverfärbungen, besonders am Ohr und an den Skleren. In der Wäsche beobachtet man dunkle Flecke.

k) Hippursäurenachweis

Hippursäure ist chemisch Benzoylglykokoll. Sie ist kein Produkt des normalen Zellstoffwechsels, sondern tritt in gesteigerter Menge durch Zufuhr von Benzoesäure und allen Substanzen auf, die im Organismus in diese Säure übergehen (z. B. nach Genuß von Pflaumen, Birnen, Preiselbeeren usw.).

Nachweis: Harn wird mit konz. Salpetersäure gekocht und eingedampft. Der Rückstand hinterläßt einen Nitrobenzolgeruch.

Chemische Bewertung: Dieser Nachweis ist nicht spezifisch, da Benzoesäure ebenfalls positiv reagiert.

Klinische Bewertung: Hippursäure findet sich nach reichlicher Obst- und Gemüsenahrung, bei Dyspepsien, sowie nach Luminal-, Benzoesäure-, Chinin- und Zimtsäurezufuhr.

D. Anorganische Ausscheidungsprodukte im Harn

a) Chloridnachweis

Chloridbestimmung im Harn nach Volhard-Arnold:

Allgemeines: Die tägliche Chlorausscheidung beträgt im Mittel etwa 9 g, entsprechend etwa 15 g Kochsalz. Die Verfolgung der Chlorid- bzw. Kochsalzausscheidung hat für die Prognostik entzündlicher Erkrankungen wesentliche Bedeutung.

Prinzip: Die Chlorionen werden in Salpetersäurelösung mit einer überschüssigen, genau abgemessenen Menge $^1/_{10}$ n-$AgNO_3$-Lösung als AgCl gefällt. Der nicht zum Umsatz mit Cl-Ionen gebrauchte Anteil der Silbernitratlösung wird durch Rücktitration mit $^1/_{10}$ n-Rhodanidlösung bestimmt unter Verwendung von Eisenammoniakalaun als Indikator, wobei die Rhodanionen die Ag-Ionen als farbloses AgSCN ausfällen und der erste Tropfen Rhodanidlösung, der keine Ag-Ionen mehr vorfindet, die rote Farbe von Eisenrhodanid gibt und damit den Endpunkt der Titration anzeigt.

Reagenzien: 1. $^1/_{10}$ n-$AgNO_3$. — 2. $^1/_{10}$ n-Rhodanammoniumlösung. — 3. Kaltgesättigte Lösung von Eisenammoniakalaun. — 4. Konz. Salpetersäure (chlorfrei). — 5. Konz. Kaliumpermanganatlösung.

Ausführung: 10 ccm Urin werden in einen 100-ccm-Meßkolben getan, hierzu 4—5 ccm konz. Salpetersäure, 2 ccm Eisenammoniakalaun und 3—4 Tropfen Kaliumpermanganatlösung hinzugefügt und umgeschüttelt. Hierdurch nimmt der Harn eine hellgelbe Farbe an. Wenn dies noch nicht der Fall ist, so muß noch tropfenweise Kaliumpermanganatlösung zugegeben werden, bis die hellgelbe Farbe auftritt. Nun werden aus einer Bürette so viele ccm $^1/_{10}$ n-Silbernitratlösung zugegeben, bis die zugesetzte Flüssigkeit keinen Niederschlag mehr hervorruft, also ein leichter Überschuß besteht. An der Bürette liest man die Zahl der ccm ab, füllt das Meßkölbchen mit Aq. dest. auf 100 auf, schüttelt durch und filtriert durch ein trockenes Filter. Von diesem Filtrat werden 50 ccm in ein Becherglas gegeben und mit $^1/_{10}$ n-Rhodanammoniumlösung bis zur Rotfärbung der Flüssigkeit titriert.

Berechnung: Die Zahl der verbrauchten ccm Rhodanammoniumlösung wird mit 2 multipliziert und die so erhaltene Zahl von der Zahl der zugesetzten ccm Silbernitratlösung abgezogen. Den Rest multipliziert man mit 0,00585 und erhält so den Gehalt an Kochsalz in 10 ccm Harn bzw. mit 10 multipliziert in 100 ccm Harn in g.

Chemische Bewertung: Größere Eiweißmengen im Harn müssen vorher entfernt werden, meist durch Fällung mit verdünnter Essigsäure, sodann wird filtriert und auf ein bestimmtes Volumen aufgefüllt.

Klinische Bewertung: Eine Verminderung der Chlorausscheidung tritt besonders im Fieber beim Pneumoniker auf, ferner bei Entwicklung von Pleuritiden, Aszites und Ödemen, meist nicht als Folge von Niereninsuffizienz, sondern von extrarenalen Störungen. Nur bei den chronischen Schrumpfnieren leidet die Kochsalzkonzentration im Harn, und daher entwickelt sich schließlich auch eine renale Kochsalzretention. Schließlich findet man bei kochsalzfreier Diät äußerst niedrige Werte.

Eine Vermehrung der Chlorid- bzw. Kochsalzausscheidung tritt bei der Lyse von Pneumonien, nach der Resorption von Exsudaten und Transsudaten und nach dem Ablauf von Infektionskrankheiten ein. Nach wirksamen Diuretica ist gleichfalls die Kochsalzausscheidung stark erhöht. Die Beobachtung der Kochsalzausscheidung gestattet beim Ausschluß extrarenaler Faktoren ein gutes Maß für die Nierenfunktion.

Chloridbestimmung nach Strauß:

Prinzip: Chloridfällung als Silbersalz und volumetrische Schätzung.

Reagenzien: Reagens nach Martius-Lütke: Argent. nitr. 17,0 — Acid. nitr. 25%ig 900,0 — Ferr. sulf. oxyd. sol. 50,0 — Rhodanammonium $^1/_{20}$ normal.

Ausführung: Das sog. *Straußsche Chloridometer* (s. Skizze Abb. 36) wird bis zur Marke A mit der Martius-Lütke-Lösung und hierauf bis zur Marke U mit Urin gefüllt. Unter beständigem Mischen wird dann Rhodanidlösung zugetropft, bis die rote Farbe bestehen bleibt. An der Skala des Chloridometers wird einfach der Chlorwert in pro Mille abgelesen.

Einfache Chloridbestimmung (nach Mohr):

Reagenzien: $^1/_{10}$ n-Silbernitratlösung — Kaliumchromatlösung 7%ig — Aktive Kohle pulv.

Ausführung: 20 ccm Harn werden mit 1 g aktiver Kohle geschüttelt und nach etwa 5 Minuten filtriert. 5 bzw. 10 ccm des entfärbten, klaren Harnes werden mit 3 Tropfen Kaliumchromatlösung versetzt und mit $^1/_{10}$ n-Silbernitratlösung bis zur Braunfärbung titriert.

Berechnung: 1 ccm $^1/_{10}$ n-Silbernitratlösung = 5,846 mg Natriumchlorid.

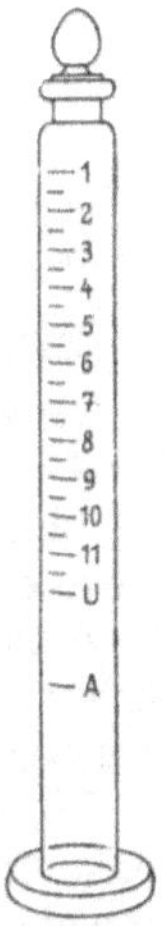

Abb. 36 Chloridometer n. Strauss

b) Schwefelverbindungen im Harn

Die Schwefelverbindungen im eiweißfreien Harn können 1. als sog. Sulfatschwefelsäuren, 2. als Ätherschwefelsäuren (= gepaarte Schwefelsäure) und 3. als sog. Neutralschwefel vorkommen. Das Verhältnis von Sulfat-S zu Äther-S beträgt normalerweise etwa 10:1. Als Gesamtschwefelsäuren bezeichnet man die Summe von 1 und 2, die täglich in Mengen von 1,5 bis 3,0 g als SO_3 ausgeschieden werden. Der Neutralschwefel setzt sich zusammen aus verschiedenen organischen Schwefelverbindungen etwa vom Typ der Sulfosäuren, wie z. B. im Taurin, oder mit unoxydiertem Schwefel, wie z. B. im Zystein oder Methionin, und schließlich aus flüchtigen Schwefelverbindungen wie Merkaptane. Mengenmäßig beträgt der Neutralschwefel etwa 10—15% der Gesamtschwefelmenge.

Bestimmung des freien Sulfatschwefels im Harn („Kaltwert"):

Reagenzien: 1. Benzidinfällungsreagens: 6,7 g Benzidin werden in einer Schale mit 24 ccm konz. Salzsäure übergossen, der entstandene Benzidin-HCl-Brei wird mit Wasser gelöst und auf 1000 ccm aufgefüllt. Dann wird auf 90° erhitzt und einige Tropfen 2 n-Schwefelsäure zugegeben, so daß eine Trübung bleibt. Nach dem Abkühlen wird vom ausgeschiedenen Benzidinsulfat abfiltriert. — 2. Waschwasser (Benzidinsulfat-gesättigt): 1000 ccm Aq. dest. werden zusammen mit einer Spatelspitze Benzidinsulfat 1 Stunde auf dem Dampfbad erhitzt. Nach dem Abkühlen wird von ungelöstem Benzidinsulfat abfiltriert. — 3. Konz. Salzsäure (d = 1,19).

Ausführung: 10 ccm Harn werden in einem Erlenmeyer mit 30 ccm Benzidin-Salzsäure-Lösung versetzt. Die entstandene Benzidin-Sulfat-Fällung wird nach 30 bis 45 Minuten auf eine kleines Filter filtriert und mit dem Waschwasser (Benzidinsulfat-gesättigt) gut ausgewaschen. Dann wird das Filterchen in einen Erlenmeyer geworfen, etwa 100 ccm Aq. dest. zugegeben und zum Sieden erhitzt. Nach Zugabe von Indikator wird mit $^1/_{10}$ n- oder $^1/_{50}$ n-NaOH bis zum Umschlag titriert, 2 ccm $^1/_{10}$ n- oder 10 ccm $^1/_{50}$ n-NaOH zusätzlich gegeben, nochmals aufgekocht und die überschüssige Natronlauge mit Salzsäure zurücktitriert.

Berechnung: Verbrauchte $^1/_{10}$ n-NaOH · 16 = mg-% S.

Beispiel: 2,7 ccm $^1/_{10}$ n-NaOH · 16 = 43,2 mg-% S.

Bestimmung der Gesamtschwefelsäure im Harn („Heißwert"):

Reagenzien: s. o.!

Ausführung: 10 ccm Harn werden in einem kleinen 100 ccm Rundkölbchen mit 1 ccm konz. Salzsäure versetzt und – mit einem Uhrglas bedeckt – 15 Minuten zu ganz sanftem Sieden erhitzt. Nach dem Abkühlen werden 30 ccm Benzidin-Salzsäure-Reagens zugegeben und nach 30–40 Minuten filtriert, sodann wird wie beim Kaltwert weitergearbeitet.

Die sog. *Ätherschwefelsäuren* erhält man durch Differenzbildung vom Gesamtschwefelsäurewert minus Sulfatschwefelsäurewert.

Chemische Bewertung: Die Kaltwerte fallen in der Regel etwas zu hoch aus, da durch die Azidität der verwendeten Reagenzien bis zu einem gewissen Grade schon in der Kälte eine Spaltung der Ätherschwefelsäuren eintritt.

Bestimmung des Neutralschwefels:

Der Neutralschwefel wird bestimmt, indem man von dem Gesamtschwefelwert den Gesamtschwefel*säure*wert abzieht. Die Bestimmung des Neutralschwefels läuft also darauf hinaus, neben dem obenbeschriebenen „Heißwert" noch den Gesamtschwefelgehalt im Harn kennenzulernen. Diesen Wert erhält man, indem man den Harn naß verascht, also durch Aufwendung von Oxydationsmitteln alle im Harn vorhandenen S-Verbindungen zu Schwefelsäure aufoxydiert und diese analog der obenbeschriebenen Methode bestimmt.

Klinische Bewertung: Im Hunger, während des Fiebers sowie bei einer Reihe von konsumierenden und entzündlichen Erkrankungen ist die Ausscheidung des Neutralschwefels vermehrt.

c) Nachweis von Phosphat im Harn

Allgemeines: In biologischen Flüssigkeiten treten sehr mannigfache Phosphorverbindungen auf. Durch die Nierenphosphatase in den Tubuli werden die organischen Phosphorverbindungen als anorganische Phosphate in Freiheit gesetzt. Insgesamt hängt die Phosphatausscheidung im Urin ab 1. von der Konzentration des anorganischen Phosphates im Serum, 2. von der Umsetzung organischen Phosphates zu anorganischem (Nierenphosphatase) und 3. von dem Ausmaß der Rückresorption. Täglich werden etwa 2,5–3 g Phosphorsäure im Harn ausgeschieden, die meist an Alkalien, weniger an Erdalkalien gebunden sind. 10–20 mg pro die erscheinen auch als organische Phosphate.

Phosphorsäurenachweis (qualitativ):

Reagenzien: Ammoniakflüssigkeit, Magnesiamischung zur Phosphorsäurebestimmung pro anal. Merck.

Ausführung: Der Harn wird mit Ammoniak in geringem Überschuß versetzt und Magnesiamischung zugegeben. Der entstehende Niederschlag von Ammoniummagnesiumphosphat ist in Säuren löslich.

Phosphorsäurenachweis (quantitativ):

Prinzip: Die sek. Phosphate fällen Uranylsalze unter Bildung von Uranylphosphat quantitativ aus. Ist der Harn mit Cochenilletinktur versetzt, so ergibt der geringste Überschuß von Uranylazetat einen grünen Farbumschlag. Primäre und tertiäre Phosphate werden durch Natriumazetat in sekundäre Phosphate umgewandelt. An Stelle von Cochenilletinktur kann man auch 10% Ferrozyankaliumlösung verwenden, um den Endpunkt der Titration durch eine Tüpfelprobe zu erkennen. Man erhält eine gelbbraune Farbreaktion bei Anwesenheit von überschüssigem Uranylazetat in der zu untersuchenden Lösung.

Reagenzien: 10%ige Natriumazetatlösung mit 3%igem Acid. acet. glac. D = 1,055–1,060 – Uranylazetatlösung (29,969 g Uran. acet. cryst. pro anal. gelöst in 1000 ccm Wasser). Es wird empfohlen, nicht gleich auf 1000 aufzufüllen, sondern die Lösung erst gegen eine Standardphosphatlösung einzustellen, die aus reinem Kalium biphosphoricum nach SÖRENSEN (KH_2PO_4) hergestellt ist. Es werden 9,578 g dieses Salzes zu 1000 ccm Wasser gelöst. 1 ccm der Lösung entspricht 5 mg P_2O_5. Zur Titerstellung werden 50 ccm der Kaliumbiphosphatlösung = 250 mg P_2O_5 mit der Uranylazetatlösung titriert. Die Uranylazetatlösung ist alsdann mit so viel Wasser zu verdünnen, daß 1 ccm davon 5 mg P_2O_5 entspricht. – Cochenilletinktur Merck – 10% ige Ferrozyankaliumlösung – Adsorptionskohle Merck.

Ausführung: 50 ccm enteiweißter Harn werden mit 5 ccm 10%iger Natriumazetatlösung, die 3% Essigsäure enthält, sowie mit 0,5 ccm Cochenilletinktur versetzt. Daraufhin wird bis zum beginnenden Sieden erhitzt und unter dauerndem Rühren mit einer eingestellten Uranylazetatlösung langsam bis zu einer dauernden schwach grünen Färbung titriert. Die Anfangstemperatur muß während des Titrierens konstant gehalten werden. Die Enteiweißung erfolgt am besten durch Kohleadsorption, wodurch bei ikterischen Harnen auch gleichzeitig eine Entfärbung eintritt.

Klinische Bewertung: Normalerweise werden etwa 2,5–3 g Phosphorsäure als Phosphate ausgeschieden, wobei etwa $^2/_3$ Alkali- und $^1/_3$ Erdalkalisalze sind. Der größte Teil der ausgeschiedenen Phosphorsäure stammt aus der Nahrung, besonders aus Fleisch, Zerealien und Leguminosen. Bei Neuropathen finden wir eine gesteigerte Phosphatausscheidung in Form der sog. Phosphaturie. Ferner wird beim Diabetes und nach Muskelarbeit viel Phosphat ausgeschieden. Eine Verminderung der Phosphatausscheidung finden wir im Fieber, bei akuten Infektionskrankheiten, bei Rachitis, gelber Leberatrophie, Nierenkrankheiten und Rheumatismus.

Titrimetrische Mikro-Phosphorbestimmung nach Plimmer:

Allgemeines: Der Nachteil der kolorimetrischen Phosphormethoden im Harn liegt darin, daß man den Harn sehr stark verdünnen muß und so erhebliche Fehlerquellen erhält. Eine titrimetrische Methode ist daher empfehlenswert.

Reagenzien: 1. Pregls Ammonmolybdatlösung. (150 g gepulv. Ammoniummolybdat werden in 400 ccm Wasser bis zur Lösung gekocht. Nach dem Abkühlen läßt man langsam und unter Schütteln in eine Lösung von 50 g Ammonsulfat in 500 ccm HNO_3 [1,36], die sich in einer 1-Liter-Flasche befindet, einfließen. Nach 2 Tagen wird filtriert und die Lösung in dunkler Flasche aufbewahrt.) 2. 10%iges Ammonnitrat. – 3. 50%iger Alkohol. – 4. $^1/_{20}$ n-NaOH. – 5. $^1/_{20}$ n-Säure (HCl oder H_2SO_4).

Ausführung: Die zu untersuchende Lösung (die am besten 10—100 mg P enthält) wird in einem 100-ccm-Kolben mit 10—20 ccm Ammonnitrat und 0,5—1 ccm konz. Schwefelsäure versetzt. Sodann wird zum Sieden erhitzt und 1—10 ccm Ammoniummolybdat zugegeben. Die Fällung beginnt sofort. Nach 15 Minuten wird durch ein Asbestfilter filtriert und 6mal mit je 3—5 ccm Alkohol nachgewaschen. Der Trichter wird gut abgewaschen und dann in die eine Öffnung eines doppelt durchbohrten Stopfens gesteckt. In die andere Öffnung kommt ein Rohr zum Anschluß an die Wasserstrahlpumpe. Nun läßt man aus einer Bürette einen geringen Überschuß an $^1/_{20}$ n-NaOH zufließen. Unter leichtem Rühren geht der Niederschlag auf dem Filter in Lösung und läuft in das Gefäß. Man wäscht 6mal mit Wasser nach, so daß das Gesamtvolumen 25 ccm beträgt. Hierauf wird 5 Minuten lang zur Entfernung des Ammoniaks gekocht. Nach Zugabe von 1 Tropfen Phenolphthalein wird mit $^1/_{20}$ n-Säure titriert. Man gibt einen kleinen Überschuß an Säure zu, kocht zum Austreiben der Kohlensäure auf und titriert mit $^1/_{20}$ n-Lauge zurück.

Wesentlich ist für diese Bestimmung, daß das Fällungsmilieu genau eingehalten wird. Auf je 20 ccm Ammonnitrat muß 1 ccm konz. Schwefelsäure kommen.

Berechnung: 1 ccm $^1/_{20}$ n-NaOH = 0,1268 mg P_2O_5 = 0,05536 mg P.

Die übrigen anorganischen Salze haben bisher in der klinischen Analytik des Harnes noch keine größere allgemeine Bedeutung erlangt.

d) Nachweis der stickstoffhaltigen Verbindungen im Harn

Allgemeines: Die normale Stickstofftagesausscheidung beträgt etwa 10–15 g. In dem Begriff des Gesamtstickstoff sind der Harnstoff mit etwa 82%, Ammoniak mit 5%, Harnsäure mit 1,6%, Kreatinin mit 2%, Hippursäure mit 0,5%, Purinbasen mit 0,2% und gewisse Aminosäuren enthalten.

Bestimmung des Gesamtstickstoffs nach Kjeldahl:

Prinzip: Sämtliche N-haltigen Verbindungen werden durch Kochen mit konz. Schwefelsäure unter Zugabe von etwas Selenreaktionsgemisch nach WIENIGER (Merck oder Schering) oder einer Mischung von gleichen Teilen $CuSO_4$ und K_2SO_4 als Katalysatoren in Ammonsulfat überführt. Durch Einwirkung von überschüssiger Natronlauge wird aus dem Ammonsulfat Ammoniak freigemacht und in eingestellter Schwefelsäurelösung aufgefangen. Aus der Menge der durch Ammoniak gebundenen Säure wird der NH_3-Gehalt und aus diesem wiederum der Gesamt-N-Gehalt errechnet.

Ausführung: Reagenzien und methodische Einzelheiten (siehe später S. 250), da der gleiche Arbeitsgang wie bei der Rest-N-Bestimmung erforderlich ist. Im allgemeinen wird der Harn 1:10 verdünnt, von dieser Verdünnung 1 ccm im Kjeldahlkolben verascht und sodann nach der Originalvorschrift behandelt.

Klinische Bewertung: Störungen des N-Umsatzes und der N-Ausscheidung ergeben sich vor allem beim Fieber, im Hunger, bei exsudativen Prozessen und bei Nierenkrankheiten. Vielfach besteht eine Parallelität zur Harnstoffausscheidung, allerdings nicht bei der diabetischen Azidose, bei der sehr viel Ammoniak kompensatorisch ausgeschüttet wird, und nicht bei der akuten Leberatrophie, wo als Ausdruck des Parenchymzerfalles vor allem die Aminosäuren Leuzin und Tyrosin ausgeschieden werden.

Bestimmung des Harnstoffs:

Allgemeines: Täglich werden etwa 20–35 g Harnstoff ausgeschieden. Praktische Bedeutung gewinnt die Harnstoffbestimmung im Harn vor allem zur Ermittlung von Nierenfunktionsstörungen, wobei vor allem die Beziehungen des Harnstoffwertes im Blut zur Harnstoffausscheidung im Harn untersucht werden, wie dies in den Begriffen der Ambardschen Konstante und der Urea clearence nach VAN SLYKE der Fall ist. Einzelheiten siehe später.

Prinzip: 1. nach der Bromlaugenmethode werden 2,5 ccm des 2–4fach verdünnten Harnes analysiert (Ausführung s. Kap. „Blut"), 2. nach der Ureasemethode wird der Harnstoff in 0,1 ccm Harn bestimmt (s. Kap. „Blut").

Orientierungsprobe nach Thoms:

Wenn der Harn keinen Zucker enthält, besteht eine gewisse Relation der Harnstoffmenge zum spez. Gewicht in dem Maße, daß ein spez. Gewicht von

1,010	1,0% Harnstoff	
1,015	1,4% „	
1,020	1,8% „	
1,022	2,0% „	
1,025	2,8% „	
1,028	3,2% „	
1,030	3,8% „	
1,032	4,2% „	entspricht.

Klinische Bewertung: Die Harnstoffausfuhr ist vermehrt bei erhöhtem Eiweißzerfall im Fieber und bei Infektionen besonders nach Typhus, nach großen Blutungen (posthämorrhagische Azoturie nach BÜRGER), nach übermäßiger Fleischzufuhr und stoffwechselsteigernden Medikamenten, wie z. B. Salizylaten, ferner Kaffee oder Dampfbädern.

Vermindert ist die Harnstoffausfuhr besonders bei schweren Leberparenchymschäden, vor allem bei der akuten gelben Leberatrophie sowie bei anderen Lebervergiftungen, schließlich auch bei Niereninsuffizienz durch Harnstoffretention im Blut sowie bei mangelnder Oxydation der Eiweißkörper.

Bestimmung von Ammoniak:

Allgemeines: Die durchschnittliche Ausscheidung von Ammoniak liegt bei 0,7 g pro die bei 0,3–1,2 g normaler Schwankungsbreite, d. h. 2,5–4,5 % der Gesamt-N-Ausfuhr. Die Ammoniakausscheidung ist bei Leberkrankheiten erhöht, ebenso nach Fleischkost, da offenbar die Harnstoffsynthese erschwert vor sich geht. Auch bei Infektionskrankheiten und Diabetes finden sich erhöhte Ammoniakwerte.

Praktische Bedeutung hat die Ammoniakbestimmung im Harn vor allem zur Feststellung und Verfolgung einer diabetischen Azidose. Je mehr Säuren im Coma diabeticum produziert werden, um so mehr versuchen die Nieren durch Ammoniakbildung zu neutralisieren, d. h. eine Zunahme der NH_3-Ausscheidung zeigt uns bei gesunden Nieren eine Zunahme der Säureausscheidung an. Auf diese Weise ist die NH_3-Bestimmung ein Ersatz für die Bestimmung der Azetonkörper. Bei der kranken Niere, z. B. bei einer Niereninsuffizienz, tritt diese sinnvolle Regulation nicht mehr ein, und der Organismus erleidet dann eine entsprechende, urämische Säurevergiftung.

Ammoniakbestimmung im Harn nach Urbach:

Prinzip: Das Ammoniak wird zuerst an Permutit adsorbiert, dann mit Natronlauge eluiert und schließlich kolorimetrisch mit Nesslers Reagens bestimmt.

Reagenzien: 1. 10%ige NaOH. — 2. 2%ige Essigsäure. — 3. Nesslers Reagens. — 4. Permutit.

Ausführung: Man gibt 2 ccm Permutit in einen 200-ccm-Meßkolben und wäscht zweimal mit ammoniakfreiem Wasser, sodann einmal mit 2%iger Essigsäure und schließlich noch zweimal mit ammoniakfreiem Wasser. Die Waschflüssigkeit wird abgegossen. Zum Rückstand werden genau 0,50 ccm Harn und 10—15 ccm Wasser zugegeben und 5 Minuten lang gleichmäßig durchgeschüttelt. Der Permutit wird von der Kolbenwand abgespült, die Lösung dekantiert, noch zweimal mit Wasser in der gleichen Weise gewaschen, schließlich der Kolben zu $^3/_4$ mit Wasser gefüllt und vorsichtig 10 ccm Natronlauge zugegeben. Nachdem man unter der Wasserleitung gekühlt hat, füllt man bis zur Marke auf und gibt 4 ccm Nesslers Reagens hinzu. Nach 10 Minuten wird im Stufenphotometer mit Filter S 43 und einer Schichtdicke von 0,5 oder 1,0 cm abgelesen. Als Leerwert wird eine Mischung von 100 ccm Wasser mit 2 ccm Nesslers Reagens genommen. Bei Filter S 43 und 5 mm Schichtdicke findet man bei 0,5 mg NH_3 in 10 ccm Lösung eine Extinktion von 0,353. Die anderen Konzentrationen lassen sich leicht errechnen, da die Reaktion dem Beerschen Gesetz folgt. Die Harnmenge ist so zu wählen, daß die Ablesung in einem günstigen Bereich erfolgt. Die Fehlerbreite beträgt höchstens $\pm$ 2%.

Klinische Bewertung: Erhöhte Ammoniakwerte finden wir bei der akuten gelben Leberatrophie und bei Leukämien infolge der Aminosäureausscheidung sowie bei Stoffwechselsteigerungen, Diabetes, Pneumonie und Typhus. Auch die Ammoniakbestimmung mittels der Formoltitration kann für die Untersuchung einer diabetischen Azidose herangezogen werden.

Bestimmung der Harnsäure nach Hopkins-Folin:

Prinzip: Die Harnsäure wird hierbei als Ammoniumurat ausgefällt und mit einer Kaliumpermanganatlösung titriert.

Reagenzien: 1. Uranylammonsulfatlösung (= 500 g Ammonsulfat in 600 ccm Wasser gelöst und in einen Meßkolben von 1 l gegeben. Hierzu wird eine Lösung von 5 g Uranylazetat in 100 ccm Wasser und 6 ccm konz. Essigsäure gegeben und die Mischung auf 1000 ccm aufgefüllt). — 2. Konz. Schwefelsäure. — 3. 25%iges Ammoniak. — 4. $^1/_{50}$ n-Kaliumpermanganatlösung. — 5. 10%ige Ammonsulfatlösung.

Ausführung: 8 ccm Harn werden mit 2 ccm Uranreagens vermischt und stehengelassen, bis der Niederschlag sich abgesetzt hat. Sodann wird filtriert. Von dem Filtrat werden genau 7,5 ccm (= 6,0 ccm Harn) abpipettiert, in ein Zentrifugenglas gegeben, sodann 10–15 Tropfen Ammoniak hinzugefügt, mit einem Stopfen verschlossen und über Nacht stehengelassen. Das abgesetzte Ammoniumurat wird scharf abzentrifugiert, die klare Flüssigkeit abgegossen, durch 6–8 ccm Ammonsulfat ersetzt und erneut zentrifugiert. Hierauf wird die klare Flüssigkeit wieder abgegossen, jetzt werden 3–4 ccm Wasser und 1 ccm Schwefelsäure hinzugegeben, mit einem Glasstab gut umgerührt und die heiße Flüssigkeit sofort mit $^1/_{50}$ n-Kaliumpermanganatlösung bis zur völligen Harnsäureoxydation titriert. Am Endpunkt der Titration bleibt die Rosafärbung etwa 10 Minuten bestehen.

Berechnung: Die Zahl der verbrauchten ccm Kaliumpermanganat wird mit 1,5 multipliziert; auf diese Weise erhält man die Anzahl der mg Harnsäure in der angewandten Harnmenge (= 6 ccm).

Klinische Bewertung: Die Harnsäureausscheidung ist natürlich weitgehend von der Art der genossenen Nahrung abhängig und beträgt im Mittel 0,6 g, bei purinfreier Kost etwa 0,3 g, bei Fleischkost etwa 1 g. Unter krankhaften Bedingungen ist die Ausscheidung bei starkem Kernzerfall, wie z. B. bei Leukämien, besonders nach Röntgenbestrahlungen, aber auch nach Pneumonien sowie beim Beginn eines Gichtanfalls und danach deutlich erhöht. Zweckmäßigerweise wird bei dem Harnsäurestoffwechsel aber zwischen der endogenen Harnsäure, d. h. der bei purinfreier Kost aus dem Stoffumsatz frei werdende Menge und der exogenen Harnsäurequote, d. h. der Harnsäure, die aus dem Nahrungspurin stammt, unterschieden. Eine Verminderung der Harnsäureausscheidung finden wir bei Niereninsuffizienz und auch beim Diabetes mellitus.

Nachweis von Kreatin bzw. Kreatinin.

Normalerweise finden wir etwa 1,5 g Kreatinin im Harn, während Kreatin bei fleischfreier Ernährung nur bei Frauen während der Menses und in der Gravidität gefunden wird. Eine Hyperkreatininurie tritt vorübergehend nach anstrengender Muskelarbeit auf, der dann eine kompensatorische Verminderung folgt. (Phosphagensynthese?) Fast alle Muskelerkrankungen und ebenso auch Eiweißzerfall erhöhen die Kreatinausscheidung. Eine Kreatinurie finden wir bei Muskeldestruktionen, so z. B. bei Trichinose, Poliomyelitis, bei Typhus, im Hunger, bei Leberkarzinom und bei schwerem Diabetes.

Praktische Bedeutung gewinnt die Kreatinausfuhr bei Nierenfunktionsprüfungen durch Ermittlung der sog. Rehberg-Zahl. Kreatinin wird im Glomerulus abfiltriert, im Tubulus aber nicht rückresorbiert, allerdings nicht quantitativ, wodurch die Sicherheit der Methode eingeschränkt wird.

Qualitativer Kreatininnachweis (wie beim Legalschen Azetonnachweis):

Zu 2 ccm Harn werden 5 Tropfen einer 10%igen, frisch bereiteten Natriumnitroprussidlösung gegeben und bis zur alkalischen Reaktion 15%ige Natronlauge. Die entstehende rote oder gelbrote Farbe ist durch Kreatinin hervorgerufen.

Quantitative Kreatinin- und Gesamtkreatininbestimmung im Harn nach Lieb und Zacherl:

Prinzip: Aus Kreatinin und Pikrinsäure bildet sich in alkalischer Lösung ein rotes Kondensationsprodukt. Zur Bestimmung des Gesamtkreatinins wird das Kreatin durch Erhitzen mit Salzsäure in Kreatinin übergeführt und die Summe von ursprünglich vorhandenem und neugebildetem Kreatinin bestimmt. Die Extinktionen bzw. Extinktionskoeffizienten dieser Farblösungen werden anschließend mit einem Stufenphotometer gemessen.

Reagenzien: Kaltgesättigte Pikrinsäurelösung (1,2 g reinste Pikrinsäure werden in 100 ccm. Wasser in der Hitze gelöst. 10 ccm dieser Lösung dürfen nach Zusatz von 1 ccm 10%iger Natronlauge und Auffüllen auf 25 ccm im Verlauf von 15 Minuten im Stufenphotometer keine Absorption für das Filter S 53 ergeben. Nötigenfalls ist die Pikrinsäure aus Benzol umzukristallisieren und im Vakuum zu trocknen.) — 2. 10%ige Natronlauge. — 3. 1 n-Salzsäure.

Ausführung für Kreatinin: Der zu untersuchende Harn wird, sofern er trüb ist, vorher zentrifugiert. Störende Bestandteile wie Azeton, Azetessigsäure oder größere Eiweißmengen müssen entfernt werden. Sodann wird 1 ccm des klaren Harnes in einen 100-ccm-Meßkolben pipettiert und mit 20 ccm Pikrinsäurelösung versetzt. Nach Zugabe von 1,5 ccm Natronlauge schüttelt man gut um, läßt 10 Minuten stehen und füllt mit Wasser bis zur Marke auf. Nach gründlichem Durchmischen mißt man mit einem Stufenphotometer meist bei 1 cm Schichtdicke mit dem Filter S 53 die Extinktion gegen Wasser. Die Ablesung muß innerhalb von 5 Minuten nach dem Auffüllen erfolgen.

Berechnung: $c = 260 \cdot k$[1]) mg-% Kreatinin.

Ausführung für Gesamtkreatinin: In einem Erlenmeyerkölbchen erhitzt man 10 ccm Harn mit 5 ccm Salzsäure 3 Stunden auf dem Wasserbad. Man filtriert sodann in ein 25-ccm-Meßkölbchen und füllt mit Wasser bis zur Marke auf. Von dieser verdünnten Lösung wird 1 ccm in einen 100-ccm-Meßkolben pipettiert. Nun verfährt man genau in der gleichen Weise wie oben bei der Kreatininbestimmung. Die Messung erfolgt im allgemeinen bei 2 cm Schichtdicke.

Berechnung: $c = 650 \cdot k$ mg-% Gesamtkreatinin.

E. Fermente im Harn

Allgemeines: Der Harn ist Träger einer großen Zahl von Fermenten, die bisher in ihren Zusammenhängen noch wenig übersehbar sind und die auch bis heute noch eine relativ geringe, praktisch-klinische Bedeutung für die Diagnostik evtl. Organstörungen oder Funktionsausfälle erlangt haben. Wenn der Harn den Körper verlassen hat, gehen die fermentativen Abbauprozesse noch weiter, und zwar um so besser, je günstiger die Temperatur und p_H-Verhältnisse des Harnes gehalten sind.

Die praktisch wichtigsten Fermente sind die *Amylase*, das *Trypsin*, weniger die *Lipase*, ferner die große Gruppe der *Abderhaldenschen Abwehrfermente* und in neuerer Zeit noch die *Hyaluronidase*.

a) Bestimmung der Harndiastase nach Wohlgemuth-Baumann

Prinzip: Der Stärkeabbau durch Diastase wird mit Hilfe der Jodreaktion verfolgt. Hierzu werden Harnverdünnungen bereitet, die zur Fermentaktivierung noch einen Kochsalzzusatz erhalten und sodann mit einer gepufferten Stärkelösung versetzt werden. Nach Ablauf einer gewissen Zeit wird die nicht gespaltene Stärke am Ausfall der Jodreaktion erkannt und nun diejenige kleinste Menge Harn ermittelt, die noch einen Abbau der Stärke bewirkt.

Reagenzien: 1. Physiolog. Kochsalzlösung. — 2. $^1/_{50}$ n-Jodlösung (Jod 2,54 g, KJ 6,6 g, Aq. dest. ad 1000). — 3. Standard-Stärke-Phosphatpufferlösung. Wegen besserer Haltbarkeit wird die Standardlösung in 10facher Konzentration hergestellt und unter Toluol im Eisschrank

[1]) In den obigen Formeln bedeutet *k* den Extinktionskoeffizienten, d. h. die auf die Schichtdicke von 1 cm umgerechnete Extinktion.

aufbewahrt, wodurch sie etwa $\frac{1}{2}$ Jahr verwendbar ist. Zum Gebrauch muß daher stets eine 10fache Verdünnung, die nur beschränkt haltbar ist, hergestellt werden. Eine gelegentliche Kontrolle der Standardlösung mit frisch bereiteter Stärkelösung und Phosphatpuffer wird angeraten. Im einzelnen werden 1 g lösl. Stärke in 50 ccm Aq. dest. unter Umrühren schnell zum Sieden erhitzt und danach durch Einstellen in kaltes Wasser wieder abgekühlt. Daneben werden in einem 100-ccm-Kolben 4,539 g primäres Kaliumphosphat KH_2PO_4, 5,938 g sekundäres Natriumphosphat $Na_2HPO_4 \cdot 2\,H_2O$ (Kaliumphosphat und Natriumphosphat zu Enzymstudien nach SÖRENSEN) in Aq. dest. gelöst und in die inzwischen abgekühlte Stärkelösung gegeben. Nach mehrmaligem Nachspülen wird auf 100 ccm aufgefüllt. Von dieser Lösung ist durch 10fache Verdünnung mit Wasser das gebrauchsfertige Substrat ($1^0/_{00}$ige Stärke) herzustellen.

Ausführung: 10 fortlaufend numerierte Reagenzgläser werden in einem Reagenzglasständer bereitgestellt. In das 1. Glas werden 2 ccm des zu untersuchenden Urines hineinpipettiert, alle übrigen Gläschen werden gleichmäßig mit 1 ccm der physiologischen Kochsalzlösung beschickt. Nun wird aus dem Röhrchen I 1 ccm Harn entnommen und exakt nach dem Röhrchen II überpipettiert, dort gut gemischt und dann durch wiederholtes Aufziehen in der Pipette und Wiederausblasen 1 ccm in das nächstfolgende Reagenzglas übertragen. In der gleichen Weise wird bei den nächsten Gläsern verfahren bis zum letzten Gläschen, von dem der eine ccm verworfen wird. Auf diese Weise ist eine Verdünnungsreihe des zu untersuchenden Harnes hergestellt. Jetzt werden sämtliche Reagenzgläser schnell mit 2 ccm der gepufferten $1^0/_{00}$igen Stärkelösung versetzt und jedes Gläschen einzeln kräftig geschüttelt.

Nachdem also Substrat und Fermentlösung zusammengebracht worden sind, werden die Reagenzgläser für 30 Minuten in ein Wasserbad von 38° gebracht. Nach 30 Minuten wird der Fermentprozeß durch Einbringen der Gläser in Eiswasser unterbrochen. Sodann werden jedem Röhrchen 2 Tropfen $^1/_{50}$ n-Jodlösung zugegeben. Man beachte, im welchen Gläschen neben dem roten Farbton eine leicht blaue oder blauviolett-rote Nuance auftritt, die noch nicht gespaltene Stärke anzeigt. Im Zweifelsfalle kann man durch Zugabe von destilliertem Wasser bis auf 5 ccm eine bessere Beurteilung erlangen. Die auf diese Weise bestimmte untere Grenze der Wirksamkeit wird als Limes bezeichnet. Für die Auswertung und Berechnung wird die dem Limes vorangehende Probe genommen. Zur besseren Übersicht sei nachfolgende Abb. 37 gegeben:

Reagenzglas Nr.	I	II	III	IV	V	VI	VII	VIII	IX	X
Harnverdünnung in physiologischer NaCl-Lösung	1/1	1/2	1/4	1/8	1/16	1/32	1/64	1/128	1/256	1/512
Absolute Harnmenge in ccm	1,0	0,5	0,25	0,125	0,062	0,031	0,016	0,008	0,004	0,002
Stärke-Phosphatpuffer-Lösung; *p*H 6,7	je 2 ccm									
$d\,\frac{38^\circ}{30'}$	2	4	8	16	32	64	128	256	512	1024

Abb. 37. Diastase-Einheiten

Berechnung: WOHLGEMUTH bezeichnete als Diastase-Einheit $d\,\frac{38^\circ}{30'}$ diejenige Fermentmenge, die imstande ist, 1 ccm einer $1^0/_{00}$igen Stärkelösung zu Dextrinen, die mit Jodlösung keine Blaufärbung mehr geben, abzubauen (Wohlgemuth-Einheit = WE). Demzufolge werden also die Anzahl ccm einer $1^0/_{00}$igen Stärkelösung bestimmt, die von 1 ccm Enzymlösung unter den geschilderten Versuchsbedingungen zu Dextrinen abgebaut werden. Wenn z. B. die Aufspaltung bis zum 8. Röhrchen als Limes stattgefunden hat, wobei das vorangehende 7. Reagenzglas ausgewerte wird, so ergibt sich, daß eine Urinverdünnung von 1:64 dieselbe Substratmenge, d. h. 2 ccm der 1‰igen Stärkelösung abgebaut hat. Da alle Werte auf 1 ccm Harn bzw. Fermentlösung umgerechnet werden, so muß also 1 ccm Urin 64 · 2 ccm 1‰ig = 128 WE besitzen, d. h. 128 ccm der Stärkelösung können durch 1 ccm des geprüften Harnes zum Abbau gebracht werden.

Normalwerte der Urindiastase: $d\frac{38°}{30'} = 64$ WE.

Klinische Bewertung: Verminderung der Urindiastase: Unter 16 WE bei Nierenerkrankungen und bei Totalnekrosen des Pankreas.

Vermehrung der Urindiastase: In den ersten beiden Tagen bei akuter Pankreasnekrose, bei akuter Pankreatitis, ferner unter Umständen bei Mitbeteiligung des Pankreas bei Gallenkoliken oder Magen-Duodenal-Ulcera.

b) Trypsinbestimmung im Harn nach Fuld-Groß-Baumann

Prinzip: Das Prinzip beruht auf dem tryptischen Abbau einer bekannten Kaseinlösung bis zu mit Eisessig-Alkohol bzw. Sulfosalizylsäure nicht mehr fällbaren Spaltprodukten. Es wird die kleinste Fermentmenge ermittelt, die unter bestimmten Bedingungen in der Lage ist, diesen Grad der Aufspaltung zu erreichen.

Reagenzien: 1. $^1/_{10}$ n-NaOH. – 2. $^1/_{10}$ n-HCl. – 3. Frisch herzustellende 0,1‰igeKaseinlösung, die aus einer 1‰igen Kaseinlösung bereitet wird. 0,2 g Kasein werden in etwa 20—30 ccm Aq. dest. mit 10—15 ccm $^1/_{10}$ n-Natronlauge durch Aufkochen gelöst. Anschließend wird mit $^1/_{10}$ n-Salzsäure gegen Lackmus neutralisiert und auf 200 ccm aufgefüllt. Diese 1‰ige Lösung soll völlig klar, höchstens leicht opaleszent sein. Hieraus wird die 10fach verdünnte und gepufferte Gebrauchskaseinlösung hergestellt: 20 ccm 1‰iges Kasein + 0,1 ccm 1/15 mol. primäres + 9,9 ccm 1/15 mol sek. Phosphat ad 200 ccm Wasser; $p_H = 8{,}68$. – 4. Phosphatpuffer: 1/15 mol. Lösung von primärem Phosphat (9,078 g KH_2PO_4 in Aq. dest. ad 1000) und 1/15 mol. Lösung von sek. Phosphat (11,876 g $Na_2HPO_4 \cdot 2H_2O$ nach SÖRENSEN in Aq. dest. ad 1000). Beide Lösungen werden zu gleichen Teilen miteinander gemischt und ergeben $p_H = 6{,}8$. – 5. Eisessig-Alkohol-Gemisch: 10 ccm Eisessig werden mit 90 ccm 90%igem Alkohol vermischt. – 6. 20%ige Sulfosalizylsäurelösung.

Ausführung: In 12 Reagenzgläsern wird eine fortlaufende Harnverdünnung hergestellt. In jedes Gläschen, außer dem ersten, werden 1 ccm destilliertes Wasser gegeben. Das I. und II. Reagenzglas erhalten je 1 ccm Harn. Nach guter Durchmischung der Urinverdünnung im 2. Ansatz durch wiederholtes Aufziehen in der Pipette wird 1 ccm in das nächstfolgende Gläschen übertragen, wieder in der gleichen Weise durchgemischt und danach 1 ccm in das IV. Gläschen gegeben. Dieses Verfahren wiederholt sich bis zum XII. Reagenzglas, dessen entnommener ccm verworfen wird. Nach Fertigstellung der Urinverdünnungen werden zu jeder Probe 2 ccm der gepufferten 0,1‰igen Kaseinlösung zugegeben und gut durchgemischt. Sämtliche Ansätze gelangen nun 30 Minuten in ein Wasserbad von 38°. Hierauf wird die Reaktion schnell abgebrochen, die Gläser unter Leitungs- oder Eiswasser gekühlt und in jedes Glas 7 Tropfen des Eisessig-Alkohol-Gemisches hinzugegeben. Man stellt nun fest, bis zu welcher Urinverdünnung ein vollständiger Kaseinabbau eingetreten ist, d. h. wo keine Ausflockung nach Säurezusatz mehr erfolgt. Um diese Grenze noch schärfer zu erfassen, werden 4—6 Tropfen Sulfosalizyllösung zugegeben und nochmals abgelesen. (Bei eiweißreichem Harn ist die Sulfosalizylsäureprobe nicht anwendbar.)

Berechnung: Die Berechnung erfolgt aus der letzten klaren Probe, d. h. aus dem Gläschen mit vollkommener Kaseinverdauung. Als Einheit sieht BAUMANN die Fähigkeit von 1 ccm Harn an, 0,2 mg Kasein unter den gegebenen Bedingungen in nicht mehr fällbare Spaltprodukte abzubauen (= kleine Baumann-Einheit). In der Reihe der angesetzten Gläser gibt der die Verdünnung anzeigende Nenner, in den Zähler gebracht, sofort die Trypsineinheiten an, d. h. es ist die Umrechnung des Verdünnungsgrades bezogen auf 1 ccm Harn, der fähig ist, 0,2 mg Kasein zu spalten. Ein normaler Harn hat in den meisten Fällen nicht die Fähigkeit, 0,2 mg Kasein abzubauen. Eine kleine Einheit nach BAUMANN wäre also der obere normale Grenzwert. Bei Pankreaserkrankungen werden ebenso wie Diastaseerhöhungen auch Trypsinerhöhungen auf das 3–4fache der Norm beobachtet.

Harnlipase: Dieses esterspaltende Ferment ist chininresistent und bei diffusen Nierenerkrankungen stark vermehrt. Bei der praktischen Bestimmung bestehen z. Z. noch zahlreiche Mängel.

c) Nachweis der Abwehrfermente nach Abderhalden

Unter Abwehrfermenten verstehen wir solche Fermente, die im tierischen Organismus unter normalen Verhältnissen durch ihre Wirkung nicht nachweisbar sind, vielmehr nur dann in Erscheinung treten, wenn entweder experimentell Substrate zusammengesetzter Natur parenteral zugeführt werden, die blutfremd sind, oder aber innerhalb des Organismus Bedingungen entstehen, unter denen solche aus Zellen und Geweben in das Blutplasma bzw. in den Harn übertreten. Hinsichtlich der praktischen Durchführung sei auf die Monographie von E. ABDERHALDEN verwiesen.

F. Vitamine im Harn

Allgemeines: Unter normalen Bedingungen werden keine fettlöslichen Vitamine im Harn ausgeschieden. Unter pathologischen Bedingungen finden sich gelegentlich bei fieberhaften Infektionen sowie im wechselnden Ausmaß bei Nieren- und Lebererkrankungen sowie Diabetes geringe Mengen von Vitamin A bzw. Karotin im Harn. Von den Vitaminen D, E und K verfügen wir noch über keine sicheren Daten.

Anders ist es dagegen bei den wasserlöslichen Vitaminen. So kommen z. B. normalerweise 1–2 γ/kg Vitamin B_1, besonders in freier Form, im Harn vor.

a) Vitamin-B_1-Bestimmung im Harn

Prinzip: Vitamin B_1 (Aneurin) wird durch Oxydation mit Ferrizyankalium in alkalischer Lösung zu Thiochrom oxydiert, das mit Isobutylalkohol nach JANSSEN leicht quantitativ extrahiert werden kann. Diese Thiochromlösung zeigt im ultravioletten Licht eine starke Blaufluoreszenz, die zur quantitativen Messung benutzt wird. Um eine solche Lösung von unbekanntem Gehalt zu bestimmen, muß man sich zuerst eine „Standardthiochromlösung" herstellen, die in 1 ccm die 1 γ Vitamin B_1 entsprechende Menge Thiochrom enthält. Stellt man 10 ccm der unbekannten Thiochromlösung (= Testlösung) in einem Reagenzglas unter die Hanauer Analysenquarzlampe und in einem zweiten Reagenzglas 10 ccm Isobutylalkohol, so muß man so viel Standardlösung zusetzen, bis gleich starke Fluoreszenz mit der Testlösung erreicht wird. Beim Harn ist nun ein Umweg einzuschlagen, da dieser auch ohne Oxydation im Butylalkoholextrakt eine starke Eigenfluoreszenz zeigt. Es enthält also die Testlösung beim Harn die Thiochromfluoreszenz und die Eigenfluoreszenz. Aus diesem Grunde muß eine Eigenfluoreszenzlösung des Harnes in Butylalkohol (= Kompensationslösung) hergestellt werden. Zu dieser Kompensationslösung muß bei der Bestimmung zusätzlich noch so viel Thiochromlösung zugesetzt werden, daß sowohl Fluoreszenz-, als auch Farbgleichheit mit der Testlösung erreicht wird.

Reagenzien: Isobutylalkohol – Kaliumferrizyanid – Natronlauge (Liq. Natri caustici pur. DAB. 6.). Hanauer Analysenquarzlampe.

Ausführung: 2,5 ccm Harn werden mit 10 ccm 15%iger Natronlauge versetzt, mit 5 ccm 1%iger Kaliumferrizyanidlösung während 2 Minuten oxydiert und mit 20 ccm Isobutylalkohol ausgeschüttelt. Mit 10 ccm der getrockneten Butylalkohollösung wird nun die Bestimmung ausgeführt, indem man die Lösung derart verdünnt, daß in 10 ccm die etwa 0,02–0,05 γ B_1 entsprechende Menge Thiochrom enthalten ist. Bei Harnen mit starker Eigenfluoreszenz und geringem B_1-Gehalt ist es zweckmäßig, den Harn vor der Oxydation mit der gleichen Menge Isobutylalkohol auszuschütteln, wodurch die Eigenfluoreszenz stark herabgesetzt wird. (Einzelheiten siehe Dtsch. Med. Wschr. 1938, S. 481.) Die normale Vitamin-B_1-Ausscheidung bewegt sich zwischen 50–500 γ, im allgemeinen etwa bei 1–2 γ/kg Körpergewicht. – Bei Vitamin-B_1-Mangel besteht eine erniedrigte Ausscheidung. Bei oraler Belastung erscheint der größte Teil in den Fäzes.

Vom Laktoflavin werden normalerweise etwa 0,2–0,8 mg pro die ausgeschieden, vom Nikotinsäureamid etwa 10–30 mg als Trigonellin und je 1–5–10 mg als Nikotinsäure und Nikotinsäureamid, vom Adermin (B_6) Spuren. Ebenfalls werden vom Vitamin C je nach zugeführter Nahrung keine oder nur geringe Mengen ausgeschieden. Es ist aber wichtig, ein Vitamin-C-Defizit durch eine entsprechende „Belastung" zu ermitteln.

b) Bestimmung von Vitamin C mit Dichlorphenol-Indophenol-Tabletten

Prinzip: Askorbinsäure reduziert den blauen Farbstoff 2,6-Dichlorphenol-Indophenol zu roter bzw. farbloser Reduktionsstufe.

Reagenzien: 2,6-Dichlorphenol-Indophenol-Tabletten (Merck, Roche).

Ausführung: Jede Tablette entspricht 1 mg Askorbinsäure. Je nach der Zahl der zu untersuchenden Proben stellt man sich in 200-ccm-Bechergläsern Lösungen aus je 1 Tablette in 20–30 ccm Wasser her. Sobald eine vollständige Lösung des Farbstoffes eingetreten ist, läßt man aus einem 100-ccm-Meßzylinder langsam und unter Umrühren Harn zufließen, bis die blaue Farbe in eine blaugraue bis grüngraue verwandelt ist. Bei starker Ausscheidung von Askorbinsäure ist unter Umständen eine Wiederholung der Bestimmung unter Anwendung eines kleineren Meßzylinders bzw. einer graduierten Pipette notwendig.

Zu beachten ist, daß die bei normalem Harn gefundenen Reduktionswerte nicht allein auf Askorbinsäure umgerechnet werden dürfen, da solche Harne kaum Askorbinsäure enthalten. Nur bei Belastungsproben ist die Anwendung der Indophenol-Titration sinnvoll. Hierbei ist im allgemeinen eine Ausscheidung von Askorbinsäure dann mit Sicherheit anzunehmen, wenn der hierauf umgerechnete Reduktionswert des Harnes den Wert von 5 mg Askorbinsäure in 100 ccm Harn überschreitet.

Chemische Bewertung: Mit diesem einfachen Verfahren wird nur die reduzierte Askorbinsäure erfaßt. Die oxydierte Askorbinsäure, die biologisch ebenfalls wirksam ist, muß erst durch geeignete Reduktionsmittel reduziert werden, um mit derartigen Reaktionen bestimmt werden zu können.

G. Hormonausscheidung im Harn

Allgemeines: Im menschlichen Harn werden eine große Zahl von Hormonen und diese wiederum in charakteristischer Menge ausgeschieden. Wir unterscheiden hierbei am besten die sog. Steroidhormone (Follikel-, Corpus-luteum-, Hoden-, Nebennierenrinden-Hormon), die meist als Glukuronsäureester ausgeschieden werden, und die gonadotropen Hormone. Alle diese Hormone zeigen in der Norm während des mensuellen Zyklus der Frau, während der Gravidität und auch der Laktation charakteristische und typische Ausscheidungswerte, die für die Gravidität in Abb. 38 übersichtlich dargestellt sind.

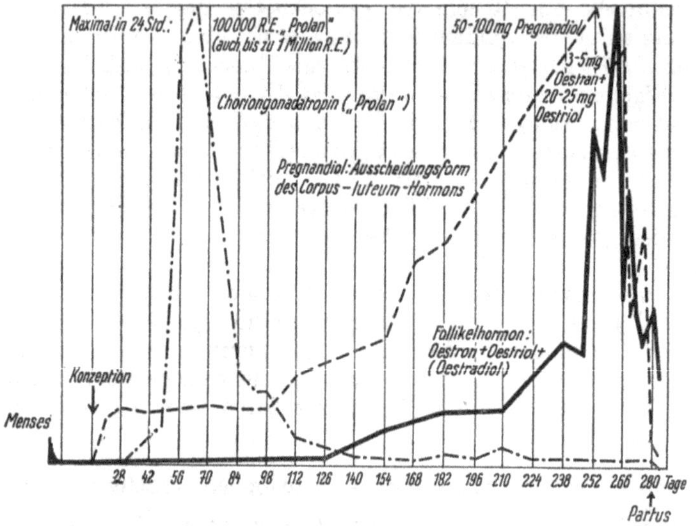

Abb. 38. Hormonausscheidung im Harn während der Gravidität (nach HOHLWEG)

Weniger bedeutsam sind das Laktationshormon (etwa 1 mg pro die im 9. Schwangerschaftsmonat und während der Stillzeit), das thyreotrope Hormon beim Myxödem, das Melanophorenhormon der Hypophyse sowie Gewebshormone (etwa 12 γ Histamin, Spuren von Kallikrein und Cholin).

Praktisch klinische Bedeutung hinsichtlich des Hormonhaushaltes bzw. dessen Nachweis im Harn haben bisher von den biologischen Reaktionen vor allem der *Allan-Doisy-Test* zum Follikelhormonnachweis, der *Aschheim-Zondeksche Schwangerschaftsnachweis* mit seinen neueren Modifikationen, der *Hogben-Test*, in jüngster Zeit vor allem der *Galli-Mainini-Test* und schließlich die sog. 17-*Ketosteroidreaktion* erlangt.

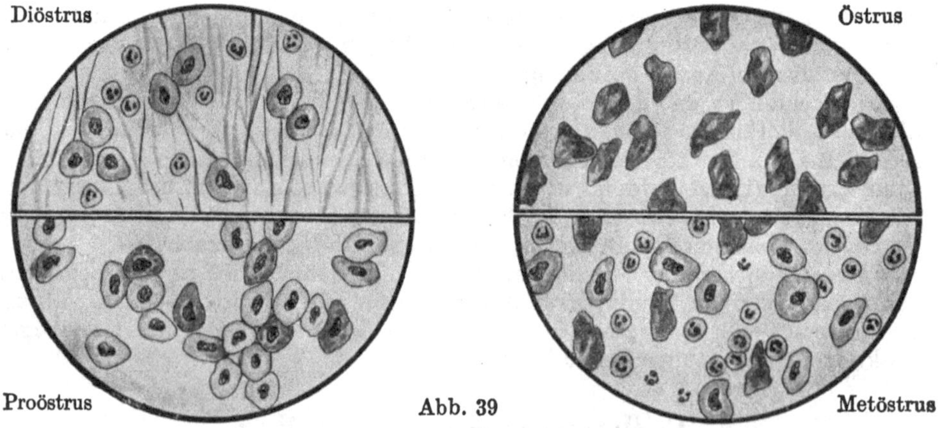

Abb. 39

a) Allan-Doisy-Test zum Follikelhormonnachweis

Bei den kleinen Nagern (Maus, Ratte und Meerschweinchen) entspricht dem zeifen Follikel im Ovar gleichzeitig eine Verhornung der oberen Vaginalschleimhautrellen. Mittels einer Platinöse wird ein Vaginalabstrich ausgeführt, mit Hämalauneosin gefärbt und histologisch untersucht. Hierbei ergeben sich charakteristische Befunde, die die einzelnen Stadien des Brunstzyklus, wie sie in Abb. 39 schematisch dargestellt sind, kennzeichnen.

Internationale Einheit 0,1 γ = 1 Internationale Östron-Einheit.

b) Quantitative Bestimmung des Pregnandiols im Harn

Es wird vielfach angenommen, daß das Pregnandiol des Harns aus dem Progesteron stammt, daneben vermutet man auch im Desoxycorticosteron oder im Cholesterin die entsprechenden Vorstufen. Die Bestimmung des Pregnandiols ist vor allem für die Gynäkologie von Bedeutung. Eine Frühdiagnose einer Schwangerschaft oder die Erkennung eines anovulären, menstruellen Zyklus ist mit der Pregnandiolbestimmung möglich. Das Pregnandiol wird in Bindung an Glukuronsäure ausgeschieden, wobei sich für die qualitative Bestimmung folgende Wege ergeben: Erstens kann aus dem Harn das Natriumsalz der Pregnandiol-Glukuronsäure isoliert und gravimetrisch bestimmt werden, zweitens kann die Glukuronsäure isoliert und quantitativ bestimmt werden, und drittens kann schließlich das freie Pregnandiol als solches erfaßt werden.

Gravimetrische Bestimmung des Pregnandiol-Na-Glukuronats nach VENNING.

Erforderliche Reagenzien: 1. Gut gereinigter n-Butylalkohol. — 2. $^1/_{10}$ n-NaOH. — 3. Gereinigtes Azeton. — 4. Gereinigter 95%iger Alkohol.

Vorbereitung des Harn: Man sammelt den Harn von 24 Stunden und konserviert durch Zugabe von 5—6 Tropfen Trikresol oder durch Zugabe von 100 ccm n-Butylalkohol zu 1 Liter Harn, um jede Hydrolyse des Glukuronats zu vermeiden. Der Urin muß im Eisschrank aufbewahrt werden. Bei schwangeren Frauen genügt zur Analyse eine Tagesmenge, während man im Intermenstrum im allgemeinen die Harnmenge von 2 Tagen sammelt.

Ausführung: Der Harn wird zunächst mit 200 ccm n-Butylalkohol und dann noch zwei- oder dreimal mit je 100 ccm n-Butylalkohol extrahiert ohne zu starkes Schütteln (etwa 30 kreisförmige Bewegungen genügen). Zwischen den einzelnen Extraktionen wartet man etwa eine halbe Stunde. Die gesammelten Butylalkoholauszüge werden alsdann im Vakuum bis zur Trockene eingedampft, der Rückstand in 60 ccm $^1/_{10}$ n-NaOH gelöst und zuerst mit 30, dann mit 20 und zuletzt mit 10 ccm Butylalkohol extrahiert. Die vereinigten Butylalkoholauszüge werden zweimal mit je 5 ccm Aq. dest. gewaschen und im Vakuum ganz eingedampft. Der Rückstand wird in genau 5 ccm Aq. dest. gelöst, in einen Erlenmeyerkolben von 125 ccm gegeben und mit kleineren bekannten Mengen Wasser nachgespült, mit kaltem Azeton auf 100 ccm aufgefüllt und während einer Stunde bei —10° stehengelassen. Hierauf wird 10 Minuten lang zentrifugiert, die Flüssigkeit abgegossen, der Rückstand sowie das ursprünglich benutzte Erlenmeyerkölbchen mit kleinen Mengen Wasser gespült. Die zuzusetzende Menge Wasser richtet sich nach dem Gewicht des Niederschlages. Handelt es sich um einen Niederschlag von etwa 5 mg, so genügen 2 ccm, ansonsten 3 und über 10 mg etwa 5 ccm Wasser. Unter leichtem Erwärmen wird der Niederschlag aufgelöst, durch ein Filter von 1,5 Durchmesser unter Saugen in das Erlenmeyerkölbchen zurückfiltriert, das Filter mit kleinen Mengen Azeton gewaschen und das Filtrat nochmals mit kaltem Azeton auf 100 ccm aufgefüllt. Nach einstündiger Aufbewahrung im Eisschrank wird erneut 10 Minuten lang zentrifugiert, die darüberstehende Flüssigkeit verworfen, der Rückstand in 10 ccm 95%igem Alkohol gelöst und die Lösung in ein gewogenes kleines Glasgefäß filtriert, mit Alkohol nachgewaschen und der Alkohol auf einem Wasserbad unter Durchleiten von Luft verdampft. Das zurückbleibende Pregnandiol-Na-Glukuronat wird im Vakuum getrocknet und gewogen. Auf diese Weise erhält man rund 65% des Pregnandiols. Zur Umrechnung des Pregnandiol-Na-Glukuronats in freies Pregnandiol dient der Faktor 0,618.

Ausrechnung:

$$\text{Pregnandiolausscheidung je 24 Stunden} = \frac{\text{Gewicht des Niederschlages} \times 0{,}618 \times 65 \times \text{Tagesmenge Harn}}{\text{analysierte Harnmenge}}$$

Die quantitative Bestimmung des Pregnandiols auf Grund der Ermittlung der glukosidisch gebundenen Glukuronsäuremenge nach Maughan, Evelin und Braune (J. Biol. Chem. 126, 267, 1938) und eine quantitative kolorimetrische Bestimmung des freien Pregnandiols nach Marrian (J. Endocrinology [England] 5, 247, 1948) finden sich in deutschsprachlicher Übersetzung bei I. Abelin (Therapeutische Umschau, H. 8 u. 9, 1950, Bern, Verlag Huber).

Klinische Bewertung der Pregnandiolausscheidung im Harn: Bei der Bewertung der Pregnandiolbefunde ist in quantitativer Hinsicht Vorsicht geboten, dafür sind die qualitativen Unterschiede höher zu bewerten. Jedenfalls gelingt es, mit der Pregnandiolmethode einen gewissen Einblick in den Progesteronhaushalt zu gewinnen. Man nimmt im allgemeinen heute an, daß das Pregnandiol das biologisch aktive Ausscheidungsprodukt des Progesterons darstellt und somit der Pregnandiolnachweis ein Maß für die Corpus-luteum-Hormonbildung darstellt.

Schnellbestimmung von Pregnandiol nach Rabinovitch.

Ausführung: 100 ccm Harn und 1,5 g Zinkstaub werden zum Sieden erhitzt, 10 ccm konz. Salzsäure zugegeben und die Mischung 5 Minuten gekocht. Nach Abkühlen wird über eine Sandsäule dekantiert. Der Zinkrückstand wird mit 25 ccm n-Salzsäure, 25 ccm $^1/_{10}$ n-Salzsäure und 3mal 25 ccm Wasser gewaschen. Alle wässerigen Lösungen werden über die Säule gegossen, die dann mit Luftstrom getrocknet wird. Das Zink wird noch 4mal mit je 20 ccm heißen 95%igem Alkohol extrahiert und hiermit die Säule eluiert. Das Filtrat wird zur Trockne gebracht, der Rückstand mit 5 ccm 95%igem Alkohol gelöst und 20 ccm $^1/_{10}$ n-Natronlauge zugegeben. Nach einer Stunde bildet sich eine Fällung, die das Pregnandiol enthält. Man filtriert ab, wäscht mit Wasser und trocknet. Sodann wird der Rückstand mit 10 ccm heißem Alkohol gelöst. Mit dieser Lösung kann man dann u. a. die sog. Gutermann-Reaktion anstellen: Hierbei wird der Trockenrückstand in 5 ccm H_2SO_4 gelöst und kolorimetrisch die Farbintensität ermittelt.

c) Die biologischen Schwangerschaftsreaktionen

Allgemeines: Die biologischen Schwangerschaftsreaktionen beruhen auf dem Nachweis von gonadotropem Hormon, das sofort mit beginnender Schwangerschaft den mütterlichen Organismus überschwemmt und im Urin als Prolan ausgeschieden wird. Dadurch, daß die höchste Hormonausscheidung bereits in der 6. Woche der Gravidität stattfindet (s. Abb. 38), ist zugleich eine sichere Diagnostik möglich, wobei die Fehlergrenze im allgemeinen etwa nur 1% beträgt. Die einzelnen biologischen Reaktionen unterscheiden sich vor allem in der erforderlichen Zeit. Sehr brauchbare Verfahren mit zahlreichen Modifikationen und einer Auswahl verschiedener Tierarten (Mäuse, Ratten, Frösche, Kaninchen u. a.) sind entwickelt worden, wobei die entsprechenden Ergebnisse entweder gravimetrisch, histologisch oder durch die Eiablage bzw. Spermienproduktion erhalten werden.

Die Aschheim-Zondeksche Reaktion (AZR.).

Wenn man Schwangerenurin weiblichen, infantilen Mäusen einspritzt, so werden die Tiere durch die Wirkungsweise der gonadotropen Hormone künstlich frühreif. Man erkennt die künstliche Frühreife an den Veränderungen der Eierstöcke, die bereits 100 Stunden nach der ersten Injektion ein Zeichen einer überstürzten Geschlechtsreife aufweisen, indem sich reife Follikel, Corpora lutea und sog. Blutpunkte, d. h. Massenblutungen in die großen Follikel, ausbilden. Weiterhin vergrößert sich der Uterus durch die künstlich angeregte Produktion von Follikelhormon, und die Scheide weist das Schollenstadium auf. Die Veränderungen in den Ovarien sind bei den nach 100 Stunden getöteten Mäusen zum Teil makroskopisch erkennbar und werden mikroskopisch bestätigt. Die Reaktion wird 8—10 Tage nach der Konzeption positiv, erreicht eine 98%ige Zuverlässigkeit und wird 2—3 Wochen nach erfolgtem Fruchttod und im Verlaufe der ersten 8 Wochenbettstage negativ.

Technik: 30 ccm Frühurin werden filtriert. Katheterurin ist nicht unbedingt notwendig. Die Reaktion des Harnes muß sauer sein, sonst Zusatz von 3%iger Essigsäure. Zur Entgiftung und Extraktion des ebenfalls im Schwangerenharn enthaltenen Follikelhormons wird der Urin 3—5 Minuten mit der doppelten bis dreifachen Menge Äther ausgeschüttelt. Nach Schichtentrennung wird der Harn vom Äther getrennt und eine Zeitlang zur vollständigen Verdunstung des Äthers in einer offenen Schale stehengelassen. 3—5 infantilen, 4 Wochen alten, weißen Mäusen von 6—8 g werden innerhalb von 48 Stunden 6mal 0,5 ccm Urin unter die Rückenhaut injiziert, und zwar am ersten Tage am Vormittag und am Abend je eine Injektion, am zweiten Tage morgens, mittags und abends je eine, am dritten Tage morgens die 6. Injektion. 96—100 Stunden nach der ersten Injektion werden die Tiere durch Äthernarkose getötet und seziert.

Außer der Vergrößerung der Ovarien und des Uterus unterscheidet man die

Reaktion I: Im Ovarium ist eine große Anzahl von Follikeln reif geworden. Große Follikel mit ausgedehnter Höhle und Eihügel. Im Vaginalabstrich Schollenstadium als Zeichen der Brunst. Es handelt sich somit um eine beschleunigte Follikelreifung. Die Reaktion I ist nicht beweisend für eine Gravidität, sie tritt auch bei anderen Zuständen auf, z. B. im Klimakterium, bei innersekretorischen Störungen und bei Karzinompatientinnen.

Reaktion II: Im Ovarium finden sich Blutpunkte in den Follikeln. Der Nachweis von Blutpunkten ist für eine Schwangerschaft bereits beweisend.

Reaktion III: Im Ovarium finden sich echte Corpora lutea. Dieser Befund ist für eine Schwangerschaft absolut beweisend.

Bleibt nur eine Maus am Leben mit negativem Ausfall der Reaktion, so ist der Versuch zu wiederholen.

Dem Nachteil der AZR., daß das Ergebnis erst nach 5 Tagen erhalten werden kann, begegnet die folgende Reaktion:

Schwangerschaftsschnellreaktion nach Friedmann.

Sie wird am geschlechtsreifen Kaninchen ausgeführt, bei dem bekanntlich der Follikelsprung nicht spontan erfolgt, sondern erst durch den Kohabitationsreiz ausgelöst wird.

Ein geschlechtsreifes, virginelles Kaninchen von 1600—2000 g Gewicht wird probelaparotomiert, um das Vorhandensein von reifen Follikeln festzustellen. Andererseits dürfen noch keine Corpora lutea oder mit Blut gefüllte Follikel vorhanden sein. Dann werden 10 ccm von dem filtrierten, sauren und mit Äther ausgeschüttelten Urin dem Kaninchen in die Ohrvene gespritzt. 24 Stunden nach der Injektion wird das Kaninchen wieder laparotomiert. Bei positiver Reaktion haben sich auch Corpora lutea gebildet. Ist makroskopisch die Deutung zweifelhaft, so muß mikroskopisch untersucht werden. Um sicher zu gehen, kann man ein zweites Kaninchen am ersten Tage ebenfalls mit 10 ccm und am zweiten Tage mit 5 ccm Urin i. v. injizieren. Die Inspektion des 2. Tieres wird jedoch nur vorgenommen, wenn das 1. Tier eine negative Reaktion zeigte. Der früheste Termin bei Verwendung von 2 Kaninchen verschiebt sich dann auf 48 Stunden.

ZSB.-Schnellreaktion an der Ratte.

Sie wurde 1945 von ZONDEK, SULMAN und BLACK angegeben. Drei weibliche Ratten im Gewicht von 20–25 g erhalten 2mal 2 ccm entgifteten Morgenurin im Abstand von 1 Stunde subkutan injiziert. 24 Stunden danach werden die Tiere getötet und die Ovarien begutachtet. Erdbeerrote (hyperämische) Ovarien zeigen die vermehrte Anwesenheit von gonadotropem Hormon im injizierten Urin an = positive Reaktion. Eine weitere Beschleunigung wird dadurch erzielt, daß eine Ratte schon nach 6 Stunden getötet wird. Ist bei ihr die Reaktion positiv, so können die übrigen 2 Tiere am Leben bleiben.

Der Hogben-Test am südafrikanischen weiblichen Krallenfrosch (Xenopus laevis).

3—5 geschlechtsreifen, weiblichen Tieren werden 1—2 ccm Harn (oder besser ein durch Azetonfällung hergestelltes Konzentrat) in den dorsalen Lymphsack eingespritzt. Bei positivem Ausfall der Reaktion kommt es schon nach 6—10 Stunden zur Ablage einer großen Zahl von Eiern.

Zur Azetonfällung werden 100 ccm Harn mit 400—500 ccm chemisch-reinem Azeton bis zum Maximum der Fällung versetzt. Der Niederschlag wird abzentrifugiert und von der Flüssigkeit getrennt. Dann wird nochmals die 2—3fache Azetonmenge hinzugegeben. Es wird wieder zentrifugiert und der gesamte Niederschlag dann zur Verdrängung des Azetons mit Äther behandelt. Nach Verdunsten des Äthers wird der Rückstand in 5 ccm sterilem Leitungswasser aufgenommen, $^1/_2$ bis 1 Stunde geschüttelt und filtriert. 1 ccm der Lösung enthält so das Prolan aus 20 ccm Harn.

Die Versuchstiere brauchen nicht getötet zu werden und können bei negativer Reaktion nach 14 Tagen und bei positivem Ergebnis nach 4—6 Wochen erneut für einen Versuch benutzt werden. Die Nachteile des Hogben-Testes liegen in der schwierigen Beschaffung und schwierigen Aufzucht der Tiere in Europa. Außerdem ist infolge von Domestikationserscheinungen mit Spontanovulationen zu rechnen.

Der Galli-Mainini-Test an der männlichen Kröte oder dem männlichen Frosch.

Allgemeines: Hierzu können die beheimateten männlichen Kröten und Froscharten verwendet werden. Es liegen günstige Versuchsergebnisse mit der gewöhnlichen Erdkröte (Bufo vulgaris) sowie anderen Kröten (Bufo viridans), dem Wasserfrosch (Rana esculenta) und dem Wiesenfrosch (Rana temporaria) vor. Die Kröten sind verhältnismäßig schwierig zu beschaffen, während der Wasserfrosch wohl am ehesten zu haben ist.

Die morphologischen Unterscheidungsmerkmale sind folgende (s. Abb. 40):

Bufo vulgaris (gemeine Kröte): Die Männchen sind kleiner und schmächtiger als die Weibchen, der Vorderarm dicker und fleischiger, sie haben eine schwarze, rauhe Haut am Daumen und am Innen- und Dorsalrand der 2 zunächst stehenden Finger. Der Bauch ist einfarbig hellgrau.

Spermien: Der Kopf erscheint schwach gekrümmt, vorn fein zugespitzt auslaufend, hinten stumpfer. Am dünnen Schwanzfaden läuft eine äußerst blasse, undulierende Membran herab. Am Übergang vom Kopf zum Schwanzfaden wölbt sich ein kugeliger Ballen von gekörntem Protoplasma hervor.

Rana esculenta (Wasserfrosch): Das Männchen ist kleiner als das Weibchen, der Vorderarm dicker und fleischiger, die Daumenschwiele mäßig stark. Die Papillen sind mäßig hoch und dick, 2 Schallblasen. Bauchseite ungefleckt.

Die Reaktion soll bei Verwendung des Wasserfrosches bessere Resultate zeigen als beim Wiesenfrosch.

2 männlichen geschlechtsreifen Wasserfröschen werden 3 ccm Urin oder 3 ccm Serum in den dorsalen Lymphsack injiziert. Nach 1–2 Stunden wird mit einer Pipette aus der Kloake Urin entnommen und mikroskopisch untersucht. Enthält der Urin

Spermatozoen, so ist die Reaktion positiv. Eine Vorbehandlung des Urins ist nicht unbedingt notwendig. Bei negativem Ausfall der Reaktion sind die Tiere bereits nach 14 Tagen, bei positivem Ausfall nach 2–3 Wochen wieder zu verwenden. Insgesamt kann ein Frosch 6–7mal im Versuch Verwendung finden. Während des Versuches ist nach Möglichkeit eine Wassertemperatur von 22° einzuhalten. Die im Versuch befindlichen Tiere sollen im Dunkeln stehen. Während des Sommers macht sich zur Fütterung zeitweiliges Stopfen der Tiere mit Fleischabfällen notwendig. Im Winter ist

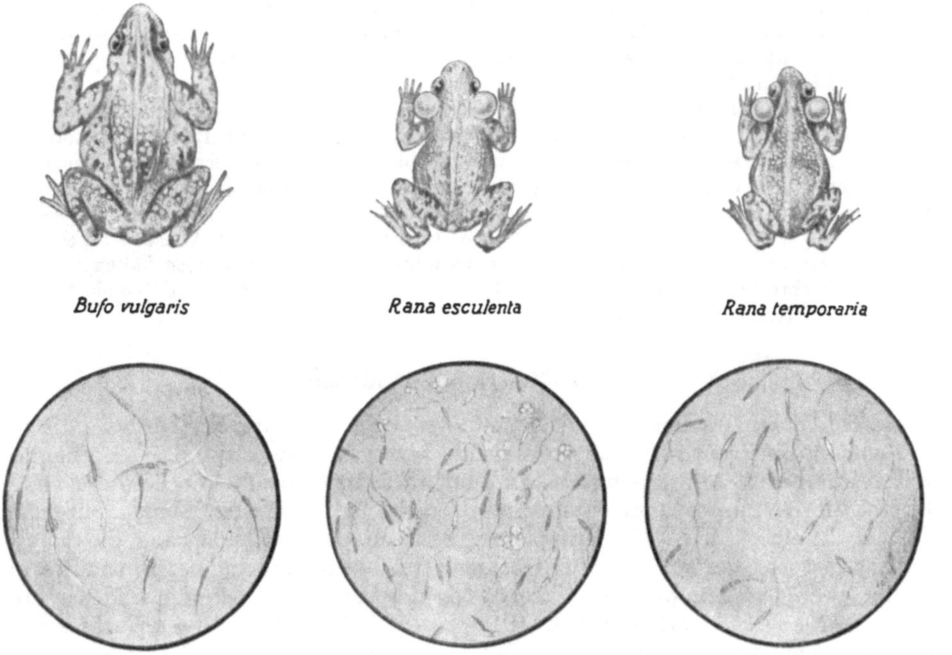

Abb. 40. Männliche Frösche und deren Spermien für den Galli-Mainini-Test

keine Nahrung nötig. Es braucht nicht mit spontaner Spermiogenese während der Laichzeit bei getrennt gehaltenen Tieren gerechnet zu werden. Die Vorteile der Reaktion liegen in ihrer Einfachheit, Schnelligkeit, Billigkeit und Zuverlässigkeit. Die Ergebnisse aus dem Urin werden als zuverlässiger betrachtet als die aus dem Serum.

Gebräuchliche Entgiftungs- und Anreicherungsverfahren im Urin, die natürlich auch beim Galli-Mainini-Test angewandt werden können, sind neben der einfachen Ätherausschüttelung, die bei der AZR. bereits angeführt wurde, folgende:

1. *Fällungsschnellreakion nach B. Zondek:*

10 ccm Morgenurin werden mit einigen Tropfen 10%iger Essigsäure bis zur schwach lackmussauren Reaktion angesäuert und mit 40 ccm 96%igem Alkohol versetzt. Die Lösung wird 5 Minuten geschüttelt. Es bildet sich ein flockiger, gelblicher Niederschlag. Die Lösung bleibt jetzt $1^1/_2$ Stunden stehen, anschließend wird sie zentrifugiert. Das Hormon befindet sich in der Fällung. Der Alkohol wird abgeschüttet und die Fällung mit etwa 2 ccm Äther 3 Minuten geschüttelt. Danach wird der Äther abgegossen und die Fällung nun in 1–2 ccm Aq. dest. aufgenommen. Nach 5 Minuten Schütteln wird nochmals zentrifugiert. Die so entstandenen 1- oder 2-ccm-Lösung enthalten somit das Hormon aus 10 ccm Schwangerenharn.

2. *Die Azetonfällung siehe unter Hogben-Test.*

3. *Verfahren von Katzmann und Doisy:*

Zu 30 ccm Urin, der mit Essigsäure auf p_H 5 gebracht worden ist, gibt man unter kräftigem Umrühren langsam 2,3 ccm einer gesättigten Benzoesäurelösung in Azeton zu. Der entstehende Niederschlag reißt das gonadotrope Hormon mit sich. Die Fällung wird mit Porzellannutsche oder mit Jenaer-Glas-Filtertiegel G 2e abfiltriert, evtl. Reste mit gesättigter, wäßriger Benzoesäurelösung nachgespült. Nach dem Abnutschen gibt man zu dem Niederschlag 23 ccm einer Azetonäthermischung (1:9) hinzu, die den reinen Benzoesäureniederschlag wieder auflöst. Hierauf wird erneut bis fast zur Trockene abgesaugt. Die Filtrate können verworfen werden. Der Rückstand wird gelöst, und zwar am besten auf dem Filter mit 15 ccm 0,5%iger Natriumbikarbonatlösung unter kräftigem Aufwirbeln. Das nunmehr erhaltene, fast klare und farblose Filtrat stellt die gebrauchsfertige und ungiftige Injektionslösung dar.

4. *Verfahren nach Risse:*

50 ccm Harn werden mit 150 ccm Äther 5 Minuten geschüttelt und im Scheidetrichter getrennt. Die wäßrige (also untere) Harnschicht wird abgelassen mit 150 ccm Azeton und 50 ccm Alkohol versetzt und wieder 5 Minuten geschüttelt. Der dabei erhaltene Niederschlag wird abzentrifugiert und nach Weggießen der überstehenden Flüssigkeit in 10 ccm Wasser aufgeschüttelt. Diese Aufschüttelung wird bei 40—45° im Vakuum (nicht höher wegen der Thermolabilität des Hormons!) auf etwa 5 ccm eingeengt. Die auf diese Weise resultierenden 5 ccm Aufschwemmung sind von giftigen Harnbestandteilen und organischen Fällungsmitteln frei und entsprechen 50 ccm Nativharn. Davon werden 2 gesunden Tieren jeweils 2,5 ccm = 25 ccm Nativharn eingespritzt.

d) 17-Ketosteroid-Reaktion

In den letzten Jahren hat mit zunehmender Verbesserung der Methode die 17-Ketosteroid-Reaktion auch eine zunehmende Verbreitung gefunden. Die ursprünglich von ZIMMERMANN angegebene Reaktion mit m-Dinitrobenzol – die also der Jaffé-Bittóschen Kreatinreaktion entspricht – ergibt in alkalischer Lösung mit allen Stoffen, die eine —CO—CH_2-Gruppierung besitzen, eine Violettfärbung, die quantitativ ausgewertet werden kann. Positiv reagieren hierbei das Androsteron und Testosteron sowie von den weiblichen Hormonen das Östron, das Equilin und das Progesteron. Negativ verhalten sich Östradiol und Östriol. Methodische Verbesserungen sind vor allem auch durch Hinzuziehen von Girards-Reagens [= Ketoreagens vom Typus Cl · $(CH_3)_3 \equiv N—CH_2—CO—NH \cdot NH_2$] erreicht worden, wodurch die Hormone, die eine Ketongruppe enthalten, in wasserlösliche Verbindungen übergeführt werden, die dann mit Äther von den Nicht-Ketoverbindungen abgetrennt werden können. Ein geeignetes, neues Bestimmungsverfahren ist kürzlich von TOMPSETT angegeben worden.

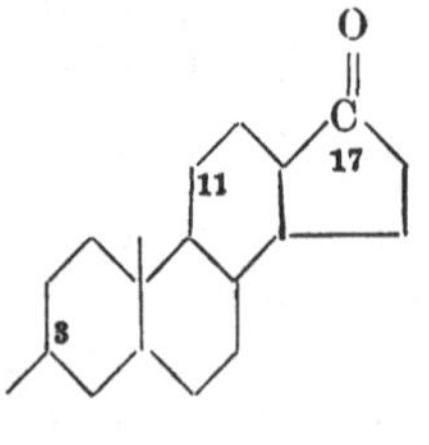

Typ eines 17-Ketosteroids

Reagenzien:

1. Konzentrierte Salzsäure.
2. Peroxydfreier Äther.
3. 10%ige wäßrige Natronlauge.
4. Aldehydfreier, absoluter Alkohol. – Dieser wird in folgender Weise hergestellt: 4 g m-Phenylendiaminhydrochlorid werden zu einem Liter handelsüblichen, absoluten Alkohol hinzugefügt. Die Mischung soll 1 Woche unter gelegentlichen Umschütteln im Dunkeln stehen. Der Alkohol wird dann in einer vollkommen gläsernen Apparatur destilliert. Der destillierte Alkohol soll in einer dunklen Flasche in einem dunklen Schrank aufbewahrt werden.

5. 2%ige m-Dinitrobenzollösung in aldehydfreiem Alkohol. — Selbst die besten handelsüblichen Arten von m-Dinitrobenzol enthalten Verunreinigungen, die die endgültige Farbreaktion stören. Die beste handelsübliche Art soll in folgender Weise gereinigt werden: 20 g werden in 750 ccm 95%igem Äthylalkohol in einer 8-Liter-Flasche gelöst und auf 40 Grad erwärmt. Dann wird wässerige 2-normale Natronlauge hinzugefügt, bis keine weitere Verstärkung der Rosafarbe eintritt. Die Lösung wird 5 Minuten abgekühlt, dann werden ungefähr 2,5 Liter Wasser schnell hinzugefügt und die Mischung gut umgerührt. Das ausgefällte m-Dinitrobenzol wird auf einem Büchner-Trichter gesammelt, mit großen Mengen Wasser gewaschen und zweimal aus 120 ccm bzw. 80 ccm absolutem Alkohol umkristallisiert. Eine Mischung von gleichen Teilen einer 1%igen alkoholischen m-Dinitrobenzollösung mit wäßriger 5-normaler Kalilauge soll nach einer Stunde keine Farbe entwickelt haben. Für den Gebrauch wird eine 2%ige Lösung in aldehydfreiem Alkohol bereitet. Die Lösung soll im Dunkeln aufbewahrt werden.
6. 5-n wässerige Kalilauge.
7. Absoluter Alkohol.
8. Eisessig.
9. 30%ige Natronlauge.

Glasgeräte:

Alle Glasgegenstände sollen peinlichst sauber sein. Die Apparatur besteht aus:

1. 500-ccm-Scheidetrichter mit Glasstöpsel.
2. 250 ccm und 1000 ccm konischen Flaschen (feuerfest).
3. 500-ccm-Bechergläser.
4. 50-ccm-Zylinder mit Glasstöpseln.
5. Feuerfesten Reagenzgläsern 130 × 15 mm.

Vor Gebrauch werden diese mit Salpetersäure und Chromschwefelsäuremischung gewaschen, dann mit Wasser und anschließend mit absolutem Alkohol gespült und schließlich in einem Ofen getrocknet.

Ausführung: Herstellung des Auszuges: Eine 24-Stunden-Portion Urin wird in einer Flasche gesammelt, die 10 ccm konz. Salzsäure enthält. 250 ccm werden vorsichtig mit 25 ccm konz. Salzsäure in einer konischen Literflasche 10 Minuten über einem Bunsenbrenner gekocht; Flasche und Inhalt werden dann schnell abgekühlt, und der hydrolysierte Urin wird in einen 500-ccm-Scheidetrichter übertragen, wo er dreimal mit je 80 ccm peroxydfreiem Äther extrahiert wird.

Die gesammelten Ätherextrakte werden zweimal mit je 80 ccm 10%iger Natronlauge und zweimal mit je 80 ccm Wasser gewaschen. Der Ätherextrakt wird dann in einer 250 ccm konischen Flasche bis zur Trockenheit eingedampft und der Rückstand in einem Heißluftofen für einige Minuten auf 100 Grad C erhitzt.

Der trockene Steroidrückstand wird in 0,5 ccm Eisessig gelöst und 30 ccm Wasser sowie 1 ccm 30%ige NaOH hinzugegeben. Das Gemisch wird in einen 50-ccm-Zylinder mit Glasstöpsel überführt. Die wässerige Lösung wird dreimal mit je 20 ccm peroxydfreiem Äther extrahiert. Die Ätherschicht, die mit einer Saugpipette abgenommen wird, gibt man in eine konische 250-ccm-Flasche. Es muß darauf geachtet werden, daß das braune, amorphe Material, was sich an der Wasser-Äther-Grenze befindet, nicht bei diesem Vorgang aufgerührt wird. Der Ätherextrakt wird bis zur Trockenheit eingedampft und dann im Heißluftofen für einige Minuten auf 100° erhitzt. Getrocknete Steroidextrakte scheinen sich unbegrenzt zu halten.

Kolorimetrische Bestimmung:

Die Farbe wird in einem Reagenzglas entwickelt (130 × 15 mm), das peinlichst sauber sein muß. Der trockene Steroidextrakt wird in 5 ccm aldehydfreiem Alkohol gelöst. 3 Gläser sind für eine Bestimmung nötig:

1. Unbekannt

0,2 ccm Alkohollösung der Urinsteroide
0,2 ccm der 2%igen alkoholischen Lösung von m-Dinitrobenzol
0,2 ccm der 5-n-Kalilauge (wäßrig).

2. Urin ohne Reagens

0,2 ccm Alkohollösung der Urinsteroide
0,2 ccm des aldehydfreien Alkohols
0,2 ccm der 5-n wäßrigen Kalilauge.

3. Reagens ohne Urin

0,2 ccm aldehydfreier Alkohol
0,2 ccm der 2%igen alkoholischen Lösung des m-Dinitrobenzols
0,2 ccm der 5-n wäßrigen Kalilauge.

Die Gläser werden für 45 Minuten in ein Wasserbad von 25° C gestellt und vor der direkten Belichtung geschützt. Hierauf versetzt man jedes Glas mit 10 ccm 67%igen wäßrigen Alkohols (67 ccm absoluter Alkohol werden mit dest. Wasser auf 100 ccm aufgefüllt) und vermischt den Inhalt. Die Absorption wird im Pulfrich-Photometer mit einem Grünfilter gemessen. Die geringe Absorption durch den Urin und die Reagenzien werden von der Bestimmung abgezogen und die Menge des vorhandenen 17-Ketosteroids von einer Standardkurve in Androsteroneinheiten abgelesen. Wenn der Urin mehr als 20 mg im Liter enthält, muß der alkoholische Extrakt weiter verdünnt werden, z. B. auf 10 oder 20 ccm.

Standardkurve.

Eine geeignete Standardkurve kann mit 0,05, 0,10, 0,15, und 0,20 mg/Androsteron in 0,2 ccm Alkohol gewonnen werden. Dehydroisoandrosteron, wenn verfügbar, gibt eine beinahe identische Kurve. Östron, ein Phenol-17-Ketosteroid, das aus dem Urinextrakt durch Alkalibehandlung gewonnen wird, gibt eine ähnliche Kurve. Die Färbung mit Östron ist um annähernd 5% größer als mit der entsprechenden Menge Androsteron.

Die Ergebnisse der oben beschriebenen Methode stimmen gut mit den Werten überein, die mit der Methode der Ketonabtrennung mit Girard-Reagens erhalten werden.

Chemische Bewertung: Es sei hervorgehoben, daß die 17-Ketosteroidbestimmung nur dann Zweck hat, wenn die Durchführung der Analysen mit größter Sorgfalt geleistet wird. Besonders wichtig ist die Reinheit des Alkohols, des m-Dinitrobenzols, die Haltbarkeit der Kalilauge und die entsprechende Korrektur der nichtspezifischen Färbungen im Harnauszug. In neuester Zeit interessiert auch eine Zerlegung der 17-Ketosteroide in die α- und in die β-Fraktion, denn wir wissen, daß manche Ketosteroide im ersten Ring am C-Atom 3 eine Hydroxylgruppe tragen, die je nach der Lagerung das Auftreten zweier Modifikationen verursacht, die als α- und β-Fraktion bezeichnet werden. Wie beim Cholesterin unterscheiden sich die beiden Substanzen in ihrer Fällbarkeit mittels Digitonin, d. h. die β-Steroide werden durch Digitonin gefällt, während die α-Steroide in Lösung bleiben. Soweit heute bekannt ist, stammen die β-Steroide aus der Nebennierenrinde und sind dementsprechend bei Nebennierenrindentumoren erhöht, während die α-Steroide aus den Testes stammen dürften. (Einzelheiten der Bestimmungsmethode s. FRAME, Endocrinology 34, 175 [1944].)

α-Form

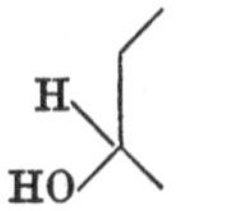

nicht mit Digitonin fällbar

β-Form

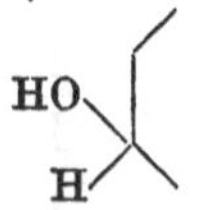

mit Digitonin fällbar und durch Pyridin zerlegbar

Klinische Bewertung: Wir wissen heute, daß etwa ⅔ der 17-Ketosteroide des Mannes von der Nebenniere stammen, während ⅓ der Ketosteroide von den Leydigschen Stützzellen der Testes produziert werden. Bei der Frau dürfte es sich praktisch nur um Produkte der Nebennierenrinde handeln. Je nach der angewandten Methodik sind die Normalwerte verschieden und schwanken bei Männern in erheblichem Maße in Abhängigkeit vom Alter, wie die beiliegenden Kurven in Abb. 41 zeigen. Wir sehen aus diesen Abbildungen, daß die Mittelwerte im Alter von 20—30 Jahren etwa bei 15 mg

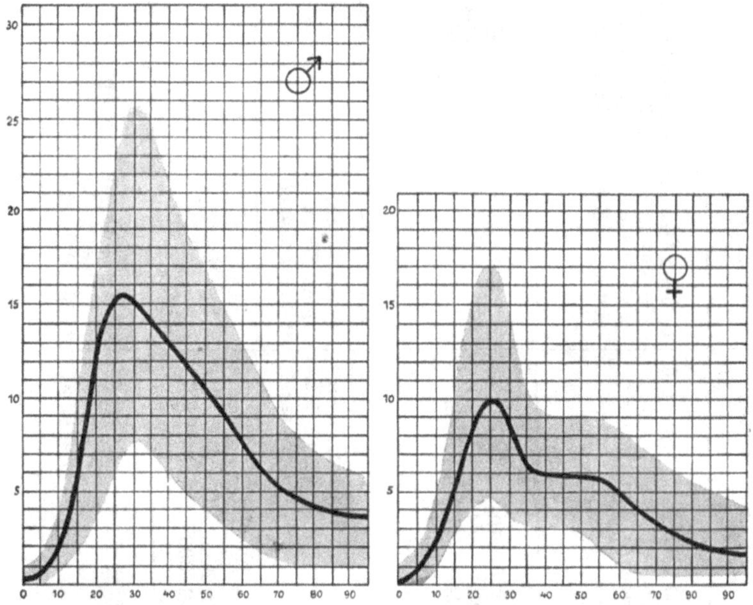

Abb. 41. 17-Ketosteroidausscheidung im Harn bei Männern und Frauen (n. HAMBURGER)

je 24 Stunden liegen und dann mit zunehmendem Alter deutlich abfallen. Bei der Frau liegen zwischen 20 und 30 Jahren die durchschnittlichen Mittelwerte etwa bei 10 mg, halten sich bis etwa 50 Jahre noch auf einer Höhe von 6 mg, um dann mit zunehmendem Alter ebenfalls leicht abzufallen. Ein wichtiges diagnostisches Hilfsmittel ist die 17-Ketosteroidreaktion vor allem bei Nebennierenrindentumoren, wo die gefundenen Werte zwischen 100 und 400 mg liegen können. Wenig erhöhte Werte, etwa von 40—60 mg, werden beim Virilismus, Pseudohermaphorditimus, Arrhenoblastom sowie beim Cushingschen Syndrom beobachtet, während wir erniedrigte Werte bei Kastraten, bei Addisonismus und bei anderen Nebenniereninsuffizienzen, z. B. auch nach infektionstoxischen Schäden finden. Die Kontrolle der Ketosteroidausscheidung unterliegt offenbar weitgehend der Hypophyse. Bei Schizophrenien und anderen Geisteskrankheiten sind ebenfalls Störungen des Tagesrhythmus der 17-Ketosteroidausscheidung beobachtet worden.

Abb. 42 Hormon-Tagesausscheidung im Harn

Hormonart	Mann	Frau normal	Frau schwanger	Kind	Vermehrte Ausscheidung
Follikelhormon (Östron, Östriol)	bis 150 i. E. (1 i. E. = 0,1 γ Östron)	0—100 i. E.	4—5 mg Östron 20—30 mg Östriol i. d. letzten Woche	bei Neugeborenen größere Menge, dann erst bei Pubertät	♀ bei Gravidität ♂ bei Hodentumoren 1500—2000 i. E. per Liter
Männliche Hormone (Testosteron, Androsteron)	3—15 mg Androsteron = 30—150 i. E. (1 i. E. = 100 γ Androsteron)	2—6 mg = 26—60 i. E.	?	2—4 i. E. bis Pubertät steigernd	♀ bei Nebennierenrindentumor
Corpus-luteum-Hormon (Progesteron, Pregnandiol)	?	3—6 mg Corp.-lut.-Phase	letzte Woche über 80 mg zyklusabhängig	?	?
Nebennierenrinden-hormon	etwa 700 γ Glukokortikoide etwa 200—300 γ	zyklus-abhängig	?	?	Mehr als 100 mg p. d. bei Nebennierenrindentumor
Gonadotropes Hormon	bis 20 M. E.	150 M. E. oder 100 R. E.	bei 50—60 Tagen bis 1000000 R. E.	Spuren	bei Kastraten, Graviditätstoxikosen, Klimakterium besonders erhöht bei ♀ Blasenmole Chorionepitheliom ♂ bei Hodentumoren Chorionepitheliom
17-Ketosteroide s. S. 96					

H. Methoden zur Feststellung einer Niereninsuffizienz

a. Einfache Hautveränderungen: Bei mittelschweren bis schweren Niereninsuffizienzen ist die Haut an den belichteten Stellen graugelb, da die dort deponierten Chromogene unter dem Einfluß des Lichtes oxydiert werden (im Gegensatz zu der strohgelben Hautfarbe bei einer perniziösen Anämie, die sich über den ganzen Körper erstreckt). Daneben besteht eine sekundäre, nephrotoxische Anämie.

b. Einfache Harnveränderungen: Das spez. Gewicht des Harnes bewegt sich relativ konstant um 1,010 (entsprechend dem Werte des Serums nach Enteiweißung), d. h. kranke Nieren können keine osmotische Arbeit leisten, daher resultiert eine Isosthenurie und häufig durch niedriges spez. Gewicht eine Hyposthenurie, besonders bei pyelonephritischen Schrumpfnieren, da hierbei öfter eine gute Verdünnungsfunktion besteht. Gesunde Nieren können osmotische Arbeiten jeder Zeit leisten und dementsprechende Veränderungen des spez. Gewichtes der ausgeschiedenen Harne erzeugen. – Der Harn bei Niereninsuffizienz ist von sehr blasser Farbe, da die Oxydation der Chromogene unterbleibt; diese tritt erst unter dem Einfluß des Sonnenlichtes oder des Luftsauerstoffes ein. Bei der akuten Nephritis kommt allerdings auch ein dunkler Harn trotz möglicher Insuffizienz vor. Bei Niereninsuffizienz besteht ferner eine deutliche Verminderung der Gefrierpunktserniedrigung des Harns. Durch die Kryoskopie des Urines wird die molekulare Konzentration des Harnes ermittelt, wobei man diese unter Umständen auch seitengetrennt bestimmt. Die molekulare Diurese sinkt im Verhältnis zur Schwere der Parenchymerkrankung der Niere.

c. Belastungsproben der Niere: Der Volhardsche Wasser- und Konzentrationsversuch sowie die **Alkalibelastung nach Sellard** s. S. 39.

Der Volhardsche Wasserversuch wird wie folgt ausgeführt: Frühmorgens nüchtern werden im Laufe einer halben Stunde 1500 ccm Wasser oder dünner Tee getrunken. Vor Beginn des Versuches muß der Patient die Blase entleert haben. Nach erfolgter Flüssigkeitsaufnahme muß im Verlaufe von 4 Stunden alle halben Stunden jeglicher Harn aus der Blase entleert werden. Hierbei scheidet der Gesunde von 1500 ccm aufgenommener Flüssigkeit innerhalb von 4 Stunden wiederum etwa die gleiche Menge aus, mindestens aber gute $^2/_3$ dieser Menge. Beim Gesunden sind die Halbstundenmengen nicht immer gleich groß, sondern in charakteristischer Weise verschieden. Die größte Halbstundenportion wird bald nach der Flüssigkeitsaufnahme erreicht und beträgt 400 und mehr ccm. In dieser größten Halbstundenmenge sinkt das spez. Gewicht stark ab, meist bis auf Werte um 1,001 bis 1,002. Zu beachten ist allerdings, daß gerade bei der Bestimmung des spez. Gewichts ein höherer Eiweißgehalt des Harnes falsche Werte ergibt und daher nur eiweißfreie Harne verwertet werden sollten. Bei einem Eiweißgehalt von mehr als 2–3$^0/_{00}$ wird der Harn am besten durch Kochen enteiweißt, sodann filtriert und mit Aq. dest. auf das ursprüngliche Volumen aufgefüllt. Zu beachten ist auch, daß die Messungen bei der Temperatur gemacht werden, auf die das Urometer geeicht ist, also meist bei 15°.

Der Konzentrationsversuch wird in der Regel an den Wasserversuch gleich angeschlossen, indem der Kranke am folgenden Tage nur Trockendiät, d. h. also keine Flüssigkeit oder Suppen und dergl. erhält. Jede 2. Stunde wird der Harn entleert und das spez. Gewicht ermittelt. Normale Nieren produzieren hierbei einen Harn, dessen spez. Gewicht um 1,030 und darüber liegt, zumal die Harnmengen mit der Länge der Zeit auch immer kleiner werden.

Bei Niereninsuffizienz zeigt dieser Wasser-Konzentrations-Versuch charakteristische Abweichungen von der Norm, die von großem diagnostischem Werte sind. So findet man im Wasserversuch eine deutliche Verminderung der innerhalb

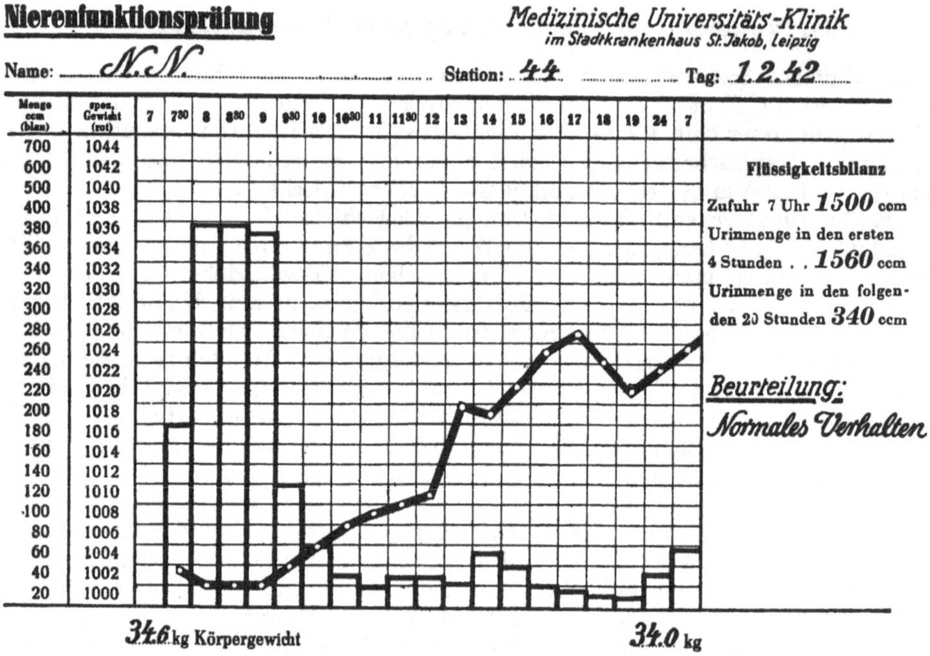

Abb. 43. Volhardscher Wasser- und Konzentrationsversuch

4 Stunden ausgeschiedenen Gesamtmenge. Außerdem sind die einzelnen Halbstundenmengen nicht mehr so verschieden wie beim normalen Verhalten, vor allem ist die größte Halbstundenportion wesentlich kleiner, und ihr spez. Gewicht ist nicht so stark abgesunken. Insgesamt ist also das Wasserausscheidungsvermögen und die Verdünnungsfähigkeit beeinträchtigt.

Bei beginnender Niereninsuffizienz zeigen sich ebenfalls charakteristische Unterschiede gegenüber dem normalen Verhalten. Der Abfall des spez. Gewichtes ist geringer, die Verschiedenheit der einzelnen Harnportionen kleiner als Ausdruck einer gestörten Verdünnungsfunktion. Hierbei ist das spez. Gewicht nur bis etwa 1,005 und die größte Halbstundenmenge meist unter 300 ccm abgesunken. Auch im Konzentrationsversuch, der unter Umständen wiederholt wird, steigt das spez. Gewicht nicht über 1,025.

Durch extrarenale Faktoren kann das Ergebnis des Wasser- und Konzentrationsversuches deutlich beeinträchtigt werden. Bei einem Ödem oder beginnender Ödembereitschaft scheidet die Niere von vornherein wenig Wasser aus, weil eben die aufgenommene Flüssigkeit nicht erst an die Niere herangebracht wird. Dies zeigt sich in einer Verminderung der Gesamtsausscheidung, als ob der Patient weniger Flüssigkeit getrunken hätte. Andererseits kann beim Konzentrationsversuch vorher retiniertes Wasser mit ausgeschieden werden und sich daher nicht das richtige Konzentrationsvermögen zeigen. Derartige extrarenale Faktoren kennen wir bei einer Reihe von Lebererkrankungen, endokrinen Störungen sowie Stoffwechselerkrankungen.

Bei einem „extrarenal schlechtem Wasserversuch" wird also eine sehr geringe 4-Stunden-Menge ausgeschieden. Allerdings bleibt die Verschiedenheit der einzelnen Harnportionen noch etwas deutlicher erhalten. Das spez. Gewicht sinkt beim extrarenal schlechten Wasserversuch mehr ab als beim renalen. Der Einfluß von Purindiuretica (Förderung) und Kochsalzzufuhr (Hemmung) spricht für extrarenale Störungen. Auch der Kauffmannsche Versuch (Hochlagerung der Beine) spricht bei vermehrter Ausscheidung für eine extrarenale Komponente. In Zweifelsfällen empfiehlt es sich immer, den Wasser- und Konzentrationsversuch zu wiederholen.

Kontraindiziert ist der Wasser- und Konzentrationsversuch bei akuten Nierenentzündungen, bei akuter Herzschwäche, bei Neigung zu Pseudourämie und bei sehr stark erhöhtem Blutdruck. Auch bei chronischen Schrumpfnierenkranken ist gewisse Vorsicht besonders bei dem Konzentrationsversuch am Platze, der erfahrungsgemäß schlecht vertragen wird.

Alkalibelastungsprobe nach Sellard s. S. 39.

d. Blutchemische Veränderungen.

Zur richtigen Beurteilung blutchemischer Veränderungen, die für eine Niereninsuffizienz sprechen, ist es in jedem Falle empfehlenswert, mehrere Faktoren gleichzeitig zu erfassen:

1. *Reststickstoff*, d. h. alle nicht Eiweiß-N-Substanzen des Blutes. Hiervon entfallen über 50% auf den Harnstoff, so daß die Rest-N-Erhöhung bei Niereninsuffizienz in erster Linie auf einer Harnstofferhöhung beruht. Andererseits hat sich die Unterteilung des Rest-N-Begriffs in den Residualstickstoff (= Rest-N minus Harnstoff-N) und den Polypeptidstickstoff (= Differenz zwischen Trichloressigsäure und Natriumwolframatfällung) bewährt, wobei die Residual-N-Erhöhung im Blute in erster Linie für eine gestörte Leberfunktion verantwortlich ist.

2. *Harnstoff:* Bei akuter Nephritis finden wir eine isolierte Harnstoff- und auch Harnsäureerhöhung. Wenn gleichzeitig noch Indikan erhöht ist, handelt es sich bereits um einen Übergang in subakute oder chronische Formen. Bemerkt sei aber, daß Harnstofferhöhungen auch bei einer Herzinsuffizienz, im Fieber, bei Anämien, bei Morbus Addison, bei Infektionskrankheiten bes. bei Morbus Weil und kurz vor dem Tode vorkommen. Bestimmungsmethoden (später Kapitel Blut).

3. *Ambardsche Konstante:* Die sog. Ambardsche Konstante zeigt die Beziehungen zwischen Blut- und Harn-Harnstoffgehalt an nach der Formel:

$$\frac{Ur}{\sqrt{D \cdot \frac{70}{p} \cdot \frac{\sqrt{C}}{5}}} = K$$

Ur = Bluharnstoff in g/l, — D = 24-Stunden-Harnstoffmenge, — C = Harnstoffkonzentration im Harn in g/l, — p = Körpergewicht, — 70 = normales Körpergewicht, — 5 = Quadratwurzel aus der Harn-Harnstoffkonzentration in g/l, — K = Konstante 0,06—0,1 bei Gesunden. Bei Niereninsuffizienz ist dieser Wert bis 1 und darüber erhöht.

4. *Urea clearence* nach VAN SLYKE bedeutet ebenfalls die Erfassung der Beziehung zwischen Bluharnstoff und der Harn-Harnstoffausscheidung (s. S. 452).

Clearance eines Stoffes = dasjenige Plasmavolumen, welches je Minute durch die Tätigkeit der Nieren von eben diesem Stoff befreit wird. Die absolute Menge des betreffenden Stoffes, welcher sich in einer bestimmten Harnportion befindet, muß unmittelbar vorher ein Bestandteil des Plasma gewesen sein. (Clearance × K_{Pl} = Vol. × K_U, d. h. Clearance × Plasmaspiegel = Volumen × Urinspiegel; heute im allgemeinen durch bessere und schwierigere Eliminierungsgesetze ersetzt.)

5. *Harnsäure:* Die Harnsäureerhöhung im Serum nach 3 Tagen purinfreier Kost spricht für eine diffuse Glomerulonephritis. Allerdings kommen auch Harnsäureerhöhungen vor bei Leukämien, Pneumonien, Herzinsuffizienz, Fettsucht, Gicht, Coma diabeticum, Eklampsie, CO-Intoxikation u. a.

6. *Rehberg-Zahl:* Die sog. Rehberg-Zahl ist ein Maß für die Größe des Glomerulusfiltrates. So wird z. B. Kreatinin oder Inulin im Glomerulus abfiltriert und im Tubulus Kreatinin fast nicht und Inulin gar nicht rückresorbiert. Formel: $K_b = K_u \cdot V$ oder Glomerulusfiltrat $= \frac{K_u}{K_b} \cdot V$ (K_b = Blutkonz., K_u = Harnkonz., V = die in der Zeiteinheit ausgeschiedene Menge).

7. *Xanthoprotein:* Normalwerte bis 25 (Bestimmungsmethode s. S. 225). Bei Niereninsuffizienz Werte von 50—100. Beachtet muß werden, daß auch bei Lebererkrankungen, nach Salizyleinnahme, bei Endocarditis lenta, bei schwerer Pneumonie, Ileus und Perniciosa Xanthoproteinerhöhungen beobachtet werden. Bei Nephrosen, Herdnephritiden und benigner Sklerose finden sich keine Xanthoproteinerhöhungen.

8. *Indikan:* Die Indikanwerte verlaufen meist parallel mit den Xanthoproteinwerten, d. h. eine Indikanerhöhung spricht für Niereninsuffizienz.

9. „*Urämiekörper*": 1 ccm Serum wird mit 2 ccm Äthylalkohol enteiweißt und zentrifugiert. 1 ccm klares Zentrifugat wird mit 0,25 ccm Diazogemisch (10 ccm Diazo I und 3 Tropfen Diazo II) gemischt und erwärmt. Neben Indikan wird der positive Reaktionsausfall (gelb: +, lila: — und weiß: fraglich) von unbekannten Körpern gegeben, die bei der Urämie auftreten können und sich gelegentlich auch bei Steinkoliken und anderen Spasmen finden.

10. *Cholesterin:* Cholesterin ist im Serum bei Nephrosen erhöht sowie bei Nephritis mit nephrotischem Einschlag, besonders bei Diabetes mellitus.

11. *Amyloid:* Das mit Amyloid durchtränkte Gewebe bindet vermehrt in den Blutkreislauf injiziertes Kongorot (Benholdsche Probe oder Paunztest). Die Probe eignet sich vor allem zur Abgrenzung von Amyloid und reiner Nephrose, denn bei den Nephrosen tritt der Farbstoff nicht in das Gewebe, erscheint vielmehr im Harn. Außerdem findet sich beim Amyloid gleichzeitig eine Niereninsuffizienz, die bei der Nephrose primär nicht besteht. (Methode s. Herz, Blut.)

12. *Hypochlorämie:* Bei schwerer Niereninsuffizienz findet sich eine Hypochlorämie im Gegensatz zu der sonst beobachteten Vermehrung anderer harnfähiger Substanzen. Diese Kochsalzerniedrigung kann möglicherweise eine Regulationseinrichtung gegenüber der Harnstofferhöhung sein. Hypochlorämien finden sich im Serum noch bei Pylorusstenosen mit starkem Erbrechen, bei Sublimatnieren, bei Pneumonien und bei Infektionskrankheiten.

Andererseits findet sich bei Niereninsuffizienz im Gegensatz zu dem normalen Verhalten eine verminderte Konzentrationsfähigkeit für Kochsalz im Harn, die etwa bei 0,5% liegt (normal bei 1—2%). Eine *Hypochlorurie* finden wir bei Entwicklung von nephrotischen Ödemen, daneben bei beginnenden Pneumonien und Ergüssen; eine *Hyperchlorurie* bei einer Ödemausschwemmung und Lösung von Pneumonien oder Resorption von Ergüssen.

e. Das hepatorenale Syndrom.

Das hepatorenale Syndrom als ein Teil des extrarenalen Syndroms tritt auf, wenn neben ausgesprochenen Lebererkrankungen noch die Zeichen einer Nierenstörung auftreten, obwohl an der Niere unter Umständen nur ein ganz geringfügiger anatomischer Befund vorhanden ist. Nicht zum hepatorenalen Syndrom gehören derartige Bilder, daß z. B. eine Lebererkrankung zufällig mit einer Nephritis zusammenfällt. Die Leberschäden können sich teils infektiös-toxisch (z. B. Morbus Weil), chemisch-toxisch oder im Anschluß an sonstige Leberparenchymerkrankungen entwickeln, wobei die Rückwirkung auf die Niere durch reflektorische Ischämie oder hepatotoxische Einflüsse erklärt werden kann. Während es bei der Niereninsuffizienz in erster Linie zu einem Anstieg von Harnstoff kommt, ist bei einer Leberinsuffizienz der Residualstickstoff erhöht. Folgende Formen sind von Nonnenbruch herausgearbeitet worden:

1. *Ureaämie bei normaler Nierenfunktion durch relative Oligurie,*
2. *Oligurie mit Hyposthenurie ohne Niereninsuffizienz,*
3. *Polyurie mit Hyposthenurie ohne Niereninsuffizienz,*
4. *Hyposthenurie mit Niereninsuffizienz.*

Bei letzterer Form ist die Stickstoffausscheidung gestört. Wir finden hierbei eine polyurische Form der insuffizienten Hyposthenurie besonders beim Ikterus katarrh. und eine oligurische Form der niereninsuffizienten Hyposthenurie als häufigsten Typ bes. bei Stauungslebern. In praxi bestehen fließende Übergänge dieser interessanten und rein extrarenal bedingten Nierenfunktionsstörungen.

Neben der Beurteilung über die Nierengesamtleistung, die also am schnellsten durch den Volhardschen Wasserversuch sowie die Rest-N- und Xanthoproteinwerte ermittelt werden kann, spielt es weiterhin eine wesentliche Rolle, welche von beiden Nieren bei einseitigen Nierenerkrankungen betroffen ist.

f. Einseitige Nierenfunktionsproben.

Durch getrennt aufgefangenen Urin mittels Ureterenkatheter kann auf diese Weise schnell entschieden werden, ob die Nierenschädigung eine doppelseitige ist, welche Niere erkrankt ist und in welchem Umfange sie funktionsgeschädigt ist sowie schließlich die wichtige Frage, wenn eine Niere entfernt werden muß, ob die verbleibende Niere in der Lage ist, die gesamte Funktion voll zu übernehmen.

Hierzu haben sich folgende Methoden sehr bewährt:

1. Die Farbstoffinjektion mit Indigokarmin nach Völker-Joseph. Hierbei werden 5 ccm Indigokarmin intravenös injiziert und gleichzeitig die Farbstoffausscheidung mittels Zystoskop an den Ureterostien in der Blase beobachtet. Normalerweise ist die Farbstoffausscheidung nach 3–5 Minuten nachweisbar. Die funktionsgeschädigte Niere scheidet entsprechend später oder unter Umständen überhaupt nicht aus.

2. Die Bestimmung der molekularen Konzentration des Urins beider Seiten durch die Kryoskopie, da die molekulare Diurese im Verhältnis zur Schwere der Parenchymerkrankung sinkt.

3. Die Säure-Alkali-Umschlagsprobe nach Rehn, die sich besonders bei der Tuberkulosediagnostik bewährt hat (s. S. 39).

4. Die Phlorrhizinprobe nach Casper und Richter. Hierbei tritt nach einer subkutanen Injektion von 0,01 g Phlorrhizin eine renale Glykosurie auf. Kranke und parenchymgeschädigte Nieren scheiden den Zucker wesentlich später und in wesentlich geringerem Umfange aus.

I. Nachweis von Arzneistoffen im Harn

Allgemeines: Immer wieder kann der Harn in seinen Inhaltsstoffen oder in seiner Farbe durch eingenommene Arzneimittel starke Veränderungen erfahren, die dann bei der Durchführung der üblichen Harnreaktionen zu fehlerhaften Ergebnissen bzw. Fehldeutungen führen können. Für den Arzt ist es daher erforderlich, für eine Reihe von Arzneistoffen die betreffenden Urinveränderungen und die üblichsten Nachweismethoden zu kennen, besonders wenn Intoxikationen vorliegen oder Intoxikationsverdacht besteht.

Nachweis von Jodiden.

Etwa 10 ccm Harn werden mit Salzsäure angesäuert und sodann nur tropfenweise (!) mit Choraminlösung und unter Umschütteln mit 2–3 ccm Chloroform versetzt. Bei Anwesenheit von Jodiden färbt sich das Chloroform alsbald rosa bis violettrot.

Nachweis von Bromkalium.

Eine Probe Harn wird mit Chlorwasser versetzt, um das Brom freizumachen und dieses mit Chloroform ausgeschüttelt. In der Chloroformschicht zeigt sich dann eine dunkelgelbe Färbung. An Stelle von Chloroform kann auch mit Äther ausgeschüttelt werden, der sich gleichfalls durch frei gewordenes Brom gelb färbt und nach Abtrennen und Zugabe von Kalilauge wieder entfärbt wird.

Nachweis von Blei.

Etwa 1—2 Liter Harn werden in einer Porzellanschale auf einem Wasserbad auf ungefähr $^1/_4$ des Volumens eingedampft. Sodann wird die gleiche Menge konz. Salzsäure und unter Erwärmung messerspitzenweise so lange chlorsaures Kalium in Substanz zugegeben, bis Entfärbung eintritt. Nun wird abgedampft, bis kein Chlorgeruch mehr nachweisbar ist. Dann wird die Säure mit Soda in Substanz neutralisiert, filtriert und bei neutraler Reaktion Schwefelwasserstoff eingeleitet. Hierdurch kommt es zur Bildung von Schwefelblei, das sich durch die Braunschwarzfärbung anzeigt.

Nachweis von Quecksilber.

Die Menge des 24-Stunden-Harnes wird mit 10 ccm Salzsäure und reinen Kupferdrahtspänen erwärmt. Nach 24 Stunden gießt man den Urin ab, wäscht das Metall mit Wasser, dem etwas Lauge zugesetzt ist, sodann trocknet man es mit Alkohol und Äther und läßt den Äther verdunsten. Nun bringt man das Metallstückchen, an dessen Oberfläche sich durch die Einwirkung von Quecksilber Amalgan gebildet hat, in ein langes trockenes Reagenzglas und erhitzt dessen Kuppe bis zur Rotglut. Hierbei verflüchtigt sich das Quecksilber und schlägt sich an den oberen Teilen des Glases nieder. Läßt man jetzt Joddämpfe auf diese Stellen einwirken, so bildet sich in geringem Umfang rotes Quecksilberjodid. Zu berücksichtigen ist allerdings, daß gerade bei Quecksilbervergiftungen auch ein guter Teil den Körper durch den Darm verläßt.

Nachweis von Arsen und Salvarsan.

Der qualitative Arsennachweis geschieht am besten mit der traditionellen Marshschen Probe. Von den vielen organischen Arsenverbindungen wird z. B. Salvarsan zu etwa 5—6% im Harn ausgeschieden. Ein unspezifischer Nachweis (nur auf aromatische Aminogruppen!) ist folgender: Der Harn wird mit Tierkohle entfärbt, filtriert, mit Schwefelsäure angesäuert und mit einigen Tropfen 0,5%iger Natriumnitritlösung versetzt. Durch Zugabe von salzsaurer α-Naphthylaminlösung entsteht eine purpurrote Farbe.

Nachweis von Phenolen.

Nachweis mit Millons Reagens: 5—10 ccm der Phenollösung (Destillat) werden mit 5—10 Tropfen Millons Reagens gekocht. Zu der heißen Flüssigkeit wird vorsichtig so lange Salpetersäure tropfenweise zugegeben, bis der beim Kochen entstandene Niederschlag verschwunden ist. Bei positiver Reaktion färbt sich die Flüssigkeit rot.

Nachweis der Salizylsäure.

Der mit etwas Schwefelsäure angesäuerte Harn wird mit einer Mischung aus 2 Teilen Chloroform und 3 Teilen Petroläther ausgeschüttelt, hierauf die ätherische Schicht filtriert und mit Wasser und mit einem Tropfen verdünnter Eisenchloridlösung versetzt. Es tritt eine violette Färbung ein.

Nachweis von Phenazetin.

Im Urin tritt das Phenazetin hauptsächlich als eine gepaarte Azetyl-p-Aminoverbindung auf, zum kleineren Teil als Phenetidin. Der Harn wird mit etwas Salzsäure aufgekocht, um die gepaarten Verbindungen zu spalten, sodann wird mit Eis abgekühlt und 2—3 Tropfen einer 1%igen Natriumnitritlösung sowie einige ccm alkal. wässerige β-Naphthollösung zugegeben und mit Natronlauge übersättigt. Hierdurch entsteht eine rote Färbung, die bei Zugabe von Salzsäure in Violett übergeht. Sind größere Mengen von Phenazetin vorhanden, so ist der Harn intensiv gelb gefärbt und färbt sich bei Zusatz von Eisenchlorid rot.

Nachweis von Antipyrin.

Einige ccm Harn werden mit Ammoniak alkalisch gemacht und mit Chloroform ausgeschüttelt. Das Chloroform trennt man ab, bringt es zum Verdunsten und löst den Rückstand mit Wasser auf. Wird zu dieser wäßrigen Lösung Eisenchlorid zugegeben, so tritt eine dunkelrote Farbe auf, die gegen Erwärmung beständig ist. Versetzt man die Lösung des Chloroformrückstandes mit Essigsäure und gibt Natriumnitrit zu, so tritt eine Grünfärbung auf.

Nachweis von Pyramidon.

Das Pyramidon wird mit Glukuronsäure gepaart ausgeschieden. Daneben entsteht Antipyrylharnstoff. Die rote Farbe des Harnes rührt von der Rubazonsäure her, die aus der Pyramidonkondensation entsteht. Mit Eisenchloridlösung (2%ig) gibt ein Pyramidonharn eine dunkelbraune bis dunkelviolette Färbung durch Reaktion des Antipyrylharnstoffes. Mit 1%iger Jodlösung überschichtet (1,43 Teile Jodtinktur und 8,57 Teile Wasser) gibt der Harn einen violetten, allmählich in rotbraun übergehenden Ring.

Nachweis der Barbitursäure und deren Derivate nach Zwicker.

10—20 ccm mit verdünnter Schwefelsäure angesäuerter Harn wird im Scheidetrichter mit 20 ccm Chloroform ausgeschüttelt. Nach Trennung der beiden Schichten filtriert man das Chloroform durch ein mit Chloroform benetztes Filter, trocknet u. U. über Natriumsulfat und destilliert das Lösungsmittel ab. Der Destillationsrückstand wird in wenig absolutem Alkohol gelöst, sodann mit einer absolut alkoholischen Lösung von Kobaltchlorid bis zur schwachen Rosafärbung versetzt und alkoholische Kalilauge bis zur alkalischen Reaktion zugegeben. Wenn Barbitursäure oder deren Derivate vorhanden sind, färbt sich die Lösung tiefblau bis blauviolett.

Santoninnachweis.

Der mit Kalilauge oder Natronlauge alkalisch gemachte Harn ist nach Santoninmedikation rot gefärbt. Dieser Farbstoff geht beim Ausschütteln in Amylalkohol, während die Rotfärbung durch Antrachinone nicht in die Alkoholschicht geht.

Nachweis von Hexamethylentetramin.

Hexamethylentetraminhaltiger (urotropinhaltiger) Harn gibt mit Bromwasser einen orangegelben Niederschlag. — Wenn man den Harn unter Zusatz von Schwefelsäure destilliert, so bildet sich gasförmiges Formaldehyd, das durch Zugabe von Resorzin (0,05 g zu 3 ccm Destillat) und 3 ccm 50%ige Natronlauge nachgewiesen werden kann. Beim Kochen tritt erst eine gelbe und dann eine rote Färbung auf.

Nachweis von Alkaloiden.

Die Alkaloide werden aus dem Harn nach dem Verfahren von Stas-Otto ausgeschüttelt. Die Identifizierung der einzelnen Alkaloide erfolgt nach den bekannten Reaktionen (siehe Rona, Praktikum physiol. Chemie, S. 668, und Schmidt, Pharmazeutische Chemie II [1923], S. 1656).

Nachweis von Antrachinonderivaten.

Der mit einigen Tropfen Kalilauge alkalisch gemachte Harn wird gekocht und nach dem Erkalten mit Salzsäure angesäuert. Hierauf schüttelt man mit Äther aus und trennt die ätherische Lösung ab. Der Ätherextrakt wird mit verdünntem Ammoniak versetzt und kräftig durchgeschüttelt. Bei Gegenwart von Anthrachinonderivaten (Folia sennae, Rheum, Frangula, Istizin u. a.) färbt sich die Ammoniakflüssigkeit kirschrot.

Nachweis von Sulfonamiden (frei und gebunden bzw. azetyliert).

Herstellung einer Standardreihe: Aus einer Stammlösung, die 0,02 mg Sulfonamid in 1 ccm enthält (= 0,002%ige Lösung), werden zunächst zur Herstellung der Vergleichslösung steigende Mengen 0,05, 0,1, 0,15 ccm usw. bis 1,0 ccm in Reagenzgläser pipettiert und auf 5,0 ccm mit Aq. dest. aufgefüllt. Das 1. Röhrchen enthält demnach 0,001 mg, das 2. Röhrchen 0,002 mg Sulfonamid usw. Zu jeder dieser Proben gibt man 1,0 $^1/_{10}$ n-HCl und 0,5 ccm einer 0,1%igen Natriumnitritlösung (frisch) und läßt dann 1 Minute unter Eiskühlung stehen. Dann fügt man 1,0 ccm einer 0,5%igen Aminosulfosäure (zur Beseitigung von überschüssigem Nitrit) und 2,0 ccm Dimethyl-α-Naphthylamin (0,15%ig in Methylalkohol) hinzu. Die auftretende Rotfärbung ist nach 20 Minuten etwa konstant und hält sich 24 Stunden.

Bestimmung des gesamten Sulfonamidgehaltes.

Nach einer orientierenden Vorprobe wird 1 ccm Harn auf 50 bzw. 100 ccm oder u. U. noch höher mit Aq. dest. verdünnt. Von dieser Verdünnung pipettiert man 1 ccm in ein graduiertes Röhrchen (Meßzylinder, Zentrifugenglas usw.), füllt mit Aq. dest. auf 3,0 ccm auf, gibt 0,1 g festes Natriumhydroxyd hinzu und erwärmt 1 Stunde auf dem Wasserbad. Nach dem Abkühlen gibt man 1 Tropfen Phenolphthaleinlösung hinzu und neutralisiert, indem man aus einer Pipette tropfenweise so lange konz. Salzsäure hinzufügt, bis die Rotfärbung verschwindet. Man füllt auf 5,0 ccm mit Aq. dest. auf und verfährt dann weiter wie bei der Herstellung der Standardröhrchen (1,0 ccm HCl, 0,5 ccm Natriumnitritlösung, 1 Minute Eiskühlung, 1 ccm Aminosulfosäurelösung, 2 ccm Dimethyl-α-Naphthylaminlösung). Die aufgetretene Färbung wird, sobald sie konstant ist, mit dem Röhrchen der Standardreihe verglichen oder im Stufenphomoter oder elektrischen Kolorimeter auf Grund einer Eichkurve bestimmt.

Bestimmung des freien Sulfonamids im Harn.

Bei der Bestimmung des freien Sulfonamids im Harn wird in gleicher Weise verfahren, nur fällt die Hydrolyse durch Kochen mit Natriumhydroxyd weg. 1,0 ccm Harnverdünnung wird unmittelbar im Reagenzglas unter Zugabe von 4,0 ccm Aq. dest. und Zugabe der übrigen obenerwähnten Reagenzien bestimmt.

Berechnung: Beispiel: 1 ccm Harn 1:50 verdünnt, davon 1 ccm zur Hydrolyse und Bestimmung verwendet, ergibt eine Färbung, welche dem Röhrchen Nr. 3 gleich 0,003 mg Sulfonamid entspricht: $0{,}003 \cdot 50 = 0{,}15$ mg Sulfonamid in 1 ccm Harn.

J. Mikroskopische Untersuchung des Harnes

a) Allgemeines über Harnsedimente

Vorbereitung der Harnsedimente für die mikroskopische Untersuchung. Da bekanntlich im Harn zahlreiche autolytische und fermentative Prozesse sowie bakteriologische Zerstörungen vor sich gehen, ist es erforderlich, die mikroskopisch zu untersuchenden Harnportionen nicht allzulange stehenzulassen, um alle Fäulniserscheinungen zu vermeiden. Wichtig ist auch die Beachtung der Harnreaktion, da sich z. B. im alkalischen Harn die Nierenzylinder alsbald auflösen, d. h. Hand in Hand mit der mikroskopischen Untersuchung sollte eine Prüfung der Urinreaktion gemeinsam mit einer strengen Beachtung des Zeitpunktes der Untersuchung durchgeführt werden.

Der normale Harn wird klar entleert. Bei alkalischer Reaktion (Prüfung mit Lackmus) eines trübgelassenen Harnes sind alkalische Alkaliphosphate gelöst und die Erdalkaliphosphate ausgefallen. Der saure Harn (Prüfung mit Cochenille-Tinktur, Farbumschläge von rotviolett zu gelb) enthält die sauren Phosphate gelöst und die mehr oder weniger schnell ausfallende Harnsäure und Urate kristallisiert. In beiden Fällen kann die Trübung durch Zugabe von etwas Säure oder Alkali beseitigt werden. Eine durch organisierte Elemente bedingte Trübung bleibt allein der mikroskopischen Beurteilung vorbehalten. Die Uratauskristallisation kann nach Shals auch durch konzentrierte Boraxlösung ($^1/_4$ Vol. des Harn-Vol.) verhindert werden.

Wenn der Harn größere Mengen von Sedimentbestandteilen besitzt, so ist es ausreichend, nach Umschütteln des Harnes ein Zentrifugenglas davon zu entnehmen und zu zentrifugieren. Enthält der Harn aber nur wenige Sedimentbestandteile, so empfiehlt es sich, den Harn in ein Spitzglas oder in ein anderes Sedimentiergefäß zu gießen, ihn einige Stunden stehenzulassen und darauf die obenstehende Flüssigkeit abzugießen und nur den am Boden liegenden, restlichen Harnteil zur Untersuchung heranzuziehen. Es ist zweckmäßig, die Zentrifuge nicht auf zu hohen Touren laufen zu lassen, da durch zu starke Zentrifugalkräfte eine Reihe empfindlicher, organischer Bestandteile des Harnsedimentes zerstört werden können. Handzentrifugen sind im allgemeinen wegen sehr ungleichmäßiger Umdrehungszahl unzweckmäßig. Weiterhin erweist es sich als äußerst günstig, wenn Harne, die sehr reichlich Urate enthalten, vorher am besten im Wasserbad auf 35° erwärmt werden, um dadurch die Urate zu lösen, die sonst das Blickfeld allzusehr stören können.

Ein Gesichtspunkt bei der Bewertung des Harnsedimentes ist wesentlich, und zwar die Beziehung von Harnmenge und Harnsediment. Wenn man einfach normalen Harn, der frisch gelassen wurde, zentrifugiert und sich dann das entsprechende Sediment ansieht, so weiß man, daß es eben zu den 2 ccm entnommenen Harn gehört. Wenn man hingegen den Harn einige Stunden stehenläßt und dann nur das Sediment des Bodensatzes zentrifugiert, so besteht keine Beziehung mehr zwischen Sedimentmenge und Harnmenge. Obwohl diese Methode sich klinisch sehr stark eingebürgert hat, birgt sie auf diese Weise doch beachtliche Fehlerquellen.

Auf Grund dieser Überlegungen und besonders wenn es sich um trüben Harn handelt, haben namhafte Urologen (PFLAUMER u. a.) den gegenteiligen Weg eingeschlagen, indem sie von vornherein das Harnsediment in einem festen Verhältnis zu der entsprechenden Harnmenge betrachten. Hierzu wird der zu untersuchende Harn gerade nicht zentrifugiert, sondern im Gegenteil aufgewirbelt und dieser aufgewirbelte und gemischte Harn dann in kleiner Menge in der sog. *Pflaumerschen Urinuntersuchungskammer* (Herst. P. Walb, Nürnberg) untersucht. Fraglos bietet diese Methode beachtliche Vorteile in der Beziehung von Sedimentmenge und der dazugehörigen Urinmenge, zumal man ja gerade im trüben Harn besonders nach Mikroorganismen sucht und eine mengenmäßige Vorstellung haben will.

Für die mikroskopische Urinuntersuchung gelten im Prinzip die gleichen Bedingungen wie für die chemische, d. h. unter Umständen getrennte Untersuchungen von getrennt abgenommenem Harn aus Ureterenkathetern, getrennte Untersuchungen von Morgen-, Tages- oder Nachtharnen sowie schließlich 2- oder 3-Gläser-Proben, um den Ort der Erkrankung zu lokalisieren. Für die mikroskopische Untersuchung wird als zweckmäßigstes Konservierungsmittel 0,15% Nipagin empfohlen. Die anderen Desinfektionsmittel eignen sich weniger, weil sie z. T. organische Bestandteile fällen oder auflösen. Evtl. kommen noch 3 Tropfen 40%iges Formalin auf 100 ccm Urin oder Überschichtung mit Toluol in Frage.

Die mikroskopische Untersuchung des Harnsedimentes erstreckt sich in der Mehrzahl der Fälle auf die Beurteilung des sog. *Nativpräparates*. Hierbei werden keinerlei Färbemethoden angewandt und die wesentlichsten, morphologischen Veränderungen klar erkannt. Aus dem Bodensatz des Zentrifugates wird am besten mit einer kleinen Pipette etwas von den Sedimentbestandteilen abgesaugt und auf den Objektträger gebracht (teils auch mit Pipette mit Gummihut). Wenn die Sedimentmasse zu dicht ist, verdünnt man zweckmäßigerweise mit etwas Kochsalzlösung und legt darauf zart ein Deckglas, wobei jeder Druck vermieden werden muß.

Bei jeder mikroskopischen Untersuchung ist es zweckmäßig, sich zunächst mit kleinerer Vergrößerung (und zwar 80–100fach) zu orientieren, welche Elemente im Sediment besonders überwiegen. Erst dann geht man zu einer stärkeren Vergrößerung – meist 300fach – über, wobei die speziellen Differenzierungen leicht durchgeführt werden können. Nur selten und bei speziellen Fragestellungen wird es sich als notwendig erweisen, bestimmte Färbemethoden anzuwenden.

Für die färberische Darstellung des Urinsedimentes kommt z. B. die Quenselsche Lösung (Methylenblau, Sudan III und Kadmiumchlorid, Grübler, Leipzig) in Frage. Ferner empfiehlt sich eine Neutralrot-Methylviolett-Lösung in der Modifikation nach SCHUGT (Phenol liqu. 0,5, Neutralrot 1,0, Aq. dest. 100.0 – zu 20 ccm dieser Lösung werden 20 Tropfen einer konz. alkoholischen Methylviolettlösung gegeben). Neutralrot färbt besonders die Zylinder sehr deutlich. Allerdings ist diese Färbung nur bei saurer oder neutraler Reaktion des Harnes anzuwenden. Ein alkalischer Harn muß demzufolge vorher leicht angesäuert werden. Die Wachszylinder der Nephrose werden durch die Kombination mit Methylviolett sehr intensiv blau gefärbt. Für die Färbung etwaiger Fettbestandteile sei die Cohnsche Sudanhämatoxylinfärbung genannt.

Ausführung: Das Sediment wird auf einem Objektträger ausgestrichen und nach Lufttrocknung 10 Minuten lang in 10%iger Formalinlösung fixiert. Nach dem Abspülen mit Wasser wird 10 Minuten lang in einer konz. Lösung von Sudanfarbstoff in 70%igem Alkohol (Grübler, Leipzig) gefärbt, sodann wird während 1 Minute mit 70%igem Alkohol abgespült. Hierauf wird mit Hämatoxylin nachgefärbt und in Glyzerin eingeschlossen. Bei dieser Färbung ist das Fett intensiv rot und die Kerne der verschiedenen Zellen violett gefärbt.

Ferner kommen für das Färben eines Urinsedimentes noch die Lugolsche Lösung in Frage (Wachszylinder werden hierbei gelb, Leukozyten mahagonibraun, Epithelien und Zylindroide hellgelb angefärbt). Weiterhin empfiehlt sich die Seyderhelmsche Lösung (Kombination von hochkolloidalen Farbstoffen Trypanblau und Kongorot), die besonders Epithelien, Leukozyten und Zylinderbestandteile gut anfärbt. Mit der Seyderhelmschen Lösung gelingt eine Unterscheidung, ob es sich um frische, lebende Leukozyten handelt oder um altes, abgestorbenes Material. Die lebende Zelle ist für diese kolloidalen Farbstoffe impermeabel, die toten Zellen werden sofort gefärbt (sog. Degenerationsfärbung). Schließlich sei noch die Verwendung verdünnter Essigsäure genannt, wodurch die Kerne der Leukozyten besonders deutlich werden, eine Methode, die sich in Zweifelsfällen sehr bewährt hat.

Dunkelfeldmikroskopie.

Prinzip: Bei diesem Verfahren wird eine Kontrastbeleuchtung im ungefärbten Präparat erzielt, wodurch gewisse Struktureinzelheiten besser erkannt werden können als im gewöhnlichen Mikroskop mit Färbungen. Praktisch hat sich dieses Verfahren besonders zur Auffindung der Spirochaeta pallida bewährt. Aber auch im Harnsediment und vor allem bei den Zylindern lassen sich sehr gut strukturelle Einzelheiten erkennen.

Polarisationsmikroskopie.

In neuerer Zeit erfreut sich die Polarisationsmikroskopie, d. h. die Mikroskopie im polarisierten Licht, einer zunehmenden Beliebtheit. Für Lipoide und reine Fettsubstanzen bzw. Fettkörnchen zeigt sich bei der Betrachtung im Polarisationsmikroskop eine charakteristische *Doppelbrechung*. Bei gekreuzten Nikols erscheinen also Lipoide und Fette im Dunkelfeld im Gegensatz zu Eiweiß- und Kohlehydratbestandteilen hell aufleuchtend. Die Anwesenheit von Fett und Lipoidsubstanzen im Sediment spricht bekanntlich für eine nephrotische Nierenerkrankung. Die Polarisationsmikroskopie eignet sich auch für die Betrachtung und Beurteilung der kristallisierten Niederschläge im Harnsediment, wobei durch Drehung des Polarisators, infolge der unterschiedlichen Lichtbrechung, sehr schöne Farbeffekte in einem ungefärbten Präparat entstehen. Für jedes normale Mikroskop sind jetzt leicht derartige Polarisationsaufsätze zu erhalten (Preis etwa DM 70,–). Heute stehen wir erst am Beginn dieser interessanten Untersuchungsmethode. Das *Phasenkontrastverfahren* sei schließlich auch noch als eine in der Entwicklung befindliche Verbesserung der optischen Untersuchungsmöglichkeiten genannt.

b) Organisierte Sedimente

Erythrozyten.

Die Anwesenheit von Erythrozyten im Urinsediment ist stets von wesentlicher Bedeutung und verpflichtet den Arzt, genau die Ursache und Natur der Blutbeimengung zu untersuchen. Die Erythrozyten erscheinen als blaßgelbe, runde bikonkave

Scheibchen, die, wenn sie auf der Kante liegen, biskuitförmig aussehen mit einer zentralen Delle und sich je nach der Bewegung mit der Mikrometerschraube deutlicher darstellen lassen. Die Farbe erscheint etwas matt oder gelbgrünlich. Ihre Anordnung ist entweder vereinzelt, in kleineren oder größeren Haufen oder bei Nierenblutungen mehr zylinderartig. Die äußere Form wird aber weiterhin durch die osmotischen Verhältnisse des Harns, in dem sie sich befinden, beeinflußt. Im hypertonen Harn zeigen die Erythrozyten sehr gern eine Stechapfelform, im hypotonen Harn quellen sie mehr auf. Ferner ist die Lebensdauer der roten Blutkörperchen im alkalischen Harn wesentlich kürzer als im sauren Harn. Gelegentlich finden sich derartige aufgequollene und z. T. schon etwas ausgelaugte, zarte, blasse ringförmige Zellen, die man nach TRAUBE als Blutschatten bezeichnet. Hat man bei geringem Vorkommen von Erythrozyten Zweifel, ob es sich um rote Blutkörperchen handelt, so prüft man mit 10%iger Essigsäure. Erythrozyten geben dann den Farbstoff ab bzw. lösen sich auf und hinterlassen z. T. die sog. Blutschatten.

Wenn sehr viele rote Blutkörperchen im Urin zerfallen, wie dies besonders bei der Hämoglobinurie vorkommt, finden sich gelegentlich sog. Hämoglobinkörner.

Klinische Bewertung: Eine Hämaturie ist stets Symptom! Eine exakte Lokalisation ist daher erforderlich. Bei nur mikroskopisch nachweisbaren Erythrozyten sprechen wir von einer Mikrohämaturie, die wir besonders bei der Tuberkulose (Papillenspitzen-Tbc.), beim Hypernephrom und bei der Nephrolithiasis finden. Auch bei der Herdnephritis, bei hämorrhagischer Diathese und Perniziosa, bei Infektionskrankheiten und septischen Erkrankungen, vor allem bei der Endocarditis lenta, sowie allgemein bei sekundären Nierenbeteiligungen finden wir allzuoft Erythrozyten im Sediment. Besteht eine Mikrohämaturie mit Pyurie, so denke man vor allem an Tuberkulose und daneben erst an Steinaffektion, Tumoren und dgl. Eine Makrohämaturie können wir leicht an der blutigen Harnfarbe erkennen, wie dies z. B. bei traumatischen Blutungen, bei Geschwülsten sowie schweren Infektionen der Harnwege, ferner Gefäßblutungen oder Parasiten der Fall sein kann. Ein gleichzeitiger Gehalt an Eiweiß und Zylindern spricht für den renalen Ursprung der Blutung. Oft sind Erythrozyten oder Blutschatten auf Zylinder aufgelagert und bilden dann sog. Erythrozytenyzlinder, z. B. bei der hämorrhagischen Nephritis.

Das sog. „*Blasenspülsymptom*“ kann diagnostisch klären. Bei Nierenblutungen bleibt die anfängliche Spülflüssigkeit klar, bei Blasenblutungen ist die Spülflüssigkeit andauernd blutig gefärbt, und bei Harnröhrenblutungen bleibt die Spülflüssigkeit nach Klarspülung der Blase auch blutfrei. Daneben 3-Gläser-Probe! Initiale Blutungen finden wir bei Erkrankungen der hinteren Urethra, terminale Blutungen bei Erkrankungen des Blasenhalses und schließlich totale Blutungen bei Erkrankungen der Blase, Nierenbecken und Nieren.

Fibrin und Blutgerinnsel

Fibrinöse Gerinnsel lassen sich mit bloßem Auge leicht erkennen, wenn sie bereits innerhalb des Organismus entstanden sind. Gelegentlich können sie aber auch erst außerhalb des Körpers in einem primär klar gelassenen Harn entstehen. Mikroskopisch kann man derartige Fibrinfasern als ein mehr oder weniger gelagertes Fasergeflecht von z. T. spinnenwebenartigem Netzwerk erkennen. Eine sog. Fibrinurie ist relativ selten, dagegen finden sich bei der eitrigen Pyelitis öfters gallertige Fibringerinnsel, die meist farblose oder gelbliche lichtbrechende Fasern enthalten.

Leukozyten.

Die Anwesenheit von Leukozyten im Urinsediment ist ein recht häufiges Vorkommnis und immer als pathologisch zu werten. In ihrer Erscheinungsform sind die Leukozyten unter den mannigfachen Bedingungen des Harnes ebenfalls recht variabel. Sie sind im allgemeinen etwas größer als die Erythrozyten und erscheinen als runde, blasse, farblose Bläschen mit stärkerem Lichtbrechungsvermögen, haben weiter eine verschiedene Größe und sind leicht an dem polymorphen Kern oder der stärker hervortretenden Granulation zu erkennen. Wenn man Zweifel hat, ob es sich um Leukozyten handelt, prüft man durch geringe Essigsäurezugabe, wonach die Kerne wesentlich deutlicher erkennbar sind. Verwechslungen kommen mit kleinen Epithelien in Frage, die sich durch Jodkali gelblich färben, während die Leukozyten mehr mahagonibraun sind. Auch hier gilt das gleiche wie für die Erythrozyten, d. h. im alkalischen Harn sind die einzelnen Konturen schlechter erkennbar, unter Umständen ist nur der nackte Kern zu sehen.

Im normalen Harn sind die vereinzelten Leukozyten meist in der Nubekula. Ein leukozytenreicher und eitriger Niederschlag ist in Essigsäure im Gegensatz zu den Phosphaten nicht löslich. Durch Alkali entwickelt sich eine glasige, fadenziehende Masse. Mit Hilfe der Seyderhelmschen Lösung (s. o.) kann man zwischen abgestorbenen und lebenden Leukozyten unterscheiden.

Klinische Bewertung: Der Befund von Leukozyten ist stets als pathologisch zu werten, wobei aber nicht gesagt sein soll, daß der Betreffende im Augenblick noch krank ist. Vielmehr kann die Leukozytenausscheidung ein Residuum früherer Erkrankungen sein. Weiterhin ist zwischen männlichem und weiblichem Harn streng zu unterscheiden. Während im männlichen Harn Leukozyten bereits an entzündliche Prozesse im Bereich der abführenden Harnwege denken lassen, wenn sie in geringem Umfange auftreten, sind vereinzelte Leukozyten im weiblichen Harn ein normaler und regelmäßiger Befund. Im weiblichen Harn ist erst ein stärkeres Auftreten als pathologisch zu bewerten und weist auf Erkrankungen der abführenden Harnwege, aber auch der Genitalorgane hin. Es ist daher wichtig, den Harn bei Frauen mit dem Katheter zu entnehmen, um genitale Vermischungen zu vermeiden. Analog der zylinderartigen Verklebungen von roten Blutkörperchen sprechen wir bei entsprechenden Anhäufungen von weißen Blutkörperchen von Leukozytenzylindern. Auch hier kann man durch die 2- oder 3-Gläser-Probe den Sitz der Entzündung klären. Von einer Pyurie sprechen wir im allgemeinen erst, wenn zahlreiche Leukozyten im Harn sind. Eine langsam und schleichend beginnende Pyurie läßt stets an Tuberkulose denken. Daneben bilden die chronischen Entzündungen der Prostata, Blase und des Nierenbeckens das Hauptkontingent. Eine Pyurie stellt also im wesentlichen nur einen graduellen Unterschied in der Leukozyten- bzw. Eiterkörperchenausscheidung dar. Derartige eitrige Harne lassen sich bereits makroskopisch erkennen, da sie beim Stehenlassen ein weißliches und sehr leukozytenreiches Sediment liefern. Hinzu kommt, daß Pyurieharne auch noch zahlreiche Bakterien enthalten, die entsprechend schnell differenziert werden müssen (s. u.).

Eine bekannte Eigenschaft der Leukozyten ist ihre Klebrigkeit und damit ihre Fähigkeit, schleimig-gummiartige Massen zu bilden, eine Eigenschaft, die für spezielle Nachweisreaktionen benutzt wird. In diesem Zusammenhang sei besonders die sog. Donnésche Eiterprobe erwähnt.

Ausführung: Das in einem Sedimentierglas zurückbleibende Sediment wird mit konz. Kalilauge versetzt und umgerührt. Es entsteht so bei reichlich Eiter eine glasige, fadenziehende Masse, bei wenig Eiter nur eine gummiartige, trübe Flüssigkeit. Verantwortlich für diese Erscheinung ist die Bildung von nukleinsaurem

Organisierte Harnsedimente

Erythrozyten und Leukozyten

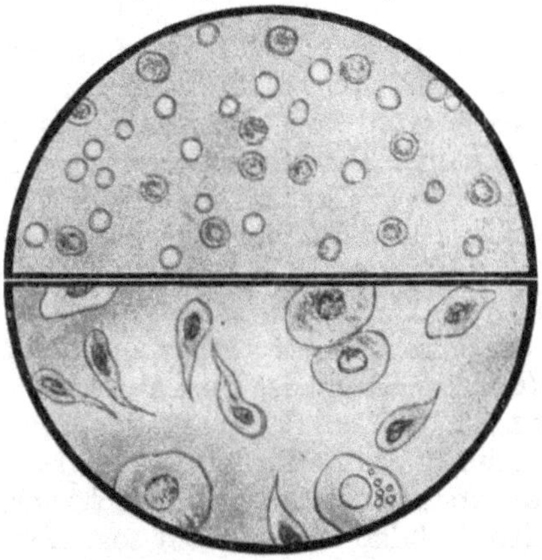

Epithelien aus Harnwegen und Blase

Kolipyelitis und Epithelien des Nierenbeckens und der Harnwege

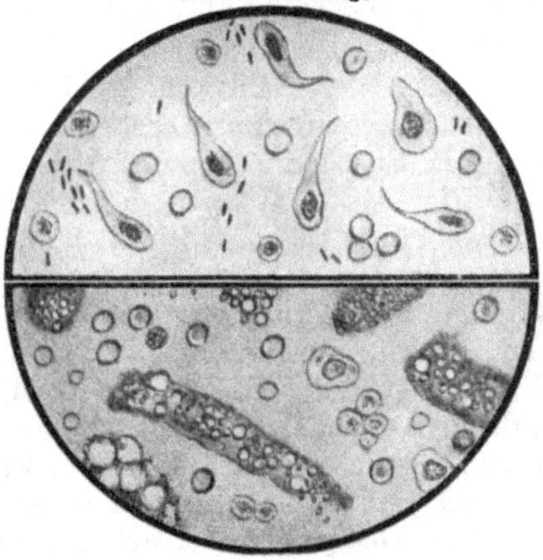

Chron. Nephritis mit granulierten Zylindern

Fremdkörper: 1. Seide, 2. Baumwolle, 3. Wolle

Spermatozoen

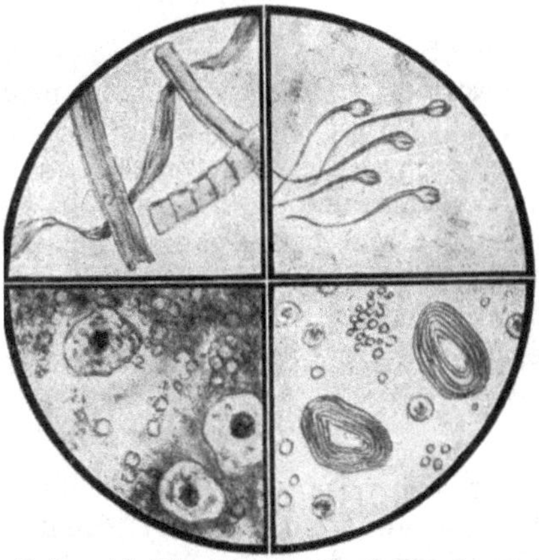

Sediment bei Menses

Corpora amylacea bei Prostatitis

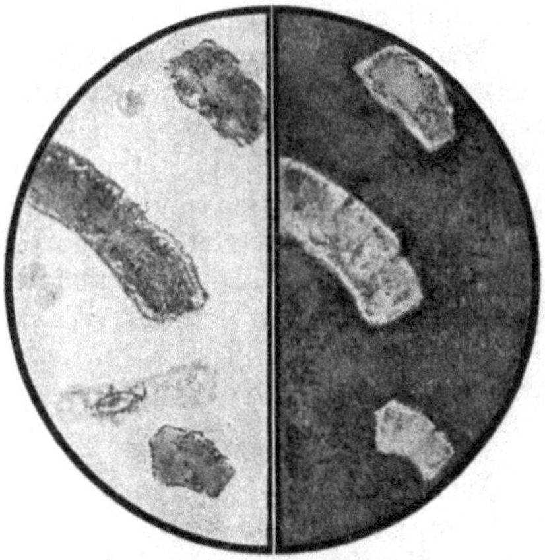

Doppelbrechende Lipoide im Polarisationsmikroskop bei verschiedener Stellung der Nikols

Schimmelpilze

Sarzine

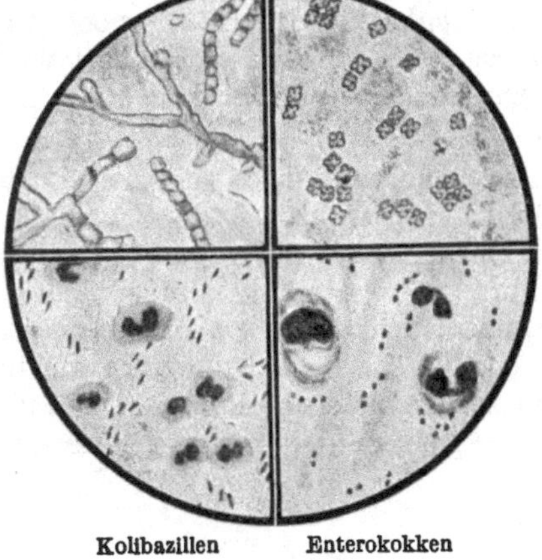

Kolibazillen

Enterokokken

Staphylokokken

Streptokokken

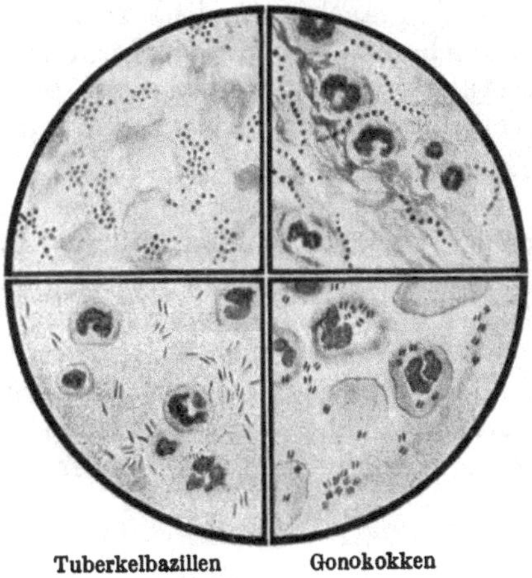

Tuberkelbazillen

Gonokokken

Kalium aus den aufgelösten Leukozytenkernen, während sich Schleime z. T. in eine dünne, teils flockige Flüssigkeit verwandeln.

Klinische Bewertung eines eitrigen Urinbefundes: Bei chronischen Entzündungen der Blase, Niere, Harnröhre, Scheide, bei Pyelitis und Gonorrhoe finden wir sehr oft leukozytenreiche Harne, deren Menge meist von dem Charakter des jeweiligen Entzündungsgrades und Zeitpunktes abhängt. Hinsichtlich der Herkunft des Eiters läßt sich sagen, daß Blaseneiter meist schwach alkalisch und selten sauer ist, wobei die charakteristischen Blasenepithelien als Begleiter der Eiterkörperchen gefunden werden. Der begleitende Eiweißgehalt entspricht etwa dem Eitergehalt. Kommt die Eiterung aus dem Nierenbecken, so ist die Harnreaktion meist sauer und der Eiweißgehalt stärker erhöht, oft mit begleitenden Erythrozyten. Hinzu kommen noch die charakteristischen, geschwänzten Epithelien des Nierenbeckens sowie rein renale Elemente neben den entsprechenden Bakterien. Bei Entzündungen der Harnröhre zeigen sich außer dem Eiter sehr reichlich Epithelien und die meist ursächlich verantwortlichen Gonokokken. Wenn der erste Morgenharn untersucht wird, so finden sich neben dem Schleim reichlich fadige Gebilde im Sinne der sog. Harnfilamente sowie der Urethral- und Tripperfäden. Wenn bei Frauen vaginelle Entzündungsprozesse hinzukommen, zeigen sich mikroskopisch die entsprechende Zahl von Plattenepithelien des Vaginalepithels sowie schon makroskopisch größere Schleimflocken.

Man hat mehrfach versucht, eine bestimmte Relation von Leukozytengehalt und Eiweißgehalt des Harnes zu ermitteln, wobei bestimmte Anhaltswerte angegeben wurden. So sprechen 1‰ Eiweiß etwa gleich 100000, ½‰ etwa gleich 50000, $^1/_5$‰ etwa gleich 20000 Leukozyten im ccm für eine echte renale Albuminurie, wobei dann noch Nierenepithelien und -zylinder gefunden werden. Auch die Transparenz des eitrigen Harnes hat man zur Beurteilung herangezogen und daraus gewisse Schlüsse abgeleitet. Ferner lassen sich aus der Art der weißen Blutzellen gewisse Rückschlüsse ziehen, und zwar in dem Sinne, daß bei akuten Entzündungen der Niere besonders einkernige Zellen gefunden werden, während bei chronischen Erkrankungen häufiger mehrkernige Leukozyten auftreten.

Schleim.

Wie bereits betont, enthält jeder Harn normalerweise eine gewisse Menge Schleim, der bei der Abkühlung auskoagulieren kann und dann die sog. Nubekula bildet, die sich mikroskopisch als lange Schleimschlieren darstellen läßt und von der gern wahlweise vorhandene Salze adsorbiert werden. Mikroskopisch erscheinen derartige Schleimfäden als eine durchsichtige Masse, die aber neben den Salzkristallen auch zahlreiche zellige Elemente (Epithelien, Leukozyten) adsorbiert. Die schon native Schleimflockung kann durch Zugabe von Essigsäure noch verstärkt werden, da durch diese der Schleim selbst noch stärker aufgelockert wird, während andererseits hyaline Zylinder durch Quellungsmechanismen eher in ihren Konturen undeutlicher werden.

Klinische Bewertung: Der Mechanismus der Schleimproduktion unterliegt weitgehend nervösen Einflüssen. Der frühere Begriff des Harnkolloids ist mit dem Begriff des Harnschleimes zu identifizieren, wobei dieser Harnschleim als ein hydrophiles Kolloid eine wichtige Rolle für den sog. Kolloidschutz zu erfüllen hat. Hierbei sind vor allem die Wassermenge, die Urinreaktion, der Konzentrationsgrad u. a. für die gesetzmäßig ablaufenden Flockungsreaktionen verantwortlich. Das Auftreten von vermehrten Schleimfäden oder Urethralfäden findet sich vor allem bei Erkrankungen der Harnröhre, im Rahmen gonorrhoischer Affektionen oder auch bei rein neurotisch funktionellen Erkrankungen. Gelegentlich kommen auch die Drüsenprodukte der Littréschen Drüsen sowie der Cooperschen Drüsen und der Prostata in Frage. Diese Befunde sind in erster Linie im Morgenharn zu finden.

Epithelien.

Bei der mikroskopischen Untersuchung des Harnsediments spielt der Befund und die Bewertung der Epithelien eine große Rolle. Für die Erkennung kommt uns deren anatomische Struktur sehr zugute, wobei im wesentlichen 3 größere Gruppen unterschieden werden, und zwar 1. die reinen Nierenepithelien, 2. die Epithelien der ableitenden Harnwege, des Nierenbeckens, des Harnleiters und der Blase und 3. die Epithelien aus den Genitalien (besonders bei der Frau aus Vagina und Vulva). Diese stark schematisierte Unterteilung ist naturgemäß nicht in allen Fällen richtig, da die gesamten ableitenden Harnwege von einem mehrschichtigen Epithel bedeckt sind, wobei die obersten Schichten mehr Plattenepithelcharakter und die tieferen Schichten mehr polygonale oder abgerundete Zellen mit großen Kernen darstellen. Aus diesem Grunde ist ein strenges Schema nicht immer richtig. Dennoch lassen sich gewisse Richtlinien als wegweisend herausstellen.

Nierenepithelien. Diese stammen aus den Harnkanälchen in der Niere und sind etwa 2–4mal so groß wie die weißen Blutkörperchen, haben ein gekörntes, bräunlichgefärbtes Protoplasma mit einem wenig sichtbaren großen Kern. Diese Epithelien sind bei Ikterus entsprechend der Bilirubinausscheidung gelb gefärbt, während sie bei einer hämorrhagischen Nephritis bräunlicher aussehen. Öfters werden derartige Nierenepithelien fettig degeneriert gefunden. Wir sprechen dann von sog. Fettkörnchenzellen, die mehr albuminös aussehen. Bei akuten Entzündungsprozessen haben diese Zellen mehr normalen Charakter, während sie in chronischen Fällen mehr fettig degeneriert sind. Der Fettcharakter läßt sich durch Löslichkeit in Äther und durch spezielle Fettfärbemethoden nachweisen. Wenn die Epithelien in Zylindergestalt vorliegen und somit Ausgüsse von Harnkanälchen darstellen, ist die Frage nach ihrer Herkunft einfach.

Klinische Bewertung: Das Erscheinen von typischen Nierenepithelien spricht für eine Erkrankung der Niere selbst, was durch die übrigen klinischen Befunde schnell und leicht erhärtet werden kann.

Epithelien der ableitenden Harnwege. Die Epithelien des Nierenbeckens werden zwar schematisch als geschwänzt angegeben, man findet sie jedoch sehr polymorph, mit ein- oder doppelseitigen Ausziehungen.

Klinische Bewertung: Bei Entzündungsprozessen der ableitenden Harnwege finden wir deren zellige Elemente meist mit den Leukozyten und zum Teil auch Erythrozyten sowie dem entsprechenden bakteriellen Erreger im Sediment. Wie bereits betont, reagiert der Harn bei Erkrankungen des Nierenbeckens fast immer sauer.

Blasenepithelien. Die Epithelien der Blase sind ziemlich groß und besitzen ein dunkles, körniges Plasma mit ein oder zwei rundlichen und ebenfalls ziemlich großen Kernen, die unter Umständen noch Kernkörperchen erkennen lassen. Entsprechend ihrer Herkunftschicht sind die Blasenepithelien wiederum verschieden, und zwar auf den oberen Schichten mehr polygonal abgerundet, auf den mittleren Schichten mehr spindelförmig sich fortsetzend und auf den tieferen Schichten kleiner und rundlicher.

Klinische Bewertung: Vor allem bei der akuten Zystitis finden sich zahlreiche Epithelien, die bei chronischen Zystitiden weniger zahlreich auftreten. Je nach dem Charakter des Entzündungsprozesses finden sich die entsprechenden, begleitenden Elemente.

Epithelien der Harnröhre. Die obere Schicht der Epithelien der Harnröhre sind mehr plattenförmig, beim Mann im allgemeinen etwas kleiner als bei der Frau. Wie bereits betont, findet sich bei der Urethritis, besonders beim Mann, eine stärkere Vermischung mit Schleim vor allem bei gonorrhoischen Affektionen.

Epithelien der Genitalien. Die Epithelien der Genitalien sind makroskopisch als sichtbare, weißliche Flocken erkennbar, die meist Zellkonglomerate darstellen und mikroskopisch eine unregelmäßige Form und einen kleinen, unregelmäßigen Kern besitzen.

Klinische Bewertung: Sie finden sich vor allem bei einer Vaginitis, die auch unspez. Natur sein kann.

Zelldetritus.

Im Urinsediment finden sich immer mehr oder weniger Zerfalls- und Degenerationsprodukte von den verschiedensten Epithelien, die z. T. zu sog. Eiweißkörperchen geformt sind. Diese Detritusmassen können auf Epithelien und Zylinder oder zu kleinen Häufchen angeballt und z. T. mit fettig degenerierten Zellen vermischt sein. Gelegentlich können differentialdiagnostische Schwierigkeiten gegenüber einem Phosphat- oder Uratsediment in amorphem Zustande auftreten (Uratsediment löst sich in der Wärme, Phosphatsediment nach Essigsäurezusatz).

Harnzylinder

Eine besondere und wesentliche diagnostische Bedeutung hat die Erkennung der Harnzylinder im Urinsediment erreicht. Handelt es sich doch bei den sog. Zylindern um Ausgüsse der einzelnen Harnkanälchen, wobei man aus der Art des Ausgusses zugleich auf die pathologisch-anatomische Natur des krankhaften Prozesses der Niere Rückschlüsse ziehen kann. Durch eine verlängerte Stase des ausgeschiedenen Urines, wobei sicher nicht unwesentlich besondere kolloidchemische Prozesse, vor allem wenn gleichzeitig die sog. Paraproteine ausgeschieden werden, von wesentlicher Bedeutung sind, kommt es zur Ausfällung derartiger Zylinder. Diese Harnzylinder stellen zarte, längliche, walzenförmige Gebilde mit jeweils charakteristischen Konturen dar. Auf Grund der morphologischen Eigenschaften unterscheiden wir folgende Untergruppen von Harnzylindern:

Hyaline Zylndier. Diese haben eine homogene Beschaffenheit, sind hell, schwach lichtbrechend und wenig durchsichtig, von verschiedener Länge und in der Form meist gerade, seltener gewunden. Gelegentlich finden sich Einkerbungen. Die Breitenmaße liegen zwischen 0,01–0,05 mm. Infolge der schwachen Lichtbrechung sind sie leicht zu übersehen, weshalb es sich empfiehlt, das Gesichtsfeld etwas abzublenden. Im Dunkelfeld oder im gefärbten Präparat sind sie natürlich leichter zu erkennen, bei gleichzeitig bestehendem Ikterus sind sie gelbgefärbt, bei Blutungen mehr braunrot. Bei längerem Stehen können die hyalinen Zylinder auch autolytisch zerfallen.

Klinische Bewertung: Es handelt sich bei den hyalinen Zylindern offenbar um Schleimgele, die in geringer Menge in jedem Harn vorkommen können, ohne daß es sich um eine Nierenerkrankung und ohne daß es sich gleichzeitig um eine Albuminurie handelt. Besonders finden sie sich nach körperlichen Belastungen, Eisenbahnfahrten, Alkoholprozessen u. a. Belastungen. Sind sie in größerer Zahl vorhanden und enthalten sie noch spezielle Auflagerungen, die sie leichter erkenntlich machen, so gewinnen sie damit sofort auch eine größere klinische Bedeutung.

Epithelzylinder.

Unter den Zylindern, die aus verschiedenartigen Zellen zusammengesetzt sind, sind die Epithelzylinder noch die harmlosesten. Diese Epithelschläuche bestehen aus abgestoßenen Nierenzellverbänden in zylindrischer Form, wobei die einzelnen Zellen körnig und fettig degeneriert sind, mit mehr oder weniger starken, autolytischen Zerteilungen. Unter Umständen sind die Zellwände schon stärker aufgelöst, und man hat auf diese Weise das Bild des granulierten Zylinders.

Andererseits gibt er aber auch hyaline Zylinder, die mit Epithelien bedeckt sind. Ebenso ist es möglich, daß auf Epithelzylindern Erythrozyten, Leukozyten oder Fettkörnchen aufgelagert sind.

Klinische Bewertung: Die mit Epithelien belegten, hyalinen Zylinder finden wir bei der akuten Nephritis sowie bei der chronischen, parenchymatösen Nephritis und gelegentlich beim Scharlach.

Blutkörperchenzylinder.

Hier handelt es sich um zylindrische Ausgüsse der Harnkanälchen, die vorwiegend aus roten Blutkörperchen bestehen oder wo hyaline Zylinder vorzugsweise mit roten Blutkörperchen besetzt sind. Daraus resultiert je nach dem Alter der entsprechenden Blutung eine gelbrote bis bräunliche Verfärbung.

Klinische Bewertung: Man findet sie bei der hämorrhagischen Nephritis, besonders oft bei der Scharlachnephritis.

Wenn die Blutung bereits längere Zeit zurückliegt, kommt es zu Zerfallserscheinungen der roten Blutkörperchen und zum Auslaugen des Blutfarbstoffes, unter dessen Zerfallsprodukten sich Pigmentzylinder oder *Hämoglobinzylinder* zeigen können, meist mit entsprechendem körnigem, braunem Detritus.

Klinische Bewertung: Sie finden sich bei der Hämoglobinurie und bestimmten Nierentumoren.

Leukozytenzylinder.

Auch hier ist der Entstehungsmechanismus der gleiche. Die Leukozyten sind entweder auf hyalinen Zylindern aufgelagert oder sind mit Schleimeiweiß und Blut verklebt. Wenn man Zweifel daran hat, ob es sich wirklich um Leukozyten handelt, empfiehlt sich die Anfärbung mit Lugolscher Lösung, bei der sich die Leukozyten mahagonibraun färben, während kleine Epithelien nur gelblich angefärbt werden. Auch durch Essigsäurezusatz können die Leukozytenkerne deutlicher werden.

Klinische Bewertung: Bei Pyelitis.

Fettzylinder.

Auch das Fett kann sich z. T. den hyalinen Zylindern auflagern oder aber auch in kleineren Koazervaten und in Kristallen (Fettsäure) auftreten. Dies ist besonders der Fall, wenn es sich um fettig degenerative Prozesse in der Niere selbst handelt, wobei die Fettsäuren als Erdalkalisalze in den Urin gelangen.

Optische Eig.: Doppelbrechend, daher Untersuchung im Polarisationsmikroskop.

Klinische Bewertung: Bei fettig degenerativen Nierenerkrankungen.

Granulierte Zylinder.

Diese Form der Zylinder ist fraglos von erheblicher, klinischer Bedeutung. Da ihre Oberfläche im Gegensatz zu den hyalinen Zylindern mit gröberen und feineren Körnchen besetzt ist, werden sie auch körnige Zylinder genannt. Gelegentlich zeigen sie Einkerbungen, sind dunkler und nicht allzu lang.

Während die hyalinen Zylinder gewissermaßen aus Sekretionsprodukten und Ex-

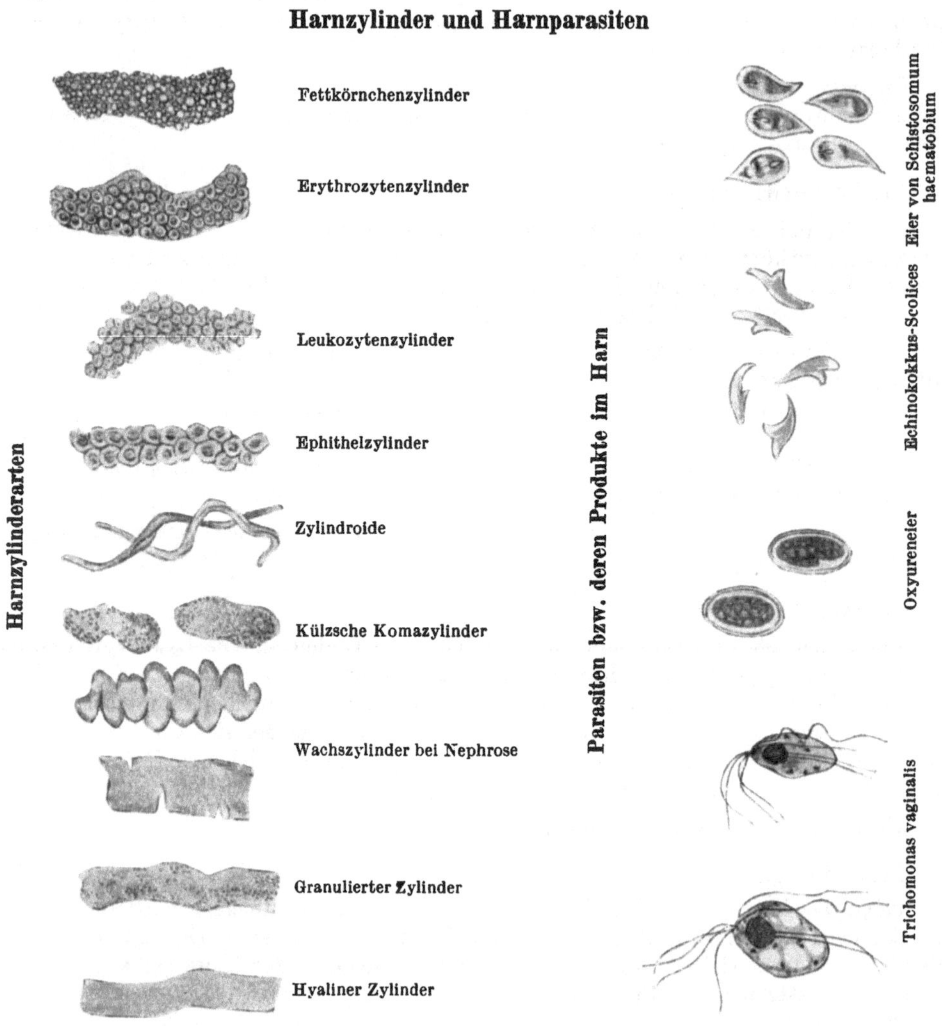
Harnzylinder und Harnparasiten
Harnzylinderarten
Fettkörnchenzylinder
Erythrozytenzylinder
Leukozytenzylinder
Ephithelzylinder
Zylindroide
Külzsche Komazylinder
Wachszylinder bei Nephrose
Granulierter Zylinder
Hyaliner Zylinder
Parasiten bzw. deren Produkte im Harn
Eier von Schistosomum haematobium
Echinokokkus-Scolices
Oxyureneier
Trichomonas vaginalis

Abb. 45

kretionsprodukten aus den Harnkanälchen bestehen, verdanken die granulierten Zylinder ihre Grundsubstanz dem Zerfall von Nierenepithelien und Blutkörperchen, daneben Elementen des degenerativen Zellzerfalls, besonders des Fettes, die zugleich auch die optischen Eigenschaften (doppelbrechende Substanz und glänzendes Aussehen) bewirken.

Gelegentlich kann man differentialdiagnostische Schwierigkeiten haben mit ähnlich aussehenden Leukozytenzylindern oder auch Uratzylindern (Prüfung durch Erwärmen!). Starke Kalilauge und Salpetersäure lösen die granulierten Zylinder auf.

Klinische Bewertung: Granulierte Zylinder finden sich bei allen akuten und chronischen Nierenkrankheiten, so auch bei der Schrumpfniere, ferner bei der Scharlachniere, und sind Ausdruck parenchymatöser Zerstörungsprozesse.

Wachszylinder.

Die Wachszylinder fallen durch ihr großes Lichtbrechungsvermögen, ihre etwas gelbliche Farbe und ihren matten Glanz auf. Ferner haben die Wachszylinder charakteristische Einkerbungen und eine wellenförmige Form. Diese Eigenschaften versucht man durch ein längeres Verweilen in den Harnkanälchen zu erklären. Hinzu kommt, daß sie auch wesentlich breiter sind. Was die chemische Natur der Substanzen anbelangt, so vermutet man in erster Linie Amyloid, d. h. also deponierte Paraproteine, zumal die Wachszylinder „Amyloidreaktionen" geben.

Klinische Bewertung: In erster Linie bei degenerativen Nierenerkrankungen vom Typ der Nephrosen und Amyloidnieren.

Komazylinder.

Eine besondere Form von Zylindern sind die von KÜLZ als sog. Komazylinder bezeichneten. Es sind dies kurze Zylinder aus lichtbrechenden Eiweißkörnchen, die manchmal schlecht von granulierten Zylindern unterschieden werden können. Sie sind aber glasiger, haben eine kolbenartige Auftreibung und zeigen eine starke Lichtbrechung.

Klinische Bewertung: Man findet die Komazylinder vor und während eines Coma diabeticum. Nach Beseitigung des Komas lassen sie sich nicht mehr nachweisen.

Bakterienzylinder.

Bei stark bakteriell infizierten Nieren kann es zu einer massenhaften Auflagerung von Bakterienleibern auf die Zylinder kommen oder aber es bilden sich gewissermaßen richtige, eigentliche Bakterienzylinder. Durch eine entsprechende Anfärbung und eine relativ große Widerstandsfähigkeit sind sie von den anderen Zylindern zu trennen.

Uratzylinder.

In gleicher Weise kann es zu intrarenalen Sedimentationen von mineralischen Harnbestandteilen kommen, wobei die harnsauren Salze, gelegentlich auch Phosphate, die Grundsubstanz bilden, die sich durch die entsprechenden chemischen Reaktionen nachweisen läßt.

Hämoglobinzylinder.

Bei der Hämoglobinurie finden sich nur mit Blutfarbstoff beladene Zylinder, z. T. mag es sich hierbei auch um Methämoglobin handeln.

Zylindroide.

Die Zylindroide haben eine nicht homogene Grundsubstanz. Sie sind bandartig und länger als die echten Zylinder, z. T. etwas gefasert und durchsichtig, so daß sie im Dunkelfeld oft besser gefunden werden können.

Klinische Bewertung: Im allgemeinen findet man sie nach überstandenen Nierenentzündungen, manchmal aber auch als Vorboten späterer Zylinder.

Harnfilamente.

Als Harnfilamente oder Urethralfäden werden kleine Fäden und Flocken bezeichnet, die meist 1—2 cm lang, schleimig, gelb und undurchsichtig sind. Sie sind offenbar Produkte von schleimig-eitrigen Harnröhren- und Genitalsekreten. Die Tripperfäden bei der chronischen Gonorrhoe mit ihren Anhäufungen von Leukozyten und Epithelien sind für den Venerologen eine häufige Beobachtung.

Gewebselemente.

Zerfallende Papillome, Karzinome u. a. Tumorzellen können sich gelegentlich im Sediment finden. Hier empfiehlt sich, die Unterscheidung gegenüber Endothelien am besten mit der Quenselfärbung (Tumorzellen haben entsprechend größere Nukleolen) vorzunehmen.

Spermatozoen.

Besonders im Morgenharn können sich Spermatozoen im Sediment finden. Sie sind relativ leicht erkennbar an ihrem dicken Kopf und dem langen, allmählich an Stärke abnehmenden Schwanz. Gewissermaßen als „physiologisch" sind Spermatozoen nach Pollutionen, Onanie und Koitus anzusehen. Pathologisch finden wir Spermatozoen bei Erkrankungen der Genitalorgane, nach Krampfanfällen und nach schweren, fieberhaften Infektionen wie Typhus und dgl. Ferner sei die Spermatorrhoe bei Neuropathen genannt. Eine Hämospermie und Pyospermie sind Ausdruck von Prostata- und Samenblasenerkrankungen des Mannes. Auch bei der Frau finden wir gelegentlich Spermien im Sediment als Residuen des Koitus.

Prostatasekret.

Als Beimischung zum Urin, unter Umständen im speziellen Prostataexprimat oder in der letzten Urinportion einer 3-Gläser-Probe, finden sich im Sediment sog. Lezithinkörnchen, d. h. hellglänzende kleine Körper und die sog. Corpora amylacea, die ähnlich der Stärke konzentrisch geschichtet sind.

Tierische Parasiten.

Hier sind solche Parasiten zu nennen, die erst exogen dem Harn beigemischt sind, wie z. B. Oxyuren und deren Eier, besonders im Harn kleiner Mädchen, ferner Vaginalbesiedler, wie Trichomonas vaginalis u. a., gelegentlich auch Milben, Filzläuse u. a. Demgegenüber können mit dem Harn z. B. bei der Bilharzia die entsprechenden Wurmeier (Schistosomum haematobium) sowie in unseren Breitengraden gelegentlich Echinokokkus-Scolices gefunden werden.

Pflanzliche Parasiten.

Von den pflanzlichen Parasiten seien die Hefezellen genannt, die sich meist in einem perlschnurartigem Verband oder in kleinen Sproßzellen oder, wie die Sarcine, in Paketballenform beim langen Stehen des Urins entwickeln können.

Harnverunreinigungen.

Dem Anfänger bereitet es manchmal größere Schwierigkeiten, zufällige Verunreinigungen oder Beimengungen, die er im Harnsediment findet, zu bewerten. Hier spielen vor allem Haare von der Genitalgegend, ferner kleine Woll- oder Baumwollfäden der Wäsche eine Rolle, die im einzelnen aber unschwer diagnostiziert werden können. Die Haare erscheinen als dicke, gelbe Zylinder, Baumwollfasern als breite, bandartige, hohle Fasern, Leinenfasern sind ebenfalls gerade, röhrenartige Kanälchen, Wollfäden sind relativ dick und zeigen etwas schuppig angeordnete Struktur.

In Frage kommen schließlich noch Bestandteile von Pudern, die auf die Genitalien aufgebracht wurden, wie etwa Stärkekerne (Jod-Kali-Reaktion) und Talkumblättchen sowie evtl. fäkale Beimengungen, wobei wir Reste von Pflanzenzellen, Muskelfasern, Darmepithelien und dgl. finden können.

c) Nichtorganisierte Sedimente

Seit jeher spielen die reinen, kristallisierten Sedimente im Harn eine erhebliche Rolle. Da es sich hierbei um typische Auskristallisationen handelt, so ist es von vornherein klar, daß derartige Auskristallisationen nur bei bestimmten Bedingungen, wobei die Harnreaktion wohl die wichtigste ist, vorkommen können. In jedem Falle ist eine strenge, begriffliche Trennung eines *Harnsedimentes* von einem *Harnkonkrement* hinsichtlich der Entstehung erforderlich.

Unter Sedimentbildung verstehen wir eine vorübergehende Auskristallisation von Salzen nach bestimmter Nahrung in meist hochgestelltem Harn. Auskristallisationen nach langem Stehenlassen des Urines sind sekundäre Erscheinungen. Eine Sedimenturie ist dagegen eine gleichmäßige, von Nahrungs- und Fleischzufuhr unabhängige Sedimentausscheidung.

In Abhängigkeit von der Reaktion kristallisieren die einzelnen Salze folgendermaßen aus:

bei saurem Harn p_H 4–6	bei schwach saurem Harn p_H 6–7	bei alkal. Harn p_H 7–8
Harnsäure	Dikalziumphosphat	Magnesiumammoniumphosphat
Kalziumoxalat	z. T. Tripelphosphat	kohlensaurer Kalk
amorph: harns. Salze		Ammoniumbiurat
		Trikalziumphosphat

In saurem Harn fallen Zystin, Leuzin, Tyrosin, Xanthin, Hippursäure sowie amorphes Cholesterin und Fettsäure aus.

Sedimente, die in saurem Harn bei p_H 4–6 auftreten können

Harnsäure.

Bei reichlicher Harnsäureausscheidung des Organismus kommt es leicht zur Auskristallisation der Harnsäure, besonders bei Abkühlung, Säuerung, Konzentrationserhöhung und vermindertem Kolloidschutz durch Harnschleimmangel. Hierbei finden sich charakteristische, viereckig rhombische Tafeln oder sechsseitige Prismen mit abgestuften Winkeln, die dann zu den speziellen Termini wie Wetzsteinform, Tonnenform, Hantel-(Dumbells-)form oder unter Umständen Durchkreuzung und Durchwachsung zu Rosetten- und Büschelformen führen. Alle diese Kristalle sind rotgelb bis rotbraun durch das mitgerissene Uroerythrin und bilden einen Teil des roten Ziegelmehlsedimentes.

Vorkommen: In Abhängigkeit von dem Harnsäuregehalt der Nahrung, ferner bei harnsaurer Diathese, bei fieberhaften Erkrankungen und vor allem bei starkem Blutkörperchenzerfall, bei Leukämien, besonders bei der Röntgenbestrahlung, und nach Lösung von Pneumonien.

Mikroskopisch-chemisch: Im Gegensatz zu Uraten löst sich die reine Harnsäure nicht nach Erwärmen oder Säurezusatz. Durch Kalilauge kann sie in Lösung gebracht und durch erneute Salzsäurezugabe wieder auskristallisiert werden. Positive Murexidprobe!

Kalziumoxalat.

Die Kalziumoxalatkristalle erscheinen im Harnsediment überaus häufig, finden sich allerdings nicht nur in saurem, sondern auch in neutralem und wenig alkalischem Harn. Sie sind relativ leicht durch ihre typische Kristallform zu erkennen. Der übliche Ausdruck Briefkuvertkristalle charakterisiert die stark lichtbrechenden, glänzenden Quadratoktaeder. Nur selten kristallisiert das Kalziumoxalat in Scheiben-, Quadrat- oder Spitzoktaederform aus. Noch seltener findet sich das Kalziumoxalat in unregelmäßigen Rosetten. Im Polarisationsmikroskop läßt sich ein vielseitiges Farbspiel erzielen.

Mikroskopisch-chemisch: Kalziumoxalat ist unlöslich in Essigsäure im Gegensatz zu Tripelphosphat, löslich dagegen in Salzsäure. Durch Zugabe von Schwefelsäure bildet sich Kalziumsulfat.

Vorkommen: Nach gemüsereicher Mahlzeit (besonders Tomaten, Spinat, Äpfeln), ferner bei Diabetes, Leberkrankheiten u. a. Oxalurie findet sich vor allem auch bei Fokalinfekten und erfordert eine entsprechende Sanierung und diätetische Einschränkung. 20—30 mg Kalziumoxalat sind als normal anzusehen. Pathologische Ausscheidungen bewegen sich bis 1000 mg und darüber.

Zystin.

Zystinkristalle finden sich im Harn als farblose sechsseitige Tafeln, die sich untereinander teilweise decken können.

Mikro-chemisch: Die Kristalle sind unlöslich in Wasser, dagegen löslich in Salzsäure, ferner in Ammoniak (im Gegensatz zur Harnsäure) und nicht löslich in Essigsäure (im Gegensatz zum Dikalziumphosphat).

Vorkommen: Bei der familiär auftretenden Zystinurie, im sauren, aber auch im alkalischen Harn.

Leuzin.

Leuzinkristalle finden sich als typische Kugeln oder Drusen mit konzentrischer Streifung. Der Nachweis gelingt erst, wenn man den Urin eindampft und mit Alkohol ausfällt, wobei das Leuzin auskristallisiert.

Mikro-chemisch: Leuzin löst sich im Gegensatz zum Fett nicht in Äther, leicht dagegen in Alkalien. Vom Ammoniumurat unterscheidet sich das Leuzin durch die radiäre Streifung und das Fehlen von peripheren Stacheln. Außerdem tritt beim Behandeln mit Salzsäure beim Ammoniumurat Harnsäure auf.

Tyrosin.

Tyrosin erscheint in sehr feinen, büschelförmigen Nadeln, und zwar garben- oder besenförmig.

Mikro-chemisch: Das Tyrosin ist unlöslich in Essigsäure und in Äther, dagegen löslich in Salzsäure und Ammoniak. Prüfung mit Millons Reagens: positiv.

Vorkommen: Das Auftreten der beiden Aminosäuren Tyrosin und Leuzin wird klinisch stets als Ausdruck des Leberzellzerfalls gewertet, so wie er besonders bei der akuten gelben Leberatrophie, bei Phosphorvergiftung u. a. schweren Leberschäden eintreten kann. In jedem Falle wird der positive Befund als ein Signum maliominis gewertet.

Nicht organisierte Sedimente im Harn

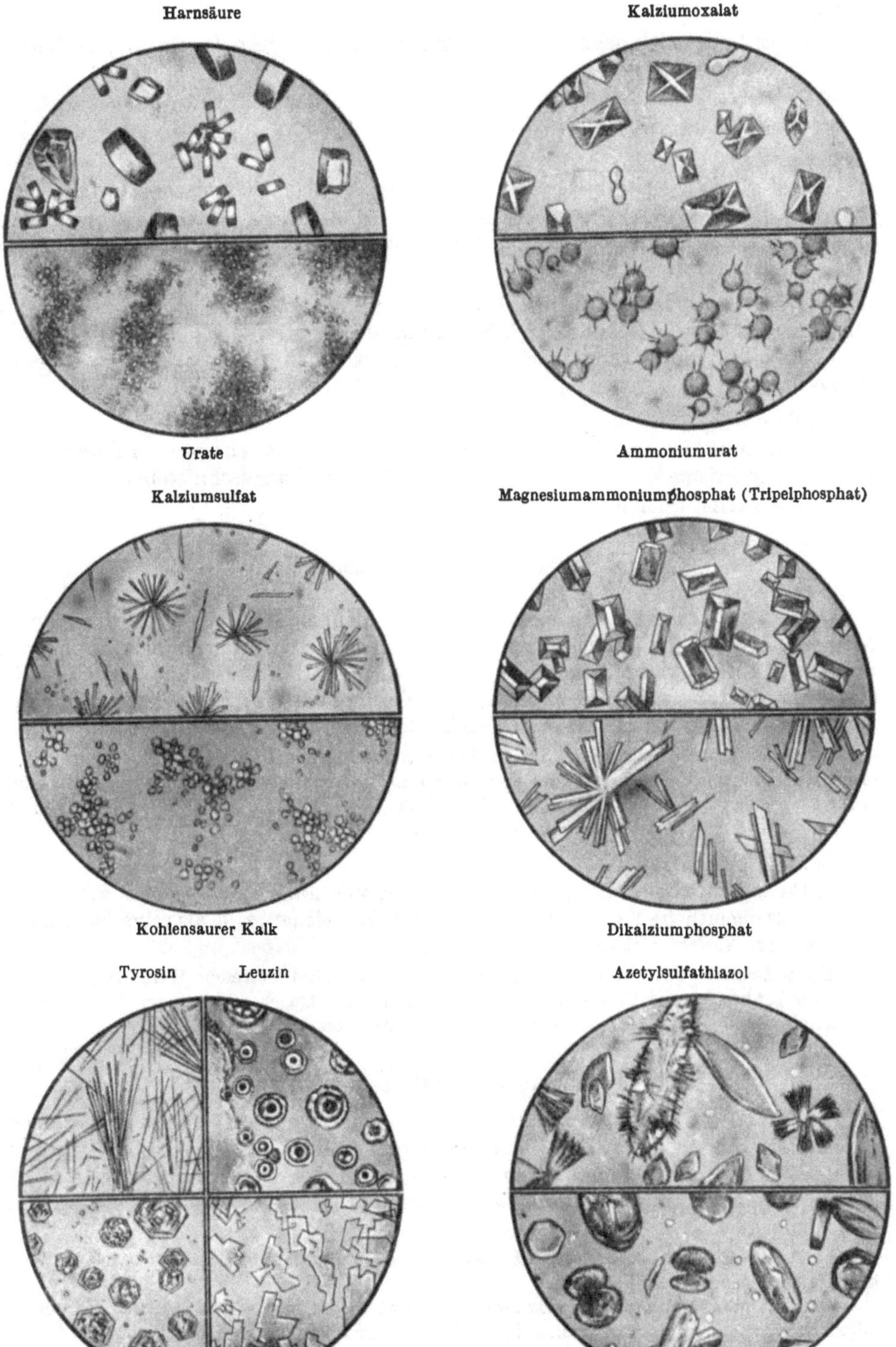

Abb. 46

Xanthin.

Xanthin findet sich sehr selten in Form von sechseckigen Tafeln oder farblosen wetzsteinförmigen Kristallen.

Mikro-chemisch: Xanthin ist unlöslich in Essigsäure, löslich in Ammoniak und Salzsäure. Im Gegensatz zur Harnsäure löst sich Xanthin beim Erwärmen.

Cholesterin.

Cholesterin findet sich selten als dünne, durchsichtige, rhombische Tafeln.

Mikro-chemisch: Durch Behandeln mit konz. Schwefelsäure entstehen rote und blaue Substanzen. Durch alkoholische Digitoninlösung entsteht ein Niederschlag.

Hippursäure.

Hippursäure bildet rhombische Prismen oder Nadeln, die mikrochemisch unlöslich in Essigsäure und Alkohol sind. Murexidprobe negativ.

Vorkommen: Nach Einnahme von Salizylsäure und Benzoesäure sowie deren Derivaten.

Kalziumsulfat.

Kalziumsulfat ist ebenfalls sehr selten im Sediment, am ehesten bei Kindern als dünne, lange Prismen, z. T. in Rosettenform oder schief abgeschnittenen Tafeln.

Mikro-chemisch: Unlöslich in Essigsäure und Ammoniak.

Amorphe Sedimente im sauren Harn

Harnsaure Salze.

Wenn der Harn erkaltet, fallen eine Reihe mehr oder weniger rötlich gefärbte Niederschläge aus, die das sog. Ziegelmehlsediment (Sedimentum lateritium) bilden, wobei, wie bereits betont, die Farbe durch das mitgerissene bzw. adsorbierte Uroerythrin bedingt ist. Diese Niederschläge lösen sich in der Wärme, scheiden sich in der Kälte wieder aus, meist in Form von Nadeln, Rosetten oder garbenförmigen Kristallen.

Mikro-chemisch: Urate werden durch Wärme gelöst, ferner durch konz. Essigsäure, Salzsäure und Kalilauge. Nach der Lösung scheidet sich dann wieder Harnsäure aus. Murexidprobe ist positiv. Zum Verwechseln ähnliche Erdalkaliphosphate lösen sich nicht beim Erwärmen, sondern durch Zugabe von Essigsäure.

Fett und Fettsäuren.

Fettkoazervate bzw. Fettsäurekristalle zeigen sich stark lichtbrechend, z.T. findet man sie als eigentliche Fetttröpfchen oder runde Kügelchen, z. T. als reine Fettsäuren in Form von Nadeln mit scharfen Konturen.

Mikro-chemisch: Fette sind in Äther löslich, außerdem sind fettreiche Harne trüb gefärbt, wobei die Trübung ebenfalls durch Äther ausschüttelbar ist. Durch Sudan- oder Osmiumsäurefärbung lassen sich die Fettbestandteile spezifisch anfärben.

Sedimente in schwach saurem Harn

Im neutralen oder schwach sauren Harn findet sich vorzugsweise neutraler phosphorsaurer Kalk in Form des Dikalziumphosphates $CaHPO_4 \cdot H_2O$. Die einzelnen Kristalle sind keilförmig oder prismenförmig und liegen mit ihren Spitzen gern zusammen, wodurch ein fächerförmiges Bild entsteht, teilweise finden sie sich auch in Schollenform.

Mikro-chemisch: Im Gegensatz zu Harnsäure und Tyrosin ist Dikalziumphosphat in Essigsäure leicht löslich.

Magnesiumammoniumphosphat kommt in neutralen oder ganz schwach sauren Harnen im allgemeinen erst dann vor, wenn sich durch Zersetzungen Ammoniak entwickelt hat.

Sedimente im alkalischen Harn

Magnesiumammoniumphosphat (Tripelphosphat) $NH_4MgPO_4 \cdot 6H_2O$.

Das Tripelphosphat findet sich in charakteristischen, stark lichtbrechenden Prismen mit gebrochenen Kanten, die als Sargdeckelkristalle beschrieben werden. Andere Kristallformen (feder- oder scherenförmig) sind selten.

Mikro-chemisch: In Essigsäure ist Tripelphosphat leicht löslich, im Gegensatz zu ähnlich gebauten Kristallen, z. B. oxalsaurem Kalk.

Kristallisiertes Magnesiumphosphat.

Kristallisiertes Magnesiumphosphat findet sich besonders in dem schillernden irisierenden Häutchen des Harns als große längliche, stark lichtbrechende, rhombische Tafeln, die leicht löslich in Essigsäure sind und im alkalischen Harn bei Magenerweiterung und Pylorusstenosen vorkommen.

Harnsaures Ammonium, Ammoniumbiurat.

Dieses harnsaure Salz findet sich neben dem Tripelphosphat als einziges Urat fast nur im alkalischen Harn. Meist zeigt sich das Ammoniumurat in bräunlichen Kugeln oder Doppelkugeln, die mit kleinen Kristallspitzen im Sinne von Stechäpfeln bedeckt sind.

Mikro-chemisch: Durch Zugabe von Essigsäure oder Salzsäure lösen sich die Kugeln auf, und an deren Stelle bilden sich mehr rhombische Harnsäurekristalle. Nach Alkalizugabe entwickelt sich Ammoniak bei positiver Murexidprobe. Wie alle Urate, so löst sich auch das harnsaure Ammonium beim Erwärmen und scheidet sich beim Abkühlen wieder aus.

Amorphe Sedimente aus alkalischem Harn

Kohlensaurer Kalk.

Das Kalziumkarbonat bildet meist amorphe, farblose und selten kristallinische Körnchen verschiedener Größe, die kugel- oder haufenförmig aneinander gereiht sind, wobei die Körnchen oft *Hantel-* oder *Biskuitform* haben.

Mikro-chemisch: Kohlensaurer Kalk ist in Essigsäure leicht löslich unter Freiwerden von Kohlensäure, die man makro- und mikroskopisch an der Entwicklung von Gasblasen erkennen kann.

Trikalzium- und Trimagnesiumphosphat.

Diese Salze erscheinen als amorphe weiße oder weißlichgraue Körnchen z. T. auch in durchsichtigen Schollen im alkalischen Harn, nie dagegen im sauren Harn.

Mikro-chemisch: Durch Erwärmen wird das Sediment vermehrt, während sich Urate bekanntlich lösen. Durch Zugabe von Alkalien lösen sich die Urate, nicht aber die Erdalkaliphosphate, die sich erst nach Essigsäurezugabe lösen.

Farbstoffsedimente.

Von einer Reihe von Farbstoffen finden wir die entsprechenden Niederschläge im Harnsediment, die vielfach zu bestimmten Salzkristallisationen noch bestimmte Affinitäten entwickeln. Am bekanntesten sind derartige Anfärbungen bei Ikterus durch das Bilirubin, das selbst in Form von gelben oder bräunlichen amorphen Teilchen auftritt und in Zellelemente eingebettet bzw. auf Zylindern aufgelagert ist. Bilirubin wird durch Kalilauge gelöst und gibt die Gmelinsche Probe. Auskristalli siert sieht das Bilirubin orangefarben, braungelb oder rubinrot aus in Form von Nadeln oder rhombischen Tafeln. Blutfarbstoffreste finden sich besonders bei der Hämoglobinurie; das Hämoglobin kann in Form von amorphen oder kristallinischen

Stückchen oder Schollen erscheinen, z. T. frei oder auf Zylindern aufgelagert. Das seltene Melanin bei melanotischen Prozessen findet sich in Form von schwarzen und braunen Pigmentkörnern. Schließlich beobachtet man gelegentlich bei alkalischen Zersetzungen von indikanreichen Harnen Indigo in Form von blauen, nadelförmigen, teils rhombischen und teils schollenförmigen Kristallen, die in Chloroform löslich sind. Makroskopisch können sich diese Kristalle in dem schillernden Häutchen des Harnes finden.

d) Chemische Harnsteinanalyse

In früherer Zeit spielte die chemische Analyse von Harnkonkrementen eine größere Rolle als heute. Früher war man bemüht, je nach der chemischen Natur des Konkrementes sofort eine strenge Diät zu entwerfen, um die auskristallisierten Salze möglichst vom Organismus fernzuhalten. Nach unserer heutigen Vorstellung über die Konkrementgenese wissen wir aber, daß jedes Konkrement aus einem primär schleimigen (und damit auch noch reversiblen) Koagulat entsteht, in das sich dann zusammen mit dem Mechanismus der Synaerese zufällig vorhandene Salze adsorbieren und inkrustieren. So entwickelt sich aus dem primär reversiblen Schleimkoagulat ein irreversibles Konkrement. Bei diesem Entstehungsmechanismus hat die chemische Natur der angelagerten Salze sicher nur sekundäre Bedeutung. Lediglich bei den Phosphatsteinen spielt der chemische Nachweis eine größere Rolle, weil hier durch eine säuernde Diät und eine konsequente Urinsäuerung die Zerfallsbedingungen der Phosphate erhöht werden. Bedeutung kann die Steinanalyse auch in gewissen Fällen haben, die sich röntgenologisch nicht nachweisen lassen, da speziell die Harnsäure und Urate kaum oder nicht schattengebende Konkremente darstellen, im Gegensatz zu den gut schattengebenden Steinen aus Kalziumphosphaten, Kalziumkarbonat und Kalziumoxalat.

Phosphatsteine.

Diese haben im allgemeinen eine weiche, sandartige Oberfläche, die leicht abschabbar ist und vorwiegend aus phosphorsaurem Kalk und Magnesiumammoniumphosphat besteht.

Nachweis der Phosphorsäure: 15 g Ammoniummolybdat werden in 100 ccm Aq. dest. gelöst und 100 ccm konz. Salpetersäure vom spez. Gewicht 1,20 = 30% hinzugefügt. Man läßt die Lösung 3—4 Tage bei leichter Wärme stehen und gießt dann von einem evtl. Niederschlag ab. Die Lösung wird in gut verschlossener Flasche aufbewahrt.

Ausführung: 1 Teil der Steinlösung wird mit Ammoniummolybdatlösung versetzt. Bei Gegenwart von Phosphat fällt nach einiger Zeit oder nach leichtem Erwärmen gelbes Ammoniumphosphormolybdat aus. Dieser Niederschlag ist in Alkalien, Ammoniak und Alkaliphosphaten löslich.

Der Nachweis der Schwefelsäure geschieht in der üblichen Weise, indem das salzsaure Filtrat mit 25%igem Bariumchlorid versetzt wird, worauf bei Gegenwart von Sulfat eine weiße Fällung oder Trübung entsteht.

Uratsteine.

Diese Konkremente bestehen aus Harnsäure und harnsauren Salzen, sind hart, von glatter Oberfläche, z. T. auch warzig, hellgelb bis braungelb gefärbt. Lediglich Ammoniumuratsteine sind relativ weich.

Harnsäurenachweis mit der Murexidprobe:

Ausführung: Ein Teil des Steinpulvers wird mit konz. Salpetersäure in einer Porzellanschale eingedampft und der gelbliche Rückstand mit Ammoniak versetzt. Ist Harnsäure vorhanden, so zeigt sich eine purpurrote Farbe, da durch die Einwirkung von Salpetersäure auf Harnsäure das rote Ammoniumsalz der Isopurpursäure entsteht.

Oxalatsteine.

Diese sind sehr hart, oft mit warziger Oberfläche, sie können leicht zu Blutungen Anlaß geben, wodurch die Steine eher schwärzlich (maulbeerförmig) aussehen.

Nachweis: Ein Teil Steinpulver wird im Platin- oder Porzellantiegel verascht, wobei bei reinem Kalziumoxalat fast vollständige Verbrennung zu beobachten ist. Weitere Aufarbeitung: Der größte Teil des zerriebenen Steinpulvers wird $^1/_2$ Stunde in $10^0/_0$iger Salzsäure gekocht, wobei der größte Teil in Lösung geht. Diese Salzsäurelösung wird filtriert und das Filtrat zum Nachweis benutzt.

Oxalsäurenachweis: Die salzsaure Steinlösung wird mit Natronlauge gegen Lackmus neutralisiert. Wenn die auftretende Trübung in Essigsäure löslich ist, handelt es sich um Phosphat, andernfalls um Oxalat. Dagegen löst sich das Oxalat in Salzsäure und wird durch Alkalisierung mit Ammoniak wieder ausgefällt.

Kalziumkarbonatsteine.

Meist klein, sandkornähnlich und sehr selten, meist Karbonat- und Phosphatgemisch. Natives Steinpulver braust nach Betupfen mit HCl auf!

Xanthinnachweis.

Xanthin ist in Wasser unlöslich, hart, hell bis zimtbraun, sehr schwer löslich in Salzsäure, leicht löslich in Ammoniak, aus dem es durch Verdampfen auskristallisiert.

Nachweis: Das Steinpulver wird mit Ammoniak digeriert und hierauf filtriert. In dem Filtrat können Xanthin und Zystin nachgewiesen werden. Das alkalische Filtrat wird abgedampft, mit Salpetersäure versetzt und erneut abgedampft. Hierauf wird der intensiv gelbe Rückstand durch Natronlauge rot und beim Erhitzen purpurrot.

Ferner auch Weidelsche Probe: Eine kleine Menge Xanthin wird mit wenig Kaliumchlorat und Salzsäure gekocht, die Lösung auf dem Wasserbad eingedampft und der Rückstand unter einer Glasglocke in eine Ammoniakatmosphäre gebracht, wo er sich in kurzer Zeit dunkelrot färbt.

Zystinnachweis.

Zystinsteine sind sehr klein, glatt, blaßgelb und wachsartig. Sie lösen sich leicht in Ammoniak und kristallisieren nach Verdunsten in den charakteristischen sechsseitigen Tafeln mit manchmal drusenartigen Gebilden in der Mitte. Wird Zystin mit Alkali und Bleiazetat gekocht, so tritt durch Schwefelbleibildung Schwarzfärbung auf. Eiweißkörper, die die gleiche Reaktion geben, müssen vorher abgetrennt werden. Reine Cholesterinsteine sind auch relativ klein, wachsartig und gelb und lassen sich durch die Liebermann-Burchard-Reaktion nachweisen.

e) Bakteriologische Untersuchung des Harnes

Entnahme: Die Entnahme des Harnes zu einer einwandfreien, bakteriologischen Untersuchung geschieht am besten mittels sterilen Katheters nach entsprechender Reinigung der äußeren Genitalien. Die benutzten Gefäße müssen sorgfältig gereinigt und steril sein. Wenn man keinen Katheterharn entnimmt, empfiehlt es sich auch, erst die 2. Harnportion für die bakteriologische Untersuchung zu verwenden. Vor allem ist erforderlich, den Harn möglichst bald einer mikroskopischen oder kulturellen Untersuchung zuzuführen, um Vermehrungen oder neue Beimengungen zu vermeiden.

Als Untersuchungsverfahren stehen im wesentlichen 4 Möglichkeiten zur Verfügung, und zwar 1. die Untersuchung im hängenden Tropfen, d.h. lebender Keime im nicht zentrifugierten Harn, 2. im gefärbten Ausstrichpräparat aus dem Sediment des Zentrifugats, 3. das Kulturverfahren und 4. der Tierversuch.

Für eine schnelle Orientierung ohne Kulturverfahren hat sich das von PFLAUMER und KUNSTMANN angegebene Schema sehr bewährt (Abb. 47).

Auf diese Weise gelingt es relativ schnell, eine exakte bakteriologische Diagnose im Urin zu erreichen. Große Schwierigkeiten können immer noch die Kolibazillen mit ihren zahlreichen Varianten machen. Zur Sicherung der Diagnose einer Koliinfektion hat sich die *Grießsche Reaktion* bewährt, die auf der Eigenschaft der Kolibazillen beruht, die geringen Mengen Nitrat des Harnes in Nitrit zu reduzieren.

Abb. 47

	Stäbchen		Kokken			
I. Gramfärbung	gram-negativ		gram-positiv			gram-negativ
II. Hängender Tropfen (gegebenenfalls: Dunkelfeld) Beweglichkeit	fehlt oder schwach	lebhaft	unbeweglich			unbeweglich
III. Gefärbter Ausstrich a) Form	plump kurz, abgerundete Enden	schlanker und zarter als Koli	rundlich, eiförmig			semmelförmige Diplokokken
b) Lage Anordnung	meist einzeln; zum Teil in Schleimfäden	wie Koli	in Häufchen	in Ketten	in Ketten oder Diploform	zum Teil intrazellulär
Spricht für	B. coli und Verwandte	Proteus, Pyocyaneus	Staphylokokken	Streptokokken	Enterokokken	Gonokokken

Grießsche Nitritprobe.

Reagenzien: 5 g Sulfanilsäure + 3 g α-Naphthylamin in Aq. werden unter Erwärmen gelöst, 10 ccm Essigsäure zugegeben und schließlich auf 100 ccm aufgefüllt.

Ausführung: Zu einigen ccm Harn wird etwa ½ Volumen Grießsches Reagens gegeben. Bei Anwesenheit von Nitriten entsteht eine Rotfärbung. Dieser positive Reaktionsausfall spricht für einen Koliinfekt.

Bei der klinischen Bewertung der mikrobiellen Harnbesiedlung müssen wir aber auch die nicht pathogenen Bakterien, wie z. B. den Micrococcus urinae (mittelgroße, runde Kokken, oft als Diplokokken) und das Bacterium urinae (plumpe Stäbchen, die den Harnstoff zersetzen) nennen. Die Harnsarzinen, die sich besonders im alkalischen Harn finden (paket- oder warenballenartige Anordnung), sowie schließlich der Streptococcus urinae (große Diplo- und Streptokokken im ammoniakalischen Harn) gehören gleichfalls hierher. Im Harn des Diabetikers können gelegentlich noch Saccharomyces und von den Fadenpilzen Penicilliumarten auftreten. Sehr selten können auch Aktinomycesdrusen im Urin beobachtet werden.

III. Untersuchung des Blutes

1. Allgemeines

Die Gesamtblutmenge des Körpers beträgt etwa $^1/_{13}$ des Körpergewichtes und übertrifft somit zahlreiche andere Organe an Gewicht. Wir unterscheiden verschiedene Kreislaufprovinzen, die je nach ihren Aufgaben und ihrer Funktion mehr oder weniger zirkulierendes oder deponiertes Blut enthalten. Die wichtigste physiologische Aufgabe des Blutes besteht in dem Sauerstofftransport durch das Hämoglobin der Erythrozyten, im Abtransport der im Stoffwechsel entstehenden Kohlensäure, in lebenswichtigen Abwehrfunktionen mittels humoraler Wirkstoffe oder mit Hilfe der Leukozyten, ferner in dem Transport bzw. in der Austauschfunktion von Nährstoffen, Hormonen, Vitaminen, Salzen usw.

Die Bestandteile des Blutes sind:

1. Die *Formbestandteile*, d. h. etwa 44% der Gesamtblutmenge, die sich im einzelnen aus den Erythrozyten, Leukozyten und Thrombozyten bzw. deren Jugendformen oder pathologischen Zellformen zusammensetzen.
2. Das *Blutplasma*, d. h. etwa 56 % der gesamten Blutmenge.

a) Entwicklung des Blutes

Das Verständnis der klinischen Hämatologie wird durch die Berücksichtigung des Entwicklungsganges der Blutzellen wesentlich gefördert. Zunächst muß zwischen einer embryonalen und einer postembryonalen Hämatopoese unterschieden werden. Von der befruchteten Eizelle ausgehend ergibt sich folgendes Bild:
Befruchtete Eizelle → Mesoderm → Mesenchym → spezif. Blutstammzellen,
oder nach der vorwiegenden Lokalisation der Bildungsstätten:

1.–3. Monat	2.–6. Monat	ab 5. Monat der Fetalzeit
Mesoblastische Blutbildungsperiode	*Hepato-lienale Blutbildungsperiode*	*Medulläre Blutbildungsperiode*

In der ersten sog. *mesoblastischen Periode* der Blutzellenentwicklung bilden sich bereits bei einem 1–3 mm großen Embryo die sog. Blutinseln des Mesenchyms, von denen sich die Hämozytoblasten als undifferenzierte Urzellen (= Stammzellen 1. Ordnung) ableiten. Die frühembryonale Erythropoese ist durch Megaloblastose und Kernpersistenz charakterisiert. Hieran schließt sich die *2. sog. hepato-lienale Periode* an (vom 2. embryonalen Monat an bei 5–7 mm Embryogröße), die durch ein erstes Auftreten von granulierten Zellen im Lebermesenchym charakterisiert ist. In einer weiteren Periode (Beginn des 4. Monats) geht die Hämatopoese auch auf Milz und Thymus über, und erst vom 5. embryonalen Monat an beginnt die *definitive Hämatopoese im Knochenmark.* Diese spätembryonale Erythropoese ist durch eine beginnende Karyolyse charakterisiert. Bei der *postembryonalen Hämatopoese* und besonders bei manchen klinischen Bedingungen der hämatologischen Pathologie ist es von besonderer Bedeutung, daß es immer wieder Zelltypen geben kann, die aus relativ embryonalem Entwicklungscharakter heraus zugleich pluripotente Funktionen entwickeln können, denn „*die prospektive Potenz einer Zelle ist größer als die prospektive Bedeutung*". Alle Blutzellen stammen also aus einer undifferenzierten, omnipotenten Stammzelle. In der Blutzelldifferenzierung hatte man anfangs den unitaristischen, sodann den dualistischen (getrennte Genese für Granulozyten und Lymphozyten) und schließlich den trialistischen Entwicklungsgang (Herkunft der Monozyten aus dem RES.) abgeleitet, Theorien, die heute durch die Forderung einer selbständigen Entwicklung der Plasmazellen noch erweitert worden sind.

In der Klinik der Blutkrankheiten haben wir es fast ausschließlich mit *Störungen der postembryonalen Hämatopoese* zu tun, wobei im Mittelpunkt des Geschehens das Knochenmark steht. Insgesamt entfallen etwa 4,6% des Körpergewichtes auf das Knochenmark, wovon wiederum 50% sog. inaktives Fettmark darstellen. Gleichzeitig ist aber von vornherein erklärlich, daß der Organismus unter pathologischen Bedingungen auch auf embryonale Blutbildungsstätten zurückgreifen kann und so eine extramedulläre Hämatopoese besonders in der Leber mit der Produktion von Normoblasten, d. h. kernhaltigen roten Blutkörperchen oder myeloischen Formen, möglich ist. Man hat auch zwischen *embryonal omnipotenten* und *postfetal multipotenten* Blutzellen unterschieden, Eigenschaften, die in der praktischen Hämatologie erhebliche Schwierigkeiten bereiten können, besonders in der Differentialdiagnose, denn „*Isomorphie*" *bedeutet nicht* „*Isogenie*"!

Für die heutige Auffassung der somatischen Regeneration aus spezifischen Stammformen der Blutzellen läßt sich folgendes Schema geben (s. Abb. 48):

Für die Funktion des Knochenmarkes verfügt der Organismus nach MARKOFF über mehrere Regulationsprinzipien, und zwar in folgender Weise:

Markregulation

1. Zentral nervös im Zwischenhirn
2. Humoral

	fördernd	*hemmend*	
Vagus +	Schilddrüse	Milz	Sympathikus +
↓	Hypophyse		↓
Rotes Mark	Thymus		Fettmark
↓	Nebennieren		↓
Steigerung			Hemmung
(Blut: Leukopenie, Lymphozytose, Eosinophilie)		*Mittelstellung:* Keimdrüsen Pankreas	(Blut: Leukozytose mit myeloischer Tendenz, Eosinopenie)

3. Markbedingte Eigenregulation

Auch die Zusammenhänge zwischen Knochenmark und Knochen sind besonders von MARKOFF hervorgehoben (siehe Kapitel Knochenmark). Ganz allgemein läßt sich sagen, daß eine Entwicklung von

Zellmark (Knochenmarkshyperplasie) zu Osteoporose,
Fasermark (Knochenmarkshypoplasie) zu Osteosklerose führt.

Über die Chemie und den Stoffwechsel des Knochenmarkes als Organ sui generis sind unsere Kenntnisse noch außerordentlich lückenhaft. Dennoch gestalten die verschiedenen Hypo- und Hyperplasien des Markes, funktionelle und organische Insuffizienzen desselben sowie die Leukämieprobleme die jeweiligen klinischen Erscheinungsbilder ungemein reizvoll.

Abb. 48. Blutzellenentwicklung

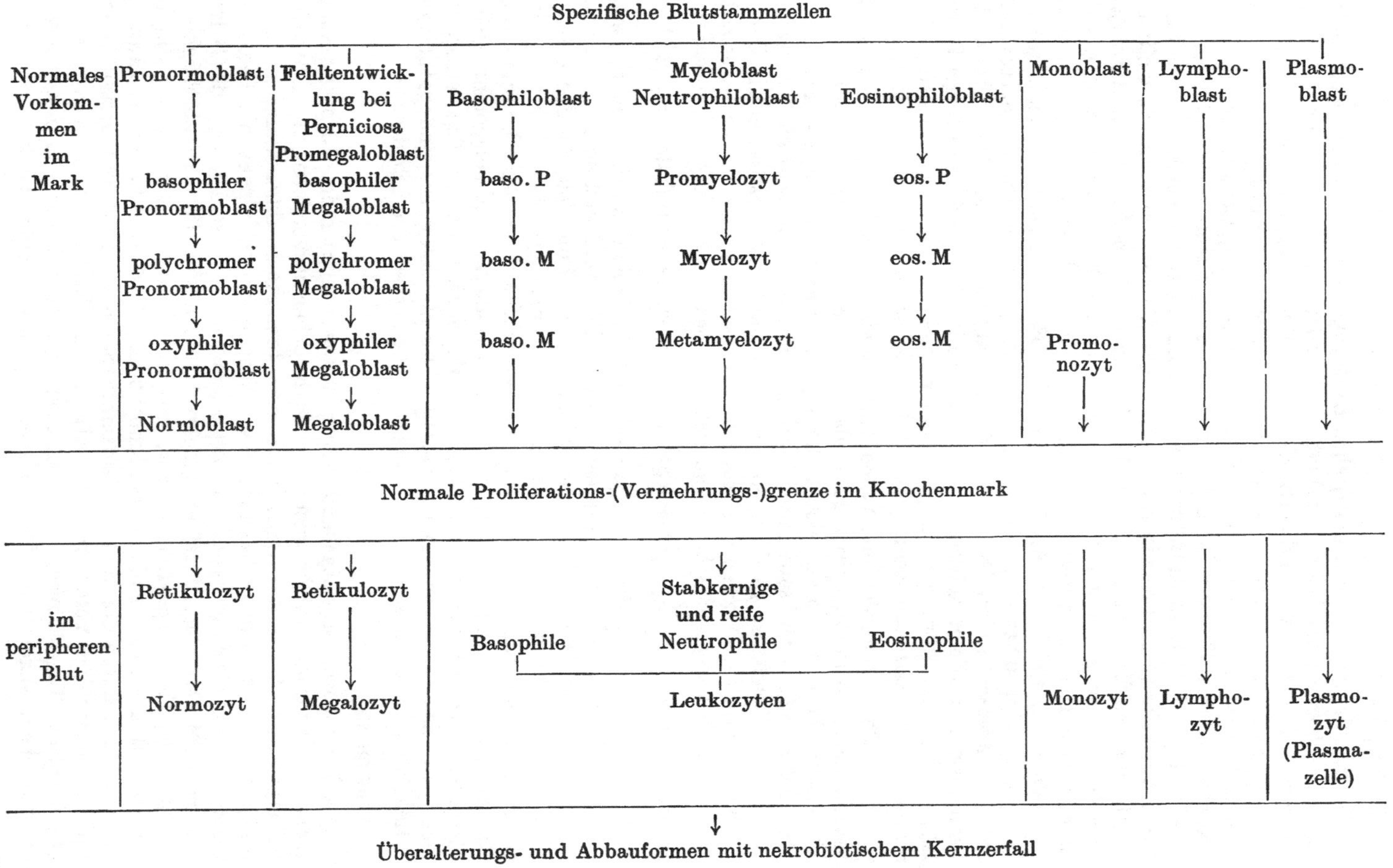

Erythropoese.

Die Regulation der normoblastischen Erythropoese wird nach neuesten Erkenntnissen durch eine ganze Reihe von Stoffen katalysiert, die wir in unserer Nahrung aufnehmen (früher meist als Castlescher Ex- und Intrinsic-Faktor bekannt) und die in der Leber gespeichert und verarbeitet werden (z. B. das Zoopherin oder APF. = Animal-Protein-Faktor, der sicher identisch mit dem Provitamin B_{12} ist). Die normale Erythropoese wird durch Thymin, Leukopterin, Folinsäure, Folinsäurepolyglutaminate (L. casei factor, Vit.-B-Konjugatfaktor u. a.), Vitamin B_{12} (= Cobione), einen Kobalt enthaltenden Faktor und Vitamin B_{14} = rote Pigmente aus Leber und Harn stimuliert. Hierbei werden diese thermolabilen Faktoren durch die thermostabilen Aminosäuren Tyrosin, Dioxyphenylalanin und Hallachrom unterstützt, während z. B. die Folinsäureantagonisten Aminopterin u. a. die normale Erythropoese hindern. Das Eisen mit seinem komplizierten Apoferritin-Ferritin-Regulationsmechanismus wird zum Hämoglobineinbau benötigt, wobei sich überschüssige Eisenvorräte in den sog. Siderozyten nachweisen lassen. Die pathologische, megaloblastische Erythropoese dürfte nach unseren heutigen Anschauungen in erster Linie infolge Fehlens obiger Reifungsfaktoren in einer Störung der Thymonukleinsäuresynthese zu suchen sein, während die mikrozytäre Hämatopoese in erster Linie auf einen Eisenmangel zurückzuführen ist.

Die Erythrozyten gelangen aus dem Knochenmark als kernlose Zellen durch ihren Wachstumsdruck in die periphere Zirkulation und haben eine Lebensdauer von etwa 100 Tagen. Sie bestehen aus einem Gerüst, d. h. einem Stroma, aus Eiweiß, Lipoiden und Kaliumsalzen, sowie einer Hämoglobinschale. Der zentrale Teil wird von einem sog. Glaskörper gebildet, den man landläufig im Mikroskop als Delle bezeichnet. Unter osmotischen Einflüssen kann dieser Glaskörper bis zu den sog. Halbmonden quellen oder auch schrumpfen und u. U. sogar die Erythrozyten verlassen. Ein Erythrozyt enthält $\frac{28}{1000000}\,\gamma$ Hämoglobin bei einem Gesamtinhalt von 256 μ^3.

Das *Hämoglobin* ist ein Chromoproteid aus 96% Globin und 4% Hämatin, welches offenbar mit Hilfe der Nukleinsäuresynthese gebildet wird und im strömenden Blut für den Sauerstofftransport verantwortlich ist, eine Funktion, die durch toxische Einflüsse mit Umwandlung in Hämiglobin, Kohlenoxydhämoglobin usw. lahmgelegt wird. Der normale Erwachsene hat bei einer Blutmenge von 6 Litern und einem Hämoglobingehalt von 15,5 g-% eine gesamtzirkulierende Hämoglobinmenge von 930 g, was einer Eisenmenge von 3106 mg entspricht, wobei die Tagesmauserungsmenge für das Eisen etwa 26 mg beträgt. Der physiologische und pathologische Hämoglobinabbau bereitet heute theoretisch noch erhebliche Schwierigkeiten.

Leukopoese.

Die Leukopoese ist weitgehend mit der Abwehrfunktion des Körpers gekoppelt. Während die meisten Infektionen mit einer Knochenmarksreizung und Leukozytose einhergehen, tritt bei anderen Infekten eine toxische Markhemmung und Leukopenie auf. Durch Formveränderung und Eigenbewegung können die Leukozyten, besonders wenn noch taktile oder chemische Reize sowie Verschiebungen der H-Ionenkonzentration (z. B. bei Entzündungen) vorhanden sind, ihre Abwehrtätigkeit mit Phagozytose, Fermentproduktion usw. entfalten. Diese Funktionen, die die ungeheuren zelldynamischen und amoeboid-motorischen Kräfte der Leukozyten aufzeigen, konnten auch durch die moderne Kinematographie unter Beweis gestellt werden. Die Leukozytose bei Verdauung, Muskelarbeit und Hautreizen sowie entsprechende physiologische Tagesschwankungen sind seit langem bekannt und unterliegen den rhythmischen, vegetativen Regulationen. Die neutrophilen Leukozyten sind die

Hauptkampftruppe bei der Infektabwehr, während die eosinophilen Leukozyten mit anaphylaktischem und allergischem Geschehen verbunden sind und z. B. auch für die Produktion der Charkot-Leydenschen Kristalle (sicher Sperminphosphat) verantwortlich sind. Die eosinophile Granula enthält u. a. eine Verdoperoxydase. Die basophilen Zellen sind in ihrer Funktion erst in jüngster Zeit etwas mehr erforscht, seitdem man erkannt hat, daß ihre Granula aus Heparin besteht. Durch ihre Lagerung in den Kapillarnetzen haben sie offenbar gerinnungshemmende Funktionen bei dem verlangsamten Blutstrom; sie werden besonders in den angelsächsischen Ländern als Heparinozyten bezeichnet. Die Monozyten, die sehr starke Phagozytoseeigenschaften vor allem für Gewebstrümmer und Pigmente, weniger aber für Bakterien besitzen, sind gewissermaßen die Kämpfer der sog. monozytären Abwehrphase. Die Lymphozyten haben ihre Aufgaben in der Reparationsphase abklingender Entzündungen, wahrscheinlich durch Stimulation von Abwehrmechanismen, und stellen so die wichtigsten Elemente der lymphozytären Heilphase dar.

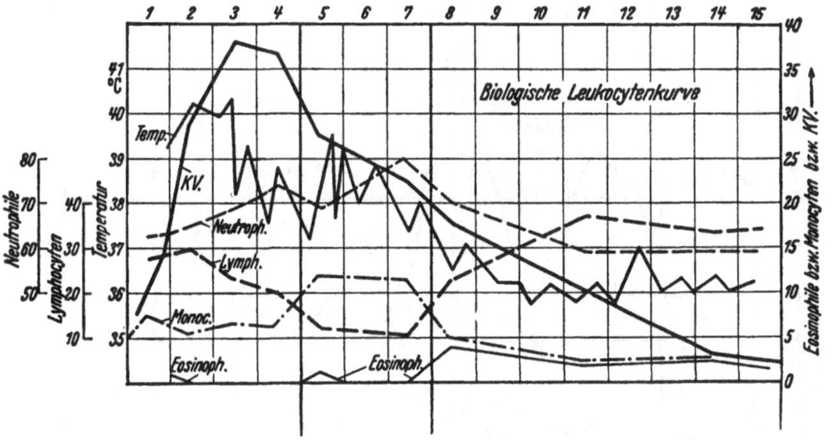

Abb. 49. Verschiebungen des weißen Blutbildes beim akuten Infekt (nach v Schilling)

Thrombozytopoese.

Die Thrombozytopoese ist heute z. T. noch umstritten. Ohne Zweifel stammen Thrombozyten aus den Megakaryozyten. Schilling argumentiert demgegenüber noch eine Thrombozytogenese aus den Normoblastenkernen, ein Prinzip, das wahrscheinlich korrelativ um so mehr in Erscheinung tritt, wenn die Megakaryozytenfunktion gestört ist. Essentielle und symptomatische Thrombopenien sind in ihren Auswirkungen auf die zellulären hämorrhagischen Diathesen vor allem durch die bekannte Hemmungswirkung der Milz erkannt, während die Thrombasthenie eine rein funktionelle Störung darstellt und die Thrombozytose in ihrem Wesen bzw. ihrer Funktion heute noch sehr wenig übersehbar ist.

b) Bestimmung des Erythrozytendurchmessers und Price-Jones-Kurven

Durch quantitative Meßmethoden gelingt es, den Durchmesser des einzelnen Erythrozyten exakt zu messen oder mit bestimmten Apparaturen wenigstens annähernd zu schätzen, um auf diese Weise diagnostische Rückschlüsse ziehen zu können. Eine allgemeine kurvenmäßige Darstellung der gewonnenen Ergebnisse erfolgt in Form der sog. *Price-Jones-Kurven.*

Die Erythrozyten sind mehr oder weniger flache Scheibchen, die nicht alle von gleicher Größe sind, aber einen sog. idealen Mittelwert besitzen. Ist die Streuungsbreite besonders groß, so sprechen wir von einer Anisozytose, die bereits einen pathologischen Befund darstellt.

Ausmessungsverfahren.

1. *Direkte Ausmessung* von 100–200 Erythrozyten mit Hilfe eines sog. Okularmikrometers (Strichmikrometer, Kontrastmikrometer, Strichkontrastmikrometer und Okularschraubenmikrometer stellen weitere Modifikationen des Okularmikrometers dar). Ferner benötigt man zur Messung noch ein absolut geeichtes Objektmikrometer mit entsprechenden Einritzungen in μ. Erst nach Eichung mit diesem gelingt es, bei dem gewählten Linsensystem den Erythrozytendurchmesser in absoluten Maßeinheiten anzugeben.

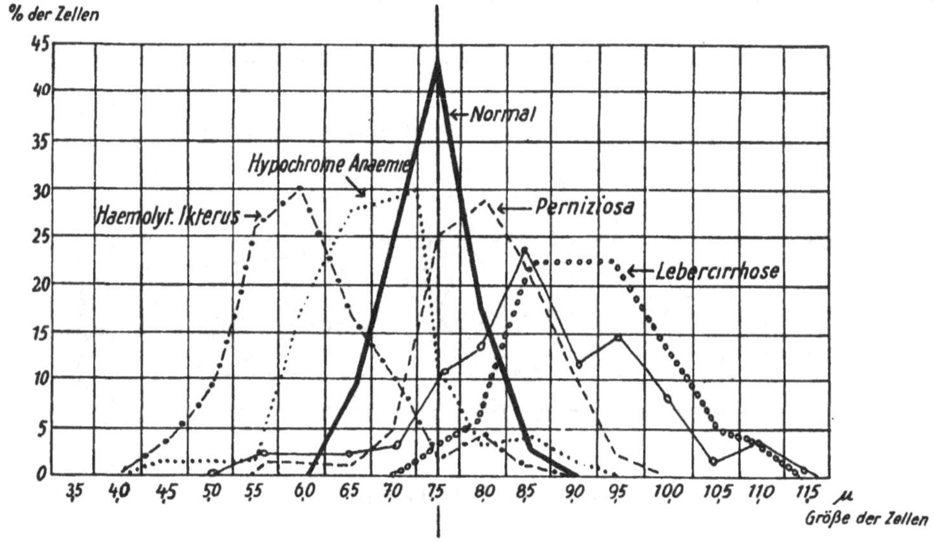

Abb. 50. Price-Jones-Kurven (schematisch)

Um die Genauigkeit zu erhöhen, empfiehlt es sich, die einzelnen Zellen gleich in zwei Durchmessern (dem größten und dem kleinsten) zu messen, und daraus den mittleren zu errechnen. Die Summe der mittleren Durchmesser dividiert durch die Anzahl der gezählten Zellen ergibt den mittleren Gesamtdurchmesser. Mathematisch formelmäßige Berechnungen steigern die Genauigkeit weiter.

2. Für *praktisch klinische Zwecke* genügt bereits das *Bocksche Erythrozytometer*. Bei diesem einfachen Gerät fallen durch zwei Blendenöffnungen zwei Strahlenbündel durch das Präparat. Durch Verstellen der Blendenöffnung in vertikaler Richtung können die beiden entstehenden Farbkreise so lange hin und her verschoben werden, bis sich die beiden inneren, roten Farbkreise gerade berühren. Nun kann an einer seitlich angebrachten Skala der Erythrozytendurchmesser in μ abgelesen werden.

3. Der *Blutzellenprüfer nach Pijper* (*Zeiß*) stellt ein weiteres Meßgerät dar, bei dem infolge Strahlendurchgangs durch Blutpräparate Beugungsbilder entstehen, die mit normalen Blutausstrichen verglichen werden. Die durch eine Mattscheibe

betrachteten Farbringe (violett, gelb, rot) können zugleich ausgemessen werden; aus einer Umrechnungstabelle werden die absoluten Werte entnommen. Der Taschenblutzellenprüfer nach SCHALM und SCHOUTEN stellt ein ähnliches und sehr handliches Gerät dar.

Anfertigung von Price-Jones-Kurven:

An einem gut angefertigten Blutausstrich, d. h. mit erhaltenen Dellen der Erythrozyten und ohne Stechapfelformen, werden mit Hilfe eines Okularschraubenmikrometers die Durchmesser von 100–200 Erythrozyten exakt bestimmt. Derartige Messungen können sowohl am gefärbten als auch ungefärbten Präparat durchgeführt werden. Aus den gefundenen Werten wird dann der mittlere Durchmesser errechnet und eine Verteilungskurve angelegt. Hierzu werden auf der Abszisse die μ etwa von 5–11 und in der Ordinate die Anzahl der gefundenen bzw. errechneten Erythrozytendurchmesser in Prozent eingetragen (s. Abb. 50).

Fehlerquellen: Die Fehlerquellen aller dieser Methoden liegen vor allem in den verschieden starken Schrumpfungsänderungen bes. der Ausstriche, bei denen es auch

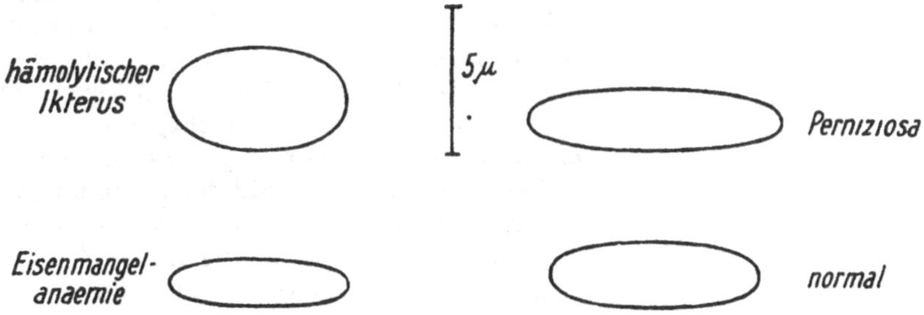

Abb. 51. Erythrozytendicke (schemat. n. HEILMEYER-PLÖTNER)

nicht gleichgültig ist, ob sie dünn oder dick ausgeführt werden. Man benutzt daher vielfach nicht das Ausstrichpräparat, sondern wegen der genaueren Messung das Supravitalpräparat.

Normalwerte

Der *mittlere Erythrozytendurchmesser* beträgt im gefärbten oder *fixierten Ausstrich*

7,2–7,4 μ,

im *Supravitalausstrich*

7,5–7,8 μ.

Klinische Bewertung: Der mittlere Erythrozytendurchmesser und vor allem die kurvenmäßige Darstellung in Form der sog. Price-Jones-Kurven haben klinisch ihre große Bedeutung zur Unterscheidung von mikrozytären und makrozytären Anämien. *Mikrozytäre Anämien* sind die Eisenmangelanämie und im besonderen Maße der hämolytische Ikterus. Zu den *makrozytären Anämieformen* gehört vor allem die Perniziosa und auch viele Formen von Leberzirrhose. Die durchschnittlichen Größenverhältnisse sind in Abb. 51 zu ersehen.

c) Bestimmung des Gesamtzellvolumens im Blut

Für viele klinische Blutuntersuchungen ist das Verhältnis Plasma bzw. Serum zum gesamten Blutzellvolumen von wesentlicher Bedeutung.

Hämatokritmethoden

Dieses direkte Sedimentierverfahren ist ausreichend genau und außerdem sehr einfach.

Der *Hämatokrit nach van Allen* besteht aus drei Teilen: einer Kapillarglaspipette, einem Gummischlauch mit Mundstück und einer Federverschlußkappe mit Gummieinlage (s. Abb. 52). Die Pipette, welche sich nahe dem oberen Ende zu einer kugelförmigen Kammer von etwa 1 ccm Inhalt erweitert und am anderen Ende flach abgeschnitten ist, hat eine Gesamtlänge von etwa 10 cm. Der Pipettenschaft ist mit 100teiliger Skala versehen. Die Federverschlußkappe dient dazu, das untere Pipettenende fest zu verschließen. Die Kappe selbst besitzt einen mit Weichgummieinlage versehenen Boden. Der Gummischlauch wird über das obere kurze Ende der Pipette gezogen und zum Ansaugen verwendet.

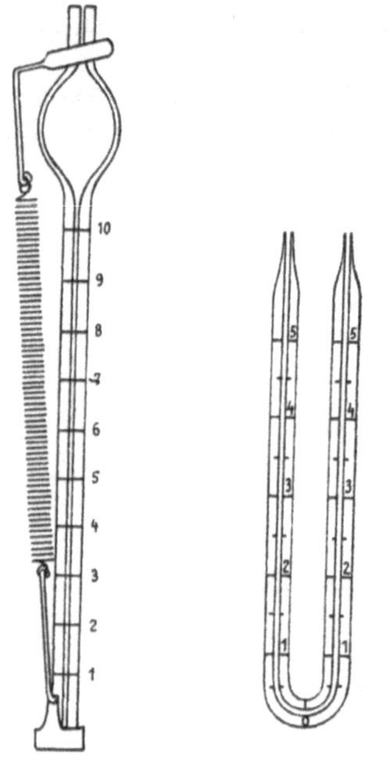

Hämatokrit (n. v. Allen) Blutvolumeter (n. Bönninger)
Abb. 52

Die durch einen Nadelstich in die Haut erhaltene Blutprobe wird in die Kapillarröhre der Pipette bis zum oberen Teilstrich der Skala eingesaugt. Nach schneller Reinigung der Außenseite des Instrumentes von Blutresten versetzt man die Probe mit einer hierzu bereitgehaltenen 1,3%igen Natriumoxalatlösung, welche ausreicht, um die Kammer der Pipette bis zu etwa $^1/_3$ ihres Volumens aufzufüllen. Auch dieser Zusatz der gerinnungswidrigen Lösung erfolgt durch Einsaugen in das untere Pipettenende. Während man nun mit dem Zeigefinger das untere Ende der Kapillarröhre verschließt, entfernt man den Gummischlauch. Sodann lege man den Ring der Federverschlußkappe um das obere Ende der Pipette und verschließe diese mit dem Zeigefinger, während man die Verschlußkappe selbst auf das untere Ende der Pipette aufsetzt. Hierbei ist besonders darauf zu achten, daß die Gummieinlage der Verschlußkappe sorgfältig gereinigt ist und die Pipette gut abdichtet. So hergerichtet, wird der Hämatokrit mit einer Umdrehungszahl von etwa 2500 in der Minute zentrifugiert, um die Blutkörperchen in die Kapillarbohrung zu sedimentieren. Das Zentrifugieren ist solange fortzusetzen, bis die Säule der Blutkörperchen ihre Maximaldichte erreicht hat, was bei Verwendung einer gewöhnlichen Zentrifuge durchschnittlich eine halbe Stunde erfordert. Nach beendetem Zentrifugieren wird die Höhe der Säule in der Kapillarröhre an der Skala abgelesen. Das Resultat stellt die Volumenprozente des Blutes an Blutkörperchen dar.

Klinische Bewertung: Diese Probe ist einfach und erfordert keine Venenpunktion; das Ergebnis kann direkt abgelesen werden bei billigem Gerätepreis (Herst.-Firma: Arno Haak, Jena; Preis: DM 5,–).

Normalwerte bei den Männern etwa 44%, bei Frauen etwa 41%.

Die Arbeitsweise mit dem *Blutvolumeter nach Bönninger* ist im Prinzip die gleiche und gibt kaum unterschiedliche Werte. In angelsächsischen Ländern wird die Arbeitsvorschrift nach Wintrobe benutzt.

Bestimmung des Blutkörperchen-Plasmaanteiles (nach SAHLI)

Prinzip: Der Anteil der Erythrozyten wird an der Höhe des Erythrozytensedimentes nach dem Zentrifugieren abgelesen.

Reagenzien: Ammoniumoxalat 5%ig — Natriumchlor. 0,9%ig — Hämatokritröhrchen nach SAHLI — Mischpipette.

Ausführung: Das Hämatokritröhrchen nach SAHLI (s. Abb. 53) wird bis zur Marke 1,8 ccm mit Kochsalzlösung gefüllt. Mit einer Mischpipette saugt man bis zur Marke 20 cmm Ammoniumoxalat auf und sodann bis zur Marke 220 cmm Fingerblut. Der Inhalt der Pipette wird sofort in die Kochsalzlösung des Hämatokritröhrchens ausgeblasen. Man mischt den Inhalt des Röhrchens durch mehrfaches Umdrehen und zentrifugiert dann bis zum konstanten Volumen des Niederschlages, im Durchschnitt etwa 20 bis 30 Minuten. Nach Beendigung des Zentrifugierens liest man die Höhe des Erythrozytensedimentes ab.

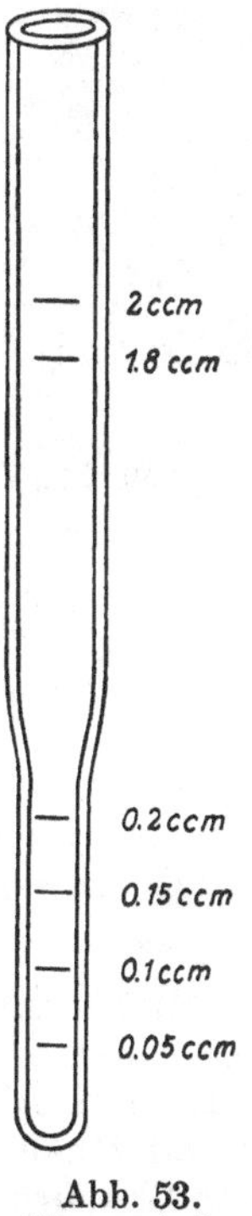

Abb. 53. Hämatokritröhrchen nach SAHLI, 5/6 der natürl. Größe

Berechnung: Die abgelesene Zahl mit 50 multipliziert ergibt den Zellanteil des Blutes in %.

Normalwerte: Erythrozytenanteil etwa 44%.

Vermindert bei Anämie, *vermehrt* bei Polyzythämie und -globulie.

d) Erythrozytendicke

Infolge der bikonkaven Scheibenform ist die Dicke der einzelnen Erythrozyten natürlich unterschiedlich. Dennoch läßt sich die 3. Dimension relativ leicht errechnen. Einzelheiten siehe v. BOROS (Erg. inn. Med. **42**, 635 [1932]).

$$\textit{Normaler Dickendurchmesser} = \frac{\text{mittleres Zellvolum}}{\text{Zelloberfläche}} = 2{,}1\ \mu,$$

$$\textit{Sphärischer Index}\ (\text{HEILMEYER}) = \frac{\text{Dickendurchmesser}}{\text{Kreisdurchmesser}} = 0{,}30.$$

e) Bestimmung der Gesamtblutmenge

Durch die Bestimmung der Gesamtblutmenge gelingt es relativ genau, die Menge des zirkulierenden Blutes festzustellen. Nicht erfaßt wird die Menge des deponierten Blutes, das von der Zirkulation gewissermaßen abgeschaltet ist und in den Organen, Blutsümpfen und dgl. lagert und erst bei Arbeit, erhöhter Außentemperatur u. a. von der Zirkulation erfaßt wird. Andererseits ist bei Schock und Kollaps die zirkulierende Blutmenge deutlich vermindert, bei Polyzythämie und sek. Polyglobulien vermehrt. Wir unterscheiden daher zweckmäßigerweise eine *Normovolämie* von einer *Hypervolämie* und einer *Oligovolämie* (s. Abb. 54).

Normalwerte: Bei gesunden, erwachsenen Normalpersonen finden wir etwa 72 bis 82 ccm Blut je kg Körpergewicht. Bei Säuglingen liegen diese Werte an der oberen Grenze der Norm, bei fetten Personen ist die Gesamtmenge etwas kleiner, bei mageren etwas größer.

Unter *pathologischen Bedingungen* haben wir eine Hypervolämie mit Polyzythämie vor allem bei den echten Polyzythämien (8—10 Liter und mehr zirkulierende Blutmenge), wobei die Zellvermehrung der entscheidende Faktor ist. Andererseits finden wir bei Bluteindickung trotz Polyzythämie eine Hypovolämie.

Die praktisch wichtigsten Beziehungen bei Gesunden und Kranken sind in Abb. 54 wiedergegeben.

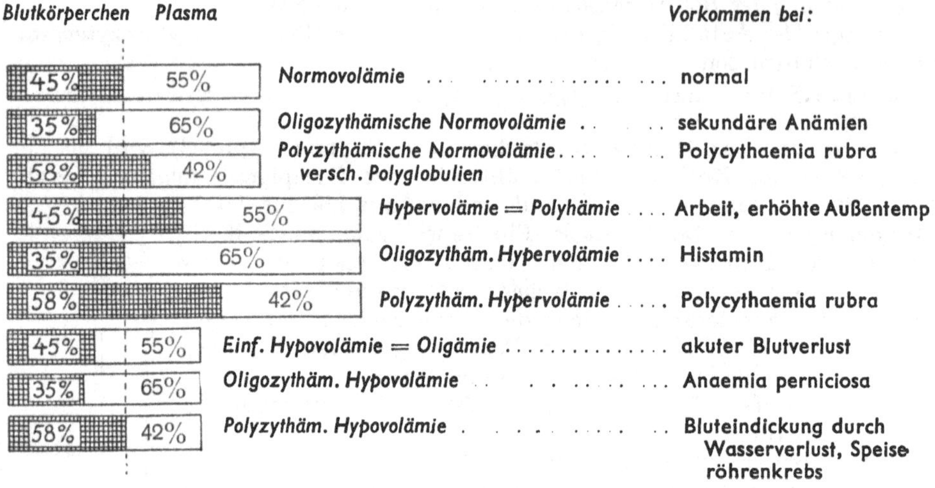

Abb. 54. Verhältnis von Blutkörperchen zu Plasma bei verschiedenen Erkrankungen (z. T. nach BROWN u. ROWNTREE)

f) Bestimmung der zirkulierenden Blutmenge
(nach HEILMEYER)

Prinzip: In die Blutbahn wird eine bekannte Menge Kongorot injiziert. Nach Eintritt völliger Durchmischung von Farbstoff und Blut kann aus dem Farbstoffgehalt des Serums die Blutmenge berechnet werden.

Reagenzien: 1%ige filtrierte sterile Kongorotlösung.

Ausführung: Dem Patienten wird morgens nüchtern aus der möglichst ungestauten Armvene direkt in ein Zentrifugenglas Blut entnommen, und zwar so viel, daß man nach Abzug der für den Hämatokrit nötigen Menge noch mindestens 4 ccm Serum erhält. Gleichzeitig wird der Hämatokrit zur Bestimmung des Verhältnisses von Blutkörperchen zu Plasmavolumen angesetzt. Anschließend injiziert man 10 ccm Kongorotlösung und entnimmt nach 3 Minuten, evtl. zur Kontrolle nochmals nach 6 Minuten, aus dem anderen Arm je 5 ccm Blut. Durch sofortiges schärfstes Zentrifugieren wird das Serum gewonnen. Es ist sehr darauf zu achten, daß zur Messung nur vollständig klares Serum verwendet wird. Man mißt zuerst die Extinktion E_s des kongorothaltigen Serums in 0,25 cm Schichtdicke für das Filter S 50 (Photometerlampe). Zur Ausschaltung der Eigenfarbe des Serums wird dabei die Kompensationsküvette mit Nativserum (1,8 ccm + 0,2 ccm Wasser) gefüllt.

Ferner mißt man die Extinktion E_t einer Standard-Kongorot-Serum-Lösung, die auf folgende Weise hergestellt wird: Mit derselben Luerschen Spritze, mit der man die Injektion des Kongorots vorgenommen hat, mißt man nochmals 10 ccm der verwendeten Kongorotlösung ab, entleert sie in einen 100-ccm-Meßkolben und füllt diesen mit Wasser bis zur Marke auf. Zu 1,8 ccm des nativen Serums werden 0,2 ccm der verdünnten Kongorotlösung gegeben. Die Extinktion dieser Standard-Kongorot-Serum-Lösung mißt man gleichfalls in 0,25 cm Schichtdicke für das Filter S 50 (Photometerlampe) gegen eine Kompensationslösung aus 1,8 ccm Nativserum und 0,2 ccm Wasser.

Berechnung: Die zirkulierende Plasmamenge ergibt sich zu $\frac{E_k}{E_s}$ Liter. Mit Hilfe des Hämatokritwertes berechnet man daraus die zirkulierende Blutmenge zu

$$\frac{E_k}{E_s} \cdot \frac{100}{100 - \text{Blutkörperchenvolumen}} \text{ Liter.}$$

Bemerkung: H. BROCKMANN, Z. ges. exp. Med. **87**, 208 (1933), empfiehlt, zur gleichmäßigeren Verteilung des Farbstoffes im Blut nach der Kongorotinjektion im Liegen Armbewegungen ausführen zu lassen, und zwar langsames, rhythmisches Heben und Senken der gestreckten Arme unter Vermeidung von Muskelanspannung (etwa 3 Minuten). Es ergibt sich danach eine gute Übereinstimmung der Ergebnisse bei Blutentnahme aus beiden Armen.

Normalwert: Beim Kind und Erwachsenen 73–83 ccm/kg
beim Säugling 80–85 ccm/kg.

Fehlerquellen bei der Plasmavolumenbestimmung

An sich schließt man aus der Verdünnung einer intravenös injizierten Farbstofflösung auf die zirkulierende Blutmenge bzw. das Plasmavolumen. Bei dem Farbstoff Evans-Blau ist die Größe des Fehlers etwa 4–5%, bei der Messung mit Kongorot bis zu 10%. Diese einzelnen Farbstoffe werden naturgemäß entsprechend der chemischen Struktur einmal mehr von den Bluteiweißkörpern und ein anderes Mal mehr von den Gewebseiweißkörpern gebunden bzw. getragen. Auch kann z. B. beim Kongorot eine erhebliche Fehlerquelle durch eine geringfügige Hämolyse entstehen, was bei Evans-Blau nicht beobachtet wird. Wenn bei Evans-Blau Fehler in Form starken Farbstoffschwundes auftreten, so wird nach Untersuchungen von REMMER empfohlen, durch eine sog. Vorinjektion eine gewisse Blockierung farbstoffbindender Elemente herbeizuführen.

Die *Plasmavolumenbestimmung mit Evans-Blau* ist von REMMER kritisch überarbeitet worden; folgende Vorschrift wird empfohlen (s. Klin. Wschr. 1950, S. 566):

Ausführung: Etwa 60 mg Evans-Blau werden zusammen mit 0,5 g NaCl in 60,0 ccm Aq. dest. gelöst. Es ist zweckmäßig, etwas mehr als 50 ccm herzustellen, da bei der Behandlung der Lösung und beim Füllen der Spritze stets einige Kubikzentimeter verlorengehen. Die Lösung wird sterilisiert, wobei nach dem Aufkochen das verdampfte Wasser durch steriles Aq. dest. ergänzt wird. Nachdem sich die Lösung abgekühlt hat, wird sie mindestens dreimal durch das gleiche Filter filtriert. Von dieser so bereiteten Lösung werden etwa 10 ccm in die Kubitalvene injiziert. Nach einer halben Stunde werden 5 ccm Blut entnommen und durch die noch liegende Kanüle sofort hinterher 20,0 ccm Evans-Blau-Lösung aus der beschriebenen Rekordspritze injiziert. Ein Ausspülen der Spritze mit Blut ist zu unterlassen. Aus der Kubitalvene der anderen Seite werden nun nach 5–6 Minuten zweimal hintereinander 3,0 ccm Blut punktiert. Nach Absetzen des Blutkuchens werden die 3 Proben zentrifugiert. Das überstehende Serum wird vollständig abpipettiert und noch einmal zentrifugiert, wobei die beim Aufsaugen des Serums noch mitgerissenen Blutkörperchen abgetrennt werden. Von den 3 Seren wird nun jeweils 1,0 ccm in einem Meßkolben 1 : 25 mit physiologischer Salzlösung verdünnt. In einem vierten Meßkolben wird der Serumstandard bereitet. 1,0 ccm Serum von der ersten Blutentnahme vor der zweiten Farbstoffinjektion wird mit der gleichen Menge einer Farbstoffverdünnung gemischt und ebenso auf 25,0 ccm mit physiologischer Salzlösung aufgefüllt. Die Farbstoffverdünnung wird durch Auffüllung der gleichen Menge Ausgangslösung, die injiziert wurde, auf 2500 ccm Wasser bereitet. Um jeden Fehler zu vermeiden, wird die Lösung aus der gleichen Spritze, auf der eine Kanüle der Größenordnung sitzt, wie sie zur Injektion verwendet wurde, in einen Meßkolben von 250 ccm gespritzt. Damit ist die Gewähr gegeben, daß tatsächlich dieselbe Menge, die injiziert wurde, auch zur Verdünnung verwandt wird. Nach Auffüllen des Kolbens mit Wasser wird diese Lösung nochmals zehnfach verdünnt, so daß ein Lösungsraum von insgesamt 2500 ccm zur Verfügung steht. Von dieser Lösung dient nun 1,0 ccm in der beschriebenen Weise zur Herstellung der Serumvergleichslösung.

Die 4 Lösungen werden im Kolorimeter gemessen. Als Nullwert zur Kompensation des Instrumentes dient nicht Wasser, sondern die erste Serumlösung, die vor der zweiten Injektion entnommen wurde. Der Meßwert des Serums nach 4 Minuten geht dann als E_s und derjenige der Vergleichslösung als E_v in die Gleichung ein. Pl. V. $= \frac{E_v}{E_s} \cdot 2500$. Der Wert der dritten Blutprobe soll nur als Kontrolle des 4-Minuten-Wertes dienen. Weichen beide voneinander ab, so empfiehlt es sich, den Mittelwert zu nehmen, wodurch der Fehler der Methodik vermindert werden kann. Auch vor der zweiten Injektion ist es ratsam, zweimal Blut zu entnehmen und alle Proben doppelt anzusetzen und zu bestimmen. Nur dann wird man den mittleren Fehler der Methodik auf $\pm$ 3 bis 4% herabdrücken. Insgesamt werden für die Bestimmung 11—12 ccm Blut benötigt. 6,0 ccm genügen bereits, wenn man eine Mikroküvette benutzt, die einen Inhalt von 5,0 ccm hat. Die Ausführung erfolgt in der beschriebenen Weise, nur daß statt 1,0 ccm Serum 0,5 ccm auf 5,0 ccm physiologischer NaCl-Lösung verdünnt wird. Bei exakter Durchführung dieser Methode ist der zu erwartende Fehler kaum höher.

Beispiel: Die Messung der beiden Seren, nach der zweiten Injektion entnommen, ergibt Kolorimeterwerte von 49 und 48 Teilstrichen. Der Farbstoffwert der Vergleichslösung beträgt 55. Aus der obigen Gleichung folgt: Pl.V. $= \frac{55 \cdot 250}{48,5} = 2850$ ccm.

2. Morphologie und Pathologie der Blutzellen

(siehe Tafel I)

a) Erythrozyten

1. Größen- und Formveränderungen

Normale Erythrozyten = Normozyten sind orthochromatisch gefärbt und kernlos. Form, Größe, Durchmesser, Dicke und sphärischer Index des normalen Erythrozyten siehe oben.

Den sog. *idealen Erythrozyten* stellt man sich als eine hämoglobinhaltige Kugelschale vor mit einem ausgesparten Hohlraum, wobei der zentrale ungefärbte Teil dem Schillingschen Glaskörper entsprechen dürfte. Dieser Glaskörper scheint sich am längsten im Erythrozyten zu halten. Er liegt meist zentral und wird infolge der stärkeren Lichtbrechung als Delle bezeichnet. Nach neueren Untersuchungen läßt sich eine Delle vielfach z. B. mit Rußniederschlägen nachweisen. In bezug auf die Delle gibt es noch verschiedene Varianten, und zwar einerseits die sog. *Anulozyten*, d. h. Ring- oder Pessarformen der Erythrozyten. Diese Formen haben einen sehr blassen, zentralen Hof. Man findet sie meist bei Eisenmangelanämie sowie öfters auch in normalen dünnen Ausstrichen. Daneben kennen wir *Anulozyten mit zentraler azidophiler Punktierung*, d. h. Erythrozyten mit zentral gelegenem Farbstoffniederschlag besonders bei Pappenheimfärbung. Eine weitere Spielform sind die sog. *Target-Zellen*, sog. Schießscheibenzellen oder *Leptozyten*, d. h. also sehr dünne Zellen mit einem chromatischen Zentrum und einer chromatischen Randpartie, wobei zwischen beiden Partien ein blasser Ring liegt. Diese Formen finden sich bei Gesunden sehr selten und erregen bei ihrem Vorkommen den Verdacht auf das Vorliegen einer Cooley-Anämie.

Die zahlreichen neuen elektronenmikroskopischen Untersuchungen über die Morphologie der Erythrozyten zeigen uns eine völlig neue Welt, deren praktisch-klinische Erforschung noch der Zukunft vorbehalten bleiben muß.

Mikrozyten.

Diese Zellen sind kleiner als Normozyten, sonst aber von gleicher Form und gleicher Oxyphilie. Der Durchmesser liegt zwischen 4 und 6 μ. Wenn gleichzeitig noch eine Hämoglobinarmut besteht, sieht man oft eine relativ große Delle mit schmalem Saum.

Vorkommen: Besonders bei sekundären und essentiellen sowie Eisenmangelanämien von hypochromem Charakter. Nicht zu verwechseln mit den kleinen Sphärozyten oder Kugelzellen von hyperchromem Charakter beim hämolytischen Ikterus (s. u.).

Makrozyten.

Makrozyten sind größer als Normozyten, von gleicher rundlicher Form und öfters von polychromatischem Plasma.

Vorkommen: Bei gewissen hämolytischen Anämien, bei Leberzirrhose u. a.

Megalozyten.

Megalozyten sind sehr große kernlose Zellen von meist ovaler oder elliptischer Form bei gleichzeitig reichlichem Hämoglobingehalt. Entwicklungsgeschichtlich entstammt der Megalozyt dem Megaloblasten; er ist damit ein Produkt fetaler Blutbildungsstätten.

Vorkommen: In charakteristischer Weise nur bei perniziöser Anämie oder Formen von symptomatischer Perniziosa.

Anisozytose.

Anisozytose = Vorkommen von Erythrozyten verschiedener Größe, und zwar abnorm kleine und abnorm große nebeneinander.

Vorkommen: Bei fast allen Anämieformen.

Poikilozytose.

Poikilozytose = abnorme Form und Größenveränderung der Erythrozyten, die z. T. auch als Zerfallsformen aufzufassen sind. Sie treten meist in Komma-, Birnen- und Keulenform auf.

Vorkommen: Bei Anämien mit ungenügender Zellneubildung, vor allem als Charakteristikum bei Perniziosa.

2. Konstitutionelle Formanomalien

Von den mutativ und konstitutionell vererbbaren Formanomalien seien folgende Gruppen genannt:

Sphärozyten oder Kugelzellen: Es sind dies kleine runde und sehr stark mit Hämoglobin gefüllte Erythrozyten, die meist keinerlei Delle erkennen lassen und daher auch oft als hyperchrome Mikrozyten bezeichnet werden. Ihre osmotische Resistenz ist fast immer deutlich herabgesetzt.

Vorkommen: Wichtiges Charakteristikum für den hämolytischen Ikterus.

Elliptozyten = elliptisch geformte rote Blutkörperchen, die in verschiedenen Prozentsätzen neben normal geformten Erythrozyten vorkommen.

Vorkommen: Bei der sog. Elliptozytose oder Elliptozyten- oder Ovalozytenanämie, die als familiär dominant erbliche Anomalie auftritt und im Dekompensationsstadium klinisch auch das Bild des hämolytischen Ikterus bietet. Die Elliptozyten sind in der Phylogenese stark vertreten.

Sichelzellen oder Drepanozyten: Es handelt sich hierbei um eine typisch sichelförmige Formentwicklung der Erythrozyten, die im normal gefärbten Blutausstrich kaum erkennbar ist, dagegen sehr deutlich wird, wenn man das Blut 24 Stunden lang in einer feuchten Kammer stehenläßt. Für diese Formanomalie ist die CO_2-Anhäufung verantwortlich, da die Drepanozyten durch Sauerstoffzugabe wieder rund werden.

Vorkommen: Bei der sog. Sichelzellen- oder Drepanozytenanämie, die als dominant vererbbare konstitutionelle hämolytische Anämie besonders bei Negern und Mulatten vorkommt. Nicht zu verwechseln mit den sog. *Halbmonden* (s. u.). Bei der Peroxydasereaktion nach LEPEHNE reagieren die Sichelzellen positiv im Gegensatz zu den negativ reagierenden Halbmonden.

3. Änderung des Farbgehaltes

Hypochromie = verminderter Gehalt der Erythrozyten an Hämoglobin.

Vorkommen: Besonders bei allen sekundären Anämien, bei denen somit auch der Färbeindex kleiner als 1 ist. Typisch für die sog. Eisenmangelanämien und die übrigen hypochromen Anämien.

Hyperchromie = vermehrter Hämoglobingehalt.

Vorkommen: Vor allem bei der Anaemia perniciosa und bei symptomatischen Perniziosaformen, auch bei der Ziegenmilchanämie, in einem Teil der Fälle von Sprueanämie, Schwangerschaft, Bothriocephalusanämie usw. Hierbei ist der Färbeindex stets größer als 1.

4. Kernpersistenz

Normoblast.

Der Normoblast ist etwas größer als der normale Erythrozyt und ist zugleich kernhaltig. Das Plasma ist teils polychromatisch, teils orthochromatisch. Der Kern selbst ist relativ dicht, grobklumpig und z. T. pyknotisch, so daß er sich zuweilen in dem umgebenden Plasma nicht sehr stark abhebt. Nur gelegentlich können Kernteilungen bei schmalem Protoplasmasaum beobachtet werden.

Mikroblast = kernhaltiger Erythrozyt der kleiner ist als der Normoblast mit oft stark pyknotischem Kern und orthochromem Plasma.

Makroblast = basophiler oder polychromatischer Erythroblast, der größer als der Normoblast ist. Der Kern ist etwas grobschollig, dichter und plumper. Das Frühstadium ist basophil, mit zunehmender Reifung wird das Plasma orthochromatisch. Bei kleineren Makroblasten zeigt der Kern manchmal eine Radspeichenstruktur.

Vorkommen: Bei Ziegenmilchanämie und bei Jack-Hayemscher Anämie der Kinder.

Megaloblast = sehr große Zelle mit großem und meist feinmaschigem Kern, häufig auch von elliptischer oder ovaler Form, wobei das Plasma je nach dem Reifungsgrad basophil, polychromatisch oder orthochromatisch ist.

Vorkommen: Nur embryonal und bei perniziöser Anämie als Vorstufe der Megalozyten.

Der **Proerythroblast** befindet sich fast nie im peripheren Blut. Er besitzt einen großen jugendlichen Kern mit Nukleolen und stark basophilem Plasma.

Der **Promegaloblast** besitzt mehrere Nukleolen und ebenfalls ein stark basophiles Plasma und ist meistens etwas größer.

Vorkommen von Erythroblasten: Im allgemeinen nur im Knochenmark und sehr selten in der Peripherie. In der Peripherie finden sich Erythroblasten vor allem bei Jugendlichen, bei den sog. *Erythroblastosen* (Icterus gravis, Hydrops universalis, Anaemia congenita), ferner bei Cooley-Anämie, bei hämolytischen Anämien, sekundären Anämien, gelegentlich bei Perniziosa und Sprue, z. T. auch bei Bleianämie und bei Myelosen, d. h. bei starker Regeneration und schneller Ausreifung. Wenn kernhaltige rote Blutkörperchen im peripheren Blute zirkulieren, müssen wir annehmen, daß sie von extramedullären Blutbildungsstätten kommen bei gleichzeitiger zurückgedrängter Markerythropoese, wie z. B. bei Knochenmarksdurchsetzung bei malignen Tumoren, bei Osteosklerosen, Panmyelopathien, Milzerkrankungen und besonders Tuberkulose. Als extramedulläre Bildungsstätte kommt vor allem die Leber in Frage.

5. Pathologische Karyolyse

Die Karyolyse, d. h. Auflösung des Kernes, findet unter normalen Bedingungen bereits vollständig an den Blutbildungsstätten des Markes statt, so daß nur kernfreie Erythrozyten in die Zirkulation gelangen. Dennoch finden wir unter gewissen klinischen Bedingungen Zustände, wo dieser Kernauflösungsprozeß nicht vollständig oder unter krankhaften Bedingungen verlaufen ist. In diesem Zusammenhang lassen sich folgende Zustände nennen:

Kernstäubchen und Chromatinkörnchen: Es handelt sich hier um letzte Reste bzw. Residuen des Kernchromatins in einem an sich kernlosen Erythrozyten. Diese Kernstäubchen sind aber viel kleiner als die Howell-Jolly-Körperchen und dürfen mit diesen nicht verwechselt werden.

Vorkommen: Vor allem bei intensiver, regeneratorischer Knochenmarkstätigkeit, z. B. auch bei Perniziosa.

Howell-Jolly-Körperchen = kleine runde Kernreste infolge einer unvollständigen Kernauflösung, die sich besonders mit der Giemsalösung basophil, d. h. blau färben lassen.

Vorkommen: Bei Milzunterfunktion und nach Milzexstirpation sowie auch bei überstürzter Regeneration.

Karyorrhexis = Kernzerfall in Kernbröckel, z. T. auch als reine Abschnürungen aus pyknotischen Kernen.

Vorkommen: Bei Anaemia perniciosa, bei toxischen Knochenmarkschäden, nach Rö.-Behandlungen, ferner auch nach Bleiintoxikationen sowie methämoglobinbildenden Giften.

6. Zeichen einer vermehrten Blutregeneration

Allgemein läßt sich sagen, daß der normale Reifungsprozeß bei beschleunigter oder sonst irgendwie gestörter Regeneration sich durch Zurückbleiben von basophilen (d. h. also noch nicht ausgereiften) Substanzen ausdrückt. Diese basophilen Substanzen bestehen zum großen Teil chemisch aus Ribonukleotiden. Je nach der Lage des Falles rechnen wir hierzu die Substantia granulo-filamentosa, die allgemeine Polychromasie, die basophile Tüpfelung, basophile siderotische Granula und schließlich die sog. Erythrokonten Schillings.

Retikulozyten = jugendliche Erythrozyten oder vielfach als Pronormozyten bezeichnet. Sie enthalten (nach Supravitalfärbung mit Brillantkresylblau oder auch im Phasenkontrastmikroskop erkennbar) die sog. Substantia granulo filamentosa, die je nach dem Entwicklungsgrad verschiedene Stadien erkennen läßt, z. B. Knäuelform, vollständige oder unvollständige Netzform und schließlich reine Körnchenformen. Die meisten Hämatologen vertreten heute die plasmogene Entstehung der Retikulozyten und haben die karyogene Entstehungstheorie verlassen. Wir können zwei Phasen der Retikulozytenentwicklung unterscheiden, und zwar 1. die Entwicklung im Mark bis zum reifen ausschwemmungsfähigen Retikulozyten und 2. die Auflösung im Blute bis zum reifen Erythrozyten.

Normalerweise finden wir 5–10 Retikulozyten auf 1000 Erythrozyten.

Vermehrtes Vorkommen ist Ausdruck einer stärkeren Neubildung von roten Blutzellen. Die Retikulozytenkrise und deren Verfolgung ist vor allem im Beginn der Leberbehandlung zu beobachten und ist zugleich auch für die Prognose bedeutungsvoll. Das Fehlen der Retikulozytenkrise nach Leberbehandlung spricht für das Fehlen jeglicher Regenerationstendenz.

Polychromasie.

Sehr junge Erythrozyten verhalten sich in ihrem Plasma bei der Eosin-Methylenblau-Färbung polychromatisch und zeigen demzufolge einen leicht bläulichen Farbton. Oberflächlich erscheint die Polychromasie diffus über den ganzen Erythrozyten verteilt, bei stärkster Vergrößerung sieht man jedoch zahlreiche feinste, eng beieinanderliegende Körnchen.

Vorkommen: Bei lebhafter Regeneration als Ausdruck der Jugendlichkeit der Zellen. Beim Gesunden finden wir sie nur ganz vereinzelt.

Fluoreszyten.

Fluoreszyten sind junge Blutzellen (die u. a. gegen hypotone Kochsalzlösung widerstandsfähig sind), welche im Fluoreszenzmikroskop im Woodlicht meist für kurze Zeit hellrot aufleuchten. Die Fluoreszenz dauert im allgemeinen $^1/_2$–1 Minute. Die Fluoreszyten sind kernlose Erythrozyten, die z. B. bei Bleivergiftung, wo auch kernhaltige Fluoreszyten vorkommen können, unter $1^0/_{00}$ im Blut und Mark vorhanden sind. Es besteht aber keine Parallelität zwischen der Häufigkeit von Fluoreszyten und Retikulozyten.

Vorkommen: Vermehrt bei Eisenmangelanämien, bei schneller Regeneration und auch bei Perniziosaremission (bei Perniziosa ziemlich parallel mit Retikulozytenbesserung). Bei guter und schneller Regenerationstendenz im Blute können Steigerungen von 50–80–$300^0/_{00}$ auftreten, besonders nach starken Blutverlusten. Das Fluorochrom der aufleuchtenden Zellen ist sicher das lichtempfindliche Protoporphyrin, das als Vorstufe für die Hämoglobinsynthese zu betrachten ist.

Basophile Tüpfelung.

Die sog. basophile Tüpfelung oder Punktierung wird von basophil reagierenden Substanzen des Zytoplasmas, d. h. also sicher Ribonukleinsäureverbindungen hervorgerufen, die z. T. auch noch aus gewissen Kernresten stammen mögen.

Vorkommen: Besonders in jungen Erythrozyten bei toxischen Anämien, z. B. bei Bleivergiftungen, mit entsprechenden Regenerationszuständen. Besonders deutlich ist die basophile Tüpfelung mit der Färbung nach MANSON darstellbar.

Siderozyten.

Hierbei handelt es sich offenbar um eine überschießende Eisendeposition bzw. um eine pathologische Eisenverwertung bei der Hämoglobinbildung. 1 g Hämoglobin enthält 3,34 mg Eisen, d. h. bei 6 Liter Blut mit je 15,5 g-% Hämoglobin sind 3106 mg Eisen im zirkulierenden Hämoglobin der Blutkörperchen. Die Tagesmauserung beträgt etwa 26 mg Eisen. 100 ccm Blutverlust bedeuten einen Verlust von 50 mg Eisen. Von dem Gesamteisenbestand des Körpers befinden sich also 57% in der Blutzirkulation, 20% sind als Reserveeisen in Leber und Milz verfügbar, und der Rest von 23% ist nicht verfügbar, da er als Fermenteisen im Myoglobin sowie in Parenchym- und Zellfermenten verankert ist. Die siderotische Granula gibt die Berliner-Blau-Reaktion oder reagiert positiv mit dem feinen Eisenreagens α-Dipyridylthiozyanat.

Vorkommen: Nach Splenektomien im peripheren Blut und bei hämolytischen Anämien. Gelegentlich findet man eine siderotische Granula auch im polychromatischen und pyknotischen Normoblasten, öfters um die Kernmembran herumgelagert.

Erythrokonten.

Diese von SCHILLING zuerst beobachteten, stäbchenförmigen Gebilde findet man am besten im „Dicken-Tropfen-Präparat", aber auch im Giemsa-Ausstrich. Die bis 3 μ langen Stäbchen sind entweder randständig oder radiär gelagert. Die Erythrokonten sind teils polychromatisch und teils normal gefärbt. Es handelt sich bei diesen Körpern sicher um einen färberisch-osmotischen Effekt, da es SCHILLING gelang, in doppelt konzentrierten Farblösungen (Azur II und Giemsa u. a.) die „Konten" deutlicher darzustellen. Die Erythrokonten werden heute als Ausdruck einer gestörten Regeneration gewertet, während SCHILLING selbst auch parasitäre Natur für möglich hält.

Tafel I

Pathologie der Erythrocyten

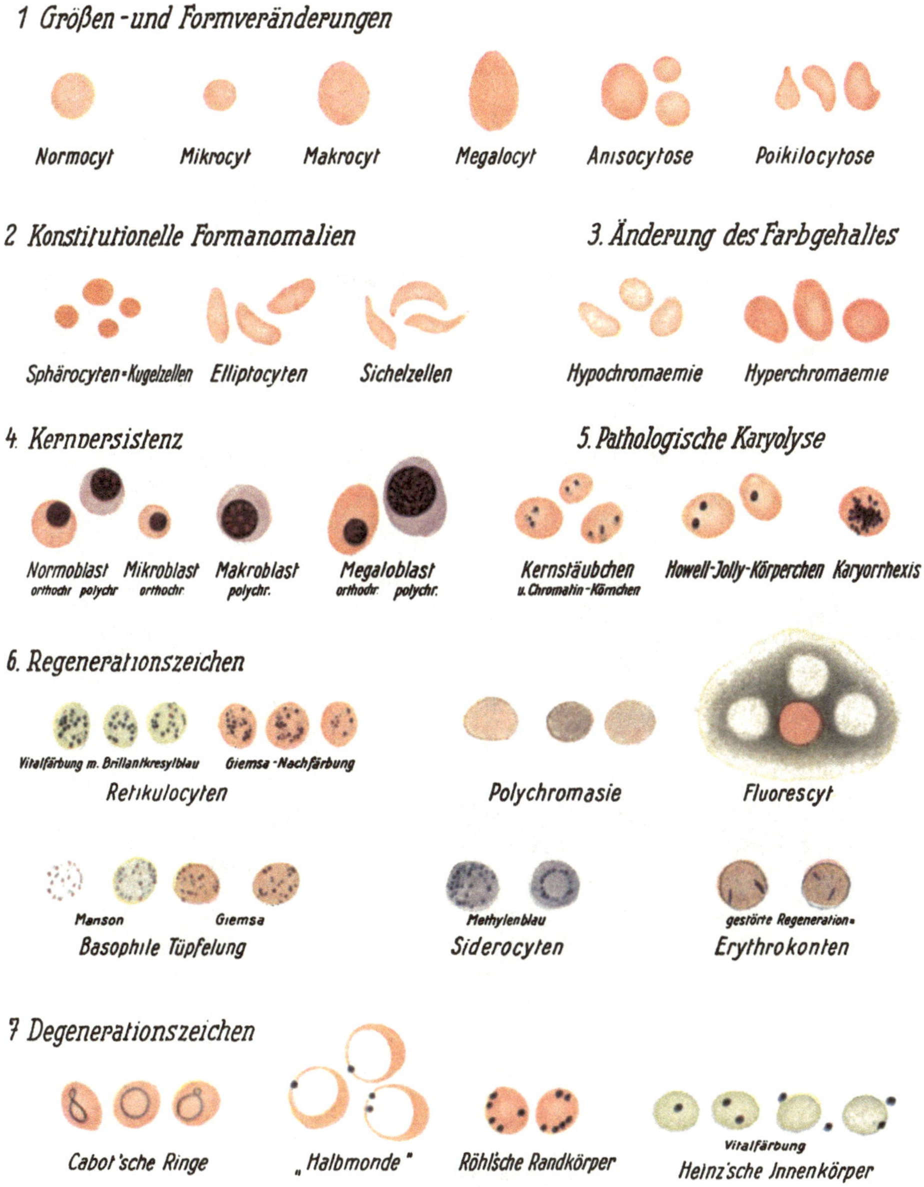

7. Degenerationszeichen

Der im Zentrum der Erythrozyten liegende sog. Glaskörper ist offenbar weitgehend osmotischen Einflüssen unterworfen. So kann z. B. der Glaskörper relativ leicht durch Behandlung mit hypertonischen Lösungen schrumpfen, andererseits mit hypotonen Farblösungen schwellen und dadurch die sog. Cabotschen Ringe und die sog. Halbmonde hinterlassen.

Cabotsche Ringe.

Das Auftreten von Cabotschen Ringen wird heute allgemein durch Schrumpfungserscheinungen des Glaskörpers erklärt, dessen Membran mehr oder weniger zu Ringbildung neigt. Die Ringe können die Erythrozyten auch verlassen. Die frühere Annahme, daß es sich um zurückbleibende Kernwandmembranen handelt, ist heute völlig verlassen. Wahrscheinlich liegen vom Färbeprozeß rein osmotische Kunstprodukte vor. Durch elektronenoptische Untersuchungen wissen wir, daß einfache Faltenbildungen der Erythrozytenmembran die Ursache sind.

Vorkommen: Bei starken Blutkörperchenzersetzungen und Neubildungen, z. B. bei Vergiftungen, ferner bei Perniziosa u. a. schweren Anämieformen, sowie bei Leukämien.

„Halbmonde".

Die Erscheinung der Halbmonde wird durch abnorme Quellungserscheinungen des Glaskörpers erklärt, der dann alle Stadien durchlaufen kann. Sie sind besonders leicht bei Jugendlichen nach 24stündiger Färbedauer mit alkalischer Giemsalösung bzw. nach Pappenheim zu erzielen. Bei der Peroxydasereaktion nach Lepehne verhalten sie sich negativ.

Vorkommen: Besonders bei schweren Anämien, bei Kala-Azar, Trypanosomiasis u. a.

Röhlsche Randkörper.

Röhlsche Randkörper = Syn. Corpora marginalia sind kleine lichtbrechende Gebilde, die meist am Rande der Erythrozyten liegen und nicht mit Giemsa, wohl aber mit Vitalfarbstoffen leicht färbbar sind. Im Phasenkontrastmikroskop sind sie gut, im Dunkelfeld schlecht erkennbar.

Vorkommen: Bei hämolytischen Anämien, Chlorose, Perniziosa, Malaria und besonders nach längerem Stehenlassen. Die Röhlschen Randkörper bilden sich vor allem beim Stehenlassen in der Wärme (12 Stunden), und zwar im Gegensatz zu den Heinz-Körpern auch ohne Sulfonamideinwirkung. Offenbar handelt es sich bei den Röhlschen Randkörpern um gewisse degenerative plasmatische Abbauvorgänge.

Heinzsche Innenkörper.

Die Heinzschen Innenkörper sind durch die Vitalfarbstoffe darstellbar. Es handelt sich bei den Heinz-Körpern um eine chemisch-toxische Wirkung auf das Erythrozytenplasma, wobei es offenbar zu einer Häminstoffwechselstörung bzw. zur Entwicklung von Zersetzungsprodukten kommt. Morphologisch offenbaren sich die Heinz-Körper als randständig, zentral oder sogar auch außerhalb der Erythrozyten gelegene, runde, blaue Körperchen.

Vorkommen: Bei toxischen Einwirkungen besonders nach Nitrokörpern, Anilin, Azetanilid, Kalium chloricum, mehreren Sulfonamiden. Das Auftreten von Heinz-Körpern nach Sulfonamiden gilt als wichtiger Verträglichkeitstest und zwingt zum Absetzen der Sulfonamidtherapie.

Stechapfelformen der Erythrozyten.

Erythrozyten von Stechapfelform zeigen eine entsprechende zackige Randkontur. Es handelt sich hierbei um einen reinen Artefakt durch hyperton gewordenes Plasma (Austrocknung!) und durch Verwendung von hypertonen Farblösungen. Klinisch wird dieser Befund nicht als pathologisch bewertet.

b) Morphologie der Blutparasiten
(siehe Tafel II)

In der klinischen Hämatologie kennen wir zahlreiche Parasiten, von denen die verschiedenen Malariaformen die größte praktische Bedeutung haben. Die Malariaparasiten können in ihren verschiedenen Entwicklungsstadien mannigfache morphologische Veränderungen an den Erythrozyten hinterlassen, die man im gefärbten Blutausstrich, viel besser aber noch im sog. Dicken Tropfen (s. S. 189) erkennen kann. Die verschiedenen morphologischen Kriterien sind in der nachfolgenden Übersicht wiedergegeben (s. S. 148). Daneben kennen wir eine größere Zahl von Spirochätosen des Blutes, von denen die Spirochaeta recurrens und die Spirochaeta icterogenes im Vordergrund stehen. Die Spirochaeta pallida sowie die Leptospira canicola lassen sich im Dunkelfeld aber auch im Phasenkontrast deutlich nachweisen. In den Tropen sind vor allem die einzelnen Trypanosomen und Leishmanien sowie die Mikrofilarien von Interesse. Recht selten findet man die Trichinenembryonen im Blut und in jüngster Zeit auch vereinzelte Fälle von Toxoplasmose.

Malariaparasiten.

Malaria-Provokationsmethoden. Wir wissen heute, daß es eine große Anzahl von Malariainfektionen gibt, die besonders in den spätherbstlichen Monaten zustande kommen, sich aber nicht mehr voll entfalten. Diese Malariainfektionen überwintern speziell in der Milz und dem RES in der sog. E-Form und kommen erst im Frühjahr des nächsten Jahres zum Ausbruch, meist durch irgendwelche Provokationen, sei es eine Sonnenbestrahlung, ein erstes Seebad oder andere Prozeduren. Diese Tatsache erklärt auch den sog. Frühjahrsgipfel der Tertianaerreger. Bisher kennen wir nur bei der Tertiana dieses Überwinterungsstadium in der E-Form.

Künstliche Provokationsmethoden. Hierzu benutzt man z. B. 1 g Adrenalin subkutan zur Kontraktion und Ausschwemmung von evtl. vorhandenen Erregern, ferner kommt die sog. Milzdusche in Frage. Hierbei duscht man erst 20 Sekunden bei 35° bis 45° und wiederholt die ganze Prozedur etwa dreimal. Auch benutzt man heiße Bäder mit nachfolgenden kalten Übergießungen, ferner Schwitzpackungen, Höhensonnenbestrahlungen, Reizinjektionen von Aolan, Pyripher u. a.

Henrys Flockungsreaktion. Hierbei bringt man Melanin aus Rinderaugen (Chorioideapigment) mit Nüchternserum des Kranken zusammen. Mit bloßem Auge oder mit dem Agglutinoskop läßt sich bei positivem Reaktionsausfall eine Melaninausflockung beobachten. Diese Reaktion ist nach dem 3. Fieberanfall meist, nach dem 6. Anfall stets positiv. Chronische Malariakranke zeigen demgegenüber fast stets einen negativen Reaktionsausfall. Die Reaktion besitzt keinerlei besondere Spezifität, kann aber in Zweifelsfällen herangezogen werden.

Von weiteren Blutparasiten sind folgende zu nennen:

Trypanosoma gambiense, der Erreger der Schlafkrankheit, läßt sich besonders im Frühstadium sowohl im Dicken Tropfen als auch im Ausstrichpräparat nachweisen. Die Trypanosomen sind lebhaft beweglich und haben eine längliche, fischähnliche Gestalt mit zugespitzten Vorder- und abgestumpften Hinterenden. Sie sind etwa 2–3mal so groß wie ein Erythrozyt. Sie besitzen eine undulierende Membran, mit der sie sich lebhaft bewegen und u. U. die Erythrozyten beiseite stoßen.

Tafel II

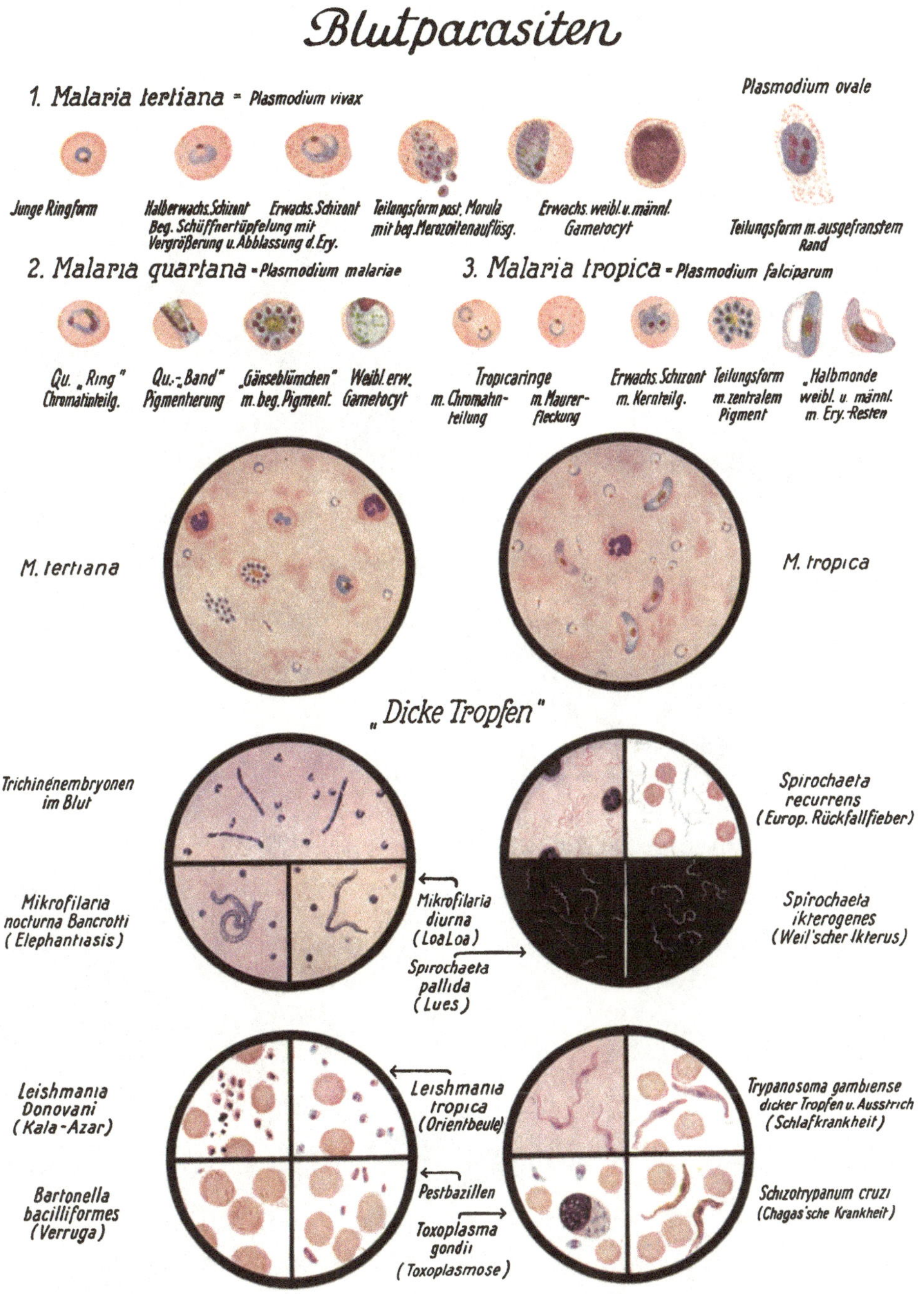
Blutparasiten
1. Malaria tertiana = Plasmodium vivax
Plasmodium ovale
Junge Ringform
Halberwachs. Schizont
Beg. Schüffnertüpfelung mit Vergrößerung u. Abblassung d. Ery.
Erwachs. Schizont
Teilungsform post. Morula mit beg. Merozoitenauflösg.
Erwachs. weibl. u. männl. Gametocyt
Teilungsform m. ausgefranstem Rand
2. Malaria quartana = Plasmodium malariae
3. Malaria tropica = Plasmodium falciparum
Qu. „Ring" Chromatinteilg.
Qu.-„Band" Pigmentierung
„Gänseblümchen" m. beg. Pigment.
Weibl. erw. Gametocyt
Tropicaringe
m. Chromatinteilung
m. Maurer-Fleckung
Erwachs. Schizont m. Kernteilg.
Teilungsform m. zentralem Pigment
„Halbmonde weibl. u. männl. m. Ery.-Resten
M. tertiana
M. tropica
„Dicke Tropfen"
Trichinenembryonen im Blut
Spirochaeta recurrens (Europ. Rückfallfieber)
Mikrofilaria nocturna Bancrofti (Elephantiasis)
Mikrofilaria diurna (Loa Loa)
Spirochaeta ikterogenes (Weil'scher Ikterus)
Spirochaeta pallida (Lues)
Leishmania Donovani (Kala-Azar)
Leishmania tropica (Orientbeule)
Trypanosoma gambiense dicker Tropfen u. Ausstrich (Schlafkrankheit)
Bartonella bacilliformes (Verruga)
Pestbazillen
Toxoplasma gondii (Toxoplasmose)
Schizotrypanum cruzi (Chagas'sche Krankheit)

Chagas-Krankheit: Der Erreger ist Schizotrypanum cruzi. Nachweis gelingt im Blut besonders im akuten Frühstadium. Die Schizotrypanum-Gruppe gehört gleichfalls zu den Flagellaten und sieht den Trypanosomen sehr ähnlich. Erst wenn sich die Erreger im Gewebe festsetzen, nehmen sie mehr Leishmania-Formen an und stellen somit ein Bindeglied zwischen Trypanosomen und Leishmanien dar.

Leishmania Donovani, Erreger der Kala-Azar. Der Giemsa-Ausstrich ist oft ohne Erfolg, besser eignet sich der „Dicke Tropfen". Die Leishmania Donovani ist ein kleines ovales geisselloses Gebilde, das sich als Zellparasit gern in großen mononukleären Leukozyten findet. Die Leishmanie besitzt ein blaurötlich gefärbtes Plasma mit rotvioletten Kernen (Trophonukleus als Hauptkern und Blepharoblast als kleiner strichförmiger Nebenkern).

Leishmania tropica, Erreger der Orientbeule. Morphologisch besteht weitgehende Ähnlichkeit mit der Leishmania Donovani.

Trichinenlarven im Blut: 1 ccm Krankenblut und 10 ccm 3%ige Essigsäure werden 15 Minuten zentrifugiert und das Sediment mehrmals mit Kochsalzlösung ausgewaschen. Vom Sediment fertigt man einen Ausstrich oder ein Dickes-Tropfen-Präparat an. Vom 5.–28. Tage nach der Infektion lassen sich die ausschwärmenden Larven bzw. Embryonen im Blut nachweisen.

Toxoplasmen (Toxoplasma gondii Nicolle-Manceaux): Die in der Veterinärmedizin lange bekannte und jetzt auch mehrfach beim Menschen beobachtete Infektion mit dem Toxoplasma gondii, einem Erreger der unter den Sporozoen in die Gruppe der Kokzidien gehört, gewinnt vermehrtes Interesse. Klinisch steht zwar ein gewisser postenzephalitischer Zustand mit Mißbildungen und Kalkablagerungen im Gehirn sowie eine Chorioretinitis pigmentosa im Vordergrund, die Erreger lassen sich aber in manchen Entwicklungsstadien in den Blutzellen nachweisen und finden sich besonders in mononukleären Leukozyten und Endothelzellen teils als freie Parasiten, teils als intrazelluläre Toxoplasmen. Es sind meist winzige, sichelförmig gebogene Parasiten, die an beiden Enden zugespitzt sind und in der Mitte einen bläschenförmigen Kern haben, mit einem zentralen Innenkörper.

Sabin-Feldmann-Serofarbtest auf Toxoplasmose. 1948. Lit. bei Westphal und Mühlford, Z. Hyg. 1950.

Der Test wird in den Abstufungen 1 : 4, 1 : 25, 1 : 50, 1 : 100, 1 : 200 angesetzt.

Bewertung: 1 : 4 ist negativ, 1 : 50 und höher wird als sicher positiv angesehen. Der Wert 1 : 25 ist in manchen Fällen klinisch eindeutig positiv zu bewerten, in anderen Fällen unspezifisch anzusehen.

Pest: Im Rahmen einer Pestseptikämie gelingt es, im Ausstrichpräparat Pestbakterien nachzuweisen. Die Pestbakterien sind kurze, ovale Stäbchen, deren Ecken abgerundet sind und die sich gern an den Polen mehr als in der Mitte färben (bipolare Färbung). Nach Gram sind Pestbakterien negativ. Selbstverständlich müssen die übrigen Untersuchungsmethoden (Kultur, Meerschweinchen-Tierversuch und Agglutination) parallel laufen.

Rekurrens: Im Blute von Rückfallfieberkranken lassen sich dessen Erreger, die Spirochaeta recurrens, sowohl im Dicken-Tropfen-Präparat als auch gelegentlich im Ausstrich deutlich nachweisen. Zweckmäßigerweise erfolgt die Beobachtung im Dunkelfeld. Hierbei sieht man die ruckartigen Bewegungen der Spirochäten, die z. T. Erythrozyten wegstoßen.

Lues: Die Erreger der Syphilis, die Spirochaeta pallida, lassen sich im Dunkelfeld zwar selten im Blut, dafür aber um so häufiger im Abstrich von Primäraffekten nachweisen. Sie bestehen aus zahlreichen engen korkzieherartigen Windungen, die an den

Hauptmerkmale der Malariaparasiten im Ausstrich-

	Plasmodium vivax (Tertiana-Erreger)	Plasmodium malariae (Quartana-Erreger)
Entwicklungsdauer d. Schizonten	48 Stunden	72 Stunden
Ausstrich während und kurz nach dem Höhepunkt des Fieberanfalles	Kleine Ringe, die an ihrer schmalsten Stelle einen hellrot gefärbten Chromatinkern aufweisen (Siegelringform). — Die von den Parasiten befallenen Erythrozyten sind abgeblaßt und aufgebläht. Sie weisen z. T. eine hellrote Tüpfelung auf (Schüffnersche Tüpfelung), die sich mit dem Wachstum der Parasiten verstärkt	Siegelringe, die etwas kleiner sind als die der Tertianaparasiten. (Beim Heranwachsen pflegen sie sich zu strekken.) — Die befallenen Erythrozyten sind weder vergrößert noch getüpfelt
24 Std. nach dem Anfall	Schwarzpigmentierte, große Ringe oder amöboide Formen (das schwarze Pigment stellt ein Abbauprodukt des von den Plasmodien verdauten Hämoglobins dar). — Die befallenen Erythrozyten sind bis auf das 2fache der Norm angewachsen	Schmales, gelbbräunlich pigmentiertes Band (Quartanaband), das sich quer über den unveränderten Erythrozyten ausdehnt. Im Band findet man das hellrote Chromatinkorn
48 Std. nach dem Anfall	Maulbeerartige Teilungsformen (Morula). Das Chromatin des Kernes ist in 16 (—24) Körner, desgleichen das Protoplasma in ebenso viele Stücke (Merozoiten) aufgeteilt, die maulbeerförmig angeordnet sind	Breites Band, das den ganzen oder nahezu den ganzen Erythrozyten ausfüllt
72 Std. nach dem Anfall	Der schizogene Kreislauf beginnt von neuem	Gänseblümchenartige Teilungsformen mit 8 (—12) Merozoiten
Nach mehreren unbehandelten Fieberanfällen ständig — auch in fieberfreien Intervallen — im Blute nachweisbar	Die erwachsenen kugelförmigen Gameten liegen entweder in den vergrößerten, abgeblaßten und getüpfelten Erythrozyten und lassen von diesen nur noch einen schmalen Saum erkennen oder sie liegen nach deren Auflösung extrazellulär. Die weiblichen Makrogameten haben ein dunkelblaues Protoplasma und einen runden scharf abgegrenzten Kern. Die männlichen Mikrogameten haben ein hellviolettes Protoplasma und eine aufgelockerte hellrote Kernmasse	Quartanagameten ähneln weitgehend denen der Tertiana, sind aber etwas kleiner und weisen im allgemeinen eine intensivere gelbe Pigmentierung auf
Dicker Tropfen	Ringförmige bzw. amöboide Schizonten, ferner charakteristische Teilungsformen (Morula) oft in erhaltenen tiefrot gefärbten bzw. getüpfelten Erythrozyten (am Rande des Präparates)	Kleine kompakte Schizonten mit viel Pigment, ferner charakteristische Teilungsformen (Gänseblümchen). In der Mitte des Präparates keine erhaltenen Erythrozyten mit Parasiten

und Tropfenpräparat [Mühlens u. Winkle]

Plasmodium immaculatum (Tropica-Erreger)	Plasmodium ovale (Erreger einer seltenen Malaria vom Tertiana-Typ)
24–48 Stunden	48 Stunden
Siegelringe, die bedeutend kleiner und zarter sind als die der üblichen Malariaformen. Oft liegen sie zu mehreren in einem Erythrozyten. – Die befallenen Erythrozyten vergrößern sich nicht, weisen aber hellrote Flecken auf (Maurersche Fleckung)	Siegelringe, von der Form und Größe der Quartanaparasiten. – Die befallenen Erythrozyten vergrößern sich nicht und blassen nicht ab, weisen aber – ähnlich wie bei Tertiana – eine hellrote Schüffnersche Tüpfelung auf, die sich mit dem Wachstum der Parasiten verstärkt
Große Tropicaringe, die von den kleinen Ringen der Tertiana- und Quartanaparasiten nicht zu unterscheiden sind. – Ihr intensiv rot gefärbter Kern ist gelegentlich in 2 Chromatinkörner geteilt	Durch Streckung nehmen die heranwachsenden Parasiten eine ovale Form an, desgl. auch die befallenen Erythrozyten. Diese weisen neben der Schüffnerschen Tüpfelung oft einen unregelmäßig ausgefransten Rand auf
Teilungsformen mit 16 (–24) Merozoiten sind in Blutausstrichen fast nie festzustellen. Sie finden sich zahlreich in Ausstrichen von Milz und Knochenmark. Ihr Nachweis im peripheren Blut stellt ein bedrohliches Symptom dar (Ausschwemmungsformen)	Die Teilungsformen mit 8 (–12) Merozoiten sind denen von Plasmodium malariae ähnlich und sind von ihnen nur durch die intensive Schüffnersche Tüpfelung zu unterscheiden

Der schizogene Kreislauf beginnt von neuem

Die halbmond- oder bananenförmigen Gameten (Halbmondformen) kommen bei keiner anderen Malariaart vor und sichern die Diagnose Tropica. An ihrer konkaven Seite sind oft noch die Konturen der Erythrozyten zu erkennen. Die weiblichen Halbmonde haben ein dunkelblaues Protoplasma und einen kompakten, roten, in der Regel zentral gelegenen Kern. Die männlichen Halbmonde sind etwas kleiner und blasser. Ihr roter Chromatinkern ist stark aufgelockert und verleiht den Mikrogameten einen etwas rötlichen Ton	Die Gameten von Plasmodium ovale sind von den Tertiana-Gameten kaum zu unterscheiden
Nur Ringe und Halbmonde. Teilungsformen nur in schwersten Fällen. Wenn viele Ringe ohne erwachsene Schizonten vorliegen, so handelt es sich stets um Tropica. Am Rande evtl. erhaltene Erythrozyten mit Maurerscher Fleckung	Ringe und ovale Schizonten, ferner gänseblümchenartige Teilungsformen. Am Rande des Tropfens evtl. erhaltene Erythrozyten mit gefranstem Rand und Schüffnerscher Tüpfelung

Enden deutlich zugespitzt erscheinen, im ganzen aber zart und schwach lichtbrechend sind.

Rattenbißkrankheit (Sodoku): Der Erreger ist das Spirillium minus (fälschlich auch Spirochaeta morsus muris), das deutlich dicker und plumper ist und aus etwa 6 engen regelmäßigen Windungen mit 2 endständigen Geiseln zur Fortbewegung besteht.

Weilscher Ikterus: Erreger Spirochaeta icterogenes, s. Leptospira ictero haemorrhagica. Die Weil-Spirochäte läßt sich im Dunkelfeld als schlanke und lebhaft bewegliche Spirochäte nachweisen, deren Enden oft in Form eines Kleiderbügels umgebogen sind.

Leptospira canicola: Die elektronenoptische Untersuchung hat ergeben, daß die Leptospira canicola stets an einem Ende eine knospenartige Anschwellung von Birnenform zeigt (Länge 1,5 μ und Breite 0,7 μ) ähnlich den Spermien, daher auch die Bezeichnung S-Form.

Bartonella: Dieser Erreger der Verruga peruviana (Carrionsche Krankheit) läßt sich in einem nach GIEMSA gefärbten Blutausstrich nachweisen. Die Bartonellen sind meist als leuchtend rote stäbchenförmige, selten kokkenartige Gebilde zu erkennen, die meist in der Mehrzahl in oder auf den Erythrozyten liegen. Im Oroyafieber leichter Nachweis, dagegen während des Verruga Exanthems schwer nachzuweisen.

Microfilaria diurna: Erreger der Loa-Loa. Im Dicken Tropfen nachweisbar, jedoch Blutentnahme nur tagsüber von Erfolg. Morphologische Unterschiede der Embryonen bei M. diurna: Sie liegen gern spiralförmig, metallspanartig und sind von einer weiteren Hülle umgeben mit deutlich hervortretendem Innenkörper, etwa $^1/_4$ mm lang und breit, 0,004 mm dick, lebhaft beweglich.

Microfilaria nocturna = Larven der Filaria bancrofti: Sie rufen sehr häufig Elephantiasis hervor und werden durch Stechmücken übertragen. Der Nachweis erfolgt am besten im Dicken Tropfen, und zwar kurz vor Mitternacht, da sich die Embryonen nur nachts im peripheren Blute befinden. Ihre Lage ist unregelmäßig gewunden, wie ein nasser Wollfaden von etwa gleichweiter Hülle ohne deutlichen Innenkörper. Das Schwanzende hat bis zur Spitze Kerne, sonst wie M. diurna.

c) Morphologie und Pathologie der granulierten Leukozyten

(s. Tafel II)

Neutrophile Reihe

Myeloblast.

Während bisher in der deutschen Hämatologie der Begriff Myeloblast als die gemeinsame Mutterzelle für die neutrophile, basophile und eosinophile Entwicklungsreihe angesehen wurde, haben Schweizer Hämatologen (UNDRITZ u. a.) eine weitere morphologische Differenzierung entwickelt, indem sie einen Neutrophiloblast, einen Basophiloblast und einen Eosinophiloblasten unterscheiden. Diese Unterscheidungskriterien sind naturgemäß sehr schwierig und unterliegen sehr stark subjektiver Auffassung. Dennoch sollen sie im nachfolgenden berücksichtigt werden.

Myeloblast bzw. Neutrophiloblast.

Etwa 16 μ große Zelle mit rundem Kern, der meist 3–4 Nukleolen enthält, die von deutlichem Chromatinsaum umgeben sind. Ferner breites basophiles Plasma, keine Granula, daher Peroxydase-negativ.

Promyelozyt (neutroph.).

Beginn einer leichten azurophilen Granula, meist erst in kleinen Gruppen. Peroxydasereaktion daher positiv. Zurücktreten der Nukleolen. Meist etwas größer als der Myeloblast, d. h. etwa 20–22 μ.

Unreifer Myelozyt (neutroph.).

Etwa 23 μ große Zelle mit rundem Kern, bei dem nur noch vereinzelt Nukleolen feststellbar sind. Das Plasma erhält infolge zunehmender Reifung durch die Ribonukleinsäureabnahme mehr eine rosa Komponente. Das Plasma ist neben geringer azurophiler Granula jetzt mit deutlich oxydasepositiver Granula durchsetzt.

Halbreifer Myelozyt (neutroph.).

18–20 μ große Zelle mit rundem Kern, wobei Kern und Plasma kleiner werden. Das Plasma ist polychromatisch und zeigt weitere Granulavermehrung.

Reifer Myelozyt (neutroph.).

Etwa 16–18 μ groß, weitere Kernverdichtung ohne erkennbare Nukleolen. Plasma rosa und ohne Azurgranula, fein differenzierte Granula.

Metamyelozyt (neutroph.).

16–18 μ groß, mit beginnender Einbuchtung des Kernes (W-Zelle nach Arneth) ohne Nukleolen und mit dichterem Chromatin, Plasma ist rosa.

Jugendlich stabkerniger Leukozyt (neutroph.).

Weitere, aber nicht vollständige Kerneinbuchtung; nur noch etwas lockeres Chromatinnetz (T-Zelle von Arneth).

Reifer segmentkerniger neutrophiler Leukozyt.

Ausgereifte Zelle. Kern besitzt ein dichtes, z. T. verklumptes Chromatin, das an 1–2 Stellen eine fast völlige Kerndurchtrennung und dadurch eine „Segmentbildung" zeigt. Meist sind 2 bzw. 3 Segmente erkennbar, die durch schmale Chromatinfäden zusammenhängen. Das Plasma ist rein rosa gefärbt.

Eosinophile Reihe

Myeloblast bzw. Eosinophiloblast.

Etwa 16 μ große Zelle mit rundem und sehr chromatinreichem Kern, der 2–4 Nukleolen enthält, von denen eine sehr groß ist. Infolge Überdeckung von Chromatin sind die Nukleolen violett und von breitem, deutlichem Chromatinsaum umrandet. Plasma kann als Vorläufer der eosinophilen Granula bereits achromatische Lücken zeigen, die sich auch über den Kern ziehen können.

Eosinophiler Promyelozyt.

Etwa 20 μ große Zelle mit großem, basophilem Plasmasaum, der meist größer als beim Myeloblast ist, mit beginnender eosinophiler Granulation und achromatischen Lücken.

Eosinophiler Myelozyt.

16–18 μ Durchmesser, rosa Plasma, meist nur eosinophile Granula, z. T. auch azurophil, wobei die Granula sich auch über den Kern hinweg streckt.

Eosinophiler Stabkerniger.

Diese Zelle zeigt deutliche Einbuchtung des Kernes bei noch lockerer Struktur.

Eosinophiler Segmentkerniger.

Etwa 17 μ groß, wobei über drei Viertel aller Zellen nur aus 2 Kernsegmenten bestehen, oft von der typischen Brillenform. Das Plasma ist rosa und reichlich mit eosinophiler Granula angefüllt. Die Granula ist normalerweise hell oder leuchtend rot; ist sie mehr blau bis schwarzviolett, so hat man mit alkalischen Wassern gespült oder die Präparate überfärbt.

Basophile Reihe

Allgemeines: Für spezielle Studien der basophilen Zellen empfiehlt sich die Anfärbung mit Toluidinblau besonders. Hierbei resultiert eine leuchtend rotviolette, d. h. metachromatische Granula. Diese Granulasubstanz besteht offenbar im wesentlichen aus Heparin, weshalb diese Zellen besonders in den angelsächsischen Ländern auch als Heparinozyten bezeichnet werden. (= Syn. für basophile oder Mastzellen). Weiter hat man in den letzten Jahren erkannt, daß die sog. Blutbasophilen eine durch den Färbeprozeß leicht auswaschbare Granula haben, die sich im Ausstrichpräparat dann als kleine Vakuolen kundtut, im Gegensatz zu den sog. Gewebsbasophilen, deren Granula nicht auswaschbar sind. Wichtiges diagnostisches Unterscheidungsmerkmal!

Myeloblast bzw. Basophiloblast.

Etwa 15 μ große Zelle mit meist rundem Kern, der fast die ganze Zelle einnimmt und sich z. T. metachromatisch anfärbt. Der Kern enthält 2–6 mittelgroße Nukleolen, die nicht von Chromatin verdeckt sind und blaßblau erscheinen. Wichtig ist, daß das angrenzende Chromatin nach UNDRITZ nicht wulstförmig verdickt ist, sondern gewissermaßen unvermittelt am Rande des Nukleolus abbricht. Dies gilt als besonders charakteristisch für den Basophiloblasten. Schmaler basophiler Plasmasaum. Differentialdiagnostisch kommt eigentlich nur ein Lymphoblast in Frage, der meist aber nur einen Nukleolus bei chromatinreichem Kern hat.

Basophiler Promyelozyt.

Rückgang der Nukleolen und Entwicklung der relativ groben, metachromatischen Granula.

Basophiler Myelozyt, Metamyelozyt und Segmentkerniger.

Zunächst ist ein runder Kern vorhanden, der sich dann einbuchtet und schließlich segmentiert; er erscheint mit rosa Plasma. Die Granula sind bei den Blutbasophilen auswaschbar. Die reifen Zellen haben einen Durchmesser von 14–16 μ. Unter pathologischen Bedingungen bestehen große Variationen in der Färbbarkeit und Grobheit der Granulation. Die sog. basophile Leukämie ist außerordentlich selten.

Beurteilung der hämatologischen Kernbilder

Kernverschiebungen.

Je nach dem Entwicklungs- und Reifungsgrad des Kernes können wir aus der Formgestaltung indirekte Schlüsse auf sein Alter ziehen. In der Klinik haben sich demzufolge die Begriffe der Linksverschiebung, d. h. also einer vermehrten Jugendlichkeit der Kerne und der Rechtsverschiebung, d. h. einer Überalterung und Übersegmentierung der Kerne erfolgreich eingebürgert.

Bekanntlich haben wir im normalen Blutbild etwa nur 4–6% stabkernige Zellen, die sich unter pathologischen Bedingungen, z. B. bei vielen toxischen Infekten, in einem wesentlich größeren Prozentsatz zeigen können. Wir sprechen dann von einer mehr oder weniger starken Linksverschiebung.

Kernverschiebungsindex nach Schilling.

Berechnung: $$\frac{\text{Kernverschiebung}}{\text{neutrophile Segmentkernige in \%}} = \text{Kernverschiebungsindex.}$$

Beispiel: $$\frac{6}{66} = \frac{1}{11}$$

Normalwerte betragen $^1/_{10}$ *und weniger.*

Kernanomalien

Wir kennen mehrere typische Formanomalien der Kerne, die heute festes klinisches Begriffsgut geworden sind.

Kernpyknose.

Wir verstehen darunter einen kleinen, im ganzen geschrumpften und im Chromatin stark verdichteten und unsegmentierten Kern, den wir kurz als pyknotisch bezeichnen.

Kernvakuolen.

Bei einer Reihe von Erkrankungen zeigt der Kern auffällig viele, meist helle Vakuolen, die im allgemeinen als ein degenerativer Prozeß des Kernes gewertet werden und nicht mit den Kernnukleolen verwechselt werden dürfen.

Übersegmentation.

Kerne, die nicht nur 2 oder 3 sondern 4 bis 6 Segmente besitzen, bezeichnen wir als übersegmentierte Kerne. Wenn diese zahlreicher erscheinen, sprechen wir von einer Kernübersegmentation bzw. von einer Rechtsverschiebung, die meist als eine Erscheinung der Kernüberalterung zu werten ist.

Pelger-Huëtsche Kernanomalie.

Es handelt sich hierbei um ein pseudoregeneratives weißes Blutbild, d. h., wir finden einen hohen Prozentsatz von unsegmentierten, stabförmigen Kernen; z. T. sehen die Kerne auch wie typische zweisegmentige Kerne der Eosinophilenzellen aus. Bei dieser Pseudolinksverschiebung (bei entsprechendem Fehlen einer klinischen Ursache) handelt es sich in der Mehrzahl um eine konstitutionelle familiäre Kernanomalie mit dominantem Erbgang, der sich unabhängig vom Geschlecht entwickelt.

Riesenneutrophile.

Es handelt sich hierbei um stark vergrößerte, neutrophile Zellen mit großem und meist lappigem Kern. Zellen, die sich in typischer Weise im Knochenmark bei der perniziösen Anämie finden.

Zytoplasmaanomalien

Wir finden im Zytoplasma vielfach die Niederschläge bzw. die Sekretionsprodukte des Kernstoffwechsels, wobei das Zytoplasma je nach der Intensität des Kernstoffwechsels eine verschieden große Ausdehnung besitzt.

Vakuolisierung.

Auch im Zytoplasma können sich vermehrt Vakuolen finden, die man teils als reine Degenerationserscheinungen auffaßt, die aber auch durch den Färbeprozeß auswaschbare Kernsekretionsprodukte enthalten können.

Einschlußkörper bei akuten Myelosen.

Bei akuten Myelosen finden sich gelegentlich sog. Einschlußkörper, d. h. basophile Zytoplasmabezirke, die offenbar fehlerhafte Stoffwechselprodukte im Rahmen einer Myelose darstellen.

Döhle-Körper.

Die Döhleschen Körperchen, d. h. sich mehr basophil färbende Plasmaeinschlüsse, wurden früher als charakteristisch für Scharlach angesehen. Heute wissen wir, daß sie keine spezifische Bedeutung für den Scharlach haben, sondern auch bei anderen fieberhaften Erkrankungen, z. B. bei der Pneumonie, Typhus, Tuberkulose und Lues, vorkommen können.

Auer-Stäbchen.

Die Auer-Stäbchen stellen kleine fuchsinophile, meist kommaförmige Stäbchen dar, die sich besonders in den Myeloblasten aber auch in den neutrophilen Promyelozyten finden können. Man vermutet, daß es sich hierbei um im Zytoplasma auskristallisierte Paraproteine handelt, die vorher vom Kern sezerniert worden sind.

Granulationsanomalien

Die Granula der einzelnen Zellen wird heute allgemein als ein Sekretionsprodukt des Kernes aufgefaßt. Bei Krankheiten des Kernes, die uns heute noch wenig bekannt sind, müssen sich naturgemäß auch Änderungen der Kernsekretion morphologisch kundtun.

Toxische Granulation.

Bei zahlreichen sog. toxischen Infekten finden wir eine deutliche Vergröberung der Granula, die sich z. T. mehr klumpig und auch nicht in gleichmäßiger Weise über das Plasma verteilt, ein Zustand, den wir als toxische Granulation bezeichnen.

Aldersche Granulationsanomalie.

In neutrophilen und eosinophilen Zellen findet sich als eine konstitutionell vererbbare Granulationsanomalie eine Granulationsverdichtung, wie etwa die toxische Granulation, wobei die eosinophile Granula sich mehr basophil färbt. Diese Erscheinung wurde von Alder als eine besondere Form von Reifungsstörung aufgefaßt.

Reillysche Granulationsanomalie.

Es handelt sich um eine ungewöhnlich starke Granulation der Leukozyten, die der toxischen Granulation ähnelt, aber stärker ist. Sie kommt auch in Lymphozyten und Monozyten vor. Die Granula zeigt eine starke Affinität zu basophilen Farbstoffen. Es handelt sich hier um eine Anomalie, die sich vor allem bei dem familiär dysostotischen Zwergwuchs, Typ Pfaundler-Hurler (Gargoylismus), findet.

Peroxydasereaktion

Bekanntlich enthalten die Granula der neutrophilen Leukozyten oxydierende Fermente, die den positiven Ausfall der Peroxydasereaktion bewirken. Die große Bedeutung dieser Reaktion liegt darin, daß man so die Zellen der lymphatischen Reihe von den Zellen der granulozytären Reihe unterscheiden kann, wie dies vor allem bei frühen Entwicklungsformen, wo die Granula noch nicht vorhanden ist bzw. sich eben gerade entwickelt, von Bedeutung ist.

Pathologische und atypische Formen, sog. Paramyeloblasten

Bei den myeloischen Leukämien hatte man frühzeitig eine ganze Reihe von atypischen Zellformen erkannt, die man nach dem Vorschlag von Naegeli und Rohr als Paraformen bezeichnete. Heute teilt man je nach der Form und der Ähnlichkeit mit der normalen Leukozytenentwicklung diese Paraformen in 4 Untergruppen ein.

1. **Monozytoide Formen,** d. h. große Zellen mit stark gelappten und gebuchteten und damit monozytoiden Kernen, die z. T. Vakuolen oder selten auch Auer-Stäbchen enthalten.

2. **Promyelozytoide Formen,** d. h. den Promyelozyten ähnliche Formen mit beginnender Granula und Kernvakuolen, meist Oxydase-positiv.

3. **Mikromyeloblasten,** d. h. sehr kleine Zellen von der Größe der Lymphozyten, mit denen sie auch leicht verwechselt werden können.

4. Polymorphe Paramyeloblasten. Es handelt sich hierbei um atypische Zellformen mit polyploiden Kernen, die bei gleichzeitigem Vorhandensein von Myeloblasten als derartige Zellatypien oder Paraformen angesprochen werden können.

Feulgen-Reaktion

Ein Kriterium besonderer Art ist die Feulgen-Reaktion. Sie dient dazu, junge Kerne, die also sehr viel Ribonukleinsäure enthalten, von alten gereiften Kernen, die vorwiegend Thymonukleinsäure enthalten, zu unterscheiden. Die jungen, ribonukleinsäurehaltigen Kerne sind Feulgen negativ, d. h. es zeigt sich nur ein sehr zarter rosa Farbton des Kernes, während wir bei den gereiften, thymonukleinsäurereichen Kernen eine positive Feulgen-Reaktion haben, die an einer deutlich leuchtend roten Farbe erkennbar ist (s. Taf. III).

Nukleolengröße

Um einen Maßstab über die Vitalität des Kernstoffwechsels zu haben, benutzen wir als Kriterium die Nukleolengröße. Bei einer mehr ausgereiften Zelle sind die Nukleoli oder deren Nukleolus wegen ihrer Kleinheit kaum zu sehen. Wir müssen allerdings beachten, daß wir im Kernstoffwechsel zwischen kinetischen (besonders vor der Mitose) und akinetischen Zeiten zu unterscheiden haben. Auf Tafel III ist z. B. eine reife und in ihrem Stoffwechsel ruhende lymphoide Retikulumzelle gezeigt, bei der der Nukleolus sehr klein ist. Demgegenüber haben die Zellen mit großem Wachstum und vitalem Kernstoffwechsel, wie dies etwa bei den Krebs- oder Myelomzellen der Fall ist, ein oder mehrere große Nukleolen, die sich deutlich aus dem Kerngefüge abheben. Auf Taf. III ist eine Myelomzelle mit einem großen Nukleolus wiedergegeben. Einzelheiten zur Nukleolusgrößenberechnung und insbesondere zur Kernkörperchen-Kernrelation siehe bei Zytologie der Pleurapunktate.

Abbaureaktionen

Der Abbau der menschlichen Blutzellen ist heute in vielen Punkten noch völlig ungeklärt. Dennoch finden wir in den Blutausstrichen an den einzelnen Zellen häufig Überalterungs- und Absterbeerscheinungen, die wir besonders unter dem Begriff der sog. *leukozytären Abbauformen* kennen. Soweit wir heute wissen, bestehen aber nicht immer sichere Beziehungen zwischen der Schwere der Erkrankung und dem vermehrten Auftreten von leukozytären Abbauformen.

Diese Erscheinungen zellulären Abbaues und der Alterung können sich einerseits am Kern dokumentieren, wo Kernpyknose, pathologische Karyolyse und Chromatinverklumpungen beobachtet werden (s. Abb. 55). Andererseits finden wir am Zytoplasma ebenfalls eine veränderte Färbbarkeit mit Vakuolenbildung, Entmischungs- und Auflösungserscheinungen sowie Veränderungen der Granulationsfärbbarkeit mit entsprechenden Verklumpungen.

Die praktisch bedeutungsvollsten Erscheinungen sind, wie gesagt, die leukozytären Abbauformen, die wir bei Entzündungen, Pneumonie, Endocarditis lenta, Lungenabszeß, Polyarthritis u. a. finden. Neuerdings haben wir auch gelernt, die *Serumperoxydase* als einen Gradmesser für den pathologisch gesteigerten Granulozytenzerfall zu bestimmen und zu bewerten. Meist finden wir sog. Übergangsstadien mit Kernpolyploidismus, d. h. kleinen Kernsplittern oder freien Kernkugeln mit mehr oder weniger langen, fadenartigen Chromatinbrücken. Daraus folgt, daß in erster Linie der Kern einen Indikator für den Absterbeprozeß darstellt. Das Grab der Erythrozyten ist vor allem die Milz, daneben aber auch die Leber, Lunge, Darm und Mark. Ferner sei der zelluläre Abbau infolge Phagozytose durch die Monozyten genannt.

Auch der Kernauflösungsprozeß bei den Erythroblasten ist ein solcher Reifungsakt, da der so entstandene Erythrozyt dann in das strömende Blut eintritt und dort ein neues Leben von etwa 100 Tagen mit einer völlig neuen Funktion zu erfüllen hat.

Artefakte

Durch den Mechanismus des Ausstreichens werden in der Hämatologie immer wieder sog. Artefakte gefunden. Hierbei können wir beobachten, daß das Zytoplasma mehr oder weniger zu Fortsätzen ausgezogen ist und sich u. U. ganz in der Umgebung auflösen kann. Auf diese Weise bleibt der Kern allein übrig. Aber auch der Kern kann seinerseits ausgezogen werden, vor allem wenn er pathologischerweise lädierbar ist, wie wir das als charakteristisch für die lymphatische Leukämie kennen. Die ent-

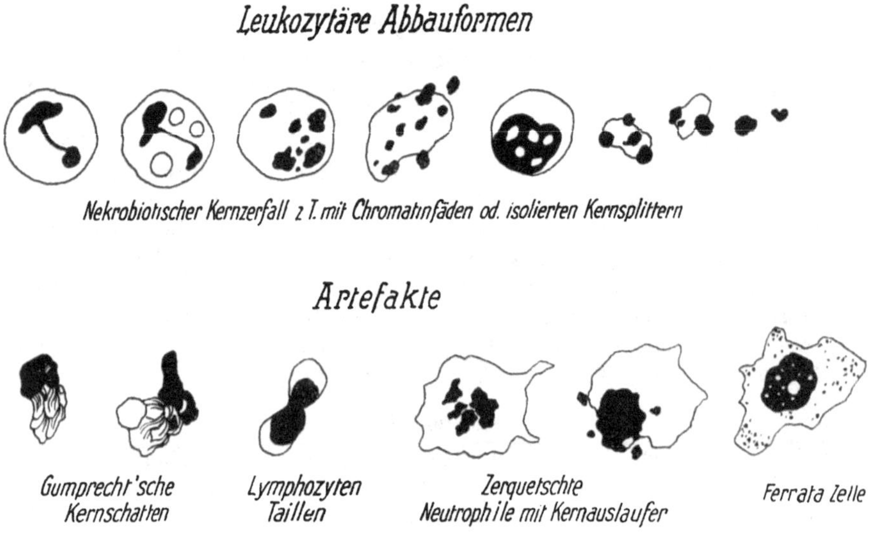

Abb. 55

sprechenden ausgezogenen Kernschatten werden als sog. *Gumprechtsche Kernschatten* bezeichnet. Eine weitere Artefaktbildung ist die sog. *Taillenbildung*, die auch durch den Mechanismus des Ausstreichens zustande kommt. Man findet sie besonders bei zweikernigen Zellen, z. B. Normoblasten und Lymphozyten. Weiterhin kennen wir das Bild von *zerquetschten Zellen*, wo der Kern mehr oder weniger zerrissen oder an den Rand der Zelle gedrückt wird und dann teilweise auslaufen kann. Auch die sog. *Ferrata-Zelle* wird heute als eine künstlich zerdrückte Blutzelle, wahrscheinlich Promyelozyt, gewertet (s. Abb. 55).

d) Morphologie und Pathologie der nichtgranulierten Leukozyten
(s. Taf. IV)

Lymphatische Reihe

Allgemeines.

Die Lymphozyten stammen bekanntlich aus der Milz, den Lymphdrüsen und den lymphatischen Gewebsanhäufungen im Körper und haben bei der sog. lymphozytären

Heilphase nach überwundenen Infekten ihre physiologische Bedeutung. Sie haben offenbar Antikörperfunktionen, bewerkstelligen sicher z. T. den Hormontransport, haben die Fähigkeit zur Diapedese und zeichnen sich vor allem durch ihre metaplastischen Eigenschaften aus. Daher können die Lymphozyten Makrophagen und fibroblastenähnliche Zellen bilden, was teleologisch nach überstandenen Entzündungen auch durchaus sinnvoll ist. Im peripheren Blute finden sich durchschnittlich 21% Lymphozyten in ihren verschiedenen Altersstufen, wobei die sog. Lymphoblasten als deren jüngste Form bereits als pathologisch zu werten sind. Die Kerne der Lymphozyten haben schollige und dichte Struktur von rundlicher Form. Das Chromatin ist sehr dunkel gefärbt, nur bei jungen Zellen mehr wolkig, bei älteren Zellen in dichten Stöcken von z. T. Radspeichenstruktur angeordnet. Das Zytoplasma ist hellblau gefärbt, und zwar in der Peripherie meist etwas intensiver als in dem zentralen Teil. Gelegentlich läßt sich eine leichte, perinukleäre Aufhellung finden, der sog. Halo lymphaticus. Charakteristisch für die Lymphozyten ist, daß sie keine Granula im Plasma besitzen, dagegen nur eine mehr oder weniger kleine, unspezifische Azurgranula von verschiedener Größe.

Lymphoblast.

Etwa 14–15 μ große Zelle mit großem fein-strukturiertem Kern, der meist 1–2 Nukleolen enthält, die von einem unauffälligen Chromatinsaum umgeben sind. Das Plasma ist basophil, im ganzen aber mehr hell- bis trübblau und enthält keine Granulation.

Junge Lymphozyten.

Etwas kleinere und dichtere Kerne, von einem lockeren und wolkigeren Gefüge. Das Plasma ist zart, hell- bis trübblau, basophil und enthält vereinzelt azurophile Granula.

Reife Lymphozyten.

Die Zellen haben einen Durchmesser von 9–12 μ, mit etwas gewellten und dichten Kernen ohne Differenzierungsmöglichkeit, z. T. pyknotisch. Der Plasmasaum ist weiterhin verschmälert. Man bezeichnet diese Zellform auch gern als sog. *kleine Lymphozyten*, im Gegensatz zu den *großen Lymphozyten*, die einen breiten Plasmasaum z. T. mit Azurgranula besitzen.

Nacktkernige Lymphozyten.

Es handelt sich hierbei ebenfalls um in ihren Chromatinen dichte und undifferenzierbare Kerne, die keinen eigentlichen Plasmasaum enthalten.

Gumprechtsche Kernschatten.

Die sog. Gumprechtschen Kernschatten verdanken ihre Entstehung einer pathologischen Lädierbarkeit. Es handelt sich letzten Endes um einen Artefakt von zerdrückten Blutzellen, wobei die Lymphozyten ihr Protoplasma verlieren. Ihr Vorkommen ist besonders charakteristisch für eine lymphatische Leukämie.

System der Plasmazellen

Die Bewertung des Plasmazellsystems ist heute noch nicht einheitlich. Es besteht aber kein Zweifel, daß die Plasmazellen, die letzten Endes ja keine normalen Zellelemente des strömenden Blutes sind, sondern zu den Hämohistiozyten gehören, wahrscheinlich einen eigenen Stammbaum der Entwicklung aus den Plasmoblasten haben, die ihrerseits aus spezifischen Blutstammzellen sowohl im Knochenmark als auch in den Elementen des RES entstehen. Wahrscheinlich geht auch der Begriff der Lymphoidzellen in den Begriff der plasmogastrischen Lymphoidzelle über, wobei es sich nach unseren heutigen Anschauungen um noch undifferenzierte Jugendformen des Plasmazellsystems handeln dürfte. Auch die frühere Bezeichnung der Türkschen Reizform ist obsolet, genau so wie die Vorstellung, daß es sich bei den Plasmazellen um Reizformen der Lymphozyten handelt. Es erscheint auch überflüssig, weiterhin zwischen Plasmazellen des Knochenmarkes und Plasmazellen des peripheren Blutes zu unterscheiden. Es handelt sich bei den Plasmazellen in gewisser Weise um einen embryonalen Zelltyp, der seine Aufgabe wahrscheinlich in den besonderen Bedingungen der Protein- bzw. Antikörpersynthese hat, die besonders bei maligne degenerierten Zuständen zu der bekannten Paraproteinbildung führen.

Plasmoblast.

Etwa 16 μ große Stammzelle mit rundem und oft bereits exzentrisch gelagertem Kern mit dichtem Chromatinnetz und mehreren meist schlecht erkennbaren Nukleolen. Wegen der Ähnlichkeit des Kernes mit dem der Lymphoblasten wurde dieser Zelltyp anfangs als lymphoblastische Plasmazelle bezeichnet. Das Plasma selbst ist basophil, hellblau und ohne Granula. Auch Zelltypen, die als Lymphoidzellen, z. B. bei Hepatitis epidemica, bezeichnet wurden, dürften letzten Endes als reine Plasmoblasten aufgefaßt werden.

Proplasmozyt.

Nach Undritz hat diese Zelle einen Durchmesser bis 25 μ, wobei der Kern ein verschwommenes Chromatinnetz hat mit unbedeckten blauen Nukleolen. Das Plasma wird mehr satt dunkelblau, wobei sich um den Kern ein blasser Hof, das sog. Archoplasma, entwickelt. Das Auftreten von mehr oder weniger kleinen Vakuolen im Plasma ist typisch.

Reife Plasmazellen bzw. Plasmozyten.

Der Durchmesser beträgt meist 14–20 μ. Typisch und charakteristisch ist die exzentrische Kernlage, die gelegentlich radspeichenförmig sein kann. Nukleolen sind als solche kaum zu erkennen. Es besteht eine deutliche, perinukleäre Aufhellung, das Plasma ist von einem tiefen satten Kornblumenblau und enthält mehr oder weniger vakuoläre Strukturen. Dieses Kornblumenblau der Plasmazellen unterscheidet sich deutlich von dem milchigen Hellblau der lymphatischen Zellen. Die Plasmazellen besitzen insgesamt keine Granula. Bei der plasmazellulären Reaktion können sowohl die vakuolären Zeichen als auch die sog. Russelschen Körperchen (= fuchsinophile Einschlüsse) im Zytoplasma auftreten.

Die starke Basophilie der Plasmazelle ist Ausdruck des erheblichen Ribonukleinsäuregehaltes. Ist letzterer bei Kernkrankheiten nicht deutlich, so beschreibt Undritz sog. „*flammende Plasmazellen*", wo mehr die eosinophilen roten Komponenten im Plasma zum Durchbruch kommen, wie dies z. B. bei der Agranulozytose der Fall sein kann. Die sog. *segmentkernigen Plasmazellen* scheinen durch eine Mitosestörung in der Metaphase bedingt zu sein, wie sie auch nach Zytostatika beobachtet wird. Gelegentlich finden wir auch bei den Plasmazellen einen Polyploidismus.

Atypische und Übergangsformen

In Tafel IV sind junge und gereifte lymphoblastische Plasmazellen, die auch unter dem Begriff der Lymphoidzellen beschrieben worden sind, abgebildet. Nach unserer heutigen Kenntnis und bei der logischen Berücksichtigung ihrer Genese dürfte kein Zweifel mehr darüber bestehen, daß es sich hier um Zellformen vom Typ der Plasmoblasten handelt, d. h. also Stammzellen des plasmazellulären Systems. Wenn nämlich bei einem Infekt eine stürmische plasmazelluläre Reaktion einsetzt, ist es naturgemäß verständlich, daß bei dieser Zellausschwemmung auch unreife und

Tafel III

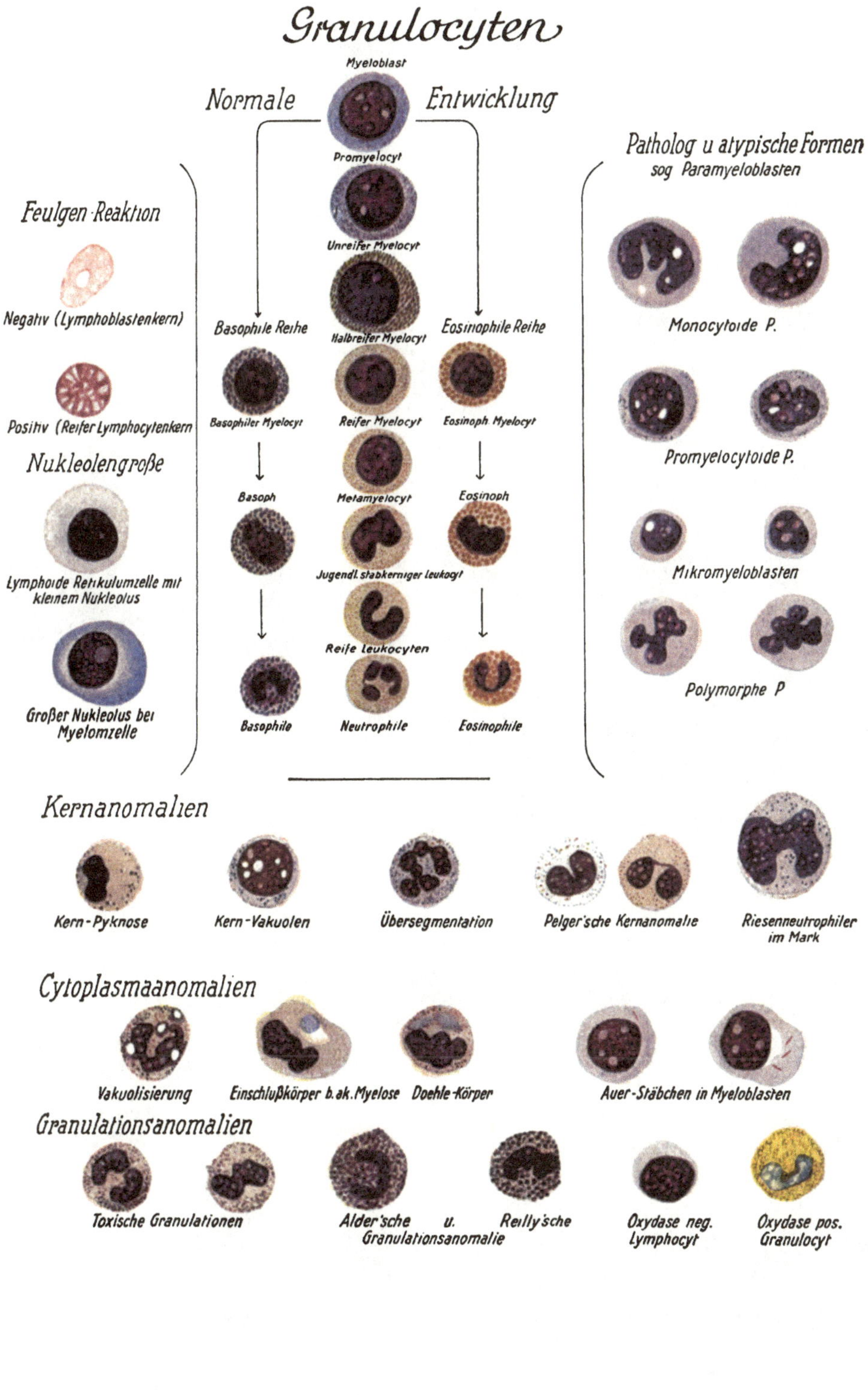

Granulocyten
Myeloblast
Normale
Entwicklung
Patholog u atypische Formen
sog Paramyeloblasten
Promyelocyt
Feulgen-Reaktion
Unreifer Myelocyt
Negativ (Lymphoblastenkern)
Basophile Reihe
Halbreifer Myelocyt
Eosinophile Reihe
Monocytoide P.
Positiv (Reifer Lymphocytenkern
Basophiler Myelocyt
Reifer Myelocyt
Eosinoph. Myelocyt
Promyelocytoide P.
Nukleolengroße
Basoph
Metamyelocyt
Eosinoph
Mikromyeloblasten
Lymphoide Retikulumzelle mit
kleinem Nukleolus
Jugendl. stabkerniger Leukocyt
Reife Leukocyten
Polymorphe P
Großer Nukleolus bei
Myelomzelle
Basophile
Neutrophile
Eosinophile
Kernanomalien
Kern-Pyknose
Kern-Vakuolen
Übersegmentation
Pelger'sche Kernanomalie
Riesenneutrophiler
im Mark
Cytoplasmaanomalien
Vakuolisierung
Einschlußkörper b. ak. Myelose
Doehle-Körper
Auer-Stäbchen in Myeloblasten
Granulationsanomalien
Toxische Granulationen
Alder'sche u. Reilly'sche
Granulationsanomalie
Oxydase neg.
Lymphocyt
Oxydase pos.
Granulocyt

jugendliche Formen mit in das periphere Blut kommen oder sich im Knochenmark gehäuft nachweisen lassen.

Paralymphoblast.

Es handelt sich hierbei um eine Zellatypie, wobei vor allem der Kern sehr groß, plump und undifferenziert ist mit z. T. schollig verwaschenem Chromatin.

„Rieder"-Lymphozyt.

Es handelt sich hierbei um Lymphozyten mit entstellten Kernen mit nierenförmiger Einbuchtung. Sie können gelegentlich in der Norm vorkommen, sonst auch z. B. bei Pertussis und bei Leukämie.

Mononukleäre Lymphozyten.

Es sind große atypische Lymphozyten, die Oxydase-negativ sind. Es handelt sich hierbei um Formen, die morphologisch zwischen den Lymphozyten und den Monozyten stehen, wobei sie meist ein Monozytenplasma und einen Lymphozytenkern oder auch umgekehrt zeigen mit z. T. gröberer Azurgranulation und vor allem vakuolärer Struktur.

Lymphoidozyt.

Diese lymphozytenähnliche Zelle stammt offenbar direkt aus Mesenchymzellen, wobei der Kern oft pyknotisch und entrundet ist und exzentrisch liegt. Das Plasma ist grauviolett und oft mehr oder weniger ausgezogen.

Riesengranula
kann man bei lymphatischen Zellen finden, und zwar besonders bei gewissen Fällen von lymphatischen Leukämien.

Monozytäre Reihe

Die Monozyten haben bekanntlich ihren eigenen Stammbaum und zeichnen sich sowohl morphologisch durch eine große Polymorphie als auch physiologisch durch ihre großen Phagozytoseleistungen und ihre Speicherungsfähigkeit aus. Vielfach werden in der hämatologischen Literatur noch historische Beziehungen zu den Monozyten mitgeschleppt, wie z. B. die Bezeichnung große Mononukleäre und Übergangsformen (EHRLICH). In neuerer Zeit ist der Begriff der Monozyten sehr weit gefaßt, wobei vor allem auch die im Gewebe vorkommenden, monozytoiden Elemente (z. B. die Histiozyten, Retikuloendothelien, Kupfersche Sternzellen, Polyblasten u. a.) entsprechend ihren Funktionen in wechselnder Weise den Monozyten zugerechnet werden. Es hat sich auch die Unterteilung in myeloische und retikuloendotheliale Monozyten herausgebildet. Die Oxydasereaktion ist bei den Blutmonozyten leicht positiv und bei den retikuloendothelialen Monozyten negativ, zumal sie ja auch jünger sind und direkt von den mesenchymalen Stammzellen herkommen.

Monoblast.

Der Monoblast ist eine etwa 16–22 μ große Stammzelle mit rundem und z. T. etwas eingebuchtetem chromatinreichem Kern. Der Kern enthält meist mehrere Nukleolen mit undeutlicher und oft auch breiter Chromatinumsäumung. Das Plasma enthält keine Granula und ist von mattrüber und graublauer Farbe.

Promonozyt.

Bei dieser etwa gleichgroßen Zelle ist der Kern meistens eingebuchtet, und zwar um so mehr, je reifer die Zelle ist, unter Zurücktreten der Nukleolen. Der Promonozyt ist Oxydase-negativ im Gegensatz zu dem meist positiven Promyelozyt. Im graublauen Plasma finden sich gelegentlich, manchmal gerade an der Kerneinbuchtungsstelle, Häufchen von azurophiler Granula.

Monozyt.

Der Monozyt stellt die ausgereifte, wenn auch morphologisch variable Form der Monozyten dar. Die Kerne sind meist mehr oder weniger tief eingebuchtet und bestehen aus 2 oder 3 Lappen. Sie sind chromatinarm, mit charakteristischer lockerer Zeichnung. Nukleolen sind nicht vorhanden. Das Plasma hat die typische taubenblaue oder schiefergraue Grundfarbe mit ungleichmäßig vorkommender, azurophiler Granulation.

Es überrascht immer wieder, welche vielgestaltigen Formen die Monozyten annehmen können, und zwar sowohl durch ihre starken Phagozytoseeigenschaften als auch durch ihre erheblichen Speicherungsfähigkeiten (Athrozytose). Es ist dies vor allem bei vielen Infektionskrankheiten der Fall, bei septischen Erkrankungen, bei der Malaria u. a. Hittmair versucht, auch morphologisch zwischen den Blutmonozyten und den sog. Mesenchymmonozyten zu unterscheiden. Letztere sind meist entrundet und haben lange plasmatische Ausläufer, häufig exzentrische Kernlage mit unscharf begrenztem, rauchgrauem Plasma, das oft gruppierte Azurgranula zeigt.

Eine Sonderstellung nehmen die sog. *Endothelzellen* ein, die wir als monozytär-mesenchymale Elemente vor allem für die Diagnose der Endocarditis lenta verwenden. Wir benutzen hierzu stets nur den ersten Tropfen aus dem Ohrläppchen zum Ausstrich, nachdem wir vorher das Ohrläppchen etwa 30 Sekunden gerieben haben (im Gegensatz zu den Empfehlungen von Schilling), und finden dann im allgemeinen 4 verschiedene Typen von Endothelzellen, die wir für die Diagnose der Endocarditis lenta weitgehend verwerten:

1. sog. *Gefäßendothelien*, 2. *pigmentphagozytierende Endothelien* (auch als Sideromonozyten bezeichnet, mit z. T. langen plasmatischen Ausläufern mit Pigmentkörnchen), 3. *rein monozytoide Formen* und 4. *rein phagozytierende Formen* = Makrophagen, wobei sich z. T. eine sinnfällige Erythrozytophagie und Leukozytophagie beobachten läßt.

Sehr nahe Beziehungen bestehen hier zu den mesenchymalen Elementen der chronischen Retikulosen bzw. Speicherkrankheiten. Bei diesen Erkrankungen, z. B. beim Morbus Gaucher, ist das Plasma der retikulären Zellen vollgefüllt mit dem Zerebrosid Kerasin (daher auch sog. *Schaumzelle*), bei Niemann-Pickscher Erkrankung mit Phosphatiden und bei Schüller-Christianscher Erkrankung mit Cholesterinestern. Ob es sich hierbei um eine reine Phagozytoseleistung oder um eine Athrozytose, d. h. reine Speicherung handelt, ist noch nicht sicher entschieden. Nach den Untersuchungen von Caspersson ist letzteres wahrscheinlicher mit der Vorstellung, daß eine vorherige Kernsekretionsarbeit eine sekundäre Zytoplasmablähung bewirkt.

„Ferrata-Zelle".

Diese Zelle wurde ursprünglich als sog. Hämohistioblast aufgefaßt. Sie wird aber heute allgemein als ein Kunstprodukt, und zwar wahrscheinlich im Sinne von zerquetschten Promyelozyten gedeutet.

Megakaryozytensystem

Die Megakaryozyten oder Knochenmarkriesenzellen (nicht zu verwechseln mit den Polykaryozyten oder Osteoklasten) haben ihre große Bedeutung in ihrer thrombozytenbildenden Funktion im Knochenmark. Die entsprechenden Stammzellen sind die di- oder tetraploiden Megakaryoblasten (20–25 μ Durchmesser), deren Kern ge-

Tafel IV

Nichtgranulierte Zellen

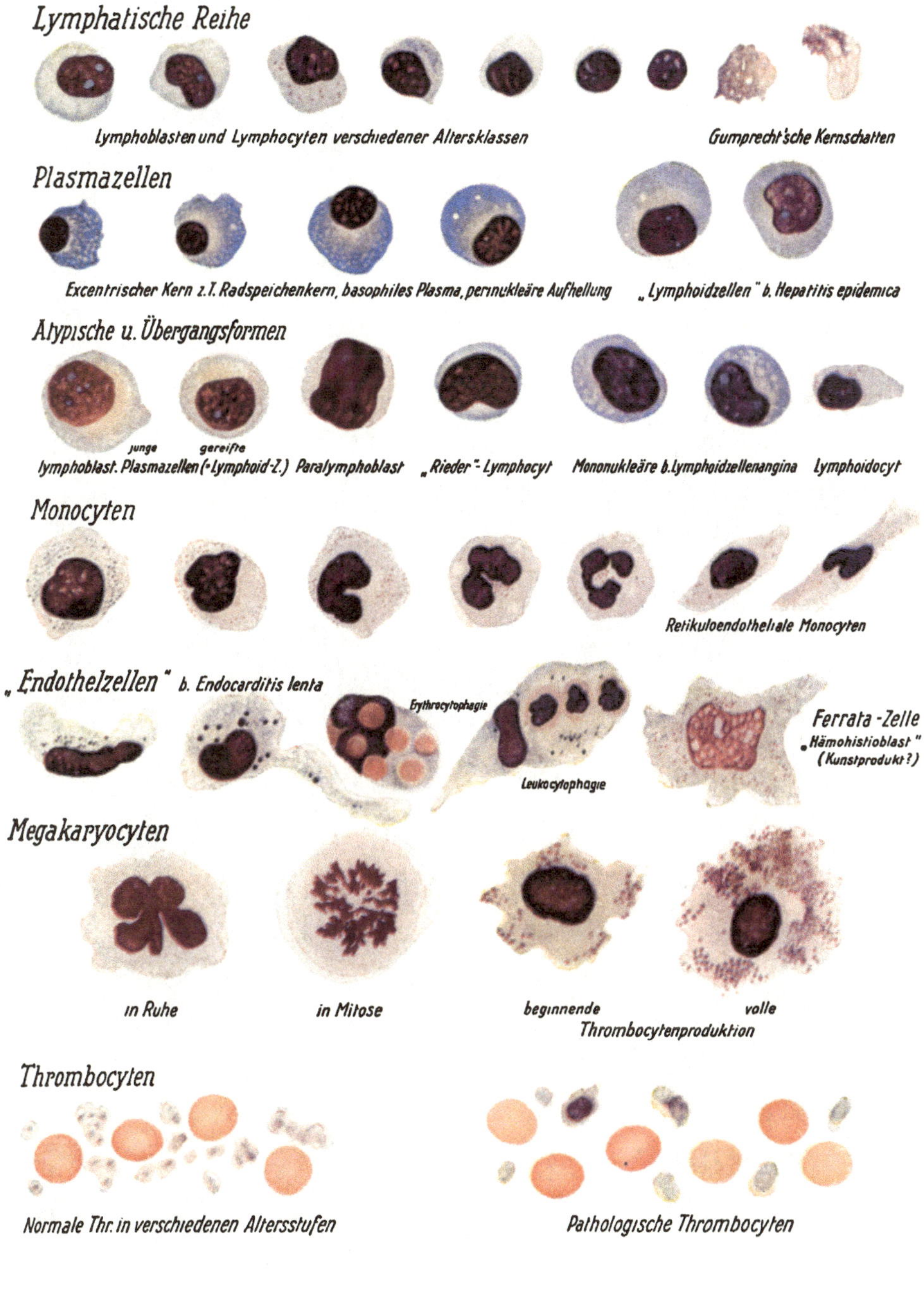

wissermaßen in Ruhe oder in Mitose beobachtet werden kann. Das Plasma ist anfangs noch rein basophil und nimmt mit zunehmender Reifung einen mehr rosafarbenen Ton an, wie dies bei den Promegakaryozyten der Fall ist.

Die reifen Megakaryozyten haben einen Durchmesser von etwa 100 μ und einen teils eingebuchteten, teils rundlichen Kern, z. T. von „Hirschgeweihform". Vor der eigentlichen Thrombozytenproduktion bildet sich im Plasma eine gewisse Fiederung, die dann bei der definitiven Thrombozytenproduktion zur vollen Granulierung heranreift.

Bei der Anaemia perniciosa finden sich als besonders charakteristisch im Mark Megakaryozyten mit einer sehr starken Übersegmentierung, sicher als Ausdruck einer Kernreifungsstörung, während wir beim Werlho eine erhebliche Vermehrung der Megakaryozyten finden. Der Kern dieser Megakaryozyten muß jedoch krank sein und ist nicht in der Lage, Plättchen zu bilden, wobei Milzhemmungsstoffe sicher mitwirken dürften. Man spricht hier von einer sog. Megakaryozytenasthenie.

Thrombozyten.

Die normalen Blutplättchen haben eine durchschnittliche Größe von 1–3 μ und entstammen, wie gesagt, dem Zytoplasma der Megakaryozyten. Die Blutplättchen bestehen morphologisch aus einem azurophilen Granulomer und einem schmalen umgebenden, ungranulierten Hyalomer. Schilling vertritt demgegenüber noch die Thrombozytengenese aus den Normoblastenkernen. Die normalen Jugendformen haben ein blaßrosa bis bläulich schimmerndes, scharf begrenztes Plasma mit geringer zarter Granulation. Mit zunehmendem Alter zeigt sich ein schmales, zackig begrenztes Plasma mit z. T. pyknotischer Granula. Normale Reizformen sind die sog. Riesenplättchen mit kleinen schwanzförmigen Endstücken.

Pathologische Thrombozyten.

Krankhafte Blutplättchen sind die sog. „*blauen Plättchen*", die offenbar aus unreifen Megakaryozyten stammen und unreife Jugendformen mit häufigen Vakuolen darstellen. – Die sog. *Degenerationsformen* haben neben den Vakuolen noch eine deutliche Anisozytose und Poikilozytose mit z. T. verklumpter Granula. – *Pathologische Reizformen*: Es sind dies sehr große, polymorphe Plättchen mit langen Plasmaausläufern von meist tiefblauer bis violetter Farbe. – *Sogenannte Stammformen oder Thromboblasten* haben nach der Einteilung von Jürgens und Graupner eine besondere Größe. Sie haben z. T. ein basophiles Plasma mit einem großen Kern, z. T. bestehen sie aber auch aus nackten Kernen, die gewissermaßen reine Megakaryozytenbruchstücke darstellen.

e) Morphologie und Pathologie des Knochenmarkes

Allgemeines.

Die Untersuchung des Knochenmarkes als der Wiege der im peripheren Blut kreisenden Formelemente gehört heute zu den unersetzlichen Untersuchungsmethoden. Die Verteilung des Knochenmarkes über den ganzen Körper zeigt seine besondere Bedeutung, wobei das Mark insgesamt etwa 3000 g wiegt, was etwa 4,6% des Körpergewichtes entspricht, bei einem Eiweißgehalt von etwa 175 g. Auch der Stoffwechsel des Knochenmarkes ist jetzt vermehrt Gegenstand von Untersuchungen. Vor allem ist der Sauerstoffverbrauch des Knochenmarks ein wichtiger Indikator. Normalerweise werden für je 1 mg Purinstickstoffgehalt etwa 12 mg Sauerstoff verbraucht, wobei sich der Sauerstoffverbrauch bei stärkerer Regenerationstätigkeit deutlich

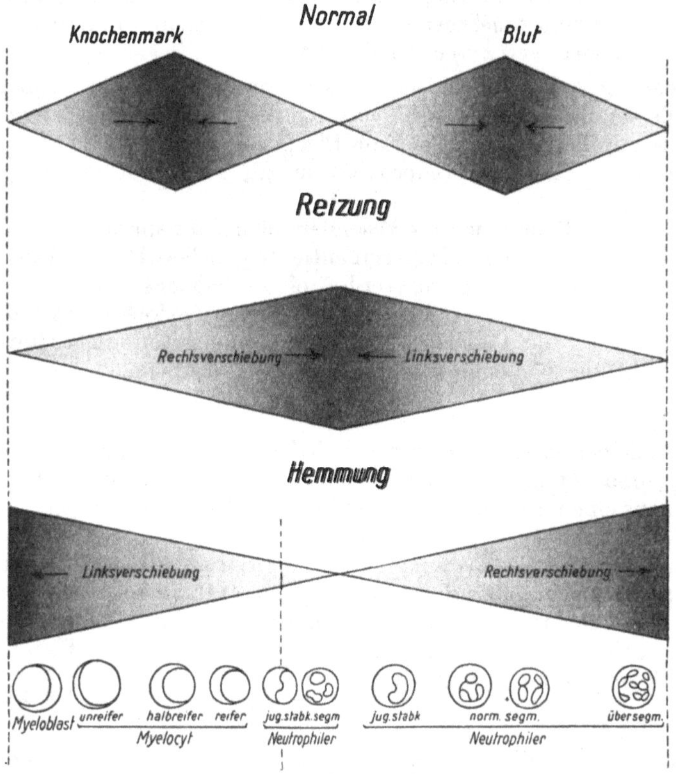

Abb. 56. Knochenmarkreizung und -hemmung (schematisch n. ROHR)

meßbar erhöht. In der Norm besteht das Knochenmark etwa zur Hälfte aus Fettmark und zur Hälfte aus Zellmark, wobei eine Vermehrung des Fettmarkes eine Funktionsminderung und eine Vermehrung des Zellmarkes eine Funktionssteigerung bedeutet. Die Auswirkungen einer Knochenmarkreizung und einer Knochenmarkhemmung sind in Abb. 56 wiedergegeben. Sehr innig sind die Beziehungen des Knochenmarkes zu den Blutgefäßen und zum Nervensystem, sehr innig ist auch die Resonanz auf humorale Wirkstoffe. Ebenso besteht aber auch eine feste Relation zwischen dem Mark und dem Knochen, die vor allem von MARKOFF herausgestellt wurde und an obenstehendem Schema übersichtlich dargestellt wird.

Markknochenrelation

Myelogene Osteopathie

Markhyperplasie → Erhöhung der Blutwerte → Osteoporose → Markerschöpfung
Zellmark + → Osteoklasten + → Osteoporose
(Primär: Gravidität, Polyzythämie Sekundär: Hyperthyreosen u. a.)

Osteogene Myelopathie

Fasermark + → Osteoblasten + → Osteosklerose
Osteopathie-Sklerose → Markhypoplasie → Anämie
(Knochensystemaffektionen)

Markfunktion

Evolution = Zellreifung, d. h. normales Wachstum.

Zu beurteilen durch die sog. Reifungskurven oder weitere Indizes.

Proliferation = Zellteilung, d. h. Zellbildung oder Karyokinese.

Zu beurteilen durch die Mitosekurven oder weitere Indizes.

Reifungsindex (DE WEERDT) = Verhältnis von Pronormoblasten und den basophilen Erythroblasten zu den reifen Normoblasten.

Reifungsverlangsamung kommt vor: bei Perniziosa und Erythrämie, nicht zu verwechseln mit vermehrter Basophilie bei gesteigerter Regeneration; bei hämolytischem Ikterus z. B. sind die Erythroblasten stark vermehrt.

Reifungsbeschleunigung tritt auf: bei normal gesteigerter Regeneration, z. B. bei vollwirkender Lebertherapie und allen gut regenerierenden Anämien.

Verlangsamte Reifung der Granulopoese bei Myeloblastenleukämie und deren Unterformen.

Beschleunigte Reifung der Granulopoese bei Infekten.

Karyokinetischer Index (PICENA) = Zahl der Mitosen im Mark auf 100 Zellen.

Normal bei Granulozyten 0,1–1, bei Erythroblasten im Mittel 2,72.

Man unterscheidet nach ROHR eine *heteroplastische* oder sog. *differentielle Teilung*, wobei die Tochterzellen neue Gestalt annehmen können, gegenüber einer *homoplastischen* oder *Äquationsteilung*.

An der Zellregeneration sind die Zellteilung und die Zellreifung in gleicher Weise beteiligt. Metaplastische, d. h. extramedulläre Hämatopoese tritt bekanntlich nur unter pathologischen Bedingungen auf.

Indizes
(nach KOTTI und VOLTA)

$$\textit{Reifungsindex der Erythrozyten} = \frac{\text{ortho.} + \text{polychromat. Erythrobl.}}{\text{basophil. Erythroblasten}}$$

Normalwert 3,5 (2,9–4,0)

$$\textit{Reifungsindex der Leukozyten} = \frac{\text{Granulozyten}}{\text{Promyeloz.} + \text{Myeloz.} + \text{Metamyeloz.}}$$

Normalwert 1,0 (0,8–1,0)

Verhältnis der Granulozyten ohne Lymphozyten zu Erythroblasten = $G:E$ = Index = etwa 3–4:1.

Lebensdauer, Entwicklungsdauer und Tagesproduktion von Erythrozyten und Leukozyten.

	Erythrozyten	*Leukozyten*
Lebensdauer	100 Tage	2– 3 Tage
Entwicklungszeit	1–2 Tage	6–10 Tage
Tagesproduktion	200 Milliarden = 5 g Hb = 24 mg Fe	10 Milliarden
Mitosendauer	1 Stunde (42‰ O)	7 Tage (2,5‰ O)
Reserve des Markes	gering	groß
Zellausschwemmung	n. Entkern. d. Wachstumsdruck in dem Gefäß	Eigenbeweglichkeit der reifen Leukozyten

Mark: 3000 g = 4,6% des Körpergewichtes.
Eiweißgehalt des Markes = 175 g = 4,5%.

Normaler O_2-Verbrauch: durchschnittlich 18 cmm je ccm Punktat.

Zellmitosen

Um den Umfang der Zellproliferation beurteilen zu können, ist es erforderlich, die Mitosetätigkeit des Knochenmarkes zu überprüfen, weil man hieraus weitgehend die Regenerationsfähigkeit des Knochenmarkes beurteilen kann. Bekanntlich ist die Reserve des Markes für Erythrozyten relativ gering, während sie für Leukozyten groß ist. Wenn nun der Organismus einen akuten Mehrbedarf hat, so besteht seine erste Regulationsmaßnahme in einer beschleunigten Heranreifung von unreifen Zellen, so daß also die Zellreifung zeitlich stets vor der Zellteilung und Proliferation rangiert.

Die Mitosetätigkeit unterliegt einem gewissen Rhythmus, den wir heute noch nicht genau übersehen können. Möglicherweise hängt auch der Nachtschmerz im Knochen damit zusammen. Es hat sich als zweckmäßig erwiesen, zur Beurteilung der Mitosen 6 Stadien zu unterscheiden, und zwar folgende:

Pro-phase { 1. Die Prophase mit beginnender Kernauflösung bis zum Stadium des dichten Spirems.
2. Die Prophase mit lockerem Knäuel.

Meta-phase { 3. Die Metaphase, d. h. Monasterstadium.
4. Das Übergangsstadium zum Diasterstadium.

Telo-phase { 5. Das reine Diasterstadium oder die Telophase.
6. Die Teilung des Zelleibes (Dispirem).

Pathologische Mitoseabläufe

Die Kinetik der Zellteilung kann in allen Phasen gestört werden. Neben rein degenerativen Verklumpungen, Chromosomenzerfall und Absprengungen können sich auch Störungen des Mitoseablaufes z. B. in Form der sog. segmentkernigen Plasmazellen beim Myelom finden. An die Kernteilung schließt sich bekanntlich die Plasmateilung an, wobei wir heute bereits von kern- und plasmaschädigenden Noxen sprechen können (Cystostatica, Carcinocolytica, reine Protoplasmagifte usw.). Unter den Carcinocolytica sprechen wir von sog. Ruhekerngiften (Röntgenstrahlen, Radium, Urethan, Senfgas, N-Lost), Zellteilungsgiften (Trypaflavin, Pterine, metallorganische Verbindungen) sowie Spindelgiften (Kolchizin).

Reifungsprozeß

Wie S. 163 gezeigt wird, ist der Reifungsprozeß für die einzelnen Zellen ein verschiedener. Um das zahlenmäßige Verhältnis speziell bei krankhaften Bedingungen genauer zu kennen, ist man dazu übergegangen, für das Knochenmark sog. Reifungskurven aufzustellen, wie sie für die Entwicklung der roten Blutkörperchen und der Granulozyten in Abb. 57 gezeigt sind. Wenn nun ein Mehrbedarf an Blutzellen

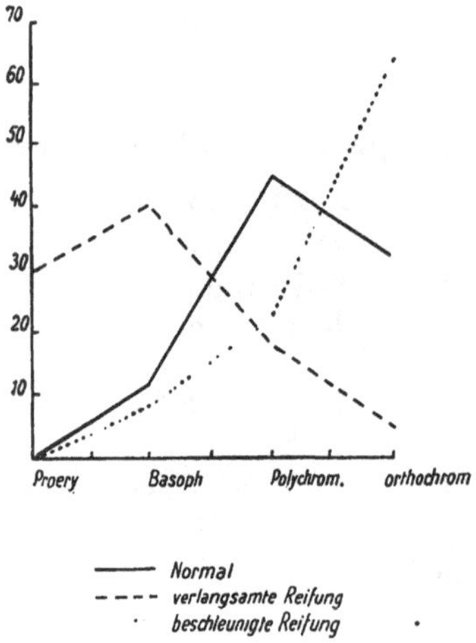

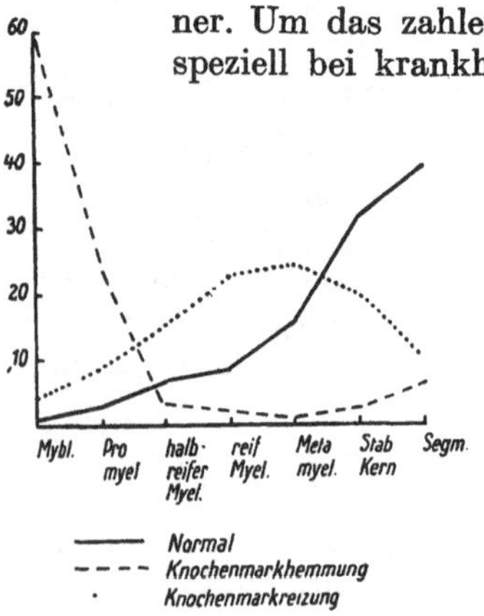

Abb. 57. Reifungskurven für Erythroblasten und Myeloblasten

auftritt, ist naturgemäß der Reifungsprozeß beschleunigt. Eine derartige beschleunigte Reifung ist durch eine Vermehrung der reifen Zellen auf Kosten der unreifen Zellen charakterisiert. Dagegen finden wir bei einer verlangsamten Reifung eine Vermehrung der jugendlichen Zellen.

So läßt sich bei der Entwicklung der roten Blutkörperchen als Zeichen der beschleunigten Reifung eine Vermehrung der orthochromatischen Zellen auf Kosten der basophilen und polychromatischen Erythroblasten beobachten, besonders nach akuten Blutverlusten und anderen Anämien mit guter Regeneration und schließlich auch bei erfolgreichen Remissionen der Perniziosa nach der Lebertherapie. Umgekehrt kommt es bei einer verlangsamten Reifung zu einer Vermehrung der basophilen Erythroblasten, z. B. bei der unbehandelten Perniziosa, beim hämolytischen Ikterus und gewissen Anämien.

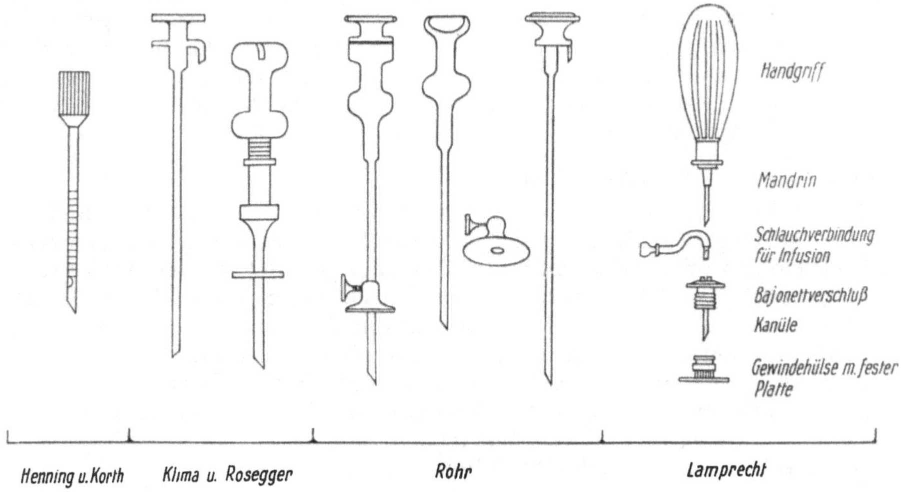

Abb. 58. Sternalpunktionsnadeln

Sternalpunktion

Die intravitale Knochenmarkuntersuchung durch Sternalpunktion ist heute so weit technisch entwickelt, daß sie bei geübter Hand jederzeit und vor allem auch ambulant durchgeführt werden kann. So einfach die reine Technik der Sternalpunktion sein kann, so schwierig kann die rein morphologische Bewertung sein, denn für sie ist eine lange Erfahrung und Übung erforderlich, ehe man wertvolle Resultate erhält.

Technische Ausführung der Sternalpunktion.

Erforderliches Gerät: 1. 2 ccm Rekordspritze für die Novokainanästhesie. 2. Spezialpunktionsnadel für Sternaluntersuchungen. Hierfür kommt eine ganze Reihe von Modellen in Frage. An unserer Klinik hat sich die Punktionsnadel von Henning und Korth (siehe Abb. 58) bestens bewährt. Die Modelle von Klima und Rosegger sowie von Rohr haben eine verstellbare Arretierung zur Vermeidung evtl. Sternalperforationen. Das Modell von Lamprecht ist neben der reinen Sternalpunktion auch zugleich für die sternale Transfusion und Spülung geeignet. 3. 2 trockene Rekordspritzen (2—5 ccm) zur Markaspiration. 4. 1 Uhrschale, Deckgläser und Objektträger sowie Blutpipetten.

Ausführung: Nach gründlicher Hautdesinfektion des Sternums anästhesiert man das Sternum (mit 1–2 ccm 0,5%iger Novokainlösung) in Höhe der 2.–3. Rippe, und zwar die Haut bis zum Periost. Sodann erfolgt nach einigen Minuten und bei Schrägstellung der Punktionsnadel die eigentliche Punktion unter drehenden Bewegungen mit Hilfe einer Gegenstütze durch die linke Hand. Bei Spezialpunktionsnadeln, die eine Arretierung besitzen, wird dieselbe auf etwa 5 mm eingestellt. Hierauf wird etwa 5–15 mm tief eingestochen und dann sogleich das Knochenmark aspiriert. Im Manubrium wird selten punktiert. Lediglich soll man bei Karzinomverdacht häufiger Metastasen antreffen.

Ist die Punktion gelungen, so kann man die auf die Punktionsnadel aufgesetzte Spritze mit Blut füllen, in dem mehr oder weniger rötlichgraue Markteilchen suspendiert sind. Die Aspiration selbst ist meist etwas schmerzhaft. Man soll nicht mehr als $^1/_2$ ccm Mark aufziehen, da sonst leicht peripheres Blut nachfließt.

Ist die Punktion ergebnislos, sog. *Punctio sicca*, so kann man eine sog. Sternalspülung mit der Henningschen Kanüle mit 1 ccm Heparin-Eigenblut oder Natriumzitrat oder 0,5 ccm Kochsalzlösung durchführen, besonders auch wenn das Punktat rasch gerinnt, da ja unter pathologischen Bedingungen der Fibrinogenwert des Markes sehr stark erhöht sein kann. Bei Knochensystemaffektionen (osteosklerotische Anämie, Tumoren, Markaplasie, Marmorknochenkrankheit usw.) ist die Punktion oft schwierig, bei der Osteoporose dagegen sehr leicht, wobei um so eher eine Perforation möglich ist.

Anfertigung des Markausstriches.

Erste Erfordernis ist es, daß wirklich nur Markmaterial zum Ausstrich und damit zur Untersuchung gelangt. Daher muß von vornherein auf eine gute Trennung von Markteilchen und mitaspiriertem, peripherem Blut geachtet werden, wozu verschiedene Wege möglich sind. Die Markbröckel werden am besten in einer kleinen Glasschale oder einem Uhrglas aus der Spritze gesammelt und daraus in der üblichen Weise Ausstriche angefertigt. Diese Markausstriche werden sodann für 12–24 Stunden an der Luft getrocknet und mit einer üblichen panoptischen Färbung gefärbt. Die Färbezeiten betragen etwa 20 Minuten. Zur mikroskopischen Beurteilung ist erst eine Übersicht bei kleiner Vergrößerung notwendig, um dann bei stärkerer Vergrößerung die spezielle Differenzierung durchzuführen.

Die Marktrepanation wird heute im allgemeinen nicht mehr durchgeführt.

Bestimmung der Gesamtzahl der kernhaltigen Zellen des Markes.

Um zu kontrollieren und ein sicheres Maß über die aspirierten Markanteile zu haben, d. h. das Ausmaß der Beimengung von peripherem Blut zu erkennen, macht sich die Zählung der kernhaltigen Zellen erforderlich.

Die Auszählung erfolgt mit der Leukozytenpipette nach vorherigem gutem Durchschütteln.

Durchschnittliche Zahlenwerte liegen zwischen 40000 bis 80000 kernhaltigen Zellen je ccm.

Die qualitative und quantitative Auswertung der einzelnen Zellen erfolgt nach strikter Anlegung ihrer morphologischen Kriterien durch ein sog. *Hämomyelogramm*.

Für spezielle Fragen der Morphologie des Knochenmarkes ist eine Einbettung in Paraffin und eine Anfertigung typischer Schnitte erforderlich, für die ROHR folgenden Arbeitsgang empfiehlt:

Fixation des Punktates in Formol sublimé (Sublimat gesättigt 400,0, Formalin 40% 100,0, Eisessig 20,0) 1–2 Stunden.

Wässern am laufenden Brunnenwasser 1–2 Stunden.

Alkohol 70% 12–24 Stunden oder länger,
Alkohol 96% I etwa 12 Stunden (über Tag),
Alkohol 96% II etwa 12 Stunden (über Nacht),

Tafel V

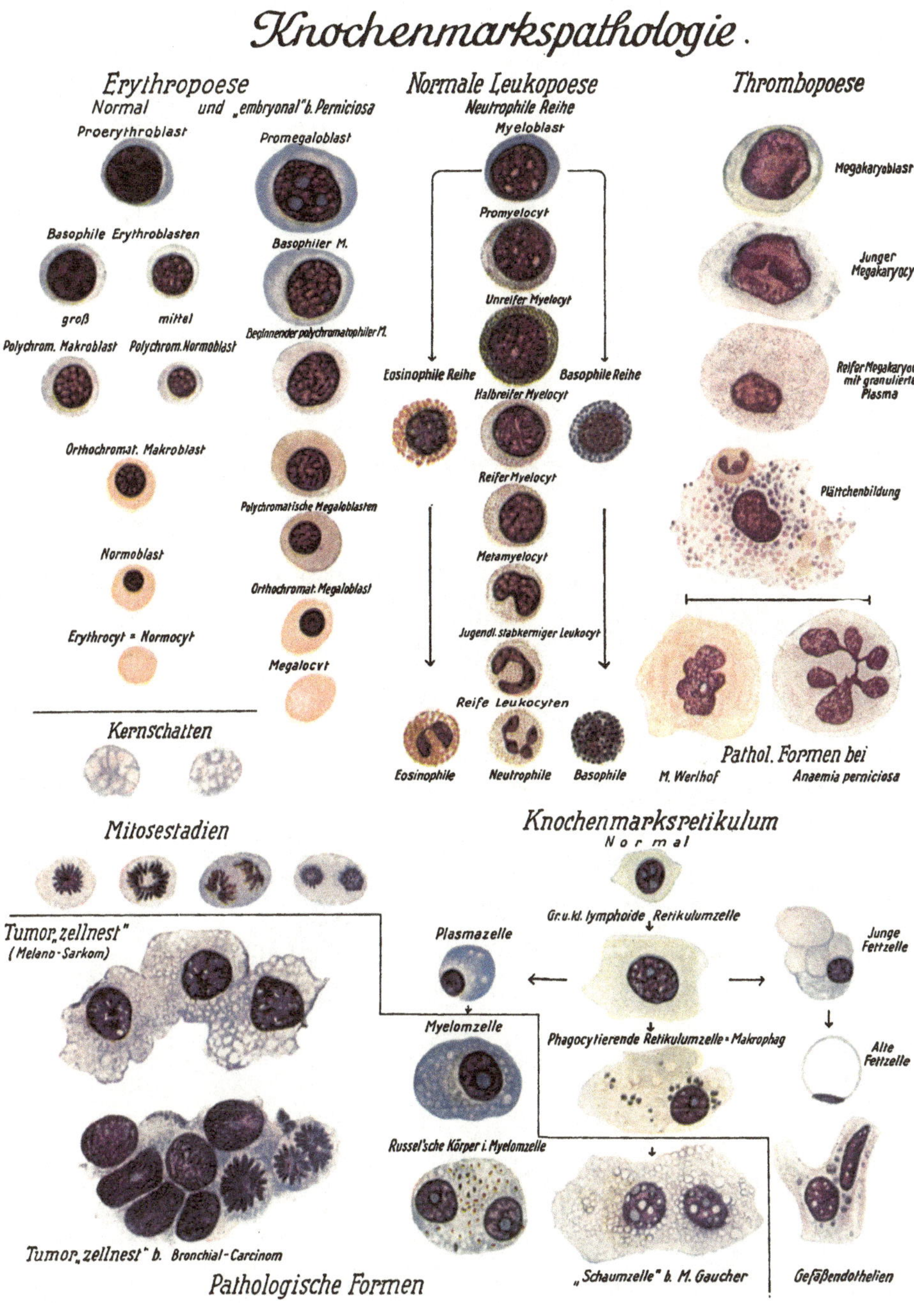
Knochenmarkspathologie.
Erythropoese
Normal und „embryonal" b. Perniciosa
Proerythroblast
Promegaloblast
Basophile Erythroblasten
Basophiler M.
groß
mittel
Beginnender polychromatophiler M.
Polychrom. Makroblast
Polychrom. Normoblast
Orthochromat. Makroblast
Polychromatische Megaloblasten
Normoblast
Orthochromat. Megaloblast
Erythrocyt = Normocyt
Megalocyt
Kernschatten
Normale Leukopoese
Neutrophile Reihe
Myeloblast
Promyelocyt
Unreifer Myelocyt
Eosinophile Reihe
Basophile Reihe
Halbreifer Myelocyt
Reifer Myelocyt
Metamyelocyt
Jugendl. stabkerniger Leukocyt
Reife Leukocyten
Eosinophile
Neutrophile
Basophile
Thrombopoese
Megakaryoblast
Junger Megakaryocyt
Reifer Megakaryocyt mit granuliertem Plasma
Plättchenbildung
Pathol. Formen bei
M. Werlhof
Anaemia perniciosa
Mitosestadien
Knochenmarksretikulum
Normal
Gr. u. kl. lymphoide Retikulumzelle
Plasmazelle
Junge Fettzelle
Myelomzelle
Phagocytierende Retikulumzelle = Makrophag
Alte Fettzelle
Tumor„zellnest"
(Melano-Sarkom)
Russel'sche Körper i. Myelomzelle
Tumor„zellnest" b. Bronchial-Carcinom
Pathologische Formen
„Schaumzelle" b. M. Gaucher
Gefäßendothelien

Alkohol abs. I 2–3 Stunden,
Alkohol abs. II 2–3 Stunden,
Chloroform 1/2–1 Stunde.

Ist das Punktat blutig, so kommt an Stelle von Alkohol 96% I und II: Carnoy, eine Lösung von 6 Teilen Alkohol abs., 3 Teilen Chloroform, 1 Teil Eisessig 1–2 Stunden.

Im Paraffinschrank bei 60 Grad:
Paraffin weich (46–48°) etwa 2–3 Stunden,
Paraffin hart (56°) etwa 2–3 Stunden,
Abkühlen in kaltem Wasser und aufblocken.

Es werden Schnitte von 2–3 μ Dicke angefertigt, auf Objektträger aufgezogen und zur Entparaffinierung 1–2 Stunden in den Paraffinschrank (60°) gelegt.

Die an der Luft abgekühlten Schnitte kommen zur vollständigen Entparaffinierung zuerst 10 Minuten in Xylol und dann absteigend in:

Xylol-Alkohol $\overline{aa}$, Alkohol abs. I, Alkohol abs. II, Alkohol 96% I, Alkohol 96% II, Alkohol 70%.

Kurz abspülen mit Wasser, jodieren zur Vermeidung von Sublimatniederschlägen in Lugolscher Lösung (10 Minuten); wässern 15 Minuten bis 2–3 Stunden.

Die Schnittpräparate färben wir wie üblich mit Hämatoxylin-Eosin und nach ROMANOWSKY, ferner nach VAN GIESON, UNNA-PAPPENHEIM, modif. BIELSCHOWSKI usw.

Handelt es sich darum, neben den morphologischen Elementen des Knochenmarkes zugleich auch das Knochenmark selbst als ein Gewebe des Körpers einer chemischen Untersuchung zuzuführen, so empfiehlt es sich nicht, das Sternum zu punktieren, weil man hier zu wenig Material erlangt. Wesentlich ertragreicher ist hierfür die Punktion des Os ileum, und zwar am besten in der Gegend der Crista iliaca anterior superior, die man entweder seitlich oder direkt von vorn in die Crista anpunktiert. Dieses Verfahren ist für den Patienten nicht schmerzhaft,und man gewinnt mühelos 4, 6, 8 ccm und mehr Knochenmark, das dann der chemischen Untersuchung zugeführt werden kann.

Neben der Iliakalpunktion wird besonders in Amerika auch der Wirbelkörper von hinten anpunktiert und zur hämatologischen Untersuchung herangezogen. In der Pädiatrie wird die Tibia in ihrem oberen Drittel als zweckmäßigste Punktionsstelle des Knochenmarkes betrachtet. Nur in seltenen Fällen entschließt man sich, auch an der Schädelkalotte zu punktieren, besonders bei begründetem Verdacht auf ossale Metastasen.

Spezielle Knochenmarkmorphologie und Pathologie
(s. Tafel V)

Im nachfolgenden sei ein kurzer Grundriß über die Knochenmarkmorphologie gegeben. Zur richtigen und kritischen Auswertung gehört unbedingt eine große Erfahrung mit sicheren morphologischen Kriterien. Trotzdem wird es immer Zelltypen geben, über die man diskutieren oder streiten kann und die subjektiv von verschiedenen Hämatologen verschieden angesprochen werden. Diese Tatsache kommt auch in den völlig unterschiedlichen sog. Normalwerten im Knochenmark zum Ausdruck. Zur Beurteilung werden vor allem die Leistungen bzw. die zahlenmäßige Verteilung der Zellen für die Erythropoese, Leukopoese, Thrombozytopoese und die Elemente des Knochenmarkretikulums herangezogen.

Normale Erythropoese im Mark.

1. Proerythroblast: Stammzelle des Erythrozyten von etwa 18–21 μ Größe. Großer rundlicher Kern mit dichtem kurzmaschigem Chromatinnetz und meist mehreren gut eingebetteten Nukleolen. Gelegentlich findet sich ein perinukleärer heller Hof. Der relativ schmale Plasmasaum ist stark basophil und damit mehr blau als z. B. ein Myeloblast. Meist ist dieser Zelltyp inmitten von reifen Normoblasten gelagert.

2. Basophiler Erythroblast (groß und mittel): Diese Zelle ist wesentlich kleiner und zeigt eine leichte Abnahme der Plasmabasophilie. Der Kern ähnelt noch dem Proerythroblasten. Zweckmäßigerweise unterscheidet man große, mittlere und kleine basophile Erythroblasten

3. Makroblast: Etwa 16 μ große Zelle, d. h. also nur wenig kleiner als der Proerythroblast. Er ist bei gewissen Anämien besonders vermehrt, darf allerdings nicht mit Megaloblasten verwechselt werden. Kommt überwiegend polychromatisch, selten orthochromatisch vor.

4. Polychromatischer Normoblast: Etwa 8–12 μ große Zelle mit grobscholligem Kern, wobei das Plasma bereits eine rosa Komponente enthält. Das Plasma ist trotz kleiner werdender Zelle dennoch breiter.

5. Orthochromatischer Normoblast: 7–9 μ große Zelle, weitere Verkleinerung und Kernverdichtung, z. T. aber noch strukturiert mit völlig orthochromatischem Plasmasaum.

Morphologische Entwicklung der Megalozyten bei Anaemia perniciosa.

Bei dieser embryonalen Form der Erythropoese lassen sich folgende Zelltypen herausstellen:

1. Promegaloblast. Etwa 18–25 μ große Stammzelle. Runder Kern mit radiärem Chromatinnetz, der 3–5 schimmernde Nukleolen enthält. Geringer perinukleärer Hof, das Plasma ist tiefblau basophil. Die Zelle ist meist größer als der Proerythroblast.

2. Basophiler Megaloblast: Etwas kleinere Zelle von 16–20 μ Durchmesser, runder Kern, große Chromatinstruktur, Nukleolen verschwinden. Plasma weiterhin dunkelblau.

3. Polychromatische Megaloblasten: Weitere Zellverkleinerung (12–16 μ) mit anfangs zart beginnender, polychromatischer Verfärbung des Plasmas, die mit weiterer Reifung immer deutlicher wird. Grobes Kernchromatin ohne Nukleolen.

4. Orthochromatischer Megaloblast: Diese 10–12 μ große Zelle hat anfangs noch einen strukturierten Kern, der sich immer weiter verdichtet, aber rund und ziemlich homogen erscheint. Plasma ist rein oxyphil.

5. Megalozyt: Etwa 8–11 μ großer kernloser Erythrozyt, der in den Jugendstadien noch als Retikulozyt mit der Substantia granulo-filamentosa imponieren kann (im Vitalpräparat).

Zellmitosen.

Mitotische Zellteilungen finden wir bei Normoblasten nur, wenn der Kern noch strukturiert ist. Die ausgereiften Kerne sind nicht mehr teilungsfähig. Die vier typischen Stadien der Mitose sind auf der Tafel V wiedergegeben.

Leukopoese und *Thrombopoese* im Knochenmark sind bereits auf Seite 150 u. 161 eingehend geschildert, so daß dieser Werdegang im Knochenmark hier nicht wiederholt zu werden braucht. Die morphologische Bildgestaltung siehe Tafel III, IV u. V.

Das Knochenmarkretikulum

Nach den Untersuchungen von ROHR stammt das Knochenmarkretikulum aus dem undifferenzierten Mesenchym, aus dem sich erst das retikulohistiozytäre System entwickelt. Als Retikulumzellen müssen wir im Knochenmark vor allem die kleine und die große lymphoide Retikulumzelle ansehen, aus denen sich als wichtigste Zellformen folgende entwickeln:

1. Die *phagozytierende Retikulumzelle* sog. *Makrophag.*
2. Die Stadien von den jungen bis zu den reifen *Fettzellen* (auch Stromazellen).

3. Das *Plasmazellsystem.*
4. Die *(Retikulo-)Endothelzellen.*

Die großen metaplastischen Fähigkeiten der Gewebsmastzellen (mit der nicht auswaschbaren Granula), der Fibroblasten bzw. Fibrozyten und der Polykaryozyten (d. h. der Osteoklasten) stammen aus dem retikulären Gewebe des Markes.

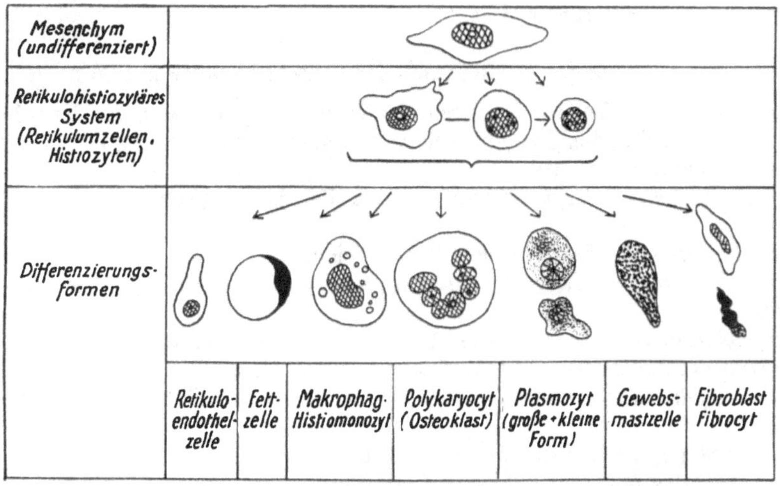

Abb. 59. Schematische Darstellung der Knochenmarkformen des retikulohistiozytären Systems (n. ROHR)

Osteoklasten = synzythiale Gebilde in den Knochenlakunen (HOWSHIP), die mehrere runde Kerne neben einem granulierten Plasma enthalten. In der Größe ähneln sie den Megakaryozyten, letztere enthalten jedoch nur einen Riesenkern, daher bezeichnet man die Osteoklasten im Gegensatz zu ihnen besser als Polykaryozyten.

Osteoblasten = einkernige Zellen, die in großen epitheloiden Verbänden liegen und zwar dort, wo Knochen gebildet wird, d. h. vorwiegend im Kindesalter und nur gelegentlich beim Erwachsenen. Morphologisch sehen die Osteoblasten am ehesten den *Plasmazellen* ähnlich, mit oft azurophiler Granulation. Das Plasma ist basophil, die Zelle hat einen exzentrischen Kern, im ganzen ist sie etwas größer als die Plasmazelle und hat mehr verschwommene Grenzen. Beide genannten Zelltypen finden sich, wie gesagt, vorzugsweise im Kindesalter.

Unter *pathologischen Bedingungen* wachsen aus den Plasmazellen die *Myelomzellen* (Plasmozytomzellen). Aus dem Knochenmarkretikulum entwickelt sich weiterhin z. B. die *Gauchersche Schaumzelle* usw. Relativ leicht lassen sich die markeigenen und markfremden Tumoren mit ihren Metastasen im Mark (*Mikrometastasen*) erkennen, die in typischer Weise in sog. *Tumorzellnestern* (d. h. also größeren Zellverbänden) anzutreffen sind, aber selten Schlüsse auf den Sitz bzw. den Charakter des Primärtumors zulassen.

Markkriterien

Nach den Untersuchungen von ROHR hat es sich als zweckmäßig erwiesen, beim Knochenmark folgende Kriterien einzuführen:

1. Normales Mark = etwa gleiche Menge von Fett und Zellmark.

2. Hypoplastisches Mark = ein Mark, das mehr Fettmark enthält, wie es z. B. im Alter, bei Panmyelopathien und nach Röntgenbestrahlungen der Fall ist, wo bei der Punktion weißlichgelbes Mark gewonnen wird. Beim sog. retikulären Mark gelingt es oft sehr schwer, überhaupt Marksubstanz zu erhalten; dies kommt z. B. bei aplastischen Anämien oder bei Panmyelopathien vor.

3. *Hyperplastisches Mark* = völliger Fettschwund mit kräftiger Rotfärbung des Markes bei starker Erythropoese, besonders typisch bei der Perniziosa, aber auch bei der Polyzythämie und beim hämolytischen Ikterus. Bei starker Myelopoese hat das Mark einen mehr graurötlichen Farbton.

Beurteilung des Markes nach der vorherrschenden Zellform

Es hat sich im klinischen Gebrauch als zweckmäßig erwiesen, das Knochenmark nach dem vorherrschenden Zelltyp zu charakterisieren und dementsprechend folgende Unterschiede herauszuarbeiten:

1. *Normoblastisches Mark:* Norm und bei Perniziosa nach erfolgreicher Lebertherapie.
2. *Megaloblastisches Mark:* Anaemia perniciosa.
3. *Erythroblastisches Mark verschiedener Reifungsgrade:* Hämolytische und toxische Anämien.
4. *Myeloblastisches Mark:* Akute Myelosen, z. T. bei Agranulozytose.
5. *Promyelozytäres Mark:* Agranulozytose und Infekte.
6. *Myelozytäres und metamyelozytäres Mark:* Akute Entzündungen und chronische Myelosen.
7. *Stabkerniges Mark:* Chronische Infekte.
8. *Eosinophiles Mark:* Allergische Zustände.

Tafel VI:

Linke Reihe a–f: Normale Erythropoese mit panoptischer Färbung. Basophilie = blau entspricht dem Ribonukleinsäuregehalt im Plasma.

Rechte Reihe a–f: Normale Erythropoese. Methylgrün-Pyronin-Färbung. Rotfärbung des Plasmas entspricht Ribonukleinsäuregehalt.

Linke Reihe g–l: Feulgen-Färbung. Jugendliche Kerne = blaßrosa, d. h. ribonukleinsäurereich. Reife Kerne = karminrot = thymonukleinsäurereich.

Rechte Reihe g–m: Feulgen-May-Grünwald-Färbung. Jugendliche Kerne hellviolett, reife Kerne dunkelviolett.

Oberer Mittelkreis: Vergleichsbilder normaler Blutzellen. 1. Phasenkontrastbild, d.h. lebende ungefärbte Zellen. 2. Dunkelfeldbild, d. h. lebende ungefärbte Zellen mit übertriebenem Kontrast. 3. Normales panoptisches Bild der toten und fixierten Blutzellen.

Untere Kreise: 4. Megakaryozyt im Lumineszenzlicht. 5. Retikulinfasern bzw. Gitterfasern des Protoplasmas im Knochenmark nach der Silberimprägnierung nach Gömöri. 6. Basophiler Leukozyt mit Toluidinblau gefärbt, Granula metachromatisch. 7. Peroxydasefärbung Indophenolblau-Reaktion. Myeloische Zellen erscheinen deutlich blaugefärbt. 8. Native rote und weiße Blutkörperchen im Lichtmikroskop. 9. Osteoklast s. Polykaryozyt. 10. Sogenannte flammende Plasmazellen durch rotgefärbtes Plasma. 11. Segmentkernige Plasmazellen bei Mitosestörung. 12. Kurloff-Körper = zentrale Vakuolen in Lymphozyten. 13. Eosinophilen-Spezialfärbung mit Phloxin = tiefrot. 14. Typische Osteoblasten. 15. Paraglobulinkristalle in Myelomzelle, chromierbar nach Susa-Fixation und Methylgrün-Pyronin-Färbung. 16. Stilbamidin-Ribonukleinsäure-Niederschläge nach Giemsa gefärbt. 17. Paraglobulinkristalle fuchsinophil. 18. Paraglobulinkristalle nach Giemsa achromatisch. 19. Schema des Stoffwechsels einer Plasmazelle. Der Nukleolus ist bei jugendlichen Zellen und in kinetischen Zeiten sehr groß und stellt das eigentliche Ergastoplasma dar; er ist sehr ribonukleinsäurereich, ebenso wie das nukleolusnahe Chromatin oder Heterochromatin. Hier werden offenbar auch basische Proteine aus Heterochromatin gebildet, während das nukleolusferne Chromatin die Thymonukleinsäure enthält. Diese Befunde sind vor allem durch die Ultraviolettabsorptionsspektroskopie von Caspersson ermittelt.

Tafel VI

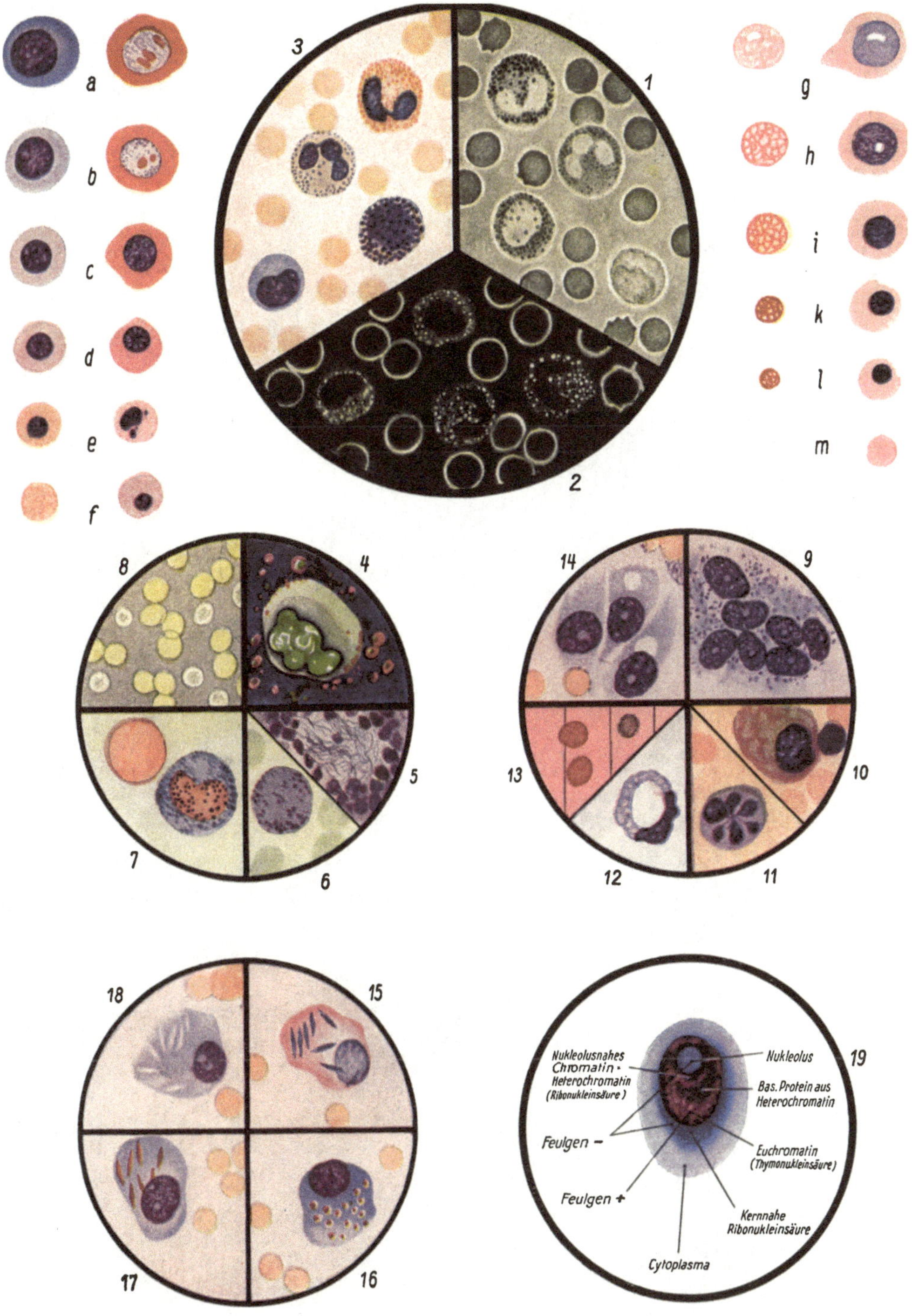
a
b
c
d
e
f
g
h
i
k
l
m
1
2
3
4
5
6
7
8
9
10
11
12
13
14
15
16
17
18
19
Nukleolusnahes Chromatin - Heterochromatin (Ribonukleinsäure)
Nukleolus
Bas. Protein aus Heterochromatin
Feulgen −
Euchromatin (Thymonukleinsäure)
Feulgen +
Kernnahe Ribonukleinsäure
Cytoplasma

9. Megakaryozytenmark: Thrombopenie (Werlhof), Entzündungen und Polyzythämien.

10. Lymphatisches Mark: Lymphadenosen und lymphatische Hyperplasien.

11. Retikuläres Mark: Agranulozytose, Panmyelopathien, Retikulosen.

12. Fettmark: Aplastische Anämien.

13. Tumorzellmark: Karzinosen und Sarkomatosen.

Aplastische Knochenmarkreaktion

1. Ausschwemmungshemmung:	myelozytär *im Mark*	Leukozytosen bei akuten und chronischen Infekten *im Blut*
2. Reifungsstörung	Megaloblasten → Perniziosa promyelozytär → Agranulozytose Megakaryozyten → Thrombopenie	
3. Bildungshemmung	Mangel an Mutterzellen → aplastische Anämieformen (Myeloblasten, Erythroblasten, Megakaryoblasten)	

Knochenmarktumoren

Markeigene Tumoren		*Markfremde Tumoren*	
Erythropoetisches Gewebe	*myeloisches Gewebe*	*retikulohistiozytäres Gewebe*	als kompakter Zellverband
Erythrämie	Leukämie	Plasmozytome	oder Mikrometastasen
↓ Erythroleukämie		Retikulosen	oder diff. Tumorzellen-Infiltration
Polyzythämie		Ewing-Sarkom Retikulosarkomatosen	(teils in großzelliger Form, teils in kleinzelliger Form). Große Nukleolen!

Für Tumorzellen ergeben sich folgende charakteristische Kriterien:

1. Besondere Größe der Zellen und der Kerne mit Zellpolymorphie.
2. Auffallende Nukleolengröße mit veränderter Kernkörperchen-Kernrelation.
3. Auftreten in Zellkomplexen, sog. Tumorzellnester.
4. Auftreten gehäufter Mitosen.
5. Auf Grund der Einzelzelle darf im gefärbten Pappenheim und zugleich im Quenselpräparat nur mit großer Vorsicht ein Tumor vermutet oder höchstens wahrscheinlich gemacht werden. Erst im Schnittpräparat, d. h. im ganzen Zellverband, kann eine definitive Diagnose gestellt werden.

Markfremde Zellen

Je nach der angewendeten Punktionsmethode finden sich, allerdings selten, durch die Punktion selbst eingeschleppte Elemente im Knochenmarkausstrich, und zwar kommen hierfür in Frage: Haarteile, Hautepithelien, Talg- und Schweißdrüsenfragmente sowie Gefäß- und Fettzellen der Haut.

Markphagozytose

Wir finden im Mark Phagozytoseerscheinungen vor allem bei reifen Zellelementen, und zwar besonders bei retikuloendothelialen Zellen, ferner bei Monozyten, selten bei Leukozyten. Dagegen beobachten wir kaum Phagozytose bei Plasmazellen oder Lymphozyten. Bei den Megakaryozyten, die z. B. Leukozyten enthalten, handelt es sich meist um einen echten Parasitismus der Leukozyten und nicht um eine echte Phagozytose, Pseudophagozytose oder Kunstprodukt.

Antikörperproduktion

Die Antikörperproduktion findet in der Norm in den Retikulum- und Plasmazellen statt, wobei der retikuloplasmozytäre Apparat bei dem Infekt eine mehr oder weniger starke Mehrproduktion zeigt.

Paraglobulinprodukte

Diese beim Infekt vermehrt gebildeten oder beim Myelom produzierten, krebsartig krankhaften Globuline oder besser Paraglobuline werden nicht selten kurz nach ihrer Bildung in den Kernen von Retikulum- und Myelomzellen im Zytoplasma kristallinisch ausgeschieden, wobei diese Paraglobulinkristalle entsprechend der chemischen Struktur chromierbar oder achrom sind bzw. erst nach vorheriger Susa-Fixation chromierbar werden.

Knochenmarkfunktionsprüfung

S. Moeschlin hat eine Knochenmarkfunktionsprüfung mit Pyripher ausgearbeitet. Pyripher (= abgetötete, nicht pathogene Kolibazillen) übt durch den Gehalt von Bakterienstoffen eine Reizwirkung auf Zwischenhirnzentren aus, wodurch es zu einer Ausschüttung von sog. Leukopoietinen und parallel dazu meist zu einem Ansteigen der Globuline im Blutserum kommt.

Ausführung: Morgens nüchtern wird ein genauer Blutstatus gemacht. Sodann erhält der Patient 25–50 E. Pyripher mit physiologischer Kochsalzlösung verdünnt i. v. gespritzt, worauf im Abstand von anfangs 30 Minuten, dann 1 Stunde und später 2 Stunden erneut ein Blutstatus angefertigt wird und die gefundenen Werte tabellarisch aufgezeichnet werden. Nach $3^1/_2$–6 Stunden sind in der Norm die maximalen Leukozytensteigerungen erreicht, um hiernach wieder abzufallen. Bei Knochenmarkinsuffizienz wird dieser Gipfel vermißt. Dies ist der Fall bei Panmyelopathie, bei Paramyeloblastenleukämien, bei starker neoplastischer Zersetzung des Markes sowie bei der Perniziosa.

Knochenmarkkulturen

Zellzüchtung.

Die prospektive Potenz der Zelle ist größer als ihre prospektive Bedeutung (Driesch). Um diese prospektive Potenz richtig beurteilen zu können, hat es sich als zweckmäßig erwiesen, die jugendlichen Zellverbände des Knochenmarkes im künstlichen Nährmedium (Carell-Kultur) weiter zu züchten, um ihre morphologische Gestaltung und Entwicklungstendenz zu beobachten. Diese Züchtungen erstrecken sich auf etwa 10 Tage bei normalen Sternalpunktaten, können aber auch manchmal länger ausgedehnt werden. Hinsichtlich der Entwicklungspotenz unterscheiden sich die einzelnen Zellarten untereinander, indem sie verschieden schnell degenerativen Veränderungen anheimfallen. So haben z. B. die eosinophilen Zellen nach Leitner eine größere Resistenz, so daß ihre Zahl in den Kulturen prozentual dauernd zunimmt, während die Myeloblasten stärkeren Degenerationen unterliegen. Im allgemeinen zeigen die Myeloblasten 7–8 Tage lang Zellteilungen, die eigentliche Zellreifung ist gering. Die Erythroblasten vermehren sich nur während 2–3 Tagen, dagegen reifen sie intensiver aus.

Bakterielle Kulturen des Knochenmarkes.

Im Knochenmarkpunktat lassen sich kulturell eine ganze Anzahl bakterieller Erreger z. T. leichter nachweisen als im peripheren Blut. Dies gilt z. B. für die Erreger der Sepsis, des Typhus und der Malaria, bei Pneumokokkeninfektionen, ferner bei Trypanosomeninfekten und bei Histoplasmose.

Agonale und postmortale Veränderungen.

Es ist eine bekannte Tatsache, daß sich in der Agonie bzw. kurz post mortem die zelluläre Zusammensetzung des Markes ändert.

Es steigen hierbei die Myelozytenwerte relativ an, während die jungen Neutrophilen deutlich absinken. Die eosinophilen Leukozyten weisen keine Veränderung auf, sicher infolge ihrer relativ großen Lebensdauer. Bei den Elementen der Erythropoese findet sich vor allem eine vermehrte Karyorhexis.

3. Hämatologische Terminologie

Für den Anfänger erweist es sich als zweckmäßig, sich frühzeitig mit der hämatologischen Terminologie vertraut zu machen. In den verschiedenen hämatologischen Lehrbüchern und von den verschiedenen hämatologischen Schulen werden vielfach verschiedene Begriffe bzw. Bezeichnungen für die gleiche Zelle benutzt. Auch werden immer wieder historische und überholte Bezeichnungen in der Literatur mitgeführt, so daß allzu leicht eine gewisse Verwirrung entstehen kann. Damit sich der Anfänger in der Hämatologie schneller zurechtfindet, sei daher für die wichtigsten Begriffe eine kurze hämatologische Terminologie in alphabetischer Reihenfolge angeführt.

Abbauformen = Abbaureaktionen und nekrobiotischer Zerfall von Kernsubstanz mit teilweiser Verflüssigung und Auslaufen des Kernes, sowie atypischen Chromatinbrücken (s. Abb. 54).

Acceleransglobulin = Ac.-Globulin nach SEEGERS, es bewerkstelligt eine katalytische Aktivierung der Thrombinbildung als Prothrombin.

Achrestische Anämie = symptomatische perniziöse Anämie, die sich gegen jede Therapie refraktär verhält, häufig mit hämolytischer Komponente. Ursache bis heute noch ungeklärt.

Achromozyten = große hämoglobinarme Erythrozyten, die erst nach 12stündiger Giemsa-Färbung erkennbar sind. Im Phasenkontrast deutlich sichtbar.

Aldersche Granulationsanomalie = konstitutionell vererbbare Verstärkung d. Leukozytengranula.

Amitosen = scheinbare Kernteilungen durch Taillenbildungen und Artefakte oder atypischen Kernzerfall.

Anulozyten = Ring- oder Pessarformen der Erythrozyten, wobei ein blasser zentraler Hof besteht, meist bei Eisenmangelanämie.

Anulozyten mit zentraler azidophiler Punktierung = zentrale Farbstoffniederschläge, besonders bei der Pappenheim-Färbung.

Aplastische Anämie = aregeneratorische Anämie.

Archoplasma = rund begrenzte polychromatische Zone in einiger Entfernung vom Kern, die sich gegen das sonst tief dunkelblaue Plasma bei Plasmazellen oder Osteoblasten abhebt.

Artefakte = Kunstprodukte, die meist mechanisch durch den Mechanismus des Blutausstriches zustande kommen, z. B. Gumprechtscher Schatten, Ferrata-Zellen, Kerntaillenbildung, Kernausläufer sowie Protoplasmaausläufer und Abrisse.

Athrophagozyten = speichernde und phagozytierende Monozyten.

Athrozytose = Speicherung.

Auer-Stäbchen = kleine, kommaförmige, fuchsinophile Stäbchen, besonders bei Myeloblastenleukämien, seltener auch im Promyelozyten. Paraglobulinkristalle bei pathologischem Kernstoffwechsel?

Azidophile = eosinophile Leukozyten.

Azurgranula = mit Giemsa färbbare, feine Granula der Lymphozyten und z. T. der Monozyten, die sich aber der Peroxydasereaktion gegenüber negativ verhalten.

Basophile Granula = Granula der sog. basophilen Zellen oder Mastzellen oder Heparinozyten, die sich metachromatisch verhält und chemisch sicher z. T. aus Heparin bzw. einer Mukoitinpolyschwefelsäure besteht. Bei den Blutbasophilen ist die Granula leicht löslich und auswaschbar (im gefärbten Präparat also Vakuolen), im Gegensatz zu den sog. Gewebsmastzellen, wo die Granula nicht auswaschbar ist.

Basophilie = vermehrte Annahme des basischen Farbstoffes Methylenblau u. a., besonders in sehr jugendlichen Zellen, vor allem aber im Plasma von Myelomzellen, die eine ausgesprochene Basophilie zeigen. Die Basophilie ist abhängig vom Ribonukleinsäuregehalt des Plasmas. Je größer der Ribonukleinsäuregehalt, um so stärker ist die Basophilie.

Basophilie mit löslicher Granulation = Blutbasophilie.

Basophilie mit unlöslicher Granulation = Gewebsbasophilie.

Basophiloblast = Mutterzelle der basophilen Reihe. Nach UNDRITZ bricht das Chromatin unvermittelt (d. h. also nicht wulstförmig verdickt) am Rande des Nukleolus ab.

Blumenthalsche Krankheit = Übergang von Erythrämie in Myelose.

Brachet-Test = Fermentativer Abbau von myeloischen Kernen mit Ribonuklease, der bei Lymphozyten- und Monozytenkernen nicht eintritt.

Brill-Symmers Krankheit = Lymphadenopathie mit Riesenfollikelbildungen.

Cabotsche Ringe = Membranfalten der Erythrozyten, die wahrscheinlich durch hypertonische Farbstofflösungen provoziert werden.

Chromatinbrücken der Kerne = besonders bei den sog. leukozytären Abbauformen, gelegentlich auch bei den Megaloblasten bei der Perniziosa, als Produkte nach Mitoseatypien.

Cooley-Anämie = Syn. Mittelmeer-Anämie oder Thalassämie, Erythroblastenanämie oder erythroblastische Kinderanämie, eine rezessiv vererbbare Erkrankung, die mit starker Erythroblastose einhergeht.

Döhle-Körperchen = basophile Plasmaeinschlüsse der Neutrophilen, die nicht nur bei Scharlach, sondern auch bei anderen Infektionen beobachtet werden können.

Drepanozyten = Syn. für Sichelzellen.

Dyke-Young-Anämie = erworbene hämolytische Anämie mit meist makrozytärem Blutbild und Normoblasten im peripheren Blut. Osmotische Resistenz ist meist herabgesetzt.

Elliptozyten = elliptisch geformte Erythrozyten als Ausdruck einer konstitutionell vererbbaren Formanomalie der Erythrozyten.

Endothelzellen = Syn. Endothelphagozyten = mesenchymale Zellen. Wir unterscheiden 3 Gruppen, und zwar 1. die sog. Makrophagen (mit Bakterio-, Leuko- und Erythrozytophagie), 2. monozytoide und 3. schlanke Gefäßendothelien. Wir finden Endothelzellen besonders bei der Endocarditis lenta im ersten Tropfen aus dem Ohrläppchen, früher auch als Bittorfsches Phänomen bezeichnet.

Eosinophile = azidophile Leukozyten mit leuchtend roter, fuchsinophiler Granulation, die z. T. aus einer sog. Verdoperoxydase besteht.

Eosinophiloblast = Stammzelle der eosinophilen Reihe. Nach UNDRITZ sind sehr große Nukleolen charakteristisch, die stets von Chromatin ganz bedeckt und deshalb violett gefärbt sind. Breiter und deutlicher Chromatinsaum. Das Plasma kann bereits durch Vorläufer der eosinophilen Granulation ausgewaschene, achromatische Lücken aufweisen.

Erythrämie (di Guglielmo) = letal verlaufende Wucherung des erythropoetischen Blutbildungsapparates.

Erythrokonten (nach Schilling) = meist 2–4 μ lange Stäbchen der Erythrozyten. Im Giemsabild fast farblos graublau, im Dicken-Tropfen-Präparat blau, z. T. etwas geklumpt. Kommen meist einzeln in polychromatischen oder basophil punktierten Zellen vor. Vielleicht identisch mit basophiler Punktierung.

Erythro-Leukämie = mit der leukämischen Proliferation werden auch gleichzeitig viele Normoblasten bei der extramedullären Hämatopoese in das periphere Blutbild ausgeschwemmt.

Erythromiten = nach SCHILLING eingeschlossene freie lichtbrechende Fäden der Erythrozyten, z. T. mit geringen Eigenbewegungen, daher auch Bezeichnung als Pseudospirochäten. Sie kommen vermehrt bei Anämien vor.

Faktor V = labiler Faktor Owrens der Parahämophilie bzw. Pseudohypothrombinämie und sicher mit dem Ac-Globulin SEEGERS identisch.

Fanconi-Syndrom = familiäre hypoplastische Anämie mit Dysfunktion der Nieren, mit tubulärer Nephrose, renaler Glykosurie, Hypophosphatämie, Störungen im Eiweißstoffwechsel und rachitischen Erscheinungen. Auch als renale Rachitis bezeichnet.

Ferrata-Zelle = wahrscheinlich Artefakt. Sicher handelt es sich um Myelozyten oder Promyelozyten, die infolge von hypotonen Farbstofflösungen gequollen sind.

Ferrozyten = Syn. für Siderozyten.

Fluoreszyten = jugendliche Erythrozyten, die sich bei gesteigerter Regeneration im Blute befinden, mit Porphyrin beladen sind und im Dunkelfeld für etwa 20–30 Sekunden hellrot aufleuchten.

Gauchersche Schaumzelle = Retikulumzelle des Knochenmarkes, die mit dem Cerebrosid Kerasin angefüllt ist, als Kriterium der Gaucherschen Krankheit.

Gewebsmastzellen = basophile Gewebszellen mit unlöslicher Granulation. – Oxydase-negativ! Stets runder Kern im Gegensatz zu Blutbasophilen.

Große Mononukleäre = Monozyten.

Gumprechtsche Kernschatten = pathologische Lädierbarkeit der Kernes, besonders charakteristisch bei lymphatischen Leukämien.

Halbmonde = Degenerationszeichen der Erythrozyten bei schweren Anämien, wie bei Kala-Azar, Trypanosomiasis, offenbar durch Quellung des Glaskörpers.

Hämatoblast, Hämatogonie, Hämatozytoblast = veralteter Begriff der theoretischen Stammzelle der roten und weißen Blutkörperchen. Heute mit dem Nägelischen Begriff der Myeloblasten identisch.

Hämohistioblast = sog. Ferrata-Zellen, sicher Artefakte (s. d.).

Hegglinsche Anomalie = auch May-Hegglinsche Anomalie, polyphile Reifungsstörung auf konstitutioneller Basis in Form basoph. Plasmaschlieren (Döhle-Körper) in d. segmentk. Leukozyten.

Heinzsche Innenkörper = durch Vitalfärbung darstellbare, degenerative Körper in den Erythrozyten, besonders nach Sulfonamidintoxikation.

Heparinozyten = Syn. in angelsächsischen Ländern für Basophile, Leukozyten oder Mastzellen.

Herricksche Anämie = Sichelzellen-Anämie.

Heuck-Aßmann-Anämie = osteosklerotische Anämie bei Erwachsenen.

Hiatus leucaemicus = charakteristisch für akute myeloische Leukämie, bei welcher nur unreife Myeloblasten, keine Zwischenglieder, im peripheren Blutbild auftreten; im Gegensatz zur myeloischen Reaktion, wo man alle Reifungsformen findet.

Histiozyten = Zellen des retikulären Bindegewebes mit starker Vitalspeicherung, meist im Mark, selten im Blut; u. a. bei Sepsis lenta und bei septischen Infektionen.

Howell-Jolly-Körperchen = Euchromatinreste des Kernes, die nach der Feulgen-Reaktion positiv reagieren und klinisch besonders bei Milzunterfunktion gefunden werden, offenbar Reste einer pathologischen Karyolyse.

Innenkörperanämie = toxische Anämie mit sog. Heinzschen Innenkörpern (s. d.).

Jacksch-Hayemsche Anämie = Anaemia pseudoleucaemica infantum mit starker Linksschiebung und Milztumor.

Jolly-Körper = Howell-Jolly-Körper (s. d.).

Jürgens-Typus der erblichen Thrombopathie = konstitutionelle Thrombopathie nach von Willebrand-Jürgens mit mangelhafter Thrombozyten-Agglutination und Thrombinbildung. Dominanter Erbgang, fast nur bei Frauen auf den Aalands-Inseln.

Kahlersche Krankheit = multiples Myelom oder besser Plasmozytom.

Kamelozytosen = Syn. für Elliptozyten, da die Kamele elliptische Erythrozyten haben.

Karyoklasie = Ausdruck von Dustin für Kernzertrümmerung in der Hämatologie, wie sie nach Zytostatika beobachtet werden.

Karyorhexis = Kernzerfall in einzelne Chromatinkerne oder Kernzersplitterung als Ausdruck pathologischer Karyolyse.

Kugelzellen = Syn. Sphärozyten, d. h. kleine hyperchrom. Zellen bei hämolytischem Ikterus. .

Kurloff-Körper = Sekretblasen (sicher Mukopolysaccharide) im Plasma der Lymphozyten mit halbmondförmigem Kern (s. Tafel 16).

Lederer-Anämie=erworbene hämolyt. Anämie m. akuter Verlaufsform, sog. Typ Lederer-Brill.

Lepehne-Reaktion = Peroxydase-Färbereaktion für Erythroblasten, wobei das Hämoglobin braungelb gefärbt wird und die Erythroblasten stark positiv reagieren. Die Reaktion dient zur Unterscheidung der Erythroblasten von anderen rundkernigen Zellen.

Leukozytäre Abbauformen = ungewöhnliche Kernformen und Reste, die z. T. krisenhaft nach allgemein entzündlichen Erkrankungen oder manchmal nach Aderlaß auftreten. Es zeigen sich polyploide Kernteile mit Chromatinbrücken bzw. -fäden, sicher Reste von nicht vollständig durchgemachten Mitosen. Eine spez. klinische Bedeutung ist heute noch nicht bekannt.

Leukozytoordine = Leukozyto-Ordine u. Fleck = besondere Form von Agglutininen, die eine starke Lymphozyten- und Monozyten- oder auch lebhafte Eosinophilen-Agglutination in der Rekonvaleszenz hervorrufen, bei an sich schwacher Neutrophilen-Agglutination.

Letterer-Siwe-Krankheit = aplastische Anämie, d. h. Form der Retikulose mit schwieriger Abgrenzung gegen Lymphogranulomatose.
Lymphoidzelle = Lymphozytenähnliche Zelle, wahrscheinlich direkter mesenchymaler Genese.
Linksverschiebung = reaktive Kernverschiebung nach der jugendlichen Seite.
Makrophag = große monozytoide Zelle mit Phagozytosetätigkeit für Pigment, besonders Hämosiderin und Bilirubin, ferner Zelltrümmer (Erythro- und Leukozytophagie) sowie Fett- und Lipomakrophagen.
Maligne einförmige Leukose = Sonderform einer akuten Leukämie, die sich von vornherein nicht sicher als lymphatisch oder myeloisch einordnen läßt. Klinisch bestehen noch Milz- und Drüsenschwellungen sowie Hautinfiltrate und eine myeloische Markinsuffizienz.
Marchiafava-Anämie = symptomatische Hämoglobinämie mit charakteristischer nächtlicher Hämoglobinurie.
Marmorknochenkrankheit = nach ALBERS-SCHÖNBERG benannte osteosklerotische Anämie.
Mastzellen = basophile Leukozyten, s. Heparinozyten.
Maurerfleckung = bei Malaria tropica finden sich nach 24—48 Stunden in den befallenen Erythrozyten hellrote, sog. Maurerflecken.
May-Hegglinsche Anomalie = s. Hegglinsche Anomalie.
Mesenchymzellen = indiff. Zellen des retikulären Gewebes ohne Vitalspeicherung.
Metachromasie = Verschiedene Färbung verschiedener Gewebsteile durch denselben Farbstoff. Für diese Eigenschaft dürfte vorzugsweise der Chondroitinschwefelsäuregehalt der verschiedenen Gewebe verantwortlich sein.
Metamyelozyt = W-Zelle nach ARNETH, d. h. wenig eingebuchteter Kern bei Neutrophilen, d. h. also ein Myelozyt mit beginnender Kernpolymorphie.
Meta-Thrombin = nahezu irreversibel inaktiviertes Thrombin durch das Albumin „Meta-Thrombinogen".
Mikromyeloblasten = atypische oder sog. kleine Paramyeloblasten, die morphologisch oft schwer von lymphatischen Zellformen zu unterscheiden sind.
Mikrophagen = neutrophile Leukozyten.
Mononukleäre = große einkernige Zellen vom Monozytentyp.
Mutationsarrest = hyperplastische Erythropoese bei Eisenmangel mit vielen kernhaltigen Normo- und Erythroblasten, jedoch keinen Retikulozyten.
Myelom = Syn. Plasmozytom.
Nägeli-Typ der Thrombopathie = familiäre hämorrhagische Diathese bzw. Thrombopathie mit auffallend schlechter Plättchen-Agglutination.
Nekrobiotische Abbauform = d. h. Blutzellen, die sich in Abbau und Verfall befinden.
Neutrophiloblast = neuer Begriff für die Stammzelle der neutrophilen Reihe, Kernplasmarelation nicht so stark zugunsten des Kerns verschoben wie bei den eosinophilen und basophilen Stammzellen. Der Kern enthält meist 3—4 Nukleolen.
Nuklealreaktion nach Feulgen = Reaktion zur Unterscheidung von jugendlichen, d. h. also ribonukleinsäurereichen Kernen (= blaßrosa) von gereiften, also thymonukleinsäurereichen (= violett) Kernen.

Ogatasche Perlen = Thrombozytenketten mit deutlicher Felderung.
Osler-Weber-Randusche Krankheit = hereditäre hämorrhagische Teleangiektasie.
Osteosklerotische Anämie = leukämoide Reaktionen bei gleichzeitiger Osteopathie, z. T. als Typ HEUCK-ASSMANN, d. h. primär-leukämische Erkrankung mit sek. Osteosklerose, ferner Typ VAUGHAN, meist nur auf den Humeruskopf beschränkte Osteosklerose, sowie Milztumor, ferner die infantile Osteosklerose als sog. Albers-Schönbergsche-Marmorknochenkrankheit.
Ovalozyten = Syn. für Elliptozyten.

Paltauf-Sternbergsche Krankheit = Syn. Lymphogranulomatose, Syn. Hodgkin.
Paraformen = atypische Kerneinbuchtungen und Segmentierungen besonders als Paramyeloblasten in 4 verschiedenen Typen (s. Tafel III).
Paramitotische Granulation im Erythroblasten- und Normoblastenplasma = mitosegebundene Agglomeration der basophilen Substanz.
Paul-Bunnel-Reaktion = Reaktion auf heterophile Antikörper zum Nachweis der Lymphoidzellen-Angina (frühere infektiöse Mononukleose).

Pelger-Huetsche Kernanomalie = konstitutionelle Kernverschiebung, d. h. konstitutionelle Pseudojugendliche mit dominantem Erbgang.

Planozyten = Mikrozyten besonders bei der chronischen Blutungsanämie mit vermindertem Dickendurchmesser.

Plasmazellen (s. Plasmozyten) = nach neuester Auffassung wird ihnen eine eigene Stammzelle sog. Plasmoblast zugedacht, während bisher die Ansicht der Abstammung aus den Retikulumzellen des Markes vorherrschte. Die Plasmazellen im peripheren Blute betrachtete man früher als Reizformen der Lymphozyten (sog. Türksche Reizformen), wobei deren Kern teils lymphoblastisches, teils lymphozytäres Aussehen hatte. Plasmazellen sind keine normalen Bestandteile des strömenden Blutes, sondern gehören zu den sog. Hämohistiozyten.

Plasmazellen, flammende = selten vorkommende kranke Plasmazellen, deren Ribonukleinsäuregehalt bzw. Basophilie reduziert ist und die daher mehr eosinophile Farben annehmen.

Polychromasie = teils basophile, teils oxyphile Färbbarkeit bei jugendlichen Zellen, besonders Erythrozyten (s. Tafel 1).

Polyphyletismus = jede Blutzellart proliferiert von schon determinierten Stammzellen.

Polyploidismus = Kerntrümmer bei atypischen oder nicht durchlaufenen Mitosen.

Retikulinfasern = mit Silber imprägnierbare Fasern der Retikulum- bzw. Stromazellen des Knochenmarkes, besonders darstellbar durch Silberimprägnation nach Gömöri.

Retikulozyten = jugendliche Erythrozyten, die die Substantia granulo-filamentosa enthalten.

Retikulumzellen = Bindegewebszellen also indiff. Mesenchymzellen, Histiozyten. Im Knochenmark bilden sie großzellige Verbände und stellen somit einen Stützfaktor dar; sie wurden bisher auch als Mutterzellen der Plasmazellen, Makrophagen und Fettzellen angesehen. Die Retikulumzellen sind nach Undritz von den Stromazellen zu trennen, die die Retikulinfasern enthalten.

Rieder-Zellen = lymphatische Zellen mit pathologischer, meist bohnenförmiger Kernlappung und basophilem Plasma.

Riesenneutrophile = stark vergrößerte Neutrophile besonders im Knochenmark bei Perniziosa.

Röhlsche Randkörper = degenerative Veränderung im Plasma der Erythrozyten (s. Tafel 1).

Schaumzellen = große mesenchymale bzw. Retikulumzellen, die bei den Lipoidosen, z. B. beim Morbus Gaucher, mit dem Cerebrosid Kerasin vollgefüllt sind.

Schridde-Altmann-Granula = heute nicht mehr übliche Färbemethode für ein Lymphozytengranula, wobei sich perinukleär intensiv rotgefärbte, punktstäbchenförmige, azidophile Granula finden, sog. Schridde-Altmann-Granula. Der Lymphozytenkern ist leicht gelblich tingiert.

Schüffner-Tüpfelung = bei der Malaria tert. findet sich in den befallenen Erythrozyten eine hellrote Tüpfelung, die sich mit dem Wachstum der Parasiten verstärkt.

Sideromonozyten = eisenpigmentphagozytierende Monozyten.

Siderozyten = Erythrozyten, bei denen mit der Berliner-Blau-Reaktion noch kleine Eisenteilchen nachweisbar sind, die sich gern perinukleär ansammeln.

Siwe-Lederer-Erkrankung = Typus Abt-Siwe-Lederer als Sonderform einer Retikulose.

Sphärozyten = Syn. für Kugelzellen.

Stabkernige = Jugendliche Leukozyten ohne Kernsegmentierung (Stab-, U-, S-förmiger Kern).

Stromazelle = Knochenmarksretikulumzellen, die mit Silber imprägniert keine Retikulinfasern enthalten; haben nicht die Fähigkeit der Blutzellbildung.

Sudanophile Granulation = Abart der neutrophilen Granulation, ähnlich der toxischen Granulierung. Darstellbar durch eine Vitalfärbung mit einer Mischung von Sudan III und Azur II.

Taillenbildung = Artefakte (s. d.).

Target-Zellen = Erythrozyten von Schießscheibenform, chromatischem Zentrum und chromatischer Randpartie, dazwischen blasser Ring. Sehr dünne Zellen, daher auch Leptozyt.

Toxische Granulation = verstärkte und unregelmäßig angeordnete Granulation bei toxischen Infekten.

Türksche Reizformen = heute obsolet, früher für Plasmazellen des peripheren Blutes im Gebrauch.

Vaquez-Osler = Spielform der Polyzythämie, besonders mit Milztumor, im Gegensatz zu der Gaisböckschen Form, bei der die Hypertonie im Vordergrund steht.

Virozyten = abnorme Lymphozyten bei Viruserkrankungen.

4. Spezielle Blutuntersuchungen

a) Blutentnahme

Allgemeines: Zur Erzielung einheitlicher Vergleichswerte empfiehlt es sich, alle Blutentnahmen morgens nüchtern, und zwar am ruhenden Menschen, auszuführen. Auch psychische Erregungen sind zu vermeiden.

Ausführung: Je nach der beabsichtigten Methode wählen wir die Art der Entnahme. Für Blutausstriche, Hämoglobin- oder Blutzuckerbestimmung, wo also Mengen von 0,2 ccm Blut genügen, wird entweder die seitliche Fingerbeere des 4. Fingers, am besten nach vorheriger Wärmehyperämie, verwandt oder man benutzt das Ohrläppchen (jedoch Vorsicht vor Blutflecken an den Kleidern), wobei dieses mit seiner Blutdurchströmung stärker von der Außentemperatur abhängig ist. Beim Säugling benutzt man auch die große Zehe oder Ferse. Die entsprechende Hautstelle wird mit einem Tupfer oder Leinenläppchen mit Äther gereinigt. Hierauf wird entweder mit einer *Frankschen Nadel*, einer *Blutlanzette* oder einem kleinen Skalpell ein kleiner Einstich von genügender Tiefe (etwa 2 mm) durch die Epidermis gemacht, so daß das Blut spontan herausquellen kann. Ein Drücken, Reiben, Pressen u. dgl. ist zu vermeiden. Der erste hervorquellende Bluttropfen wird mit dem Tupfer weggewischt (es sei denn, man sucht nach Endothelzellen), die weiteren Tropfen werden dann für die Ausstriche, die Blutkörperchenzählung oder die Blutzuckerbestimmung benutzt. Nach Beendigung des Aufsaugens oder Abstreichens wird die Einstichstelle mit etwas Zellstoff oder Watte für einige Minuten komprimiert und nur in seltenen Fällen mit einem kleinen Heftpflaster bedeckt.

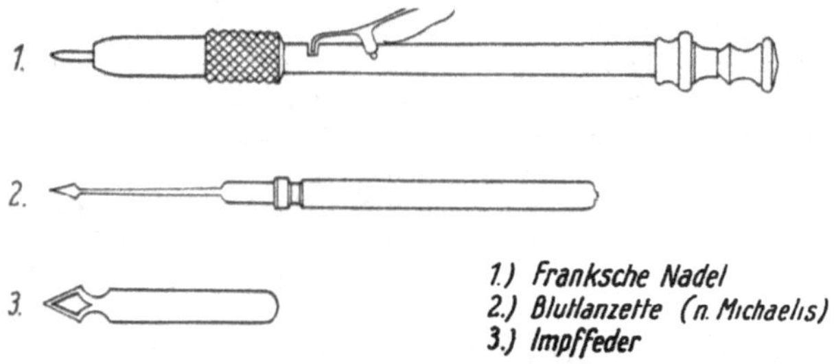

Abb. 60. Geräte zur Blutentnahme

Für Entnahme größerer Blutmengen ist eine Venenpunktion erforderlich. Die Einstichstelle, am besten die Vena cubitalis in der Ellenbeuge, wird gleichfalls mit Alkohol oder Äther desinfiziert, sodann eine Stauung (mit Staubinde, Gummischlauch, Blutdruckmanschette u. dgl.) gelegt und in die gestaute Vene entweder mit einer Flügelkanüle oder einer Rekordspritze mit großer Kanüle eingegangen und die erforderliche Blutmenge abgenommen bzw. abgesaugt. Bei schlechten Venen empfiehlt sich stets eine Wärmehyperämie, ferner Entnahme im Liegen usw., wobei man die geeigneten Venen sehr oft besser fühlt als sieht. Nach Beendigung der Blutentnahme genügt meist eine kurze Kompression, und nur selten ist ein kleines Heftpflaster nötig.

Alle Blutentnahmen müssen wegen der eintretenden Blutgerinnung schnell ausgeführt werden, wobei jeweils für spezielle Zwecke der Zusatz von gerinnungshemmenden Mitteln erforderlich ist (z. B. Natrium citricum 3,8%ig, Natriumoxalat, Hirudin, Heparin u. a.), oder aber durch 10 Minuten langes Schütteln mit Glasperlen eine Defibrinierung erzielt wird.

Für *sterile Blutentnahmen* zur weiteren bakteriologischen Untersuchung empfiehlt sich die Benutzung der Venülen (Gebrauchsanweisung inliegend), bei großen Blutentnahmen für Transportzwecke empfiehlt sich zur Konservierung Novotrans

(= Thiosulfat), Thio-Vetren (Thiosulfat, Glukose und Vetren = Heparin) oder nach Schilling Glukosezitrat (5,0 Natrium citricum purissimum, 40,0 Glukose und Aq. dest. ad 1000) zu gleichen Mengen mit Blut. Diese Mischung ist – kühl aufbewahrt – etwa 14 Tage haltbar.

Aderlaß s. u.

b) Hämoglobinbestimmung

Prinzip: Das Hämoglobin wird durch Salzsäure in das farbbeständige salzsaure Hämatin übergeführt und dann so lange mit Aq. dest. verdünnt, bis die Farbe in dem Untersuchungsröhrchen der beiderseitigen Vergleichsfarbe entspricht.

Reagenzien: $^1/_{10}$ n-Salzsäure – Aq. dest.

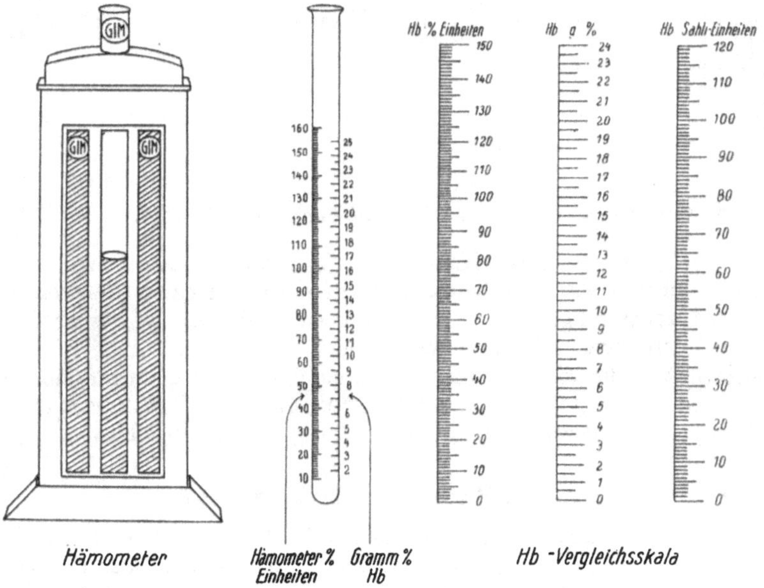

Abb. 61. Hämometer und Hämoglobinwertskalen

Ausführung: In das Hb-Untersuchungsröhrchen wird bis zur Marke $^1/_{10}$ n-Salz säure gegeben. Sodann wird von dem Patienten nach Einstich mit der Kapillarpipette (s. Abb. 63) genau 20 ccm Blut aufgesogen und nach gutem äußerem Abwischen der Pipettenspitze unter mehrmaligem Aufziehen und Wiederausblasen in die Salzsäurelösung ausgeblasen. Nach 5 Minuten langem Abwarten (s. Abb. 62) – eine Zeit, in der sich etwa 93% des Hämoglobins in salzsaures Hämatin umgewandelt haben – wird nun tropfenweise so lange Aq. dest. hinzugegeben, bis nach Umrühren (mit Glasstäbchen) eine völlige Farbgleichheit mit den Vergleichsstäben entsteht. Hierauf wird die Höhe der Flüssigkeitssäule abgelesen; der abgelesene Wert entspricht direkt dem Hämoglobingehalt. Die Rückseite des Hämometers (s. Abb. 61) besitzt eine Milchglasscheibe, um für die Untersuchung nur diffuses und gleichmäßig verteiltes Licht durchzulassen.

Bewertung: Normalwert für Männer	14–18 g/100 ccm Blut	= 90–110%
Frauen	13–16,5 g/100 ccm Blut	= 80–100%
(*bei Neugeborenen*	16–24 g/100 ccm Blut	= 100–150%)

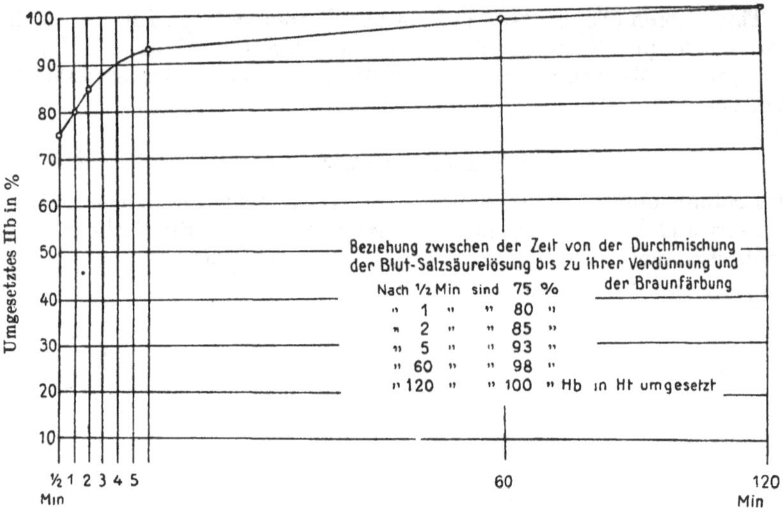

Abb. 62. Hämatinbildung bei der Hb-Bestimmung (nach SCHULTEN)

Es empfiehlt sich, stets nur geeichte Geräte (am besten GIM = Gesellschaft für Innere Medizin) zu verwenden mit farbkonstanten Glasstäben an Stelle von farbinkonstanten Testlösungen. Wichtig ist vor allem auch, eine genaue Unterscheidung von Hämoglobin - Prozenteinheiten, die also in fester Relation zu den Hämoglobin-Grammprozenten stehen, von den heute nicht mehr üblichen Sahli-Einheiten zu treffen. Die einzelnen Unterschiede sind aus der obigen Umrechnungstafel zu ersehen (s. Abb. 61). Alle Werte werden heute nur als Hämoglobin-Prozenteinheiten angegeben.

Spezialgeräte für wissenschaftliche Hämoglobinbestimmungen sind in Deutschland das sog. *Hämoglobinometer nach* BÜRKER, das *Zeiß-Ikon-Hämometer* sowie das *Hämoglukophotkolorimeter*, letzteres gleichzeitig für Hämoglobin-, Blut- und Harnzuckerbestimmung.

c) Bestimmung des Färbeindex

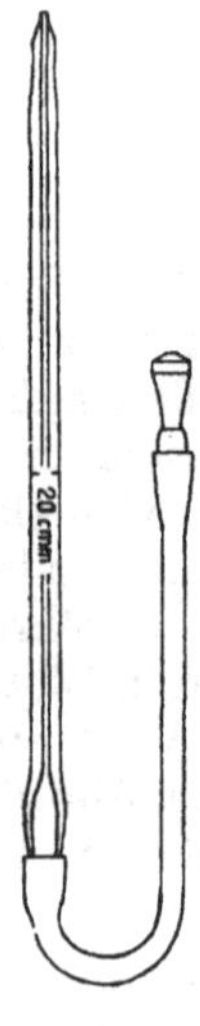

Abb. 63
Hb-Pipette

Der sog. Färbeindex ist ein Maß für die Größe der Hämoglobinbeladung der Erythrozyten. Der Färbeindex ist also eine Zahl, die sich aus dem Verhältnis des Quotienten des gesamten Hämoglobingehaltes und der zugehörigen Zahl der Erythrozyten zu dem Quotienten der entsprechenden normalen Zahlen ergibt. Normal ist ein Hämoglobingehalt von 100% und 5 Millionen Erythrozyten je cmm. Für dieses Verhältnis ist also der Färbeindex = 1,0.

Praktisch errechnet man den Färbeindex nach der Formel

$$\frac{\text{Hb (korr. Sahliwert)}}{2 \cdot \text{Ery (die beiden ersten Stellen der Erythrozytenzahl je cmm)}}$$

Beispiel: Hämoglobingehalt 65%, Erythrozytenzahl 3600000

$$\text{F. I.} = \frac{65}{2 \cdot 36} = 0{,}90$$

Normalwert 0,90–1,0.

Sehr leicht läßt sich der Färbeindex aus einer Tafel (nach Dr. RATIG und Prof. HITTMAIR, Herst. E. Leitz, Berlin) ablesen (s. Abb. 64). Man sucht den gefundenen Hb-Wert auf der Abszisse auf und geht auf der dazugehörigen Senkrechten nach oben bis zum Schnittpunkt mit der

Waagerechten der Gesamterythrozytenzahl. Der diesen Punkt schneidende Strahl gibt den Färbeindex an.

Bewertung: Anämien, deren Färbeindex kleiner als 1 ist, d. h. also etwa 0,85, bezeichnet man als hypochrom (z. B. Eisenmangel). Anämien, deren Färbeindex größer als 1 ist, bezeichnet man als hyperchrom (z. B. bei Perniziosa).

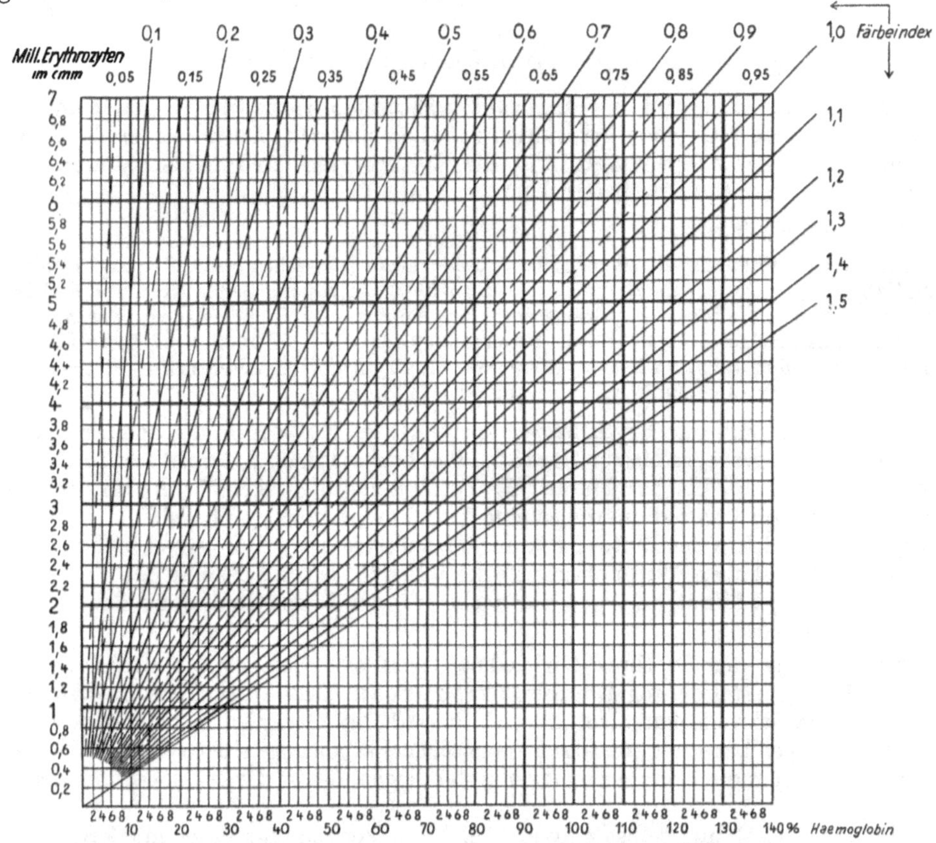

Abb. 64. Färbeindex (n. Dr. Ratig, DRGM. i. Fa. E. Leitz, Berlin)

Bestimmung der Färbekoeffizienten

Färbekoeffizient = Hb-Gehalt der einzelnen Erythrozyten in Mikromikrogramm (10^{-12} g).

Berechnung: $\frac{\text{g-\%}\ \text{Hb} \cdot 10}{\text{Ery (in Mill. pro cmm)}}$

Beispiel: $\frac{16 \cdot 10}{5} = 32$

Normalwerte: 28—36.

Bestimmung der Hb-Konzentration

Hb-Konz. = Hb-Menge in 100 ccm Ery

Berechnung: $\frac{\text{g-\%}\ \text{Hb} \cdot 100}{\text{Gesamtzellvolumen \%}}$

Beispiel:

$$\frac{16 \cdot 100}{45} = 35{,}5\,\text{g}$$

Normalwerte:	bei Erwachsenen	33–37 g
	bei Kindern	34–41 g
	bei Neugeborenen	45 g

d) Zählung der Erythrozyten, Leukozyten und Thrombozyten

Prinzip: Das Blut wird in einem ganz bestimmten Verhältnis verdünnt und in eine Zählkammer von genau bekanntem Volumen gebracht. Darin werden die Blutzellen mikroskopisch ausgezählt. Für die Erythrozyten- und Leukozytenzählung werden gesonderte Spezialpipetten benutzt.

Erythrozytenzählung.

Reagens: Verdünnungsflüssigkeit: Hayemsche Lösung bestehend aus Hydrarg. bichlor. 0,5, Natr. sulf. 5,0, Natr. chlorat. 1,0, Aq. dest. zu 100,0. In neuerer Zeit wurden weitere Verdünnungsflüssigkeiten für die Erythrozytenzählung empfohlen, z. B. mit folgender Zusammensetzung: Natriumchlorid 50,0, Acidum citricum 50,0, Aq. dest. ad 1000 ccm. Diese Lösung wird filtriert und in dunkler Flasche aufbewahrt. Die Erythrozyten halten sich 48 Stunden bei Zimmertemperatur, ohne die Form zu verändern.

Ausführung: Mit der Erythrozytenpipette (rotes Kügelchen im kolbigen Teil) wird aus der Fingerbeere bis zur Marke 0,5 (bei hochgradigen Anämien bis zur Marke 1,0) Blut und dann bis zur Marke 101 Verdünnungsflüssigkeit, d. h. Hayemsche Lösung aufgesogen, so daß man also eine Verdünnung von 1 : 200 (oder 1 : 100) erhält. Beim Aufziehen des Blutes ist streng darauf zu achten, daß keine Luftbläschen in die Pipette gelangen. Wenn bis zur Marke aufgefüllt ist, mischt man den Pipetteninhalt durch 1–2 Minuten langes Schütteln gut durch und läßt dann den ersten Tropfen ablaufen.

Zur Zählung der Erythrozyten bedient man sich der sog. Blutzählkammer (s. Abb. 65), am besten der sog. Doppelzählkammer nach NEUBAUER. Diese Zählkammer wird mit der Blutmischung gefüllt und hierauf das Deckglas fest angepreßt, so daß bei richtiger Lagerung die sog. Newtonschen Farbenringe sichtbar sind. Vor der Zählung läßt man die Kammer einige Minuten liegen, damit die Zellen sedimentieren können.

Für die Auszählung selbst empfiehlt sich die Verwendung einer mittleren Vergrößerung (besser schwaches Objektiv und starkes Okular), um dann zuerst ein großes Quadrat einzustellen und die Erythrozyten, die in jedem kleinen Quadrat liegen, entsprechend der BÜRKERschen Regel auszuzählen, d. h. man zählt alle frei im Quadrat liegenden Zellen und alle, welche die obere und rechte Kante decken oder

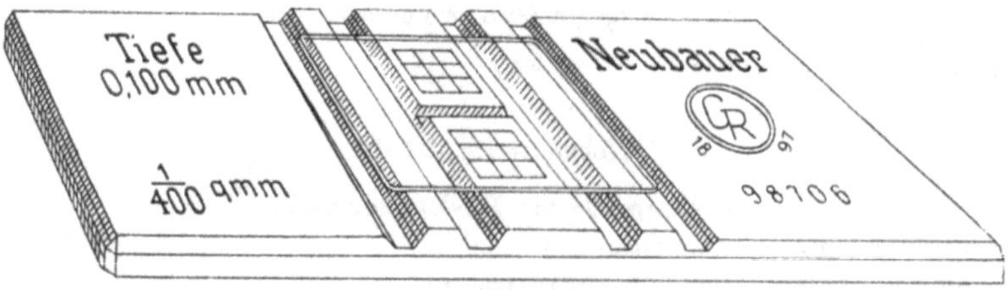

Abb. 65. Doppel-Blutzählkammer (n. NEUBAUER)

von innen oder außen berühren (s. Abb. 67). Nicht mitzurechnen sind die Zellen, die zugleich die obere und verlängerte linke und die rechte verlängerte untere Kante dekken oder berühren.

Insgesamt werden 80 kleine bzw. 5 große Quadrate ausgezählt, und zwar am besten mäanderförmig unter Vermeidung benachbarter Quadrate.

Gesucht wird die Zahl der Erythrozyten in 1 cmm Blut.

Für die Berechnung ergeben sich folgende Überlegungen:

Die Seitenlänge eines Quadrates beträgt $^1/_{20}$ mm, seine Fläche demnach $^1/_{400}$ qmm. Die Höhe der Blutschicht beträgt $^1/_{10}$ mm, also der Rauminhalt $^1/_{4000}$ cmm. In 1 cmm sind daher die Eryzahl eines Qudrates mal 4000 Erythrozyten enthalten.

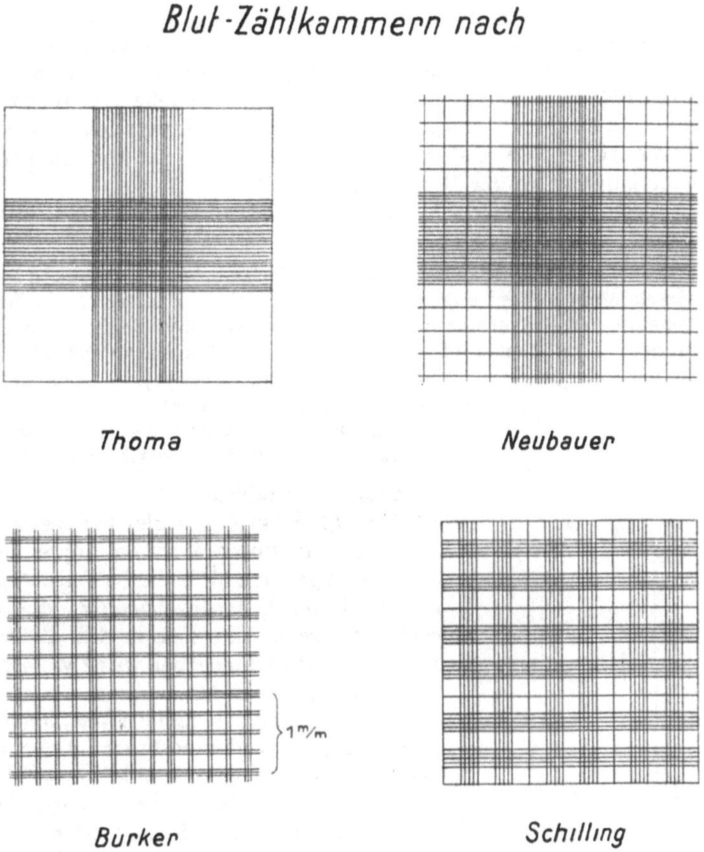

Abb. 66. Gebräuchlichste Blutzählkammermodelle

Demnach ergibt sich

$$\frac{\text{ZE} \cdot 4000 \cdot \text{Blutverdünnung (meist 200)}}{80 \cdot (= \text{Zahl der gezählten kleinsten Quadrate})}$$

ZE = Gesamtzahl der in den kleinen Quadraten gezählten Erythrozyten.

Beispiel: Blutverdünnung 1:200. Im 80 kl. Quadraten (= 5 Gruppenquadrate) werden insgesamt 360 Ery gezählt, d. h. in einem kleinen Quadrat von $^1/_{4000}$ cmm sind dann $\frac{360}{80} = 4{,}5$ Ery.

Umgerechnet auf 1 cmm sind dann $4{,}5 \cdot 4000 = 18000 \cdot$ der Blutverdünnung von $1:200 = 3600000$ Ery oder

$$\frac{360 \cdot 4000 \cdot 200}{80} = 3600000 \text{ Erythrozyten}$$

Normalwerte für Männer 4,5–5,5 Mill./*cmm* Erythrozyten

Normalwerte für Frauen 4,0 –5,0 Mill./*cmm* Erythrozyten.

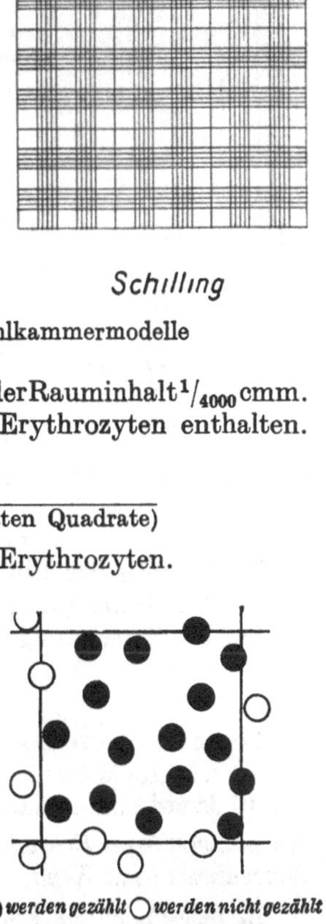

Abb. 67. Zellzählmethode

Die Erythrozytenzahlen sind von der Nahrung praktisch unabhängig. Bei Muskelarbeit, Erregung und Aufenthalt im Hochgebirge kommen hohe Normalwerte vor. Klima, Alter und Schwangerschaft beeinflussen die Erythrozytenzahlen deutlich.

Die Netzeinteilungen der verschiedenen Modelle von Blutkammern (s. Abb. 66), wie z. B. nach NEUBAUER, TÜRK, BÜRKER, SCHILLING und BRÄUER, stellen Modifikationen der Thomakammer dar, wobei sich für kombinierte Zählungen die Neubauerkammer großer Beliebtheit erfreut.

Auch besondere Zählapparate nach METZ u. a. bieten individuell verschieden bewertete Erleichterungen.

Es sei bemerkt, daß sich mannigfache Fehler bei der Bestimmung der Erythrozytenzahl entwickeln können. Hierbei handelt es sich einmal um rein technische Irrtümer, d. h. fehlerhafte Apparate und Reagenzien, zweitens um technisch-physiologische Irrtümer, z. B. durch Hyperämisierung des Fingers infolge der Massage, Kapillarreflexe durch Punktionsinstrumente usw. und schließlich um die sog. physiologische Variation. Bekanntlich ändert sich die Erythrozytenkonzentration bei Flüssigkeitsaufnahme, Arbeit und Körperhaltung und daneben auch durch Alter, Schwangerschaft und die verschiedenen Jahreszeiten.

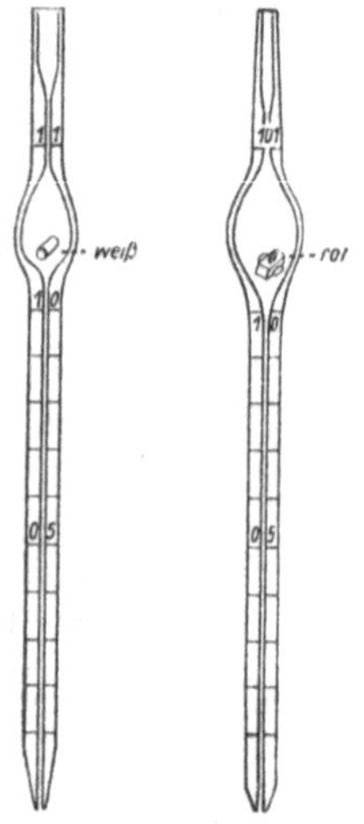

Leukozyten- Erytrozyten Pipette

Abb. 68

Leukozytenzählung.

Prinzip: Sie erfolgt in gleicher Weise wie die Erythrozytenzählung, nur unter Verwendung einer Leukozytenpipette (weißes Kügelchen im kolbigen Teil). Als Verdünnungsflüssigkeit wird hier Essigsäure benutzt, die die Erythrozyten zerstört, während die Kerne der Leukozyten (wenn noch Gentianaviolett zugegeben wird) violett gefärbt und dadurch besser sichtbar werden.

Reagens: Verdünnungsflüssigkeit: 3%ige Essigsäure oder Türksche Lösung (= Acidum aceticum 3,0, Aq. dest. 300,0, 1%ige wässerige Gentianaviolettlösung 3,0).

Ausführung: Man saugt mit der Leukozytenpipette bis zur Marke 1 Blut auf und sodann bis zur Marke 11 Verdünnungsflüssigkeit, d. h. man erhält eine Verdünnung von 1 : 10. Bei Leukämien nehme man besser eine Verdünnung von 1 : 100. Das Gemisch wird gut durchgeschüttelt. Man läßt es einige Minuten liegen. Vor dem Einfüllen in die Zählkammer wird erneut geschüttelt, der erste Tropfen verworfen und dann die Kammer in der gleichen Weise gefüllt wie bei den Erythrozyten.

Für die Auszählung benutzt man am besten 4 große Quadrate der Neubauerschen Kammer bei kleiner Vergrößerung. Jedes der 4 großen Quadrate ist $1 \cdot 1$ mm = 1 qmm groß. Die Höhe der Blutschicht beträgt $^1/_{10}$ mm, so daß das Gesamtvolumen eines großen Quadrates $^1/_{10}$ cmm beträgt.

Für die Berechnung der Leukozytenzahl ergibt sich demnach

$$\frac{\text{ZL} \cdot 10 \cdot \text{Verdünnung}}{4 \cdot (= \text{Zahl der großen Quadrate})}$$

Beispiel: Blutverdünnung 1 : 10. In 4 großen Quadraten finden sich 280 Leukozyten, d. h. im Mittel 70 Leukozyten in einem Quadrat, d. h. in $^1/_{10}$ qmm. In 1 qmm der Blutverdünnung sind demnach $70 \cdot 10 \cdot 10 = 7000$ Leukozyten enthalten.

Normalwert beim Erwachsenen: 5000– 8000 Leukozyten je cmm,
Normalwert beim Kind: 5000–15000 Leukozyten je cmm.

Es besteht eine starke Abhängigkeit von der Tageszeit und der evtl. Nahrungsaufnahme, daher ist die Leukozytenbestimmung nur morgens nüchtern auszuführen.

Neuerdings wird auch das Elektrohämoskop nach LOESCHKE und WEVER der Fa. Hellige (Freiburg i. Br.), das auf einem photoelektrischen Bestimmungsprinzip beruht, benutzt.

Zählung der Thrombozyten nach Fonio:

Nachdem die Fingerbeere oder das Ohrläppchen mit Äther entfettet wurden, bringt man einen Tropfen 14%ige Magnesiumsulfatlösung darauf und macht durch diesen Tropfen einen Einstich in die Haut. Man läßt nun wenig Blut in das Magnesiumsulfat fließen und bringt das Gemisch auf den Objektträger, mischt mit einem Glasstäbchen weiter gut durch und fertigt von diesem Gemisch Blutausstriche an. Nachdem die Präparate getrocknet sind, färbt man nach MAY-GRÜNWALD (s. u.) 1–1,5 Minuten, darauf 5 Minuten Wasser und dann 20 Minuten mit verdünnter Giemsalösung (1 Tropfen Giemsa auf 1 ccm Wasser vor der Färbung frisch verdünnen). Nun spült man mit Aq. dest. ab, läßt trocknen und zählt mit der Ölimmersion aus.

Gezählt wird die Zahl der Thrombozyten, die auf 1000 Erythrozyten kommen. Am einfachsten erfolgt die Zählung mit einer quadratischen Papp- oder Papierblende, die man in das Okular einlegt.

Berechnung: Der Kranke hat 4,2 Mill. Erythrozyten. Bei der Thrombozytenzählung findet man auf 1000 Erythrozyten 62 Thrombozyten, so daß sich für 4,2 Mill. Erythrozyten

$$62 \cdot 4200 = 256400 \text{ Thrombozyten}$$

ergeben.

Normalwerte: 200000–350000 Thrombozyten/cmm.

Bei den verschiedenen Testmethoden bestehen große Unterschiede neben starken individuellen Schwankungen.

Thrombozytenzählung nach Blacher.

Nach dieser Methode liegen die Thrombozytenwerte durchschnittlich um 20–30% höher als die Werte nach der Fonioschen Methode.

Reagens: 0,55%iges Natr.-Zitrat in physiol. Kochsalzlösung, May-Grünwald-Farblösung, Giemsa-Farblösung, Aq. dest.

Ausführung: Mit einer normalen Leukozytenpipette wird obige Zitratkochsalzlösung aufgesaugt und durchgespült, zuletzt dann bis zur Marke 1 aufgesogen und auf einen gut entfetteten Objektträger ausgeblasen. Darauf wird beim Patienten in die seitliche Fingerkuppe eingestochen und der 3., 4. Bluttropfen mit der gleichen Pipette bis zum 2. Teilstrich aufgezogen. Sodann wird das Blut unter Eintauchen der Pipettenspitze in die Zitratlösung auf den Objektträger entleert. Durch leichtes Anheben der Pipette gelingt es, durch leichtes Blasen auf das Blutzitratgemisch dieses zu durchmischen. Hierauf fertigt man einen normalen Blutausstrich an, den man lufttrocknen läßt. Sodann erfolgt Färbung mit unverdünnter May-Grünwald-Lösung $1^1/_2$ Minute, anschließend $1^1/_2$ Minute nach Zusatz der gleichen Menge Aq. dest. Hierauf wird der Farbstoff abgespült und 20 Minuten mit Giemsalösung (12 Tropfen auf 10 ccm Wasser) nachgefärbt.

Thrombozytenzählung nach Thomsen.

4,5 ccm Blut werden mit 0,5 ccm 10%iger Natriumzitratlösung gemischt. Man läßt die Mischung etwa eine Stunde in einem graduierten Röhrchen sedimentieren, entnimmt mit einer Leukozytenpipette aus der blutkörperfreien Plasmaschicht und verdünnt auf das Zwanzigfache mit einer 0,9%igen NaCl-Lösung, die 2‰ Formalin und etwas Brillantkresylblau enthält. Die gefüllte Zählkammer wird erst nach einer Stunde ausgezählt, da die Plättchen sedimentieren sollen.

Berechnung: Man multipliziert den Wert von einem kleinen Quadrat der Zählkammer mit dem der Erythrozytensäule entsprechenden Faktor (nach ½stündigem scharfem Zentrifugieren), weiter multipliziert man mit 20 (entsprechend der Verdünnung von 1 : 20).

Beispiel: Thrombopenie. Ganze Zählkammer: 14 Thromb. (400 kl. Quadrate).
(Erythr.-Säule: 0,9 ccm)
1 Quadrat = 14 : 400 = 0,035
0,035 · 3684
128,940 · 20 (Verdünnung)
2578,80 = 2578 Thromb.

Höhe der Erythrozytensäule	Durchschnittszahl der Plättchen im kleinen Quadrat der Zählkammer zu multiplizieren mit:
3,0 ccm	1911
2,9 ccm	1996
2,8 ccm	2080
2,7 ccm	2164
2,6 ccm	2249
2,5 ccm	2333
2,4 ccm	2418
2,3 ccm	2502
2,2 ccm	2587
2,1 ccm	2671
2,0 ccm	2756
1,9 ccm	2840
1,8 ccm	2924
1,7 ccm	3009
1,6 ccm	3093
1,5 ccm	3178
1,4 ccm	3262
1,3 ccm	3347
1,2 ccm	3431
1,1 ccm	3516
1,0 ccm	3600
0,9 ccm	3684
0,8 ccm	3769
0,7 ccm	3853
0,6 ccm	3938
0,5 ccm	4022
0,4 ccm	4107

Normalwerte: 150000–300000

Retikulozytenfärbung

Als Ausdruck der Knochenmarksregenerationsfähigkeit speziell bei der Leberbehandlung der Perniziosa ist es von großer Bedeutung, die Retikulozyten zu zählen, die normalerweise 3–15% der Erythrozyten betragen. Fehlt bei der Leberbehandlung die sog. „Retikulozytenkrise", so ist die Ansprechbarkeit auf das Leberpräparat schlecht bzw. die Regenerationsfähigkeit des Knochenmarkes gering. Die gebräuchlichen Färbemethoden sind die Retikulozytenfärbung nach Holboll oder nach Wolfer-Schudel (s. S. 193 u. 194).

Reinigung der Blutpipetten und Zählkammern nach dem Gebrauch

Nach Beendigung des Zählaktes werden die Pipetten von der Blutausschwemmung durch Ausblasen gereinigt und sodann Wasser durchgesaugt. Hierauf wird Alkohol und schließlich Äther nachgesaugt. Sehr zweckmäßig ist bei dieser Reinigungsprozedur die Zuhilfenahme der Wasserstrahlpumpe, wobei man zweckmäßigerweise am kapillären Ende den Saugschlauch anschließt.

Die Blutzählkammern werden nach dem Gebrauch einfach mit Aq. dest. abgewaschen und sodann trockengerieben. Hierbei ist die Verwendung von Alkohol und Äther nicht zu empfehlen, da sonst die aufgeklebten Teile abgelöst werden.

e) Blutausstrich

Voraussetzung für das Erhalten einwandfreier Blutausstrichpräparate ist, daß nur reines Glasmaterial verwendet wird. Die Objektträger sollen nach Möglichkeit 24 Stunden in 10%iger Kalilauge oder in Chromschwefelsäure liegen, dann in fließendem Wasser gewässert werden und schließlich mit Alkohol und Äther entfettet und mit einem Leinenläppchen getrocknet werden. Nach Reinigung sind die Gläser nur an der Kante oder noch besser nur mit der Pinzette anzufassen.

Deckglasmethode.

Man hebt einen mittelgroßen Bluttropfen mit der Mitte des Deckgläschens ab, und zwar so, daß die Haut bzw. die kleine Wundfläche nicht berührt wird. Wenn das Deckgläschen durch die ausstrahlende Hautwärme mit Wasserdampf beschlägt, so warte man bis zum Verschwinden des Hauches. Auf den abgehobenen Bluttropfen wird nun ein zweites Deckgläschen (u. U. über Eck) gelegt, wodurch das Blut in dünner Schicht auseinander läuft (s. Abb. 69). Kurz bevor die sich verlangsamende Ausbreitungsbewegung zum Stillstand gekommen ist, werden beide Gläschen gleichmäßig horizontal auseinandergezogen. Sodann läßt man lufttrocknen und schließt die entsprechende Färbung an. Der Vorteil der Deckglasmethode ist, daß man eine gleichmäßige Verteilung und wenig zerdrückte Zellen erhält.

Objektträgermethode.

Nach Entfernung der ersten beiden Bluttropfen wird der saubere und gut entfettete Objektträger so mit dem nächsten hervorquellenden Bluttropfen in Berührung gebracht, daß ein etwa kleinlinsengroßer Bluttropfen 1–2 cm von der Schmalseite des Objektträgers haftenbleibt. Nun legt man den Objektträger auf eine feste Unterlage oder nimmt ihn zwischen Daumen und Zeigefinger (s. Abb. 70) und setzt entweder mit einem Deckgläschen oder einem zweiten Objektträger mit geschliffener Kante etwa im Winkel von 45° auf den Ausstrichobjektträger auf. Die erste Bewegung besteht im Heranführen des Ausstrichglases an den Bluttropfen, der sich sofort ausbreitet. Nach dieser Heranführbewegung wird in entgegengesetzter Richtung das Ausstreichen ausgeführt, ohne den angesetzten Winkel zu verändern oder mit der geschliffenen Kante die Breitseite des Objektträgers zu berühren. Alle diese Bewegungen müssen schnell und mit leichter Hand ausgeführt werden und sind eine wichtige Vorbedingung für hämatologisches Arbeiten. Der Nachteil der Objektträgermethode ist, daß man relativ viel zerdrückte Zellen und eine stärkere Verteilung der Leukozyten am Rande erhält. Der Tropfen hat die richtige Größe, wenn der Ausstrich das andere Ende des Objektträgers nicht erreicht. Wie in Abb. 71 gezeigt, können sich gelegentlich sog. „Wirbelfahnen“ beim Ausstrich zeigen, die vor allem bei ent-

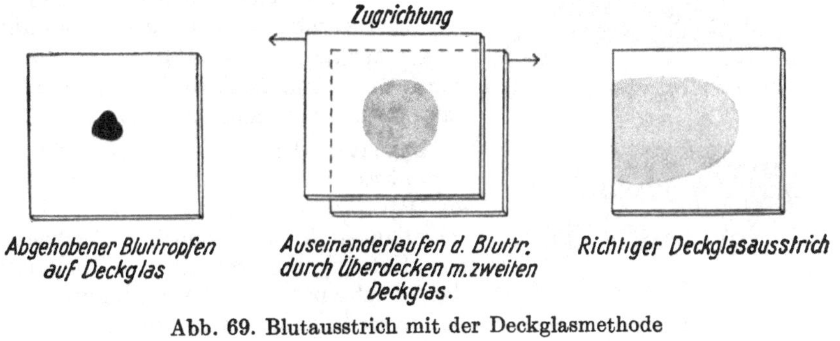

Abb. 69. Blutausstrich mit der Deckglasmethode

zündlichen Erkrankungen vorkommen und auf eine Globulinvermehrung im Blute hindeuten. Auf einem schlecht entfetteten Objektträger haftet das ausgestrichene Blut nicht, es resultieren dann zahlreiche Fleckenbildungen, die die Auszählung beeinträchtigen. Ein schlechter, weil eben zu dicker und randständiger Ausstrich erschwert gleichfalls die Differenzierung und Färbung.

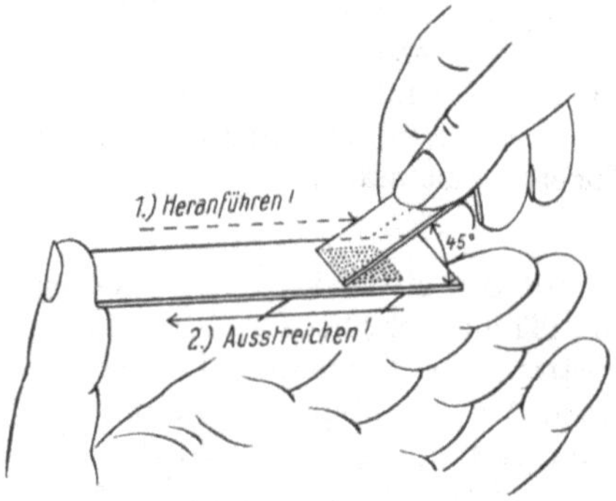

Abb. 70. Blutausstrich nach der Objektträgermethode

Trocknen: Nach Beendigung des Ausstriches läßt man diesen in staubfreier Luft trocknen, indem man am besten den Objektträger an der Kante anfaßt und einige Male in der Luft hin und her schwingt, bis der durchsichtige feuchte Glanz verschwunden ist. Zu langsam getrocknete Präparate sind ungeeignet, da in den Blutzellen starke Schrumpfungserscheinungen auftreten.

Gefahren und Fehlerquellen der Blutausstriche:

1. Ungenügende Reinigung der benutzten Gläser, u. U. auch noch durch anhaftende Säure- oder Alkalireinigungsmittel.

2. Ungenügende Entfettung durch Alkohol-Äther-Behandlung, wodurch Löcher im Ausstrich entstehen (s. Abb. 71).

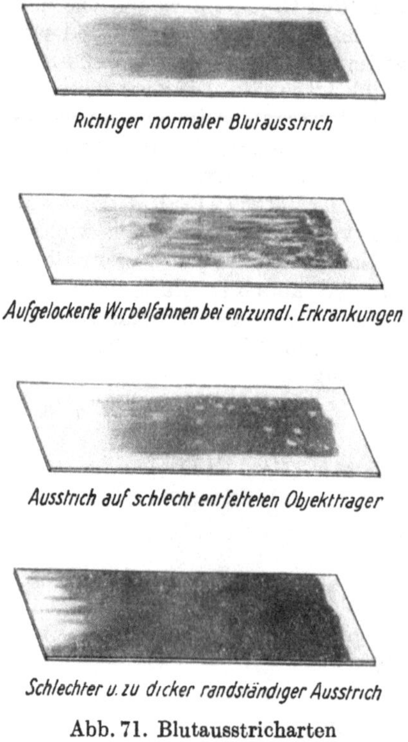

Abb. 71. Blutausstricharten

3. Ungeschicktes Anfassen und dadurch Verunreinigungen durch Schweiß- oder Hautfett sowohl des Untersuchers wie des Untersuchten.

4. Wärmeabschlag der Haut muß erst verschwinden.

5. Vorsicht vor Quetschpräparaten (mit Ausnahme der Endothelzellenprobe bei Endocarditis lenta).

6. Störungen des Ausstrichs durch Blutgerinnung.

7. Unrichtig ausgeführte Ausstriche haben lange und z. T. abgerissene Streifen (Endfahnen, die u. U. durch Benutzung eines ungeschliffenen Ausstrichglases hervorgerufen sind).

8. Zu langsames, ungleichmäßiges oder zu kräftiges Ausstreichen mit Zellzerreißungen.

9. Je kleiner der Winkel der Ausstrichkante über dem Bluttropfen ist, desto dünner ist der Ausstrich, und umgekehrt.

Beachte: Bei entzündlichen Erkrankungen kommt es offenbar durch den Gehalt des Blutes an Paraproteinen mit Albumin-Globulinverschiebungen infolge schnellen Auskoagulierens zur Entwicklung von sog. Wirbelfahnen, die dem Geübten bereits das Vorliegen von krankhaften Bedingungen ankündigen.

Aufbewahrung von Blutausstrichen.

Blutausstriche dürfen nicht unbedeckt an der Luft herumliegen, sondern müssen vor Staub, Nässe, Fliegen u. a. Insekten geschützt sein. Am besten bewahrt man die Ausstriche nach entsprechender Signierung in speziellen Blutausstrichmappen auf oder hüllt sie in Papier ein. In entsprechend zubereiteten kleinen Kästchen können sie auch postalisch versandt werden.

Färbungen von Blutausstrichen.

Allgemeines: Will man einen gutgefärbten Blutausstrich herstellen, so achte man auf die Verwendung von Qualitätsfarbstoffen, die nur in reinen Gefäßen gut gelöst, filtriert usw. sind (z. B. Grübler, Hollborn, Leipzig; Merck, Darmstadt u. a.). Aus Farbstammlösungen werden jeweils die Gebrauchslösungen hergestellt. Zur Färbung von Blutausstrichen bedient man sich fast stets verschiedener Gemische von sauren (eosinen) und von basischen Farbstoffen (Methylenblau u. a.). Durch verschiedenes färberisches Verhalten wird so eine Zelldifferenzierung erzielt, wobei das Färbeergebnis je nach dem entsprechenden Farbstoff ganz verschieden sein kann.

Zur Färbung selbst empfiehlt sich die Aufstellung einer großen Flasche mit Aq. dest. auf ein Wandbord, aus dieser kann durch Heberwirkung mittels Gummischlauch und Schlauchklemme reinstes Aq. dest. für die wechselnden Spülungen entnommen werden. Der zu färbende Objektträger wird am besten auf eine Färbebank über eine Spülwanne gelegt, die nach Möglichkeit in unmittelbarer Nähe einer Wasserleitung mit Ausguß sein soll. Für die Fixierung und die verschiedenen Farbprozeduren empfehlen sich die verschiedenen zudeckbaren Färbekästen, vor allem um ein zu starkes Verdunsten von Alkohol und Farblösungen zu vermeiden.

Zur Färbung selbst dürfen nur vollkommen lufttrockene und staubfreie Präparate verwandt werden, um störende Niederschläge zu vermeiden, ferner muß der ganze Objektträger mit Farbstoff bedeckt sein. Die verwendeten Farblösungen müssen filtriert sein, sofern es sich nicht um spezielle Markenprodukte handelt.

Für die Blutausstriche haben sich nachfolgend aufgeführte Färbemethoden bestens bewährt (s. Übersicht S. 191).

f) Herstellung und Färbung des „Dicken Tropfens"

Dicke Bluttropfen, d. h. dickere Blutschichten als beim Ausstrichverfahren, haben sich seit jeher zur Untersuchung auf Blutparasiten (z. B. Malaria, Spirochäten, Trypanosomen, Filarien) bewährt, da durch Auslaugen des deckenden Hämoglobinfarbstoffes das

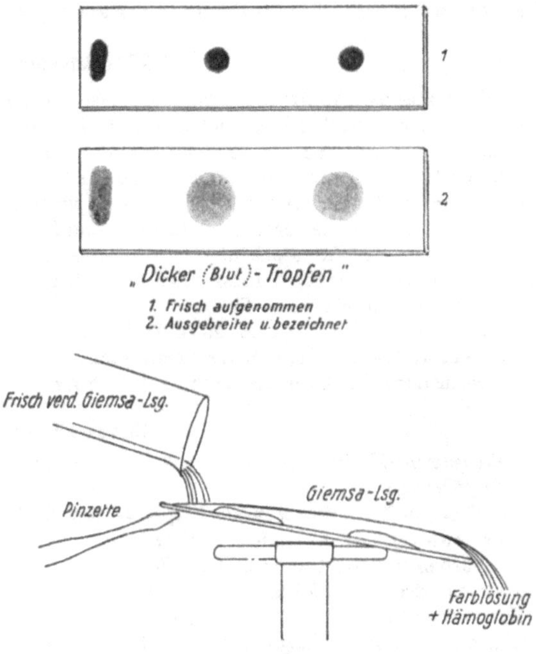

Abb. 72. Wechsel der Farblösung beim Dicken Tropfen (n. SCHILLING)

mikroskopische Übersichtsfeld stark vergrößert wird. In jedem Falle empfiehlt es sich aber, parallel hierzu einen dünnen Blutausstrich anzufertigen.

Technik: Auf einen sauberen und fettfreien Objektträger werden im Fieberanstieg unter Verwerfen der ersten Bluttropfen 2 große Tropfen Blut gegeben und auf etwa Zehnpfennigstückgröße mit einem Skalpell ausgebreitet. Sodann werden diese Bluttropfen bei Zimmertemperatur (Schutz vor Fliegen!) oder im Brutschrank trocknen gelassen. Ist die Blutschicht zu dick, so springt sie leicht nach dem Trocknen ab oder färbt sich schlecht. SCHILLING empfiehlt noch einen 3. Tropfen Blut, in den man den Namen oder die Nummer einschreibt (s. Abb. 72).

Die Färbung der Dicken Tropfen erfolgt in den lufttrockenen Präparaten unfixiert mit stets frisch zubereiteter Giemsa-Lösung, die man am besten aus einer Original-Giemsa-Lösung durch Verdünnung im Verhältnis 1 : 10 herstellt, um auf diese Weise eine gute Hämolyse in der trockenen Blutschicht zu erzielen. Wichtig ist, daß nur bestes neutrales Aq. dest. (also keine Säure oder kein Alkali) verwendet werden.

Nach 2—3 Minuten beginnt das Hämoglobin sich abzulösen, man spült dann mit Farblösung so lange nach (am besten nach SCHILLINGs Vorschlag, wie auf Abbildung 72), bis alles Hämoglobin entfernt ist und der Dicke Tropfen nunmehr grauweiß aussieht. Sodann wird 30 Minuten mit verdünnter Giemsa-Lösung nachgefärbt. Das Abspülen erfolgt durch gelindes seitliches Nachgießen von Aq. dest. Vorsicht vor zu starkem Spülen wegen der Gefahr des Wegschwimmens, da die Präparate nicht fixiert sind! Richtig gefärbte Präparate zeigen einen rötlichvioletten Farbton. Man läßt angelehnt trocknen und betrachtet die Präparate mit Ölimmersion.

Klinische Bemerkung: Im Dicken Tropfen finden sich bekanntlich nur die Leukozyten und Thrombozyten, da die Erythrozyten durch die hämolysierenden Maßnahmen sehr weitgehend weggelöst sind. Auch die Leukozyten erscheinen deformiert, die Thrombozyten können leicht mit Malariaplasmodien verwechselt werden.

g) Färbemethoden

Allgemeines zur Färbetechnik: Zum Erzielen einer färberisch optimalen Blutzellfärbung ist der p_H-Wert der Farblösung und des zum Verdünnen benutzten destillierten Wassers zu berücksichtigen. Je nach der Herstellungsart des destillierten Wassers kann dieses entweder zu alkalisch oder zu sauer reagieren und somit den Färbeeffekt beeinträchtigen. Eine entsprechende p_H-Bestimmung im Aq. dest. ist daher ebenso wie eine sog. Probefärbung anzuraten. Dies gilt um so mehr, als auch die verschiedenen Blut- und Knochenmarkausstriche oft eine verschiedene Alkaleszenz zeigen. Für die Blutfärbung werden fast ausschließlich Anilinfarbstoffe benutzt, die nach Ehrlich wie folgt unterschieden werden:

1. Saure Farbstoffe, z. B. Eosin.
2. Basische Farbstoffe, z. B. Methylenblau.
3. Neutrale Farbstoffe, z. B. eosinsaures Methylenblau (nach Jenner, May-Grünwald) und eosinsaures Methylenazurblau nach Giemsa.

Giemsa-Färbung

Reagenzien: Methylalkohol, Giemsa-Stammlösung.

Ausführung:

1. Fixation der lufttrockenen Präparate mit Methylalkohol, 5 Minuten. Verdünnung mit Wasser muß vermieden werden. Lufttrocknen.

2. Färben mit frisch hergestellter Verdünnung von 10 Tropfen Giemsa-Lösung auf 10 ccm Wasser, mindestens 15 Minuten färben, sodann den Ausstrich abspülen und durch Schwenken in destilliertem oder mit Essigsäure schwach angesäuertem Wasser vorsichtig differenzieren. Trocknen in vertikaler Lage bei Zimmertemperatur.

Zur Vermeidung von fehlerhaften Färbeergebnissen wird empfohlen, folgende Vorschriften zu beachten:

Übersicht über die hämatologischen Färbemethoden

Färbemethode	geeignete Färbung für	Färbeergebnis
Giemsa	Panoptische Färbungen für allgemeine Blutuntersuchungen	Plasma: basophil = blau b. Lympho-, Plasmozyten u. Mon., azidophil = rosa b. reifen Baso-, Eos- und Neutrophilen
Pappenheim = komb. May-Grünwald-Giemsa		Kerne rötl.-violett, Plasma d. lymphoiden Zellen lichtblau, lymphoide Azurkörnelung purpurrot. Myeloische Azurgranula = viol.-bräunl. Basoph. Punktierung d. Ery kobaltblau
Peroxydasereaktion (Indophenol-Blau)	Unterscheidung von granulierten und nicht granulierten Zellen	Myeloblasten, Myelozyten, Leukozyten erscheinen deutlich blau gefärbt. Die lymphozyt. Zellen bleiben ungefärbt
Peroxydasereaktion n. GRAHAM-KNOLL (Benzidin)	s. o.	Bei pos. Reaktion = gelbgrüne bis braune Granula von den Promyelozyten an bis zu den reifen Leuko, z. T. auch Mono. Negativ sind Myelobl., ein T. d. Mono u. Baso, alle Lympho und Plasmazellen
Methylgrün-Pyronin	Plasmazellen	Plasma d. Plasmazellen leuchtendrot, Kerne blaugrün. Plasma d. Retikulumz. nur blaßrosa, daher Unterscheidungsmerkmal
Manson	basophil Getüpfelte bes. bei Bleivergiftung	Ery hellgrünl.-blau, basoph. Granula blauschwarz
Vitalfärbung m. Brillant-Kresylbl. n. WOLFER-SCHUDEL	Retikulozyten bzw. Proerythrozyten	Ery grünblau, die Subst.granulo filamentosa dunkelblau
Toluidinblau n. UNDRITZ	Basophile Leukozyten	Rotviolette Granula b. Basophilen
Phloxinfärbung der Eosinophilen	Eosinophile	Eosinophile = kirschrot. Untergrund zartrosa
Nilblausulfat	Heinzsche Innenkörper	Gelbl.-blaue Ery u. dunkelbl. Heinz-Körper
Nuklealreaktion n. FEULGEN	z. Untersch. v. jugendl. ribonukleinsäurereichen Kernen v. alten thymonukleinsäurereichen Kernen	Ribonukleinsäurereiche jugendl. Kerne = hellrosa, thymonukleinsäurereiche alte Kerne = tief dunkelrot
Berliner Blau-Reaktion n. GRÜNEBERG	zum Nachweis von Siderozyten	Eisenteilchen in Ery blau, ebenso in eisenhaltigem Pigment, das z. B. Monozyten phagozytiert haben
Fettfärbung mit Sudan III. Romeis	Fettdarstellung im Mark	Fettzellen im Markstroma orangerot, gleichf. Eos u. Neutrophile, Mono nur teilw. Negativ sind Ery, Baso, Lympho, Plasmo, sowie Megakaryozyten u. Thrombozyten

Zur Verdünnung der Farblösung ist stets nur frisch destilliertes oder ausgekochtes destilliertes Wasser zu verwenden, da es CO_2-frei sein muß. Weiterhin ist wichtig, den Säuregrad der Lösung genau zu beachten, da saure Lösungen die Eosinwirkung steigern und die Azurmetachromasie aufheben. Alkalische Lösungen verstärken andererseits die Azurmetachromasie und beeinflussen in stärkeren Graden den Eosinton. Man hat daher versucht, ein gepuffertes Wasser für die Giemsa-Färbung zu verwenden. Optimal ist ein p_H von 7,2 (nach WEISE löst man 5,7 g sek. Natriumphosphat und 2,45 g Kaliumbiphosphat nach SÖRENSEN in ausgekochtem Wasser auf und füllt auf 5 Liter auf). Diese Verdünnungsflüssigkeit muß gegen Kohlensäurezutritt geschützt werden, das geschieht am besten durch ein aufgesetztes Natronkalkrohr. Auch die Stammfarblösung selbst ist stets gut verschlossen aufzubewahren.

Färbeergebnis:

Bei den Leukozyten zeigt sich ein basophiles, d. h. blaues, oder ein azidophiles, d. h. rosa Zytoplasma. Blau ist das Plasma bei reifen Lymphozyten, Plasmazellen und Monozyten, rosa bei reifen Basophilen, Eosinophilen und Neutrophilen. Die Neutrophilen zeigen meist keine plastische Granulation. Die Granulation der Basophilen ist durch den Färbeprozeß meist ausgewaschen.

Panoptische Färbung nach Pappenheim = kombinierte May-Grünwald-Giemsa-Färbung.

Die *Farbflüssigkeit* besteht aus Eosin-Methylenblau nach MAY-GRÜNWALD und Azur-Eosin-Methylenblau oder Panchrom.

Ausführung: 1. Mit Methylalkohol fixierte Ausstriche werden auf der Färbebank mit konz. Eosin-Methylenblau-Lösung nach MAY-GRÜNWALD übergossen. Dauer 3 Minuten.

2. Zugabe der gleichen Menge Aq. dest., Einwirkung 1 Minute.

3. Abgießen und nicht abspülen der verdünnten Farblösung.

4. Nachfärben mit Azur-Eosin-Methylenblau-Lösung nach GIEMSA (verdünnt 10—15 Tropfen auf 10 ccm Wasser), oder verdünnte Panchromlösung (15 Tropfen Panchrom auf 10 ccm neutrales Wasser). Einwirkung 15—20 Minuten.

5. Kräftiges Abspülen mit Aq. dest. und trocknen zwischen Fließpapier oder, wenn Zeit vorhanden, lufttrocknen.

Färbeergebnis: Kerne rötlichviolett, basophiles und azidophiles Plasma kann schwer unterschieden werden. Das Plasma der lymphoiden Zellen ist lichtblau, lymphoide Azurkörnelung leuchtend purpurrot, myeloische Azurkörnelung violett bis violettbräunlich, Neutralkörnelung bräunlich bis bläulichrosa, eosinophile Granula bräunlichorange bis ziegelrot, basophile Granula ultramarin mit Stich ins Violette. Erythrozyten rosa bis bräunlich, basophile Punktierung der Erythrozyten kräftig kobaltblau. Geeignet auch für Blutplättchen.

Peroxydasefärbung (Indophenolblau-Reaktion)

Prinzip: Die Granulozyten enthalten eine Peroxydase, die die Leukofarbstoffe zu Farbstoffen oxydiert.

Farblösung: Lösung I: 1%ige wässerige alkalische (1%ige Kalilauge) α-Naphthollösung, die vor Gebrauch filtriert werden muß, sonst aber lange haltbar ist. Lösung II: 1%ige wässerige Lösung von Dimethylparaphenylendiamin-Base oder -chlorhydrat, wobei letzteres wegen besserer Haltbarkeit zu empfehlen ist. Bei der Herstellung der Lösung nicht erwärmen. Die volle Färbekraft entwickelt sich erst nach 24—28 Stunden. Im Dunkeln aufbewahrt, ist die Lösung 3—4 Wochen haltbar.

Ausführung: 1. Fixierung des lufttrockenen Ausstriches in Formolalkohol (1 Teil 40%iges Formalin und 9 Teile Alkohol absol.). Einwirkung 2—4 Minuten, gut abspülen.

2. Ausstrich mit frisch filtrierter Lösung I übergießen, Einwirkung etwa 2 Minuten je nach Dicke, bis die Leukozyten deutlich blau gefärbt sind.

3. Abgießen, nicht abspülen.

4. Überschichten mit frisch filtrierter Lösung II, etwa 2 Minuten.

5. Vorsichtig abspülen und in Wasser oder unter Glyzerin oder Deckglas untersuchen.

Färbeergebnis: Myeloblasten, Myelozyten und Leukozyten erscheinen deutlich blau gefärbt. Die lymphozytären Zellen bleiben ungefärbt.

Weitere Methoden sind die Peroxydasefärbung nach GRAHAM-KNOLL, sowie die Peroxydasereaktion nach UNDRITZ in der Modifikation I für Monozyten und in der Modifikation II für eosinophile Zellen.

Peroxydasereaktion nach Graham-Knoll

Reagenzien: 10%iger Formalin-Alkohol (10 Teile Formalin 40%ig auf 90 Teile 96%igen Alkohol). — Peroxydasereagens: 1 Messerspitze Benzidin wird in 6 ccm 96%igem Alkohol aufgelöst und mit 4 ccm Wasser verdünnt. Zusatz von 0,02 ccm Wasserstoffsuperoxyd. Haltbarkeit verschlossen 5 Tage. — Giemsa-Stammlösung.

Ausführung: Die Präparate sollen nicht mehr als 1—2 Tage alt sein.

1. Fixieren der lufttrockenen Präparate genau 30 Sekunden in Formalin-Alkohol. Abspülen, feucht lassen.
2. Einwirkenlassen des Peroxydasereagens durch Einstellen in Küvetten 5 Minuten, sodann reichlich mit Leitungswasser abspülen, trocknen.
3. Färben wie bei der Giemsa-Färbung (s. o.), nur doppelt so lange Zeit oder Nachfärben nach Graham: 10% Anilinwasser, schütteln und filtrieren, davon 40 ccm versetzen mit 10 ccm gesättigter Thioninlösung in 75%igen Alkohol, damit 2 Minuten nachfärben. — Abspülen mit Leitungswasser, trocknen.

Färbeergebnis: Peroxydase positiv, d. h. gelbgrüne bis braune Körnelung im Plasma, sind Eosinophile und Neutrophile aller Stadien, vom Promyelozyt an, sowie ein Teil der Monozyten. Negativ sind Myeloblasten, Monoblasten, Promonozyten, ein Teil der Monozyten, ein großer Teil der Basophilen, alle Lymphozyten, Plasmazellen, Megakaryozyten, Thrombozyten und Erythrozyten. Bei Färbungen an Markausstrichen wird die Färbung gelegentlich durch Fett gestört.

Färbung mit Methylgrün-Pyronin

Die *Farblösung* besteht aus einer wässerigen Methylgrün-Pyronin-Lösung nach Pappenheim.

Ausführung: 1. Lufttrockene Ausstriche werden in Methylgrün-Pyronin 3—5—7 Minuten gefärbt.

2. Kurz in Aq. dest. abspülen.
3. Trocknen zwischen Fließpapier.

Färbeergebnis: Protoplasma der Plasmazellen leuchtend rot, ihre Kerne blaugrün gefärbt.

Manson-Färbung

Zum Nachweis basophil-punktierter Erythrozyten oder Malariaplasmodien.

Die *Farblösung* besteht aus Lösung I: Borsäure 2,0, Methylenblau puriss. 1,0, Aq. dest. 100,0. Diese Lösung ist längere Zeit haltbar.

Lösung II. Natr. hydr. 0,28 g und Aq. dest. 100,0.

Die Gebrauchslösung besteht aus 6 Tropfen Lösung I und 8 Tropfen Lösung II mit Aq. dest. auf 10 ccm aufgefüllt.

Ausführung: 1. Lufttrockenen Ausstrich in azetonfreiem Methylalkohol fixieren, 3 Minuten.

2. Lufttrocknen.
3. Färben mit obiger Gebrauchslösung, 5 Sekunden.
4. Abspülen mit Aq. dest.
5. Abtrocknen zwischen Fließpapier und lufttrocknen.

Färbeergebnis: Die Erythrozyten sind hellgrünlichblau, die basophile Granula ist blauschwarz. Sie kann wie ein zarter Staub den ganzen Erythrozyten bedecken oder als grobe Körnchen randständig erscheinen. Wenn in mehreren Gesichtsfeldern ein Blutkörperchen mit dunkelblauen Punkten sichtbar ist, so besteht sicher eine pathologische Vermehrung. Wenn in 50 Gesichtsfeldern mit durchschnittlich 250 Erythrozyten sich mehr als 1 Körnerzelle befindet (d. h. 100 granul. Ery auf 1 Mill. Ery), so wird der Befund als positiv bewertet, bei 1 granul. Erythrozyten in 10 Gesichtsfeldern als unbedingt beweisend für eine Bleivergiftung. Auch Malariaplasmodien erscheinen hell- bis dunkelgrünblau und ebenso Malariaringe mit oft dunkelblauen Körperchen.

Retikulozytenfärbung = Vitalfärbung

Methode nach Wolfer-Schudel.

Als *Farblösung* wird gebraucht eine 5%ige alkohol. Brillant-Kresylblau-Lösung.

Ausführung: 1. Alkohol. Brillant-Kresylblau-Lösung wird auf den Objektträger verteilt, lufttrocknen lassen.

2. Farbstofffläche anhauchen und die Farbe durch leichtes Verreiben mit Seidenlappen gleichmäßig dick verteilen.

3. Mit Schichtseite eines Farbstoffobjektträgers mehrere Bluttropfen abheben und mit einem zweiten Farbstoffobjektträger Farbschicht gegen Farbschicht zudecken.

4. Blut mit Farbe durch mehrmaliges Abheben und Zudecken der Objektträger mischen. Farbeinwirkung 1—2 Minuten.

5. Objektträger abheben und mit Blut-Farb-Gemisch einen üblichen Blutausstrich auf Objektträger ausführen.

6. Lufttrocknen.

Färbeergebnis: Die Erythrozyten sind hierbei grünblau, die Substantia granulo-filamentosa dunkelblau.

Retikulozytenfärbung nach Holboll

Reagens: Brillantkresylblau 1,0 — Sol. nat. chlor. 0,85% ad 100,0.

Ausführung: In ein paraffiniertes Blockschälchen gibt man einen Tropfen kochsalzhaltige Brillant-Kresylblau-Lösung und dazu einen gleichgroßen Tropfen Blut (etwa 20 ccm aus einer Hb-Pipette). Sodann wird gut mit einem paraffinierten Glasstab verrieben. Hierauf läßt man eine halbe bis dreiviertel Stunde in feuchter Kammer stehen. Nach erneutem Umrühren werden Ausstriche angefertigt und die Präparate lufttrocknen gelassen.

Färbeergebnis wie oben. Die Retikulozyten werden prozentual zu den Erythrozyten ausgezählt. Die Normalwerte liegen zwischen 3—15‰.

Basophilen-Spezialfärbung mit Toluidinblau nach Undritz

Prinzip: Die Granula der Basophilen (= Mukoitinschwefelsäure) bildet mit Toluidinblau einen metachromatischen Farbniederschlag.

Reagens: Gesättigte Toluidinblau-Methanol-Lösung (hierzu wird etwa 1 g Toluidinblau in 100 ccm Methylalkohol gelöst). Lösung ist unbegrenzt haltbar.

Ausführung: 1. Fixieren und Färben der lufttrockenen Ausstriche auf der Färbebank mit Toluidinblau-Methanol-Lösung 5'.

2. Abspülen mit Wasser, trocknen.

Färbeergebnis: Die Granulation der Basophilen ist infolge der Metachromasie leuchtend rotviolett. Die übrigen Zellen sind blaßblau gefärbt. Die Azur-Granulation von toxisch Neutrophilen, die Promyelozyten, die jugendlichen Monozyten und die Thrombozyten können gleichfalls eine geringe Metachromasie ergeben, lassen sich aber leicht von den echten basophilen unterscheiden.

Wir verfügen noch über eine ganze Anzahl von Spezialfärbemethoden in der Hämatologie, wie z. B. die Peroxydasereaktion der Erythroblasten nach LEPEHNE (zur Unterscheidung der Erythroblasten von anderen rundkernigen Zellen), die Fettfärbung mit Sudan III (s. u.) nach ROMEIS, die Silberimprägnation der Retikulumzellen bzw. Stromazellen des Knochenmarkes nach GÖMÖRI (zum Nachweis der Retikulinfasern), die alle jeweils für spezielle wissenschaftliche Fragestellungen ihre erfolgreiche Anwendung finden können.

Bestimmung der Eosinophilen nach Randolph

Prinzip: Färbung der eosinophilen Zellen mit Phloxin.

Farblösung: Propylenglykol Bayer 50,0 – Phloxin Bayer 0,2 Aq. dest. 50,0 (vor Gebrauch filtrieren).

Ausführung: Das Blut wird mit der gewöhnlichen Leukozytenpipette bis zur Marke 1 aufgezogen. Bis zum Einfüllen in die Zählkammer lasse man 10—15 Minuten verstreichen, um eine ausreichende Anfärbung der eosinophilen Zellen zu erreichen. Schon nach etwa 3 Minuten ist der anfangs trübe Pipetteninhalt durch die Auflösung der Erythrozyten völlig durchsichtig, so daß Gerinnselbildungen, welche bei leicht gerinnendem Blut nach zu heftigem Pressen des Ohrläppchens oder der Fingerbeere entstehen können, bemerkt werden. Ist dies der Fall, so muß die Entnahme wiederholt werden, da sich die eosinophilen Zellen gern in diesen Gerinnseln festsetzen. Nach Einfüllen des gut durchgeschüttelten Pipetteninhaltes in die Zählkammer ist wiederum eine Zeit von etwa 5—7 Minuten abzuwarten, da infolge der Viskosität der Lösungsflüssigkeit die Zellen nur langsam absinken. Als Zählkammer wird entweder die Bürkersche oder die Fuchs-Rosenthalsche Kammer benutzt wegen der geringen Gesamtzahl der Eosinophilen.

Färbeergebnis: Die eosinophilen Zellen sind tief karminrot gefärbt und lassen sich in den Leukozyten leicht erkennen. Mit dieser Methode können auch die Gesamtleukozyten bestimmt werden, wobei die Zählergebnisse über 24 Stunden hindurch konstant bleiben. Es empfiehlt sich, mit starker Beleuchtung und geschlossener Blende zu arbeiten.

Färbung von Heinzschen Innenkörpern

Der Färbevorgang ist der gleiche wie bei der Retikulozytenfärbung (s. o.), nur benutzt man an Stelle der Brillant-Kresylblau-Lösung eine 0,5%ige Lösung von Nilblau in absolutem Alkohol.

Färbeergebnis: In den gelbblauen Erythrozyten am Rand, aber auch außerhalb der Erythrozyten, sind die dunkelblauen Heinzschen Innenkörper deutlich zu erkennen.

Die Technik der Feulgen-Reaktion von Knochenmarkzellen n. Rafalto u. Darlington

Prinzip: Siehe S. 155.

Ausführung: 1. Luftgetrocknete Knochenmarkausstriche werden sobald als möglich fixiert.

Fixierende Lösung: Methylalkohol 15 Teile, Essigsäure 5%ig 5 Teile, Formalin 1 Teil, Aq. dest. 5 Teile.

Dauer der Fixation 10 Minuten.

2. Nach der Fixation werden die Präparate 10—20 Minuten in Leitungswasser gewaschen.
3. Waschen in Aq. dest., 2 Minuten.
4. 2 Minuten liegen die Präparate in n HCl bei Zimmertemperatur.
5. 8—10 Minuten in n HCl bei 60 Grad.
6. Abspülen in n HCl bei Zimmertemperatur, Abspülen mit Aq. dest.
7. Färben mit leukobasischer Fuchsinlösung $1^1/_2$—2 Stunden.[1])
8. Nach Herausnahme der Präparate aus der leukobasischen Fuchsinlösung sofortiges Eintauchen in SO_2-Wasser. 1—2 Minuten bleiben die Präparate in SO_2-Wasser liegen.
9. Waschen in Leitungswasser, 10 Minuten.
10. Abspülen in Aq. dest.
11. Nachfärben der Präparate mit May-Grünwald-Farbstoff. Die Färbedauer richtet sich nach der Beschaffenheit der fuchsinschwefeligen Säure. Schwach angefärbte Feulgen-Präparate sind länger zu färben. Im Durchschnitt 1—10 Minuten Färbedauer. Die Nachfärbung stört in keiner Weise die durch die Feulgen-Reaktion dargestellten Kernstrukturen. Im Gegenteil werden diese dadurch noch kräftiger hervorgehoben.

Färbeergebnis: Die Substantia granulo filamentosa im Innern der Erythrozyten färbt sich in ihrer Struktur tiefblau bis schwarz.

Berliner-Blau-Reaktion zum Nachweis von Siderozyten nach Grünberg

Prinzip: Berliner-Blau-Reaktion zum Nachweis von Eisen in Erythrozyten.

Reagenzien: Methylalkohol, Ferrozyankalium-Salzsäure-Lösung (1 Teil 25%ige Salzsäure auf 99 Teile Wasser unter Zugabe von 1 g Ferrozyankali) — 0,1%ige wässerige Eosinlösung.

Ausführung: Fixieren des lufttrockenen Ausstriches in Methanol 5′, sodann trocknen.
2. Ferrozyankali-Salzsäure-Lösung auf der Färbebrücke, Dauer 2—3 Minuten.
3. Abspülen mit Aq. dest.
4. Gegenfärbung mit Eosinlösung 2—3 Minuten, sodann kurz abspülen und trocknen.

Färbeergebnis: In einem Teil der Erythrozyten, d. h. eben in den sog. Siderozyten, finden wir kleine blaue Eisenkörnchen. Dies ist der Fall bei gesteigerter Regeneration und

---

[1]) Bei der Herstellung der leukobasischen Fuchsinlösung wird eine 0,05%ige Lösung von basischem Fuchsin durch SO_2 entfärbt. Ist die Entfärbung nicht vollständig, so wird Tierkohle (1 g auf 100 ccm) zugefügt. Es wird geschüttelt und filtriert. Die Lösung soll möglichst farblos sein.

fehlerhafter Eisenverwertung. Auch die sog. Sidero-Monozyten (d. h. die eisenpigmentfressenden Monozyten) lassen sich auf diese Weise nachweisen.

Fettfärbung mit Sudan III nach Romeis

Prinzip: Elektive Fettfärbung mit dem Farbstoff Sudan III.

Reagenzien: Sudan III Hollborn. Hämalaun Mayer oder Ehrlich.

Je 1 g Sudan werden in einem Erlenmeyerkolben mit je 100 ccm 80%igem Alkohol übergossen. Nach Aufsetzen eines Siederohres (Glasrohr von 1,2—1,5 m Länge und 6—8 mm lichter Weite in durchbohrtem Korkstopfen) wird die Flüssigkeit in einem kochenden Wasserbad bis zum Sieden erhitzt. Längeres Kochen der Farblösung ist nicht von Vorteil, vielmehr nimmt man die Lösung kurz nach Beginn des Siedens aus dem Wasserbad. Hierauf läßt man den mit Gummistopfen verschlossenen Kolben bei Zimmertemperatur abkühlen und stellt ihn noch für $^1/_2$—1 Stunde in fließendes Wasser; die am folgenden Tag vom Ungelösten abfiltrierte Lösung wird als Stammlösung in einem Kolben von Jenaer Glas gut verschlossen aufbewahrt. Sie ist jahrelang haltbar. Herstellung der Färbelösung von 40% Alkoholgehalt: Eine abfiltrierte Menge der Stammlösung wird in einem reinen Schüttelzylinder mit der gleichen Menge dest. Wasser versetzt. Der Zusatz erfolgt in Portionen von 5 ccm; nach jedem Zusatz wird der Schüttelzylinder 10mal hin und her gekippt. Die sehr stark kolloidale Lösung wird auf Zentrifugengläser verteilt und eine halbe Stunde lang zentrifugiert. Hierauf wird vorsichtig vom evtl. vorhandenen geringen Sediment abgegossen und filtriert. Das Filtrat kann, wenn nötig, sofort zum Färben verwendet werden. Andernfalls wird es gut verschlossen aufbewahrt. Gut kolloidale Lösungen sind, wenn sie verschlossen aufbewahrt werden, 2—3 Wochen brauchbar, müssen aber vor jedem Gebrauch filtriert werden.

Ausführung: 1. Fixieren 15 Minuten in Formol 1 : 10. Gründliches Spülen mit Leitungswasser, dreimal eintauchen in Aq. dest., abtropfen lassen.

2. Feucht in die Sudanlösung einstellen für 6—8 Stunden bei Zimmertemperatur. Gründliches und schnelles Auswaschen mit Aq. dest.

3. Kernfärbung mit Hämalaun 15—20 Minuten. Gründliches Auswaschen mit Leitungswasser mindestens $^1/_2$ Stunde. Abtropfen, feucht einschließen mit Deckgläschen in Glyzerin-Gelatine.

Färbeergebnis: Die Eosinophilen sind sehr stark, die Neutrophilen stark positiv (orange). Die Monozyten sind es nur teilweise und in verschiedenem Grade. Negativ sind: Basophile, Lymphozyten, Megakaryozyten, Plättchen, Plasmazellen und Erythrozyten. Man findet besonders nach Mahlzeiten freie Fetttröpfchen zwischen den Zellen, die negativen Zellen aufgelagert sein können. Die Reaktion verläuft weitgehend der Peroxydasereaktion nach Graham-Knoll parallel. Die Fettvakuolen der Knochenmarkstromazellen bilden große orangerote Flecken.

h) Differentialdiagnostische Kriterien bei der Auswertung des Blutbildes

Nachdem die Morphologie und Pathologie der verschiedenen Blutzellen bereits im Kapitel III/2 eingehend gewürdigt wurde, ergeben sich in der praktischen Auswertung immer wieder gewisse Schwierigkeiten bei der morphologischen Bewertung. Besonders unter krankhaften Bedingungen kennen wir fließende Übergänge von den typischen Zellformen zu Atypien, die u. U. unüberwindbare Schwierigkeiten bereiten können. Es erweist sich daher als zweckmäßig, für die klinische Bewertung des Blutstatus gewisse synoptische Übersichten zu entwickeln, um in Zweifelsfällen eine größere Sicherheit zu erlangen. Auch die Betrachtung des Kernbildes gewinnt eine zunehmende Bedeutung. Schließlich sei hervorgehoben, daß eine gewisse Gefahr besteht, wenn man im hämatologischen Laboratorium nur das Blutbild zur Verfügung hat und nicht die Verbindung zum klinischen Krankheitsverlauf. Das gilt insbesondere, wenn es sich darum handelt, passagere Blutreaktionen der verschiedensten Zellsysteme gegenüber Dauererkrankungen zu unterscheiden.

Zur Unterscheidung von vorübergehenden **Blutreaktionen** gegenüber **Dauererkrankungen**

Myeloische Reaktion:

Starke myeloische Reaktionen finden sich besonders bei **Kindern** nach *Infekten*, jedoch besteht *kein Hiatus leucaemicus*, dafür finden sich öfters toxisch-geschädigte Neutrophile. Bei Karzinommetastasen im Mark gelegentlich reichlich Myelozyten im peripheren Blut. Bei Panmyelopathien und Agranulozytose zeitweise auch große Mengen von *Myeloblasten* und Myelozyten.

Myeloische Leukämie:

Akut: Stammzellenleukämie mit Auftreten von sog. Paramyeloblasten (monozytoide, promyelozytoide, polymorphe und mikromyeloblastische Formen). Charakteristisch ist der Hiatus leucaemicus, bei dem nur unreife Myeloblasten u. keine Zwischenglieder auftreten, oft Auerstäbchen, starke Zellatypien, hohe Myeloblastenzahlen. Keine toxischen u. degenerativen Zeichen. Störung der Zellentwicklung mit endothelialen Formen.

Chron.: Buntes Bild mit allen Entwicklungsstadien; besonders hohe Myelozytenwerte.

Lymphatische Reaktion:

Bunte Zellformen, z.T. Makroformen, z.T. als Paralymphoblasten, monozytoide Lymphoblasten und Plasmazellen. Lymphozytenangina (sicher bereits post-infektiöse Reaktion) früher fälschlich als „Monozytenangina" bezeichnet, da es sich um monozytäre Lymphozyten handelt.

Breites Zytoplasma ohne Kernvergrößerung: Lymphatische Reaktionen bes. bei Kindern bis zu 70–80% (vor allem nach Pertussis, Erythema subitum) mit patholog. und toxischen Neutrophilen. Ferner Rubeola. Es findet sich weiter erhöhtes Globulin im Serum und eine Vermehrung der Plasmazellen. Pfeiffersches Drüsenfieber mit vielen jungkernigen Lymphozyten und Lymphoblasten. Lymphozyten auch vermehrt bei Leberzirrhose bei gleichzeitiger Leukopenie.

Lymphatische Leukämie:

Hohe, aber nicht extrem hohe Lymphozytenzahlen, z. T. nacktkernige mit jugendl. Kernen, z. T. Atypien im Plasma und Kern, aber nur wenig unreife Zellen, selten Kernnukleolen. Überwiegen der Kerngröße über das Plasma, kaum Plasmazellen u. Azurgranula. Kernlappungen sprechen für myeloischen Typ. Keine myeloischen oder toxischen Neutrophilen.

Akut: relativ selten, große oder kleine Lymphoblasten oder sog. Paralymphoblasten (Rieder-Formen).

Plasmazelluläre Reaktion:

(Unter Beachtung von absoluter und relativer Plasmazellvermehrung im Mark) bes. bei

Virusinfekten (beim Kind häufiger als beim Erwachsenen), z. B. Hepatitis epidemica, Rubeola, Masern, Poliomyelitis, Lymphogranuloma inguin., Pfeiffersches Drüsenfieber, Scharlach u. a.

und Bakt. Infekten, z. B. Lues III, Tbc., Endocarditis lenta, Lebergalleninfekten, Morbus Bang u. a. Ferner bei Tumoren aller Art, Polyarthritis, Serumkrankh., Blutkrankh., Leberzirrhosen und meist relativ bei splenopath. Markhemmung.

Plasmozytom:

α-, β-, γ-Plasmozytome in Form von primär umschriebenen, diffusen, multiplen, solitären, medullären oder extramedullär gelagerten Tumoren. Nur sehr selten in Form der generalisierten Plasmazellenleukämie. Einzelzelle meist größer (20 μ u. mehr). Unscharf begrenztes Plasma. Größenpolymorphie auch der Kerne. Oft Plasmaeinschlüsse und achrome oder fuchsinophile Paraproteinkristalle sowie Russelkörper. Veränderte Kernkörperrelation zugunsten der Kerngröße.

Mesenchymale Reaktion des RES:

In seltenen und vielfach umstrittenen Reaktionen können sich akute Bilder entwickeln mit Auftreten zahlreicher monozytoider Zellen, teils mehr myeloischen, teils mehr lymphatischen Charakters. Diese Zellen können auch als retikuloendotheliale Zellen bezeichnet werden. Hierher würde man auch gewisse Stammzell-Leukämien einordnen.

Chronische mesenchymale Reaktionen sind ein gewohntes Bild bei Sepsis u. lange dauernden Infekten.

Bei Lentasepsis finden wir nach Reiben des Ohrläppchens im ersten Tropfen teils monozytäre, teils endotheliale Zellen mit z. T. starker Phagozytose oder starken plasmatischen Ausläufern sowie Erytrozyto- u. Leukozytophagie.

Echte Retikulosen:

Hier wären in erster Linie die Gauchersche Krankheit, die Niemann-Picksche Krankheit u. die Schüller-Christiansche Krankheit zu nennen. Ferner gehören hierher die sog. Retikulome und Übergangsformen zu unreifen Plasmozytomen. Schließlich sei die sog. Letterer-Siewe-Krankheit, d. h. eine seltene Form einer aplastischen Anämie genannt, die schwer gegen Lymphogranulomatose abzugrenzen ist.

Normoblastische Reaktion:

Erythroblastosen der Kleinkinder, ferner hämolytische Anämien, Perniziosa, Tumoren, Osteosklerosen, Milzerkrankungen.

Erythrämie s. Polyzythämie.

Differenzierung der reifen normalen Leukozyten in panoptischen gefärbten Blutausstrichen

Zellart	relative Zellgröße und Durchmesser	Kernform	Protoplasma	
			Grundfarbe	Granula
		Leukozyten des Knochenmarks, rosa Protoplasma:		
Basophiler	mittelgroß, um 14 μ	segmentiert, vielgestaltig	rosa	verschieden grob, dicht, rotviolett (basophil-metachromatisch, bei Giemsa aufgelöst)
Eosinophiler	mittelgroß, um 16 μ	meistens bisegmentiert	rosa	gleich groß, bläschenförmig, dicht, rotgelb, eosinophil
Neutrophiler	mittelgroß, um 14 μ	stabförmig u. segmentiert, meistens dreisegmentig	rosa (homogen m. Giemsa, unruhig mit Pappenheim)	fehlen oder fein, undicht, violett (azurophil)
		Leukozyten der lymphatisch-monozytären Blutbildungsstätten, blaues Protoplasma:		
Monozyt	groß, 16 bis 20 μ	gelappt, eingebuchtet bis stabförmig	taubenblau trüb	sehr fein, in dichten Wolken, violett (azurophil)
Lymphozyt	klein, um 12 μ	rund oder wenig eingebuchtet	klarblau	fehlen oder fein, scharf begrenzt, von Höfen umgeben, vereinzelt violett (azurophil)
Plasmazelle	mittelgroß bis groß, 14 bis 20 μ	rund	tiefes Deckblau mit verborgener roter Komponente	fehlen, oft Vakuolen

(n. Undritz)

Kernbilddifferenzierung

Durch eine systematische Auszählung des sog. Kernbildes, d. h. des Anteiles der unsegmentierten Kerne und bei den segmentierten Kernen die Aufteilung der einzelnen Segmentzahlen, gelingt es vielfach, eine weitere hämatologische Diagnostik zu treiben. Nach den Angaben von Undritz ergeben sich hierbei folgende Werte:

Kernbild der Neutrophilen

Befund	unsegmentiert		Segmentzahl								
	Jugendliche	Stabkernige	2	3	4	5	6	7	8	9	10
Normal	—	5	35	*41*	17	2	—	—	—	—	—
Konstitutionelle Rechtsverschiebung	—	—	5	28	*40*	22	4	1	—	—	—
Perniziosa	—	1	6	15	*32*	22	15	5	4	—	—
Rechtsverschiebung b. Sepsis (selten)	3		13	22	*30*	16	11	1	1	2	1
Lungentuberkulose	—	*33*	32	26	7	2	—	—	—	—	—
Pneumonie	*27*	21	17	25	7	3	—	—	—	—	—
Konst. Pelger-Huetsche Kernanomalie (Vollträger)	—	54	45	1	—	—	—	—	—	—	—

(n. Undritz)

Kernbild der Eosinophilen
(50—100 Eos auszuzählen)

Befund	Absol. Leukozahl	% Eos im Blutbild	% der Eosinophilen				
			unsegmentiert	Segmentzahl			
				2	3	4	5
Normal	7300	3	4	*83*	13	—	—
Konst. mittelstarke Kernsegmentierung	7000	4	—	10	*54*	32	4
Perniziosa	5500	9	—	*52*	28	18	2
Lymphogranulom	über 100000	90	4	25	*48*	18	5

Diagnostische Übersicht zur Bestimmung fraglicher Zellen

Der Kern

Zahl

1. Einkernige
   - a) rund, oval .... Lymphozyten, Plasmazellen, Monozyten; Stammformen, Vorstufen
   - b) gelappt .... Monozyten, Riederlymphozyten; pathologische Stammformen
2. Mehrkernige
   - a) Segmentkernige .... Granulozyten
   - b) Mehrkernige .... Granulozyten, pathologische Lymphozyten, pathologische Stammformen (Paraformen)

Größe

1. Großkernige .... Monozyten; Stammformen, Vorstufen
2. Kleinkernige .... Lymphozyten, Granulozyten, Mikromyeloblasten

Struktur

1. wolkig, grobschollig .... Lymphozyten, Lymphozytenvorstufen
2. Radspeichen .... Lymphozyten, Plasmazellen
3. kleinschollig .... Granulozyten, alte Monozyten
4. schleißig .... Monozyten
5. feinnetzig .... Myeloblasten und Granulozytenvorstufen
6. schwammig .... Stammzellen, retikuloendotheliale Zellen

Der Zelleib

Form	
1. rund, oval	alle Blutzellen
2. stark entrundet	pathologische Stammformen, Stammzellen, retikuloendotheliale Zellen
3. mit Ausläufern	(retikulo-) endotheliale Zellen
Menge	
1. reichlich	Monozyten, große Lymphozyten; Vorstufen, manche retikuloendotheliale Zellen
2. spärlich	kleine Lymphozyten; Stammformen, retikuloendotheliale Zellen
Dichte	
1. dicht	alle normalen Blutzellen und Vorstufen sowie Stammformen
2. sehr dünn	(große) Lymphozyten; retikuloendotheliale Zellen
Färbbarkeit	
1. basophil	
a) dunkelblau	Plasmazellen
b) dunkelviolett	Stammformen
c) hellblau-farblos:	Lymphozyten
d) blaugrau	Monozytenvorstufen; unreife retikuloendotheliale Zellen
e) blaurötlich	Granulozytenvorstufen
2. rauchgrau-düstergrau	Monozyten; retikuloendotheliale Zellen
3. oxyphil, rosa	Granulozyten und Granulozytenvorstufen

Die Granulation

Ungranulierte	Plasmazellen; Lymphozyten (scheinbar!); Monozyten; Stammformen
Granulierte:	
1. azurgranuliert	
a) fein, sehr reichlich (Bestäubg.)	Monozyten
b) fein, spärlich	gelegentlich Lymphozyten; Granulozytenvorstufen (Stammformen)
c) grob	gelegentlich Lymphozyten; Granulozytenvorstufen
2. basophil	
a) fein-grob	Granulozytenvorstufen (unreife Granula); toxische neutr. Granula
b) grob, kugelig	Basophile und ihre Vorstufen, unreife Eosinophile
3. eosinophil, grob, kugelig	Eosinophile und ihre Vorstufen
4. neutrophil, fein	Neutrophile und ihre Vorstufen

Einkernige Leukozyten

Kern:	**Struktur**	**Form**	**Größe**
Lymphozyten	pyknotisch, schollig	rund-oval	klein-mittel
Monozyten	schleißig, schollig	gelappt, oval	groß
ret.-end. Monozyt.	schwammig	oval, gebuchtet	groß-mittel
Myeloblasten	feinnetzig	rund	groß
Myelozyten	netz-schollig	rund	groß-mittel
Lymphoblasten	netzig-wolkig	rund	groß
Plasmazellen	pyknotisch, Radspeichen	rund	mittel

Zelleib:	**Größe**	**Farbe** (Struktur)	**Granulation**
Lymphozyten	breit-schmal	durchsichtig, blau	gelegentlich Azurgranula
Monozyten.......	breit	grau	dicht feinst azurgran. (bei starker Färbung
ret.-end. Monozyt.	sehr klein — sehr groß	rauchgrau, dünn	Azurgranula(häufchen)
Myeloblasten	schmal	blauviolett	ungranuliert (Azurgran.)
Myelozyten	schmal-mittel	rosa	unreif azur, n, e od. b
Lymphoblasten...	schmal	blau-blauviolett	ungranuliert
Plasmazellen	schmal-mittel	ultramarinblau	ungranuliert, meist Vakuolen (n. HITTMAIR)

Differenzierung der Stammzellen der Blutkörperchen: Unterschiede der Zellgröße, des Protoplasmas und der Kerne

Stammzelle	Durchmesser μ	Protoplasma		Kernform	Chromatinnetz	
		Saum	Basophilie		Anordnung	Struktur
a) Pronormoblast	10—16	mittelbreit	intensiv	rund	angedeutet radiär	deutlich, fein kurzmaschig, chromatinreich
b) Promegaloblast	18—25	meist breit	intensiv	rund	radiär	deutlich, sehr fein, dicht und kurzmaschig
c) Basophiloblast	12—15	schmal bis mittelbreit	mittelstark oder intensiv	rund und eingebuchtet	knäuelförmig in Längszügen	sehr undeutlich, verschwommen, fein und langmaschig
d) Eosinophiloblast	um 16	schmal	sehr intensiv, oft achromatische Lücken	rund	konzentrisch	undeutlich. sehr dicht, kurzmaschig, chromatinreich
e) Neutrophiloblast	um 16	mittelbreit bis breit	mittelstark	rund	knäuelförmig in Längszügen	deutlich, mittelstark, langmaschig
f) Monoblast	16—22	mittelbreit	mittelstark	rd. u. eingebuchtet	regellos	unscharf, breitmaschig
g) Lymphoblast	12—14	schmal bis mittelbreit	mittelstark	rund	konzentrisch	verschwommen, schollige Verdichtungen
h) Plasmoblast	um 16	mittelbreit	intensiv	rund	konzentrisch	dicht, verschwommen
i) diploider Megakaryoblast	um 20	mittelbreit, oft ausgefranst	mittelstark	rund	nicht charakteristisch	unscharf, fein gestreckt, chromatinarm

(n. UNDRITZ)

i) Die Blutsenkungsreaktionen

Allgemeines: Die Senkungsgeschwindigkeit der roten Blutkörperchen nimmt in der klinischen Diagnostik infolge ihrer Einfachheit einen hervorragenden Platz ein. Über die Ursache dieses Phänomens ist viel diskutiert worden, wobei man für die Senkungsreaktion immer wieder die Vermehrung der Globuline und des Fibrinogens verantwortlich machte. Sobald die dynamische Kraft des Blutstromes ausfällt, beginnen die Erythrozyten infolge ihres höheren spezifischen Gewichtes im Plasma mehr oder weniger schnell zu sinken. Wir wissen heute, daß die Blutsenkungsreaktion dadurch zustande kommt, daß die einzelnen Blutkörperchen sich aneinander legen und kleine Klümpchen bilden, d. h. agglomerieren. Dieser Ballungsfaktor ist einerseits im Plasma zu suchen und andererseits in den Erythrozyten selbst, und zwar für den Menschen rein artspezifisch. Daneben spielt der Hämatokritwert eine Rolle.

Die gebräuchlichste Methode zur Bestimmung der Blutsenkungsreaktion ist die Methode nach WESTERGREN. Daneben wird die Methode nach LINZENMEIER, nach POINDECKER oder nach MÜLLER-SCHEVEN angewandt.

Blutsenkungsreaktion nach Westergren

(Makromethode)

Prinzip: Messung des Weges in der Zeiteinheit.

Reagens: Isotonische, d. h. 3,8%ige Natriumzitratlösung.

Ausführung: In einer 2-ccm-Spritze werden 0,4 ccm Natriumzitratlösung aufgesogen. Hierauf wird mit einer nicht zu dünnen sterilen Kanüle eine Venenpunktion, am besten in der Ellenbeuge, ausgeführt und Blut bis zur Marke 2 ccm aufgesogen. Das entstehende Blutzitratgemisch wird durch leichtes Schwenken der Spritze noch gut durchgemischt und hierauf in ein kleines Reagenzglas ausgespritzt. Sodann wird dieses Gemisch mit einer Westergrenpipette bis zur Marke aufgesogen und in das Röhrchengestell (s. Abb. 73) aufgestellt, wobei besonders zu beachten ist, daß die untere Gummiunterlage dicht abschließt und kein Blut abfließen kann.

Die Ablesung erfolgt vor allem nach 1 Stunde, gelegentlich auch nach 2 Stunden und noch nach 24 Stunden.

Normalwerte: Bei Männern 3–9 mm, bei Frauen 6–12 mm in der Stunde.

Fehlerquellen bei der Blutsenkungsreaktion

Zu vermeiden sind:

1. Wasser-, Alkohol- und ätherfeuchte Senkungspipetten bzw. Spritzen.

2. Ungenaues Aufziehen der Natrium-Citricum-Lösung und dadurch Änderung des Mischungsverhältnisses. Auch dürfen keine Luftblasen stören. Erwünscht ist ferner die Benutzung von gut geeichten Spritzen.

3. Längere Aufbewahrung der Blutzitratmischung stört die Senkungsreaktion durch Verlangsamung.

4. Starke Temperaturdifferenzen, da bei Untertemperaturen die Senkung unberechenbar ist, im allgemeinen gilt, daß die Kälte verlangsamt und die Wärme beschleunigt.

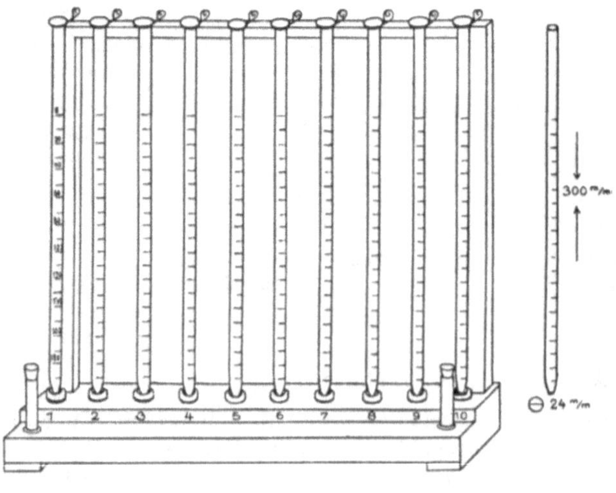

Abb. 73. Blutsenkungsgestell n. WESTERGREN

5. Die Benutzung von Pipetten mit unterschiedlicher lichter Weite.

Praktisch geringe Bedeutung als Störungsfehler bei der Senkungsreaktion haben z. B. die Belichtung, die Nahrungsaufnahme, die Tageszeit der Blutentnahme, Menses, Körpertemperatur, körperliche Arbeit. Um aber auch kleinste Fehler zu vermeiden, empfiehlt es sich, die Blutsenkungsreaktion stets morgens und am nüchternen Patienten auszuführen.

Methode nach Linzenmeier

Prinzip: Messung der Zeit für die Wegeinheit.

Reagens: 5%ige Natriumzitratlösung.

Ausführung: Es wird eine 1-ccm-Rekordspritze benutzt, in die 0,2 ccm Zitratlösung aufgesogen werden. Durch Venenpunktion wird dann bis zur Marke 1,0 Blut aspiriert, so daß ein Blutzitratgemisch im Verhältnis 4 : 1 entsteht. Dieses Blutzitratgemisch wird in ein Senkungsröhrchen nach LINZENMEIER (s. Abb. 74) gegeben, so daß es bis zur oberen Marke steht.

Im Gegensatz zu der WESTERGREN-Methode wird bei der LINZENMEIER-Methode die Zeit in Minuten abgelesen, die zur Senkung der Blutkörperchensäule für die Strecke von der oberen Marke 1 ccm bis zur unteren Marke 18 mm erforderlich ist. Diese ermittelte Zeit ist die sog. Senkungszeit.

Normalwerte: 600 Minuten für Männer, 300 Minuten für Frauen.

Beziehungen der Senkungswerte nach Westergren und Linzenmeier

Nach WESTERGREN Weg in der Stunde		Nach LINZENMEIER Zeit für die Wegeinheit 18 mm
2 mm	=	700—800 Minuten
4 mm	=	400—450 ,,
8 mm	=	225—275 ,,
12 mm	=	150—175 ,,
16 mm	=	110—130 ,,
20 mm	=	85—100 ,,
30 mm	=	60— 70 ,,
40 mm	=	45— 50 ,,
50 mm	=	35 ,,
70 mm	=	25 ,,
90 mm	=	20 ,,
110 mm	=	15 ,,
130 mm	=	10 ,,

Methode nach Müller-Scheven

Prinzip: Messung des Weges in der Zeiteinheit als Mikromethode.

Reagens: 5%ige Natrium-Citricum-Lösung.

Ausführung: Mit einer graduierten Kapillare nach MÜLLER-SCHEVEN (s. Abb. 75)

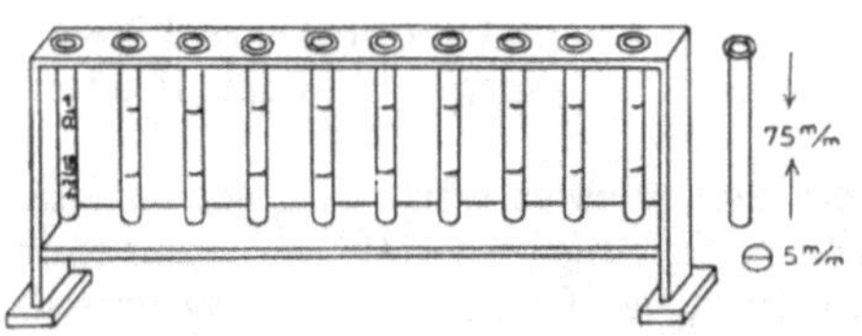

Abb. 74. Blutsenkungsgestell n. LINZENMEIER

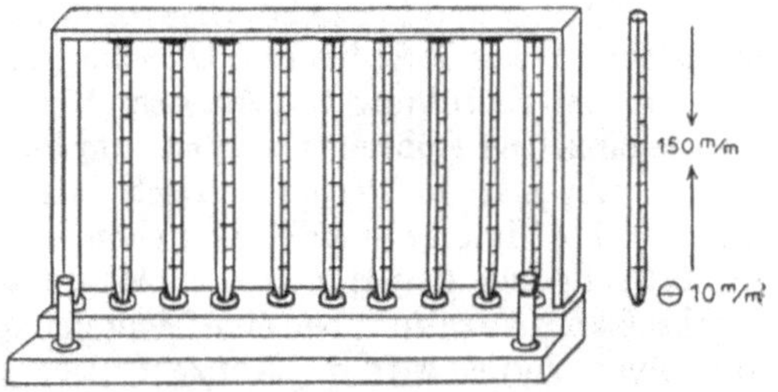

Abb. 75. Blutsenkungsgestell n. MÜLLER-SCHEVEN

wird bis zum Teilstrich 3 ccm eine 5%ige Natrium-Citricum-Lösung aufgesogen und in ein kleines Mischgläschen ausgeblasen. Daraufhin zieht man, nach einem kleinen Einstich in die Fingerbeere, mit der gleichen Kapillare Blut bis zum Teilstrich 12 ccm auf. Dieses Blut wird in das Mischgläschen mit der Natriumzitratlösung ausgeblasen, so daß ein Zitratblutgemisch im Verhältnis 1 : 4 entsteht. Nach gutem Durchmischen saugt man von dem Zitratblutgemisch genau bis 100 mm in die Kapillare auf und stellt sie daraufhin zur Sedimentierung in das entsprechende Gestell.

Die Ablesung erfolgt nach 1 Stunde und gegebenenfalls nach 2 Stunden.

Normalwerte: Etwa 6 mm bei Männern, etwa 9 mm bei Frauen.

Es besteht praktisch eine weitgehende Übereinstimmung der Senkungswerte der Methode nach WESTERGREN mit der Methode nach MÜLLER-SCHEVEN.

j) Prüfung der osmotischen Resistenz der Erythrozyten

Unter osmotischer Resistenz der Erythrozyten wird der Grad der Widerstandsfähigkeit der Erythrozyten gegen die hämolysierende Wirkung von hypotonen Salzlösungen verstanden. Ihre klinische Bedeutung besteht in der Ermittlung von mannigfachen Formen von hämolytischen Anämien.

Reagens: Genau eingestellte 1%ige Kochsalzlösung.

Ausführung: Im allgemeinen hat sich folgende Technik bewährt:

Man stellt sich 21 Reagenzgläser mit absteigenden Verdünnungen einer 1%igen Kochsalzlösung in folgender Weise her:

Glas Nr.	ccm 1%ige NaCl-Lösung	ccm Aq. dest.	erhaltene Konzentration %
1	0,70	0,30	0,70
2	0,68	0,32	0,68
3	0,66	0,34	0,66
4	0,64	0,36	0,64
5	0,62	0,38	0,62
6	0,60	0,40	0,60
7	0,58	0,42	0,58
8	0,56	0,44	0,56
9	0,54	0,46	0,54
10	0,52	0,48	0,52
11 usw.			
21	0,30	0,70	0,30

Die praktische Herstellung dieser Verdünnungsverhältnisse geschieht am besten dadurch, daß man jedesmal mit einer 1-ccm-Meßpipette genau 1 ccm Kochsalzlösung aufzieht und davon in das 1. Röhrchen 0,7 ccm und in das letzte, d. h. 21. Röhrchen, die restlichen 0,3 ccm pipettiert. Beim 2. Röhrchen gibt man 0,68 ccm Kochsalzlösung und in das 20. Glas die restlichen 0,32 ccm Kochsalzlösung und fährt in gleicher Weise fort, bis alle Gläschen beschickt sind. In gleicher Weise verfährt man mit der Einfüllung von Aq. dest.

Die einzelnen Röhrchen werden zum besseren Ummischen kurz durchgeschüttelt, sodann gibt man 1–2 Tropfen frisch entnommenes Blut hinzu, mischt leicht durch und läßt bei Zimmertemperatur stehen.

Ablesung bzw. Bewertung: Nach 24stündigem Stehenlassen wird abgelesen, welche Kochsalzkonzentration eben eine leicht gelbliche Verfärbung hinterläßt = beginnende Hämolyse. Ferner wird die Konzentration ermittelt, bei der kein Erythrozytensediment im Röhrchen mehr nachweisbar ist = vollständige Hämolyse (s. Abb. 76).

Normalwerte: Beginnende Hämolyse bei 0,48—0,45% Kochsalz.
Vollständige Hämolyse bei 0,33—0,30% Kochsalz.

Klinische Bewertung: Man muß wissen, daß die jungen Erythrozyten widerstandsfähiger sind als die alten Erythrozyten, d. h. also krankhafte Änderungen der Resistenzgrenzen dann auftreten, wenn Verschiebungen der Altersschichten bestehen. Aus diesem Grunde finden wir eine Resistenzerhöhung nach akuten Blutverlusten, wo wir bei guter Regeneration vermehrt jugendliche und damit stabile Erythrozyten im Blute haben. Praktisch ist vor allem eine Verminderung der Resistenz charakteristisch bei dem Vorliegen eines hämolytischen Ikterus, der als konstitutionelle Formanomalie, aber auch symptomatisch bzw. erworben bei schweren Leberschädigungen, Leukämien u. dgl. vorkommen kann. Bei geringem Stauungsikterus finden wir die Resistenz vielfach erhöht.

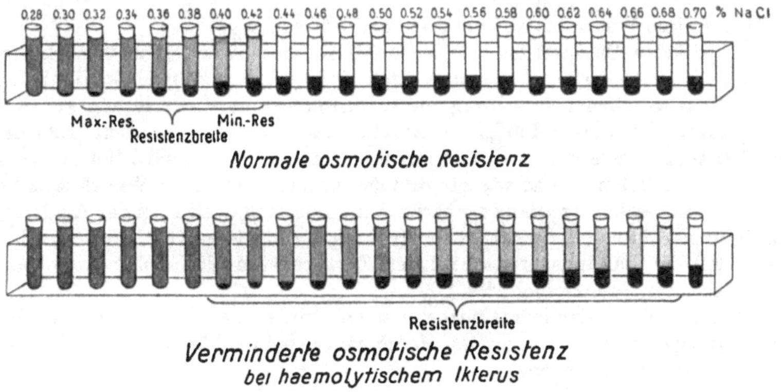

Abb. 76. Schematische Darstellung der normalen und verminderten osmotischen Resistenz

Früher wurde meist mit defibriniertem Blut gearbeitet, ein Zusatz von gerinnungshindernden Stoffen zugegeben oder noch eine vorherige Waschung der Erythrozyten in 0,9%iger Kochsalzlösung ausgeführt. Alle diese Prozeduren können aber für sich bereits die Resistenz ändern, so daß sie heute mehr und mehr verlassen werden. Wenn es sich darum handelt, exakte Werte zu bekommen, so hat Simmel an Stelle der 1%igen Kochsalzlösung folgende Salzmischung angegeben: 8,2 g NaCl, 0,2 g KCl, 0,2 g $MgCl_2$, 0,2 g $CaCl_2$, 0,1 g Na_2HPO_4, 0,05 g $NaHCO_3$, das ganze wird mit Aq. dest. auf 1000 ccm aufgefüllt.

„Wärmeresistenzbestimmung" der Erythrozyten

Neben der Bestimmung der osmotischen Resistenz, die sich vor allem für die Diagnose des hämolytischen Ikterus bewährt hat, ist die „Wärmeresistenzbestimmung" für die Diagnose einer Marchiafavischen hämolytischen Anämie geeignet. Hierbei finden wir ein Hämolysin, dessen Ambozeptor im Gegensatz zur Kältehämoglobinurie schon bei normaler Körpertemperatur an die Erythrozyten gebunden ist. Bei Anwesenheit von Komplementen tritt eine Hämolyse auf, die mit steigendem Wärmegrad und mit fallendem p_H zunimmt.

Ausführung: Einige ccm des aus der Vene entnommenen Blutes werden in einen Brutschrank von 37° gebracht und nach 6 oder 24 Stunden die Hämolyse, die durch die Rotfärbung des Serums zum Ausdruck kommt, beobachtet.

Klinische Bewertung: Bei Marchiafavascher hämolytischer Anämie tritt eine sehr deutliche Rotfärbung des Serums auf. Für spezielle Untersuchungen besteht die Möglichkeit reiner

Hämoglobinbestimmung im Serum. Die Rotfärbung des Serums, die einwandfrei zu erkennen ist, tritt bei einem Hämoglobingehalt von etwa 200 mg-% auf. Dieser positive Test ist spezifisch für eine Marchiafavasche Anämie.

Bestimmung der Agglomerationsbereitschaft der roten Blutkörperchen
(nach Mlczoch, Wunderly und Wuhrmann)

Prinzip: Erythrozyten werden durch mehrfache Waschung in physiol. Kochsalzlösung von ihren Plasmabestandteilen befreit. Zu dieser Erythrozytenaufschwemmung wird nun ein künstlicher Ballungsfaktor in Form des Pektins (das ein ähnliches fadenförmiges Linearkolloid wie das Fibrinogen ist) mit genau reproduzierbaren Eigenschaften und gleichbleibender Reinheit hinzugegeben und schließlich in gewohnter Weise wie zur Westergren-Senkung aufgesogen.

Reagens: Äquilibrierte Pektinlösung. Herstellung: Lösung I: 16 g NaCl, 0,4 g KCl, 0,2 g $CaCl_2$, 0,2 $MgCl_2$ und 0,1 molar-Phosphatpuffer n. Sörensen ($p_H = 7{,}77$) auf 1000 Aq. dest. — Lösung II: 0,46 Gew.-% Pektin. Lösung I und Lösung II wird zu gleichen Teilen gemischt, und man erhält auf diese Weise das Pektin-Standard-Sol von p_H 7,34.

Ausführung: 8 ccm Blut werden mit 2 ccm 3,0%igem Natriumzitrat vermischt und zentrifugiert. Nach Abschüttung des Plasmas werden die Erythrozyten noch 3mal mit Ringerlösung gewaschen. Die gewaschenen Erythrozyten werden dann mit Ringerlösung auf die Ausgangsmenge aufgefüllt. Von dieser 100%igen Erythrozytensuspension werden 1,2 ccm in kleine Reagenzgläser fließen gelassen und dort mit 0,3 ccm Pektin-Standard-Sol gut gemischt. Sodann wird in der üblichen Weise wie zur Blutsenkungsreaktion nach Westergren behandelt.

Bewertung: Im Gegensatz zu der früheren Annahme, daß es sich bei der Agglomeratbildung um Veränderungen infolge der elektrischen Ladung der Erythrozyten handelt, wird heute angenommen, daß die Ballungsbereitschaft der Erythrozyten eine Folge der chemischen Zusammensetzung ihrer Grenzschicht ist.

Veränderungen der Agglomerationsbereitschaft finden sich beim hämolytischen Ikterus, bei der hämolytischen Anämie vom Typ Marchiafava, bei Leukämien, beim Myelom sowie bei Leber- und Nierenerkrankungen.

k) Paul-Bunnel-Reaktion auf heterophile Antikörper bei Pfeifferschem Drüsenfieber bzw. Lymphoidzellen-Angina

Prinzip: Fortentwicklung der Hanganatziu-Deicher-Reaktion: Blutserum von Menschen, die Seruminjektionen erhalten haben, agglutinieren viel stärker Erythrozyten von vielen Tiersorten u. a. auch vom Hammel. Paul und Bunnel fanden nun, daß auch Serum von Menschen, die keine Seruminjektion erhalten haben, dafür aber an Pfeifferschem Drüsenfieber bzw. Lymphoidzellen-Angina erkrankt sind, positiv reagiert.

Reagenzien: 1. 2%ige Suspension von Hammelblutkörperchen (gewaschen, u. U. 2—5 Tage alt). — 2. Physiol. NaCl-Lösung.

Ausführung: Zunächst wird das Serum bei 56° 30 Minuten lang inaktiviert. Sodann stellt man sich fortlaufende Serumverdünnungen mit physiologischer Kochsalzlösung von 1 : 8 bis 1 : 4096 durch gewöhnliches Überpipettieren her, d. h. jedes Röhrchen enthält 0,5 ccm Serumverdünnung. Das 1. Röhrchen enthält 0,5 ccm Serum + 3,5 ccm Kochsalzlösung. Das 2.—10. Röhrchen enthalten je 0,5 ccm Kochsalz, sodann wird vom 1. Röhrchen 0,5 ccm in das 2. Röhrchen überpipettiert usw. Hierauf gibt man in jedes Röhrchen 0,5 ccm Hammelblutkörperchenaufschwemmung und 1 ccm Kochsalzlösung. Sodann werden die Röhrchen leicht durchgeschüttelt, 2 Stunden in den Brutschrank und hierauf bis zum nächsten Tag in den Eisschrank gestellt.

Reaktionsausfall: Positiv, wenn feine bis klumpige Agglutination der Hammelblutkörperchen bis zur Verdünnung von 1 : 2000 und mehr eintritt. Bei Lymphoidzellen-Angina tritt Agglutination bei 1 : 64 ein, während alle übrigen differentialdiagnostisch in Frage kommenden Krankheitsbilder sich negativ verhalten, d. h. keinerlei Agglutinationen zeigen. Der Reaktionsausfall ist leider nur in 30–40% aller Fälle positiv. Man ist daher dazu übergegangen, mit Hilfe eines Meerschweinchennieren-Antigens den Reaktionsausfall sicherer zu gestalten.

l) Donath-Landsteinerscher Versuch zum Nachweis von Kältehämolysinen bei der Kältehämoglobinurie

Prinzip: Man bringt ungerinnbar gemachtes Blut eines Kranken mit Kältehämoglobinurie zunächst auf niedrige Temperaturen und erwärmt dann in einem Brutschrank. Als Ergebnis resultiert eine Hämolyse. Es handelt sich hier um den Nachweis eines Kältehämolysins. Nach v. Boros eignet sich folgender Arbeitsgang.

Ausführung: Man entnimmt 20 ccm Blut aus der Vene. 10 ccm werden in einem auf 37° aufgewärmten trockenen Zentrifugierröhrchen sofort in den Thermostaten von 37° gestellt, bis das Serum ausgepreßt wird. Sodann wird das Serum abpipettiert, rasch zentrifugiert und wieder in den Thermostaten gestellt. Die übrigen 10 ccm werden in einem ebenfalls vorgewärmten Erlenmeyer mit Glasperlen defibriniert, durch Papier filtriert und mit einer auf 37° angewärmten physiol. Kochsalzlösung in der Zentrifuge dreimal gewaschen. Aus den gewaschenen Erythrozyten wird mit 10%iger Kochsalzlösung eine Suspension angefertigt. In don zur Vidalreaktion gebräuchlichen kleinen Reagenzröhrchen werden die folgenden Kombinationen hergestellt. Jedes Röhrchen erhält 0,2 ccm Serum + 0,1 ccm physiol. Kochsalzlösung + 0,1 ccm Erythrozytensuspension in folgender Zusammenstellung:

1 a. Serum des Kranken + E. des Kranken
1 b. Serum des Kranken + E. des Kranken
2 a. Serum des Kranken + E. der gesunden Kontrollperson
2 b. Serum des Kranken + E. der Kontrollperson
3 a. Kontrollserum + E. des Kranken
3 b. Kontrollserum + E. des Kranken
4 a. Kontrollserum + Kontroll-E.
4 b. Kontrollserum + Kontroll-E.

Die mit a bezeichneten Röhrchen werden sofort in den Thermostaten, die mit b bezeichneten auf eine halbe Stunde in Eiswasser und nachher ebenfalls in den Thermostaten gestellt. Nach 1–2 Stunden wird das Ergebnis abgelesen. — Die D.-L.-Reaktion ist positiv, wenn in den Röhrchen 1 b und 2 b eine Hämolyse eingetreten ist, die durch die rote Lackfarbe der über den sedimentierten Erythrozyten stehenden Flüssigkeit angezeigt wird. — Diese Einstellung der D.-L.-Probe eliminiert alle Fehlerquellen. Die Einstellung der a-Serie ist notwendig, weil das Serum gesunder Menschen ebenfalls Isolysine enthalten kann, die jedoch auch ohne Abkühlung binden. Die D.-L.-Reaktion ist streng spezifisch und wird nur bei der Kältehämoglobinurie, nicht aber bei einer Hämoglobinurie anderen Ursprungs, positiv gefunden.

m) Weitere Funktionsprüfungen der Blutzellen

Prüfung der Leukozytenresistenz

(nach Nagy und modifiziert nach Sandkühler)

Man verwendet hierzu den Zitratblutrest von einer Senkungsbestimmung, den man in engen Röhrchen bei Zimmertemperatur stehenläßt, entnimmt nach 4 Stunden aus der oberen Schicht der sich senkenden Blutkörperchen einen Tropfen und streicht ihn auf einem Objektträger aus. In diesem Ausstrich zählt man die Zahl der lädierten Leukozyten. Hierzu werden folgende Kriterien verwendet:

Plasmavakuolen, Fehlen der festen Zellgrenzen, Auflockerung und verwaschene Zeichnung des Kernes, Gumprechtsche Kernschatten. Der Normalwert soll nicht mehr als 50% aller Leukozyten betragen. Es handelt sich bei dieser Methode naturgemäß nur um eine sehr grobe Schätzung der Leukozytenresistenz.

Prüfung auf Leukotoxine der Milz

Gewisse Krankheitsbilder gehen mit einer Milzvergrößerung einher, wobei im peripheren Blut die Leukozytenzahl deutlich erniedrigt ist. In vielen Fällen kann die Ursache hierfür in der Absonderung von leukotoxischen Stoffen durch die Milz liegen, die die Vitalität der Leukozyten im peripheren Blut merklich beeinträchtigen. Diese peripher und humoral wirkenden Stoffe sind nicht zu verwechseln mit der typischen knochenmarkhemmenden Wirkung.

Zum Nachweis der Leukotoxine im Serum bringt man dieses mit gesunden Leukozyten zusammen und läßt beide Komponenten im Brutschrank aufeinander einwirken. Vor Ansatz des Versuches werden in dem Gemisch in der üblichen Weise die Leukozyten gezählt und dann nach 24stündiger Bebrütung wieder.

Beispiel: Vitro-Versuch

a) Serum des Kranken + gesundes Blut	2860 Leukozyten
nach 24 Stunden Brutschrank.....................	1140 Leukozyten
d. h. etwa	60% Verlust
b) Serum eines Gesunden + gesundes Blut	3330 Leukozyten
nach 24 Stunden Brutschrank....................	2760 Leukozyten
d. h. etwa	16% Verlust

Der Normalverlust bewegt sich etwa zwischen 12—18%.

Unter krankhaften Bedingungen beträgt der Leukozytenabbau über 50%, wie das obige Beispiel eines Falles von splenogener hypoplastischer Anämie zeigt.

Beurteilung von Phagozytose, Speicherungsfähigkeit und Vitalität der Leukozyten

Infolge der zunehmenden Verwendung von Zellgiften (Cytostatica, Carcinokolytica) ist es zweckmäßig, sich über die vitalen Funktionen der Leukozyten ein Urteil zu bilden, um gegebenenfalls durch die Chemotherapie nicht eine sog. funktionelle Agranulozytose hervorzurufen.

Hierzu haben sich nach dem Vorgehen von Sandkühler und Wagner folgende Methoden als geeignet erwiesen:

Phagozytose, Speicherung und Lebensdauer der Leukozyten.

Von 5 ccm defibriniertem Blut werden

a) 0,5 ccm mit 0,1 ccm einer Staphylokokkenaufschwemmung vermischt und sofort sowie nach 15, 30 und 60 Minuten Brutschrankaufenthalt Objektträgerausstriche hergestellt. Fixierung mit Methylalkohol. Färbung nach Giemsa.

Auszählung der speichernden Zellen und Angabe in Prozent der phagozytierenden Zellen.

b) 0,5 ccm Blut mit 0,1 ccm 1%iger Aufschwemmung von Tusche H in Ringerlösung versetzt und wie die Bakterienpräparate weiter behandelt.

c) 0,9 ccm mit 0,1 ccm 5%iger Natriumkarbonatlösung vermischt.

Nach 24stündigem Eisschrankaufenthalt werden die Proben in der Zählkammer ausgezählt.

Angabe der zerstörten Zellen in Prozent der Kontrollen. Die Kontrollen werden an Stelle der Natriumkarbonatlösung mit 0,1 ccm physiologischer Kochsalzlösung angestellt.

Schließlich wird Blut in 3,8%iger Natrium-Citricum-Lösung aufgefangen und nach 1, 2, 4 und 24 Stunden Ausstriche hergestellt, in denen die Zahl der lädierten Neutrophilen ermittelt wird.

n) Blutgruppenbestimmung

Die Ausführung einer Blutgruppenbestimmung erfordert stets ein volles Maß an theoretischen Kenntnissen der modernen Blutgruppenlehre bei gleichzeitig guter praktischer Erfahrung und exakter Arbeitsweise. Auf den ersten Moment erscheint es relativ einfach, die Blutgruppen in ihrem serologischen Verhalten zu erkennen. Es ist aber erforderlich, über die große Menge von Störungsmöglichkeiten Bescheid zu wissen, um nicht im Endergebnis Täuschungen zum Opfer zu fallen. Die Vermeidung aller störenden Einflüsse hat ihren Niederschlag in amtlichen Richtlinien über die Ausführung von Blutgruppenbestimmungen erlangt, wie sie vor allem für forensische Zwecke notwendig sind.

Während man sich früher begnügte, die klassischen Blutgruppen 0, A, B und AB voneinander zu trennen, wissen wir heute, daß diese Unterscheidung längst nicht mehr ausreicht. Für eine den neueren Erkenntnissen gerecht werdende Bluttransfusion ist in jedem Falle erforderlich, neben den 4 klassischen Blutgruppen auch gleichzeitig noch die A-Untergruppen A/A2 bzw. AB/A2B und insbesondere das Blutgruppensystem Rh/rh zu bestimmen.

Grundprinzip der Blutgruppenuntersuchung ist die Landsteinersche Reaktion. Unter normalen Verhältnissen verteilen sich die Erythrozyten beim Aufschütteln im Blutserum oder in physiologischer Kochsalzlösung weitgehend regelmäßig. In speziellen Fällen dagegen können die Blutkörperchen in Geldrollenform aneinander haften, lassen sich aber durch entsprechende Flüssigkeit wieder voneinander trennen. Werden nun die Blutkörperchen in ein fremdes Serum gebracht, so können sie hierbei agglutinieren, ein Vorgang, den wir Hämagglutination nennen und der durch Isohämagglutinine hervorgerufen wird. Letztere sind Bestandteile von normalem Serum. Bei den klassischen Blutgruppen läßt sich daher untenstehende Übersicht von Agglutininen und agglutinablen Eigenschaften aufstellen.

Wir wissen heute, daß wir zu einer exakten Vermeidung von Bluttransfusionsschäden nicht nur die Blutgruppen der Blutkörperchen, sondern zugleich auch die Serumeigenschaften zu bestimmen haben. Wird letzteres unterlassen, dann besteht immer wieder die Möglichkeit von entsprechenden Zwischenfällen. Im einzelnen lassen sich die Verhältnisse schematisch wie folgt charakterisieren:

Blut der Blutgruppe	Die Erythrozyten		Das Serum		Formel
	enthalten die agglutinable Substanz	werden agglutiniert durch Serum der Blutgruppen	enthält die Agglutinine	agglutiniert die Blutkörperchen der Blutgruppen	
0	0	—	Anti-A und Anti-B	A, B AB	0 (Anti-AB)
A	A	0 und B	Anti-B	B und AB	A (Anti-B)
B	B	0 und A	Anti-A	A und AB	B (Anti-A)
AB	AB	A, 0, B	—	—	AB (0)

Praktischer Untersuchungsgang für eine Blutgruppenbestimmung

Blut: Herstellung einer Erythrozytenaufschwemmung. Es ist empfehlenswert, von dem entnommenen Blut (etwa 1 ccm) in ein 2. Röhrchen zu geben, das etwa 1 ccm einer 3,8%igen Natrium-bic -Lösung enthält. Auf diese Weise erhält man eine gleichmäßige Erythrozytenaufschwemmung. Hierauf setzt man zweckmäßigerweise physiologische Kochsalzlösung zu und zentrifugiert nach Durchschütteln für etwa 2 bis 3 Minuten, um Serumbeimengungen der Erythrozyten zu entfernen. Nach Abgießen der überstehenden Flüssigkeit wird die Prozedur noch 2- oder 3mal wiederholt, allerdings nicht öfter, da die Blutgruppensubstanz stärker ausgewaschen werden könnte. Hierauf stellt man sich eine 3%ige Erythrozytenaufschwemmung in physiologischer Kochsalzlösung her, wenn man mit der Objektträgermethode arbeitet, und eine 1%ige Aufschwemmung, wenn man nach der Röhrchenmethode arbeitet. Man achte darauf, daß die Verdünnungsflüssigkeiten stets die richtige Konzentration für die Isotonie haben.

Blutgruppenbestimmung an Erythrozyten

Prinzip: Blutgruppenbestimmung an unbekannten Erythrozyten mit einem bekannten Testserum.

Ausführung, Objektträgermethode: In die Hohlschliffe eines Objektträgers, die mit AB oder 0 bezeichnet sind, wird je 1 Tropfen unverdünnten Testserums der Gruppen A, B oder 0 gegeben, sodann 1 Tropfen der zu untersuchenden Erythrozytenaufschwemmung hinzugefügt und verrührt. Nach einigen Minuten bewegt man den Objektträger leicht hin und her, um dadurch eine Verstärkung der Agglutination zu erzielen. Nach etwa 10 bis 12 Minuten wird das Ergebnis der Agglutination abgelesen, und zwar mit bloßem Auge, da diese deutlich erkennbar ist (s. Abb. 77).

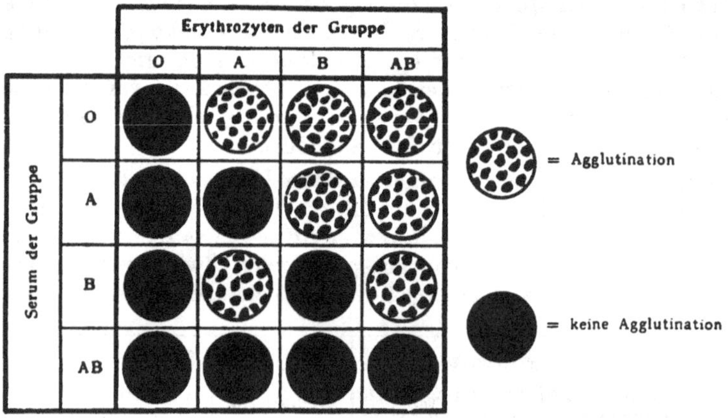

Abb. 77. Blutgruppenagglutination

Blutgruppenbestimmung im Serum

Prinzip: Blutgruppenbestimmung mit bekannten Erythrozyten in unbekanntem Serum.

Ausführung: Das Serum wird in der üblichen Weise gewonnen, am besten indem man das Blut über Nacht in den Eisschrank stellt oder für kürzere Zeit in den Brutschrank bei 37°. Nach Abzentrifugieren des Serums wird es zur Bindung der Kälteagglutinine für 2 Stunden in den Eisschrank gestellt oder für kürzere Zeit in ein Eisbad. Nach erneutem Abzentrifugieren wird es 30 Minuten lang bei 56° zur Beseitigung des Gehaltes an Isohämolysinen inaktiviert.

Hierauf kann man mittels der Objektträgermethode in gleicher Weise verfahren, indem man in einen Objektträger mit Hohlschliff je einen Tropfen des zu untersuchenden Serums gießt und dazu je einen Tropfen einer bekannten Test-Erythrozytenaufschwemmung der Blutgruppen A, B und 0 gibt. Auch hier wird der Objektträger nach einigen Minuten zur Agglutinationsverstärkung hin und her bewegt und dann die Reaktion mit bloßem Auge abgelesen.

Neben dieser in praxi meist durchgeführten Objektträgermethode wird die sog. *Reagenzglasmethode* in Anwendung gebracht. Hierzu empfiehlt sich folgender Untersuchungsgang:

Ausführung: Man benutzt kleine Agglutinationsröhrchen, in die man 0,1 ccm bekanntes Testserum und je 0,1 ccm einer unbekannten 1%igen Erythrozytenaufschwemmung gibt. Von den Testseren benutzt man die Gruppen A, B, 0 und AB. Ferner wird das unbekannte Serum in umgekehrter Weise mit bekannten Test-Erythrozyten der Gruppen 0, A und B geprüft. Zur Ausschaltung der bekannten Fehlermöglichkeiten, die zu einer Pseudoagglutination führen können, dient das agglutininfreie Testserum der Gruppe AB als reine Kontrolle. Andererseits nimmt man als weitere Kontrolle ein Röhrchen mit physiologischer Kochsalzlösung, um durch dieses evtl. gegebene Störungsmöglichkeiten oder Spontanagglutinationen auszuschalten.

Wenn man diesen Röhrchenansatz fertig hat, so wird gründlich durchgemischt und die Agglutinationsröhrchen für 60–90 Minuten in den Brutschrank von 37° gestellt. Nach dieser Zeit erfolgt makroskopisch nach leichtem Schütteln die Ablesung. Eine positive Agglutination läßt sich leicht an der Klümpchenbildung erkennen. Eine negative Agglutination zeigt eine gleichmäßige Erythrozytenverteilung.

Fehlerquellen bei der Blutgruppenbestimmung durch unspezifische Agglutination

Es kommen folgende Fehlermöglichkeiten hierfür in Frage:

1. Die Pseudoagglutination oder Geldrollenbildung.
2. Die Kälteagglutination.
3. Die sog. Panagglutination (Thomsens Phänomen).
4. Irreguläre Anti-A- oder andere Agglutinine.
5. Agglutinationshemmung bei aktiven Seren.
6. Hämolyse.
7. Untaugliche überalterte Seren.
8. Untaugliche überalterte Blutkörperchenaufschwemmungen.

1. *Die Pseudoagglutination oder Geldrollenbildung.*

Es handelt sich hierbei um eine völlig unspezifische Anlagerung der Blutkörperchen, die vor allem bei der Objektträgermethode mikroskopisch beurteilt werden kann. Die Pseudoagglutination kommt offenbar bei entzündlichen Seren mit erhöhtem Fibrinogengehalt und erhöhter Blutsenkung häufiger vor, also bei Seren mit erhöhter Kolloidlabilität. Durch eine sachgemäße Erythrozytenaufschwemmung, d. h. 3%ig bei der Objektträgermethode und nicht stärker, kann man die Geldrollenbildung vermeiden.

2. *Kälteagglutination.*

Bei der sog. Kälteagglutination sind spez. Kälteagglutinine verantwortlich. Diese Kälteagglutinine, die die Blutkörperchen aller Gruppen und selbst die eigenen verklumpen, haben einen Temperaturwirkungsbereich von 0 bis + 5°. Wenn daher normalerweise bei Zimmertemperatur gearbeitet wird, wirken sie nicht störend. Unter pathol. Bedingungen können jedoch die Kälteagglutinine bis etwa 20° wirksam sein und so zu Störagglutinationen führen. Es ist daher erforderlich, wenn man mit der Objektträgermethode arbeitet, die Untersuchungen nicht bei zu tiefer Temperatur, d. h. nicht unter 18–20° durchzuführen.

Wenn man die Kälteagglutinationswirkung vermeiden will, so empfiehlt es sich, bei der Gewinnung von Testseren das Serum mit dem Blutkuchen über Nacht in den Eisschrank zu stellen, weil dann die Kälteagglutinine an die eigenen Blutkörperchen adsorbiert werden. Ebenso werden die Kälteagglutinine auf dem Objektträger unwirksam, wenn man sie für kurze Zeit mit dem Objektträger und gegen Verdunsten geschützt in den Brutschrank stellt. Nach Dahr lassen sich diese Verhältnisse am besten wie folgt darstellen (s. Abb. 78):

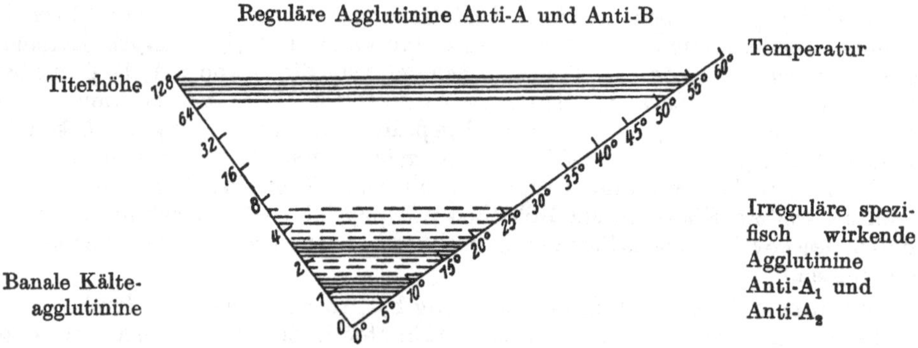

Abb. 78. Thermische Reichbreite der verschiedenen Agglutinine im Menschenserum (nach DAHR)

Panagglutination.

Die von THOMSEN erkannte Panagglutination kommt bei bakteriellen Verunreinigungen vor, da durch Bakterien in den Blutkörperchenaufschwemmungen eine agglutinable Eigenschaft auftritt, die mit einem in allen Seren vorhandenen Agglutinin reagiert und so zu Verklumpungen führt, einschließlich der agglutininfreien Sera der Blutgruppe AB. Daher ergibt sich die Forderung, Blut nur frisch zu einer Blutgruppenbestimmung zu benutzen, und andererseits Serum der antikörperfreien AB-Gruppe als Kontrolle mitzubenutzen.

Irreguläre Anti-A-Agglutinine.

In A- und AB-Seren kommen manchmal Agglutinine vor, die gegen fremde A-Untergruppen wirksam sind und einen Wirkungsbereich zwischen 15 und 18° haben. Sie lassen sich daher auch als biologisch unwirksame Kälteagglutinine ansprechen, sind jedoch nicht durch Aufbewahrung des Blutes in der Kälte abzusättigen. Zu erkennen sind diese Anti-A-Agglutinine durch Verwendung von Testblutkörperchen-Untergruppen A 1 und A 2. Bei der Röhrchenmethode stören sie nicht. Andere Agglutinine kommen nur sehr selten vor, Störungen lassen sich auch hier am besten durch die Röhrchenmethode vermeiden.

Agglutinationshemmung.

Es handelt sich hierbei um Wirkungen von frischen aktiven Seren. Diese Störung soll man dadurch vermeiden können, daß man die Testblutkörperchen in einer 2%igen Kochsalzlösung aufschwemmt.

Hämolyse.

Bei Verwendung von nicht inaktivierten Seren kann es gelegentlich durch sog. Isolysine im Menschenserum zur Hämolyse bei fehlender Agglutination kommen. Zur Vermeidung dieses Fehlers muß das Serum $^1/_2$ Stunde lang bei 56° inaktiviert werden.

Untaugliche Seren.

Es kann vorkommen, daß das Serum durch eine zu lange Aufbewahrungszeit, durch bakterielle Verunreinigungen oder fehlerhafte Konservierungsmethoden einen starken Titerverlust erleidet und dadurch nur schwache Agglutinationen zustande kommen. Es empfiehlt sich daher, Testseren nach einigen Monaten unbedingt zu erneuern.

Untaugliche Blutkörperchenaufschwemmung.

Wie bereits betont, lassen sich die Blutkörpercheneigenschaften durch zu starkes Waschen herauslösen, wodurch die Agglutinabilität geschwächt wird. Die Erythrozyten sollen daher höchstens zweimal gewaschen werden. Auch die Aufbewahrungszeit der Erythrozyten darf nicht zu lange ausgedehnt werden, in keinem Falle über 2 Tage, wenn sich auch die Agglutinabilität durch Zusatz 1%iger Formalinlösung noch etwas erhöht. Erforderlich ist daher stets die Verwendung von frischen Blutkörperchen.

Direkter Kreuzversuch.

Um noch immer mögliche Störungen zwischen Spenderblut und Empfängerblut auszuschließen, die insbesondere durch Untergruppen (besonders A_1 und A_2) vorkommen können, andererseits aber durch besondere Krankheitsbedingungen beim Empfänger ein sehr instabiles Kolloidgefüge bestehen kann, empfiehlt sich der direkte Kreuzversuch.

Prinzip: Man bringt Serum des Empfängers mit Blutkörperchen des Spenders sowie Serum des Spenders mit Blutkörperchen des Empfängers zusammen und beobachtet, ob evtl. Agglutination oder Hämolyse eintritt.

Ausführung: Erforderlich ist 1. eine 2%ige Blutkörperchenaufschwemmung des Spenders als auch getrennt des Empfängers in physiologischer Kochsalzlösung, sowie jeweils getrennt das Serum des Spenders und des Empfängers.

Praktisch bringt man also 0,1–0,2 ccm Serum des Empfängers mit einem Tropfen Blutkörperchenaufschwemmung des Spenders in ein kleines Reagenzglas zusammen und schüttelt leicht um. Ebenso bringt man in ein 2. Reagenzglas 0,1–0,2 ccm Serum des Spenders mit einem Tropfen Blutkörperchenaufschwemmung des Empfängers zusammen und gibt darauf beide Röhrchen bei 37° 1 Stunde in den Brutschrank.

Ergebnis: 1. Eine homogene Verteilung der Blutkörperchen nach leichtem Umschütteln, nachdem man sie vorher durch Zentrifugieren an den Boden des Glases geworfen hat.

Urteil: Geeignet für die Transfusion.

2. Hämolyse: Durch Zentrifugieren des Blutgemisches erfolgt keine komplette Sedimentbildung infolge hämolytischen Blutkörperchenzerfalles.

Urteil: Ungeeignetes Spenderblut.

3. Agglutination: Die Blutkörperchen sind in Form kleiner Bröckel oder Klümpchen infolge Agglutination zusammengeballt.

Urteil: Für Bluttransfusion ungeeignet.

Die Blutkörperchenmerkmale M und N

Wir kennen seit langem außer den 4 bekannten klassischen Gruppenmerkmalen noch die Blutkörperchenmerkmale M und N. Der Nachweis dieser Merkmale gelingt aber nur auf dem Wege des Tierversuches durch eine Immunisierung, da sie durch Menschenserum nicht nachweisbar sind.

Prinzip des Nachweises: Spritzt man Kaninchen Blut bestimmter Menschen ein, so bildet das Kaninchen alsbald Antikörper gegen Menschenblut, und zwar hinsichtlich der Blutgruppen spez. Antikörper. Auf diese Weise wurden die Gruppenmerkmale M, N und MN ermittelt.

Nach dem Vorgehen Winkles empfiehlt sich folgender Arbeitsgang: Objektträgermethode, die im Prinzip die gleiche wie bei den Blutgruppen A und B ist, oder auch Reagenzglasmethode.

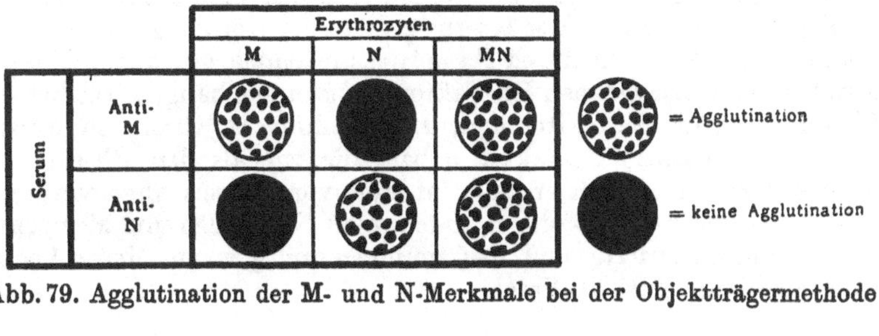

Abb. 79. Agglutination der M- und N-Merkmale bei der Objektträgermethode

Reagenzglasmethode

Zu 0,1 ccm	0,1 ccm 1%iger Erythrozytenaufschwemmung			
	des zu prüfenden Blutes	M	N	MN
Testserum Anti-M (I)	?	+	−	+
Testserum Anti-M (II)	?	+	−	+
Testserum Anti-N (I)	?	−	+	+
Testserum Anti-N (II)	?	−	+	+
NaCl-Lösung	−	−	−	−
		Bekannte Erythrozyten		

Diese M- und N-Bestimmung hat ihre besondere Bedeutung in der gerichtlichen Medizin zur Ermittlung der Vaterschaft. Zur Erzielung einwandfreier Ergebnisse muß eine Gegenprobe mit dem sog. Absättigungsverfahren durchgeführt werden. Hierbei werden den bereits mit M- und N-haltigen Erythrozyten abgesättigten Sera zu einem Fünftel bis einhalb Erythrozyten des zu untersuchenden Blutes zugesetzt. Das in den Testsera vorhandene Anti-M und Anti-N wird somit vollständig abgesättigt, so daß das abzentrifugierte Serum nach Zusatz von Erythrozyten mit bekanntem M- oder N-Gehalt keine Agglutination mehr ergibt (s. Abb. 79).

Betreffend Herstellung von Testsera zur Bestimmung der Erythrozytenmerkmale M und N s. bei Winkle.

Die A-Untergruppen.

Bei der Blutgruppe A machte man alsbald die Feststellung, daß zwischen der Untergruppe A 1 und A 2 ein stärkerer Unterschied in der Agglutinabilität und eine stärkere Bindungsfähigkeit von Anti-A-Agglutinin des A 1 gegenüber A 2 besteht. Die gleichfalls bekannten Eigenschaften A 3 und A 4 besitzen sehr schwache A-Eigenschaften, zu deren Nachweis eine große Zahl hochwirksamer Seren erforderlich ist. Bezüglich der Einzelheiten der A-Untergruppenbestimmung, insbesondere der Herstellung geeigneter Seren und deren Prüfung, verweisen wir auf Vorschriften bei Dahr. Dort ist ferner die positive Bestimmung der agglutinablen Eigenschaften O, die Bestimmung des Blutfaktors P sowie der Nachweis der Blutgruppenmerkmale in den Organen und Körperflüssigkeiten zu finden.

Rh-Merkmal-Bestimmung

Die klinische Bedeutung des sog. Rh-Systems nach Landsteiner und Wiener ist in den letzten Jahren erheblich gewachsen, seitdem man erkannt hat, daß z. B. die fetale Erythroblastose bzw. der Icterus gravis neonatorum, gewisse Transfusionsschäden und Komplikationen durch Hämolyse ursächlich mit dem fehlerhaften Zusammentreffen der verschiedenen Rh-Faktoren zusammenhängen. Wir wissen heute, daß 85% der Europäer Rh-positiv sind, d. h. in ihren Erythrozyten Antigene von sicher polysaccharidischem Charakter haben, die wir als den Rhesus- oder kurz als Rh-Faktor bezeichnen, weil er auch im Blut von Rhesus-Affen vorkommt. Das erste Anti-Rh-Serum wurde gewonnen, indem man Kaninchen und Meerschweinchen Rhesusaffen-Blkp. einspritzte und das Immunserum gewann. Heute benutzt man nur noch menschliche Anti-Rh-Seren.

Dieser Rh-Faktor agglutiniert bei den meisten menschlichen und einigen tierischen Seren. Bei dem restlichen Teil, d. h. beim Menschen 15%, ist das nicht der Fall = Rh-negativ. Der Rh-Faktor wird dominant vererbt, d. h. ein Erbbild Rh : Rh hat ein Sichtbild Rh. Ein Erbbild Rh : rh hat ein Sichtbild Rh und schließlich das Erbbild rh : rh ein Sichtbild rh.

Zur Vermeidung von hämolytischen Erkrankungen, Transfusionsschäden usw. besonders bei den sog. Rh-negativen Individuen, die aus irgendwelchen Gründen gehäufte Bluttransfusionen erhalten, sowie bei Rh-negativen Müttern, die von Rh-positiven Vätern die Kinder erhalten, ist die Bestimmung des Rh-Faktors u. U. lebensrettend notwendig. Diese Rh-negativen Menschen immunisieren sich durch Rh-positives Blut oder durch einen Rh-positiven Fet und erzeugen dementsprechend Rh-Anti-Körper, die zur Schädigung bzw. Hämolyse von Rh-positiven Erythrozyten führen (siehe Abb. 80).

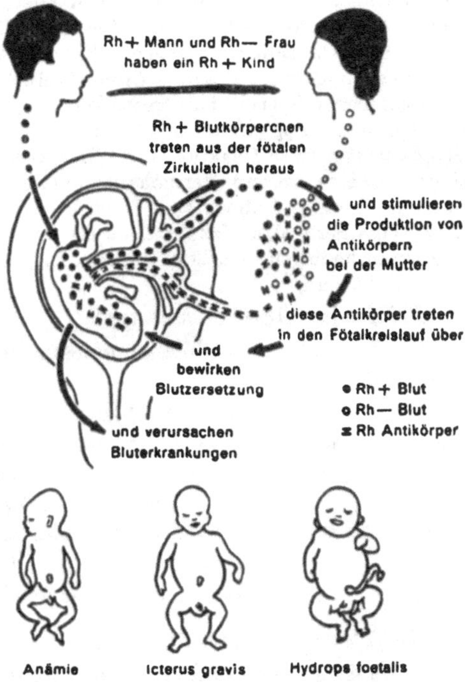

Abb. 80. Rh-Unverträglichkeit in einer Ehe und deren Auswirkungen (n. Potter-Berger)

Das ganze Problem der Rh-Faktoren wird erst schwierig, seitdem man festgestellt hat, daß der Mensch reinerbige und gemischterbige Rh-Merkmale besitzt und dadurch die sog. Rh-Genotypen erkannt werden, deren exakte Bestimmung dem Spezialbearbeiter vorbehalten sein dürfte. Zum Unglück ist die Nomenklatur noch sehr erschwert, da neben der Wienerschen auch die Fishersche Nomenklatur besteht und beide noch nicht eindeutig aufeinander abgestimmt sind.

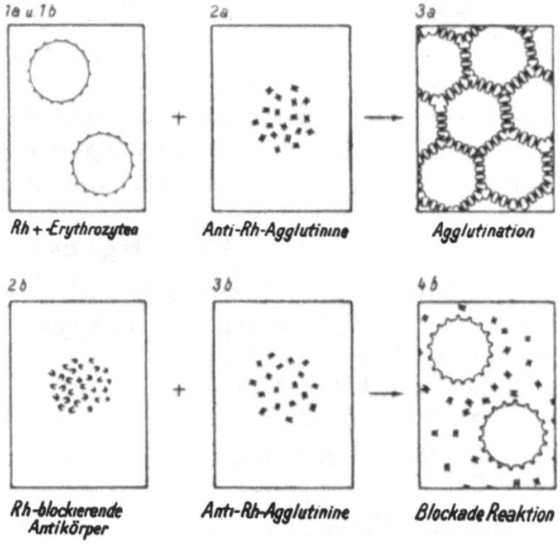

Abb. 81. Schematische Darstellung der Wirkung von Rh-Merkmalen (n. Wiener)

Die von Wiener herausgearbeiteten wichtigen *Definitionen* sind folgende: *Rh-Faktoren, Rh-Agglutinogene, Rh-Antigene* = Strukturen der Erythrozytenoberflächen, welche die Träger der Anti-Rhesus-Serum-Reaktionen sind. — *Rh-Antikörper* = die in den Anti-Rh-Seren enthaltenen Substanzen, welche mit den an den Erythrozytenoberflächen gelagerten Rh-Agglutinogenen reagieren. —

Anti-Rhesus-Serum = im engeren Sinne ein bei Kaninchen, Meerschweinchen, Ziegen u. a. Tieren durch Vorbehandlung mit Blut von Rhesus-Affen erzeugtes Anti-Serum. – *Rh-Anti-Seren, Anti-Rh-Seren, Anti-Rhesus-Seren* = Seren, welche Rh-Anti-Körper enthalten, wobei die Anti-Körper einzeln oder auch kombiniert vorliegen können. – *Rh-Agglutinine* = Rh-Anti-Körper von bivalentem Typ. – *Monovalente Anti-Körper* = eine Form, in der Anti-Körper jeder gegebenen Spezifität vorkommen können. Sie treten im Verlauf der Immunisierung erst spät auf. – *Bivalente Anti-Körper* = eine andere Form, in der Anti-Körper einer gegebenen Spezifität auftreten können. Sie entstehen meist früh im Verlaufe der Immunisierung. – *Rh-Agglutinationstest* = Reaktion zum Nachweis bivalenter Rh-Anti-Körper. – *Rh-Blocking-Test* = Reaktion zum Nachweis monovalenter Anti-Körper. – *Rh-Konglutinationstest* = eine weitere Versuchsanordnung zum Nachweis monovalenter Rh-Anti-Körper, auch als direkte Methode zum Nachweis monovalenter Rh-Anti-Körper bezeichnet. – *Rh-Gene* = die Serie aller Gene, welche die verschiedenen Arten der Rh-Agglutinogene und Rh-Bluttypen bedingen. – *Allele Gene* = Gene, die im Chromosomenpaar an korrespondierenden loci gelegen sind.

Prinzip der Rh-Bestimmung:

Der Nachweis des Rh-Merkmales kann prinzipiell auf zweierlei Wegen erfolgen, und zwar:

1. Mit Immunserum, das man durch Einspritzung von Rhesus-Affen-Blutkörperchen beim Meerschweinchen gewonnen hat.

2. Mit menschlichen Seren, die von sich aus bereits ein Anti-Rh-Agglutinin enthalten oder in denen sich ein Anti-Rh-Agglutinin infolge Immunisierung, z. B. nach Bluttransfusionen oder bei Erythroblastose, erst gebildet hat.

Originalversuch von Landsteiner mit der Röhrchenmethode

Ausführung: Erforderlich sind:

Etwa 4 cm lange und im Innendurchmesser 8 mm breite Röhrchen.

Bei der Rh-Testung gibt man einen Tropfen, d. h. 0,1 ccm, des Gebrauchsserums mit einem Tropfen einer 1%igen Blutkörperchenaufschwemmung zusammen. Nach 1stündigem Stehen bei Zimmertemperatur wird der Reaktionsausfall an den nicht aufgeschüttelten Röhrchen beurteilt.

Positiv: Über die ganze Bodenkuppe des Gläschens faltiges, runzeliges Sediment mit unregelmäßig gezackter Randbildung, wobei man mitunter nach ganz leichtem Aufschütteln kleine Agglutinate erkennen kann.

Negativ: Wenn in der Mitte des Gläschenbodens ein glatt begrenztes Sediment erkennbar ist, ohne daß auch bei leichtem Aufschütteln eine Agglutination erkennbar wäre.

Objektträgermethode nach Dahr

Ausführung: Mit kleiner Glaskapillare werden 1 Tropfen einer 3%igen Blutkörperchenaufschwemmung und 1 Tropfen des gebrauchsfertigen Anti-Rh-Serums zusammengebracht und vermischt. Das Gemisch wird am besten mit einem kleinen Glasstab in Zehnpfennigstückgröße auf dem Objektträger ausgebreitet und leicht hin und her geschaukelt. Nach frühestens 20 Minuten wird abgelesen.

Positiv: Mehr oder weniger feinkörnige Agglutinate, die man im Zweifelsfalle mit einer 6–8fachen Lupe betrachten kann.

Negativ: Absolut homogenes Reaktionsgemisch.

Zur Kontrolle empfiehlt es sich, je einen positiven und einen negativen Kontrollversuch gleichzeitig durchzuführen.

Nachweis nach Mourant (Röhrchentest)

Man benutzt lippenlose Präzipitationsröhrchen von 5 cm Länge und 6 mm Durchmesser, die in entsprechend passenden Holzblöcken aufgestellt werden. Verwendet wird eine 2%ige Aufschwemmung von unbekannten Blutzellen, wobei die Blutzellen aus Zitratblut oder aus Gerinnseln ausgewaschen und einmal mit Kochsalz nachgewaschen werden. In die Präzipitationsröhrchen gibt man mit entsprechender Pipette 0,04 ccm oder einen etwa entsprechend großen Tropfen Serum und Blutkörperchen-Suspension, wobei beides durch Beklopfen mit dem Finger gemischt wird. Um Verdunstungen zu vermeiden, werden auf die Röhrchen kleine Glaskappen gesetzt, die erst entfernt werden, nachdem sie 2 Stunden im Brutschrank gestanden haben und abgelesen sind.

Zum Ablesen werden die abgesetzten Blutzellen mittels einer Pasteurpipette aufgesaugt, auf einen Objektträger gebracht und mit der Pipette zu einem gleichmäßigen Film von etwa 2 cm Länge ausgezogen. Die Betrachtung erfolgt ohne Deckglas mit der kleinen Mikroskopvergrößerung.

Beurteilungsschema:

++ = starke Zusammenballung, dem unbewaffneten Auge sichtbar.
+ = nicht ganz so starke Zusammenballung.
(+) = geringer als +, Zusammenballung von 8–12 Zellen.
schw. = deutliche, aber schwache Zusammenballung von 4–6 Zellen.
? = unregelmäßige Zellverteilung mit undeutlicher Klumpung.
— = sämtliche Zellen gleichmäßig und getrennt gelagert.

o) Blutgerinnung

Die normale Blutgerinnung ist sowohl morphologisch durch das Elektronenmikroskop, als auch chemisch durch eine Vielzahl von Gerinnungsfaktoren studiert. Immer komplizierter wird die Übersicht und die Zahl der angegebenen Bestimmungsmethoden durch die Variabilität der Versuchsbedingungen in vitro. Es erhebt sich überhaupt die Frage, ob unsere in-vitro-Gerinnungsversuche noch mit den Bedingungen in vivo in Parallele zu setzen sind. Gewiß ist jedoch, daß für die normale Blutstillung im wesentlichen 3 Hauptfaktoren in Betracht kommen, und zwar:

1. der reine Gerinnungsfaktor → Plasmatische hämorrhagische Diathesen
2. der Thrombozytenfaktor → Zelluläre hämorrhagische Diathesen
3. der reine Gefäßfaktor → Vaskuläre hämorrhagische Diathesen.

Alle diese Momente greifen komplex ineinander und besitzen enge Korrelationen. An jedem Glied der komplizierten Kette können Störungen auftreten, die u. U. klinisch charakteristische Bilder ergeben. Bei kapillaren Blutungen steht der sog. Klebefaktor im Vordergrund, der rein endothelialen Charakter hat. Bei venösen Blutungen liegt der Schwerpunkt bei dem sog. Plättchenfaktor, der thrombotischen Charakter hat. Schließlich steht bei arteriellen Blutungen der Gefäßfaktor im Vordergrund, wo neben den Thrombozyten- und Gerinnungsfaktoren besonders die Vasokonstriktion das wichtigste Moment ist.

In neuester Zeit haben wir die Hämophilie als einen rein plasmatischen Eiweißdefekt (Fehlen von Proplasmathrombokinase) erkannt, ebenso wie gewisse Formen von sog. dysproteinämischen hämorrhagischen Diathesen.

Das Studium dieser vielfältigen Gerinnungsfaktoren läßt sich am besten an einem übersichtlichen Schema durchführen.

Definitionen

Gerinnungszeit: in vitro = die Zeit, die zur Bildung von Fibrinfäden außerhalb des Gefäßsystems benötigt wird. Je nach der angewandten Methode bestehen starke Schwankungen.

Blutungszeit: in vivo = die Zeit, die verstreicht, bis die Blutung aus einer künstlich gesetzten Verletzung vollkommen steht. Die Gefäßkontraktion, die Plättchenfunktion sowie die Endothel- und Gerinnungseigenschaften wirken hierbei eng zusammen.

Retraktionszeit = die Zeit bis zum Beginn der Serumauspressung, d. h. der Retraktion des Blutkuchens, nach erfolgter Gerinnung. Die Retraktionszeit ist weitgehend abhängig von der Plättchenzahl. Im thrombozytenfreien Blut bleibt die Retraktion aus.

Reaktionszeit in Oxalatblut bzw. Rekalzifizierungszeit = die Zeit, die vergeht bis zum ersten nachweisbaren Auftreten eines Fibrinfädchens im Oxalatplasma und Blut nach vorherigem Kalziumzusatz.

Normal: 60– 80 Sekunden im kapillaren Blut
70– 90 Sekunden im venösen Blut
90–110 Sekunden im Plasma.

Reaktionszeit nach Fonio = die Zeit, die vergeht bis zum ersten nachweisbaren Auftreten eines Fibrinfädchens im Blute.

Normalwert: 3–5 Minuten.

Prothrombinzeit = die Zeit, die von der Kalziumgabe bis zum Gerinnungseintritt vergeht, nachdem man vorher zum Oxalatplasma Thrombokinase im Überschuß hinzugegeben hat.

Normalwert: Kapillar, venös u. plasm. 15 bis 20 Sek.

Thrombosezeit = die Zeit bis zum Eintritt einer Thrombenbildung im Blute unter extravasalen Bedingungen (bestimmt mit dem Kapillarthrombometer nach MORAWITZ und JÜRGENS). Normaler Beginn der Thrombenbildung nach 2—3 Minuten und beendete Thrombenbildung nach 3–4 Minuten. Beziehung zur Blutungszeit, dagegen nicht zur Gerinnungszeit.

Übersicht über die hämorrhagischen Diathesen

	Gerinnungszeit	Blutungszeit	Retraktionszeit	Prothrombinzeit	Thrombozyten	Rumpel-Leede
			Plasmatische Diathesen			
Hämophilie	verlängert	verlängert	normal	verlängert	normal	negativ
Hypoprothrombinämie	nicht verlängert	verlängert	normal	verlängert	normal	(positiv)
Mangel an Faktor V (Owren)	verlängert	verlängert	normal	verlängert	normal	
Fibrinogenmangel	verlängert		verlängert	normal	normal	negativ

	Gerinnungszeit	Blutungszeit	Retraktionszeit	Prothrombinzeit	Thrombozyten	Rumpel-Leede
			Zelluläre Diathesen			
Thrombopenie (Werlhof)	normal	verlängert	verlängert	normal	vermindert	positiv
Thrombasthenie ...	normal	verlängert	verlängert	normal	funktionsschwach	positiv
			Vaskuläre Diathesen			
Paraformen .	normal	normal	normal	normal	normal	positiv
Skorbut	normal	normal	normal	normal	normal	positiv
Oslersche Erkrankung .	normal	normal	normal	normal	normal	negativ

Methoden zur Bestimmung der Blutgerinnungszeit

Methode nach Sahli und Fonio:

Ausführung: 10 Tropfen Venenblut (oder auch gutfließendes Kapillarblut) werden in einer feuchten Kammer, am besten in einem Uhrschälchen, dessen Rand mit einem passenden Streifen von angefeuchteten Filtrierpapier belegt ist, aufgefangen. Auf dieses Uhrschälchen wird ein passendes 2. Uhrschälchen gelegt und beide mit einer kleinen Klammer zusammengehalten. Die so bereitete feuchte Kammer wird so lange hin und her geneigt, bis man sie senkrecht halten kann, ohne daß das Blut herunterfließt, d. h. bis der Endpunkt der Gerinnung erreicht ist.

Normalzeiten: Kapillarblut 10 Minuten
Venenblut 32 Minuten.

Methode nach Bürker:

Hier wird mittels eines eigens konstruierten Apparates (Kammer mit einem Wassermantel von einer Temperatur von 25°) gearbeitet. In diese Apparatur wird in einem Hohlschliff eines Objektträgers 1 Tropfen Aq. dest. und 1 Tropfen frisches Blut gegeben. Hierauf erfolgt Prüfung mit einem Glasfaden bis zum 1. Fibrinfaden.

Normalzeit: 4–7 Minuten bei 25°.

Einfacher und ungenauer ist das Verfahren, wenn man das Blut einfach in ein unzugedecktes Uhrschälchen gibt und dann mit einem kleinen Glasfaden, der am Ende ein Köpfchen trägt, laufend alle 20–30 Sekunden möglichst von einer anderen Seite hindurchzieht. Man wartet, bis an dem Glasfaden der 1. Fibrinfaden nachgezogen wird.

Methode nach Trought:

Eine Glaskapillare wird von beiden Enden mit Blut gefüllt und im Abstand von 1 Minute gegen Fließpapier gehalten. Sobald zwischen Kapillarende und Fließpapier der erste Fibrinfaden sichtbar wird, ist die Gerinnung eingetreten.

Normalzeit: 5–9 Minuten.

Methode nach Schultz mit Hohlglaskapillare:

Eine Hohlglaskapillare, die an dem einen Ende zu 10–15 perlenartigen Auftreibungen ausgezogen ist, wird mit Blut gefüllt. Nach 3 Minuten wird jeweils eine derartige Perle abgesägt und in ein kleines Gefäß mit Wasser geschüttet. Ergebnis:

Keine Gerinnung = Hämolyse, d. h. Rotfärbung des Wassers
Beginnende Gerinnung = kleine rote Fibrinflocken
(normal nach 5–9 Minuten)
Vollständige Gerinnung = festes Blutkoagulum
(normal nach 15–20 Minuten)

Blutgerinnung und Blutgerinnungskrankheiten

I. Phase Vorgerinnung	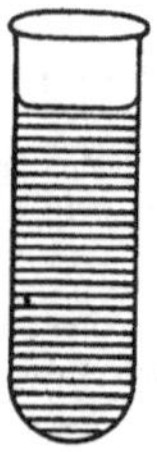	Plasma Pro Thrombozyten— Gewebs → **Thrombokinase** + **Kalzium** **Prothrombin** (in Leber d. Vit. K gebildet) norm. Prothrombinmenge = 14—16 Sek. = 100% Prothrombin d. h. etwa 0,3 g-% Faktor V ↓	**Hemmung** durch Antikephalin und Kalkfäller (Oxalat, Zitrat) Dicumarol = Anti-Vit. K, sowie seltene Erden hemmen die Prothrombinsynthese Heparin - Antithrombinsynthese Faktor - V - Mangel (Owren)	**Klinische Gerinnungsstörung** bzw. **hämorrhagische Diathesen** I. Plasmatische Diathesen = Dyskoagulosen Hämophilie infolge Fehlens von Prothrombokinase im Plasma (Globulindefekt) Hypoprothrombinämie bei schweren Leberschäden, Vit.-K-Mangel, Fehlen der Kolibaz., Resorptionsstörungen = Parahämophilie und dysproteinot. Diathesen.
II. Phase Hauptgerinnung 5—7 Minuten	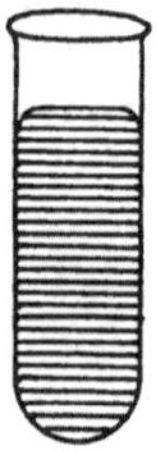	**Thrombin** **Fibrinogen** (in Mark oder Leber) 4 g-% im Plasma Profibrin ↓ **Fibrin**	Antithrombin (Heparin + Albumin), Hirudin Metathrombin (unwirksam) Fibrinogenmangel	Hyperfibrinogenämie b. Pneumonie, Pleuritis u. a. entzündl. Prozessen, Afibrinogenämie u. Fibrinogenopenie od. starke Fibrinogenolyse 1. ererbt (konstitutionell) 2. erworben: Autointox. Leberzellschäden sowie Inf.-Krankheiten, Knochenmarkschäden 3. Fibrinasthenie (Fanconi)
III. Phase Retraktion bzw. Nachgerinnung nach 7—10 Min. Beginn der Retraktion in vivo **Blutstillung**	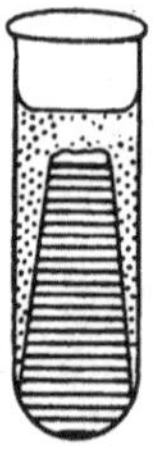	Fibrin + Retraktozym der Thrombozyten retrahierter Blutkuchen normale Retraktionszeit 30—60 Minuten	bei Thrombozytenmangel od. funktioneller Insuff. der Thrombozyten keine normale Retraktion	II. Zelluläre Diathesen = Störung der Agglutination u. Retraktion der Thrombozyten Thrombopenie Werlhof Thrombopathie (GLANZMANN) u. Unterformen (HAEGELI, JÜRGENS) Mangel an Retraktozym
IV. Fibrinolyse		Fibrinolysin = Serumprotease (z. B. vermehrt bei akut. gelber Leberatrophie) baut ab zu Polypeptiden und Aminosäuren	Antifibrinolysin vermehrt bei Tbc.	bei akuter gelber Leberatrophie vermehrtes Fibrinolysin
Vitaler Gefäßfaktor		Kapillarfunktion und Retraktion des Blutkuchens (Kontraktion und Retraktion)	Störung der Kapillarfunktion	III. Vaskuläre Diathesen = Angiopermeosen Purpura (allergisch, infektiös, toxisch) Purpura rheumatica Skorbut u. P-Avitaminosen Oslersche Erkrankung Schambergsche Erkrankung

Blutungszeit nach Duke

Ausführung: In das Ohrläppchen oder die Fingerbeere wird mit der Impflanzette oder dem Frankschen Schnepper etwa 3 mm tief eingestochen und der hervorquellende Bluttropfen alle 15 Sekunden mit Fließpapier abgetupft. Sobald das Fließpapier keine Rötung mehr zeigt, ist die Blutung beendet. Von dem Moment des Einstiches bis zur Beendigung der Blutung erstreckt sich die Blutungszeit.

Normale Blutungszeit: 2–2,5 Minuten.

Bemerkung: Der Ort des Einstiches kann beliebig gewählt werden, und die Dauer der Blutung ist auch weitgehend unabhängig von der Tiefe des Einstiches. Die Blutungszeit am Finger soll am besten in Herzhöhe bestimmt werden.

Verlängerung der Blutungszeit:

1. Bei Morbus maculosus Werlhofi.
2. Sekundäre und toxische Thrombopenien.
3. Toxische und infektiöse Gefäßwandschädigungen.
4. Skorbut.
5. Thrombasthenie und Thrombopathien.
6. Bei abgekühltem Finger, da infolge der Temperatur die Blutfermentationen langsamer verlaufen.

Verkürzung der Blutungszeit:

Bei erwärmten Fingern oder erwärmten Ohrläppchen.

Bestimmung der Reaktionszeit nach F. H. Schulz

Für die Bestimmung der Reaktionszeit, d. h. also der Zeit, die bis zum Auftreten eines ersten nachweisbaren Fibrinfädchens vergeht, hat F. H. Schulz an unserer Klinik folgenden einfachen Arbeitsweg empfohlen:

Mit der von Koller angegebenen Mikropipette wird bis zum Teilstrich 0,015 $^1/_{10}$ n-Natriumoxalatlösung aufgesogen. Lösung und Pipette sind auf 38° vorgewärmt. Bis zum Teilstrich 0,15 ccm wird Kapillarblut nachgesogen, das durch einen genügend tiefen Stich mit dem Frankschen Schnepper aus der Fingerbeere gewonnen wird. Das in der Pipette durch schnelles Aufsaugen schon gut durchgemischte Blut wird in das Gerinnungsschälchen (s. Abb. 82) des improvisierten Thermogerätes eingeblasen. Es wird nun mit der Stoppuhr die Zeit bestimmt, die von der Zugabe von 0,15 ccm $^1/_{40}$ m-Kalziumchloridlösung an (die auf 38° angewärmt ist) bis zum Auftreten des ersten Fibrinfädchens vergeht. Prompter Reaktionsausfall und Möglichkeit einer auf Sekunden genauen Zeitangabe.

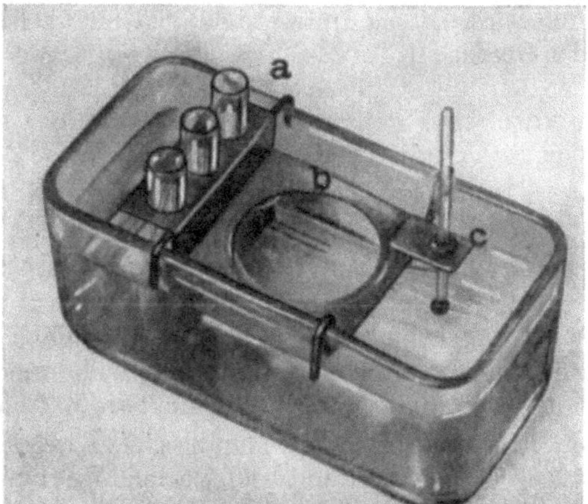

Abb. 82. Einfaches Gerät zur Reaktionszeitbestimmung nach Schulz

Normalwerte:

Im Kapillarblut:	71,5 Sekunden (45–96 Sekunden)
Im Venenblut:	93,5 Sekunden (67–142 Sekunden)
Im Plasma:	104,6 Sekunden (62–188 Sekunden).

Klinische Bewertung: Es ist erforderlich, einen genügend tiefen Schnepperstich auszuführen, um einen dauernden Blutfluß zu haben. Hierbei darf nicht zu langsam aspiriert werden, da sich das Blut sonst schlecht mit der Natriumoxalatlösung mischt und u. U. ein Gerinnungsvorgang eingeleitet werden kann. Vorsicht vor Luftaspiration in die Mikropipette! Man arbeite schnell und achte auch darauf, daß die Pipette nicht abkühlt.

Der Begriff der Rekalzifizierungszeit ist mit dem Begriff der Reaktionszeit identisch.

Bestimmung der Rekalzifizierungszeit (Lee und Finzent)

Nach SCHOCH empfiehlt sich folgende Ausführungstechnik:

Reagenzien: 1,34 g Natriumoxalat auf 100 ccm Aq. dest., —0,548 g Kalziumchlorid × 6 H_2O mit Aq. dest. ad 100.

Die Rekalzifizierungszeit wird im Venenblutplasma ermittelt und das Venenblut bei der Entnahme mit $^1/_{10}$ Teil seines Volumens an Natriumoxalatlösung ungerinnbar gemacht. Durch Zentrifugieren erhält man hieraus das Plasma, welches klar abpipettiert werden muß. Hierauf erfolgt die eigentliche Rekalzifikationszeitbestimmung.

0,1 ccm Plasma werden mit 0,1 ccm Aq. dest. gemischt und in einem Röhrchen 1 Minute lang bei 38° im Wasserbad gehalten. Nach dieser Zeit werden 0,1 ccm der Kalziumchloridlösung zugegeben, die vorher gleichfalls auf 38° erwärmt werden muß. Zu gleicher Zeit wird die Stoppuhr in Gang gesetzt. Mit einem vorher ausgeglühten Platindraht fährt man nun alle Sekunden durch das Gemisch, bis der erste Fibrinfaden am Platindraht hängenbleibt. Dieser Zeitpunkt wird mit der Uhr abgestoppt, die erhaltene Zeit in Sekunden entspricht der normalen Rekalzifikationszeit.

Bestimmung der Retraktionszeit nach Matis

Prinzip: Die Retraktion des Blutkuchens als 3. Phase der Blutgerinnung stellt die Auspressung von Serum dar.

Reagenzien: Oleum ricini — 20 cmm Pipetten — Kleine Röhrchen von etwa 1 cm Durchmesser.

Ausführung: Mit einer 20-cmm-Hämoglobin-Pipette werden 20 cmm Kapillarblut entnommen und unter vorsichtigem Ausblasen auf die Oberfläche von Rizinusöl aufgesetzt, das für diesen Zweck in kleine Röhrchen von etwa 1 cm Durchmesser abgefüllt wird. Dieser Blutstropfen bleibt mit seinem oberen Anteil in kugeliger Form an der Oberfläche des Öles haften. Hierauf kann nach einiger Zeit mit völlig ausreichender Genauigkeit die Auspressung eines größer werdenden Serumtröpfchens beobachtet werden. Man stellt die Zeit von dem Einstich in die Fingerbeere bis zum Erscheinen des kleinen Serumtröpfchens fest. Diese Zeit wird als Retraktionszeit gewertet.

Normalwerte: Die Durchschnittswerte gesunder Personen liegen bei Männern bei etwa 30 Minuten, bei Frauen etwas höher.

Verkürzungen der Retraktionszeit zeigen sich z. B. bei chirurgischen Kranken nach Operationen.

Verlängerungen der Retraktionszeit finden wir bei einer Thrombopenie bzw. bei funktioneller Minderwertigkeit der Thrombozyten. Bei Thrombozytenwerten um 70000 und weniger tritt keine meßbare Retraktion mehr ein.

Klinische Bewertung: Man beschickt zweckmäßigerweise jeweils 2 Röhrchen in der angegebenen Form und benutzt den Mittelwert. Die Retraktionszeit variiert im Verlaufe des Tages und ist am kürzesten in den frühen Nachmittagsstunden. Eine konstante Temperatur ist beim Vergleichsversuch innezuhalten. Die Retraktionszeit hängt insgesamt ab von der Thrombozytenzahl, dem Hämatokritwert, der Viskosität, dem Fibrin- bzw. dem Fibrinogengehalt und noch unbekannten Faktoren.

Bestimmung des Prothrombins im Plasma nach Quick (Einphasenmethode)

Prinzip: Das im Plasma enthaltene Prothrombin wird bei Überschuß von Thrombokinase und Kalzium in **einer Phase** (daher Einphasenmethode) zu Thrombin aktiviert, das seinerseits das Fibrinogen in Fibrin umwandelt.

Reagenzien: 0,1 mol. Natriumoxalat — 0,02 mol. Kalziumchloridlösung und Thrombokinase.

Herstellung der Thrombokinase: Es ist erforderlich, daß die Thrombokinase bei ihrer diagnostischen Verwendung erst an einem gesunden Plasma getestet wird, da sonst starke Differenzen auftreten, die auch im schnellen Altern der Thrombokinase begründet sind. Kaninchenhirn wird nach vorheriger Reinigung mit Azeton im Mörser zerrieben und unter mehrmaligem Abgießen gewaschen und abgenutscht. Das Azeton wird bei 37° im Vakuum entfernt, das trockene Pulver zu 0,3 g in Ampullen abgefüllt und im Vakuum aufbewahrt. Zum Gebrauch wird die Ampulle mit 5 ccm physiologischer Kochsalzlösung gefüllt, umgeschüttelt und bei 50° 15 Minuten lang extrahiert. Größere Gewebspartikel setzen sich beim Erkalten ab, die milchige Flüssigkeit ist die gebrauchsfertige Thrombokinaselösung.

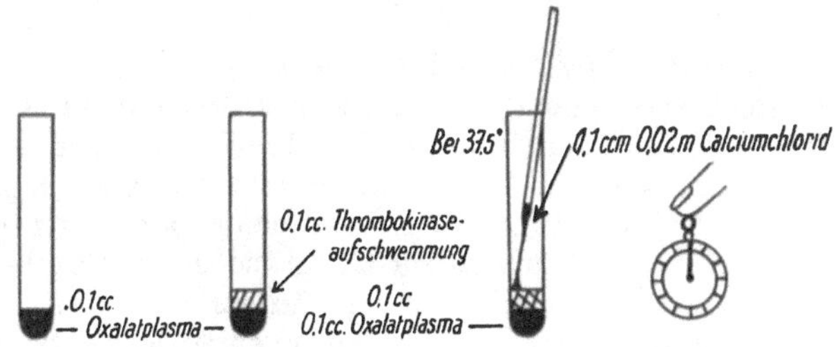

Abb. 83. Bestimmung der Prothrombinzeit nach QUICK

Ausführung: 0,1 ccm Oxalatplasma (1 Teil Natriumoxalat auf 9 Teile Blut) und 0,1 ccm Thrombokinaseaufschwemmung werden zusammengegeben. Nach Erwärmen auf 37,5° wird 0,1 ccm 0,02 mol. Kalziumchloridlösung hinzugegeben und so der Gerinnungsvorgang ausgelöst, wobei mit einem „optimalen" Überschuß von Thrombokinase und Kalzium gearbeitet wird (s. Abb. 83).

Klinische Bewertung: Die Prothrombinzeit ist die Zeit, die vom Augenblick der Kalziumzugabe bis zum Gerinnungseintritt mit der Stoppuhr bestimmt wird.

Als Normalwert gilt die Prothrombinzeit eines beliebigen Normalplasmas, bei dem der Prothrombingehalt mit 100% angesetzt wird, d. h. etwa 0,3 g %. Infolge dieser Annahme besteht natürlich eine erhebliche Fehlerquelle.

Mikrobestimmung der Prothrombinzeit nach Fiechter

Diese Methode stellt eine zweckmäßige Modifikation der Quickschen Arbeitsweise dar und eignet sich besonders für die Pädiatrie.

Ausführung: Blutentnahme erfolgt durch einen Schnepperstich aus der Fingerbeere oder der Fußsohle. In einer graduierten Pipette (ähnlich der Leukozytenpipette) werden 0,1 ccm Oxalatplasma (1 Teil steriles Natriumoxalat [$^1/_{10}$ m] und 9 Teile Blut) aufgesogen. Es ist zweckmäßig, Pipetten zu verwenden, die auf einen Gesamtinhalt von 0,1 ccm geeicht sind. Das Oxalatblut wird nun in ein Glasschälchen von etwa 15 mm Durchmesser gespritzt, das in einem Wasserbad von 38° hängt. Dazu gibt man — wie bei der Quickschen Methode — 0,15 ccm Thrombokinaselösung sowie 0,15 ccm $^1/_{40}$ m-Kalziumchloridlösung und mißt von dem Augenblicke an, wo das gesamte Kalziumchlorid mit dem Blute in Berührung kommt, bis zur Bildung des kleinen Klümpchens die Zeit mit der Stoppuhr. Auch hier soll, vom Moment der Zugabe des Kalziumchlorids an, das Blut mit einer feinen Platin- oder Glasöse vermengt werden.

Normalwerte: 14–15 Sekunden.

Diese Werte gleichen weitgehend den Werten von QUICK.

Herstellung der Thrombokinaselösung:

Ein normales Menschenhirn wird gut von den Hirnhäuten befreit und alle Blutspuren peinlichst abgewaschen. Sodann wird die graue Substanz mit Schere und Pinzette in eine große Schale gefügt und Quarzsand hinzugegeben, so daß die Masse gut verrieben werden kann, unter Zugabe von 150–200 ccm 0,9%iger Kochsalzlösung. Die resultierende homogene Suspension wird zentrifugiert. Die überstehende Flüssigkeit ist die Thrombokinaselösung. Diese Lösung wird in Vorratsampullen luftdicht abgeschlossen und im Eisschrank aufbewahrt. Auf diese Weise ist sie mehrere Wochen haltbar.

Die Zugabe von 10–20% Harnstoff zur Thrombokinase dient zur besseren Konservierung und Haltbarmachung nach MAURER.

Zur Bestimmung wird die Thrombokinaselösung mit 0,9%iger Kochsalzlösung im Verhältnis 1:10 verdünnt.

Vereinfachte Methode zur Bestimmung der Prothrombinaktivität
(nach PEDRAZZINI, SALVIDIO und KOLLER)

Herstellung der Thrombokinaselösung:

Am besten benutzt man Trockenthrombokinase (z. B. von HOFFMANN, La Roche), die unbeschränkt haltbar ist. Der Inhalt einer Ampulle wird in 3 ccm einer $^1/_{100}$m-$CaCl_2$ enthaltenden 0,85%igen Kochsalzlösung (Herstellung: Calcium chloratum krist. = $CaCl_2 \cdot 6H_2O$ 0,22 g, Natr. chlor. pur Merck 0,85 g, Aq. dest. ad 100,0) aufgeschwemmt und mit einem Glasstäbchen 15 Minuten lang gerührt. Anschließend wird die Lösung 10 Minuten lang in ein Wasserbad von 50° gestellt und noch gelegentlich umgerührt. Die so vorbereitete Thrombokinase-Suspension kann sofort zur Bestimmung der Prothrombinaktivität verwendet werden. Die Thrombokinasekörnchen, die dabei auf dem Uhrglasschälchen sichtbar sind, stören den Gerinnungsvorgang nicht, da das Eintreten der Gerinnung trotzdem genau beurteilt werden kann. Andernfalls müßte die Thrombokinaselösung kurz über einen Wattebausch filtriert oder etwa 30 Sekunden lang zentrifugiert werden, um sie klar zu erhalten.

Vergleich von Prothrombinaktivität und Prothrombinzeit nach den Methoden von Quick, Pedrazzini, Salvidio und Koller

Prothrombinaktivität %	Prothrombinzeit nach QUICK Sekunden	Prothrombinzeit nach PEDRAZZINI, SALVIDIO und KOLLER Sekunden
100	11,5	45— 55
90	12,5	50— 65
80	13,5	50— 70
70	14,5	55— 70
60	15,5	60— 75
50	16,5	60— 75
40	17,5	65— 80
30	19,5	80—130
25	22,5	120—150
20	27,5	140—190
15	—	190—220
10	45—50	225—300
5	mehr als 50	mehr als 300

Die Blutungsgefahr besteht dementsprechend unterhalb einem Prozentsatz von 10% Prothrombinaktivität.

Ausführung der Bestimmung: 1 kleiner Tropfen Thrombokinaselösung wird auf ein sauberes Uhrglas gebracht (Normalpipette). Auf dasselbe läßt man aus der Fingerbeere einen mindestens gleich großen Blutstropfen fallen. Die beiden Tropfen werden mit einem Glasstäbchen (evtl. Platinöse oder Sicherheitsnadel) ständig durchmischt, bis die Gerinnung eintritt, was stets sehr schnell erfolgt. Die Zeit von der Berührung der 2 Tropfen bis zur Koagulation entspricht der Prothrombinzeit.

Klinische Beurteilung der Prothrombinbestimmung

Die Bestimmung der Prothrombinzeit bzw. Konzentration dient in erster Linie zur Erkennung evtl. lebensbedrohlicher Hypoprothrombinämien besonders bei Gallenoperationen und bei schweren Leberparenchymschäden, wie sie früher bei Operationen unter dem Begriffe der cholämischen Blutungen sehr gefürchtet waren. — Weiterhin spielt der sog. Vitamin-K-Test als Leberfunktionsprobe eine Rolle, da die Prothrombinzeit sich nach Vitamin-K-Applikation bei einem leistungsfähigen Leberparenchym schnell der Norm nähert Aus diesem Grunde gelingt auch bis zum gewissen Grade eine Unterscheidung von Parenchymikterus und Verschlußikterus.

Weiter Methoden der Prothrombinbestimmung sind z. B. das Zweistufenverfahren nach Rieben [s. b. Schultze-Haunga-Schmiedebergs Archiv f. experim. Path. u. Pharmakol. 207, 173 (1949)].

Thrombelastographie nach Harter.

Es handelt sich hierbei um die Bestimmung der Thromboselastizität bzw. die photokymographische Registrierung des Gerinnungsverlaufes in Kurvenform. Das Thrombelastogramm mißt auch im gleichen Vorgang die Fibrinolyse fortlaufend und quantitativ.

Methoden zur Bestimmung der Kapillarfragilität

Die bisher bekannten Bestimmungsmethoden zur Kapillarprüfung zeichnen sich durch große Unterschiedlichkeit aus, wobei die einzelnen Resultate untereinander nicht verglichen werden können. Prinzipiell unterscheiden wir zunächst zwei Hauptverfahren, und zwar:

1. die Methoden des Druckverfahrens und
2. die Methoden des Saugverfahrens.

Die Methoden des Druckverfahrens haben den Nachteil, daß man sie erst nach einiger Zeit wiederholen kann, daß ihre Anwendung mehr Zeit erfordert und daß sie keine Abstufung bei dem gleichen Fall erlauben.

Die Saugmethoden können zwar im allgemeinen zu richtigen Ergebnissen führen, enttäuschen jedoch vielfach.

Qualitative Proben zur Prüfung der Widerstandsfähigkeit der Gefäße

Rumpel-Leedesches Phänomen.

Nach Anlegung einer Stauungsbinde um den Oberarm derart, daß der Radialispuls noch fühlbar ist, treten beim Gesunden keine petechialen Blutungen in den Ellenbeugen bzw. am Unterarm auf, bei bestimmten Blutungsübeln aber ist dies der Fall.

Kneifphänomen nach Jürgens.

Mit Daumen und Zeigefinger beider Finger wird eine Hautfalte in der Unterschlüsselbeingrube aufgehoben und unter leichtem Druck gepreßt. Liegt eine Blutungsbereitschaft vor, so treten an dieser Stelle sofort Hautblutungen auf, an anderen Körperstellen ist die Probe meist negativ. Hieraus geht hervor, daß die Kapillarresistenz in den Unterschlüsselbeingruben besonders empfindlich ist.

Stichprobe nach Koch.

Mit einer Nadel wird eine viereckige Figur auf die Haut gestochen. Bei negativem Ausfall der Probe ist die Haut am folgenden Tag unverändert, bei positivem Ausfall erkennt man einen hämorrhagischen Hof um die Einstichstellen.

Saugglockenprobe nach Hecht.

Eine kleine Saugglocke (Durchmesser 0,5 cm), die mit einer Wasserstrahlpumpe und einem Quecksilbermanometer in Verbindung steht, wird auf die Haut des Patienten, am besten unterhalb des Schlüsselbeines, aufgesetzt und geprüft, ob durch Erzeugung eines Unterdruckes Hautblutungen erzeugt werden können und bei welcher Druckhöhe dies der Fall ist. YLLPÖ zeigte, daß Beziehungen zwischen Geburtsgewicht und Höhe des zu einer Hautblutung notwendigen Unterdruckes bestehen: bei Kindern mit einem Geburtsgewicht von

unter 1000 g wurde ein Blutaustritt beobachtet bei etwa 150 mm Hg
von 1000–1500 g wurde ein Blutaustritt beobachtet bei etwa 250 mm Hg
von 1500–2000 g wurde ein Blutaustritt beobachtet bei etwa 310 mm Hg
von 2000–2500 g wurde ein Blutaustritt beobachtet bei etwa 400 mm Hg
von 2500–3000 g wurde ein Blutaustritt beobachtet bei etwa 450 mm Hg.

Bei gesunden Kindern treten im allgemeinen erst bei einem Unterdruck von mehr als 500 mm Hg Hautblutungen in Erscheinung.

Saugmethode nach von Borbély

Prinzip: Der einfache Apparat arbeitet nach dem Prinzip der Bierschen Glocke, wobei das jeweilige Vakuum aus der Größendifferenz zweier kommunizierender Quecksilberoberflächen abgelesen werden kann.

Apparat (s. Abb. 84). Das Gerät ist sehr einfach zusammengesetzt und besteht im wesentlichen aus einer Bierschen Glocke und einem mit ihr durch einen Vakuum-Gummischlauch verbundenen Quecksilbermanometer. Durch Senken des mit Quecksilber gefüllten Gefäßes wird das Vakuum erzeugt, dessen Größe an der Differenz der Quecksilberoberflächen direkt in Hg-Zentimeter ablesbar ist. Die benutzte Glasglocke hat einen Durchmesser von 2 cm mit sorgfältig abgerundeten Kanten.

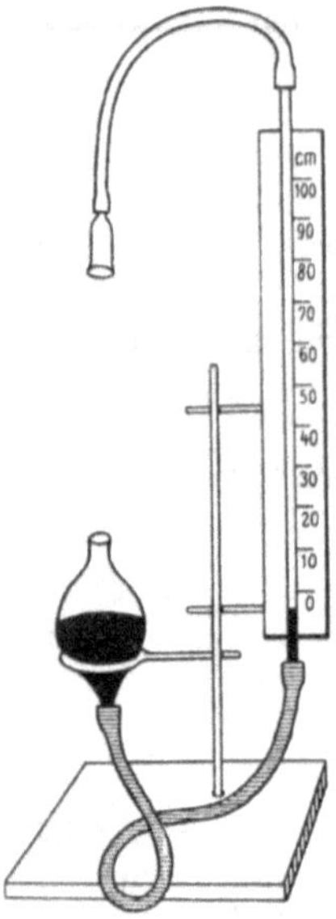

Abb. 84. Saugapparat nach BORBÉLY

Ausführung: Zu dem Versuch wird vor dem Auflegen der Glocke die Haut mit Vaseline eingefettet. Den jeweiligen Druck läßt man 1 Minute einwirken. Im Prinzip wird derjenige kleinste Druck gemessen, welcher an einer gewissen Hautstelle, nach einer Wirkungsdauer von 1 Minute unter den zentralen Teilen der Saugglocke von 2 cm Durchmesser, 1–2 punktförmige, kleine Blutungen zu erzeugen imstande ist.

Klinische Bewertung: Die Größe des Druckes ist naturgemäß in erster Linie von der Dicke und der Elastizität der Haut abhängig, sodann von der Weite der Gefäße (warmes Bad!) und von dem Zustand der Gefäßwand selbst, z. B. bei Autointoxikationen vor und nach Kalzium- oder Salvarsantherapie. In der Mitte des Oberarmes liegen die Werte bei etwa 22 cm, an der Fossa supraclavicularis etwa bei 18 cm, im Epigastrium etwa um 23 cm, in der Glutealgegend etwa bei 35 cm und an der Fußsohle bei mehr als 50 cm bei relativ großen Schwankungen. Bei einheitlicher Einhaltung der Meßpunkte läßt sich die Methode gut für Vergleichszwecke anwenden.

Weitere Methoden zur Prüfung der Gefäßfunktion sind z. B. der *Göthlin-Test* (Klin. Wschr. **1932,** 1469), die *Prüfung der Eiweißdurchlässigkeit in den Kapillaren nach Landis,* eine modifizierte *Schröpfkopfmethode nach A. Tey* (Schweiz. med. Wschr. **1941,** 685), sowie schließlich die *Kapillarmikroskopie.*

Prüfung der Thrombozytenresistenz nach Olef

Prinzip: Zählung der Thrombozyten sofort nach Entnahme und nach achtstündiger Aufbewahrung in der feuchten Kammer.

Reagens: Olefsche Lösung bestehend aus: 1,0 Natriummetaphosphat, 0,5 Natriumchlorid, 0,1 Dextrose, Aq. dest. ad 100,0.

Ausführung: Einstich in die Fingerbeere sowie Abwischen des 1. Tropfens. Der 2. Tropfen wird mit mehreren Tropfen Olefscher Lösung, die unmittelbar vorher zentrifugiert sein muß, sorgfältig gemischt und in ein staubfreies, paraffiniertes Uhrglas gegeben. Von dieser Mischung wird sofort ein üblicher Blutausstrich gemacht und die Thrombozyten gezählt. Das Uhrglas mit der Blutmischung läßt man 8 Stunden in einer feuchten Kammer bei 10°C stehen. Man mischt abermals sorgfältig durch und, ohne das Paraffin zu berühren, werden die Thrombozyten in einem erneuten Blutausstrich gezählt.

Aus der Differenz der beiden Thrombozytenwerte läßt sich ein ungefähres Maß für die Zahl der aufgelösten Thrombozyten gewinnen.

Normalwerte: In 8 Stunden verschwinden etwa 20—50% der Thrombozyten. Werte unter 10% sprechen für eine abnorme Resistenzerhöhung der Thrombozyten, Werte über 60% sprechen für eine pathologische Resistenzlosigkeit der Thrombozyten. Auch bei dieser Methode kann es sich naturgemäß nur um eine grobe Schätzung handeln.

Bestimmung der Agglutinationsfähigkeit der Thrombozyten nach Jürgens und Naumann

Ausführung: 5 ccm Venenblut werden mit innen paraffinierter Straußscher Kanüle aus der Ellenbogenvene entnommen (Beimischung von Gewebssaft ist zu vermeiden). Das Blut wird in einem paraffinierten Wassermann-Röhrchen aufgefangen. Darauf verschließt man das Röhrchen mit einem Paraffinpfropfen und läßt im Eisschrank bei + 1° sedimentieren. Nach 1 Stunde wird die thrombozytenreiche Schicht oberhalb der Erythrozytenschicht abgehoben. Hierzu benutzt man ein kleines U-förmiges Glasröhrchen von 1 mm lichter Weite. Das Röhrchen wird innen vollständig mit heißem Paraffin ausgegossen und ebenso an einem Schenkel außen paraffiniert. Mit dem nach außen paraffinierten Schenkel wird das U-Röhrchen als Heber in das Plasma eingetaucht, bis seine Mündung fast die Grenzschicht zwischen sedimentierten Erythrozyten und überstehendem Plasma berührt. An seinem anderen Schenkel ist ein kleiner Gummischlauch angeschlossen, der in eine Gummikappe endet. Vor dem Eintauchen drückt man auf die Gummikappe, um die Luft zu entleeren, und läßt nach dem Eintauchen vorsichtig los, bis das Plasma in beide Schenkel des U-Röhrchens gesaugt ist. Dieses so mit Plasma gefüllte Röhrchen wird in einen mit Eiswasser gefüllten Zentrifugensatz gebracht und 10 Minuten bei niedriger Temperatur zentrifugiert. In dem verengten Verbindungsstück haben sich die Thrombozyten angereichert. Das Verbindungsstück wird eingefeilt und durchbrochen, die obere Öffnung des U-Röhrchens mit dem Finger verschlossen und aus dem Verbindungsstück vorsichtig ein Tropfen auf ein Deckglas gebracht, das vorher dünn mit Vaseline eingefettet wurde. Das Plasma wird jetzt als „hängender Tropfen" über einem hohlgeschliffenen Objektträger betrachtet, dessen Vertiefungsrand zum Schutz gegen Eintrocknung mit Vaseline umgeben ist. Man zählt eine größere Anzahl Plättchen, läßt ein bestimmtes Gesichtsfeld eingestellt und wartet die Plättchenagglutination ab. Von Minute zu Minute wird die Zahl der agglutinierten Plättchen notiert und in Prozent angegeben.

Normalerweise erfolgt die Plasmagerinnung erst nach etwa 20 Minuten, die Plättchenagglutination schon nach etwa 3—4 Minuten.

Verlängerung der Agglutinationszeit: Bei Thrombopenie mit großen Plättchen.

Verkürzung der Agglutinationszeit: Bei Thrombozytose, z. B. Polyzythämie.

5. Spezielle chemische Bestimmungen im Blut

1. Bestimmung des Wassergehaltes im Blut
(nach SPÜHLER und CAGIANUT)

Prinzip: Das auf Filtrierpapier eingesogene Blut wird abgewogen und aus der Differenz nach Trocknung der Wassergehalt gravimetrisch bestimmt.

Ausführung: Ein sauberes Wägegläschen mit einem Stück Filtrierpapier wird im Trockenschrank bei 110° zur Konstanz getrocknet. Nach Zugabe von 5–6 Tropfen des zu untersuchenden Blutes wird das Wägegläschen auf einer analytischen Waage auf $^1/_{10}$ mg ausgewogen und anschließend in einen Exsikkator gebracht, der genügend P_2O_5 enthält. Der Exsikkator wird dann während $^1/_2$ Stunde an eine Hochvakuumpumpe angeschlossen. Ein Unterdruck von 1–5 mm Hg muß erreicht werden. Nach Druckausgleich wird das Wägegläschen mit Inhalt wieder gewogen und aus dem Gewichtsverlust der Wassergehalt berechnet. Die Genauigkeit dieser Methode beträgt etwa 0,5% für 100–200 mg Blut.

Chemische Bewertung: Es handelt sich hierbei um eine Methode, die den klinischen Anforderungen durchaus genügt, obwohl das Blut ja auch noch andere im Trocknungsprozeß flüchtige Substanzen besitzt.

Klinische Bewertung: Die Normalwerte liegen bei 80% Wasser im Blut und bei rund 90% Wasser im Serum. Klinisch müssen wir streng zwischen einer Hydrämie und einer Hydroplasmie unterscheiden. Im allgemeinen sind die Wasserwerte konstant, so z. B. auch bei Kreislaufinsuffizienzen, chronischen Nierenleiden, Stoffwechselkrankheiten, Azidose und Alkalose. Ein relativer Anstieg der Hydrämie wurde lediglich bei Hypoprotämien gefunden. Wahrscheinlich ist der osmotisch-aktive Elektrolytanteil im wesentlichen für die Konstanz der Hydrämie verantwortlich. Der Wassergehalt des normalen Menschen beträgt etwa 70%, wobei etwa 50% des Körpergewichtes sog. Intrazellulärwasser darstellen, das zugleich als eines der wichtigsten Wasserreservoire resultiert. Zum Teil ist es auch an den hydrophilen Protein- und Mukopolysacchariden der Gewebe fixiert. Das extrazelluläre Wasser, das weitgehend regulativen Stoffwechselfunktionen dient und sog. Fließgleichgewichte herstellt, beträgt etwa 20–25% des Körpergewichtes.

2. Bestimmung der Serumfarbe
(nach HEILMEYER)

Prinzip: Die Summe aller farbgebenden Substanzen des Serums wird photometrisch gemessen. Als Maß für die Farbe des Serums dient der Extinktionskoeffizient für das Blaufilter S 47.

Ausführung: Dem nüchternen Patienten entnimmt man Blut mit einer nicht zu dünnen Kanüle und läßt es direkt in ein großes Zentrifugenglas fließen. Längere Stauung muß vermieden werden, da sich sonst der Farbwert des Serums ändern kann. Sofort nach der Entnahme wird das Blut für 2–3 Stunden in den Eisschrank gestellt, wobei sich meistens genügend Serum abscheidet; nötigenfalls wird vorsichtig zentrifugiert.

Das abgenommene Serum wird dann in einem zweiten Zentrifugenglas noch einmal scharf zentrifugiert, bis es völlig klar ist. Die Extinktion des Serums wird für das Filter S 47 gemessen, und zwar bei normaler Färbung in 1 cm Schichtdicke, bei stärkerer Färbung in geringerer Schichtdicke. Die Kompensationsküvette füllt man mit Wasser.

Berechnung: k = Serumfarbwert.

Klinische Bewertung: Bei Gesunden schwankt der Serumfarbwert zwischen 0,5 und 1,0. Die Serumfarbe setzt sich aus mehreren Komponenten zusammen, wie z. B. Bilirubin, lipochrome Pterine, Flavine und andere. Vielfach finden wir ein Parallelgehen zwischen dem Serumbilirubingehalt und dem Serumfarbwert, aber die Parallelität ist nicht konstant, so daß also keine festen Beziehungen zwischen beiden bestehen.

3. Bestimmung von Gesamteiweiß im Blut, Plasma bzw. Serum einschließlich der Hämoglobin- und Hämatokritbestimmung

(nach PHILLIPS und VAN SLYKE)

Prinzip: Die Eiweißbestimmung erfolgt aus dem spezifischen Gewicht des Eiweißkörpers. Dieses wird ermittelt durch eine Reihe von $CuSO_4$-Lösungen von genau bekanntem spezifischem Gewicht, die aus einer bestimmten Stammlösung hergestellt werden. Durch ein entsprechendes Diagramm (s. Abb. 85) läßt sich aus der Differenz des Eiweißgehaltes von Gesamtblut und Plasma der Hämoglobin- und Hämatokritwert ermitteln.

Ausführung: Man stellt sich zunächst eine Kupfersulfatstammlösung vom spezifischen Gewicht 1,100 her. Diese erhält man einmal durch exakte Wägung, indem man genau 158,54 g Kupfersulfat ($CuSO_4 \cdot 5\,H_2O$) in einen 1-Liter-Meßkolben bringt, mit Aq. dest. auf etwa 950 ccm auffüllt, durchschüttelt und nach vollständiger Lösung des Kupfersulfates bis zur Marke 1000 auffüllt. Die so hergestellte Lösung hat ein spezifisches Gewicht von 1,100.

°C	ccm	°C	ccm	°C	ccm
10,0	578	20,0	488	30,0	425
10,5	573	20,5	484	30,5	423
11,0	568	21,0	480	31,0	420
11,5	563	21,5	477	31,5	417
12,0	558	22,0	473	32,0	414
12,5	553	22,5	469	32,5	412
13,0	548	23,0	466	33,0	409
13,5	543	23,5	463	33,5	406
14,0	539	24,0	460	34,0	403
14,5	534	24,5	456	34,5	401
15,0	529	25,0	453	35,0	398
15,5	525	25,5	450	35,5	395
16,0	521	26,0	447	36,0	392
16,5	516	26,5	445	36,5	390
17,0	512	27,0	442	37,0	387
17,5	508	27,5	439	37,5	384
18,0	504	28,0	436	38,0	381
18,5	500	28,5	434	38,5	379
19,0	496	29,0	431	39,0	376
19,5	492	29,5	428	39,5	373
20,0	488	30,0	425	40,0	370

Übersicht zur Herstellung einer Stammlösung vom spez. Gewicht 1,100 aus einer gesättigten Kupfersulfatlösung. Man ersieht daraus, wieviel ccm der gesättigten Lösung unter Berücksichtigung der Sättigungstemperatur mit Aq. dest. auf 1000 aufzufüllen sind (nach PHILLIPS und VAN SLYKE).

Die zweite Möglichkeit zur Herstellung der Kupfersulfatstammlösung besteht darin, daß man sich eine gesättigte Kupfersulfatlösung herstellt, indem man etwa 2 kg Kupfersulfat, die im Mörser zerrieben wurden, in eine 5-Liter-Flasche gibt, dazu etwa 2,5 Liter Aq. dest. hinzufügt und sodann 5 Minuten durchschüttelt. Hierauf wird die Sättigungstemperatur auf 0,5° C genau bestimmt und nun sofort durch ein Faltenfilter in eine trockene Flasche abfiltriert. Aus der beigefügten Tabelle läßt sich dann jederzeit leicht errechnen, wieviel ccm der gesättigten Lösung unter Berücksichtigung der Sättigungstemperatur für die einzelnen Konzentrationen erforderlich sind.

spez. Gew.	ccm	spez. Gew.	ccm
1,008	7,33	1,042	41,00
9	8,32	43	42,00
10	9,31	44	43,00
		45	44,00
11	10,30		
12	11,29	46	45,00
13	12,28	47	46,00
14	13,27	48	47,00
15	14,26	49	48,00
		50	49,00
16	15,25		
17	16,24	51	50,00
18	17,23	52	51,00
19	18,22	53	52,00
20	19,21		
		54	53,00
21	20,20	55	54,00
22	21,19	56	55,00
23	22,17	57	56,00
24	23,15	58	57,00
25	24,14	59	58,00
		60	59,00
26	25,12		
27	26,10	61	60,00
28	27,08	62	61,00
29	28,06	63	62,00
30	29,04	64	63,00
		65	64,00
31	30,00		
32	31,00	66	65,00
33	32,00	67	66,00
34	33,00	68	67,00
35	34,00	69	68,10
		70	69,10
36	35,00		
37	36,00	71	70,20
38	37,00	72	71,20
39	38,00	73	72,20
40	39,00	74	73,30
41	40,00	75	74,30

Übersicht zur Herstellung einer Kupfersulfatverbindungsreihe vom spez. Gewicht 1,010 bis 1,070 aus der Stammlösung mit dem spez. Gewicht 1,100. Man ersieht daraus, wieviel ccm der Stammlösung jeweils mit Aq. dest. auf 100 ccm aufzufüllen sind (nach PHILLIPS und VAN SLYKE).

Die einzelnen Kupfersulfatlösungen werden zweckmäßigerweise entsprechend ihrer Reihenfolge mit einem kleinen Schild mit dem spezifischen Gewicht versehen, mit einem guten Gummistopfen vor Verdunstung geschützt und in ein passendes Gestell gestellt.

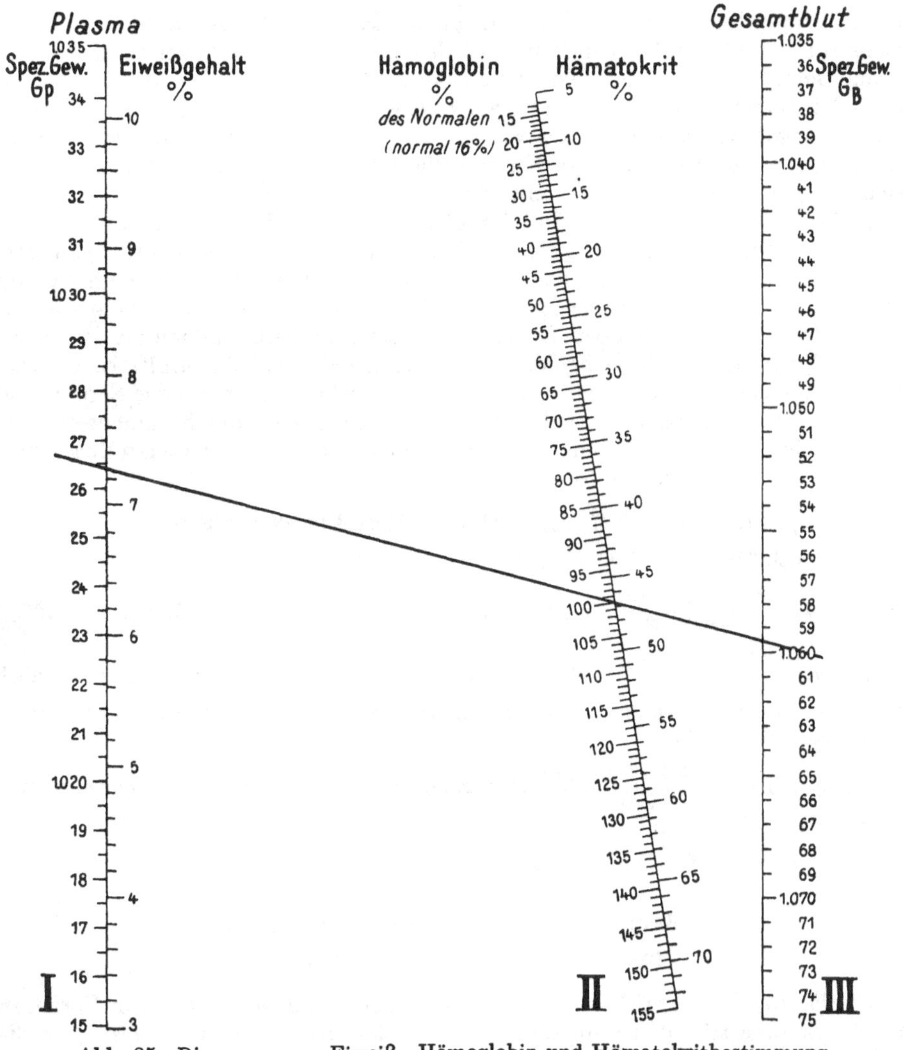

Abb. 85. Diagramm zur Eiweiß-, Hämoglobin und Hämatokritbestimmung (nach PHILLIPS und VAN SLYKE)

Die praktische Durchführung einer derartigen Bestimmung ist außerordentlich einfach. Man benutzt eine möglichst fein ausgezogene Pipette, die im Interesse einer einheitlichen Tropfengröße entweder mit Fett oder Vaseline eingefettet ist, und läßt dann jeweils einen Tropfen der zu untersuchenden Lösung aus etwa 5 cm Höhe in die Kupfersulfatlösung fallen (s. Abb. 86).

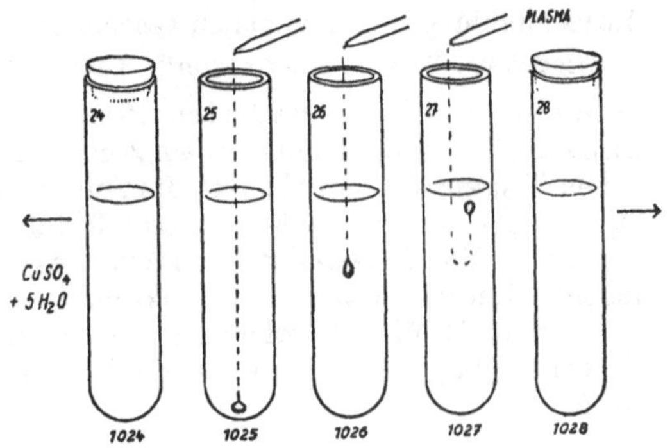

Abb. 86. $CuSO_4$-Tropfenfall (schematisch)

Bei Berührung des Blutes oder Plasmas mit der Kupfersulfatlösung bildet sich sehr schnell ein komplexes Kupferalbuminat, das in Lösungen von geringerem spezifischem Gewicht fortlaufend schnell zu Boden fällt und dort liegenbleibt. Ist das spezifische Gewicht der Kupfersulfatlösung höher, so steigt der eingefallene Tropfen nach Abklingen des Fallmomentes wieder nach oben, um sich letzten Endes nach einer gewissen Zeit durch weitere Kupfersulfatbeladung zu Boden zu senken. Entspricht nun das spezifische Gewicht der zu untersuchenden Lösung genau dem spezifischen Gewicht der Kupfersulfat-Probelösung, so hält sich dieser Tropfen eine gewisse Zeit freischwebend in gleicher Höhe, im Durchschnitt 30–40 Sekunden. Man probiert nun so lange in den verschiedenen Gläschen, bis man diese richtige Konzentration bzw. das gleiche spezifische Gewicht gefunden hat. Das spezifische Gewicht der zu untersuchenden Eiweißflüssigkeit wird dann einfach an dem Gläschen abgelesen und der Eiweißgehalt aus obenstehender Tabelle ermittelt. In prinzipiell der gleichen Weise verfährt man mit Gesamtblut, Plasma oder Serum, und auf Grund nachstehender Formeln gelingt es dann leicht, das Serumeiweiß, das Plasmaeiweiß, das Hämoglobin, den Hämatokritwert und die Sauerstoffkapazität zu bestimmen. Hierzu dienen folgende Formeln:

1. *Serumeiweiß:* $376 \cdot (G_S - 1{,}007)$ in g-%, also in g Eiweiß je 100 ccm Serum.

2. *Plasmaeiweiß:* $376 \cdot (G_P - 1{,}007)$ in g-%.

3. *Hämoglobin:* $\frac{33{,}9\ (G_B - G_P)}{1{,}0970 - G_P}$ in g-%, also in g Hämoglobin je 100 ccm Blut (normal 16%).

4. *Hämatokrit:* $\frac{100 \cdot (G_B - G_P)}{1{,}0970 - G_P}$ in Vol.-%, also in ccm Zellen je 100 ccm Blut, gewöhnlich durch Zentrifugieren von Blut in Spezialröhrchen bestimmtes Volumen der Blutkörperchen im Verhältnis zum Plasma.

5. *Sauerstoffkapazität:* $\frac{46{,}1 \cdot (G_B - G_P)}{1{,}0970 - G_P}$ in ccm O_2, die von 100 ccm Blut gebunden werden (normal 20,1 Volumproz.).

(G_P, G_S, G_B sei spez. Gewicht des Plasmas, Serums, Gesamtblutes.)

4. Bestimmung des Amyloids in den Organen
(nach Bennhold bzw. Heilmeyer)

Prinzip: Der Farbstoff Kongorot wird von Amyloid adsorbiert. Beim Vorliegen einer Amyloidose tritt demzufolge nach einer Injektion von Kongorotlösung in die Blutbahn innerhalb 1 Stunde eine erhebliche Verringerung der Farbstoffkonzentration im Serum ein. Aus diesem Farbstoffschwund wird indirekt auf das Ausmaß der Amyloidbildung in den Organen geschlossen.

Reagenzien: 1%ige, filtrierte, sterile Kongorotlösung.

Ausführung: Dem nüchternen Patienten werden aus der möglichst ungestauten Armvene 5 ccm Blut direkt in ein Zentrifugenglas entnommen und sofort mit einer hohen Tourenzahl zentrifugiert. Im Anschluß daran werden 10 ccm Kongorotlösung injiziert und der Zeitpunkt vermerkt. 3 Minuten sowie 60 Minuten nach der Injektion werden aus der Vene des anderen Armes wieder je 5 ccm Blut entnommen und zentrifugiert. Man mißt dann die Extinktion E_1 des nach 3 Minuten, sowie die Extinktion E_2 des nach 60 Minuten erhaltenen Serums in der gleichen Schichtdicke von 0,25 oder 0,5 cm für das Filter S 50, wobei die Kompensationsküvette mit Nativserum gefüllt wird.

Berechnung: Der Prozentsatz der nach einer Stunde noch in der Blutbahn vorhandenen Kongorotmenge ist gegeben durch $100 \cdot \frac{E_2}{E_1}$, der prozentuale Farbstoffschwund also durch $100 - 100 \cdot \frac{E_2}{E_1} = 100 \cdot \frac{E_1 - E_2}{E_1}$.

Klinische Bewertung: Zur Messung ist stets nur klares Serum von nüchternen Patienten zu verwenden. Auch soll das Blut schnell und ohne langwierige Stauung mit entsprechend dicker Kanüle entnommen werden. Die normalen Farbstoffschwundwerte liegen zwischen 15% bis 35%. Werte zwischen 35% und 65% sprechen für

Tabelle zur Umrechnung der Skalenteile des Eintauchrefraktometers in Eiweißprozente nach Reiß-Adler (s. S. 234)

Skalenteile	Eiweißprozente 20° C	Eiweißprozente 28° C
38	3,60	4,06
39	3,79	4,25
40	3,98	4,44
41	4,17	4,63
42	4,36	4,82
43	4,56	5,02
44	4,75	5,21
45	4,94	5,40
46	5,13	5,59
47	5,32	5,79
48	5,51	5,98
49	5,71	6,17
50	5,90	6,36
51	6,10	6,56
52	6,29	6,75
53	6,48	6,94
54	6,67	7,13
55	6,86	7,32
56	7,05	7,51
57	7,24	7,70
58	7,43	7,89
59	7,62	8,07
60	7,81	8,26
61	8,00	8,44
62	8,19	
63	8,37	
64	8,56	

Interpolationstafeln

I.-T. 19

Sk.-T.	%
0,1	0,02
0,2	0,04
0,3	0,06
0,4	0,08
0,5	0,10
0,6	0,11
0,7	0,13
0,8	0,15
0,9	0,17

I.-T. 20

Sk.-T.	%
0,1	0,02
0,2	0,04
0,3	0,06
0,4	0,08
0,5	0,10
0,6	0,12
0,7	0,14
0,8	0,16
0,9	0,18

Beispiel: Abgelesen wurden bei 20°: 51,7 Skalenteil

Zu 51,0 Skalenteil gehören 6,10%
52,0 Skalenteil gehören 6,29%
Also Differenz 0,19

In der Interpolationstafel 19 gehören zu 0,7 Skalenteil: 0,13%

Also 51,0 Skalenteil: 6,10%
\+ 0,7 Skalenteil: 0,13%
51,7 Skalenteil: 6,23%

leichte Amyloidosen und Nephrosen. Werte über 65% sind beweisend für Amyloid. Bei Funktionsstörungen der Leber treten Werte unter 15% auf. Da das Amyloid ein Paraproteingel ist und demzufolge keine konstante chemische Zusammensetzung hat, gibt es eine Reihe von Fällen von Paramyloid oder atypischem Amyloid, die nicht Kongorot adsorbieren, so daß also eine negative Bennholdsche Probe (in angelsächsischen und anderen Ländern vielfach als Paunztest bezeichnet) eine bestehende Paramyloidose nicht ausschließt.

5. Refraktometrische Eiweißbestimmung im Serum

Das Grundprinzip des Eintauchrefraktometers ist auf S. 18 und 19 (s. a. Abb. 10) wiedergegeben. In der Klinik bedient man sich am häufigsten des Glasbechers zur Messung kleiner Serumproben. Man geht in folgender Weise vor:

Der Metallring wird über das Meßprisma bis zum Anschlag auf das Fernrohrende des Retraktometers geschoben und dort mit den Schräubchen festgeklemmt. Alsdann füllt man in den Glasbecher etwa 2 Tropfen Serum und schiebt ihn auf das gut gesäuberte Meßprisma bis zum Anschlag auf, wo er durch die Federkraft des Metallringes festgehalten wird. Beim Aufschieben des Bechers muß das Refraktometer mit dem Meßprisma nach unten gehalten und der Becher leicht gedreht werden, damit die in dem Metallring angebrachte Feder sich öffnet. Das untere Ende des Refraktometers mit dem aufgesteckten Glasbecher wird nun einige Minuten in ein Temperierbad gehalten. Die Temperatur des Bades wird am Thermometer abgelesen. Meist arbeitet man mit 20 oder 28° C. Ist die Grenzlinie auch nach längerer Konservierung nicht zufriedenstellend scharf, so ist es notwendig, eine Blendvorrichtung zu benutzen. Nach erfolgter Messung müssen das Meßprisma und der Glasbecher sorgfältig gereinigt werden.

Hinsichtlich der Meßmethode halte man sich an die Arbeitsvorschrift des jeweiligen Gerätes. Für das meist gebräuchliche Zeiß-Eintauchrefraktometer wird die Umrechnungstabelle S. 233 wiedergegeben.

6. Unspezifische Serumeiweiß-, Labilitäts- und Fällungsreaktionen

Die zahlreichen neuen Kenntnisse der Eiweißchemie und Physikochemie sowie der Strukturchemie haben mit der Entwicklung neuer Methoden auch weitgehend die praktisch-klinische Diagnostik erweitert. Während früher die Eiweißkörper fast ausschließlich durch ihr Verhalten bei *Fällung durch Neutralsalze* charakterisiert worden sind, ist man heute weitgehend dazu übergegangen, auf Grund von *Elektrophoreseversuchen* die Eiweißkörper durch ihre Wanderungsgeschwindigkeit im elektrischen Feld zu bestimmen, wobei die optische Registrierung des Brechungsindex zu plastischen und sinn-

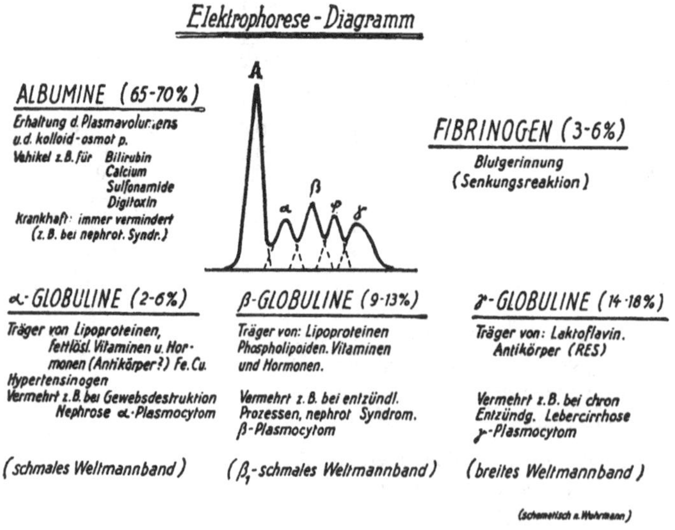

Abb. 87

vollen Diagrammen geführt hat. Rein schematisch sieht ein derartiges Diagramm folgendermaßen aus (s. Abb. 87).

Aus dieser schematischen Übersicht läßt sich einerseits plastisch die mengenmäßige Verteilung der Eiweißkörper, andererseits ihre wichtige biologische Trägerfunktion übersehen. Die elektrophoretischen Methoden haben immer mehr Eingang in die klinische Laboratoriumsdiagnostik gefunden, wobei im wesentlichen die *Apparatur nach Tiselius* für größere Serummengen und das *Gerät nach Antweiler* für Serummengen von 0,1 ccm berechnet sind. Darüber hinaus ist das Verfahren der Papierchromatographie für die Analyse kleiner Eiweißmengen bzw. spezieller Aminosäuren durch entsprechende Farbreaktionen in außerordentlich fruchtbarer Entwicklung (s. Kap. Allg. Labortechnik).

Die chemische *Bausteinanalyse* der Eiweißkörper muß aber streng von der *physikalischen Strukturanalyse* unterschieden werden, die für ihre biologischen Funktionen von entscheidender Bedeutung ist. Strukturchemisch wissen wir, daß die sog. Polypetidhauptketten Kern- bzw. Kristallisationspunkte für die Verbindungskomplexe zu den Kohlehydraten, Fetten und Lipoiden darstellen. Neben der Molekülgröße, deren Bestimmung besonders durch die *Svedbergsche Ultrazentrifuge* erfolgt ist (z. B. Albumin 72000, Globulin-α 500000, -β 2 Mill., -γ 150000, Hämoglobin 68000 und Fibrinogen 400000), ist die Gestalt des jeweiligen Eiweißkörpers von wesentlicher Bedeutung. Bekanntlich unterscheiden wir die sog. *Faserproteine*, z. B. Fibrin, usw. von den sog. *Rotationsellipsoiden*, besonders Albumine, Globuline mit ihren wichtigen Bindungs-, Speicherungs-, Vehikel- und Transportfunktionen.

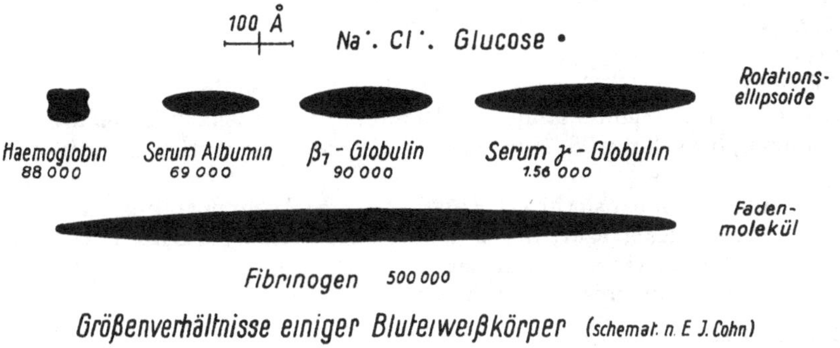

Abb. 88.
Rotationsellipsoid- und Fadenmolekülstruktur sowie Größenverhältnisse einiger Eiweißkörper

Eiweißphysiologie

Unser heutiges Wissen über die quantitative Zusammensetzung der normalen Plasmaeiweißkörper ist nach den Untersuchungen von Cohn u. Mitarb. in nachfolgender Übersicht wiedergegeben.

100 g normales Plasmaeiweiß enthalten	g
Fibrinogen	4,0
nicht gerinnb. Protein	0,15
Antihämophil. Globulin	—
Antikörper-γ-Globuline	11,0
(z. B. Masern-, Mumps-, Influenza-, Keuchhusten-Antikörper, Strept. Antitoxin, Typhoid, H-Agglutinin, Antikörper-Euglobuline)	

	g
Isoagglutinine (Anti-A, -B, -Rh)	0,03
Komplement-Komponenten	0,4
Enzymvorstufen (Prothrombin, Plasminogen)	0,3
Serum-Enzyme (Thrombin, Plasmin, Amylase, Lipase, Peptidase, alk. Phosphatase, Esterase)	0,02
Metallbindendes β-Pseudo-Globulin (Fe und Cu)	2,5
Hochmol. β-Globuline (lipoidarm)	3,0
Jodprotein	?
Thyreotropes Hormon	?
Glykoproteine (β_1, α_1)	1,2
Lipoproteine	8,0
Blaugrünes Pigment α-Globulin	?
Bilirubin enth. α_1-Globulin	0,05
Albumin	50,0

(nach COHN und Mitarbeitern)

Eiweißpathologie

Die nachfolgende Übersicht zeigt nach klinischen Gesichtspunkten die wichtigsten Störungen der Eiweißphysiologie nach WUHRMANN. Es kann allgemein gesagt werden, daß Störungen der Globulinfraktion sich stets im Sinne einer Vermehrung kundtun, während Störungen in der Albuminfraktion fast ausnahmslos in einer Verminderung charakterisiert sind.

1. Globulinfraktion

1. Plasmozytome (früher Myelome)
2. Seltene Fälle myeloischer und lymphatischer Leukämie
3. Essentielle Hyperproteinämie: Als Vorläufer von Plasmozytomen u. a. malignen Tumoren, bei seltenen Störungen im ZNS., bei Augenveränderungen und Akrozyanose
4. Hyperproteinämie bei chron. Entzündungen: Lymphogranuloma ing., chron. Polyarthritis, Kala azar, Sepsis lenta, Cholangitis, plasmazell. Osteomyelitis, experim. durch aktive Immunisierungen
5. Hypoprothrombinämie (Vit.-K-Mangel)

2. Fibrinogenfraktion

1. Hyperfibrinogenämie: bei Pneumonien, Pleuritiden u. a. entzündl. Prozessen
2. Fibrinopenie und Afibrinogenämie:
   a) Konstitutionell
   b) Leberzellschädigungen, bes. akute gelbe Leberatrophie, Infektionskrankheiten
   c) Knochenmarksveränderungen: Metastase, Leukämien
3. Fibrin-Asthenie (FANCONI)

3. Albuminfraktion

1. Nephrot. Symptomenkomplex: Gen. Lipoid-N, Amyloid-N
2. Lebererkrankungen (bes. Zirrhosen)
3. Magen-Darm-Störungen: Sprue, chron. Enteritis u. Steatorrhoen, Pankreatitiden, Darmfisteln, chron. Eiterungen, ausged. Verbrennungen, Hungerdystrophien und chron. konsum. Krankheiten
4. Essentielle Hypoproteinämie: Nephrose ohne Albuminurie
5. Experim. durch Plasmapherese

(nach WUHRMANN)

Eiweißphysiologie und -pathologie

Im nachfolgenden ist für die klinische Interpretation eine Übersicht über die Begriffe der Eiweißphysiologie und -pathologie gegeben, bei der wir neben einer *Euproteinämie* eine *Hyper-* und eine *Hypoproteinämie* unterscheiden, die ihrerseits wieder unterteilt werden können. Daneben stehen die Begriffe der *Paraproteinämie* und der *Dysproteinämie* in ihren fruchtbaren Auswirkungen auf die ganze Krankheitsgruppe der *Paraproteinosen*.

Hyperproteinämie (über 8 g-%)
- Produktions-H
- relative-H

Euproteinämie (7,2 g-%)

Hypoproteinämie (unter 6 g-%)
- Mangel-H
- Synthesestörung

Paraproteinämie (= Kreisen abwegiger oder blutfremder Eiweißkörper im Blut)

Dysproteinämie (= Störung im funktionellen Verhalten der Eiweißkörper mit Mischungsänderungen)

Seit jeher sind wir gewohnt, in der Klinik eine mehr oder weniger große Zahl von sog. Serumeiweißreaktionen zu benutzen. Die Erfahrung der letzten Jahre hat uns aber eindeutig gelehrt, daß alle diese Serumeiweißreaktionen einen durchaus *unspezifischen Charakter* haben und im wesentlichen nur *Ausdruck des Fluktuierens der Proteine* als Reaktion auf die jeweilige Noxe anzusehen sind. Die Untersuchungsresultate der einzelnen Reaktionen ergeben sich aus einem vielseitigen und schwer übersehbaren Wechselgeschehen, wobei der Kliniker für seine Nosologie die Brücken selbst bauen muß. Wir wissen heute längst, daß der diagnostische Wert einer Einzelreaktion sehr begrenzt ist, im Gegensatz zu gewissen biologischen Reaktionen, wie etwa der Schwangerschaftsnachweis nach ZONDEK, nach GALLI-MAININI u. a.

In der Klinik geht man heute immer mehr dazu über, ein System von Reaktionen miteinander in Vergleich zu setzen und demzufolge gewisse *Reaktionkonstellationen* herauszuarbeiten, wie z. B.:

1. *Die akute Entzündung.*
2. *Die chronische Entzündung.*
3. *Der diffuse Leberparenchymschaden.*
4. *Der nephrotische Symptomenkomplex.*
5. *Die γ- und β-Plasmozytome.*

Wenn der Körper von einem Infekt sowie toxischen oder mechanischen Schädigungen betroffen wird, so ist die Reaktion hierauf monoton immer die gleiche. *Es kommt zu einer Vermehrung der Globulinfraktion*, und zwar meist der γ-Globuline mit einer gleichzeitigen Verminderung der Albumine, um die sonst entstehende, globulinämische Hypertension zu vermeiden. Ohne auf Einzelheiten einzugehen, kann man sagen, daß wir bei den verschiedenen Serumlabilitätsreaktionen heute die

Eiweißkomponenten kennen, die die jeweiligen Eiweißreaktionen positiv (meist die verschiedenen Globuline) gestalten und auch diejenigen Faktoren, die die Reaktion hemmen (meist Albumin).

Wir haben eine kurze Übersicht über die wichtigsten Eiweißreaktionen zusammengestellt, wobei das Prinzip der Reaktion, der für den Reaktionsausfall verantwortliche Eiweißpartner, der jeweilige Hemmungsfaktor und die klinisch bevorzugte Krankheitsgruppe bei positivem Reaktionsausfall aufgezeichnet sind.

Wir wissen heute auch, daß die Nahrungsaufnahme vielfach auf den Ausfall von Serumeiweißreaktionen Einfluß hat, und führen daher sämtliche Serumlabilitäts- und Fällungsreaktionen nur am Serum des nüchternen Patienten durch.

Eiweißreaktionen

Reaktion	Prinzip	Reaktionsausfall durch	Hemmung durch	Klinisch bes. b.
Blutsenkung	Ery.-Senkung im Zitratplasma	Fibrinogen, Globulin, d. h. Linksverschiebung Alb.-Glob.-Quot.	—	Leberkrankheiten, vegetative stigmatisierte Chinintherapie u. a.
Takata-Ara	Hg-Glob.-Fällung	Takataproteine zwischen γ- u. β-Glob.	Albumin	diffus. Leberparenchymschaden u. a.
Weltmann	Elektrolytkoag. in 2 Richtungen	a) α-, β-Globulin b) γ-Globulin	—	schmales WB=hoh. Koag. = akut-entzündl.-exsudativ Verbr. WB=niedere Koag. = chronisch entzdl.-fibrös
Kadmiumsulfat (n. WUHRMANN)	Cd-Glob.-Fällung	afebril: γ-Glob. febril: α- + β-Glob.	β-Glob. + Alb.	afebril: diff. Leber u. Nephrose febril: RES. + exs. Tbc.
Thymoltrübung (n. MACLAGAN)	Nd. v. γ-Glob. Phosphorlipoidkomplex	β-Lipoglobulin u. γ-Globulin	Albumin	diffus. Leberparench. u. Polyarthritis, Tbc., Sepsis
Kephalin-Cholesterol (n. HANGER)	Kephalin bindet bas. Proteine	γ-Globulin	Albumin	+ b. Hepatitis — b. extrahepat. Noxe
Formol-Gel-Reaktion	Gelbildung durch HCOH	Fibrinogen i. Plasma u. bes. γ-Glob. im Serum, Lysinbrückenbildung	Albumin	beschl. BSR. Myelom, Kala Azar u. a.

Bei allen aufgeführten Eiweißreaktionen handelt es sich letzten Endes nur um *unspezifische Reaktionen*, die wir aber gern als wertvolle, diagnostische Hilfsmittel benutzen, wenn sie auch vorzugsweise auf einer Verschiebung nach der grobdispersen Phase der Eiweißkörper beruhen, wobei die entstandenen Globuline z. T. aus dem Albuminvorrat und z. T. aus dem RES. gebildet werden dürften. Eine Eiweißwunderreaktion besitzen wir heute noch nicht und werden sie aller Voraussicht nach auch in Zukunft nicht besitzen. Zu beachten ist bei den Eiweißreaktionen, ob sie *bei febrilen* oder *bei afebrilen Zuständen* angestellt worden sind, da hierdurch der Reaktionsausfall sowie die Bewertung Änderungen unterliegen.

Wir kennen heute weit über 50 derartige unspezifische Eiweißlabilitäts- und Fällungsreaktionen, von denen sich auf die Dauer jedoch nur einige, sei es durch besondere Einfachheit ihrer praktischen Durchführung oder sei es durch die Eindeutigkeit ihres Reaktionsausfalles, erhalten haben. Es sei aber nochmals betont, daß man sich hüten muß, den Ausfall einer Reaktion überzubewerten. Es empfiehlt sich, je nach Lage des Krankheitsfalles, ein System von unspezifischen Eiweißreaktionen anzusetzen, um auf diese Weise einen gewissen Einblick in das sog. „*humorale Blutbild*" zu erlangen, das sinnvoll und zweckmäßig durch die elektrophoretischen Befunde, aber auch durch die morphologischen Befunde des zellulären Blutbildes, ergänzt werden soll.

Im nachfolgenden wird der Arbeitsgang der wichtigsten Serumeiweißreaktionen wiedergegeben:

a) Takata-Ara-Reaktion

Prinzip: Sublimatlösung mit Natriumkarbonat ergibt in Gegenwart von Schutzkolloiden (Albumine) eine kolloidale Lösung von Quecksilberoxyd. Wenn eine Verschiebung des Albumin-Globulin-Verhältnisses zugunsten der Globuline besteht, tritt eine Ausflockung auf, deren Ausfallsbreite weitgehend dem Grad der Globulinvermehrung entspricht.

Reagenzien: 1. 0,9%ige Kochsalzlösung – 2. Natrium carbonicum siccum 10%ig – 3. Sublimat 0,5%ig – 4. Fuchsin 0,02%ig (nicht Säurefuchsin) – Takata-Reagens besteht aus gleichen Teilen der Lösung 3 und 4; es muß jedesmal frisch hergestellt und gemischt werden.

Ausführung: In 9 Reagenzröhrchen wird eine fortlaufende Serumverdünnungsreihe von 1:2 bis 1:512 mit physiologischer Kochsalzlösung hergestellt.

Inhalt des 1. Röhrchens: 2 ccm Serumverdünnung (1 ccm Serum + 1 ccm physiologische Kochsalzlösung).

Inhalt der 2.–9. Röhrchens: Je 1 ccm physiologische Kochsalzlösung. Überpipettieren vom 1. Röhrchen usw. jeweils 1 ccm.

Die Versuchsreihe wird folgendermaßen angesetzt:

	Röhrchen Nr.								
	1	2	3	4	5	6	7	8	9
Serum je ccm d. Verdünn.	1:2	1:4	1:8	1:16	1:32	1:64	1:128	1:256	1:512
d. h. absolute Serummenge	0,5	0,25	0,125	0,062	0,031	0,016	0,008	0,004	0,002

10%ige Sodalösung: In jedes Röhrchen 0,25 ccm.
Takata-Reagens: In jedes Röhrchen 0,3 ccm.

Mischen, mit Korkstopfen verschließen. Röhrchen bleiben 24 Stunden bei Zimmertemperatur stehen.

Ablesung: Die Reaktion gilt als positiv, wenn in mindestens 3 aufeinanderfolgenden Röhrchen sich ein flockiger Niederschlag zu Boden gesenkt hat. Wenn der Niederschlag nur in 2 Röhrchen besteht, so wird die Reaktion als schwach positiv bewertet. Nicht bewertet werden Trübungen und Verfärbungen sowie ein dunkelgefärbter, körniger Niederschlag, der sich oft in den Röhrchen mit hoher Serumverdünnung bildet.

Die exakte Durchführung der Reaktion ist außerordentlich subtil und unterliegt vielen exogenen Faktoren. Insbesondere ist der Einfluß der Temperatur zu beachten. Man arbeitet entweder mit einem Thermostaten bei 18° oder u. U. von vornherein bei plus 3°, weil auf diese Weise die geringsten Störungen zu beobachten sind.

Die Takata-Ara-Reaktion, die also auf dem Prinzip der Quecksilberfällung beruht, wird bei positivem Ausfall durch die sog. Takataproteine hervorgerufen, deren elektrophoretische Wanderungsgeschwindigkeit zwischen der des β- und γ-Globulins liegt.

Klinische Bewertung: Bei afebrilen Zuständen spricht eine positive Takata-Reaktion mit großer Wahrscheinlichkeit für einen Leberparenchymschaden und seltener für Nierenparenchymschäden. Der zunehmend positive Ausfall der Takata-Reaktion entspricht auch weitgehend einem verbreiterten Weltmannband und einer positiven Kadmiumtrübung. Dies findet sich in praxi vor allem bei den diffusen Zirrhosen der Leber. Daneben gibt es positive Reaktionsausfälle bei entzündlichen Er scheinungen, bei Pneumonie, Lungentuberkulose und anderen febrilen Erkrankungen. Oft ist der Takata auch bei γ-Plasmozytomen positiv und geht mit stark beschleunigten Blutsenkungsreaktionen parallel.

Abgestufte Takata-Reaktion
(nach Mancke und Sommer)

Prinzip: Gleichbleibende Serumkonzentration und Änderung der Menge des zugesetzten Reagens, daher *abgestufte* Takata-Reaktion. Bei Gegenwart von Eiweißkörpern des normalen Serums bildet sich unter Einfluß der OH-Ionen der Sodalösung aus dem zugegebenen Sublimat eine stabile kolloidale Lösung von komplexem Quecksilberoxyd. Die oben besprochenen pathologischen Veränderungen der Serumeiweißkörper bei Leberkrankheiten äußern sich als deutliche Flockungen in den einzelnen Röhrchen.

Erforderliche Reagenzien: 0,9%ige Kochsalzlösung, 10%ige Sodalösung und 0,25%ige Sublimatlösung.

Ausführung: 8 kleine Reagenzgläser werden mit je 0,1 ccm Serum beschickt. In das 1. Röhrchen gibt man 1,0 ccm Kochsalzlösung, in die folgenden Röhrchen je 0,1 ccm Kochsalzlösung mehr, also 1,1, 1,2 usw. Dann werden in jedes Röhrchen 0,4 ccm Sodalösung pipettiert. Von der Sublimatlösung gibt man in das 1. Röhrchen 1,0 ccm, in die folgenden Röhrchen je 0,1 ccm weniger, d. h. 0,9, 0,8 usw. Nach dem Umschütteln läßt man 24 Stunden bei Zimmertemperatur stehen und liest dann ab, wieviel Röhrchen eine Flockung zeigen.

		Röhrchen							
		1	2	3	4	5	6	7	8
Inhalt der Röhrchen	Serum	je 0,1 ccm							
	Kochsalz (0,9%)	1,0	1,1	1,2	1,3	1,4	1,5	1,6	1,7
	Soda (10%)	je 0,4 ccm							
	Sublimat (0,25%)	1,0	0,9	0,8	0,7	0,6	0,5	0,4	0,3
Sublimatkonzentrat. in mg-%		100	90	80	70	60	50	40	30

Bewertung des Reaktionsausfalles: Die Bewertung wird entweder durch die Anzahl der geflockten Röhrchen oder noch besser durch die Grenzkonzentration an Sublimat ausgedrückt, die das betreffende Serum eben noch zu flocken vermag.

Eine Opaleszenz oder Trübung ohne Flockung werden nicht berücksichtigt. Die Flockung ist, wenn sie auftritt, meist sehr intensiv und zeigt sich nach 24 Stunden als sofort erkennbarer, starker Bodensatz der Röhrchen.

Klinische Bewertung: Bei Seren von Normalen liegen die Grenzkonzentrationen der Flockung bei über 100 mg-% Sublimat, während die Serumeiweißkörper speziell bei Leberkrankheiten eine bedeutend geringere Resistenz gegenüber der Fällung durch das aus Sublimat in dem verwendeten, alkalischen Milieu entstehende Quecksilberoxychlorid aufweisen.

Die Grenzkonzentrationen der dekompensierten Leberzirrhosen und des schweren Leberparenchymschadens liegen bei 50 mg-%, der kompensierten Leberzirrhosen etwa bei 65 mg-%, während sie bei allen übrigen Leberkrankheiten (wie leichter Leberparenchymschaden, Metastasenleber, Gallenweg-Karzinome mit Lebermetastasen, Stauungsleber und cholagene Leberkrankheiten) im Bereiche von 100 bis 75 mg-% Sublimat liegen.

Vereinfachte Takata-Reaktion
(nach Habs)

Gerät: 5-ccm-Pipette, 2 1-ccm-Stangenpipetten, 1 Reagenzglas.

Reagens: 1. Karbonat-Kochsalz-Lösung, die im Liter 20 g kalziniertes Natriumkarbonat und 7 g Natriumchlorid enthält. Die Lösung muß im Gebrauch mittlere Zimmertemperatur (18–22°) haben; sie ist bei abweichender Raumtemperatur durch halbstündiges Einstellen in ein Wasserbad von 20° auf diese Temperatur zu bringen – 2. Exakt eingestellte 0,3%ige Sublimatlösung.

Ausführung: In ein sauberes Reagenzglas gibt man 0,2 ccm blutfreies (nötigenfalls zentrifugiertes) Serum, 5 ccm Karbonat-Kochsalz-Lösung und sofort danach 1 ccm der 0,3%igen Sublimatlösung (Reihenfolge beachten!). Man verschließt das Reagenzglas mit dem Daumen, mischt durch dreimaliges, langsames Umkehren (nicht schütteln!), stellt das Reagenzglas hin und liest nach 60 Minuten ab.

Bewertung: Bei *Takata-positiven Seren* tritt nach Zusatz der Sublimatlösung innerhalb weniger Minuten eine Eiweißflockung auf, die sich noch vor Ablauf der einstündigen Beobachtungszeit als dichter Niederschlag am Boden des Reagenzglases absetzt.

Takata-negative Seren lassen dagegen jede Niederschlagsbildung vermissen. Die Sublimatzugabe bewirkt hier nur eine leichte, völlig durchsichtige, bleibende Trübung.

Fehlerquellen: Zu altes oder hämolytisches Serum kann positive Resultate vortäuschen. Ferner ist die Benutzung von kristallisiertem Soda ungeeignet. Falsche Temperaturen beeinflussen die Reaktion, wobei höhere Temperatur den stabilisierenden Einfluß der Sodalösung steigert. Zwischen Zugabe der Karbonat-Kochsalz- und Sublimatlösung darf keine zu lange Zeit liegen, und an Stelle des dreimaligen Umkehrens darf nicht geschüttelt werden.

b) Koagulationsband nach Weltmann

Prinzip: Koagulation der Serumglobuline nach Erhitzung mit Kalziumchlorid, wobei sich die Koagulationsschwelle in zwei Richtungen verändern kann. Eine hohe Koagulationsschwelle entspricht einem schmalen Weltmann-Band (typisch für akut entzündlich exsudative Erkrankungen), eine niedrige Koagulationsschwelle entspricht einem verbreiterten Weltmann-Band und ist charakteristisch für chronisch-entzündlich fibröse Erkrankungen. Die Verschmälerung des Weltmann-Bandes wird offenbar durch α- und β-Globuline, die Verbreiterung durch γ-Globuline hervorgerufen.

Reagenzien: 1. Kalziumchloridstammlösung = 0,9865 g $CaCl_2$ krist. auf 1000 ccm Wasser, d. h. eine 0,05%ige Lösung von wasserfreiem Kalziumchlorid – Aq. dest.

Ausführung: Man benutzt 12 peinlichst saubere Reagenzröhrchen und pipettiert in jedes Röhrchen je 5 ccm einer Kalziumchloridlösung von absteigender Konzentration (1,0–0,1% $CaCl_2$), und zwar am besten durch folgende Ausführungstechnik, wobei man zweckmäßigerweise zwischen den Röhrchen 6 und 7 und den Röhrchen 7 und 8 noch eine Zwischenkonzentration wählt:

Ansatz:

Röhrchen Nr.		1	2	3	4	5	6	6½	7	7½	8	9	10
Inhalt der Röhrchen	$CaCl_2$ krist. 0,9865 ‰	5,0	4,5	4,0	3,5	3,0	2,5	2,25	2,0	1,75	1,5	1,0	0,5
	Aqua dest.	—	0,5	1,0	1,5	2,0	2,5	2,75	3,0	3,25	3,5	4,0	4,5
	Serum	0,1	0,1	0,1	0,1	0,1	0,1	0,1	0,1	0,1	0,1	0,1	0,1
$CaCl_2$ (H_2O frei) ‰		0,5	0,45	0,4	0,35	0,3	0,25	0,225	0,2	0,175	0,15	0,1	0,05
$CaCl_2$ mg absolut.		2,5	2,25	2,0	1,75	1,5	1,25	1,125	1,0	0,875	0,75	0,5	0,25

Klinische Bewertung der Weltmann-Reaktion: Der besondere Vorteil der Weltmann-Reaktion bzw. des Weltmannschen Koagulationsbandes liegt darin, daß man gewissermaßen zwei Ausschlagsrichtungen der Reaktion verfolgen kann, d. h. das schmale Weltmannband oder die erhöhte Koagulationsschwelle, die charakteristisch für akut-entzündliche Prozesse ist, und das verbreiterte Weltmannband oder die erniedrigte Koagulationsschwelle, die für fibrös-produktive Prozesse typisch ist.

Eine *erhöhte Koagulationsschwelle*, d. h. ein *schmales Weltmann-Band*, finden wir allgemein bei den akuten, exsudativen, entzündlichen Prozessen, wie z. B. septischen Zuständen, Pneumonie, exsudativer Lungentuberkulose, akuter Rheumatismus u. a.

Eine *erniedrigte Koagulationsschwelle*, d. h. ein *verbreitertes Weltmann-Band*, finden wir bei chronisch-fibrösen Prozessen, z. B. Leberzirrhose, chronischer Nephritis, Lues u. a.

Oft finden sich aber auch bei den normalen Koagulationsbereichen sog. *stumme* oder *verschleierte Werte*. Hierbei ist zu beachten, daß bei febrilen Krankheitsbildern mit erhöhter Blutsenkung ein solches stummes oder verschleiertes Weltmann-Band als relativ verbreitert zu betrachten ist. Im allgemeinen kann man sagen, daß je extremer die Schwellenwerte nach beiden Seiten verschoben sind, um so schwerer die entsprechende krankhafte Störung ist.

Der Ausfall der Weltmann-Reaktion ist an sich unabhängig vom Ausfall der Blutsenkung, vom Gesamteiweißwert des Serums, von der Höhe des Rest-N und vom Bilirubin- oder Elektrolytgehalt. Auch das Fibrinogen spielt keine Rolle, dagegen sind die Globuline von entscheidender Wirkung.

Enge Beziehungen bestehen zwischen dem Weltmann-Band und der Takata-Reaktion in dem Sinne, daß die Takata-Reaktion um so eher positiv wird, je breiter das Weltmann-Band ist.

Von Wunderly und Wuhrmann wurde der Ausfall der Weltmann-Reaktion mittels *Nephelogramm* noch als besondere *Trübwertkurve* erfaßt, wobei vor allem die von der Hitzekoagulation nicht berührten Röhrchen der Kalziumverdünnungsreihe mitbewertet werden.

c) Serumreaktion mit Hayemscher Lösung
(nach Gros)

Prinzip: Ermittlung der Flockungsgrenze des Serums mit Hayemscher Lösung.

Reagens: Hayemsche Lösung nach Pharmacopoea Helvetica mit folgender Zusammensetzung: Hydrarg. bichlorat. 0,5 – Natr. sulf. crist. ($Na_2SO_4 \cdot 10\,H_2O$) 5,0 – Natr. chlor. 2,0 (!) (nicht wie nach DAB. 6. nur 1,0) – Aq. dest. 200,0.

Ausführung: Man benötigt zu der Grosschen Reaktion 1 ccm Nativserum, das vom nüchternen Patienten gewonnen ist und weder hämolytisch noch lipämisch sein darf. Das Serum muß spätestens 5 Stunden nach Blutentnahme untersucht sein, da sonst Veränderungen der Kolloidstabilität eintreten. Das Serum wird am besten in einem Wassermann-Röhrchen (12 × 100 mm) untersucht. – Man läßt aus einer 2-ccm-Bürette, bei der etwa 3 Tropfen der Hayemschen Lösung 0,1 ccm entsprechen, zunächst 2–3 Tropfen in die Mitte des Röhrchens, nicht etwa am Rande desselben, einfallen. Ohne vorher umzuschütteln, hält man das Röhrchen sofort ungefähr in Augenhöhe im Abstand von 30 cm ruhig vor sich hin und beobachtet bei nicht zu grellem, durchfallendem Tageslicht gegen einen gleichmäßigen, nicht zu hellen Hintergrund etwa 2–3 Sekunden lang. Es ist dabei deutlich zu sehen, wie die einfallenden Tropfen Hayemscher Lösung im Serum untertauchen, langsam unter Schlierenbildung nach oben aufsteigen und sich an der Oberfläche des Serums anreichern. Nunmehr schüttelt man, wie vor jeder weiteren Zugabe Hayemscher Lösung, gut durch, gibt erneut 2–3 Tropfen HL. zu und beobachtet wieder in derselben Weise. In das direkte helle Tageslicht darf man das Röhrchen nicht halten, da hierbei, ebenso wie bei von der Seite kommendem Licht, die auftretende Flockung nur schwer zu erkennen ist. Wenn man diese „Titration" des Serums mit HL. auf die angegebene Art fortsetzt, kommt in jedem Serum nach Zusatz einer bestimmten Menge HL., die für die einzelnen Seren verschieden groß ist, der Augenblick, in dem die ausflockende Wirkung der HL. auf die Eiweißkörper des Serums in Erscheinung tritt. Dabei ist zu berücksichtigen, daß dieses Flockungsphänomen bei den einzelnen Seren nicht immer das gleiche ist. Gros bezeichnet die Eigenschaft des Serums, nach Zusatz einer bestimmten Menge HL. mit dem Auftreten der Flockung zu reagieren, als die untere Flockungsgrenze des Serums. Ihr Wert ist durch die Menge HL. in ccm gegeben, die man bis zum Auftreten der ersten, im Serum auftretenden Flockungsbildungen benötigt hat.

Bewertung der Reaktion: I. 0,03–0,3 ccm HL. = sehr starke Herabsetzung der Flockungsgrenze (die meisten in dieser Gruppe fallenden Seren sind gleichzeitig auch Takata-positiv).

II. 0,3–1,0 ccm HL. = starke Herabsetzung der Flockungsgrenze (die Mehrzahl der Seren schon Takata-negativ, wenige noch Takata-positiv).

III. 1,0–1,5 ccm HL. = deutliche Herabsetzung der Flockungsgrenze (alle Seren Takata-negativ).

IV. 1,5–2,0 ccm HL. = geringe Herabsetzung der Flockungsgrenze (alle Seren Takata-negativ).

V. 2,0 ccm HL. und darüber = normale Flockungsgrenze (alle Seren Takata-negativ).

Klinische Bewertung: Die Grossche Reaktion stellt eine unspezifische Fällungsreaktion bzw. Flockungsreaktion an Serumeiweißkörpern dar und kann demzufolge auch nicht als leberspezifisch bezeichnet werden. Bei Erkrankungen der Leber spricht aber eine Herabsetzung der Flockungsgrenze immer für eine diffuse Parenchymschädigung, wobei im Stadium der Heilung parallel auch wieder eine Erhöhung derselben zu beobachten ist.

Eine *Modifikation der Grosschen Reaktion stellt die sog.*

Eiweißzentrifugierreaktion (EZR.)

nach Linke dar.

Prinzip: Die mit Hayemscher Lösung gefällten Eiweißkörper werden in dem geeichten Kapillarteil eines Zentrifugierröhrchens (Firma G. Riedel, Leipzig C 1, Windmühlenstraße, oder W. Günther, Nürnberg, Humboldtstraße) bei hoher Umdrehungszahl absedimentiert und an der Höhe des Niederschlages gemessen. Die

Reaktion verläuft weitgehend parallel der Takata-Reaktion, gibt jedoch annähernd quantitative Werte.

Gelegentlich auch für die *Costa-Reaktion* als Ergänzungsreaktion zur Blutsenkung benutzt (s. MARTINI nnd GÜNTHER, Dtsch. Arch. klin. Med. **196**, 149, 1949).

d) Kadmiumsulfat-Trübungsreaktion
(nach WUNDERLY und WUHRMANN)

Prinzip: Globulinfällung im Serum durch Zugabe von Kadmiumsulfat.

Ausführung: 4 Tropfen entsprechend etwa 2,00 ccm einer 0,4%igen Kadmiumsulfatlösung (3 $CdSO_4 \cdot 8\ H_2O$) werden zu 0,4 ccm Serum vom nüchternen Patienten zugesetzt. Das Serum soll durch Zentrifugieren frisch gewonnen sein.

Bewertung: Trübt sich das Serum in den folgenden Minuten stark, dann ist der Ausfall der Reaktion als stark positiv = + + zu betrachten. Ist die Trübung weniger intensiv, so gilt die Reaktion als schwach positiv = +.

Tritt keine Trübung auf, so ist sie negativ.

Die Beurteilung erfolgt am besten danach, ob man durch das Röhrchen das Fensterkreuz gut sehen kann. Bei negativer Reaktion ist dieses scharf konturiert, bei schwach positiver unscharf verschwommen und bei stark positiver überhaupt nicht mehr zu sehen.

Nach WUHRMANN, WUNDERLY und HUGENROBLER hat es sich als zweckmäßig erwiesen, die Kadmiumreaktion mit dem Weltmannschen Koagulationsband zu kombinieren, um hieraus weitere Möglichkeiten der Bewertung zu entnehmen. Entsprechend den elektrophoretisch definierten Globulinanteilen lassen sich folgende Reaktionskonstellationen bzw. klinische Schlußfolgerungen ziehen:

1. Schmales Weltmann-Band bei positiver Kadmiumreaktion: Zunahme der α-Globuline.
2. Schmales Weltmann-Band bei negativer Kadmiumreaktion: Zunahme der β_1-Globuline.
3. Normal breites Weltmann-Band bei positiver Kadmiumreaktion: Zunahme der β_2-Globuline oder der α-Globuline + γ-Globuline.
4. Normales Weltmann-Band bei negativer Kadmiumreaktion: Normale Bluteiweißverhältnisse oder β_1-Globulinzunahme + γ-Globulinzunahme.
5. Verbreitertes Weltmann-Band bei positiver Kadmiumreaktion: Zunahme der γ-Globuline.
6. Verbreitertes Weltmann-Band bei negativer Kadmiumreaktion: Seltene, spezielle Verhältnisse der Blutproteine, meist mit γ-Globulinvermehrung verbunden.

e) Plasmaaussalzkurve
(nach N. BUTTLER und MONTGOMERY, modif. von WUHRMANN und LEUTHARDT)

Prinzip: Aussalzbarkeit der Proteine des Blutplasmas in Abhängigkeit von der Salzkonzentration.

Reagens: Gemische von primären und sekundären Kaliumphosphaten vom p_H 6,5 über einen Konzentrationsbereich von 0,6 m H_3PO_4 bis zu 3 m H_3PO_4 in etwa 30 gleichmäßig abgestuften Einzelkonzentrationen.

Ausführung: Das Verhältnis der Salzlösung zum Blutplasma ist so groß gewählt, daß bei der Fällung weder eine Veränderung der Phosphatkonzentration noch des p_H eintritt. Wenn die Menge des in Lösung bleibenden Proteinstickstoffes gegen die

Salzkonzentration aufgetragen wird, erhält man eine Kurve von charakteristischem Verlauf (s. Abb. 89), die als die sog. Löslichkeitskurve oder Aussalzungskurve bezeichnet wird.

Diese Kurve unterscheidet drei charakteristische Kurvenzüge. Der erste entspricht dem Fibrinogen, der zweite, der bei 1,3 Mol/l Phosphat mit einem scharfen Knick einsetzt, den Globulinen, der dritte, bei etwa 2,05 Mol/l Phosphat beginnende, dem Albumin.

Der positive Ausfall der Takata-Reaktion im Blutserum wird durch Eiweißkörper bedingt, die durch konzentrierte Phosphatgemische im gleichen Konzentrationsbereich ausgesalzen werden, wie das Fibrinogen. Diese mit dem Fibrinogen verwandten Proteine werden bei folgenden positiven Takata-Reaktionen gefunden: Im Rahmen der exsudativen Lungen-Tbc., Leberzirrhose, Lymphogranuloma inguinale, Myelom und allgemeiner Retikulose (Klin. Wschr. 38, 412).

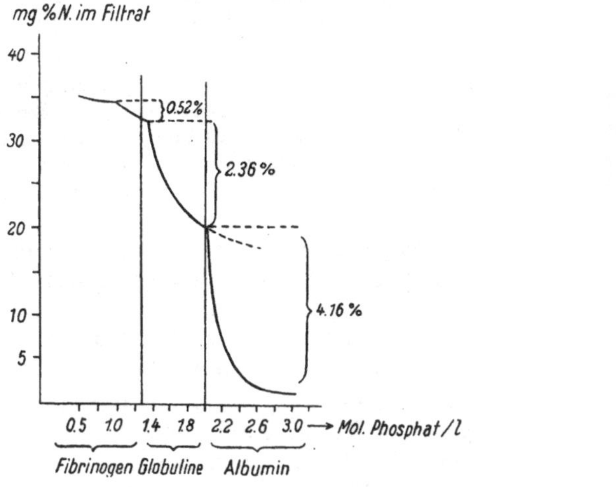

Abb. 89. Plasmaaussalzkurve

f) Thymoltrübungstest
(nach MACLAGAN)

Prinzip: Trübung bzw. Niederschlagsbildung im Serum nach Zugabe von Thymol durch die Entstehung eines γ-Globulin-Phosphorlipoidkomplexes.

Reagens: Barbitursäurepuffermischung von p_H 7,8, die 6% Thymol gelöst enthält. (Zwecks besserer Lösung muß erhitzt werden.)

Ausführung: 0,05 ccm Blutserum werden aus einer Präzisionspipette in ein trockenes Röhrchen gegeben und 3 ccm der Thymol-Pufferlösung zugefügt. Nach 30–60 Minuten wird die entstandene Trübung am besten in einem Komperator mit schwarzer Linie auf weißem Grund gegen Standardtrübungen nach KINGSBURY verglichen.

Im allgemeinen ist das Thymoltrübungsreagens 5–6 Tage lang brauchbar.

Chemische Bewertung: Die Thymoltrübungsreaktion zeigt in erster Linie eine Vermehrung von γ-Globulin an, wobei offenbar eine Bindung mit der phenolischen Oxygruppe des Reagens stattfindet. Der entstandene Niederschlag besteht aus einem γ-Globulin-Thymol-Phosphorlipoidkomplex.

Die Reaktion wird noch verstärkt durch eine Verminderung der Albuminfraktion, wie sie meist bei Leberschädigungen eintritt.

Klinische Bewertung: Die Reaktion ist positiv besonders durch eine γ-Globulinzunahme bei diffusen Leberparenchymschäden, bei Hepatitiden und deren Folgezuständen und bei Zirrhosen. Positiv auch bei akuten und chronischen Entzündungskrankheiten, wie z. B. Polyarthritis, Lungentuberkulose, Lentasepsis u. a.

g) Kephalin-Cholesterin-Flockungstest
(nach HANGER)

Prinzip: Kephalin bindet basische Proteine, wobei für den Ausfall der Flockungsreaktion die γ-Globuline verantwortlich sein dürften.

Reagens der Firma Difco Inc. Detroit: Eine Einheit des Präparates wird in 5 ccm Äther gelöst und im Verhältnis 1:30 folgendermaßen verdünnt: 35 ccm Aq. dest. werden auf 65–70° erhitzt und 1 ccm der Ätherlösung des Reagens wird tropfenweise unter ständigem Rühren hinzugegeben. Danach wird die entstandene Emulsion zum Sieden gebracht und langsam auf 30 ccm eingedampft. Dabei muß der gesamte Äther ausgetrieben werden. Das fertige Reagens darf keine Klumpen zeigen und ist nach Erkalten gebrauchsfertig. Es muß täglich neu bereitet werden.

Ausführung: 0,2 ccm Serum werden mit 4 ccm 0,85%iger Kochsalzlösung verdünnt und mit 1 ccm Reagens versetzt. Nach kräftigem Schütteln werden die Gläser ins Dunkle gestellt, da durch Licht falsche positive Reaktionen gefunden werden können. Nach 24 bzw. 48 Stunden wird abgelesen und die in pathologischen Seren entstehende Flockung durch 1 bis 4 Pluszeichen bezeichnet. Hierbei entsprechen

massiver Flockung am Boden mit klarem Überstehenden + + + +
massiver Flockung am Boden mit trübem Überstehenden + + +
deutlicher Flockung am Boden mit schwebenden Flocken + +
geringer Flockung am Boden mit homogenem Überstehenden +.

Einfach positive Ergebnisse können nicht sicher als pathologisch bewertet werden, werden aber mitberichtet.

Klinische Bewertung: Positiv durch γ-Globulinanstieg vor allem bei Hepatitiden und deren Folgezuständen, wobei diese Reaktion an sich unspezifisch, aber sehr fein reagiert. Bei mechanischem Verschlußikterus fast stets negativer Ausfall.

h) Formol-Gel-Reaktion

Prinzip: Gelbildung im Serum bzw. Plasma durch Zugabe von Formaldehyd, wobei für den Ausfall der Reaktion besonders Fibrinogen und die Lysinbrückenbildungen im γ-Globulin verantwortlich sein dürften.

Reagens: 40%ige neutralisierte Formaldehydlösung. Bei Anstellung der Reaktion im Plasma benötigt man eine Lösung von Ammon. oxalat 3,0 g – Kal. oxal. 2,0 g – Aq. dest. ad 250.

Ausführung: Zu 1 ccm Serum wird 0,1 ccm 40%ige neutralisierte Formaldehydlösung gegeben. Das Ganze wird gut durchgeschüttelt und 25 Stunden bei Zimmertemperatur stehengelassen. Während dieser Zeit kontrolliert man die Konsistenz der Flüssigkeit. Nach LINKE können wir vier Reaktionsstadien unterscheiden:

1. Flüssig (Serum nach der Reaktion wie vorher) = negativ.
2. Dickflüssig (Serum ist zäh und breiähnlich) = schwach positiv.
3. Gel läuft beim Kippen nicht mehr aus, ist aber beweglich = positiv.
4. Festes Gel (feste hornartige Masse) = stark positiv.

Soll die Reaktion im Plasma angestellt werden, so verwendet man für 5 ccm Blut 1 ccm der obigen Oxalatlösung. Hierauf wird bis zur vollständigen Sedimentation zentrifugiert und die Reaktion wie oben mit 1 ccm klarem Plasma angestellt.

Klinische Bewertung: Bei positiver FGR. im Plasma ist die BSR. immer beschleunigt. Die FGR. im Plasma ist bei negativer FGR. im Serum um so stärker positiv, je höher der Fibrinogenspiegel im Blut ist. Es besteht also zwischen der Höhe des Fibrinogenspiegels, dem Globulingehalt und der Stärke der FGR. im Plasma eine lineare Beziehung, die im Serum erst bei hochgradiger Globulinvermehrung feststellbar ist. LINKE vermutet, daß durch die FGR. qualitativ veränderte, pathologische Globuline von fibrillärer Struktur (Globuline in linearkolloider Form) im Serum nachweisbar sind.

Bekanntlich genügt in der Klinik nicht, diese oder jene unspezifische Flockungsreaktion durchzuführen, sondern wir müssen stets ein System von mehreren Reaktionen anstellen, das z. B. für die praktische Anwendung bei Lebererkrankungen folgendes Aussehen hat:

Blutchemische Reaktionstypen bei Erkrankungen der Leber (nach WUHRMANN)

	SR.	WeR.	TakR.	CdR.	Prothrombin
Leberzirrhose	mäßig bis stark erhöht	verbreitert	++	+	vermindert
Hepatitis epidemica	mäßig erhöht, selten normal	verbreitert	+ od. neg.	(+)	vermindert oder normal
Sog. Ikterus catarrh.:					
anfangs	normal	verbreitert	neg.	+	verm. od. norm.
später	norm., selt. erh.	verbreitert	+	+	verm. od. norm.
Posthepatische Zustände	normal	norm. od. leicht verbreitert	neg.	+ od. neg.	normal
Akute gelbe Leberatrophie	stark erhöht	sehr stark verbreitert	++	++	stark vermindert
Mechanischer Ikterus:			+++		
anfangs	normal	stumm oder schmal verbr., bei Tumoren	neg.	neg. od. +	vermind., durch Vit.-K-Zufuhr behebbar
später	mäßig bis stark erhöht	verkürzt	selten +	+	
Hämolytischer Ikterus	stark erhöht	verbreitert	+	+	vermindert
Tumoren der Leber	erhöht	schmal oder stumm	neg.	+	normal
Cholangitis	stark erhöht	verbreitert, selt. verschmälert	++	++	vermindert

7. Quantitative Bestimmungen der Bluteiweißkörper (nach HOWE)

Prinzip: Die im klinischen Laboratorium übliche Methode besteht darin, die Eiweißkörper mit 14-, 18- und 22,2%iger Natriumsulfatlösung zu fällen und sodann den N nach Kjeldahl zu bestimmen. Auf diese Weise gelingt es, das Euglobulin, sowie das Euglobulin und Pseudoglobulin (früherer Prägung), das Totalglobulin, das Albumin, das Fibrinogen und schließlich das Gesamteiweiß zu bestimmen.

Reagenzien: 14-, 18- und 22,2%ige Natriumsulfatlösung – 2,5%ige Kalziumchloridlösung – Physiol. Kochsalzlösung — Thymol in Substanz — Die Reagenzien für die N-Bestimmung nach KJELDAHL.

Ausführung: Gesamteiweiß. 0,5 ccm Plasma werden in üblicher Weise (s. unten) der kjeldahlometrischen Gesamtstickstoffbestimmung unterworfen. – Desgleichen bestimmt man auch den Rest-N von 0,5 ccm Plasma. – Gesamteiweiß-N = Gesamt-N – Rest-N.

Fibrinogen. Ein Erlenmeyer-Kolben wird mit 0,5 ccm Plasma und mit 14 ccm physiologischer Kochsalzlösung beschickt und die Lösung mit 1 ccm 2,5%iger Kalziumchloridlösung und einem Kriställchen Thymol versetzt. Man läßt so lange stehen, bis sich das Fibrinogen ausgeschieden hat, filtriert nachher durch ein trockenes Filter und unterwirft je 5 ccm des Filtrats der kjeldahlometrischen N-Bestimmung. — Fibrinogen-N = Gesamt-N — $Filtrat_1$-N, wobei die Stickstoffwerte selbstredend auf 100 ccm Plasma umgerechnet sind.

Euglobulin. 0,5 ccm Plasma werden mit 15 ccm 14%iger Natriumsulfatlösung vermischt und nach Zusatz eines Kriställchen Thymols 3 Stunden im Brutschrank stehengelassen (es scheidet sich Euglobulin + Fibrinogen aus). Man filtriert und unterwirft je 5 ccm des Filtrates der Kjeldahlometrie. — Euglobulin-N = Gesamt-N — (Fibrinogen-N + $Filtrat_2$-N).

Euglobulin + Pseudoglobulin I. Die Bestimmung erfolgt wie beim Euglobulin angegeben wurde, nur verwendet man zur Fällung eine 18%ige Natriumsulfatlösung. — Pseudoglobulin I-N = (N-Wert des Filtrates von der mit 14%iger Natriumsulfatlösung bewirkten Fällung) — (N-Wert des Filtrates von der mit 18%iger Natriumsulfatlösung bewirkten Fällung).

Totalglobulin. Wie die der obigen Fraktionen, unter Verwendung einer 22,2%igen Natriumsulfatlösung. — Totalglobulin-N = Gesamt-N — Filtrat-N.

Albumin-N = (N-Wert des Filtrates von 22,2%iger Natriumsulfatfällung) — Rest-N.

Berechnung: Die Meßlösungen sind $^1/_{10}$ n-Schwefelsäure und $^1/_{10}$ n-NaOH. — Durch Multiplikation der verbrauchten Zahl ccm $^1/_{100}$ n-H_2SO_4 mit dem Titer der Säure (= $^1/_{100}$) und dem Äquivalentgewicht des N erhält man die mg N in der verarbeiteten Plasmamenge. Teilt man die mg N durch die verarbeitete Plasmamenge und multipliziert mit 100, so erhält man den N in mg-%. Die so ermittelten N-Werte ergeben durch Multiplikation mit 6,25 den Eiweißwert.

Gesamtstickstoffbestimmung

Zur Bestimmung des Gesamtstickstoffes im Blut ist selbstverständlich keine Enteiweißung nötig. Das Prinzip der Methode gleicht sonst der Reststickstoffbestimmung weitgehend. Veraschung, Destillation, Titration und Berechnung korrespondieren deshalb mit den bei der Reststickstoffbestimmung beschriebenen Stadien. Da die Werte für Gesamtstickstoff sehr hoch sind, muß entweder die Säurevorlage bei der Destillation erhöht oder die Serummenge verringert werden.

Eiweißstickstoff

Der Eiweißstickstoff berechnet sich aus der Differenz des mg-%-Gehaltes an Gesamtstickstoff abzüglich der mg-% Reststickstoff. Diese Differenz, multipliziert mit Faktor 6,25, ergibt den Eiweißgehalt in mg-%.

Albuminbestimmung

Reagenzien: 22,2%ige Natriumsulfatlösung — Alle unten zur Reststickstoffbestimmung verwendeten Reagenzien.

Ausführung: 0,2 ccm Serum mischt man mit 6 ccm 22,2%iger Natriumsulfatlösung. Die Serumpipette wird durch mehrmaliges Aufziehen und Ausblasen der Lösung ausgewaschen. Zwecks Aussalzung der Globuline verschließt man die Röhrchen mit Stopfen und stellt sie 3 Stunden in den Brutschrank bei 37°. Danach filtriert man durch ein doppeltes gehärtetes Filter von SCHLEICHER und SCHÜLL Nr. 575 unter Belassung im Brutschrank und kühlt das Filtrat auf Zimmertemperatur ab. 2 ccm Filtrat (= 0,06432 ccm Serum) werden mit konz. Schwefelsäure nach der unten für die Reststickstoffbestimmung angegebenen Vorschrift verascht und weiter verarbeitet.

Berechnung: Vorgelegte ccm $^1/_{50}$ n-Schwefelsäure minus verbrauchte $^1/_{50}$ Thiosulfatlösung (oder $^1/_{50}$ n-Natronlauge) ergeben, mit 0,28 multipliziert, den Albumin-N + Rest-N in der angewandten Serummenge, also in 0,06432 ccm Serum, in mg.

Teilt man diese Menge durch 0,06432 und multipliziert dann mit 100 (oder kürzer multipliziert man mit $\frac{100}{0{,}06432} = 1554{,}7$), so erhält man den Albumin-N + Rest-N in mg-%.

Wird von diesem Wert der nach der unten geschilderten Vorschrift ermittelte Wert für den Reststickstoff abgezogen, so erhält man den Albuminstickstoff. Wenn man diese Zahl mit 6,25 multipliziert, erhält man den Albumin-Eiweißgehalt.

Gleichzeitig errechnet sich aus der Differenz zwischen Gesamtstickstoff einerseits und Albumin- und Reststickstoff andererseits der Globulinstickstoff.

Fibrinogenbestimmung

Prinzip: Im Plasma vorhandenes Fibrinogen wird mit Chlorkalzium gefällt und in dem isolierten Fibrin der Stickstoff festgestellt.

Reagenzien: 2%ige Chlorkalziumlösung – 0,85%ige Natriumchloridlösung – 3,6%ige sterile Lösung von dreibasischem Natriumzitrat – Im übrigen die zur Reststickstoffbestimmung gehörigen Reagenzien.

Ausführung: 9 Teile Blut werden mit 1 Teil Natriumzitrat gemischt und zentrifugiert. In ein Reagenzglas pipettiert man 10 ccm physiologische Kochsalzlösung und gibt 1 ccm Zitratplasma hinzu. Die Pipette wird durch mehrmaliges Aufziehen und Ausblasen ausgewaschen. Zum Gemisch fügt man 2–3 ccm Kalziumchloridlösung und stellt das Ganze in einen Brutschrank von 37° (1 Std.) Danach kühlt man auf Zimmertemperatur ab und filtriert durch gereinigte Glaswolle. Der Filterrückstand wird durch etwa zehnmaliges Waschen mit einigen ccm physiologischer Kochsalzlösung und durch Auspressen mit einem kleinen Glasspatel gereinigt. Die Glaswolle mit dem Filterrückstand bringt man vorsichtig in einen Veraschungskolben. Man verascht und verarbeitet weiterhin nach der für die Bestimmung des Reststickstoffes angegebenen Vorschrift.

Im Filtrat und Waschwasser befindet sich der gesamte Stickstoff außer dem Fibrinogen. Zu seiner Ermittlung fängt man das gesamte Filtrat und Waschwasser in einem 100-ccm-Meßkolben auf und füllt mit Wasser bis zur Marke auf. 4 ccm des Gemisches werden nach der für den Reststickstoff angegebenen Vorschrift verascht und weiter verarbeitet.

Die Berechnung des Fibrinogens entspricht der Berechnung des Rest-N. Angewandt wurde 1 ccm Zitratplasma (1:10). Zu den erhaltenen Resultaten müssen also noch 10% zugerechnet werden, um den Fibrinogengehalt als Stickstoff im unverdünnten Plasma zu bekommen.

Multipliziert man weiterhin mit 6,25, so erhält man den Fibrinogen-Eiweißgehalt.

Klinische Bewertung des Fibrinogengehaltes: Normalwert 0,2–0,4 g je 100 ccm Plasma.

Vermehrung: Zahlreiche Infekte, besonders aktive Lungentuberkulose, Tumoren bes. Bronchialkarzinom, Pneumonie, Pleuritis, Sepsis, ferner bei Gravidität und Menses, bei Nephrose und nach Röntgenbestrahlung, M. Hodgkin, Myokardinfarkt, Myeloblastenleukämie.

Verminderung: Bei schweren Leberschäden, nach Neosalvarsan, Chloroform u. a. Giften, bei akuter gelber Leberatrophie und fortgeschrittener Leberzirrhose sowie bei Typhus, Kachexien und temporär nach ausgedehnten Blutungen sowie starken Anämien, besonders bei Malaria.

8. Reststickstoffbestimmung

Der *Reststickstoff* ist definiert als der Stickstoffgehalt derjenigen Produkte, welche durch Trichloressigsäure nicht ausgefällt werden und deshalb in das Filtrat übergehen.

Rest-N-Zusammensetzung:

Harnstoff-N	53,44%, 13–24 mg-%
Aminosäure-N...	20,89%, etwa 6–7 mg-%
Ges.-Kreatinin-N	5,76%
Harnsäure-N....	5,16%
Polypeptid-N....	7,24%
Unbest. Rest-N ..	7,51%

Das *Prinzip* der Reststickstoffbestimmung im Blut oder Serum beruht darauf, daß die nachzuweisenden, stickstoffhaltigen Substanzen durch Veraschen mit Schwefelsäure unter Mitwirkung von Katalysatoren in Ammoniak umgewandelt und von der Schwefelsäure als Ammonsulfat gebunden werden. Durch Zusatz von Alkali wird schließlich der Ammoniak in Freiheit gesetzt, abdestilliert und in einer Vorlage mit einer bekannten Menge Salzsäure oder Schwefelsäure aufgefangen. Die Bestimmung der in der Vorlage vorhandenen, überschüssigen Menge an Säure erfolgt entweder azidimetrisch oder jodometrisch.

Reagenzien: 20%ige Trichloressigsäure – Konz. Schwefelsäure – 10%ige Kupfersulfatlösung – 33%ige Natronlauge ammoniakfrei – $^1/_{50}$ n-Schwefelsäure – Jodatlösung: 200 ccm $^1/_{10}$ n-Schwefelsäure mit 100 ccm einer 4%igen Kaliumjodatlösung mischen und mit Wasser ad 1000 auffüllen. – $^1/_{50}$ n-Natriumthiosulfatlösung – Kaliumjodid kristallisiert – Stärkelösung: 1 g lösliche Stärke in etwa 5 ccm Wasser unter leichtem Erwärmen lösen und mit gesättigter Kochsalzlösung auf 100 ccm auffüllen.

Ausführung: Zur Enteiweißung werden 2 ccm Serum oder Oxalatblut mit 4 ccm Wasser versetzt und nach Zugabe von 4 ccm Trichloressigsäure geschüttelt. Das Gemisch bleibt 20 Minuten stehen und wird dann filtriert. Genau 5 ccm Filtrat (= 1 ccm Serum) werden in den Kjeldahlveraschungskolben gefüllt, mit 1 ccm konz. Schwefelsäure und etwa 0,5 ccm der 10%igen Kupfersulfatlösung versetzt und zusammen mit 2–3 Glasperlen mit nicht zu starker Flamme erhitzt, bis das durch Kohlebildung anfänglich braunschwarz gefärbte Gemisch in eine hellgrünweißliche, völlig klare Lösung übergegangen ist. Danach läßt man erkalten. Der Rückstand wird mit etwas destilliertem Wasser verdünnt und der Inhalt des Versuchskolbens quantitativ in den Destillationskolben gespült. An die Destillationsapparatur ist eine Vorlage angeschlossen, in die das Kühlrohrende eintauchen muß und die mit 5 ccm $^1/_{50}$ n-Schwefelsäure-Jodatlösung beschickt ist. Zum Kolbeninhalt fügt man etwa 10 ccm Natronlauge und beginnt dann die Destillation. Die Erhitzung des Kolbeninhaltes ist so zu regeln, daß gleichmäßiges Sieden gewährleistet ist. Nach einer Destillationsdauer von 15 Minuten wird die Vorlage entfernt, die Flamme unter dem Destillationskolben abgestellt und das Kühlrohrende mit der Spritzflasche in die Vorlage hinein abgespült. In die Vorlage werden einige Körnchen Kaliumjodid gebracht und mit $^1/_{50}$ n-Natriumthiosulfatlösung zunächst bis zu einem strohgelben Farbton und dann nach Zusatz von 2 Tropfen Stärkelösung bis farblos titriert.

Berechnung: 1 ccm $^1/_{50}$ n-Schwefelsäure entspricht 0,28 mg Stickstoff. Die Differenz aus der ccm-Zahl $^1/_{50}$ n-Schwefelsäure-Jodatlösung und der verbrauchten ccm-Zahl an $^1/_{50}$ n-Thiosulfatlösung multipliziert mit 0,28 ergibt die mg Stickstoff in der angewandten Serummenge.

An Stelle der jodometrischen Methode kann man mit gleichem Erfolg auch eine azidimetrische Methode anwenden, dabei werden an Stelle der $^{1}/_{50}$ n-Jodatlösung bei der Destillation als Vorlage 5 ccm $^{1}/_{50}$ n-Schwefelsäure verwendet und nach beendeter Destillation die überschüssige Schwefelsäure mit $^{1}/_{50}$ n-Natronlauge unter Verwendung eines Mischindikators, der aus Methylrot- und Methylenblaulösung besteht, bis zur Grünfärbung zurücktitriert.

Klinische Bewertung des Reststickstoffs. Die klinische Bewertung des Reststickstoffes ist nicht immer einfach. Der Reststickstoff stellt gewissermaßen die Summe des nicht kolloidalen Stickstoffes dar, wobei der Lipoid-N z. B. bei Phosphatiden, obwohl er kein Eiweißstickstoff ist, dennoch mit den üblichen Fällungsmethoden mit ausgefällt wird. Folgende Begriffe des Reststickstoffes sind für die Unterscheidung wichtig:

1. *Rest-N nach Enteiweißung mit 20%iger Trichloressigsäure* (nach MOOG).
2. *Rest-N nach Enteiweißung mit Phosphorwolframsäure* (nach CHRISTOL).
3. *Polypeptid-N = Differenz von 1 und 2.*
4. *Harnstoff-N, meist nach Bromlaugenmethode oder nach Urease-Methode.*
5. *Residual-N = Rest-N minus Harnstoff-N.*

Praktisch wichtig ist vor allem die Unterscheidung des Harnstoff-N und des Residual-N innerhalb des Rest-N-Begriffes.

Rest-N

Harnstoff-N | *Residual-N* oder Nicht-Harnstoff-N

NONNENBRUCH hat folgende 3 Formen in der Azotämie zur Unterscheidung einer Niereninsuffizienz von einer Leberinsuffizienz inauguriert:

	Harnstoff-N	Residual-N
Azotämie I	erhöht	normal
Azotämie II	vermindert	erhöht
Azotämie III	erhöht	erhöht

Azotämie I besonders bei Niereninsuffizienz (Retensionsurämie) oder bei überschießender Harnstoffbildung (= Produktionsurämie).

Azotämie II besonders bei Leberinsuffizienz, z. B. bei akuter gelber Leberatrophie mit Abnahme der Harnstoffwerte.

Azotämie III besonders bei trophischen Leberstörungen, bei Herzinsuffizienz, ferner bei primären Leberstörungen, bei Karzinommetastasen, aber auch bei Atrophien. Siehe ferner Seite 255.

Schnellreaktion zur Rest-N-Schätzung

(nach WELTMANN-BARRENSCHEEN)

Prinzip: Enteiweißtes Serumfiltrat mit größeren Mengen von Substanzen der Rest-N-Gruppe gibt eine Gelbgrünfärbung mit Ehrlichs Reagens.

Reagenzien: Trichloressigsäure 20% – Ehrlichs Reagens.

Ausführung: Serum wird mit Trichloressigsäure enteiweißt, und 2 ccm des Filtrates werden mit 4 Tropfen Ehrlichs Reagens versetzt.

Klinische Bewertung: Bei starker Rest-N-Retention (Harnstoffanteil) zeigt sich Gelbgrünfärbung. Geringgradige Stickstofferhöhungen (bis etwa 45 mg-%) werden nicht angezeigt. Die Empfindlichkeitsgrenze der Reaktion fällt etwa mit dem oberen Grenzwert der Norm zusammen.

Tropfenmethode: 1 Tropfen Ehrlichs Reagens wird auf weißes Fließpapier getropft und 1 Tropfen Blutplasma zugesetzt. Die Ablesung erfolgt wie oben.

Modifikation: Ehrlichs Reagens wird tropfenweise unter Schütteln so lange mit Trichloressigsäure versetzt, bis die Trübung bestehenbleibt. Einige Tropfen dieses Reagens versetzt man mit der gleichen Tropfenzahl einer Blutprobe, die durch Oxalatzusatz ungerinnbar gemacht wurde, mischt durch und läßt einen dicken Tropfen auf weißes Filtrierpapier fallen. Ablesung und Bewertung wie oben.

9. Die Harnstoffbestimmung im Blut

1. Die Bromlaugenmethode nach Ambard-Hallion.

Prinzip: Die Bromlaugenmethode beruht darauf, daß Harnstoff mit Natriumhypobromit zu Kohlensäure, Stickstoff, Wasser und Natriumbromid umgesetzt wird. Dieser Vorgang läßt sich formelmäßig wie folgt darstellen:

$$CO(NH_2)_2 + 3\,NaBrO \rightarrow CO_2 + N_2 + 2\,H_2O + 3\,NaBr.$$

Die bei dieser Reaktion auftretende Kohlensäure wird von der alkalischen Lösung gebunden, so daß das sich entwickelnde Gas nur aus Stickstoff besteht. Aus der Stickstoffmenge wird unter Berücksichtigung von Temperatur und Barometerstand der Harnstoff berechnet. Da bei dieser Reaktion der Harnstoff nicht ganz quantitativ gemäß der obigen Gleichung umgesetzt wird und da außer Harnstoff noch andere stickstoffhaltige Stoffe wie z. B. das Kreatinin mitreagieren, ist die Bromlaugenmethode nicht als sehr genau anzusprechen. Sie genügt aber vollauf für die üblichen klinischen Bedürfnisse, z. B. zur praktischen Feststellung einer Niereninsuffizienz.

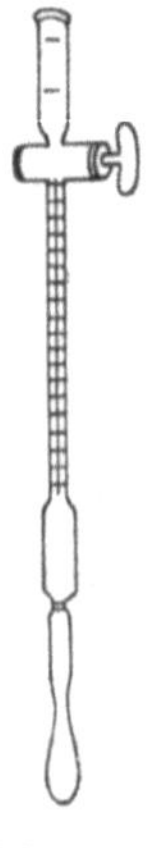

Abb. 90. Ambardröhre zur Bromlaugen-Harnstoffbestimmung (etwa $^1/_{10}$ der natürl. Größe)

Reagenzien: 20%ige Trichloressigsäure – 10%ige Natronlauge – 1%ige alkohol. Phenolphthaleinlösung – Bromlauge: In einem Mischzylinder mit Glasstopfen werden 20 ccm 40%ige, stark gekühlte Natronlauge mit 40 Tropfen Brom versetzt und gemischt. Die Bromlauge muß in brauner Flasche aufbewahrt werden. Sie hält sich, dunkel und kühl aufbewahrt, höchstens einige Tage.

Ausführung: 10 ccm Serum werden mit der gleichen Menge Trichloressigsäure gemischt und der Eiweißniederschlag abfiltriert. Vom klaren Filtrat mißt man 10 ccm ab und gibt sie bei geschlossenem Hahn in den oberen Teil des Apparates (s. Abb. 90). Nachdem man 1 Tropfen Phenolphthalein zugesetzt hat, neutralisiert man mit Natronlauge bis zum Farbumschlag nach rot. Der Hahn wird nun geöffnet, und durch vorsichtiges Drücken auf den Gummibeutel beschleunigt man das Hineinfließen in die Ambardröhre. Man spült mit Aq. dest. nach, bis die untere Hälfte des Apparates etwa zu $^3/_4$ gefüllt ist. Um alle Luft aus der Apparatur zu verdrängen, rollt man mit einer Hand den Gummibeutel auf und schließt mit der anderen Hand den Hahn, wenn die Flüssigkeit eben über diesem steht.

In dem Rohr soll jetzt keine Luft mehr vorhanden sein. Man gießt dann in die obere Erweiterung 10 ccm Bromlauge, öffnet den Hahn und läßt sorgfältig die Bromlauge einfließen. Der Hahn muß geschlossen werden, bevor alle Bromlauge durchgeflossen ist. Zum Mischen läßt man die Glasperlen in der Ambardröhre hin und her rollen. Nach etwa 10minütigem Warten stellt man das Rohr in einen großen, mit Wasser gefüllten Zylinder. Unter Wasser wird der Gummibeutel abgestreift. Nachdem Wasser und Gas dieselbe Temperatur angenommen haben, werden sie auf dasselbe Niveau gebracht und die entstandene Stickstoffmenge am unteren Meniskus abgelesen. Man mißt außerdem die Temperatur des Wassers und kontrolliert den Barometerstand. Aus einer Tabelle kann entnommen werden, wieviel mg Harnstoff der gemessenen Stickstoffmenge entspricht.

Tabelle für die Harnstoffbestimmung

1 ccm Stickstoff (am Apparat abgelesen) entspricht bei der jeweiligen Temperatur und dem betreffenden Barometerstand den folgenden Mengen Harnstoff in mg:

Barometerstand in mm Hg	Temperatur in Celsius			
	5°	10°	15°	20°
700	2,490	2,434	2,377	2,321
705	2,505	2,451	2,394	2,339
710	2,522	2,468	2,412	2,355
715	2,542	2,487	2,430	2,373
720	2,559	2,504	2,447	2,389
725	2,578	2,523	2,464	2,405
730	2,595	2,540	2,482	2,423
735	2,614	2,559	2,499	2,440
740	2,631	2,576	2,517	2,457
745	2,647	2,591	2,534	2,474
750	2,665	2,609	2,551	2,491
755	2,683	2,626	2,568	2,508
760	2,701	2,644	2,586	2,525

2. Xanthydrolmethoden.

Prinzip: Methanolische Xanthydrollösungen erzeugen im enteiweißten Blutfiltrat in essigsaurer Lösung Dixanthylharnstoff. Der ausgefällte Dixanthylharnstoff kann gravimetrisch, kjeldahlometrisch, oxydimetrisch oder kolorimetrisch bestimmt werden.

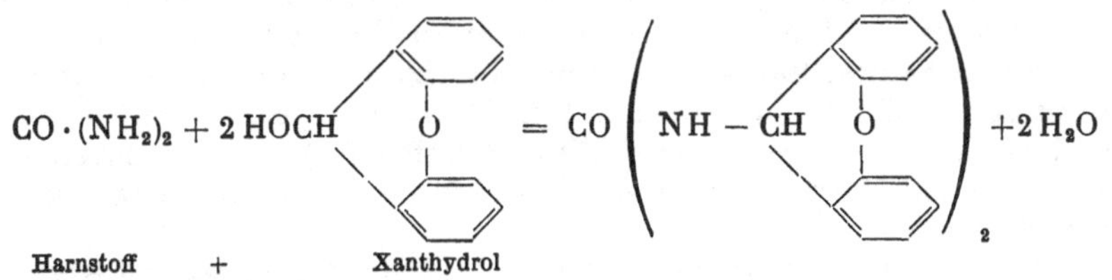

A. Gravimetrische Methode: Nach WENGER, CIMERMANN und MAULBETSCH.

Reagenzien: Eisessig – Tanrets-Reagens: 2,71 g $HgCl_2$, 7,2 g KJ, 66,6 ccm Eisessig und Wasser auf 100 ccm – 5%ige Xanthydrollösung in Methanol – Alkohol und Wasser, beide mit Dixanthylharnstoff gesättigt.

Ausführung: In einem Reagenzglas werden 1 ccm Serum mit 5 ccm Wasser und 1 ccm Tanrets-Reagens gemischt. Nach 5 Minuten wird der entstandene Niederschlag abfiltriert. 1 ccm Filtrat versetzt man nun mit 1 ccm Eisessig und 0,4 ccm Xanthydrol. Nach 1 Stunde saugt man auf einem Porzellanfilter ab, wäscht zweimal mit 4–6 Tropfen Alkohol und dann mit 4 Tropfen Wasser. Den Niederschlag trocknet man bei 105–110 Grad bis zur Gewichtskonstanz. Dabei entsprechen 1 mg Dixanthylharnstoff = 0,143 mg Harnstoff.

B. Kjeldahlometrische Harnstoffbestimmung nach Boivin:

Bei dieser Methode wird der Niederschlag von Dixanthylharnstoff (s. o.) nach Kjeldahl verascht und in üblicher Weise der Stickstoff bestimmt (s. Tab. S. 508).

C. Oxydimetrische Bestimmung nach Cuny und Robert:

Reagenzien: Eisessig – 5%iges Xanthydrol in Methanol (frisch!) – Alkohol und Wasser mit Dixanthylharnstoff gesättigt – $^1/_{10}$n-Kaliumbichromat – Thiosulfat: 386,6 ccm $^1/_{10}$ n-Thiosulfat werden zu einem Liter verdünnt – Konz. Schwefelsäure.

Ausführung: Ein Teil Folin-Wu-Blutfiltrat wird mit dem gleichen Volumen Eisessig und 0,2 Vol. Xanthydrol versetzt. Nach einer Stunde saugt man auf ein kleines Asbestfilter ab und wäscht mit Alkohol und Wasser aus. In einen 300-ccm-Kolben gibt man dann 10 ccm $^1/_{10}$n-Bichromat + 10 ccm konz. Schwefelsäure und läßt das Asbestfilter mit dem Niederschlag vorsichtig einfallen. Man erhitzt über einem Mikrobrenner, bis sich die Dämpfe an der Kolbenwand zu kondensieren beginnen, erhitzt noch 5 Minuten weiter und kühlt unter der Wasserleitung. Dann setzt man 50 ccm Wasser und 2 ccm 10%iges KJ zu und titriert mit Thiosulfat. Als Leerbestimmung werden 10 ccm $^1/_{10}$n-Bichromat und 10 ccm konz. Schwefelsäure in gleicher Weise titriert.

1 ccm der 0,03866-n-Thiosulfatlösung = 0,02 mg Harnstoff,
1 ccm $^1/_{10}$ n-Bichromat = 0,0518 mg Harnstoff.

C. Kolorimetrische Bestimmung nach Beattie:

Prinzip: Harnstoff wird durch Xanthydrol als Dixanthylharnstoff gefällt, dessen Lösung in 50%iger Schwefelsäure intensiv gelb ist.

Ausführung: Die Fällung des Harnstoffes und das Auswaschen des Niederschlages erfolgt wie oben beschrieben. Man muß solange zuerst mit Wasser und dann mit Methanol waschen, bis die ablaufende Flüssigkeit mit 50%iger Schwefelsäure keine Gelbfärbung mehr gibt. Dann stellt man in die Saugflasche ein bei 10 ccm Inhalt mit einer Marke versehenes Reagenzglas so ein, daß die anschließend abzusaugende Flüssigkeit in das Reagenzglas läuft. In den Porzellanfiltertiegel, auf dem man den gefällten Dixanthylharnstoff gesammelt hat, bringt man jetzt 5 ccm 50%ige Schwefelsäure, wartet einige Minuten und saugt dann ab. Den Tiegel wäscht man zweimal mit je 2 ccm Schwefelsäure nach. Die gelbe Lösung in dem Reagenzglas wird mit 50%iger Schwefelsäure auf 10 ccm aufgefüllt und in 3 cm Schichtdicke mit dem Filter S 43 gegen Wasser gemessen (Pulfrich-Photometer). Auf Grund einer Eichkurve kann man den Harnstoffgehalt des Blutes in mg-% aus dem abgelesenen Extinktionswert entnehmen.

Die Methode wird meistens mit 1 ccm Blut durchgeführt, das mit 8 ccm $^1/_{12}$ n-Schwefelsäure und 1 ccm Natriumwolframatlösung enteiweißt wird.

Der Harnstoff ist im Serum vermehrt bei:

Insuffizienz der Nieren, hierbei besteht eine gleichzeitige Indikan-, Xanthoprotein- sowie Harnsäureerhöhung. Bei einer akuten Nephritis kann die gleichzeitige Indikan- und Xanthoproteinerhöhung fehlen. Ferner finden wir Harnstofferhöhungen bei schwerer Herzinsuffizienz, bei Myokardinfarkt, bei schweren Infektionskrankheiten, prämortal beim Weilschen Ikterus sowie bei extrarenalen Wasserverlusten, z. B. bei starken Durchfällen und Erbrechen.

Ferner denke man stets an die *posthämorrhagische* und die *postoperative Hyperazotämie.* Diese passageren Hyperazotämien können teils nierenbedingt sein; sie beruhen aber meist auf Resorption von Bluteiweißprodukten oder einer mangelnden Gewebsdurchoxydation. Schließlich sei noch die *chloroprive Hyperazotämie* genannt, die wir bei Pylorusstenosen oder bei gehäuften Erbrechen, meist mit Alkalose kombiniert, kennen. Auch die verschiedenen Spielformen des hepatorenalen Syndroms, z. B. die Ureaämie bei normaler Nierenfunktion durch relative Oligurie sowie die Hypostenurie mit Niereninsuffizienz, seien hier genannt.

Verminderung des Harnstoffes im Serum:

Gelegentlich bei Nephrosen und z. T. bei schwerer Leberinsuffizienz.

10. Xanthoproteinbestimmung im enteiweißten Blut
(nach BECHER)

Prinzip: Aromatische Aminosäuren wie etwa Tyrosin und Phenylalanin lassen sich beim Erhitzen mit Salpetersäure nitrieren, was an der Entstehung der Gelbfärbung erkennbar ist = Xanthoprotein. Bei nachfolgender Alkalisierung ist die Farbentwicklung stärker als bei saurer Reaktion. Da bereits beim Gesunden derartige Aminosäuren im Blute vorkommen, ist der Reaktionsausfall so gelenkt, daß nur die krankhafte Erhöhung ins Gewicht fällt.

Reagenzien: 20%ige Trichloressigsäure – Reine konz. Salpetersäure spez. Gew. 1,4 – Reine 33%ige Natronlauge – 0,3874%ige Kaliumbichromatlösung, die 10fach verdünnt zum Füllen eines Vergleichskeiles im Kolorimeter benutzt wird.

Ausführung: Blut, Plasma oder Serum (meist je 5 ccm) werden mit der gleichen Menge 20%iger Trichloressigsäure zusammengegeben, gut umgerührt und sodann abfiltriert. Man benutze nicht zu große Filter. Von dem klaren Filtrat werden genau 2 ccm abgenommen und in ein sauberes, trockenes Reagenzglas gegeben. Hierauf fügt man 0,5 ccm konz. Salpetersäure hinzu und läßt etwa $^1/_2$ Minute lang kochen. Sodann wird unter der Wasserleitung abgekühlt und zuletzt 1,5 ccm 33%ige Natronlauge hinzugegeben. Beim Gesunden besteht unter diesen Bedingungen noch keine Gelbfärbung. Bei krankhafter Vermehrung hingegen zeigt sich unter gleichen Bedingungen eine deutliche Gelbfärbung.

Diese Gelbfärbung kann jetzt kolorimetriert oder photometriert werden.

Bei der Kolorimetrie benutzt man als Vergleichslösung die 0,3874%ige Kaliumbichromatlösung in 10facher Verdünnung, eine Lösung, die lange haltbar ist. Gegebenenfalls benutze man einen Dauerxanthoproteinkeil. Auch das Xanthoproteinometer Zeiß-Ikon bedeutet eine entsprechende Erleichterung.

Absolut-Kolorimetrie mit dem Pulfrich-Photometer:

Die klare Farblösung wird bei 1 cm Schichtdicke entweder mit dem Filter S 43 oder mit dem Filter Hg 436 (Hagephotlampe) gegen Wasser gemessen.

Berechnung: Für das Filter S 43: Xanthoproteinwert $= 151 \cdot k$.

Für das Filter Hg 436: Xanthoproteinwert $= 158 \cdot k$.

Klinische Bewertung: Aromatische Körper vom Typ des Indols und Phenols lassen sich durch Erhitzen mit Salpetersäure nitrieren, wodurch eine Gelbfärbung = Xanthoproteinreaktion (besonders bei alkalischer Reaktion) entsteht. Geringe Xanthoproteinreaktionen zeigt bereits der Gesunde durch den normalen Gehalt von Trypsin und Tryptophan im Blutserum. BECHER unterschied auch noch einen ätherlöslichen Teil, der die vom Tyrosin und Tryptophan abgeleiteten Darmfäulnisprodukte enthält. Dieser ätherlösliche Teil ist bei schwerer Niereninsuffizienz stark erhöht, d. h. es handelt sich hierbei um Stoffe, die aus dem Darm kommen. Ein ätherunlöslicher Teil enthält die aromatischen Aminosäuren in freier und gebundener Form.

Normalwerte:

15–20–25 klinische Einheiten in der Norm
40–50 entspricht einer leichten Niereninsuffizienz
60–70 einer schweren Niereninsuffizienz
Werte um 100 einer Urämie.

Bei Anurie und Oligurie sind die Xanthoproteinwerte stets erhöht. Man achte stets darauf, daß keine störenden aromatischen Medikamente, wie z. B. Salizylsäure, Phenole, Sulfonamide u. a., zu gleicher Zeit gegeben werden, da diese Stoffe die Xanthoproteinreaktion fälschlicherweise erhöhen. Auch bei Leberzirrhosen steigt die Xanthoproteinreaktion, wobei gleichzeitig eine Indikanvermehrung stattfindet.

11. Bestimmung des Kreatinins

Prinzip: Das Kreatinin gibt mit Pikrinsäure in alkalischer Lösung eine rotbraune Farbe, deren Intensität der vorhandenen Menge proportional ist (Reduktion der Pikrinsäure zur Pikraminsäure).

Reagenzien: Kaltgesättigte Pikrinsäurelösung (1,2%ig) – n-Natronlauge – Kreatininstammlösung: 0,1 g Kreatinin wird in 20 ccm $^{1}/_{10}$ n-Salzsäure gelöst und mit Wasser auf 100 ccm aufgefüllt.

Ausführung: Man verdünnt 2 ccm der Kreatininstammlösung in einem Meßkölbchen auf 100 ccm. 20 ccm dieser Lösung werden mit 15 ccm Pikrinsäurelösung und 5 ccm Natronlauge in den Keil eines Autenriethschen Kolorimeters pipettiert.

2 ccm eines normal enteiweißten Blutfiltrates werden mit 1,5 ccm Pikrinsäurelösung und 0,5 ccm Natronlauge in den Trog des Kolorimeters gegeben und gemischt. Nach 8–10 Minuten vergleicht man die Farbintensität der beiden Lösungen.

Bestimmung von Kreatin und Kreatinin (zusammen)

Prinzip: Man führt zunächst das Kreatin in dem enteiweißten Blutfiltrat durch Behandlung mit verdünnter Mineralsäure in Kreatinin über und bestimmt dann die Gesamtmenge des Kreatinins in der oben angegebenen Weise.

Ausführung: Das Blutfiltrat wird mit $^{1}/_{2}$ Volumen normaler Salzsäure entweder 5 Stunden im siedenden Wasserbad erhitzt oder 20 Minuten im Autoklaven bei 130°. Nach Abkühlung neutralisiert man die Lösung mit der gleichen Menge ($^{1}/_{2}$ Volumen) n-Natronlauge; das Blutfiltrat wird damit auf das Doppelte verdünnt. Die weitere Bestimmung ist die gleiche wie beim Kreatinin.

Klinische Bewertung: Der Normalwert des Kreatinins liegt bei 1–2 mg je 100 ccm Gesamtblut.

Erhöhung der Kreatininwerte als ein Produkt des endogenen Eiweißstoffwechsels finden wir meist parallel mit Harnstofferhöhungen, wie z. B. bei chronischer Nephritis, Urämie, Oligurie und Anurie, ferner aber auch postoperativ, bei Morbus Addison, beim diabetischen Koma u. a.

Verminderung der Blutkreatininwerte finden wir vor allem bei eiweißarmer Ernährung und akuter gelber Leberatrophie u. a.

12. Bestimmung der Harnsäure im Blutserum
(nach Heilmeyer und Krebs)

Prinzip: Harnsäure reduziert in alkalischer Lösung Phosphorwolframsäure zu einer blauen Verbindung.

Reagenzien: 1,55%ige Uranylazetatlösung – Phosphorwolframsäurereagens (50 g Natriumwolframat werden mit 40 ccm 85%iger Phosphorsäure [d = 1,7] und 350 ccm Wasser mindestens 2 und höchstens 24 Stunden am Rückflußkühler gekocht und nach dem Erkalten mit Wasser auf 500 ccm aufgefüllt) – 22%ige Natriumkarbonatlösung (22 g krist. Natriumkarbonat werden in 100 ccm Wasser gelöst).

Ausführung: 4 ccm Serum werden mit 4 ccm Uranylazetatlösung und 12 ccm Wasser versetzt und gut durchgemischt. Das gefällte Eiweiß wird durch ein kleines Faltenfilter abfiltriert. Zu 8 ccm des klaren Filtrates werden 0,4 ccm Phosphorwolframsäurereagens und 3,6 ccm Natriumkarbonatlösung hinzugegeben. Frühestens nach 8 Minuten und spätestens nach 20 Minuten wird die Extinktion der blauen Lösung mit dem Pulfrichphotometer in 2 cm Schichtdicke für das Filter S 61 gegen Wasser gemessen.

Berechnung:

$$c = 66{,}86 \cdot E \text{ mg-\%} \text{ Harnsäure.}$$

Klinische Bewertung: Der Normalwert der Harnsäure im Blutserum liegt zwischen 2 bis 4 mg-%, im Mittel bei 3,5 mg-%.

Bei dem Begriff des Harnsäurespiegels im Serum unterscheiden wir bei klinischer Interpretation 1. die endogene Harnsäure, d. h. die bei purinfreier Kost ausgeschiedene Harnsäuremenge im Harn, und 2. die exogene Harnsäure, d. h. die aus den Purinkörpern der Nahrung gebildete Harnsäure, deren Quote bei einer Purinbelastung sofort ansteigt.

Vermehrung der Harnsäure: Bei Gicht, besonders vor einem Anfall, bei chronischen Leukämien infolge des Zellverfalls, bei akuter und chronischer Nephritis mit Insuffizienzerscheinungen, bei vermehrter Retention, bei Nierentuberkulose, bei Eklampsie und Schwangerschaftserbrechen, bei schwerer Hypertension, bei Hepatitis, insbesondere bei schweren Fällen, bei Plasmozytom und Remissionen der Perniziosa, bei chronischer Bleivergiftung u. a.

Die endogene Harnsäurequote ist vor allem bei erhöhtem Eiweißzerfall vermehrt.

Verminderung der Gesamtharnsäure: Bei Perniziosa im progressiven Stadium, ferner gelegentlich bei Sprue und beim Diabetes.

13. Indikanbestimmung im Blutserum
(nach Böhm und Grüner)

Prinzip: Indikan und Thymol werden gemeinsam durch Obermayers Reagens zu einem violetten Indolignonfarbstoff oxydiert, der mit Chloroform ausgeschüttelt werden kann.

Reagenzien: 20%ige Trichloressigsäure – 5%ige alkohol. Thymollösung – Obermayers Reagens (0,5 g Ferrichlorid werden in 100 ccm Salzsäure [spez. Gew. 1,19] gelöst) – Chloroform p. a. – Ferner Zentrifugierröhrchen von etwa 12 ccm Inhalt mit Schliffstopfen. Das Röhrchen ist am unteren Ende zapfenförmig verjüngt und trägt dort eine Marke bei 0,3 ccm, sowie eine Marke bei 1 ccm. Die Eichung erfolgt durch Einbringen von 0,3 bzw. 1,0 ccm Chloroform in das mit etwas Wasser gefüllte Röhrchen und Anbringen der Marke in Höhe der obersten Stelle des Chloroformmeniskus.

Ausführung: Zu 3 ccm Serum gibt man tropfenweise unter dauerndem Schütteln 3 ccm 20%ige Trichloressigsäure. Der Eiweißniederschlag wird abfiltriert oder abzentrifugiert. 3 ccm vom Filtrat bringt man in das oben beschriebene Zentrifugierröhrchen, versetzt sie mit 1,5 ccm Thymollösung und nach Umschütteln mit 3 ccm Obermayers Reagens. Die Lösung wird weiter gut durchgeschüttelt und mindestens 2 Stunden stehengelassen, nochmals umgeschüttelt und dann 20 Minuten lang bei 2000 Umdrehungen zentrifugiert. Zu dem abgeschiedenen violetten Öl gibt man mit Hilfe einer Kapillare Chloroform, und zwar bei geringem Indikangehalt bis zur Marke 0,3, bei höherem Indikangehalte bis zur Marke 1,0, schüttelt durch und zentrifugiert abermals 10 Minuten. Die darüberstehende gelbe Flüssigkeit wird abgehebert und die Chloroformlösung mit einer trockenen Kapillare in eine Mikroküvette von 1 cm Schichtdicke eingefüllt. Die Kompensationsküvette wird mit Chloroform gefüllt und nun die Extinktion mit dem Filter S 57 gemessen.

Berechnung:

$c = 0{,}431 \cdot k$ mg-% Indikan (bei Verwendung von 0,3 ccm Chloroform),
$c = 1{,}5 \cdot k$ mg-% Indikan (bei Verwendung von 1,0 ccm Chloroform).

Klinische Bewertung: Bei allen Zuständen von vermehrter Darmfäulnis, besonders nach eiweißreicher Ernährung und Niereninsuffizienz, ist der Indikangehalt erhöht.

14. Blutzuckerbestimmung

(nach Hagedorn und Jensen)

Prinzip: Das eiweißfreie Blutfiltrat wird in der Wärme mit alkalischer Kaliumferrizyanidlösung behandelt. Dabei wird das Ferrizyanid durch die Glukose des Blutes zu Ferrozyanid reduziert, das durch Zinksulfat als Zinkferrozyanid gefällt wird. Das überschüssige Ferrizyanid wird jodometrisch bestimmt, wobei die Umsetzung im Sinne der folgenden Gleichung erfolgt:

$$2\,H_3Fe(CN)_6 + 2\,HJ = 2\,H_4Fe(CN)_6 + J_2.$$

Reagenzien: $^1/_{10}$ n-Natronlauge – 0,45%ige Zinksulfatlösung – $^1/_{200}$ n-Kaliumferrizyanidlösung hergestellt aus 1,65 g Kaliumferrizyanid + 10,6 g Natriumkarbonat (geglüht) auf 1000 ccm Wasser – Kaliumjodid-, Zinksulfat-, Natriumchloridlösung, hergestellt aus 50 g Zinksulfat + 250 g Natriumchlorid in 1000 ccm Wasser; vor Gebrauch setzt man der Lösung auf je 100 ccm 2,5 g Kaliumjodid zu – 3%ige Essigsäure – 1%ige Stärkelösung: Man löst 1 g Stärke in 3–4 ccm Wasser und füllt mit gesättigter Kochsalzlösung auf 100 ccm auf – $^1/_{200}$ n-Kaliumjodatlösung – $^1/_{200}$ n-Natriumthiosulfatlösung. – Vor Ausführung der Analyse muß eine genaue Titereinstellung der Thiosulfatlösung ausgeführt werden: 2 ccm $^1/_{200}$ n-Jodatlösung, 2 ccm 3%ige Essigsäure und 3 ccm der Kaliumjodid-Zinksulfat-Kochsalz-Lösung werden mit 1–3 Tropfen Stärkelösung vermischt und mit der Natriumthiosulfatlösung bis zum Verschwinden der Blaufärbung titriert. Die Titration wird 2–3mal durchgeführt und aus dem durchschnittlichen Verbrauch des Thiosulfats der Titer dieser Lösung errechnet. Beträgt z. B. der Mittelwert aus 3 Titrationen 2,080 ccm Thiosulfat, so ist bei der späteren Titration der Faktor $\frac{2}{2{,}08} = 0{,}96$ anzuwenden.

Ausführung: In ein Reagenzglas kommen 1 ccm $^1/_{10}$ n-Natronlauge und 5 ccm 0,45%ige Zinksulfatlösung. Dazu gibt man 0,1 ccm Blut, das mittels Kapillarpipette aus dem Ohrläppchen oder aus der Fingerbeere entnommen ist. Die Pipette wird ausgeblasen und zweimal mit Wasser durchgespült. Das Reagenzglas kommt dann 3 Minuten in ein siedendes Wasserbad, worauf der Inhalt durch einen kleinen Trichter

(Durchmesser 3–4 cm) filtriert wird. Dabei muß das Filter vorher mit destilliertem Wasser angefeuchtet und Reagenzglas und Filter zweimal mit je 3 ccm Wasser nachgewaschen werden. Man gibt nun 2 ccm $^1/_{200}$ n-Kaliumferrizyanidlösung hinzu, setzt 15 Minuten in das siedende Wasserbad, läßt rasch abkühlen und titriert spätestens nach 6 Stunden. Zur Titration setzt man 3 ccm Kaliumjodid-Zinksulfat-Natriumchlorid-Lösung, 2 ccm 3%ige Essigsäure und 1–3 Tropfen Stärkelösung zu und titriert aus einer Mikrobürette mit $^1/_{200}$ n-Thiosulfatlösung bis zur Farblosigkeit. Gleichzeitig mit jedem Versuch wird ein Leerversuch angesetzt und am besten auch eine Doppelbestimmung durchgeführt.

Berechnung: Aus der untenstehenden Tabelle erhält man den Zuckerwert in mg-%, wenn man den Wert für die bei der Titration verbrauchte Anzahl von ccm Thiosulfatlösung, der mit dem oben bei der Titereinstellung ermittelten Faktor multipliziert werden muß, und dann den Wert für die beim Leerversuch verbrauchte Anzahl ccm aufsucht. Die Differenz der beiden Werte gibt den Glukosegehalt von 100 ccm Blut in mg an.

Sind z. B. im Vollversuch 1,16 ccm verbraucht worden und im Leerversuch 1,67 ccm, so sind die dafür aus der Tabelle ablesbaren Werte 148 und 057 = 91 mg-%.

	0	1	2	3	4	5	6	7	8	9	
0,0	385	382	379	376	373	370	367	364	361	358	0,0
0,1	355	352	350	348	345	343	341	338	336	333	0,1
0,2	331	329	327	325	323	321	318	316	314	312	0,2
0,3	310	308	306	304	302	300	298	296	294	292	0,3
0,4	290	288	286	284	282	280	278	276	274	272	0,4
0,5	270	268	266	264	262	260	259	257	255	253	0,5
0,6	251	249	247	245	243	241	240	238	236	324	0,6
0,7	232	230	228	226	224	222	221	219	217	215	0,7
0,8	213	211	209	208	206	204	202	200	199	197	0,8
0,9	195	193	191	190	188	186	184	182	181	179	0,9
1,0	177	175	173	172	170	168	166	164	163	161	1,0
1,1	159	157	155	154	152	150	148	146	145	143	1,1
1,2	141	139	138	136	134	132	131	129	127	125	1,2
1,3	124	122	120	119	117	115	113	111	110	108	1,3
1,4	106	104	102	101	099	097	095	093	092	090	1,4
1,5	088	086	084	083	081	079	077	075	074	072	1,5
1,6	070	068	066	065	063	061	059	057	056	054	1,6
1,7	052	050	048	047	045	043	041	039	038	036	1,7
1,8	034	032	031	029	027	025	024	022	020	019	1,8
1,9	017	015	014	012	010	008	007	005	003	002	1,9

Chemische Bewertung: Mit der Methode nach Hagedorn-Jensen gewinnt man nicht reine Zuckerwerte, da außer Glukose noch anderweitige Blutbestandteile, wie Harnsäure, Kreatinin, Glutathion und ähnliche, gleichfalls Reduktionsvermögen besitzen, bei der Eiweißfällung nicht mitgerissen werden und somit als Filtratbestandteile das Ergebnis beeinflussen. Erst bei Verwendung von Kadmiumhydroxyd als Eiweißfällungsmittel werden diese störenden reduzierenden Substanzen ausgefällt. Die so gewonnenen Blutzuckerwerte sind um etwa 10–15% niedriger als die Ergebnisse nach der Hagedorn-Jensen-Methode.

Klinische Bewertung: Normaler Blutzuckerwert 80–120 mg-%. (Die Nierenschwelle für die Glykosurie liegt normalerweise zwischen 160–180 mg-%.)

Erhöhter Blutzucker: Alimentär nach Kohlehydratmahlzeiten, Diabetes mellitus, wobei oft große Amplituden innerhalb des 24-Stunden-Rhythmus bestehen, neben der Abhängigkeit von der Nahrungsaufnahme. Geringere Erhöhungen finden sich bei Hyperthyreoidismus, Hyperadrenalismus, Hyperpitiutarismus, ferner nach Muskelarbeit, epileptischen und eklamptischen Krämpfen, Schwangerschaftserbrechen, Asphyxie, sowie akuten Infektionskrankheiten, wie z. B. Pneumonie, ferner nach Äther- und Chloroformnarkosen und CO-Intoxikation.

Verminderter Blutzucker: Bei Insulinüberdosierung und Fällen von Hyperinsulinismus bzw. Insulom, beim hypoglykämischen Symptomenkomplex, vielfach bei Lebererkrankungen, im Hunger, während der Schwangerschaft und Laktation, bei der Addisonschen Erkrankung, beim Myxödem, vielfach bei Leberparenchymerkrankungen und beim Status tymico-lymphaticus.

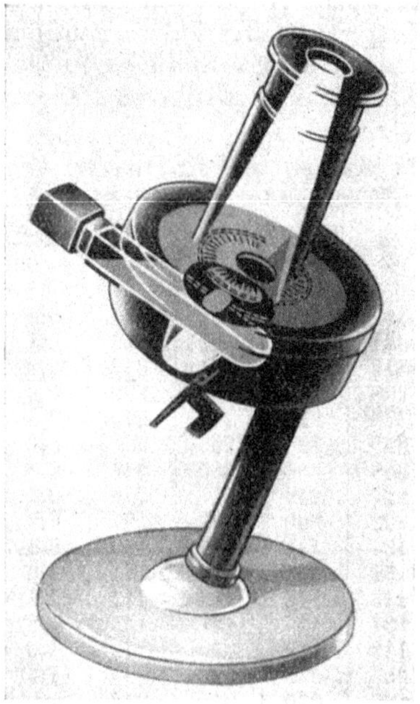

Abb. 91. Zeiß-Ikon-Blutzuckerkolorimeter (nach Crecelius-Seifert)

Blutzuckerbestimmung
(mit dem Zeiß-Ikon-Kolorimeter)
nach Crecelius-Seifert

Diese Methode erfreut sich einer gewissen Beliebtheit wegen der Schnelligkeit ihrer Durchführung und empfiehlt sich daher besonders zur schnellen Erkennung eines Diabetes mellitus.

Prinzip: Kolorimetrische Messung der Rotbraunfärbung, die durch die Überführung der Pikrinsäure in Pikraminsäure durch den Blutzucker entsteht.

Reagenzien 1,4%ige Pikrinsäure (Merck zur Blutzuckerbestimmung) — 20%ige Natronlauge pro anal. — Aq. dest. — Filtrierpapier Nr. 587 E, 5 cm Durchmesser (Schleicher und Schüll) — Blutpipette zu 0,1 und 0,2 ccm.

Ausführung: Es werden genau 0,2 ccm Blut aus dem Ohrläppchen oder der Fingerbeere entnommen und mit 1,8 ccm Aq. dest. im Reagenzglas nach mehrmaligem Ausspülen der Blutpipette gemischt. Hierauf wird 1 ccm 1,4%ige Pikrinsäure (nur in dunkler Flasche aufbewahren!) hinzugegeben und durchgeschüttelt. Sodann wird in ein 20 ccm fassendes graduiertes Reagenzglas filtriert (mit Spezialfiltrierpapier!) und die Menge des Filtrates an der Graduierung des Reagenzglases abgelesen. Es werden darauf 20%ige Natronlauge im Verhältnis 10:1 zugegeben, z. B. 1,5 ccm Filtrat + 0,15 ccm Natronlauge. Das Reagenzglas wird sodann genau 5 Min. in ein Wasserbad gebracht. Hierauf wird abgekühlt.

Kondenswasser muß vom Glasrand durch vorsichtiges Neigen mit der Gesamtflüssigkeit vereinigt werden. Nach Abkühlen der Lösung füllt man in das Vierkantröhrchen und setzt in das Kolorimeter ein. Es folgt Einstellen auf Farbgleichheit und Ablesen des Blutzuckerwertes. Am besten nehme man den Mittelwert aus 3 Ablesungen. Bei Werten über 400 mg-% nehme man nur 0,1 ccm Blut und multipliziere den abgelesenen Blutzuckerwert mit 2.

Ist gleichzeitig Azeton im Blut vorhanden, so können Störungen der Blutzuckerwerte eintreten. In diesem Falle sollte das Filtrat vor dem Zusatz von Natronlauge kurze Zeit auf offener Flamme gekocht werden, wodurch das Azeton ausgetrieben wird. Der genau abgelesene Verdampfungsverlust muß durch Aq. dest. ersetzt werden.

Quantitative Blutzuckerschätzung

(mittels Pikrator nach Lapp und Küster)

Prinzip: Durch die Reduktionskraft des Zuckers wird die gelbe Pikrinsäure in alkalischer Lösung zu braunroter Pikraminsäure reduziert. Durch sofortigen Farbvergleich mit einer Standardlösung gelingt eine annähernde Schätzung. Diese rasche Orientierung ist vor allem dann wichtig, wenn schnelles therapeutisches Handeln erforderlich ist und die Unterscheidung zwischen einem Coma diabeticum und einem Coma hypoglycaemicum Schwierigkeiten bereitet.

15. Azetonkörperbestimmung im Blute

1. *Prinzip:* Neben präformiertem Azeton entsteht dieser Stoff auch aus Azetessigsäure in der Hitze unter Abspaltung von Kohlensäure. Ferner bildet sich aus β-Oxybuttersäure durch Oxydation mit Chromsäure Azetessigsäure, die weiterhin unter CO_2-Abspaltung in Azeton umgewandelt wird. Präformiertes und gebildetes Azeton werden destilliert und in einer alkalischen Jodlösung aufgefangen, wobei Oxydation zu Jodoform unter gleichzeitiger Bildung von Natriumjodid und Natriumazetat eintritt. Das nicht verbrauchte Jod wird zurücktitriert.

Reagenzien: 5%ige Ammoniaklösung – Gesättigte Bleiazetatlösung – 1%ige Alaunlösung – verdünnte Schwefelsäure (1 Teil konz. Schwefelsäure + 3 Teile Wasser) – $^1/_{100}$ n-Jodlösung – 20%ige Natronlauge – Bichromatschwefelsäure: 2 g Kaliumchromat + 20 ccm konz. Schwefelsäure mit Wasser auf 100 ccm auffüllen – 1%ige Stärkelösung – $^1/_{100}$ n-Natriumthiosulfatlösung.

Ausführung: In einem 250-ccm-Meßkolben werden 2,5 ccm Blut mit 5 ccm Ammoniak zusammen mit etwa 150 ccm Wasser, 5 ccm Bleiazetatlösung und 10 ccm Alaunlösung versetzt. Man läßt 30 Minuten stehen, füllt mit Wasser auf 250 ccm auf und filtriert so oft durch ein doppeltes Filter, bis die Flüssigkeit klar durchläuft. Das Filtrat ist auf Eiweißfreiheit zu prüfen. 200 ccm Filtrat werden in einen größeren Destillierkolben überführt und noch 100 ccm Wasser und 2 ccm verdünnter Schwefelsäure zugefügt. Als Destillationsvorlage dienen 4 ccm $^1/_{100}$ n-Jodlösung mit etwa 4 ccm Natronlauge. Das Vorlagegefäß stellt man zwecks bester Kühlung in ein mit Eiswasser gefülltes Becherglas. Die Destillationsdauer beträgt ungefähr 25 Minuten, wobei das verdampfte Wasser gegebenenfalls ersetzt wird. Nach beendeter Destillation wird die obengenannte Vorlage entfernt und eine neue Vorlage, die wieder mit 4 ccm $^1/_{100}$ n-Jodlösung und 4 ccm Natronlauge beschickt ist, an die Destillationsapparatur angeschlossen. In den Destillierkolben werden jetzt 10 ccm Bichromatschwefelsäure portionsweise in Abständen von einigen Minuten zugefügt und die Destillation weitere 25 Minuten fortgesetzt.

Die Vorlage 1 enthält das präformierte und das aus Azetessigsäure gebildete Azeton. Die Vorlage 2 enthält das aus β-Oxybuttersäure gebildete Azeton.

Falls nur die Bestimmung der Gesamtazetonkörper gewünscht wird, genügt die einmalige Vorlage von 8 ccm $^1/_{100}$ n-Jodlösung und 8 ccm Natronlauge und eine Destillation nach Zusatz von Bichromatschwefelsäure.

Nach beendeter Destillation bleibt jede Vorlage noch 10–15 Minuten stehen. Dann werden je 5–10 ccm verdünnte Schwefelsäure zugesetzt, so daß die Lösungen deutlich sauer werden und durch Jodausscheidung bräunlichen Farbton annehmen. Anschließend wird mit $^1/_{100}$ n-Thiosulfatlösung titriert. Gegen Ende der Titration werden einige Tropfen Stärkelösung zugesetzt und auf farblos weiter titriert. Es ist notwendig, mit der gleichen Technik Blindversuche durchzuführen.

Berechnung: 1 ccm $^1/_{100}$ n-Jodlösung = 0,0967 mg Azeton. Da man im ersten Destillat eine nur 94,4%ige Ausbeute des vorhandenen Gesamtazetons erhält, entspricht also 1 ccm $^1/_{100}$ n-Jodlösung hier 0,0967 mal 100 dividiert durch 94,4 = 0,1024 mg Azeton. Im zweiten Destillat entspricht 1 ccm $^1/_{100}$ n-Jodlösung 0,25 mg Azeton aus β-Oxybuttersäure. Die Blindversuchwerte sind jeweils abzuziehen.

2. Neben der hier beschriebenen Titrationsmethode eignet sich für die Bestimmung von Azetonkörpern im Blut auch eine kolorimetrische Methode. Dabei benutzt man die Rotfärbung des Di-o-oxybenzalazetons, das sich beim Erwärmen von Azeton mit Salizylaldehyd und Kalilauge bildet.

Ausführung: 5 ccm Blut (durch Kaliumoxalat vor dem Gerinnen geschützt) füllt man mit einer Vollpipette in einen Erlenmeyerkolben mit Glasstopfen ein und spült die Pipette durch 7maliges Aufsaugen und Ausfließenlassen von je 5 ccm destilliertem Wasser in den Kolben aus (der also nunmehr 40 ccm Blutlösung enthält). Man fügt dann 3 ccm 10%ige Natriumwolframatlösung und tropfenweise unter Umschütteln 5 ccm $^2/_3$ normale Schwefelsäure hinzu, setzt den Stopfen auf und schüttelt 6–8mal gut durch. Das ausgefällte Eiweiß wird abzentrifugiert. Von der überstehenden klaren Flüssigkeit werden 30 ccm in einem Destillierkolben mit 1,5 ccm konz. Schwefelsäure und 15 ccm einer wässerigen Lösung von 2 g Kaliumbichromat + 20 ccm konz. Schwefelsäure in 100 ccm Gesamtvolumen (Bichromatschwefelsäure) vermischt und 25 Minuten lang mit kleiner Flamme langsam in eine mit 25 ccm destilliertem Wasser beschickte Vorlage destilliert. Von dem auf 50 ccm aufgefüllten Destillat werden 20 ccm mit der gleichen Menge einer Kalilauge, welche 63,6 g reinstes KOH in 100 ccm destilliertem Wasser gelöst enthält, und 10 ccm einer 10%igen Lösung von Salizylaldehyd in 96%igen Alkohol gemischt und in einem Wasserbad von genau 50° genau 20 Minuten lang unter öfterem Umschwenken erwärmt. Nach Abkühlen auf Zimmertemperatur wird mit weißem Licht in einem Kolorimeter gemessen.

Berechnung: $c = 27{,}8 \cdot k$ mg-% Azeton.

16. Bestimmung der Alkalireserve im Blut

Eine exakte Bestimmung der Alkalireserve bringt eine Reihe von Schwierigkeiten mit sich. Im Prinzip stehen 2 Methoden zur Verfügung, und zwar:

1. *Quantitative Untersuchung der Blutgase nach van Slyke.*
2. *Die Titrationsmethode nach Kremer mit Hilfe des Destillationsapparates nach Lang.*

Nach van Slyke werden einer bestimmten Blutmenge durch Auspumpen mit einer Quecksilberpumpe im Toricellischen Vakuum die Blutgase entzogen. Damit sie beim Schwinden des Unterdruckes nicht wieder vom Blute absorbiert werden, setzt man ihm eine Lösung von gesättigtem Ferrizyanid zu, das gleichzeitig aus dem O_2-Hb den Sauerstoff hinaustreibt. Das Oxyhämoglobin wird dabei zu Hämoglobin reduziert. Um eine Wiederbindung des CO_2 zu vermeiden, setzt man Wein- oder Milchsäure zu. Die Gase, die man so aus dem Blute extrahiert hat, enthalten CO_2, O_2, Stickstoff und eine kleinere Menge Wasserdampf. Durch Natriumhydrosulfit wird dem Gasgemisch der O_2 entzogen; der Hauptteil der Restgase besteht aus CO_2. Nun läßt man das CO_2 von NaOH absorbieren; aus der Druckabnahme ergibt sich der CO_2-Gehalt des Gasgemisches, das einer bestimmten Blutmenge entzogen war.

Die andere Methode, die Kremer angegeben hat, zeichnet sich durch ihre Einfachheit aus und genügt den Anforderungen, die die Klinik an sie stellt. Sie ermöglicht eine recht große Zahl von Patienten gleichzeitig zu untersuchen.

Ausführung: In das zylindrische Gefäß des Destillationsapparates nach LANG wurden 5 ccm H_2SO_4 (10%) eingefüllt, in das Vorlagegefäß 2 ccm H_2O titriert. Um aus dem Gefäßinhalt und den Flüssigkeiten weitgehend die Kohlensäure zu entfernen, wurden beide Glasbehälter kurz erhitzt. In das Vorlagegefäß wurden möglichst schnell, um ein nochmaliges Hineindiffundieren von Kohlensäure zu vermeiden, genau 3 ccm $^1/_{20}$ n-$Ba(OH)_2$ mit Zusatz von 1% $BaCl_2$ titriert. Ein Schiffchen aus Glas, das 1 ccm frisch entnommenen Venenblutes aus dem Arm des Patienten enthielt, wurde in den horizontalen Schenkel des zylindrischen Gefäßes gestellt. Hierauf wurden beide Glaskolben, deren Verbindungsstücke aufeinander eingeschliffen waren, luftdicht miteinander verbunden, so daß ein geschlossenes System entstand. Mit leisen Anstoßbewegungen wurde das Schiffchen mit dem Blutplasma in die Schwefelsäure geworfen. Das zylindrische Gefäß, das nun Blutplasma und Schwefelsäure enthielt, wurde eine Stunde lang in ein kochendes Wasserbad gehängt, während gleichzeitig das Vorlagegefäß mit fließendem Wasser gekühlt wurde. Nach einer Stunde wurde der Inhalt des Vorlagegefäßes schnell mit $^1/_{20}$ n-HCl und Zusatz von 3% $BaCl_2$ bis zum Umschlagpunkt von Methylorange mit Hilfe einer Mikrobürette titriert und die verbrauchte Menge $^1/_{20}$ n-HCl notiert.

Nach KREMER entspricht 1 ccm $^1/_{20}$ n-HCl = 560 ccm CO_2. Die Normalwerte im Blut entsprechen einem Titrationsverbrauch von etwa 2,20 ccm Salzsäure. Durch CO_2 des Plasmas vermehrter Verbrauch an Salzsäure bewegt sich um 0,80 ccm, so daß der durchschnittliche Kohlensäuregehalt etwa 45,0 Volumenprozent CO_2 beträgt.

Klinische Bewertung des Säurebasenhaushaltes:

Normalwert der CO_2-Kapazität des Plasmas: 55–65 Vol.-%.

Alveoläre Kohlensäurespannung: Normal 5,2–5,7 Vol.-%.

Natriumbikarbonat-Konzentration im Plasma und Serum: 22–30 Millimol (1 Millimol ist 44 mg CO_2).

Dementsprechend bedeuten	20–16 Millimol $NaHCO_3$ = leichte Azidose
	16–10 Millimol $NaHCO_3$ = mittlere Azidose
Werte unter	10 Millimol $NaHCO_3$ = schwere Azidose.

Zur besseren Übersicht sei folgendes Schema angeführt:

Alkalose	p_H 7,8	Tetanie
↑	↑	↑
	7,5 dekomp. oder echte	Alkalose = Hypohydrie
	↑	
Norm	7,4 Eukapnie der kompens.	{ Alkalose = Hyperkapnie Azidose = Hypokapnie
	↓	
	7,3 dekomp. oder echte	Azidose = Hyperhydrie
↓	↓	↓
Azidose	p_H 7,0	Koma

Klinisch kennen wir *Azidosen*, die physiologisch nach schwerer körperlicher Arbeit auftreten, nach unkompliziertem Alkaliverlust (Dünndarm-, Pankreas- oder Gallenfisteln), Azidosen bei Alkaliverlust kompliziert mit Infekten und Intoxikationen (Cholera, Dysenterie, Diarrhoen, Gastroenteritiden), Azidosen bei lange anhaltendem achylitischem Erbrechen (Hyperemesis gravidarum), Azidosen durch abnorme Säureproduktion (Diabetes mellitus, ketonämisches Erbrechen), Azidosen durch Säureretension (Nephritiden, Eklampsie u. a.), Azidosen durch abnorme Säurezufuhr (medikamentöse Azidosen, z. B. nach Salizylsäuretherapie oder nach Säurevergiftungen), Azidosen bei Leberinsuffizienz, schweren Infekten oder Thyreotoxikosen sowie schließlich chronische Azidosen (bei renaler Rachitis, Osteomalazie u. a.).

Andererseits wissen wir, daß *Alkalosen* durch ein Säuredefizit (Hypokapnie) oder Basenüberschuß in kompensierter Form vorkommen. Dekompensierte Alkalosen mit Hypohydrie und starkem Basenüberschuß führen dann zu schweren tetanischen Bildern.

17. Alkoholbestimmung im Blut

(nach WIDMARK)

Prinzip: Der Alkohol wird aus dem Blut bei 50–60° ausgetrieben und durch Kaliumbichromat in Schwefelsäurelösung zu Essigsäure oxydiert. Der Überschuß der zur Oxydation angewandten Bichromatmenge wird jodometrisch bestimmt und aus der zur Alkoholoxydation verbrauchten Menge Bichromat schließlich der Gehalt an Alkohol berechnet.

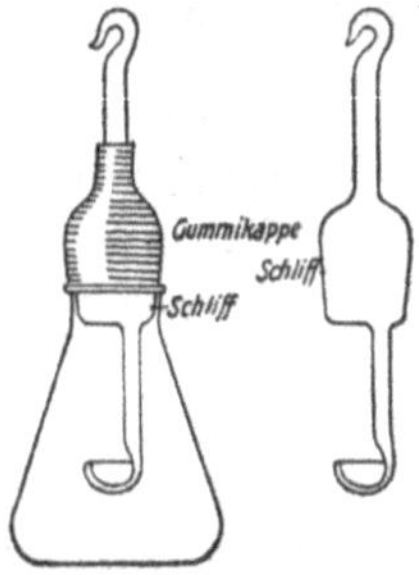

Abb. 92. Destillationsapparat nach WIDMARK für die Alkoholbestimmung

Reagenzien: Eine Bichromatschwefelsäurelösung, die entweder 0,1 g oder 0,25 g Kaliumbichromat in 100 ccm Schwefelsäure gelöst enthält (man löst das Kaliumbichromat in 1 ccm Wasser und füllt mit Schwefelsäure auf 100 ccm auf). Bei Bestimmungen größerer Alkoholmengen (über 2‰) benutzt man die stärkere Lösung. Titer im Blindversuch nachprüfen! – 5%ige Kaliumjodidlösung aus jodatfreiem Kaliumjodid – 1%ige Stärkelösung – $^1/_{100}$ n-Natriumthiosulfatlösung.

Ausführung: Zunächst muß betont werden, daß bei der Blutentnahme keinesfalls Alkohol oder alkoholhaltige Desinfektionsmittel zur Hautdesinfektion angewandt werden dürfen. Ebenso sollen keine Rekordspritzen verwendet werden, die in Alkohol aufbewahrt wurden. Am besten eignen sich zur Blutentnahme Kapillarröhrchen mit einer Ausbuchtung und einem Fassungsvermögen von 0,1–0,15 ccm Blut.

Zur Ausführung der Reaktion benötigt man eine Spezialapparatur nach WIDMARK (s. Abb. 92). Sie besteht aus einem 50-ccm-Erlenmeyerkolben aus Jenaer Glas mit eingeschliffenem Glasstopfen. Dieser Glasstopfen ist oben zu einem hakenförmigen Ansatz ausgezogen und auf der anderen Seite mit einem Stiel versehen, der sich am Ende zu einem kleinen Behälter erweitert. Der Stiel muß so lang sein, daß sich der Behälter $^1/_2$–1 ccm über dem Boden des Kolbens befindet. Weiterhin benötigt man ein Holzstativ zum Aufhängen des Glasstopfens mit dem Reaktionsgefäß, dann eine Gummikappe, die über den Kolbenhals gezogen werden kann, und schließlich dünnen Gummischlauch.

Die zur Blutentnahme bestimmte Kapillare wird nun in den hervorquellenden Bluttropfen eingetaucht, bis er bis zu etwa $^1/_2$ cm Entfernung von dem freien Ende vorgedrungen ist. Das eingetauchte Ende der Kapillare wird nun außen vorsichtig vom Blut gereinigt und die Kapillare sofort gewogen. In derselben Weise werden noch zwei Entnahmen zur Kontrolle gemacht. Das Blut wird dann mit Hilfe des Gummischlauches aus der Kapillare in den mit dem Glasstopfen verbundenen Behälter ausgeblasen und die Kapillare sofort zurückgewogen. In den Erlenmeyerkolben gibt man genau 1 ccm Bichromatschwefelsäure, zieht die Gummikappe über den Kolbenhals und setzt den Kolben in ein 50–60° warmes Wasserbad. Nach etwa 2 Stunden wird der Kolben heruntergenommen, die Gummikappe entfernt, 25 ccm Wasser in den Erlenmeyerkolben gegeben, vorsichtig umgeschüttelt, 0,5 ccm Kaliumjodidlösung zugesetzt und spätestens nach 1 Minute mit der Natriumthiosulfatlösung titriert. Kurz vor Beendigung der Titration setzt man Stärkelösung zu und titriert nicht zu langsam zu Ende. Auf eine evtl. Nachbläuung ist keine Rücksicht zu nehmen. Vor der eigentlichen Bestimmung führt man einen Blindversuch aus und ergänzt diese durch 2 Kontrollbestimmungen. Von der Anzahl der im Hauptversuch verbrauchten ccm Thiosulfatlösung zieht man die Anzahl der im Blindversuch verbrauchten ab und erhält dadurch die für die Berechnung gültige Zahl, wobei 1 ccm $^1/_{100}$ n-Thiosulfatlösung gleich sind 0,113 mg Alkohol.

Chemische Bewertung: Die Methode nach WIDMARK ist nicht streng spezifisch für Äthylalkohol. Andere flüchtige Blutsubstanzen, wie Azeton und Azetessigsäure, die ebenfalls durch Kaliumbichromat oxydiert werden, beeinflussen die Resultate. Auch kann ein Blutäthergehalt zu erheblichen Täuschungen Anlaß geben sowie andere Narkotica, wie Chloroform, Bromäthyl, Paraldehyd usw. Der Oxydationsvorgang selbst ist ebenfalls wie die jodometrische Titration kleiner Bichromatmengen von einer ganzen Reihe äußerer Faktoren abhängig und damit Fehlermöglichkeiten unterworfen. Die Methode hat also eine ziemliche Fehlerbreite. Zur Beurteilung fraglicher Alkoholrauschzustände entspricht sie aber durchaus den praktischen Erfahrungen.

Klinische Bewertung: Nach TURNER lassen sich etwa folgende Angaben über den Alkoholgehalt des Blutes machen:

Keine Intoxikation	0,1–0,2‰ im Blut	0,1–0,2% im Urin
Leichte Intoxikation ...	0,2–0,3‰ im Blut	0,2–0,3‰ im Urin
Starke Intoxikation ...	0,3–0,4‰ im Blut	0,4% und mehr im Urin
Alkohol. Stupor	0,4–0,5‰ im Blut	
Alkohol. Koma	0,5% und darüber im Blut	

Fehlerquellen: Alle aldehydhaltigen Speisen und Getränke, besonders reichlicher Obstgenuß, bedeuten eine erhebliche Fehlerquelle in dem Sinne, daß sie zu hohe Alkoholwerte vortäuschen, da Aldehyde meist flüchtig sind und vom Kaliumbichromat oxydiert werden.

18. Bilirubinbestimmung

Prinzip: Bilirubin wird durch diazotierte Sulfanilsäure in Gegenwart von Koffein in einen roten Azofarbstoff übergeführt. Das unter diesen Bedingungen zur Bestimmung gebrachte Bilirubin bezeichnet man als „Gesamtbilirubin". Dieses Gesamtbilirubin setzt sich zusammen aus direktem Bilirubin und indirektem Bilirubin. Ersteres kuppelt mit diazotierter Sulfanilsäure auch in Abwesenheit von Koffein. Das indirekte Bilirubin schließlich ergibt sich aus der Differenz vom Gesamtbilirubin und direktem Bilirubin.

Reagenzien: Koffeinmischung: 20 g Koffein, 30 g Natriumbenzoat DAB. 6. und 50 g krist. Natriumazetat werden in Wasser unter gelindem Erwärmen gelöst und auf 400 ccm aufgefüllt. – Diazolösung I: 5 g Sulfanilsäure in Wasser lösen, mit 15 ccm konz. Salzsäure versetzen und mit Wasser auf 1 Liter auffüllen. – Diazolösung II: 0,5%ige Natriumnitritlösung – 0,9%ige Natriumchloridlösung.

Bestimmung des Gesamtbilirubins.

Ausführung: In einem Reagenzglas versetzt man 1 ccm Serum mit 3,5 ccm Koffeinmischung und 0,5 ccm einer Diazolösung, die man sich kurz vor Gebrauch durch Mischen von 10 ccm Diazolösung I mit 0,25 ccm Diazolösung II hergestellt hat. Als Kompensationslösung dient eine Mischung aus 1 ccm Serum, 3,5 ccm Koffeinmischung und 0,5 ccm Wasser. 5 Minuten nach dem Ansetzen mißt man die Lösung in 1 cm Schichtdicke im Pulfrich-Photometer mit Filter S 53 gegen die Kompensationslösung.

Berechnung: $c = (6{,}34 \cdot k - 0{,}05)$ mg-% Bilirubin.

Bemerkungen: Bei hohem Bilirubingehalt verdünnt man das Serum vor Ausführung der Reaktion mit Wasser. Die Berechnung erfolgt dann nach der Formel $c = (634 \cdot v \cdot k - 0{,}05)$ mg-% Bilirubin, wobei v das Verdünnungsverhältnis des Serums bedeutet. Sind sehr niedrige Bilirubinwerte zu erwarten, so setzt man die doppelte Menge Untersuchungslösung an und mißt die Extinktion in 3 cm Schichtdicke.

Wenn die fertige Lösung statt reinrosa bräunlich aussieht, was besonders bei Seren von Nierenkranken vorkommt, so verfährt man folgendermaßen: 3–5 Minuten nach Hinzufügen der Diazolösung mißt man die Untersuchungslösung und die Kompensationslösung gegeneinander mit dem Filter S 43, wobei ein Wert k S 43 erhalten wird. Anschließend erfolgt eine Messung mit dem Filter S 53, die einen Wert k S 53 ergibt. Die Berechnung gestaltet sich dann folgendermaßen: $c = (5{,}62\, k\, \mathrm{S}53 - 1{,}12\, [k\, \mathrm{S}43 - 0{,}03])$ mg-% Bilirubin. Hierbei muß das Vorzeichen von k S43 genau beachtet werden. Es ist negativ, wenn die Kompensationslösung stärker absorbiert als die Untersuchungslösung, wenn man also die Meßtrommel auf der Seite der Kompensationsküvette auf 100 stellen muß, um gleiche Helligkeit der beiden Gesichtshälften des Photometers zu erreichen.

Bestimmung des direkten Bilirubins.

Ausführung: Zur Bestimmung des direkten, ohne Katalysator kupplungsfähigen Bilirubins versetzt man 1 ccm Serum mit 3,5 ccm der obigen Natriumchloridlösung und 0,5 ccm Diazoreagens. 5 Minuten nach dem Zusatz der Diazolösung mißt man gegen die gleiche Kompensationslösung, die bei der Bestimmung des Gesamtbilirubins benutzt wurde, mit dem Filter S 53 in einem Pulfrich-Photometer.

Berechnung: $c = (6{,}34 \cdot k - 0{,}05)$ mg-% Bilirubin.

Bemerkung: Bei dieser Bestimmung muß nötigenfalls eine Messung mit den beiden Filtern S 43 und S 53 vorgenommen werden.

Bestimmung des indirekten Bilirubins.

Der Gehalt an indirektem Bilirubin errechnet sich aus der Differenz vom Gesamtbilirubin und direktem Bilirubin.

Chemische Bewertung: Bei den Bilirubinbestimmungen handelt es sich ja meist um Fälle, wo im Blutserum neben dem Bilirubin zugleich auch die Gallensäuren erhöht sind. Hierbei sei festgestellt, daß die Gallensäuren die Diazoreaktion beschleunigen und verstärken können.

Klinische Bewertung: Im klinischen Sprachgebrauch unterscheiden wir einmal das *indirekte* oder quantitativ nach Alkoholfällung der Eiweißkörper bestimmte Bilirubin von dem sog. *direkten Bilirubin*, das durch eine qualitative Bilirubinreaktion ohne Ausfällen der Eiweißkörper erkannt wird. Bei dem sog. direkten Bilirubin unterscheiden wir wieder die Sofortreaktion, die innerhalb von 30 Sekunden auftritt und besonders beim mechanischen Ikterus mit diffuser Parenchymerkrankung sowie bei hepatischen Ikterusformen, bei Sepsis, Pneumonie, Lues, Atrophie, Hepatose sowie nach Intoxikationen charakteristisch ist, von einer sog. verspäteten Bilirubinreaktion, die erst nach 30 Sekunden auftritt. Diese finden wir beim hämolytischen Ikterus, bei Perniziosa und bei Malaria.

Dieses unterschiedliche Verhalten bei der direkten Bilirubinreaktion dürfte offenbar durch einen verschiedenen Proteinträger des Bilirubins verursacht sein.

Vielfach hat sich in der Klinik auch die Unterscheidung von Rubinikterus (= Bilirubin) bei einem Leberparenchymschaden, Verdinikterus (= Biliverdin) bei meist hämolytischen Komponenten, Melasikterus (= Bilinigrin) bei lange bestehendem Rubinikterus sowie Flavinikterus (geringes Bilirubin oder Urochrom oder Flavine) bei chronischen Nierenerkrankungen, nach medikamentösen Überladungen oder z. B. nach übermäßigem Karottengenuß eingebürgert.

Neuerdings wird auch das *Zeiß-Ikon-Bilirubinometer* mit der Salzsäuremethode nach HEILMEYER benutzt. Der Arbeitsvorgang besteht einfach in der Blutentnahme aus der Vene – Versetzen des Blutserums mit konz. Salzsäure aus der Bürette unter gleichzeitigem Schütteln – Festlegen des Zeitpunktes der Salzsäurezugabe – Einfüllen in die Küvette – Vergleich mit dem Farbkeil 1 Minute nach Salzsäurezugabe – Ablesen der mg-% Bilirubin an der Skala.

19. Bestimmung der Gallensäuren im Serum

(nach JENKE)

Prinzip: Die Gallensäuren geben mit Phosphorsäure, Azeton und Furfurol eine weinrote Lösung, die photometriert werden kann.

Reagenzien: Alkohol 96%ig p. anal. – Eisessig 96%ig p. anal. – Azeton p. anal. – Phosphorsäure (1,70 p. anal.) – 2%ige Furfurollösung p. anal.

Ausführung: In ein 30-ccm-Kölbchen, das etwa 20 ccm Alkohol enthält, bringt man 1,5 ccm Serum unter Verwendung einer gut auslaufenden Pipette, so daß sofort ein feinflockiger Eiweißniederschlag entsteht. Zur Extraktion der Gallensäuren läßt man den Alkohol im siedenden Wasserbad unter Umschwenken des Kölbchens einmal aufkochen. Sodann kühlt man ab, füllt mit Alkohol bis zur Marke auf und filtriert durch ein Faltenfilter von der Eiweißfällung in ein trockenes Kölbchen ab. In zwei mit I und II bezeichnete Hagedorn-Jensen-Gläschen werden je 10 ccm des Filtrates pipettiert und auf dem Wasserbad zur Trockene eingedampft. In das Gläschen I sowie in ein Gläschen III, das keinen Serumextrakt enthält, bringt man unter Umschütteln 1 ccm Eisessig, 1 ccm Azeton, 5 ccm Phosphorsäure und 0,2 ccm Furfurollösung. Das Gläschen II und ein Gläschen IV ohne Serumextrakt erhalten je 1 ccm Eisessig, 1 ccm Azeton und 5 ccm Phosphorsäure. Nach dem Zufügen der einzelnen Reagenzien werden die Gläschen jeweils umgeschüttelt, dann kommen sie in ein Wasserbad von genau 70° zur Entwicklung der Farbe und werden hier nochmals gut umgeschüttelt, besonders Gläschen I und II. Nach genau 30 Minuten wird die Reaktion unterbrochen und die Gläschen in Eiswasser gebracht. Man tut gut daran, die Gläschen I und II hierauf noch 5 Minuten in einem Exsikkator zu evakuieren, um Gasbläschen aus den Lösungen zu beseitigen. – Man füllt die Lösungen dann in vier Küvetten von 2 cm oder bei hohem Gallensäuregehalt von 1 cm Schichtdicke. Die Küvetten mit den Lösungen I und IV bringt man hintereinander auf die eine Seite, die Küvetten mit den Lösungen II und III hintereinander auf die andere Seite des Küvettenhalters. Die Messung wird mit dem Filter S 59 und S 50 durchgeführt.

Berechnung: $c = 20{,}0 \cdot (k_{S\,59} - k_{S\,50})$ mg-% Gallensäuren.

Chemische Bewertung: Erforderlich ist vor allem die alleinige Benutzung von chemisch reinen Reagenzien. Mit obiger Methode werden die Gesamtgallensäuren bestimmt, die sich auch mit der Eisenfällung erfassen lassen, wobei dann das Eisen nach HARWOOD oder nach einer anderen Methode photometrisch bestimmt wird. Nach DOUBILET kann man die reine Cholsäure nach der Gregory-Pascoe-Reaktion (J. of biol. Chem. **114**, 289 [1936]) bestimmen. Aus der Differenz der Gesamtgallensäure und dem Cholsäurewert ergibt sich der Wert für die Desoxycholsäurefraktion.

Gesamtfettbestimmung im Serum

Prinzip: Einfache gravimetrische Bestimmung aller durch Alkohol-Ätherextraktion erhältlichen Lipoide.

Ausführung: 1,25 ccm Serum tropft man in 20 ccm Äther-Alkohol-Gemisch (1 : 3) ein und erwärmt etwa 5 Minuten im Wasserbad. Dann filtriert man in ein 25-ccm-Kölbchen, wäscht das Filter mit Äther-Alkohol-Gemisch nach und füllt schließlich auf 25 ccm auf. 10,0 ccm davon (= 0,5 ccm Serum) dampft man auf dem Wasserbad ein, nimmt den Rückstand in Petroläther oder Chloroform auf, filtriert, dampft nochmals zur Trockene ein, trocknet bei 70° und wägt den Rückstand.

Klinische Bewertung: Die Normalwerte betragen 500—800 mg-%. Es sei aber darauf hingewiesen, daß bei der obigen „Gesamtfettbestimmung" neben den Neutralfetten (mit einem Mittelwert von 170 mg-%) auch die mannigfachen übrigen Lipoidkomponenten miterfaßt werden. Hierzu gehören hauptsächlich Lezithin, Kephalin, Sphingomyelin, Cholesterin und seine Ester.

Vermehrung der Fette im Blut: Alimentär nach Mahlzeiten sowie bei Diabetes mellitus, bei Gravidität und Laktation, bei Alkoholismus, bei Nephrosen, bei hämolyt. Anämien und beim Myxoedem, z. T. auch bei der Glykogenspeicherkrankheit und nach Äthernarkose. Verminderte Werte finden wir beim Hungerödem und bei schweren Kachexien.

20. Cholesterinbestimmung im Serum

Beim Cholesterin muß man das *freie Cholesterin* und das *veresterte* oder *gebundene Cholesterin* unterscheiden. Zur Bestimmung ist nur das freie Cholesterin geeignet, während man das gebundene erst nach Abspaltung der Fettsäuren (Verseifung) bestimmen kann. Der *Gesamtcholesteringehalt des Serums* schwankt unter physiologischen Bedingungen zwischen 140 und 200 mg-%. Davon sind 60–70% verestert. Die Erythrozyten enthalten fast nur freies Cholesterin; deshalb kommen die Schwankungen zwischen freiem und gebundenem Cholesterin im Gesamtblut nicht so stark zum Ausdruck wie beim Serum und es wird meistens ersteres untersucht.

Die zur Bestimmung des Cholesterins angewendeten Verfahren können prinzipiell in 3 Gruppen unterteilt werden:

1. Fällung mit Digitonin. Der Niederschlag kann entweder gewogen oder mit Chromsäure oxydiert und der Überschuß an Chromsäure gemessen werden.

2. Die direkte kolorimetrische Bestimmung nach LIEBERMANN-BURCHARD mit Essigsäureanhydrid-Schwefelsäure oder nach GÖRTZ mit Zinkchlorid-Eisessig.

3. Die nephelometrische Bestimmung.

Die Digitoninmethode.

Reagenzien: Alkoholäther (3:1) – Digitoninlösung: Digitonin-Merck wird 2 Stunden bei 100° getrocknet und davon eine 1%ige Lösung in 96%igem Alkohol unter Erwärmen hergestellt. Sollten sich einige Flocken beim Erkalten abscheiden, so werden diese abfiltriert. – Natriumalkoholat: Es wird zu einer alkoholischen Lösung der Cholesterinester auf je 25 ccm Alkohol 1 g metallisches Natrium gegeben.

Ausführung: 10 ccm Oxalatblut werden tropfenweise unter Schütteln in 250 ccm Alkoholäther gegeben. Man läßt einige Stunden stehen, filtriert durch ein Faltenfilter und wäscht solange mit den Fällungsmitteln nach, bis die kolorimetrische Prüfung negativ ausfällt. Das gesamte Filtrat wird eingedampft, in Äther aufgenommen, filtriert, wieder eingedampft und in 25 ccm Alkohol gelöst, wodurch ein großer Teil von Begleitwasser ausgeschieden wird. Die klare, evtl. filtrierte Lösung wird mit 10 ccm Digitoninlösung gefällt, indem man auf dem Wasserbad erwärmt. Nachdem die Fällung über Nacht gestanden hat, wird auf eine vorgewogene Nutsche abgesaugt, zweimal mit 1 ccm Alkohol und zweimal mit 1 ccm Äther gewaschen und bei 100° bis zur Gewichtskonstanz getrocknet. Das Gewicht des Niederschlages mit 0,2431 multipliziert ergibt den Gehalt an freiem Cholesterin.

Das Filtrat des Digitoninniederschlages wird eingedampft und mit Äther aufgenommen, wobei die mit Digitonin nicht fällbaren Cholesterinester in Lösung gehen. Die ätherische Lösung wird wieder fast vollständig eingedampft, in 25 ccm Alkohol aufgenommen und durch Erwärmen der restliche Äther aus dieser Lösung abgetrieben. In die alkoholische Lösung gibt man 1 g metallisches Natrium und erhitzt 4 Stunden am Rückflußkühler im Wasserbad. Die Lösung wird dann mit 75 ccm Wasser verdünnt und anschließend in einem Extraktionsapparat 3 Stunden mit Äther extrahiert. Die ätherische Lösung wird schließlich mit Natriumsulfat einige Stunden getrocknet, filtriert und der Äther abgedampft. Der Rückstand wird in 25 ccm Alkohol aufgenommen und wie oben mit Digitonin gefällt. Der Niederschlag enthält das Cholesterin, welches ursprünglich mit Fettsäure verestert war (gebundenes Cholesterin).

Kolorimetrische Bestimmung.

Reagenzien: 25%ige Kalilauge – Chloroform – Natriumsulfat wasserfrei – Essigsäureanhydrid – Schwefelsäure konz. (Dichte 1,84) – evtl. Cholesterinstammlösung: 100 mg Cholesterin in 250 ccm Chloroform gelöst (Cholesterin-Chloroform-Lösungen sind im Dunkeln und bei möglichst tiefen Temperaturen aufzubewahren!).

Ausführung: Zu 2 ccm Serum gibt man in einem Reagenzglas 20 ccm Kalilauge und erhitzt die Mischung 2–3 Stunden im kochenden Wasserbad. Nach Abkühlung wird die meist trübe Lösung in einen 50-ccm-Scheidetrichter überführt, das Reagenzglas mit etwa 10 ccm Chloroform ausgespült und dieses ebenfalls in den Scheidetrichter gegossen. Anschließend wird kräftig durchgeschüttelt und nach erfolgter Abscheidung die Chloroformschicht in einen Meßzylinder abgelassen. Das Reagenzglas wird nochmals mit 10 ccm Chloroform ausgespült und dieses wieder in den Scheidetrichter zum Flüssigkeitsrückstand gegeben, geschüttelt und nach Schichtentrennung das Chloroform in den gleichen Meßzylinder zum vorher abgelassenen zugefügt. Dasselbe wird mit etwa 10 ccm Chloroform noch zweimal wiederholt. Die vereinigten Chloroformauszüge werden mit etwa 10 g wasserfreiem Natriumsulfat versetzt, gut durchgeschüttelt und die nunmehr wasserfrei gemachte, klare Chloroformlösung durch ein mit Chloroform angefeuchtetes Filter in einen trockenen 50-ccm-Meßkolben filtriert. Nach beendeter Filtration gibt man noch etwas Chloroform auf das Filter und läßt durchfiltrieren, bis der Meßkolben bis zur Marke gefüllt ist.

20 ccm dieser Versuchslösung und bei Vergleichskolorimetrie 20 ccm der Cholesterinvergleichslösung (die durch Auffüllen von 5 ccm der Stammlösung = 2 mg Cholesterin mit Chloroform auf 25 ccm hergestellt wird) werden mit je 8 ccm Essigsäureanhydrid und 0,4 ccm konz. Schwefelsäure versetzt. Die Lösung wird gemischt und zur Farbentwicklung 15 Minuten lang bei 35–37° im Wasserbad im Dunkeln gehalten. Anschließend wird sofort abgekühlt und ebenfalls sofort kolorimetriert. Bei Verwendung des Stufenphotometers benutzt man das Filter S 61 und eine 3-cm-Küvette. Es gilt:

$$c = k \cdot 582 \text{ mg-\%} \text{ Gesamtcholesterin.}$$

Bei Verwendung der Cholesterinvergleichslösung erfolgt die Berechnung der gesuchten Menge mg-% Cholesterin durch den Ausdruck:

$$\frac{\text{Schichtdicke der Vergleichslösung}}{\text{Schichtdicke der Versuchslösung}} \cdot 200 = \text{mg-\% Gesamtcholesterin.}$$

Klinische Bewertung des Cholesterinhaushaltes.

Normalwert 60 mg-% freies Cholesterin, 180 mg-% Cholesterinester bei einer Gesamtmenge von etwa 200 mg-% Cholesterin im Plasma.

Vermehrung: Bei schwerem Diabetes, hepatozellulärem Ikterus, Äthernarkosen, Lipoidosen, allen Nephroseformen und Nephritiden mit starker Albuminurie, bei den Frauen vor den Menses und während der Gravidität, bei Eklampsie, bei jugendlichem Myxödem, bei multipler Xanthomatose, z. T. bei der Arteriosklerose, beim Vitamin-A-Mangel und bei der Psoriasis. Eine Hypercholesterinämie von mehr als 300 mg-% spricht für einen mechanischen Ikterus. Werte unter 100 mg-% sprechen für einen parenchymatösen Ikterus. Mit zunehmender Dauer, vor allem des mechanischen Ikterus, sinkt die sog. Esterquote ab, da die notwendigen Fettsäuren für die Veresterung infolge mangelnder Resorption fehlen.

Differentialdiagnose zwischen mechanischem und parenchymatösem Ikterus.

Rasches Absinken der Cholesterinwerte unter 100 mg-% spricht für parenchymatösen Ikterus, während der sog. Estersturz beim mechanischen und parenchymatösen Ikterus vorkommen kann.

Verminderung: Hepatozelluläre Gelbsucht, hämolytische Anämien mit Gelbsucht, terminale Zirrhosestadien, terminale Nephrosen, Basedow, akute Pankreatitis, Darmkrankheiten, während der Geburt, während der Menses, bei der Perniziosa sowie bei schweren hypochromen Anämien. Ferner bei Karzinom, fortgeschrittener Lungentuberkulose und auch bei Schizophrenie.

21. Bestimmung von Conteben und p-Aminosalizylsäure (PAS.)

Die zunehmende Bedeutung der Chemotherapie der Tuberkulose mit Thiosemikarbazonen (Conteben) und mit der p-Aminosalizylsäure hat frühzeitig das Bedürfnis nach chemischen Bestimmungsmethoden für diese Körper wachgerufen.

Für die *kolorimetrische Bestimmung von Thiosemikarbazon im Harn* ist das Verfahren von Wollenberg (Dtsch. med. Wschr. **26**, 899 [1950]) zu empfehlen.

Für die *Bestimmung der p-Aminosalizylsäure* im Blut sind bisher mehrere Verfahren im Gebrauch. Der Arbeitsgang nach Street hat sich bewährt.

Prinzip: In saurer Lösung diazotierte p-Aminosalizylsäure kuppelt in alkalischer Lösung mit p-Nitroanilin zu einem purpurroten Farbstoff.

Reagenzien: 1,5 n-Trichloressigsäure – 0,5%iges Natriumnitrit (nach einigen Tagen erneuern) – 0,1%ige p-Nitroanilinlösung in 0,25 n-Salzsäure – 2 n-Natronlauge und p-Aminosalizylsäure Reinsubstanz: 11,4 mg wasserfreies Natrium-p-Aminosalizylat werden in Aq. dest. aufgelöst und auf 100 ccm aufgefüllt. Diese Lösung ist äquivalent von 10 mg p-Aminosalizylsäure auf 100 ccm.

Ausführung: 0,2 ccm Vollblut werden mit 3,2 ccm Aq. dest. in ein Zentrifugenröhrchen getan. Man mischt gut durch und läßt 3 Minuten stehen bis zur völligen Durchdringung der Blutzellen. Dann werden 0,06 ccm Trichloressigsäure zugegeben, völlig durchgemischt, 10 Minuten stehengelassen und nach weiteren 10 Minuten zentrifugiert. Zu 1 ccm klarem Filtrat werden 0,3 ccm Natriumnitritlösung und dann 2 ccm p-Nitroanilinreagens zugegeben und gut durchgemischt. Das Gemisch läßt man 3 Minuten stehen und gibt 2 ccm Natriumhydroxyd hinzu. Die entstehende Farbe wird nach 15 Minuten im Stufenphotometer oder im lichtelektrischen Kolorimeter gemessen, nachdem man sich vorher eine entsprechende Eichkurve angelegt hat. An Stelle von 0,2 ccm Blut läßt man einen Leerversuch mit 0,2 ccm Aq. dest. im chemischen Arbeitsgang mitlaufen.

22. Die Bestimmung des Natriums im Serum

(modif. Weinbach-Methode nach Fowweather und Anderson)

Prinzip: Das Natrium wird als Natriumzinkuranylazetat gefällt.

Reagenzien: 20%ige Trichloressigsäure, Aq. dest., absoluter Alkohol und Uranyl-Zinkazetat-Reagens nach Weinbach = Lösung a: 77 g Uranylazetat und 14 ccm Eisessig werden unter leichtem Erwärmen gelöst, in 400 ccm Wasser gegeben und in einer 500-ccm-Flasche bis zur Marke aufgefüllt. Lösung b: 231 g Zinkazetat und 7 ccm Eisessig werden unter leichtem Erwärmen gelöst, in 400 ccm Wasser gegeben und gleichfalls auf 500 ccm aufgefüllt. Die beiden Lösungen werden, während sie heiß sind, gemischt, 24 Stunden oder länger stehengelassen und sodann filtriert.

Ausführung: Zu 1 ccm Serum wird 1 ccm Wasser und 1 ccm 20%ige Trichloressigsäure gegeben. Alle drei Stoffe werden gemischt, 10 Minuten stehengelassen und sodann filtriert. Zu 1 ccm Filtrat werden in einer kleinen, konischen Flasche 2 ccm des obigen Weinbach-Reagens zugegeben, ferner noch 3 ccm absoluter Alkohol und 2 ccm Wasser. Das Ganze wird gut gemischt, die Flasche zugekorkt und für 2 Stunden in den Eisschrank gestellt. Sodann wird der Inhalt des Fläschchens zentrifugiert, die Farbe der überstehenden Flüssigkeit kolorimetrisch, photometrisch (mit Violettfilter) oder lichtelektrisch gemessen.

Berechnung: Der erhaltene Farbwert wird subtrahiert von einer Leerbestimmung, bei der an Stelle von 1 ccm Substrat 1 ccm Aq. dest. verwandt wird. Die entsprechende Menge des Natriums wird an einer Standardeichkurve abgelesen oder berechnet.

Chemische Bewertung: Diese Methode ist relativ einfach durchführbar und ergibt verläßliche Werte. Die Original-Weinbach-Methode ist bekanntlich eine titrimetrische Bestimmungsmethode.

Klinische Bewertung des Natriumhaushaltes: Normalwert 320 mg-% im Serum.

Vermehrung: Bei Herzinsuffizienz, Nierenerkrankungen, bei Schwangerschaft, während der Menses und bei Cushingscher Erkrankung.

Verminderung: Bei Addisonscher Erkrankung, Pylorusstenose, bei Pneumonien, Meningitis, Coma diabeticum, starken Diarrhöen, starkem Schwitzen, während der Äthernarkose, z. T. auch bei Hypoparathyreoidismus.

23. Bestimmung von Kalium im Serum

Prinzip: Das Kalium wird als Kalium-Natrium-Hexanitrokobaltiat gefällt. Beim Auflösen dieses Niederschlages in konz. Schwefelsäure entsteht salpetrige Säure, die als Nitrosylschwefelsäure gebunden wird und mit Novokain und α-Naphthylamin einen roten Azofarbstoff liefert.

Reagenzien: 4%ige Natronlauge purum – 45%ige Zinksulfatlösung – Magnesiumoxydpulver – 50%ige Natriumnitritlösung – 25%ige Kobaltnitratlösung – Azetatmischung (4 Vol. gesättigte Natriumazetatlösung und 1 Vol. konz. Essigsäure) – Glaspulver (aus sauberen Scherben von Jenaer Glas im Mörser hergestellt) – 95%ige Schwefelsäure pro anal. – halbgesättigte Natriumazetatlösung – Novokainlösung (3 g salzsaures Novokain werden in 15 ccm konz. Essigsäure gelöst und mit Wasser auf 100 ccm aufgefüllt) – Naphthylaminlösung (0,2 g α-Naphthylaminhydrochlorid werden in 120 ccm Wasser gelöst und mit 30 ccm konz. Essigsäure versetzt; die Lösung ist wöchentlich zu erneuern).

Ausführung: Zur Enteiweißung mischt man in einem Becherglas 4 ccm Serum mit 2 ccm Natronlauge und 1 ccm Zinksulfatlösung und ergänzt mit Wasser auf 20 ccm. Man gibt noch etwa 0,1 g Magnesiumoxydpulver hinzu, deckt das Gefäß zu, erhitzt fast bis zum Sieden (90–95°) und hält 1–2 Minuten auf dieser Temperatur, bis sich der Niederschlag von der Lösung trennt. Nach dem Abkühlen wird durch ein

Faltenfilter filtriert. 10 ccm des klaren Filtrates engt man in einem kleinen Philippsbecher am besten auf dem Wasserbad oder auf einer elektrischen Heizplatte auf 1–2 ccm ein. (Angebrannte Proben sind unbrauchbar!)

Da die Reagenzien immer Spuren von Kalium enthalten, setzt man einen Blindversuch mit 4 ccm Wasser an Stelle von Serum an und behandelt ihn wie die eigentliche Probe.

Das eingeengte Filtrat wird in ein Zentrifugenglas von etwa 15 ccm Inhalt, das bei 10 ccm eine umlaufende Marke trägt, übergeführt und der Kochbecher mit den Fällungsreagenzien ausgewaschen. Zu diesem Zweck gibt man einzeln in den Becher 2 ccm Natriumnitritlösung, 1 ccm Kobaltnitratlösung und 1 ccm Azetatmischung. Man spült jeweils die Wandungen des Becherglases gut ab und gießt die Reagenzien nacheinander in das Zentrifugenglas zum eingeengten Filtrat. Zur vollständigen Ausfällung des Niederschlages läßt man die Proben 10–48 Stunden im Eisschrank stehen.

Nach Ablauf dieser Zeit gibt man 5–20 mg Glaspulver in das Zentrifugenglas, um Verluste beim Abtrennen und Waschen des Niederschlages zu vermeiden, und zentrifugiert dann 2 Minuten lang bei etwa 2500 Umdrehungen je Minute.

Die überstehende Flüssigkeit wird mit Hilfe einer Kapillare und der Wasserstrahlpumpe bis auf einen kleinen Rest abgesaugt. Der Niederschlag wird aufgewirbelt und mit 10 ccm Wasser übergossen, dann wird wieder zentrifugiert und das Waschwasser abgesaugt. Das Waschen wiederholt man noch zweimal und saugt hierauf das Wasser sehr sorgfältig und vorsichtig bis auf den letzten Tropfen ab.

Den ausgewaschenen Niederschlag löst man in 0,5 ccm eisgekühlter Schwefelsäure unter Schütteln, füllt mit Natriumazetatlösung auf 10 ccm auf und mischt mit Hilfe eines Glasstabes. 1 ccm dieser Lösung verdünnt man in einem Reagenzglas mit 9 ccm Wasser.

In einem trockenen Reagenzglas von etwa 30 ccm Inhalt mischt man 5 ccm Novokainlösung, 5 ccm Naphthylaminlösung und 4 ccm Wasser, setzt 1 ccm der bei der Auflösung des Niederschlages erhaltenen und bereits mit Wasser auf das zehnfache Volumen verdünnten Nitritlösung hinzu und läßt 30–45 Minuten zur Entwicklung der Farbe stehen. Man mißt hierauf die Lösung in passender Schichtdicke (meistens 1 cm) mit dem Filter S 53 (Photometerlampe) gegen die bei dem Blindversuch erhaltene Lösung.

Berechnung: $c = 19{,}75 \cdot k$ mg-% Kalium.

Klinische Bewertung des Kaliumhaushaltes: Normalwert 20 mg-% im Serum, 160 bis 220 mg-% im Vollblut.

Die volle klinische Bedeutung von Kaliumveränderungen des Serums ist heute noch nicht ausreichend zu übersehen. Ebenso ist der Mechanismus der biologisch so wichtigen sog. Kaliumsensibilatoren noch wenig geklärt.

Vermehrung: Bei Morbus Addison, bei Urämie, Leberzirrhose mit Aszites, bei Nieren- und Herzinsuffizienz, bei exsudativer Tuberkulose, bei gesteigertem Erythrozytenzerfall, bei Hyperparathyreoidismus. Bei der Hyperglobulie finden wir eine Kaliumvermehrung im Vollblut.

Verminderung: Bei Cushingscher Erkrankung und z. T. bei Verschlußikterus.

24. Kalziumbestimmung im Serum

Prinzip: Fällung des Kalziums als Oxalat und Titration mit Kaliumpermanganat.

Reagenzien: 20%ige Trichloressigsäure – 4%iges Ammonoxalat – Ammoniak: 5 ccm 10%iges Ammoniak mit Wasser auf 100 ccm auffüllen – 4,5%ige Schwefelsäure – $^1/_{100}$ n-Kaliumpermanganat – $^1/_{100}$ n-Oxalsäure oder $^1/_{100}$ n-Natriumoxalat.

Ausführung: Eine Enteiweißung ist nicht unbedingt erforderlich, aber empfehlenswert. Zu diesem Zweck werden 2 ccm Serum (Blut) mit 6 ccm Wasser und 2 ccm Trichloressigsäure unter Schütteln vermischt, 30 Minuten stehengelassen und dann filtriert. Zu 5 ccm Filtrat (= 1 ccm Serum) setzt man unter Rühren mit einem feinen Glasstab 1 ccm Ammonoxalatlösung hinzu, vermischt gründlich, spült den Glasstab mit etwas Wasser ab und läßt über Nacht stehen. Danach setzt man etwa 1 ccm Wasser zu, um etwa auskristallisiertes Ammonoxalat in Lösung zu bringen. Dann zentrifugiert man so lange, bis die Flüssigkeit völlig klar ist, und gießt vom Bodensatz ab. Den Rückstand in dem Röhrchen rührt man unter Zusatz einiger ccm Ammoniaklösung mit einem Glasstab auf, zentrifugiert anschließend wieder, gießt die klare Lösung von dem Niederschlag wieder ab und wiederholt die Waschung mit Ammoniak so lange (etwa viermal), bis im Waschwasser kein Ammonoxalat mehr nachweisbar ist. (Prüfung mit $^1/_{100}$ n-Kaliumpermanganatlösung, das von dem mit Schwefelsäure angesäuerten Waschwasser beim Erwärmen nicht mehr entfärbt werden darf.) Der ausgewaschene Niederschlag wird schließlich in 2 ccm verdünnter Schwefelsäure unter Rühren aufgelöst, wobei sich freie Oxalsäure und Gips bildet. Das Röhrchen wird 1 Minute lang in ein Wasserbad von 80–90° gestellt und heiß mit $^1/_{100}$ n-Permanganatlösung bis zur bleibenden Rosafärbung titriert.

Berechnung: Die verbrauchten ccm $^1/_{100}$ n-Permanganatlösung multipliziert mit 20 ergeben die in der angewandten Untersuchungsmenge vorhandenen mg-% Kalzium.

Klinische Bewertung des Kalziumhaushaltes: Der Normalwert beträgt 10 mg-% im Serum. Hierbei ist etwa nur die Hälfte dialysierbar, während die andere, an Eiweiß gebundene, kolloidal gelöst ist.

Vermehrung des Serumkalziums: Nach Gaben von Kalzium, nach Gaben von Kalzium AT 10, Vitamin D und Parathyreoidea-Präparaten, ferner nach starker Muskelarbeit, Sympathikus-Reizung, Otosklerose, gewissen Fällen von chronischer Arthritis sowie Hyperparathyreoidismus, besonders unter dem Bilde des Morbus Recklinghausen = Ostitis fibrosa oder reinen Fällen von Nebenschilddrüsentumor. Wir finden Kalziumerhöhungen ferner bei malignen Knochenmetastasen, bei dekompensierten Herzfehlern sowie bei Ovarialinsuffizienz und Cushingscher Erkrankung. Immer besteht klinisch bei diesen Fällen eine mehr oder weniger große Untererregbarkeit.

Verminderung des Serumkalziums: Bei Unterfunktion der Nebenschilddrüsen, sei es im Sinne einer latenten oder manifesten Tetanie, die besonders nach Infektionskrankheiten auftreten können, ferner bei der Rachitis und Osteomalazie, bei der Sprue, bei nephrogenen Ödemen und Hungerzuständen, bei langem Stauungsikterus, Kachexien, Kala-Azar, ferner raschem Knochenaufbau, Vagusreizung und Vitamin-D-Mangel, gelegentlich auch bei depressiven Psychosen.

Extrem hohe Kalkverminderungen finden wir im Blutserum bei Fluor- oder Oxalsäurevergiftungen, die meist zum Tode führen.

Fehlerquellen: Die wichtigste Fehlerquelle ist ein hämolytisches Serum, da der $KMnO_4$-Verbrauch durch Erythrozytenstromata oder durch adsorbiertes Eiweiß erhöht wird.

25. Magnesiumbestimmung im Blutserum

(nach K. Lang)

Prinzip: Durch den Farbstoff Tropäolin 00 wird das Magnesium als sehr schwerlösliches Magnesiumsalz gefällt. Dieser Niederschlag löst sich in Schwefelsäure mit rotvioletter Farbe und kann photometriert werden.

Reagenzien: Gesättigte Ammoniumoxalatlösung – 10%ige Natriumwolframatlösung – $^2/_3$ n-Schwefelsäure – Tropäolinlösung, d. h. eine bei Zimmertemperatur gesättigte Lösung, die vor dem Gebrauch einige Zeit unter öfterem Umschütteln in Eiswasser gestellt und dann klar filtriert wird. – Konz. Schwefelsäure.

Ausführung: 2 ccm Serum werden im Zentrifugenglas mit 1 ccm Wasser und 1 ccm Ammoniumoxalat versetzt. Nach einstündigem Stehen wird zentrifugiert. In einen 10-ccm-Meßkolben bringt man 3 ccm des überstehenden klaren Zentrifugates, setzt 2 ccm Natriumwolframatlösung und 2 ccm $^2/_3$ n-Schwefelsäure hinzu und füllt mit Wasser bis zur Marke auf. Man schüttelt gründlich durch und filtriert oder zentrifugiert nach 15 bis 20 Minuten den Eiweißniederschlag ab. 4 ccm des Filtrates werden in ein Zentrifugengläschen von etwa 10 ccm Inhalt gefüllt. Dieses Gläschen stellt man in ein siedendes Wasserbad, gibt 2 ccm frisch filtrierte Tropäolinlösung hinzu und kühlt darauf in Eiswasser, wobei das Magnesiumsalz des Tropäolins auskristallisiert. Man läßt 1 Stunde stehen und zentrifugiert dann das Magnesiumsalz zu Boden. Die überstehende Flüssigkeit saugt man ab und wäscht den Niederschlag so oft mit je 4 ccm Wasser, bis das Waschwasser nur noch strohgelb gefärbt ist, d. h. etwa viermal. Der vom letzten Waschwasser möglichst vollständig befreite Niederschlag wird unter gutem Rühren im Zentrifugenglas in 4 ccm Schwefelsäure gelöst, wodurch die bekannte rotviolette Farbe entsteht. Nach vollständiger Lösung spült man in einen 50-ccm-Meßkolben über, wäscht gründlich mit Wasser nach und füllt bis zur Marke auf. Die Lösung wird in geeigneter Schichtdicke mit dem Filter S 53 gegen Wasser photometriert.

Berechnung: $c = 1{,}56 \cdot k$ mg-% Magnesium.

Klinische Bewertung: Der normale Magnesiumgehalt des Serums schwankt zwischen 1,8–3,6 mg-%.

Ein *Anstieg* ist häufig bei einer chronischen Glomerulonephritis, während der Urämie, bei hypertrophischer Arthritis, essentieller Hypertonie und bei Arteriosklerose. Auch nach Verabfolgung von Nebenschilddrüsenhormonen finden wir entsprechende Erhöhungen.

Verminderung des Magnesiumgehaltes von etwa $^1/_3$ der Norm finden wir bei chronischen Hungerkranken.

26. Eisenbestimmung im Blutserum

Prinzip: Das Serumeisen wird durch Salzsäure ionisiert und gibt mit o-Phenanthrolin eine orangerote Komplexverbindung, die kolorimetrisch oder photometrisch bestimmt werden kann.

Reagenzien: Salzsäure (konz. Salzsäure zur Analyse wird mit dem gleichen Volumen doppelt dest. Wassers verdünnt) – 20%ige Trichloressigsäurelösung – 1%ige alkoholische p-Nitrophenollösung – Verdünntes Ammoniak (15–20 ccm 10%iges Ammoniak zur Analyse auf 100 ccm verdünnt) – $^1/_2$ n-Schwefelsäure – 2%ige Hydrochinonlösung – (0,2 g reinstes Hydrochinon werden in 10 ccm doppelt dest. Wasser unter leichtem Erwärmen gelöst und mit einigen Tropfen Schwefelsäure angesäuert). – 1%ige o-Phenanthrolin-hydrochlorid-Lösung (Merck „Zur Eisenbestimmung"). Die Lösung wird mit wenigen Tropfen Schwefelsäure angesäuert.

Ausführung: In einem Kölbchen versetzt man 2 ccm Serum mit 1 ccm Salzsäure, schüttelt gut um und läßt 10 Minuten stehen. Nach Zusatz von 2 ccm Trichloressigsäurelösung und Umschütteln läßt man abermals 10 Minuten stehen und filtriert dann durch ein Filter von 7 cm Durchmesser (Schleicher u. Schüll, Nr. 589). 2,5 ccm Filtrat werden in ein graduiertes Zentrifugenröhrchen von etwa 10 ccm Inhalt pipettiert, nach Zugabe von einem Tropfen p-Nitrophenollösung als Indikator vorsichtig mit Ammoniak neutralisiert und hierauf tropfenweise mit so viel Schwefelsäure versetzt, daß die Gelbfärbung gerade verschwindet. Man fügt dann 3 Tropfen Phenanthrolinhydrochloridlösung hinzu und liest das Volumen v_s der Lösung genau ab. Nach 10 Minuten mißt man die Extinktion k_s für das Filter S 50 (Photometerlampe) in einer Mikro- oder Kleinküvette von 5 cm Schichtdicke gegen Wasser. Bei höherem Gehalt mißt man in 2 cm Schichtdicke. Da die Reagenzien selten ganz eisenfrei sind, führt man einen Blindversuch unter Verwendung von 2 ccm Wasser an Stelle von Serum durch. Hierbei ergeben sich das Volumen v_b und die Extinktion k_b.

Berechnung: $c = 500\,(k_s \cdot v_s - k_b \cdot v_b)\ \gamma$-% Eisen.

Chemische Bewertung: Wesentlich für die Gewinnung zuverlässiger Werte ist äußerste Sauberkeit des Arbeitens. Sämtliche Glasgeräte müssen mit Chromschwefelsäure gereinigt und nach dem Trocknen zugedeckt aufbewahrt werden. Die Blutproben werden mit innen polierten Kanülen aus V2A-Stahl entnommen, keinesfalls mit Spritzen. Das Blut läßt man direkt in saubere Zentrifugengläser laufen.

Der gesamte Eisengehalt in biologischem Material (Blut, Harn, Gewebe) kann nach nasser Veraschung mit Schwefelsäure und Wasserstoffsuperoxyd (oder Salpetersäure) nach demselben Verfahren bestimmt werden. Die Konzentration in der erhaltenen Endlösung beträgt dann

$$c = 0{,}5 \cdot k \text{ mg-\% Eisen.}$$

Sie ist noch unter Berücksichtigung der bei der Bestimmung vorgenommenen Verdünnung auf den Gehalt im Ausgangsmaterial umzurechnen.

Klinische Bewertung der Serumeisenwerte:

Verminderung des Serumeisenspiegels finden wir in erster Linie bei den sog. Eisenmangelanämien, ferner bei Infekten, wo das Eisen nach dem RES. abgelenkt wird, weil es offenbar bei der zellulären Entgiftung beteiligt ist, ferner bei Karzinomen und Anämien, chronischen Blutungsanämien, alimentären Anämien im Kindesalter und in wenigen Fällen bei der Perniziosa nach erfolgreicher Leberbehandlung. Bekanntlich verfügt der Organismus über einen sinnvollen Regulationsmechanismus in Form des Trägerproteins Apoferritin innerhalb der Globulinfraktion, das in der Lage ist, sich bis zu 23% seines eigenen Gewichtes mit Eisen zu beladen und dadurch in das Ferritin überzugehen.

Erhöhungen des Serumeisenspiegels sind in erster Linie charakteristisch bei der unbehandelten perniziösen Anämie, wo der Eiseneinbau gestört ist, und in der Schwangerschaft. Auch beim hämolytischen Ikterus finden wir erhöhte Eisenwerte, sowie gelegentlich bei der Leberparenchymschädigung und vor allem bei der Eisenspeicherkrankheit, bei der sog. Hämochromatose.

27. Bestimmung des Kupfers im Blutserum

(nach HEILMEYER und STÜWE)

Prinzip: Kupfer bildet mit Natrium-diäthyl-dithiokarbamat eine gelbe Komplexverbindung, die photometrisch gemessen werden kann.

Reagenzien: 20%ige Trichloressigsäure (Merck) – 4%ige Natriumpyrophosphatlösung p. a. (Merck) – Konz. Ammoniak p. a. – Amylalkohol reinst p. a. (Merck) – 2%ige Lösung von Natrium-diäthyl-dithiokarbamat zur Mikroanalyse (Merck) – Doppelt dest. Wasser.

Ausführung: In einem Erlenmeyerkölbchen von 25 ccm Inhalt werden 2 ccm Serum mit 6 ccm Aq. bidest. verdünnt, sodann mit 2 ccm Trichloressigsäure versetzt und nach mehrmaligem Umschütteln 10 Minuten stehengelassen. Dann filtriert man durch ein metallfreies Filter (Schleicher u. Schüll, Nr. 589 III) von 7 cm Durchmesser in ein Reagenzglas. 5 ccm Filtrat werden in einen Schütteltrichter von 30–50 ccm

Inhalt pipettiert und nacheinander mit 1 ccm Natriumpyrophosphatlösung, 0,5 ccm Ammoniak, 2,5 ccm Amylalkohol und 0,5 ccm Natrium-diäthyl-dithiokarbamat-Lösung versetzt Der Trichter wird fest verschlossen und 1 Minute kräftig geschüttelt. Nach 10 Minuten langem Stehen hat sich die gefärbte Amylalkoholschicht deutlich abgetrennt. Die untere, wässerige Schicht wird vorsichtig abgelassen und die Amylalkoholschicht, die durch Wassertröpfchen getrübt ist, zur Klärung noch einmal filtriert. Man füllt die klare Lösung in eine Mikroküvette von 5 cm Schichtdicke und mißt ihre Extinktion E_s für das Filter S 43 gegen reinen Amylalkohol. Es ist unbedingt erforderlich, einen Blindversuch mit 2 ccm Aq. bidest. an Stelle von 2 ccm Serum durchzuführen, da die Reagenzien nie völlig kupferfrei sind Die in der gleichen Weise gemessene Extinktion der Blindversuchslösung sei E_b.

Berechnung: $c = 263\,(E_s - E_b)\,\gamma$-% Kupfer.

Chemische Bewertung: Für die Kupferbestimmung müssen selbstverständlich nur bestgereinigte Glasgeräte, die zum Schluß noch mit Aq. bidest. gespült sind, benutzt werden. Das gleiche gilt für Pipetten, Standzylinder, Trichter usw. Es ist äußerste Sauberkeit in der Arbeit erforderlich. Stets darf nur doppelt destilliertes Wasser verwendet werden, was nicht aus Kupferapparaten stammt. Auch die Blutentnahmegeräte müssen peinlichst sauber sein.

Klinische Bewertung: Den größten Kupfergehalt im Organismus besitzt die Leber mit etwa 0,75 mg-% (auf Feuchtgewicht bezogen) beim Erwachsenen. Beim Fetus ist der Kupferwert noch 8–10mal höher.

Der normale Serumkupfergehalt schwankt zwischen 80 und 140 γ-% und beträgt im Mittel etwa 107 γ-%

Vermehrung des Serumkupfers finden wir besonders in den letzten Monaten der Schwangerschaft, bis zu Werten von 500 γ-%. Wir wissen, daß das Kupfer bei der Hämatopoese katalytisch wirkt. Bei Infekten steigt das Kupfer im Serum deutlich an, da es offenbar Funktionen bei der humoralen Entgiftung zu erfüllen hat, ganz im Gegensatz zum Eisen, das beim Infekt in das RES. abwandert, sicher zum großen Teil zum Einbau in die Hämifermente. Auch bei malignen Tumoren finden wir erhöhte Serumkupferwerte. Schließlich sind gewisse Geisteskrankheiten und Hyperthyreosen durch einen erhöhten Kupferwert charakterisiert.

Verminderung des Kupferwertes finden wir z. B. bei reinen Milchanämien und alimentären Karenzen.

28. Bestimmung der Chloride im Blut oder Serum

Bestimmung nach Volhard.

Reagenzien: Silbernitratlösung: 85,5 ccm $^1/_{10}$ n-Silbernitratlösung versetzt man in einem 500-ccm-Meßkolben mit 30 ccm Salpetersäure vom spez. Gewicht 1,4 (reinst). Dann setzt man noch 30 ccm kaltgesättigte Eisenammoniakalaunlösung zu und füllt mit Wasser bis zur Marke auf. Die Lösung muß in brauner Flasche aufbewahrt werden. – Ammoniumrhodanidlösung: 85,5 ccm $^1/_{10}$ n-Ammoniumrhodanidlösung werden im 500-ccm-Meßkolben mit destilliertem Wasser bis zur Marke verdünnt. Die Ammoniumrhodanidlösung ist gegen die vorher beschriebene Silbernitratlösung titrimetrisch einzustellen und der Titrationsfaktor zu bestimmen. – Reagenzien zur Enteiweißung nach Folin-Wu oder 1,5%ige Uranylazetatlösung.

Ausführung: 2 ccm Blut oder Serum werden nach Folin-Wu im Verhältnis 1:5 (1 Teil Blut + 2 Teile Wasser + 1 Teil Natriumwolframatlösung + 1 Teil $^2/_3$ n-Schwefelsäure) enteiweißt. Von dem eiweißfreien Filtrat pipettiert man 6 ccm, in welchem also 1,2 ccm Blut oder Serum enthalten sind, in einen 30-ccm-Meßkolben, gibt 9 ccm der Silbernitratlösung hinzu und füllt mit Wasser bis zur Marke auf. Anschließend mischt man und filtriert. 25 ccm Filtrat (= 1 ccm Blut oder Serum und 7,5 ccm Silbernitratlösung) werden in ein Becherglas pipettiert und mit der Ammoniumrhodanidlösung bis zum eben auftretenden Umschlag ins Rötliche titriert.

Berechnung: Die verbrauchten ccm Ammoniumrhodanidlösung werden von den vorgelegten 7,5 ccm Silbernitratlösung abgezogen. Die Differenz, multipliziert mit der Normalität der $AgNO_3$-Lösung und mit dem Faktor 58,46, ergibt den NaCl-Gehalt in mg in 1 ccm Blut oder Serum und bei Multiplikation mit 100 den Gehalt als mg-%.

Klinische Bewertung des Chloridhaushaltes: Normalwert im Plasma als Kochsalz 600 mg-%, im Serum als Chlorid 360 mg-%.

Vermehrung: Bei reichlicher Kochsalzzufuhr, bei chronischer Glomerulonephritis mit Hypoproteinämie und hoher Salzaufnahme, bei Harnretentionen, bei Herzdekompensation, bei Hyperventilation, bei der hyperchlorämischen Form des Diabetes insipidus, bei der Simmonschen Kachexie, nach der Pneumoniekrise.

Verminderung: Bei Hungerzuständen und Kochsalzentzug in der Nahrung, bei Erbrechen infolge Pylorusstenose, Urämie, Schwangerschaftstoxikose, bei ausgedehnten Diarrhöen, in den terminalen Stadien der Urämie, bei schwerem Diabetes, bei Addisonscher Krankheit, bei Sublimatvergiftung, bei beginnender Pneumonie.

Hypochlorämie finden wir gelegentlich auch bei schwerer Niereninsuffizienz, besonders bei reichlichem Erbrechen.

Die gelegentlich schweren Formen bezeichnen wir als Coma hypochloraemicum, wobei starke Chlorverluste pathogenetisch in Frage kommen, neben einer Abwanderung in die Gewebe oder in die entzündlichen Infiltrate. Eine Azotämie mit Hypochlorämie geht mit Alkalose einher und sollte nicht als Urämie bezeichnet werden, obwohl es Urämien mit den Zeichen einer Hypochlorämie gibt.

29. Jodbestimmung im Blut

(Methode nach Th. LEIPERT, modifiziert von R. HAASE)

Prinzip: Die Bestimmung gliedert sich 1. in die Veraschung der organischen Substanz und Abtrennung des Jods von den übrigen Bestandteilen der Veraschungslösung, sowie 2. in die eigentliche Jodbestimmung.

1. Veraschung und Isolierung des Jods.

Die Blutprobe wird durch Chromsäure und Schwefelsäure feucht verascht, wobei alle organische Substanz zerstört und Jodionen in nicht flüchtige Jodationen übergeführt werden.

$$HJ + 2H_2CrO_4 + 3H_2SO_4 = HJO_3 + Cr_2(SO_4)_3 + 5H_2O$$

bzw. als Ionengleichungen:

$$J' + 2CrO_4'' + 10H^+ = JO_3' + 2Cr''' + 5H_2O.$$

Durch Zugabe einer Lösung von arseniger Säure wird anschließend in einer geschlossenen Apparatur das entstandene Jodat zu freiem Jod reduziert, welches leicht flüchtig ist, beim Erhitzen unter vermindertem Druck überdestilliert und in einer alkalischen, Sulfitionen enthaltenden Vorlagenflüssigkeit aufgefangen wird. Gleichzeitig wird auch die überschüssige Chromsäure zu Chromisalz reduziert.

$$2HJO_3 + 5H_3AsO_3 = J_2 + 5H_3AsO_4 + H_2O$$

$$2H_2CrO_4 + 3H_3AsO_3 + 3H_2SO_4 = Cr_2(SO_4)_3 + 3H_3AsO_4 + 5H_2O$$

Das überdestillierende, elementare Jod wird in der alkalischen Vorlageflüssigkeit wieder zu Jodkalium reduziert.

$$J_2 + H_2SO_3 + H_2O = 2HJ + H_2SO_4$$
$$2HJ + H_2SO_4 + 4KOH = 2KJ + K_2SO_4 + 4H_2O.$$

2. Bestimmung des Jods.

Hierzu wird das aus der Vorlagenflüssigkeit isolierte KJ nach einer Reinigung mit Alkohol (wobei KJ in Lösung geht, während andere Salze, z. B. das noch vorhandene K_2SO_4, darin unlöslich oder schwer löslich sind) in schwach saurer Lösung mittels Bromwasser wieder zu Jodation oxydiert.

$$HJ + 3Br_2 + 3H_2O = HJO_3 + 6HBr.$$

Überschüssiges Brom und Bromwasserstoff werden durch Erhitzen vertrieben, während die Jodsäure, wie schon erwähnt, nicht flüchtig ist.

Aus dieser Jodsäure, die dem in der Blutprobe ursprünglich vorhandenen Jod entspricht, wird nun durch Zugabe von überschüssigem Jodkali und Schwefelsäure Jod frei gemacht.

$$HJO_3 + 5HJ = 3J_2 + 6H_2O.$$

Aus der Gleichung geht hervor, daß einem Jodatom der Probe 6 Jodatome in der jetzt vorliegenden Lösung entsprechen. An Stelle der von LEIPERT angewandten Titration des Jodes mit Thiosulfatlösung hat sich für die Blutjodbestimmung im klinischen Laboratorium besser eine von I. F. REITH angegebene Methode bewährt, die nochmals modifiziert wurde. Hierbei wird die durch das Jod der Probe bewirkte Blaufärbung von Stärkelösung mit in gleicher Weise hergestellten Vergleichslösungen von bekannter Jodsalz-Konzentration verglichen.

Reagenzien: 1. Konzentrierte Schwefelsäure, chemisch rein. 2. Kaliumbichromat, jodfrei (aus chemisch reinem Kaliumbichromat durch nochmaliges Umkristallisieren aus Wasser erhalten). 3. Arsentrioxyd, jodfrei. 4. Gesättigte Pottaschelösung (nach v. FELLENBERG gereinigt). 5. 30%ige Kalilauge. 6. Schweflige Säure. 7. 1-n-Schwefelsäure. 8. Bromwasser. 9. Jodkalilösung 0,1%ig. 10. Stärkelösung 0,5%ig.

Ausführung: Bei der Blutjodbestimmung, wo nur Gamma-Mengen Jod nachgewiesen werden, muß sorgfältig darauf geachtet werden, daß alle verwendeten Glasgefäße peinlichst sauber sind und jede mögliche Verunreinigung mit Jodsalzen ausgeschlossen ist. Auch die verwendeten Reagenzien müssen jodfrei sein. Es ist zweckmäßig, bei jeder Untersuchungsreihe einen Blindversuch anzustellen.

Man füllt die Blutprobe direkt aus der Spritze in ein jodfreies Röhrchen, das bei 10 ccm einen Eichstrich trägt, bis zur Marke und verschließt es. Ein späteres Abmessen des Volumens würde durch die Gerinnung des Blutes unmöglich gemacht. Zur Veraschung wird der Inhalt des Röhrchens in einen mit Normalschliff versehenen 1-Liter-Rundkolben übergeführt und mit 75–100 ccm bidestilliertem Wasser nachgespült. Weiter werden 22–25 g umkristallisiertes Bichromat und eine Spatelspitze voll Cerisulfat oder, falls dies nicht zur Verfügung steht, von Ferriammonsulfat hinzugefügt. Dann gibt man unter öfterem Umschütteln in 3–4 Portionen insgesamt 100 ccm konzentrierte Schwefelsäure zu. Die ganze Operation muß unter dem Abzug durchgeführt werden. Das Gemisch erwärmt sich stark, und es entweichen anfänglich neben Wasserdampf andere, unangenehm riechende Gase. Wenn die Reaktion nachläßt, erhitzt man noch 5–10 Minuten zum Sieden, bis die ursprünglich rotgelbe Flüssigkeit gelbgrün geworden ist. (Phase der Zersetzung des überschüssigen Bichromates.) Nach einigem Abkühlen werden nochmals 50–100 ccm Wasser zugegeben und der Kolben in die Destillationsapparatur eingebaut (vgl. Abb. 93). Vorher wird diese durch Ausdampfen gereinigt.

Die Apparatur ist von LEIPERT angegeben. (Wir benutzen eine von STURM verbesserte Form des Destillationsaufsatzes.) Durch ein fast bis auf den Boden des Kolbens reichendes Rohr mit durchlöcherter Kugel am Ende kann einerseits Wasserdampf, der in einem besonderen Kolben erzeugt wird, eingeleitet, andererseits aus dem Tropftrichter des Destillieraufsatzes die erforderliche Menge arseniger Säure zugegeben werden. Über den 2-Kugel-Aufsatz ist der Kolben mit dem Kühler verbunden, an den sich wieder die 2 Vorlagen anschließen, wie aus der Zeichnung ersichtlich ist. Die Schliffverbindungen sind mit Spiralfedern zusammengehalten. Die Apparatur ist über eine Vorlageflasche mit Manometer und Wasserstrahlpumpe verbunden und somit evakuierbar.

Man füllt die Vorlagen mit je 10 ccm Aq. bidest., 0,1 ccm 30%iger Kalilauge und 1 Tropfen schwefliger Säurelösung. Dann verbindet man alle Schliffe, schließt zunächst den Hahn zwischen Wasserdampfentwickler und Destillierkolben und beginnt zu evakuieren. Ein Unterdruck von 300–400 mm Quecksilber ist ausreichend. Inzwischen hat man den Wasserdampfentwickler angeheizt. Ist der erforderliche Unterdruck hergestellt, erhitzt man auch den Destillierkolben und leitet, immer unter Fortbestehen des Vakuums, einen langsamen Strom von Wasserdampf ein, bis Flüssigkeit überzudestillieren beginnt. Weiße Schwefelsäurenebel sollen dabei nicht auftreten, wenn dies der Fall ist, hat man nach der Veraschung mit zu wenig Wasser verdünnt. Sowie Flüssigkeit überdestilliert, stellt man die Heizung des Kolbens ab, drosselt die Wasserdampfzufuhr etwas und gibt durch vorsichtiges Öffnen des Hahnes am Tropftrichter langsam 40 ccm arsenige Säure zu (2–3 Tropfen je Sekunde).

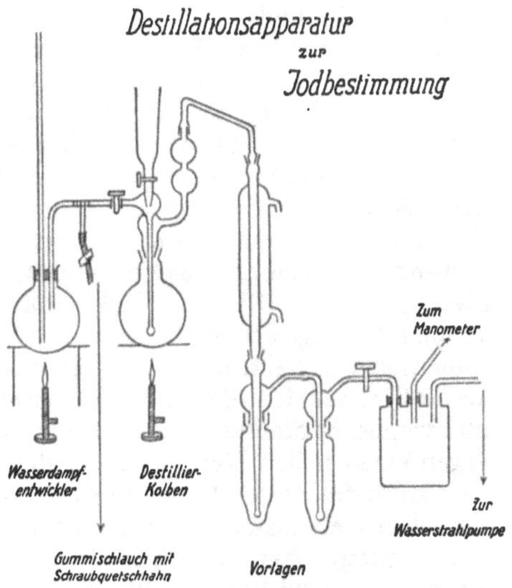

Abb. 93. Schema der Joddestillationsapparatur nach LEIPERT

Herstellung der arsenigen Säure: 100 g Arsentrioxyd werden in 450 ccm bidestilliertem Wasser und 50 ccm gesättigter, jodfreier Pottaschelösung (hergestellt nach VON FELLENBERG und LUNDE, Biochem. Z. **189**, 391 [1923]) bis zur Lösung erhitzt. Von geringen Verunreinigungen wird abfiltriert.

Wenn die Reduktionslösung vollständig eingetropft ist, erhitzt man den Destillationskolben wiederum und destilliert unter langsamem Wasserdampfstrom weiter, bis der Inhalt der Vorlagen sich etwa verdoppelt hat. Dann stellt man der Reihe nach Wasserdampfzufuhr, Heizung und Vakuum ab, läßt Luft durch den Tropftrichter einströmen und nimmt die Vorlagen ab, deren Inhalt man in ein etwa 100 ccm fassendes Porzellanschälchen spült und auf dem Drahtnetz bis zur Trockne eindampft.

Die nächste Operation besteht in der Extraktion des Trockenrückstandes mit Alkohol, und zwar verreibt man im gleichen Schälchen den Trockenrückstand dreimal sorgfältig mit je 5 ccm 96%igem Alkohol, wobei die überstehende Lösung jeweilig durch ein Faltenfilter in ein zweites Schälchen filtriert wird. Nach beendeter Extraktion dampft man die alkoholische Lösung des zweiten Schälchens auf einer Heizplatte oder einem Wasserbad zur Trockne ein, gibt zu dem Rückstand einige Tropfen Wasser, 1 Tropfen schweflige Säure und säuert mit 1 n-Schwefelsäure an, bis ein auf Kongopapier gebrachter Tropfen dieses bläut. Die erhaltene, schwach saure Lösung spült man nun in ein sauberes, bei 7 ccm mit Eichmarke versehenes Reagenzglas und spült mit wenig Wasser nach. Es sollen zunächst nicht mehr als etwa 4 ccm Flüssigkeit sein. Zur Überführung in Jodat gibt man tropfenweise frisch hergestelltes Bromwasser zu, bis eine schwache Gelbfärbung bestehenbleibt. Dann stellt man sich Vergleichslösungen her, indem man 0,05 ccm, 0,1 ccm, 0,15 ccm usw. bis 0,4 ccm Kaliumjodatlösung, die 10 Gamma Jod in 1 ccm enthält, in gleicher Weise behandelt. Man versetzt die Vergleichslösungen zweckmäßigerweise ebenfalls mit 1 Tropfen H_2SO_4 und Bromwasser und oxydiert, um etwaige Blindwerte der hier verwendeten Reagenzien auszuschalten.

Zur Probe und zu den Vergleichsröhrchen gibt man nun je 2 Körnchen zerkleinerten Bimsstein (als Siedesteinchen), stellt sie in ein erhitztes Sandbad (wozu man einen größeren, eisernen Tiegel, der z. T. mit Sand gefüllt und dessen Wand mit etwas Asbest isoliert ist, benutzen kann). Wenn die Flüssigkeit zu sieden beginnt, wartet man noch, bis aus dem Reagenzglas Wasserdampf entweicht und stellt in diesem Augenblick eine Stoppuhr an. Man läßt genau 2 Minuten lebhaft sieden, nimmt dann das Röhrchen heraus und stellt es in das Gestell eines Kühlbades, wo die Röhrchen mit fließendem Wasser oder Eiswasser gekühlt werden. Hat man alle zu untersuchenden Proben und die Vergleichslösungen fertiggestellt, gibt man in jedes Röhrchen 0,2 ccm der 0,1%igen Jodkaliumlösung, 5 Tropfen 1 n-Schwefelsäure und 3–4 Tropfen 0,1%ige Stärkelösung und füllt bis zur Marke auf. Dann stellt man die Röhrchen wieder in das Kühlbad und läßt sie 15 Minuten, vor Licht geschützt, darin. Nach dieser Zeit hat sich die Färbung entwickelt. Jetzt nimmt man die Röhrchen heraus und vergleicht die Farbe der Probe mit den Vergleichslösungen, indem man von oben gegen einen hellen Untergrund beobachtet. Direktes Sonnenlicht ist abzublenden. Man kann die Proben auf diese Art jeweils zwischen 2 Vergleichslösungen einordnen. Zwischenwerte lassen sich bei einiger Erfahrung gut abschätzen. Unter 0,2 γ in der Probe (entsprechend 2 γ-% Blutjod) lassen sich nicht mehr nachweisen. Werte über 4 γ, entsprechend 40 γ-% Blutjod, sind kolorimetrisch auch nicht mehr genau erfaßbar. Man muß die Lösung dann verdünnen, bis ihre Konzentration einer der Vergleichslösungen etwa entspricht, oder den Jodgehalt durch Titration, z. B. mit $^1/_{500}$ n-Thiosulfatlösung, ermitteln.

Klinische Bewertung: Die normalen Jodwerte bewegen sich zwischen 10 und 18 γ-%. Sie sind weitgehend abhängig von geographischen und alimentären Faktoren.

Erhöhungen des Jodwertes: Bei Hyperthyreosen, Morbus Basedow, wenn auch nicht einheitlich. Die Schilddrüsenerkrankungen, die wir unter dem Begriff der Dysthyreosen kennen, zeigen oft eine augenfällige Diskrepanz zwischen klinischem Erscheinungsbild, Blutjodwert und Grundumsatz. Geringe Erhöhungen des Blutjodwertes finden wir auch bei zunehmendem Alter des Patienten.

Verminderung des Blutjodwertes: Meist bei Hypothyreosen, Myxödem, Jodmangelstruma und alimentärer Karenz.

Jod-Toleranz-Test s. S. 420.

30. Phosphorbestimmungen im Blute

Im Blute sind folgende Phosphorfraktionen nachweisbar:

1. *Säurelöslicher Phosphor*, und zwar
   a) anorganische Phosphate,
   b) organische Phosphorverbindungen (Phosphorsäureester), die durch Eiweißfällungsmittel nicht fällbar sind.
2. *Lipoidgebundener Phosphor*.
3. *Phosphorhaltige Verbindungen, die durch eiweißfällende Mittel fällbar sind.*

Übersicht über die Phosphorfraktionen des Blutes

I. Säurelöslicher Phosphor bzw. *Phosphat* anorgan. PO_4 organ. P-Verbindungen, z. B. PO_4-Ester wie Kohlehydratphosphorsäureester, Phosphagene u. a.	*II. Lipoidphosphor* z. B. Phosphatide, Lezithin, Kephalin, Sphingomyelin	*III. Phosphorhaltige Verbindungen, die durch Eiweißfällungsmittel* (z. B. Trichloressigsäure) gefällt werden, z. B. Phosphorproteide
Bestimmt durch Filtrat der Trichloressigsäurefällung	durch Alkohol-Äther-Extraktion	bestimmt durch Gesamt-P. – (säurelösl. P. + Lipoid-P.)

= *Gesamtphosphor*

Prinzip: Phosphorsäure bildet mit Molybdänsäure eine komplexe Phosphormolybdänsäure, die bei Zusatz eines Reduktionsmittels zu einer kolloidalen Lösung von Molybdänblau reduziert wird. Die Intensität der Blaufärbung ist dem Phosphorgehalt direkt proportional.

A. Bestimmung des säurelöslichen anorganischen Phosphors im Serum nach Siwe

Reagenzien: 12%ige Trichloressigsäure — Schwefelsäure 1:1 p. a. — 0,4%ige Ammoniummolybdatlösung — Aminonaphtholsulfosäure-Reagens, bestehend aus: 0,5 g trockene 1-Amino-2-naphthol-4-sulfosäure werden mit 195 ccm 15%iger Natriumhydrogensulfitlösung und 5 ccm 20%iger Natriumsulfitlösung geschüttelt. Die Substanz geht hierbei selten vollständig in Lösung, so daß es sich empfiehlt, unter ständigem Weiterschütteln noch Natriumsulfitlösung tropfenweise hinzuzufügen. Man läßt die Lösung 24 Stunden stehen und filtriert. Die Haltbarkeit beträgt etwa 8 Tage.

1-Amino-2-naphthol-4-sulfosäure = Eikonogen kann durch Fa. Zeiß-Jena bezogen werden. Reinigungsvorschrift: In 1 Liter Wasser von 90° werden 150 g Natriumhydrogensulfit, 10 g Natriumsulfit und unter Umschütteln 15 g Aminonaphtholsulfosäure gelöst. Man filtriert heiß, kühlt die Lösung unter der Wasserleitung ab und versetzt sie mit 10 ccm konz. Salzsäure. Der ausgefallene Niederschlag wird abgesaugt, mit 300 ccm kaltem Wasser und dann mit 96%igem Alkohol gewaschen und im Dunkeln getrocknet. Wenn sich nach dem Ansäuern kein Niederschlag bildet, so reibt man zweckmäßigerweise an der Wand des Gefäßes mit einem Glasstab.

Ausführung: In ein kleines Zentrifugenglas, das 0,1 ccm Trichloressigsäure enthält, bringt man mit Hilfe einer Kapillarpipette 0,05 ccm Serum. Man mischt sorgfältig, läßt 15 Min. stehen und zentrifugiert mit hoher Tourenzahl. 0,05 ccm der überstehenden klaren Lösung werden mit 0,1 ccm Schwefelsäure, 2,3 ccm Ammoniummolybdatlösung und 0,1 ccm Aminonaphtholsulfosäure-Reagens versetzt. Nach gutem Umschütteln läßt man 15–30 Min. stehen und mißt dann in Mikroküvetten von 5 cm Schichtdicke mit dem Filter S 72. Zur Herstellung der Kompensationslösung werden in gleicher Weise wie das Serum 0,05 ccm Wasser behandelt.

Berechnung: $c = 60{,}5 \cdot k$ mg-% Phosphor (Phosphatphosphor).

Normalwerte: 2,5–5 mg-%.

B. Bestimmung des Lipoidphosphors im Blut oder Blutserum nach Krainick

Prinzip: Die Phosphatide werden aus dem Blut oder Serum mit Alkohol extrahiert und durch Schwefelsäure und Wasserstoffsuperoxyd zu Phosphorsäure oxydiert. Die Phosphorsäurebestimmung erfolgt wie oben.

Reagenzien 96%iger redest. Alkohol (auch vergällter Alkohol ist verwendbar) — Benzol pro anal. — Konz. Schwefelsäure pro anal. (1,84). Hiervon entsprechen 0,3 ccm 10,7 ccm 1n-Natronlauge — 30%ige Wasserstoffsuperoxydlösung = Perhydrol Merck — 0,4%ige Ammoniummolybdatlösung — Aminonaphtholsulfosäure-Reagens wie oben.

Ausführung: In ein Kölbchen von 10 ccm Inhalt, das etwa 3 ccm Alkohol enthält, werden 0,1 ccm Vollblut oder Serum unter kräftigem Schütteln pipettiert und die Pipette mehrmals mit Alkohol nachgespült. Nach 5 Min. filtriert man durch ein mit Benzol entfettetes Filter (35 mm Durchmesser, Schleicher und Schüll Nr. 589) in ein Mikrobecherglas von 10 ccm Inhalt und spült dreimal mit je etwa 1,5 ccm Alkohol nach. Der Alkohol wird im Trockenschrank bei 80° restlos abgedampft. Der Trockenrückstand wird bei Zimmertemperatur unter sorgfältigem Rühren in etwa 4 ccm Benzol aufgenommen und die Lösung durch ein entfettetes Filter in einen Kjeldahlkolben von 25 ccm Inhalt filtriert. Das Filter wird zweimal mit je 3 ccm Benzol gewaschen; man dampft darauf das Lösungsmittel im Trockenschrank bei 100° ab, wobei eine Kondensation von Benzol durch langsames Abkühlen vermieden werden muß. Der völlig trockene Rückstand wird mit genau 0,3 ccm konz. Schwefelsäure versetzt und unter dauerndem, gleichmäßigem Schütteln über freier Flamme wenige Minuten bis zur Abscheidung von Kohlenstoff erhitzt. Zur vollständigen Oxydation fügt man sodann 2 Tropfen Wasserstoffsuperoxydlösung hinzu, ohne die Wandung des Kolbenhalses zu benetzen, und setzt die Veraschung (u. U. mit weiterem, vorsichtigem Zusatz einiger Tropfen Wasserstoffsuperoxydlösung) solange fort, bis die Lösung völlig klar und farblos geworden ist. Man achte darauf, daß kein wesentlicher Säureverlust durch Entweichen von Schwefelsäurenebeln eintritt. Zur Zerstörung der letzten Reste von Wasserstoffsuperoxyd erhitzt man schließlich noch 2 Minuten. Nach dem Abkühlen werden sofort 14,1 ccm Ammoniummolybdatlösung zugegeben; man verschließt den Kolben mit einem Gummistopfen und schüttelt den Inhalt gut durch. Eine stärkere Gelbfärbung deutet auf einen störenden Überschuß von Wasserstoffsuperoxyd, eine geringe Gelbfärbung beeinträchtigt dagegen das Ergebnis nicht. Man fügt hierauf 0,6 ccm Aminonaphtholsulfosäure-Reagens hinzu, mischt die Lösung sorgfältig und läßt sie eine halbe Stunde im Dunkeln bei Zimmertemperatur nicht unter 18° zur Farbentwicklung stehen. Zur Herstellung einer Kompensationslösung werden 0,1 ccm Wasser in der gleichen Weise wie die Blutprobe behandelt. Beide Lösungen werden gegeneinander in 3 cm Schichtdicke mit dem Filter S 72 gemessen.

Berechnung: $c = 39{,}4 \cdot E$ mg-% Lipoidphosphor.

Normalwerte im Serum: 3–7 mg-%, im Vollblut 7–14 mg-%.

C. Bestimmung des Gesamtphosphors im Blut nach Krainick

Prinzip: Das Blut wird mit Schwefelsäure und Wasserstoffsuperoxyd verascht, wobei alle phosphorhaltigen Verbindungen zu Phosphorsäure oxydiert werden. Bestimmung der Phosphorsäure nach obigem Prinzip.

Reagenzien: Konz. Schwefelsäure pro anal. 1,84 (0,3 ccm entsprechen 10,7 ccm 1 n-Natronlauge) — 30%ige Wasserstoffsuperoxydlösung = Perhydrol Merck — 0,4%ige Ammoniummolybdatlösung — Aminonaphtholsulfosäure-Reagens wie oben.

Ausführung: In ein 25 ccm fassendes Kjedahlkölbchen, das etwa 1 ccm Wasser enthält, werden 0,1 ccm Blut pipettiert und sogleich umgeschüttelt. Nach eingetretener Hämolyse werden genau 0,3 ccm der titrierten konz. Schwefelsäure hinzugegeben und das Kölbchen unter ständigem, gleichmäßigem Schwenken über freier Flamme erhitzt, bis sich reichlich Kohlenstoff abgeschieden hat. Hierauf setzt man, ohne die Wandung des Kolbenhalses zu benetzen, 2 Tropfen Wasserstoffsuperoxydlösung hinzu und erhitzt etwa 1 Min. weiter. Der Zusatz von Wasserstoffsuperoxydlösung und das anschließende kurze Erhitzen werden so oft wiederholt, bis die Lösung völlig klar und farblos geworden ist. Meistens genügen dazu 6–8 Tropfen Wasserstoffsuperoxydlösung. Beim Erhitzen ist streng darauf zu achten, daß keine Schwefelsäurenebel entweichen, damit kein Säureverlust eintritt, der unbedingt zu vermeiden ist. Nach beendeter Veraschung erhitzt man noch 2 Minuten zur völligen Zerstörung des überschüssigen Wasserstoffsuperoxyds. Die Weiterverarbeitung der Probe erfolgt genau wie oben bei der Bestimmung des Lipoidphosphors. In der gleichen Weise wird auch die Kompensationslösung mit Wasser an Stelle von Blut hergestellt.

Berechnung: $c = 39{,}4 \cdot E$ mg-% Gesamtphosphor.

Normalwerte: 7–15 mg-% im *Serum* und 30–50 mg-% im *Vollblut.*

Klinische Bewertung des Phosphathaushaltes: Bei Kindern liegen die Werte normalerweise etwas höher als bei Erwachsenen.

Vermehrung: Nach reichlicher Verabfolgung von Vitamin D bei Hypoparathyreoidismus, bei Niereninsuffizienz, während der Heilung von Frakturen, bei Addisonscher Erkrankung und bei akuter gelber Leberatrophie.

Verminderung: Bei Ostitis fibrosa, gelegentlich bei Osteomalazie, bei Sprue, schwerem Diabetes, in der Schwangerschaft sowie vorübergehend nach Gaben von Glukose, Insulin oder Adrenalin.

Klinische Bewertung des Lipoidphosphors.

Vermehrung: Schwer dekompensierte Diabetiker, Nephrosen, Glomerulonephritis mit Ödem, Niemann-Picksche Retikulose, gelegentlich auch bei essentieller Hypertonie und Hypothyreose sowie D-Avitaminosen.

Verminderung: Schwere Fälle von Perniziosa, hämolytische Anämien mit Gelbsucht, bei akuten, fieberhaften Infekten und schweren Blutungsanämien.

31. Blutfermente:

a) Bestimmung der Diastase im Blut

(nach Brinck und Baltzer) s. a. S. 85

Prinzip: Als Substrat für die diastatische Wirksamkeit wird Glykogen benutzt und die enzymatische Spaltung in einer festgelegten Zeit an der Menge der entstandenen, reduzierenden Substanzen bzw. der Glukose nach der Hagedorn-Jensen-Methode quantitativ erfaßt.

Reagenzien: 1. Gesättigte Natriumfluoridlösung. 2. physiol. Natriumchloridlösung. 3. als Substrat eine 0,3%ige, jeweils frisch bereitete Glykogenlösung. Ferner alle Reagenzien, die zu der bekannten Blutzuckerbestimmungsmethode nach HAGEDORN-JENSEN erforderlich sind (s. S. 258).

Ausführung: Aus der Fingerbeere oder aus dem Ohrläppchen wird zu gleicher Zeit zweimal 0,1 ccm Kapillarblut nüchtern entnommen, und zwar einmal für die Doppelbestimmung des Gesamtreduktionswertes und einmal 0,1 ccm für den Leerwert. Diese Menge von 0,1 ccm Blut wird in ein Gemisch von je 0,1 ccm gesättigter Natriumfluoridlösung, 1 ccm physiolog. Kochsalzlösung und 1 ccm Aq. dest. gebracht. Zwei der angesetzten Proben werden mit 9 ccm der frisch bereiteten, 0,3%igen Glykogenlösung beschickt und sofort für 2 Stunden in ein Wasserbad von 38° gesetzt. Der dritte Ansatz wird in der gleichen Zeit auf Eis gestellt. Nach Ablauf von 2 Stunden wird der Fermentprozeß durch plötzliche Abkühlung in Eiswasser zum Stillstand gebracht; anschließend wird enteiweißt. Die dritte auf Eis gehaltene Probe wird nun in den Untersuchungsgang einbezogen. Nach Hinzufügen von 9 ccm der 0,3%igen Glykogenlösung macht dieser Leerversuch denselben Prozeß wie der doppelt geführte Hauptversuch durch. Man bringt die 3 Gläschen für 3 Minuten zur vollständigen Enteiweißung in ein siedendes Wasserbad, sodann wird filtriert und in den Filtraten nach HAGEDORN-JENSEN der Reduktionswert ermittelt.

Hierzu werden in jede der 3 Proben 6 ccm $^1/_{200}$ n-Kaliumferrizyanidlösung gegeben und 15 Minuten in ein kochendes Wasserbad gestellt. Dann wird in Eiswasser abgekühlt und alsbald die Titration angeschlossen. Vorher werden zu allen Ansätzen noch je 3 ccm Kaliumjodid-Zinksulfat-Natriumchlorid-Lösung, 3 ccm 3%ige Essigsäure und 2 Tropfen 1%ige Stärkelösung hinzugefügt und nach leichtem Umschütteln mit $^1/_{200}$ n-Thiosulfatlösung titriert.

Berechnung: Der Leerwert wird von dem Gesamtreduktionswert, der aus dem Mittel der Doppelbestimmung gewonnen worden ist, abgezogen. Die so errechnete Zahl ergibt die diastatische Fähigkeit der untersuchten Blutprobe an.

Chemische Bewertung: Eine erhebliche Fehlerquelle bedeuten die Schwankungen der Glykogenleerwerte. Man halte sich daher stets an ein standardisiertes Glykogen. Ferner achte man auf einheitliche Temperatur und einheitliche Zeiten von Reagenzzugabe und Titration.

Klinische Bewertung: Die Normalwerte werden mit relativ großer Schwankungsbreite angegeben und bewegen sich zwischen 130—200 mg-% als Glukose berechnet (Hauptfehlerquelle dürfte in dem Substrat Glykogen zu suchen sein).

Erhöhung der Blutdiastase: Bei akuter Pankreatitis, bei Pankreas-Karzinomen, bei einigen Fällen von perforiertem Ulkus sowie schweren Nierenschäden.

Verminderung der Blutdiastase: Bei schwerer Hepatitis und besonders Nekrosen der Leber, bei schweren Verbrennungen, z. T. bei Pneumonie oder bei schweren Herzfehlern.

b) Bestimmung der Serumlipase

(nach RONA und MICHAELIS)

Prinzip: Die Serumlipase wird an dem Substrat Tributyrin, d. h. einem Glyzerin-Tributtersäureester, gemessen. Als Meßmethode wird die Herabsetzung der Oberflächenspannung des Wassers benutzt, die mittels eines Stalagmometers erfaßt wird. Da im Blutserum neben der eigentlichen Serumlipase noch lipatische Fermente verschiedener Organe zirkulieren, müssen diese vorher ausgeschaltet sein. Hierbei wird die Pankreaslipase durch Chinin und die Leberlipase durch Atoxyl gehemmt, die Serumlipase ihrerseits ist sowohl chinin- als auch atoxylempfindlich.

Apparatur: Nach der Vorschrift von RONA und MICHAELIS ist zur stalagmometrischen Lipasebestimmung ein Stalagmometer und eine entsprechende Vorrichtung (s. Abb. 94) erforderlich. Das Stalagmometer hat ein Fassungsvermögen von etwa 3 ccm zwischen den zwei Markierungen, von denen eine oberhalb, die andere unterhalb der kegelartigen Erweiterung angebracht ist. Am zweckmäßigsten sind Stalagmometer, deren Tropfenzahl bei 20° C zwischen 80 und 90 liegt. Der Wasserwert jedes Stalagmometers muß vorher genau feststehen. Es hat sich als zweckmäßig erwiesen, die ausfallenden Tropfen nacheinander auf einem linoleumbespannten Brett, das man langsam in einer Richtung bewegt, aufzufangen, wobei man die einzelnen Tropfen zweckmäßigerweise in Zehnerreihen zur schnelleren Auszählung aufreiht. Die Auffüllung des Stalagmometers wird entweder mit einem Gummiballon oder mittels Schlauch durch Ansaugen ausgeführt. Im Interesse einheitlicher Versuchsbedingungen wird die Tropfpipette in einfacher Weise fixiert (s. Skizze) und auf eine genau senkrechte Stellung geachtet.

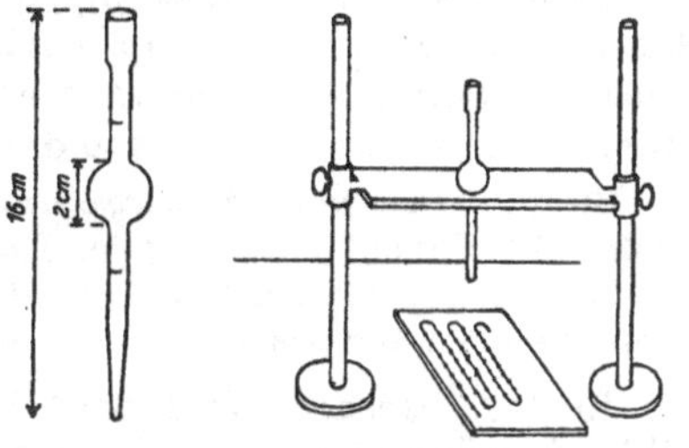

Abb. 94. Stalagmometer für die Lipasebestimmung

Reagenzien: Serum der Versuchsperson – Tributyrin p. anal. (Di- und Monobutyrinester beeinflussen die Exaktheit der Methode) – $^1/_3$ mol. primäre Phosphatlösung (10 ccm 1 mol. Phosphorsäure, 10 ccm n-NaOH, 10 ccm Aq. dest.) – $^1/_3$ mol. sekundäre Phosphatlösung (10 ccm 1 mol. Phosphorsäure, 20 ccm n-NaOH).

Herstellung der gesättigten, gepufferten Tributyrinlösung als Substrat: Man benötigt dazu eine Phosphatpufferlösung vom p_H 7,6 (1 ccm $^1/_3$ mol. primäres Na-Phosphat, 7 ccm $^1/_3$ mol. sekundäres Na-Phosphat, 100 ccm Aq. dest.). – 100 ccm Pufferlösung (p_H 7,6) werden mit 20 Tropfen des gereinigten Tributyrins versetzt und zur möglichst feinen Verteilung desselben in der Schüttelmaschine 1 Stunde bewegt. Sodann wird filtriert, wobei der erste und letzte Teil des Filtrates verworfen wird. Die Haltbarkeit der Lösung beträgt infolge der eintretenden Hydrolyse nur etwa einen Tag.

Ausführung: Man fügt zu 50 ccm der gesättigten, gepufferten Tributyrinlösung 2 ccm Serum hinzu, stoppt mit der Stoppuhr, mischt gut durch und schließt sofort die erste Tropfenzählung an. Hierauf wird zunächst alle 10 und später alle 20 Minuten die Bestimmung der Tropfenzahl wiederholt, im allgemeinen 90 Minuten lang. Die gefundenen Tropfenwerte werden auf der Ordinate, die Zeiten auf der Abszisse eines Koordinatensystems eingetragen. Die so entstandene Kurve zeigt uns den Verlauf der fermentativen Glyzeridhydrolyse des Serums und gestattet uns den Vergleich mit Normalkurven. Die Zimmertemperatur soll bei 18–20° liegen.

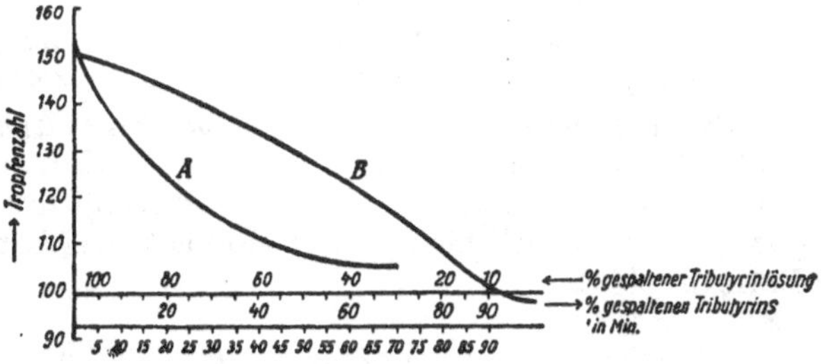

Abb. 95. *A* Tributyrinspaltungskurve durch Serumlipase, gewonnen aus den Mittelwerten von 10 normalen menschlichen Seren. Bedingungen: Gesättigte, gepufferte Tributyrinlösung, T. zwischen 21–23° C, Wasserwert der Tropfpipette 96, Wert für die gesättigte Tributyrinlösung 152–157 Tropfen. – *B* Abhängigkeit der Tropfenzahl von der Sättigung des Tributyrins. Durch Vergleich von den Werten der Kurve *A* mit der Kurve *B* läßt sich jeweils feststellen, wieviel Prozent des Tributyrins in der gesättigten Tributyrinlösung verschwunden sind (nach AMMON und CHYTREK)

Nach den Untersuchungen von AMMON und CHYTREK wird in nebenstehender Skizze eine Normalkurve wiedergegeben, mit der die pathologischen Seren verglichen werden können. Ist nun beispielsweise aus der Kurve der Normalwerte abzulesen, daß nach 18 Minuten 110 Tropfen erhalten werden (Ausgangstropfenzahl 140), und aus der Kurve, die in dem Tributyrinspaltungsansatz mit dem pathologischen Serum erhalten wurde, daß der Tropfenwert von 110 erst nach einer Zeit von 22 Minuten erreicht wurde, so muß das Ferment in dem zu untersuchenden Serum schwächer sein. Wird der normale Fermentgehalt gleich 1 gesetzt, so ist bei der Annahme, daß sich die Fermentmengen umgekehrt wie die Reaktionszeiten verhalten, der Fermentgehalt in dem pathologischen Serum $\frac{18}{22} = 0{,}82$.

Pankreaslipase ist chininempfindlich, Leberlipase gegen Atoxyl empfindlich, Serumlipase gegen beide Stoffe empfindlich. Das auf seine lipoidische Fähigkeit zu untersuchende Serum wird, ehe man es auf sein Substrat einwirken läßt, diesen Giftwirkungen ausgesetzt, um danach die Fermentbestimmung anzuschließen.

Hierzu werden folgende *Reagenzien* benötigt: 1. 0,2%ige Atoxyllösung, 2. 0,2%ige Chininhydrochloridlösung und 3. physiol. Kochsalzlösung.

Im einzelnen werden 4 Reagenzgläser bereitgestellt, von denen 3 mit je 2 ccm Serum beschickt werden und das 4. mit 3 ccm physiol. Kochsalzlösung angefüllt wird.

In das Gläschen Nr. 1 wird 1 ccm Atoxyllösung, in das Gläschen Nr. 2 1 ccm Chininlösung und in das Gläschen Nr. 3 1 ccm physiol. Kochsalzlösung zugegeben. Nach guter Durchmischung läßt man $^1/_2$ Stunde stehen. Hierauf werden nacheinander die Ansätze für die Lipasebestimmung zubereitet, d. h. es erfolgt nach Ablauf dieser Zeit der Zusatz von je 50 ccm gesättigter, gepufferter Tributyrinlösung zu den der Giftwirkung ausgesetzt gewesenen Serumproben. Die zeitliche Differenz zwischen den einzelnen Bestimmungen ist so zu wählen, daß jeweils ein Tropfenablauf durchgeführt werden kann.

Ergebnis: Die mit der Serumkochsalzlösung angestellte, fermentative Spaltung entspricht der Gesamtlipase. Die der Giftwirkung ausgesetzt gewesenen Proben lassen – bei Anwendung von normalem Serum – einen nur geringen Abfall der Tropfenzahl erkennen in Anbetracht der Tatsache, daß die Serumlipase sowohl atoxyl- als auch chininempfindlich ist. Normalerweise überschreitet dieser Abfall der Tropfenzahl nicht mehr als 4 Tropfen in 90 Minuten. Der mit reiner physiol. Kochsalzlösung bereitete Tributyrinansatz im Reagenzglas 4 sagt nur aus, um welchen Betrag die Tropfenzahl durch die eintretende Verdünnung der Tributyrinlösung abnimmt. Er ist von den anderen gefundenen Werten abzuziehen und muß während der Versuchsdauer praktisch gleich bleiben. (Weitere Einzelheiten siehe AMMON und CHYTREK.)

Klinische Bewertung: Erhöhungen der Serumlipase finden wir vielfach bei einer akuten Pankreatitis, aber auch bei Pankreas-Karzinom, wenn es zu stärkeren Organschädigungen gekommen ist. Erhöhte Werte finden sich ferner gelegentlich beim Ulcus duodeni, bei Cholelithiasis mit Gelbsucht, bei Leberzirrhose, Leberkarzinom und Darmverschluß.

c) Bestimmung der Phosphatasen im Blut

Prinzip: Die im Serum enthaltenen Phosphatasen können von organischen Phosphaten, z. B. Natriumglyzerophosphat, Phosphorsäure abspalten, deren Menge dann in der üblichen Weise kolorimetrisch bestimmt wird. Andererseits können die Phosphatasen auch vom Phenylphosphat die Phosphorsäure abspalten, und man bestimmt hier nicht die in Freiheit gesetzte Phosphorsäure, sondern das Phenol kolorimetrisch nach FOLIN. Die Phosphatase, die in der Leber und im Knochen gebildet wird, hat im alkalischen Bereich ($p_H = 8{,}4$) ihre optimale Wirksamkeit; die Phosphatase, die in der Prostata gebildet wird, hat eine optimale Wirksamkeit im sauren Bereich bei $p_H = 6$. Diese beiden Phosphatasen werden im klinischen Sprachgebrauch kurz als *„alkalische Phosphatase"* bzw. als *„saure Phosphatase"* bezeichnet.

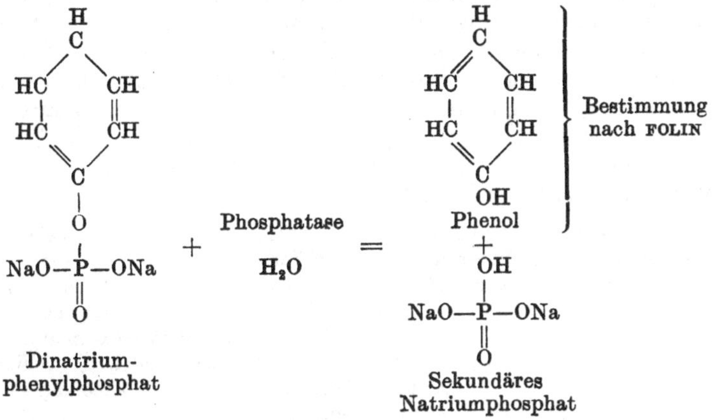

Eine *Phosphatase-Einheit* nach BODANSKY (sog. *Bodansky-Einheit* = BE.) ist diejenige Phosphatasemenge in 100 ccm Serum, die in einer Stunde bei 37 Grad und bei $p_H = 8{,}6$ aus β-Glyzerinphosphorsäure 1 mg Phosphor in Freiheit setzt. Je nach der angewandten Untersuchungsmethode sprechen wir auch von *King-Armstrong-Einheiten* (KAE.) für die alkalische Phosphatase und von *Gutmann-Einheiten* (GE.) für die saure Phosphatase (s. u.). Bisher existieren zahlreiche Phosphatase-Methoden, die z. T. sehr zeitraubend sind. In letzter Zeit haben KIRBERGER und MARTINI einen relativ einfachen Arbeitsgang entwickelt, der sich an die King-Armstrong-Methode anlehnt. [Dtsch. Arch. klin. Med. **197**, 268 (1950).]

Lösungen: 1. Pufferlösungen. a) $^1/_{10}$ m-Natriumkarbonat – Bikarbonatpuffer. 1,27 g wasserfreies Natriumkarbonat und 0,67 g Natriumbikarbonat werden in Aq. dest. gelöst und auf 200 ccm aufgefüllt. b) Zitronensäure-Natriumzitratpuffer. 8,4 g krist. Zitronensäure werden in Aq. dest. gelöst, 75 ccm n-NaOH zugegeben und auf 200 ccm mit Aq. dest. aufgefüllt. Der p_H-Wert soll 4,9 betragen und muß entweder mit n-NaOH oder n-HCl auskorrigiert werden (mit Bayers Indikatorpapier Nr. 5, Universal-Indikator oder ionometrisch).

2. 20%iger *neutraler Formaldehyd* (u. U. mit NaOH gegen Methylrot neutralisieren).

3. $^1/_{100}$ m-*Dinatriumphenylphosphatlösung.* 0,436 g Dinatriumphenylphosphat (erhältlich bei,, Bayer", Sero-Bakt.-Abt. Leverkusen) werden in Wasser gelöst und auf 200 ccm aufgefüllt. Zur Zerstörung von Mikroorganismen wird die Lösung 2 Minuten in ein kochendes Wasserbad gestellt, sodann sofort abgekühlt und mit einigen Tropfen Chloroform versetzt. Durch das Kochen kommt es zu einer geringen Hydrolyse des Dinatriumphenylphosphates, was im Leerversuch berücksichtigt werden muß. Die fertige Lösung wird im Eisschrank aufbewahrt.

4. *Phenolreagens nach Folin und Ciocalteau* (als fertiges Reagens bei „Bayer", Leverkusen, erhältlich). Bestandteile: 100 g Natriumwolframat und 25 g Natriummolybdat werden in 700 ccm Wasser gelöst. Dann setzt man 50 ccm 85%ige Phosphorsäure und 100 ccm 37%ige Salzsäure hinzu und kocht die Mischung 10 Stunden am Rückflußkühler. Nun fügt man 150 g Lithiumsulfat, 50 ccm Wasser und einige Tropfen Brom zu. Zur Beseitigung des Bromüberschusses kocht man noch 15 Minuten ohne Rückflußkühler. Nach dem Abkühlen füllt man mit Wasser auf 1 Liter auf. Das Reagens wird vor dem Gebrauch 1:3 mit Wasser verdünnt. Es ist dunkel aufzubewahren.

5. *25%ige Natriumkarbonatlösung.* 25 g wasserfreies Natriumkarbonat werden in warmem Wasser gelöst und nach dem Abkühlen auf 100 ccm aufgefüllt. Zur Vermeidung einer Auskristallisation ist die Lösung an einem warmen Platz aufzuheben.

Ausführung: 1. Alkalische Phosphatase. Man gibt in ein Zentrifugenglas 2,0 Natriumkarbonat-Natriumbikarbonat-Pufferlösung und 2 ccm $^1/_{100}$ m-Dinatriumphenylphosphatlösung und stellt das Gemisch zur Temperaturangleichung in ein Wasserbad von 37 Grad. Hierauf werden 0,2 ccm Plasma hinzugegeben und gut durchgemischt. Das Röhrchen bleibt genau 15 Minuten im Wasserbad. Sodann werden 1,8 ccm 1:3 verdünntes Folin-Ciocalteausches Reagens hinzugefügt, umgeschüttelt und der Niederschlag abzentrifugiert. Von der überstehenden, klaren Flüssigkeit werden 4 ccm in ein Reagenzglas pipettiert, das bereits 1 ccm 25%ige Natriumkarbonatlösung enthält. Zur Farbentwicklung wird das Gläschen anschließend für 5 Minuten in ein Wasserbad von 37 Grad gegeben.

Leerversuch: Da mehrere Substanzen des Plasmas die Folinsche Reaktion geben können, muß jeweils ein Leerversuch angestellt werden und der Blindwert abgezogen werden. Hierzu werden in ein Zentrifugenröhrchen 2 ccm Pufferlösung und 2 ccm Dinatriumphenylphosphatlösung gegeben und gemischt. Inkubation im Wasserbad darf nicht erfolgen. Dann setzt man 0,2 ccm Plasma und 1 ccm verdünntes Phenolreagens hinzu, schüttelt um, zentrifugiert den Niederschlag und behandelt wie oben.

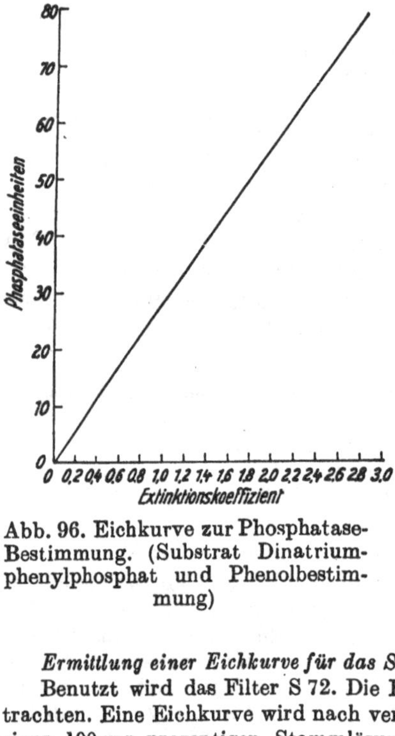

Abb. 96. Eichkurve zur Phosphatase-Bestimmung. (Substrat Dinatriumphenylphosphat und Phenolbestimmung)

II. Saure Phosphatase: In ein Zentrifugenglas werden 2 ccm Zitronensäurenatriumzitratpufferlösung, 2 ccm Dinatriumphenylphosphatlösung und 0,1 ccm neutraler Formaldehyd gegeben und in ein Wasserbad von 37 Grad gestellt. Nach 3 Minuten Temperaturangleich setzt man 0,2 ccm Plasma hinzu und mischt gründlich durch. Das Röhrchen bleibt genau 60 Minuten im Wasserbad. Anschließend werden 1,7 ccm verdünntes Phenolreagens hinzugefügt, umgeschüttelt und der Niederschlag abzentrifugiert. Von der überstehenden Flüssigkeit pipettiert man 4 ccm in ein 1 ccm 25%ige Natriumkarbonatlösung enthaltendes Reagenzglas. Die Farbentwicklung dauert 15 Minuten. Für diese Zeit wird das Röhrchen ins Wasserbad von 37 Grad gebracht.

Leerversuch: In der gleichen Weise wie oben anzustellen und den Blindwert abziehen.

Ermittlung einer Eichkurve für das Stufenphotometer, s. Abb. 96.

Benutzt wird das Filter S 72. Die Farbentwicklung ist etwa 1 Stunde als konstant zu betrachten. Eine Eichkurve wird nach verschiedenen Standardphenollösungen, die man sich aus einer 100 mg prozentigen Stammlösung bereitet, festgelegt. Da diese Stammlösung nicht genau einzuwiegen ist, bestimmt man den Gehalt einer konzentrierteren Lösung und verdünnt entsprechend.

Hierzu werden etwas mehr als 1 g frisch destilliertes Phenol in einem Liter $^1/_{10}$ n-HCl aufgelöst. Davon pipettiert man 25 ccm in einen Erlenmeyerkolben und gibt 50 ccm $^1/_{10}$ n-NaOH hinzu. Im Wasserbad wird der Kolbeninhalt auf 65 Grad gebracht. Zu dieser alkalischen Phenollösung fügt man 25 ccm $^1/_{10}$ n-Jodlösung hinzu, verschließt den Erlenmeyerkolben und läßt 40 Minuten bei Zimmertemperatur stehen. Nach Zusatz von 5 ccm konz. Salzsäure wird das überschüssige Jod zurücktitriert. 1 ccm verbrauchte Jodlösung entspricht 1,567 mg Phenol.

Zur Herstellung einer 30 Phosphatase-Einheiten entsprechenden Verdünnung gibt man 1 ccm der Stammphenollösung in einen 100-ccm-Meßkolben, fügt 20 ccm des verdünnten

Folin-Ciocalteauschen Reagens hinzu und füllt bis zur Marke mit Wasser auf. Hiervon pipettiert man 4 ccm in ein Reagenzglas, das bereits 1 ccm 25%ige Natriumkarbonatlösung enthält, und photometriert nach Entwicklung der Farbe im Wasserbad bei 37 Grad gegen einen auf gleiche Weise hergestellten Leerwert der Reagenzien. (4 ccm eines entsprechend verdünnten Phenolreagens und 1 ccm 25%ige Natriumkarbonatlösung.)

Berechnung: 1 Phosphatase-Einheit = diejenige Fermentmenge in 100 ccm Blut bzw. Plasma, die unter den oben angegebenen Bedingungen 1 mg Phenol in Freiheit setzt. Die Bestimmung wird mit 0,2 ccm Plasma ausgeführt, von denen nach der Enteiweißung noch 0,133 ccm weiter verwendet werden. Die hiervon aus dem Substrat freigemachte Phenolmenge muß also mit 750 multipliziert werden. Der Einfachheit halber haben KIRBERGER und MARTINI die Eichkurve gleich in Phosphatase-Einheiten ausgedrückt. Die Proben werden gegen eine Küvette mit Wasser gemessen und die Differenz: Vollwert des Blutes minus Blindwert des Blutes entweder direkt aus der Eichkurve oder durch Multiplikation mit dem Faktor 28,5 als Einheiten Phosphatase erhalten, z. B.

Vollwert .. 0,96 bei Schichtdicke 1,0 cm
Blindwert . 0,50 bei Schichtdicke 2,0 cm
0,96 − 0,25 = 0,71

Chemische Bewertung: Chemisch sind die Phosphatasen sog. Phosphormonoesterasen, die im Serum, aber auch in den Organen, wie z. B. im Knochen, in der Nebennierenrinde, im Darm und in der Leber vorkommen, und zwar vorzugsweise als sog. alkalische Phosphatasen, während sie in der Prostata als saure Phosphatase vorliegen. Letzten Endes setzen sie überall nur PO_4-Ionen in Freiheit. Wir wissen auch, daß die Leber- und Knochenphosphatase durch Magnesium aktiviert wird, die Prostataphosphatase dagegen nicht. Prostataphosphatase ist wiederum unempfindlich gegen Formaldehyd, während die saure Phosphatase der Erythrozyten in hämolytischen Seren durch Formaldehyd gehemmt wird. Wenn das Serum nach der Entnahme nicht sogleich benutzt werden kann, muß es bei einer Temperatur von 2–4 Grad aufgehoben werden. Andere Methoden arbeiten z. B. mit p-Nitrophenylphosphat oder Natrium-Phenolphthalein-Phosphat als Substrat oder meistens Natrium-β-glyzerophosphat. Allerdings muß bei letzterem darauf geachtet werden, daß es kein α-Glyzerophosphat enthält, da dieses 2–3mal langsamer gespalten wird.

Zur Zeit bestehen bei den verschiedenen Bestimmungsmethoden noch sehr schlechte Vergleichsmöglichkeiten. Es sei daher für die Normalwerte der alkalischen Serumphosphatase folgende Übersicht gegeben:

Angewandte Methode	Definition der Einheit	Normale Schwankungsbreite
KAY	1 mg P freigesetzt durch 1 ccm Plasma in 48 Stunden	0,17–0,34 E bei Kindern 0,08–0,21 E bei Erwachsenen
JENNER und KAY	1 mg P durch 100 ccm Plasma in 3 Std.	8,7–9,1 E bei Kindern 3,2–7,9 E bei Erwachsenen
BODANSKY	1 mg P durch 100 ccm in 1 Std.	5–15 E bei Kindern 2–5 E bei Erwachsenen
KING und ARMSTRONG	1 mg Phenol freigesetzt durch 100 ccm Serum in 30 Min.	3–13 E
KING und DELORY	1 mg Nitrophenol durch 100 ccm Serum in 1 Min.	
HUGGINS und TALALAY	1 mg Phenolphthalein durch 100 ccm Serum in 1 Min.	10 Huggins E
SHINOWARA u. Mitarb.		4 E

Klinische Bewertung: Die Normalwerte für den Erwachsenen betragen 5–10 KAE. (King-Armstrong-Einheiten) und 1–3 GE. (Gutmann-Einheiten).

Nach Bodansky rechnen wir 2–5 E. für die alkalische Phosphatase und 1-3 Bodansky-Einheiten (BE.) für die saure Phosphatase, d. h. 1 KAE. = $^1/_3$ BE.

Vermehrungen der alkalischen Phosphatase finden sich vor allem beim Verschlußikterus (Werte über 30 KAE.), während beim Parenchymikterus die Werte etwa bei 20 KAE. liegen. Besonders hohe Phosphatasewerte haben die Knochenerkrankungen, wie z. B. die Ostitis deformans und Morbus Paget, dagegen zeigen Rachitis und Osteomalazie sowie Knochenmetastasen nur unterschiedliche Erhöhungen. Bei Prostata-Karzinom ist vielfach die *saure Phosphatase erhöht,* wobei diese Erhöhung durch die Hormonbehandlung wieder erniedrigt wird.

Erniedrigte Phosphatasewerte finden sich bei alkoholischer Leberzirrhose, bei Darmerkrankungen wie Kolitis, Enteritis, Ulcus ventriculi, sowie bei Karzinomkachexie. Ferner finden sich sehr niedrige Werte bei Morbus Addison und Simmonscher Kachexie. Schließlich sind die Werte für die alkalische Phosphatase auch bei Kretinismus, Skorbut und Chondrodystrophie erniedrigt.

(Phosphatase-Mikrobestimmung s. bei Ruppert, Z. exp. Med. 116, 378, 1950.)

d) Bestimmung der Katalase im Blute
(nach Jusatz)

Prinzip: Es handelt sich um eine volumetrische Bestimmung des durch die Katalase freigemachten Sauerstoffs durch ein einfaches Auftriebvolumeter.

Reagenzien: Neutral reagierendes Aq. dest. zur Herstellung der Blutverdünnung – 1%ige Wasserstoffsuperoxydlösung, die jeweils frisch aus säurefreiem Perhydrol Merck zu bereiten ist – Puffergemisch, das aus 6 ccm $^1/_{15}$ mol.-Lösung von sekundärem Phosphat und 4 ccm $^1/_{15}$ mol.-Lösung von primärem Phosphat nach Sörensen besteht.

Ausführung: Zur Katalasebestimmung wird das Blut des Patienten stets nüchtern, am einfachsten aus der Fingerbeere, entnommen. Zu gleicher Zeit wird in der üblichen Weise Blut für die Erythrozytenbestimmung abgenommen, um auf diese Weise nach Kenntnis der Katalasezahl und der Zahl der Erythrozyten den sog. Katalaseindex berechnen zu können.

0,05 ccm Blut werden in 50 ccm neutrales Aq. dest. hineinpipettiert. Nach 5 bis 10 Minuten ist eine vollständige Hämolyse eingetreten, und die Blutlösung kann in den Katalaseapparat gegeben werden, wobei es zweckdienlich ist, alle Bestimmungen als Doppelbestimmungen auszuführen. Der Innenzylinder des Apparates wird mit 5 ccm 1‰iger Blutlösung beschickt, und sodann werden 15 ccm der frisch bereiteten, 1%igen Wasserstoffsuperoxydlösung hinzugegeben. Der Zylinder ist auf diese Weise fast bis an den Rand gefüllt. Ohne umzuschütteln, wird nun schnell der äußere Zylinder darüber gesetzt und, sobald er auf dem Gummiring aufsitzt, der Hals mit dem Gummistopfen verschlossen.

Es kommt zur baldigen Entwicklung von Sauerstoff, ein Vorgang, der nach 2 Stunden im wesentlichen beendet ist und auch nach dieser Zeit abgelesen wird.

Normale Katalasewerte liegen zwischen 29 und 43 ccm Sauerstoff, die von 5 ccm Blut abgespalten werden.

Die *Katalasezahl* ist ein Ausdruck der katalatischen Fähigkeit des Blutes, und der Katalaseindex entspricht gewissermaßen dem Färbeindex in der Hämatologie.

Katalasezahl = diejenige H_2O_2-Menge in mg, die durch 1 ccm Blut in 2 Stunden zerlegt wird.

$$\textit{Katalaseindex} = \frac{\text{Katalasezahl}}{\text{Millionenzahl der Ery}}$$

Der *normale Katalaseindex* bewegt sich zwischen 6,1 – 8,2.

32. Praktische Spektralanalyse der Blut- und Harnfarbstoffe und ihrer Abbauprodukte sowie der Blutgasverbindungen

Im Abschnitt über allgemeine Labortechnik sind die Grundprinzipien der Spektroskopie bereits kurz erläutert. Sie seien daher nicht wiederholt. Unsere Absicht ist es lediglich, die praktische Analytik der wichtigsten Blutfarbstoffe und deren Abbau- und Umwandlungsprodukte wiederzugeben. Die Bedeutung der Spektroskopie geht besonders daraus hervor, daß einerseits die theoretische Forschung und andererseits der einfache praktisch-klinische Nachweis allein durch die spektroskopische Untersuchung ermöglicht wird (s. Abb. 97).

Allgemein sei gesagt, daß die verschiedenen Hb-Arten in verschiedener Weise die Lichtstrahlen absorbieren, so daß sich daraus im Spektrum bestimmte und für jede Hb-Art charakteristische dunkle Streifen, die sog. Absorptionsstreifen, erkennen lassen. Daher wird diese ganze Methode als Absorptionsspektrographie bezeichnet.

Oxyhämoglobin.

Hierbei handelt es sich um eine lockere Verbindung des Hb mit dem Sauerstoff. Spektroskopisch zeigt das Oxyhämoglobin 2 Absorptionsstreifen im Gelb zwischen 587 und 568 $\mu\mu$ mit einem Maximum bei 578 $\mu\mu$ und im Grün zwischen 552 und 527 $\mu\mu$ mit einem Maximum bei 542 $\mu\mu$.

Als Untersuchungsmaterial kann der Harn direkt, ebenso auch seröse Punktate, ferner wäßrige Filtrate des Stuhles oder filtrierter Magensaft benutzt werden.

Zeigt der Harn Trübungen, so muß er vorher filtriert und dann nach Bedarf verdünnt werden.

Beim Betrachten des Spektrums wird die Lage der Absorptionsstreifen stets durch einen Vergleich mit dem gewöhnlichen Sonnenspektrum ermittelt, das jederzeit mittels einfacher Vorrichtung ein- und ausgeschaltet werden kann. Stehen größere Spektroskope mit einer entsprechenden Skala zur Verfügung, so kann die Lage der Absorptionsstreifen genau nach der Wellenlinie festgelegt werden.

Ein entsprechendes einfaches Handgerät ist auf Abb. 11 und 12, Seite 20, wiedergegeben. Aus dem Oxyhämoglobin bildet sich nach Zusatz von einigen Tropfen Ammoniumsulfid oder Stokesschem Reagens das reduzierte Hb. — Bei Zusatz von Ferrizyankalium bildet sich Met-Hb. — Bei Zusatz der 10—20fachen Menge konz. Schwefelsäure bildet sich das Hämatoporphyrin und bei Zusatz von Kohlenoxyd das Kohlenoxyd-Hb.

Reduziertes Hämoglobin.

Diese Verbindung zeigt einen breiten unscharf begrenzten Absorptionsstreifen im Grün bei etwa 565—545 $\mu\mu$ mit einem Maximum bei 555 $\mu\mu$.

Es entsteht durch Reduktion des Oxyhämoglobins bei Zugabe von 1 Tropfen Ammoniumsulfid oder Stokesschem Reagens.

Hämiglobin bzw. Met-Hämoglobin.

Das Met-Hämoglobin stellt eine stabilere Verbindung des Hb mit Sauerstoff dar, weil das Eisen nicht in zweiwertiger, sondern in dreiwertiger Form vorliegt. Es empfiehlt sich daher, im Gegensatz zum Hämoglobin vom Hämiglobin zu sprechen. Dieses Hämiglobin entsteht vor allem durch oxydierende Stoffe, wie Kalium chloricum, Ferrizyankalium, Nitrite u. a., ferner durch reduzierende Stoffe, wie Anilin, Hydrochinon, ferner Arsen, Wasserstoff und Plasmochin, auf Grund verschiedener Zwischenreaktionen. Auch Sulfonamide können z. T. starke Hämiglobinbildner sein. Die Hämiglobinbildung ist z. T. wieder reversibel und kann primär ohne jede Anämie einhergehen. Andererseits kennen wir Abbaureaktionen zum Verdochromogen bzw. Verdoglobin. Bei diesem Pseudohämoglobin kann das Eisen rasch durch Säure ab-

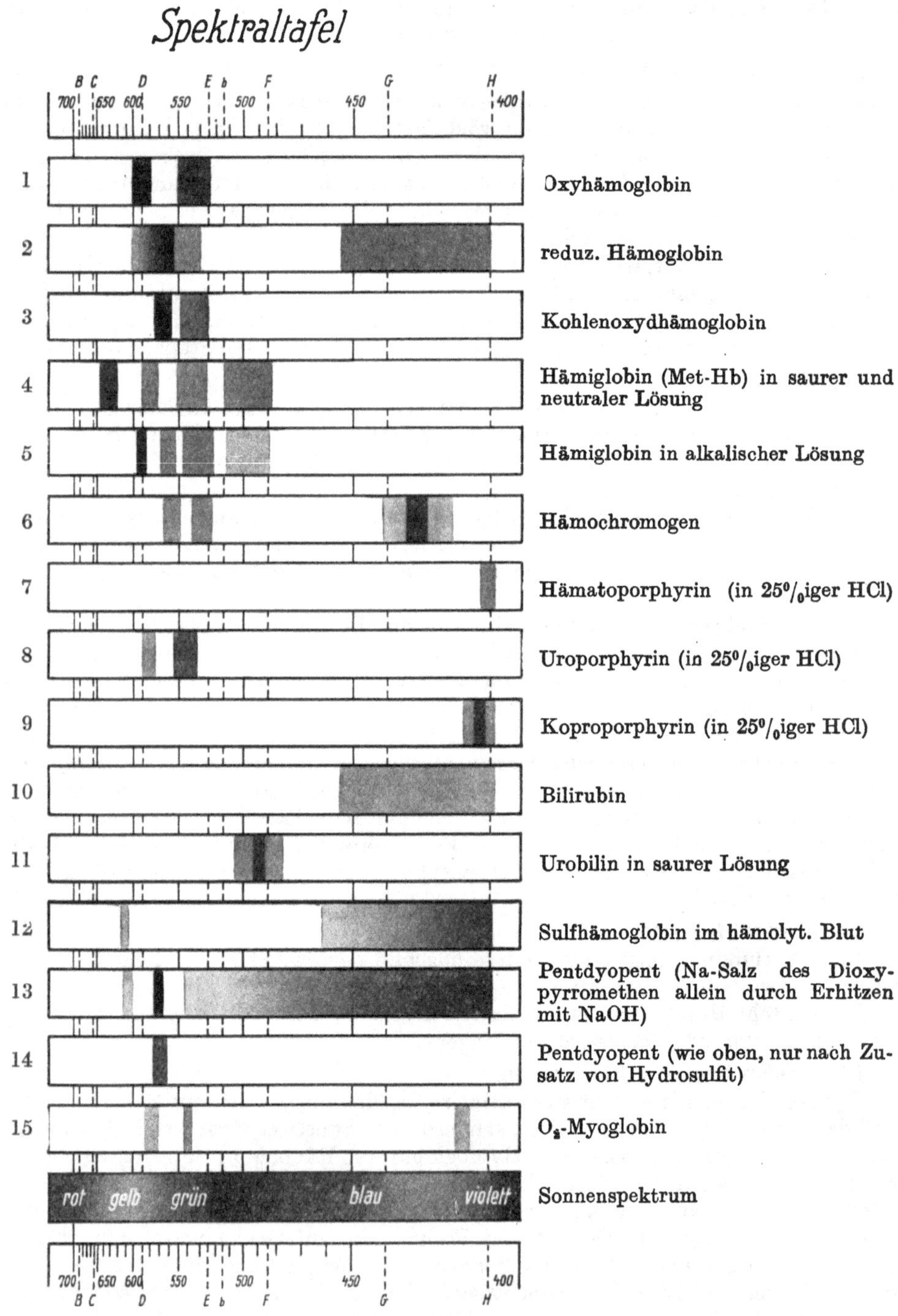

Abb. 97. Spektraltafel

gespalten werden, das sog. leicht abspaltbare Eisen nach Barkan, möglicherweise durch eine beginnende Ringsprengung des Pyrrolkerns.

Spektroskopisch zeigt das Hämiglobin einen Streifen im Rot bei 642–624 $\mu\mu$ mit einem Maximum von 633 $\mu\mu$. Je nach dem betreffenden Falle finden sich daneben die Absorptionsstreifen für das Oxyhämoglobin.

Spektrochemische Prüfung: Durch Zugabe von starker Sodalösung verschwindet der Streifen im Rot, und dafür erscheint ein zarter Absorptionsstreifen bei 603 $\mu\mu$, ein Kennzeichen des sog. alkalischen Met-Hb. Zugabe von reduzierenden Mitteln führt zum Spektrum des reduzierten Hb.

Erforderlich ist, daß diese Untersuchungen stets am frischen Material erfolgen. Handelt es sich um natives Blut oder um wäßrige Blutlösungen, so kommt das Hämiglobin in saurer oder neutraler Form, d. h. mit seinem Absorptionsstreifen im Rot vor. Zur Untersuchung werden zweckmäßigerweise einige Tropfen Blut aus der Fingerkuppe entnommen und nur so weit mit Wasser verdünnt, daß die beiden Oxyhämoglobinstreifen noch nicht deutlich erkennbar sind.

Kohlenoxydhämoglobin.

Diese Verbindung des Hb mit dem Kohlenoxyd ist so fest, daß sie für den weiteren Sauerstofftransport nicht in Frage kommt. Klinisch resultiert daraus eine gewisse bläulich-kirschrote Verfärbung vor allem der Lippen. Spektroskopisch zeigen sich zwei Absorptionsstreifen im Gelb mit einem Maximum von 570 $\mu\mu$ und im Grün mit einem Maximum von 539 $\mu\mu$. Man hüte sich vor Verwechslungen mit dem Spektrum des Oxyhämoglobins.

Spektrochemische Prüfung: Nach Zugabe von reduzierenden Mitteln bleibt das Spektrum konstant. Wenn gleichzeitig im Blut Oxyhämoglobin vorhanden ist, entsteht ein Mischspektrum, wobei das entstehende reduzierte Hämoglobinspektrum deutlich erkennbar, die CO-Hb-Streifen aber schlecht erkennbar sind.

Chemische Prüfung: Das kohlenoxydhaltige Blut erkennt man an seiner hellkirschroten bis violetten Farbe. Kohlenoxydblut geht langsamer in Fäulnis über als Normalblut. Zur chemischen Erkennung von Kohlenoxydblut gibt es mannigfache Reaktionen, die im wesentlichen im verschiedenen Verhalten des Oxy-Hb zu suchen sind. Meist wird hier das Oxy-Hb verfärbt, während das gleichzeitig vorhandene Kohlenoxyd-Hb von dem Reagens in seiner hellroten Farbe nicht beeinflußt wird.

Tanninprobe.

Ausführung: 1 Teil Blut und 4 Teile Wasser werden mit dem 3fachen Volumen 1%iger Tanninlösung versetzt und gut durchgeschüttelt. Nach einigen Stunden bis 24 Stunden und mehr entwickelt sich ein deutlicher Farbunterschied. Normales Blut ist grau verändert, während kohlenoxydhaltiges karmoisinrot gefärbt ist. Diese Probe ist im klinischen Alltagsgebrauch recht zuverlässig. Andere Proben bestehen in der Zugabe von Natronlauge, Eisessig, Kaliumferrozyanid, Kupfervitriol, Schwefelammonium, Palladochlorid u. a. (Einzelheiten AUTENRIETH-BAUER: Die Auffindung der Gifte, Steinkopff, Dresden 1949).

Photometrische Bestimmung von Kohlenoxyd im Blut nach May.

Prinzip: Es wird die Extinktionsdifferenz zwischen der zu untersuchenden kohlenoxydhaltigen Blutlösung und einer vollständig mit Kohlenoxyd gesättigten Blutlösung von gleicher Verdünnung gemessen.

Reagenzien: 0,1%ige Natriumkarbonatlösung aus wasserfreiem Karbonat hergestellt.

Ausführung: In ein Kölbchen von 50 ccm Inhalt bringt man 8 ccm Natriumkarbonatlösung und 0,1 ccm Blut und mischt eine Viertelminute lang durch vorsichtiges Umschwenken. Eine Küvette von 1 cm Schichtdicke füllt man zu etwa 3/4 mit der Lösung. In den Rest der Lösung leitet man unter gleichzeitigem Schwenken eine halbe Minute lang Leuchtgas ein, um alles Hämoglobin in Kohlenoxydhämoglobin überzuführen. Dann füllt man diese Lösung in eine zweite 1-ccm-Küvette. Beide Küvetten bringt man in den Küvettenhalter und mißt die Extinktionsdifferenz k_1 für das Filter Hg 578 (Hagephotleuchte). Zur Bestimmung der Hämoglobinkonzentration in der verwendeten Blutlösung läßt man die mit Kohlenoxyd gesättigte Blutlösung in ihrer Küvette und mißt ihre Extinktion für das Filter Hg 578, wobei die Kompensationsküvette nach gründlichem Ausspülen mit der Natriumkarbonatlösung gefüllt wird. Die Messung ergibt den Wert k_2.

Berechnung: $c = 100 - F \cdot \frac{k_1}{k_2}$ % Kohlenoxyd. Die Größe F hat im allgemeinen den Wert 190.

Chemische Bewertung: Der Wert für F schwankt zwischen 187 und 193. Für ganz exakte Messungen prüfe man daher stets diesen F-Wert nach. Hierzu entnimmt man der untersuchten Person später kohlenoxydfreies Blut und führt an diesem die Messung in der beschriebenen Weise gegen kohlenoxydgesättigtes Blut der gleichen Verdünnung durch. Man findet dann $F = \frac{100\,k_2}{k_1}$.

Klinische Bewertung: Bekanntlich ist die Verbindung des Kohlenoxyds mit dem Blutfarbstoff 250mal stabiler als die des Sauerstoffes. Schon bei einem Kohlenoxydgehalt von 0,1 Vol.-% kann auf diese Weise innerhalb von 2 Stunden 50% in Kohlenoxydhämoglobin umgewandelt werden. Bei einem Kohlenoxydgehalt der Einatmungsluft von 0,5% kann bereits innerhalb von 10 Minuten die letale Kohlenoxydsättigung des Blutes von 70–80% erreicht werden.

Bei 10–20% Kohlenoxydhämoglobin im Blute sind noch keine Vergiftungserscheinungen vorhanden, außer leichten Kopfschmerzen mit einer gewissen Kurzatmigkeit. Bei etwa 30% Kohlenoxydhämoglobin tritt Kopfschmerz, Schwindelgefühl und Mattigkeit auf. Bei 50% Kollaps und Ohnmacht und bei 70–80% Bewußtlosigkeit und Atemstillstand.

Hämatin.

Hämatin ist ein Blutfarbstoffabbauprodukt und entsteht durch Einwirkung von Säuren und Alkalien auf Oxyhämoglobin. Als bekanntestes Beispiel ist hier die Einwirkung der Salzsäure des Magens bei einer Hämatemesis mit dem kaffeesatzfarbenem Blut zu nennen. Hämatinlösung zeigt bei saurer Reaktion einen charakteristischen Streifen im Orange, allerdings in starker Abhängigkeit von der Natur des Lösungsmittels, ferner bestehen 3 schwächere Streifen im Gelb und Grün. Bei stark alkalischer Reaktion besteht ein Streifen im Rot zwischen 605 und 635 $\mu\mu$ und ein zweiter Streifen zwischen 568 und 592 $\mu\mu$.

Spektrochemische Prüfung: Bei Zusatz von Schwefelammonium (10 Teile Serum und 1 Teil Schwefelammonium) bildet sich reduziertes Hämatin.

Es sei jedoch bemerkt, daß zum Hämatinnachweis im Blutserum nur frisches und völlig klar zentrifugiertes Serum verwendet werden darf, das keinerlei Zeichen von Hämolyse zeigt. Die verwendeten Spritzen dürfen nicht mit Alkohol und Säure verunreinigt sein. In anderen Körperflüssigkeiten und Exkreten (z. B. Harn, Stuhl und Magensaft usw.) darf das Untersuchungsmaterial keinerlei Hämoglobin, Oxyhämoglobin und Methämoglobin enthalten. Zum Nachweis im Stuhl wird am besten eine Menge von etwa 5 g in 90%igem Alkohol gelöst, auf 100 ccm aufgefüllt und filtriert.

Hämochromogen.

Dieses Blutfarbstoffderivat besitzt einen scharf begrenzten Streifen zwischen 550 und 567 $\mu\mu$ mit einem Maximum bei 559 $\mu\mu$ sowie einen zweiten schwächeren Streifen bei 536 $\mu\mu$.

Bilirubin.

Das Bilirubin ist ein eisenfreies Umwandlungsprodukt aus dem Abbau des Blutfarbstoffes und stellt den wichtigsten Gallenfarbstoff dar. Spektroskopisch zeigt Bilirubin eine breite Bande zwischen 400—485 $\mu\mu$.

Hämatoporphyrin.

Hämatoporphyrin entsteht aus Hämin durch Einwirkung von Eisessigbromwasserstoff. Es bildet einen schmalen Streifen zwischen 398 und 408 $\mu\mu$ in 25%iger Salzsäure.

Koproporphyrin.

Dieses Porphyrinderivat ist normalerweise in kleinen Mengen im Urin und Stuhl vorhanden. Vermehrte Fleisch- und Blutfäulnis führt zur Koproporphyrinbildung. Koproporphyrin ist in Essigäther löslich. In 25%iger Salzsäure besteht ein Streifen zwischen 398 und 415 $\mu\mu$ mit intensivem Mittelstreifen.

Uroporphyrin.

Uroporphyrin kann durch Dekarboxylierung in Koproporphyrin übergehen. Uroporphyrin ist nicht in Essigäther löslich. In 25%iger Salzsäure zeigt das Uroporphyrin 2 Streifen zwischen 530 und 555 $\mu\mu$ und zwischen 575 und 590 $\mu\mu$.

Urobilin.

Urobilinreicher Harn zeigt nach Zugabe von verdünnter Schwefelsäure in geeigneter Schichtdicke einen unscharf begrenzten Absorptionsstreifen mit einem Maximum von 497 $\mu\mu$, der in alkalischer Lösung bei etwa 520 $\mu\mu$ liegt.

Pentdyopent.

Pentdyopent als weiteres Abbauprodukt des Bilirubins zeigt einen scharf begrenzten Absorptionsstreifen im Grün mit einem Maximum von etwa 525 bzw. 528 $\mu\mu$. Wenn man auf Pentdyopent prüft und nur Natronlauge zugibt, erfolgt durch eine intramolekulare Wasserabspaltung die Bildung von Dioxypyrromethen, d.h. einem intensiv rotgefärbtem Natriumsalz desselben. Es zeigt sich ein scharf begrenzter Streifen etwa bei 570 $\mu\mu$ und ein schwacher breiter Streifen von etwa 548—400 $\mu\mu$. Dieses Spektrum wird besonders durch die Zugabe von Hydrosulfit zu der engbegrenzten eigentlichen Pentdyopent-Bande weiter verengert.

Der Name Pentdyopent = 5—2—5 ist an sich heute nicht mehr exakt richtig, da es sich seinerzeit offenbar um ein Mischspektrum handelte. Das Maximum des Bilirubin-Pentdyopent liegt bei 529 $\mu\mu$, das Maximum des Urobilin-Urobilinogen-Pentdyopent bei 522 $\mu\mu$, des Biliverdin-Pentdyopent bei 527 $\mu\mu$ und des Hämoglobin-Pentdyopent bei 525 $\mu\mu$, allerdings nur in Kalilauge, während es bei letzterer Verbindung in Ammoniak bei 545 $\mu\mu$ liegt.

Myoglobin.

. Myoglobin ist bekanntlich der sauerstoffübertragende Muskelfarbstoff, der bei Muskelzerfallsprozessen, wie z. B. bei der Haffkrankheit, im Urin erscheint und dem Harn eine dunkelbraune Farbe verleiht. Wenn dieser Harn einige Tage steht, so bekommt er einen rötlichen Farbton, etwa zwischen Bordeaux- und Himbeersaft-Farbe. Die Absorptionsstreifen für Myoglobin liegen zwischen 535—548 bzw. 538 bis 550 $\mu\mu$ und zwischen 575—585 bzw. 577—578 $\mu\mu$. Diese Streifen sind also gegenüber dem Oxyhämoglobin deutlich nach der Seite des Rot hin verschoben. Experimentell gelingt auch die reversible Umwandlung von Myoglobin in Zytochrom durch Hydrazinhydrat oder Pyridin bei einem p_H von 7 (das charakteristische *b*-*c*-*d*-Zytochromspektrum liegt bei $b = 565\ \mu\mu$, $c = 552\ \mu\mu$ und $d = 525$—$535\ \mu\mu$).

IV. Untersuchung des Liquor cerebrospinalis

1. Allgemeines

Die klinisch-chemische, physikalische und morphologische Liquordiagnostik hat fraglos heute ein gewisses starres Stadium erreicht, das erst überwunden werden muß. Für die praktisch-klinische Arbeit müssen die Untersuchungsmethoden einfach und nicht allzu kompliziert sein, um sich durchsetzen zu können. Heute ist vor allem die Frage von wesentlicher Bedeutung, ob es sich bei den Liquoreiweißkörpern um eigene Liquorglobuline handelt, wie es KAFKA annimmt, oder ob die Liquoreiweißkörper weitgehend identisch mit den Bluteiweißkörpern sind (SCHEIDT und SCHEIDT), oder ob es sich schließlich um qualitativ geändertes Eiweiß infolge anderer Permeabilitätsverhältnisse handelt. Die Frage lautet also: Gibt es liquoreigene und hirneigene Eiweißkörper oder liegen nur Transsudationen und Sekretionen aus dem Bluteiweiß vor, oder anders ausgedrückt, gibt es eine liquoreigene Permeabilität oder eine meningeale Permeabilität?

Bisher nehmen wir an, daß der Liquor cerebrospinalis durch die *Sekretion der Plexus chorioidei* einerseits und andererseits durch einen Hydratations- bzw. Dialyseprozeß durch den Plexus chorioideus aus dem Blutplasma gebildet wird. Denn wir wissen, daß die *Permeabilität* der Plexus chorioidei z. B. sehr hoch für Alkohol, Chloride und Magnesium ist, weniger hoch für Eiweißkörper, Harnstoff, Glukose und andere organische und anorganische Substanzen. Die *Liquormenge* beträgt beim Erwachsenen etwa 120–180 ccm und beim Kind etwa 40–120 ccm. Diese Liquormenge unterliegt einer dauernden Zirkulation. Der Liquor erfüllt physiologisch eine *Schutzwirkung* im Zentralnervensystem, während die früher angenommene Ernährungsfunktion bis heute noch als zweifelhaft gilt. Sicher aber hat der Liquor *osmotisch-regulatorische Funktionen* und *Aufgaben beim Wegtransport von Abbaustoffen.* Für die *Liquorresorption* wird vor allem das Ventrikelependym verantwortlich gemacht.

Unsere bisherigen Methoden zur Liquordiagnostik stellen meist starre und etwas eng begrenzte Reaktionen dar, wobei man sich vor einer gewissen Überbewertung des Befundes bei einer einmaligen Punktion hüte, denn ein einmaliger Liquorbefund ist eben nur ein augenblicklicher Querschnitt; daher sind mehrmalige Wiederholungen vielfach außerordentlich aufschlußreich. Weiterhin besteht die Gefahr des direkten Vergleiches oder der Verwechslung der Werte von Lumbal- und Zisternalliquor, da wir wissen, daß erhebliche chemische und zytologische Unterschiede bestehen (s. später).

Die *wichtigsten diagnostischen Methoden* bei der Liquoruntersuchung sind die *Bestimmung des Liquordruckes*, des *Zellgehaltes*, des *Gesamteiweißwertes* und nach Möglichkeit die *Mastixreaktion.* Für spezielle Untersuchungen kennen wir eine Reihe von Bestimmungsmethoden, die je nach der Lage des Einzelfalles für die Liquorbeurteilung herangezogen werden.

Besondere diagnostische Schwierigkeiten können sich ergeben, wenn sog. *maskierte Liquorbefunde* vorliegen, d. h. wenn ein subnormaler Liquorbefund durch eine gleichzeitige organische Hirnerkrankung verdeckt bzw. scheinbar vorgetäuscht wird. Hier bestehen also *oszillierende Befunde,* die dem Fluktuieren der Bluteiweißkörper bei Infektionen und dgl. im Rahmen des geänderten Ausfalls der Serumlabilitätsreaktionen gleichzusetzen sind. Dadurch ergibt sich von selbst die Notwendigkeit, Liquorveränderungen durch öftere Punktionen zu verfolgen, was naturgemäß oft auf starken Widerstand des Patienten stößt.

In der klinischen Terminologie hatten sich in der letzten Zeit gewisse *Liquorsyndrome* durchgesetzt, die wir unter dem Begriff der sog. *Dissoziationen* kennen. Ganz allgemein verstehen wir unter Dissoziation einen subnormalen Liquorbefund bei gleichzeitiger Pleozytose und Globulinvermehrung, ein Befund, wie er z. B. häufig bei Infektionskrankheiten der Kinder auftritt.

Wir unterscheiden folgende Dissoziationen:

a) *Eine zyto-globulinische Dissoziation* (nach Eskuchen),

b) *Eine proteino-zytologische Dissoziation* (Nonne, Froin, Guillain-Barré) bei Kommunikationsunterbrechungen und Polyradiculitis (Dissoziation cyto-albuminogique der Franzosen).

c) *Eine globulino-kolloidale Dissoziation* (nach Kafka) bei Gehirntumor.

d) *Eine globulino-albuminoide Dissoziation* bei unbehandelter Paralyse.

2. Lumbalpunktion

Allgemeines: Die Gewinnung von Zerebrospinalflüssigkeit setzt stets eine einwandfreie Punktionstechnik voraus.

Technik der Lumbalpunktion: Für die Lumbalpunktion wird der Patient (und zwar prinzipiell nüchtern) entweder liegend (s. Abb. 98), auf einem Hocker sitzend oder quer über einen Stuhl (s. Abb. 99), am besten mit Hilfe einer Hilfsperson, fixiert. Für die Punktion benutzt man meist eine Verbindungslinie zwischen den beiden Cristae iliacae, wobei man im Schnittpunkt mit der Senkrechten über den Processi spinosi genau zwischen den III. und IV. Lendenwirbel trifft. Bei wiederholten Punktionen kann man auch einen Zwischenwirbelraum höher oder tiefer einstechen. Die entsprechende Punktionsstelle wird, ebenso wie der tastende Zeigefinger des Arztes, mit Jodtinktur desinfiziert und dann die Punktionsnadel (s. Abb. 100) so eingeführt, daß die Richtung der Punktion zwischen den Dornfortsätzen leicht nach oben führt, um nicht auf den Wirbelkörper des darunter liegenden IV. Lendenwirbels zu stoßen. Eine Anästhesie der Einstichstelle erübrigt sich. Nur bei sehr empfind-

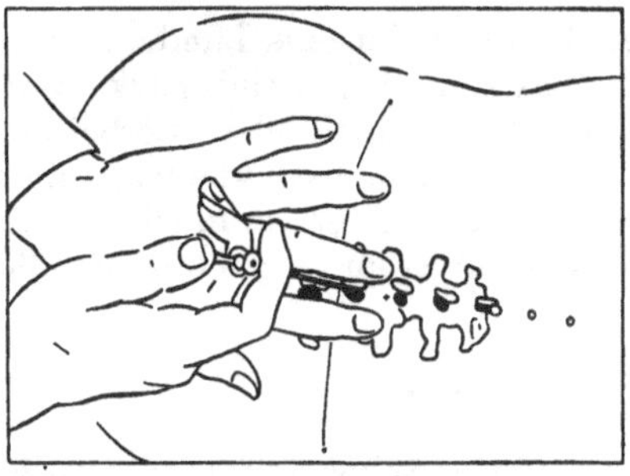

Abb. 98.
Lumbalpunktion im Liegen

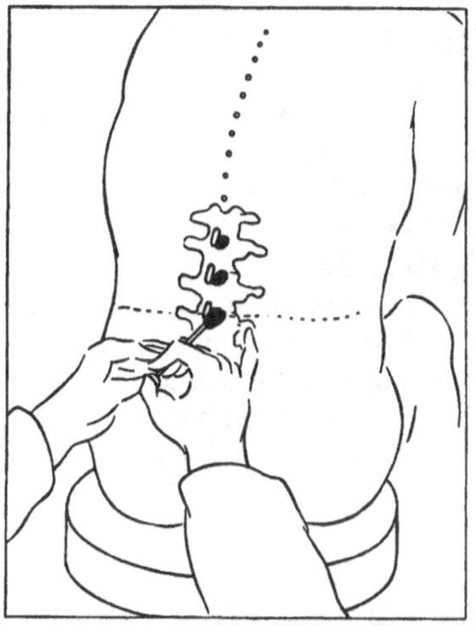

Abb. 99.
Lumbalpunktion in sitzender Stellung

lichen Patienten wird mit 2 ccm Novokain-Suparenin anästhesiert. Hinsichtlich der Punktionsnadeln kennen wir zahlreiche Modelle, die in den einzelnen Ländern verschieden bevorzugt werden. Im allgemeinen benutzt man Kanülen von 0,8 mm Durchmesser und etwa 9–10 cm Länge, wobei bei uns die Quinckesche Nadel am häufigsten verwendet wird. Die Modelle von WECHSELMANN oder ESKUCHEN, sowie die Modelle von STENSTRÖM mit Nebenweg zur getrennten Druckmessung werden vielfach bevorzugt.

Bei der Punktion selbst merkt man in 4–5 cm Tiefe deutlich das Ligamentum supra- und intraspinale. Bei Menschen mit schlaffen Geweben kann dies in geringerem Maße der Fall sein. Im allgemeinen wird nach 5–6 cm Einstichtiefe der Duralsack erreicht. Beim Zurückziehen des Mandrains tropft dann der Liquor meist in schneller Tropfenfolge ab und wird in einem untergestellten Gefäß bzw. Glas gesammelt. Im allgemeinen benötigt man für diagnostische Zwecke höchstens 3–5 ccm. Vor der Liquorentnahme empfiehlt es sich, noch den Liquordruck zu messen (s. später). Sind dann die Punktionsaufgaben beendet, so zieht man schnell die Punktionsnadel heraus und deckt die Einstichstelle im allgemeinen mit einem Pflaster ab, um sekundäre Infektionen zu vermeiden. Ferner hat es sich als nützlich herausgestellt, daß der Patient im Anschluß an die Punktion längere Zeit im Bett bzw. auf der Untersuchungscouch flach liegenbleibt, um nachfolgende Reizerscheinungen, insbesondere Kopfschmerzen zu vermeiden.

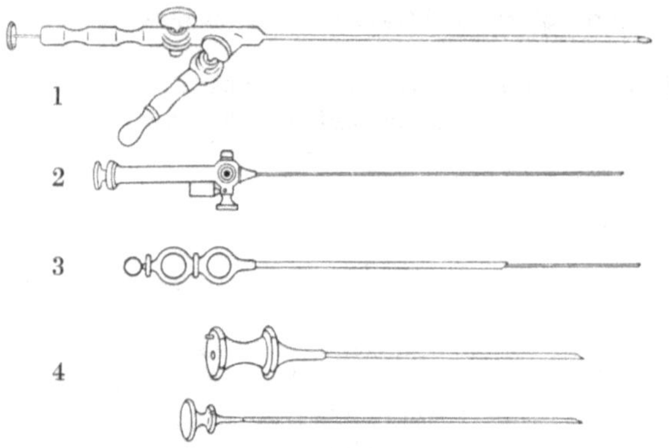

Abb. 100. Lumbalpunktionsnadeln. Modelle nach 1 STENSTRÖM, 2 ESKUCHEN, 3 WECHSELMANN, 4 QUINCKE mit Mandrain

Indikation zur Lumbalpunktion: Bei Verdacht auf Erkrankungen des Zentralnervensystems, besonders im Bereiche des Rückenmarkes. Ist der Patient bewußtlos oder sonst irgendwie beeinträchtigt, so wird meist in liegender Stellung punktiert. Die liegende Stellung ist unbedingt erforderlich, wenn es sich um vergleichende Druckmessungen zwischen Lumbaldruck und Okzipitaldruck handelt, insbesondere ist dies der Fall bei der Ausführung des Queckenstedtschen Phänomens.

Gefahren der Lumbalpunktion: Kontraindikationen für eine Lumbalpunktion bestehen bei starkem Hirndruck, z. B. bei Tumoren im oberen Halsmark, Blutungen, starkem Hydrozephalus oder Tumoren der hinteren Schädelgrube. Hierbei kann sich das Kleinhirn und die Medulla oblongata in das Foramen occipitale magnum pressen und der sog. Zisternalblock entstehen. Bei Verdacht auf intrakranielle Drucksteigerung empfiehlt sich prinzipiell, die Liquoruntersuchung im Liegen durchzuführen.

3. Subokzipitalpunktion

Die von AYER vor etwa 30 Jahren eingeführte Subokzipitalpunktion hat sich immer mehr in der Klinik durchgesetzt und eine zunehmende Verbreitung gefunden. Im wesentlichen unterscheiden wir 2 Methoden, und zwar nach AYER die sog. *direkte*

Methode, bei der die Nadel zwischen dem Dornfortsatz des Epistropheus und der Unterfläche des Os occipitale direkt in die Zisterne gestochen wird. Bei der *indirekten Methode* nach ESKUCHEN, die im allgemeinen weiter verbreitet ist und ein geringeres Gefahrenrisiko enthält, sticht man auf den Rand des Os occipitale, senkt dann die Nadel mit der Spitze und tastet sich so zum Foramen occipitale magnum vor. Die direkte Subokzipitalpunktion kann im Liegen wie im Sitzen durchgeführt werden. Man anästhesiert mit Novokain. Der Patient hält den Kopf nach vorn geneigt, am besten durch eine Hilfsperson gehalten oder gestützt. Man sticht daraufhin die mit beiden Daumen und Zeigefingern gehaltene Nadel so tief in Richtung der Augenbrauen ein, bis man nach Durchdringen der Membrana atlanto-occipitalis ein Nachgeben verspürt. Liegt die Nadel in der Zisterne, so läßt sie sich nicht federnd zurückziehen (s. Abb. 101).

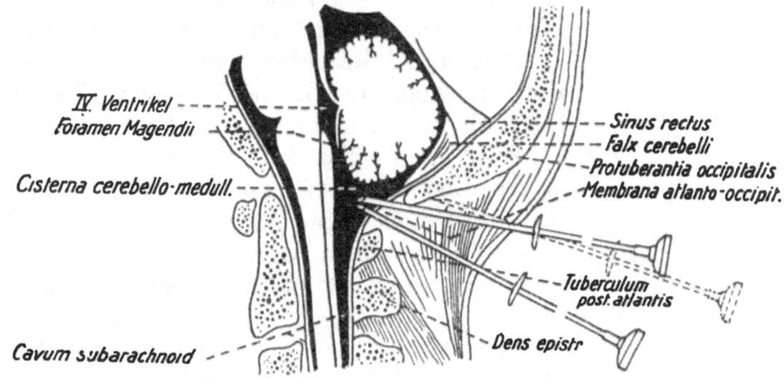

Abb. 101. Subokzipitalpunktion (schematisch)

Vorteile der Subokzipitalpunktion: Sie kann ohne Beschwerden ambulant durchgeführt werden, während nach der Lumbalpunktion eine 24-stündige Bettruhe angezeigt ist. Die subjektiven Beschwerden sind im allgemeinen geringer. Die Subokzipitalpunktion kann auch bei Hirndruckerscheinungen ausgeführt werden, ohne wesentliche Einklemmungsgefahr am Foramen occipitale magnum. Bei vorhandenem Dekubitus ist sie gleichfalls die Methode der Wahl, und schließlich wenn es sich darum handelt, die Druckverhältnisse zwischen Zisternal- und Lumballiquor miteinander zu vergleichen. Wir wissen, daß die hier gemessenen Druckwerte im Liegen stets höher sind als die Druckwerte im Sitzen.

Die *Gefahren der Subokzipitalpunktion* bestehen einerseits im Anstechen von abnorm verlaufenden Gefäßen oder in mechanischen Verletzungen der Medulla oblongata sowie bei seltenen Tumoren der hinteren Schädelgrube, wo es zu Einklemmungserscheinungen kommen kann.

Kontraindikationen für die Subokzipitalpunktion sind Tumoren der hinteren Schädelgrube, höheres Lebensalter und fortgeschrittene Arteriosklerose, schwere Wirbelsäulenverbildungen und Bewußtseinsstörungen.

Hinsichtlich der *zisternalen Enzephalographie* mit Luft und der *zisternalen Myelographie* mit Jodkontrastmitteln sei auf die speziellen Lehrbücher verwiesen. Die *Ventrikel-* und *Hirnpunktionen* sollten aber dem Chirurgen und Neurochirurgen vorbehalten bleiben.

4. Bestimmung des Liquordruckes

Prinzip: Bei strenger Seitenlage wird unter Vermeidung des Pressens des Patienten der Liquor – der natürlich vorher nicht abfließen darf – meist in dem üblichen Steigrohr in mm Wasser von der Punktionsstelle aus gemessen. Nur selten werden Anaeroidmanometer oder das träge reagierende Quecksilberdruck-Manometer benutzt.

Gerät: Druckmeßgerät wie in untenstehender Skizze (Abb. 102). Ein dünner, 4–6 cm langer Schlauch dient als Verbindungsstück zwischen Punktionsnadel und Meßgerät.

Normalwerte beim Erwachsenen: Im *Liegen* 80–180 mm H_2O, im *Sitzen* 250–350 mm H_2O; beim *Kind:* 50–100 mm H_2O im *Liegen*, im *Sitzen* 150–250 mm.

Der Liquordruck ist bekanntlich weitgehend vom hydrostatischen und elastischen Membrandruck abhängig und unterliegt Atem- und Pulsschwankungen, vor allem ist er aber auch abhängig vom Venendruck und bis zum gewissen Grade vom Luftdruck und Blutdruck. In praxi können sich ferner Störungen ergeben, wenn der Liquorsekretionsdruck Änderungen erfährt, dadurch, daß zu wenig Blut zu dem Plexus kommt, durch Innervationsstörungen der Plexus und durch toxische Schädigungen der Plexuszellen. Ferner kann es zu Liquorresorptionssteigerungen durch neue Abflußbedingungen sowie osmotische und onkotische Veränderungen des Blutes kommen. Wesentlich ist aber, daß die Liquordruckwerte je nach der Punktionsstelle variieren.

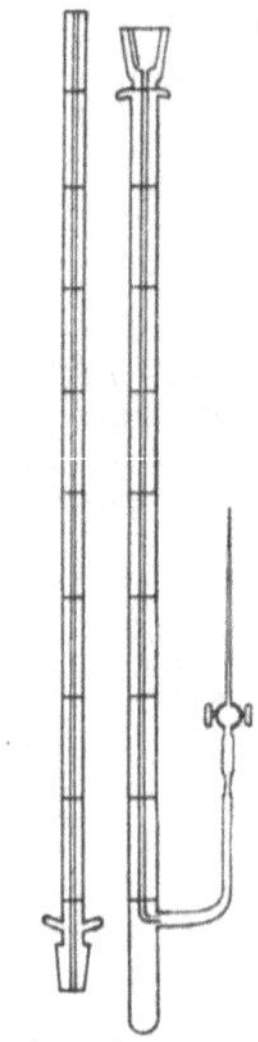

Abb. 102

So ergeben sich z. B. im Ventrikel – 13 u. U. auch positive Werte, in der Cisterna cerebello medullaris – 40 bis – 70, im unteren Halsmark etwa 0, im Lumbalmark + 80–180 mm H_2O.

Erhöhten Liquordruck finden wir bei Meningitis, Meningismen, Tumoren, bei Insolation, Hydrozephalus, z. T. Kreislaufdekompensation.

Verminderter Liquordruck: Spontane Aliquorrhoe oder Hypoliquorrhoe, postpunktioneller Meningismus, posttraumatische Liquordrucksenkung, sowie bei postoperativen Zuständen, daneben gelegentlich bei Kachexie und Syringomyelie.

a) Queckenstedtscher Versuch.

Zweck: Feststellung eines evtl. raumbeengenden Prozesses mit Liquorpassagebehinderung im Rückenmark.

Ausführung: Es werden beide Jugularvenen am Halse komprimiert, u. U. unter Zuhilfenahme von speziellen Staubändern. Ist die Liquorpassage nicht behindert, so steigt der Liquordruck beständig an und sinkt nach Weglassen der Jugularkompression wieder ab. Wenn ein raumbeengender Prozeß vorhanden ist, steigt der Lumballiquordruck nicht an, dagegen der Zisternaldruck, so daß indirekt auf die Anwesenheit eines Tumors geschlossen werden kann. Es besteht die Gefahr der Kompression besonders des Kleinhirns durch das Foramen occipitale magnum.

b) Umgekehrter Queckenstedtscher Versuch.

Prinzip: Bei tiefem Rücken- und Ischiasschmerz, bei raumbeengenden Prozessen, wie z. B. hintere Diskushernie, kann man mit dem umgekehrten Queckenstedt Anhaltspunkte für die Diagnose oder eine Myelographie-Indikation erhalten.

Ausführung: Man punktiert den Epiduralsack wie bei einer epiduralen Injektion. Gleichzeitig wird eine übliche Lumbalpunktion durchgeführt und die Nadel an ein Manometer angeschlossen. Hierauf wird epidural 1%iges wässeriges Novokain-hydrochlorid (steril!) in Mengen von 10 ccm eingespritzt. Wenn nun ein Tumor oder eine Diskushernie von genügender Größe vorhanden ist und den Duralsack zusammenpreßt, so findet kein Druckanstieg im Manometer statt, d. h. es entsteht ein Block. Besteht keine Kompression, so werden die u. U. ischiasartigen Beschwerden bei der Injektion zunächst durch den Druckanstieg vermehrt und dann durch die

Anästhesiewirkung vermindert. Wenn mehrere Kaudalwurzeln komprimiert sind, entstehen stärkste Schmerzen als pathognomonisches Zeichen, so daß die Injektion sofort abgebrochen werden muß (s. Abb. 103).

c) **Amylnitrittest nach Elsberg und Hare.**

Prinzip: An Stelle der Jugulariskompression wird zur experimentellen Beeinflussung des Liquordruckes Amylnitrit benutzt.

Ausführung: Man läßt den Patienten an einer kleinen Menge Amylnitrit, und zwar im allgemeinen an einer Kapillare mit 5 Tropfen riechen und beobachtet sogleich die Veränderung des Liquordruckes im Meßrohr.

Klinische Bewertung: Unter normalen Bedingungen steigt einige Sekunden nach dem Beginn der Einatmung des Amylnitrits der Liquor durch Zunahme der intrazerebralen Durchblutung beträchtlich an.

Bei partiellem Block steigt der Liquordruck nur langsam an, bei absolutem Block wird keinerlei Drucksteigerung beobachtet.

d) **Ayala-Quotient.**

Über die Größe des Liquorreservoirs macht der Ayala-Quotient gewisse Angaben. Hierbei wird der Liquoranfangsdruck gemessen, sodann 10 ccm Liquor abgenommen und darauf der Enddruck des Liquors im Lumbalkanal bestimmt. Sie werden nach folgender Formel in Beziehung gebracht:

$$\frac{10\,\text{cm} \cdot \text{Enddruck}}{\text{Anfangsdruck}} = 5{,}5 \text{ bis } 6{,}5 = \text{normal}.$$

Klinische Bewertung: Werte über 7 sprechen für ein großes Liquorreservoir, also im Sinne eines Hydrozephalus oder einer „serösen Meningitis“. Werte um 5 sprechen für ein kleines Liquorreservoir.

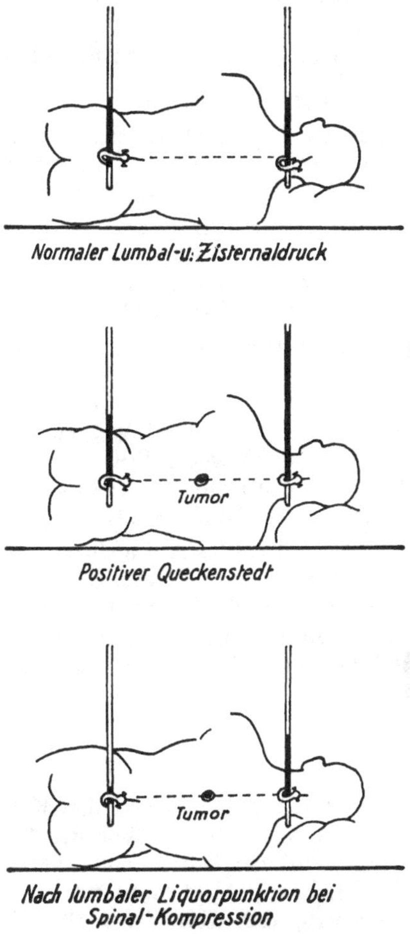

Abb. 103. Queckenstedtscher Versuch in der Norm und bei einem komprimierenden Spinaltumor

5. Farbe und Durchsichtigkeit des Liquors

Beurteilung von Farbe und Durchsichtigkeit des Liquors.

Normalerweise ist der Liquor farblos und wasserklar.

Pathologisch: Trübungen des Liquors finden wir bei Meningitiden mit starker Zellvermehrung, und zwar über 500/3 Zellen bis zu extremen Graden vom Charakter des Eiters.

a) **Xanthochromie des Liquors.**

Die gelblich-braune Farbe des Liquors resultiert:

1. Durch Abbau von Blutfarbstoff. Es handelt sich hierbei um einen reinen Blutfarbstoffabbau bei posttraumatischen Blutungen, Meningitiden, Apoplexien und subarachnoidalen Blutungen, wobei die Blutung selbst aber mindestens 4–6 Stunden vor der Punktion stattgefunden haben muß. Wenn die Blutung zum Stillstand gekommen ist, verschwindet die Xanthochromie innerhalb von 2–3 Wochen.

2. Durch vermehrten Übertritt von Farbstoffen des Serums in den Liquor unter den Bedingungen einer veränderten Blutliquorschranke, z. B. beim sog. „Sperrliquor".

3. Durch Übertritt von Bilirubin bei lange bestehendem schwerem Ikterus.

b) Bluthaltiger Liquor.

Ist ein Liquor bluthaltig, so kann diese Blutbeimengung einerseits von der Punktion herrühren, d. h. also rein artifiziell sein, oder es handelt sich um einen von vornherein hämorrhagischen Liquor.

Artifiziell: Wenn der Liquor *artifiziell* blutig ist, so ist im allgemeinen die erste Liquorportion am stärksten bluthaltig, und in den weiteren Portionen wird der Liquor immer klarer. Wenn man den bluthaltigen Liquor zentrifugiert, so ist die darüberstehende Flüssigkeit farblos.

Pathologisch: Handelt es sich jedoch um eine *liquoreigene Blutung* bzw. um einen primär hämorrhagischen Liquor, so ist im allgemeinen in allen Liquorpunktionen die Blutbeimengung gleich groß. Wird ein derartiger Liquor zentrifugiert, so ist die darüberstehende Flüssigkeit gelbbraun gefärbt, infolge des bereits stattgehabten Blutfarbstoffabbaues. Wir sprechen dann von einer *Xanthochromie* des Liquors. Derartige Blutungen finden wir bei Apoplexie mit Ventrikeldurchbruch, bei meningealen Apoplexien, Milzbrandmeningitis und z. T. bei Pachymeningitis haemorrh. int.

Gelegentlich kann die Unterscheidung schwierig sein, ob es sich um einen artifiziellen oder bluthaltigen Liquor handelt, wobei man u. U. die Zellzahl zu Hilfe nehmen kann, denn normalerweise kommen auf 1000/3 Erythrozyten 1–2/3 weiße Zellen. Besteht diese Relation auch in dem blutigen Liquor, so handelt es sich mit größter Wahrscheinlichkeit um eine artifizielle Blutbeimengung.

6. Liquorzellzählung

Prinzip: Entsprechend den Methoden der Zellzählung bei den Blutkörperchen wird der punktierte Liquor wie bei der Leukozytenzählung (10 Teile Liquor und 1 Teil Zählflüssigkeit) nach entsprechender Zellfärbung ausgezählt. Bei dieser Zellfärbung beabsichtigt man, mit Essigsäure die roten Blutkörperchen aufzulösen und gleichzeitig den Kern der weißen Blutkörperchen zu fixieren. An sich ist aber die Erythrolyse sehr unsicher. Erforderlich ist zur Vermeidung von Zytolyseerscheinungen, daß die Zählung bald nach der Punktion erfolgt.

Reagens bzw. Farblösung: 1. Eisessig 2,0 – Methylviolett 0,1 – Aq. dest. ad 50,0 – oder *2.* nach Demme wird folgende Zählflüssigkeit empfohlen: Acid. acet. liquefact. 30,0 – Acid. carbolic. liquefact. 2,0 – Alkoholische Fuchsinlösung (1:10) 2,0 – Aq. dest. ad 100,0.

Ausführung: Mit der Leukozytenpipette wird bis zum Teilstrich 1 Farblösung aufgesogen und dann bis zur Marke 11 Liquor nachgesaugt, der möglichst frisch entnommen worden ist. Das Gemisch wird gut durchgeschüttelt und nach Ablauf einer halben Stunde zur Zählung in die Fuchs-Rosenthal-Zählkammer gegeben. Wie bei der Blutkörperchenzählung werden auch hier die ersten Tropfen verworfen.

Für die Liquorzellzählung hat sich die Fuchs-Rosenthal-Zählkammer bestens bewährt. Im einzelnen hat sie folgenden Aufbau: Sie besitzt eine Netzteilung mit einem Quadrat von 4 mm Seitenlänge und somit eine Fläche von 16 qmm. Die Tiefe beträgt 0,2 mm und der Rauminhalt 3,2 cmm. Die ganze Fläche der Fuchs-Rosenthal-Kammer ist in 16 × 16 kleinste Quadrate unterteilt (s. Abb. 104).

Aus der Leukozytenpipette wird die Liquorausschwemmung in der üblichen Weise in die Zählkammer gebracht und sodann alle Quadrate, d. h. also alle Zellen, die sich im Netzbereich befinden, ausgezählt. Da wir den ganzen Raum von 3,2 cmm auszählen, müßten wir logischerweise die errechnete Zahl durch 3,2 dividieren. Es hat sich aber eingebürgert, dies nicht zu tun und dafür die Rechnung bzw. das Zählergebnis in Drittelzellen auszudrücken.

Berechnung: In der Leukozytenpipette wurde der Liquor von 10 auf 11 verdünnt. Es ergibt sich folgende Berechnung:

$$\frac{\text{Leukozahl} \cdot 11}{3{,}2 \cdot 10} = \frac{\text{Leukozahl} \cdot 11}{32} = \frac{\text{Leukozahl}}{3}$$

In außerdeutschen Ländern werden neben der Fuchs-Rosenthal-Zählkammer noch andere Zählkammersysteme benutzt, z. B. die Kammer von JESSEN, die einen Gesamtinhalt von 2 cmm besitzt, sowie in den romanischen Ländern die Kammer von NAGOETTE, die einen Inhalt von 50 cmm hat und sich daher für zellarme Liquores besser eignet.

Normalwert: Er liegt zwischen 0/3 bis 8/3 Zellen.

Im Interesse einer exakteren Zählung und zur Vermeidung von Zufälligkeiten wird empfohlen, die Liquorzellzahl 2–3mal zu ermitteln.

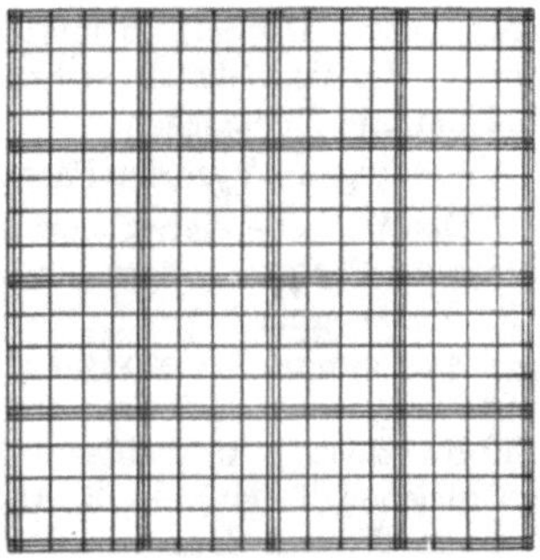

Fuchs-Rosenthalsche Zählkammer

Abb. 104

Klinische Bewertung: Bei akuten Entzündungen ist manchmal die Zellzahl so groß, daß der Liquor schon makroskopisch trübe aussieht. Bei akuten und nicht tuberkulösen Meningitiden finden sich vor allem polymorphkernige Leukozyten, während wir bei chronischen und tuberkulösen Meningitiden vorzugsweise lymphozytäre Zellen finden. Eine geringe Vermehrung der lymphatischen Zellen finden wir auch bei den luetischen und metaluetischen Erkrankungen des Zentralnervensystems, wie z. B. bei Tabes dorsalis, Lues cerebrospinalis, aber auch bei multipler Sklerose.

7. Zytologie des normalen Liquors

Normalerweise finden sich nur einige kleine Lymphozyten im Liquor, daneben nur vereinzelt große Lymphozyten oder solche mit geschwänztem Protoplasma. Der Ursprung der Zellen im Liquor steht noch nicht mit voller Sicherheit fest. Man nimmt z. T. eine histiogene, eine hämatogene oder lymphogene Abstammung, u. U. auch eine Abstammung aus dem Ependym an. Im normalen Liquor finden sich sehr wenig neutrophile Zellen und seltener Endothelien. Unter *pathologischen Bedingungen* kann es zu einer Vermehrung der normalen Zellzahl kommen. Hierbei ist nicht nur die reine Zellzahl entscheidend, sondern auch die Zellform mit allen morphologischen Kriterien. Es ist aber in jedem Falle die Benutzung einer speziellen Färbemethode erforderlich.

a) Liquorzell-Färbemethode.

Toluidinblaufärbung: Diese Methode dient zur Darstellung der Zellkerne. Sie wird aber nicht im Ausstrichpräparat, sondern nur im Schnittpräparat durchgeführt. Hierzu werden in ein Zentrifugenglas 1 ccm 96%iger Alkohol und etwa das zweifache Volumen Liquor gegeben, bei stark eiweißhaltigem Liquor weniger. Der entstehende Niederschlag wird 15 Minuten scharf zentrifugiert, dann mit absolutem Alkohol erneut gewaschen und zentrifugiert. Nach 3 Stunden wird Ätheralkoholgemisch aufgegossen, abzentrifugiert und das Sediment in eine dünne Toluidinlösung gegeben, aus der es dann nach einiger Zeit in eine konzentriertere Toluidinlösung übergeführt und auf einem Holzblock nach der üblichen Behandlungsweise geschnitten wird. Diese Schnitte werden in 70%igen Alkohol gebracht, dann zur Entfernung des Toluidins in Methylalkohol und schließlich wieder in 70%igen Alkohol. Daraufhin wird der einzelne Schnitt in ein Uhrschälchen mit der Farbflüssigkeit gelegt, bis zur Wolkenbildung über der Gasflamme erwärmt und in Anilinölalkohol überführt. Nun folgt die Überführung auf den Objektträger, sorgfältiges Abtrocknen mit Fließpapier, Auffüllen einiger Tropfen von Cajeputöl sowie Entfernen des Öles durch mehrmaliges Schwenken nach aufgetropftem Xylol, sodann Kanadabalsam und Deckgläschen.

Methylgrün-Pyronin-Färbung nach Pappenheim:

Die Methode eignet sich zur Kern- und Plasmadifferenzierung, wobei das Präparat eine blaßrote Färbung zeigen muß. Man achte auf gute Farbmischungen für Zellfärbung, nicht Gewebefärbung.

Ausführung: Fixierung auf der Kowarskyschen Kupferplatte bei 120—130° eine halbe Minute lang. — 2. Fixierung mit Sublimatalkohol eine viertel bis eine halbe Minute (gesättigte Sublimatlösung in heißer 0,8%iger Kochsalzlösung und Mischung mit absolutem Alkohol zu gleichen Teilen). — 3. Abgießen der Lösung vom Deckglas und Übergießen mit destilliertem Wasser, dann mit Jodalkohol, schließlich mit absolutem Alkohol. — 4. Färbung mit Methylgrünpyronin 5 Minuten lang. — 5. Abwaschen in destilliertem Wasser und trocknen. — 6. Entfärben in absolutem Alkohol.

b) Zellmorphologie (s. Abb. 105).

Unter *pathologischen Bedingungen* können wir folgende Zellarten im Liquor vorfinden:

1. Erythrozyten: Diese gelangen bekanntlich sehr leicht durch den Punktionsmechanismus in den Liquor (s. oben Abschnitt über blutigen Liquor). Die Erythrozyten verändern im Liquor sehr rasch ihre Form und schrumpfen und zerfallen rasch. Diese Erythrozytenzerfallsprodukte werden von Makrophagen oft phagozytiert.

Polynukleäre Leukozyten: Diese kommen entweder mit den Erythrozyten aus dem Blut oder sind Ausdruck einer akuten Entzündung. Gealterte Leukozyten mit pyknotischen Kernen finden sich relativ häufig.

Kleine Lymphozyten: Diese Zellen finden sich am meisten im Liquor und sind Ausdruck chronisch-entzündlicher Prozesse. Ihre Herkunft ist noch nicht einwandfrei sichergestellt.

Geschwänzte Lymphozyten: Diese Zellform findet sich häufiger im Liquor und zeigt als besonderes Charakteristikum mehr oder weniger lange plasmatische Ausläufer, wie sie im strömenden Blute nicht beobachtet werden.

Plasmazellen: Diese sind offenbar meningealer Herkunft und lassen sich morphologisch an ihrem exzentrischen Kern erkennen.

Monozyten: Diese sind an ihrer Größe und dem meist rundlichen und gelappten Kern von geringerer Färbbarkeit erkennbar. Gelegentlich findet sich im Plasma eine feine Granulation.

Makrophagen: Die Makrophagen und die sog. *Gitterzellen* gehören zu den Zellformen, die sich besonders gern im Liquor finden. Sie haben eine große Phagozytosefähigkeit mit amöboider Beweglichkeit. Ihr Plasma ist vielfach vakuolisiert und enthält zahl-

Liquorsediment

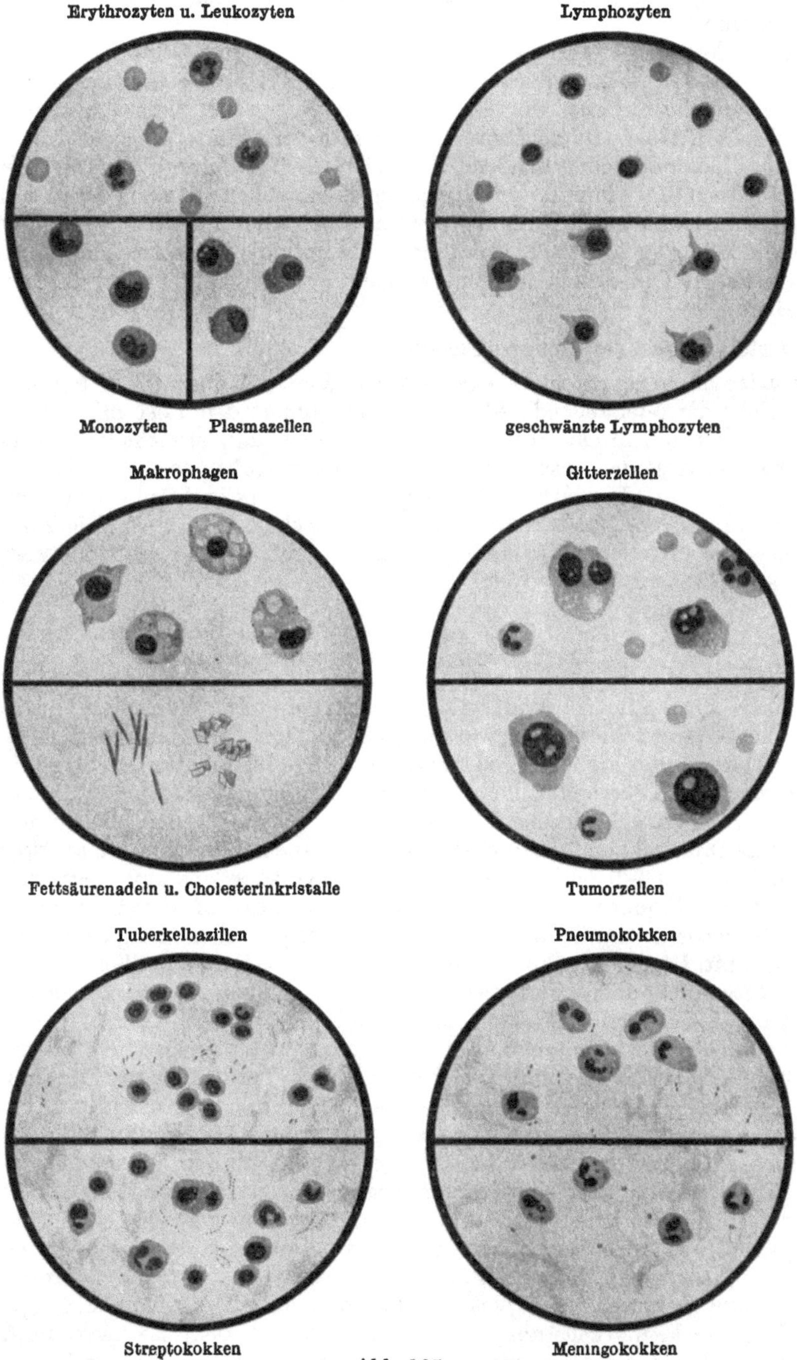

Abb. 105

reiche Zelltrümmer, Pigmentkörner usw. Auch die sog. Gitterzellen haben eine wabige Struktur, wobei die plasmatischen Hohlräume mit Eiweiß- und Lipoidsubstanzen angefüllt sind.

Tumorzellen: Diese sind neben den Makrophagen und Gitterzellen die größten Elemente des Liquors, besitzen eine deutliche Polymorphie und vor allen Dingen folgende typische Kriterien der Tumorzelle: relativ großer Kern, ein oder mehrere Nukleolen, u.U.Kernpolyploidismus oder z.T. Kernpyknose, gelegentlich finden sie sich auch in kleinen Zellverbänden. Charakteristisch ist ferner ihre Nukleolengröße, auch ihre besondere Affinität zu Farbstoffen. Tumorzellen nehmen gewisse Farbstoffe (Methylgrünpyronin oder Brillantkresylblau) bei einer Färbezeit von 20 Minuten bedeutend schneller auf (2–10 Sekunden) als normale Endothelzellen und dgl. In seltenen Fällen finden sich im Liquor auch Echinokokkus-Skolizes, Zystizerken, Hefezellen u. a.

c) Untersuchung des Liquorsedimentes.

Prinzip: Man zentrifugiert eine gewisse Menge Liquor 10–20 Minuten stark durch, gießt die überstehende Flüssigkeit ab, nimmt den Rest mit einer Pipette auf oder tupft ihn direkt auf einen Objektträger und streicht aus, wobei man zweckmäßigerweise den auszustreichenden Tropfen vorher noch mit einem Tropfen Blutserum mischt. Der Ausstrich wird schnell getrocknet, und zwar am besten im Brutschrank, und dann 2 Minuten mit Methylalkohol fixiert. Hierauf benutzt man eine der üblichen Färbemethoden, z. B. nach GIEMSA, PAPPENHEIM, GRAM oder ZIEHL-NEELSEN.

8. Bakteriologische Liquoruntersuchung

Prinzip: Der Liquor muß mit völlig sterilem Gerät entnommen und aufgefangen werden. Die Ausstriche werden wie oben angefertigt. Die wichtigsten bakteriellen Krankheitskeime des Liquors sind: Meningokokken, Pneumokokken, Streptokokken, Staphylokokken, Tuberkelbazillen, Typhusbazillen und Bacillus pyocyaneus.

Meningokokken = Diplococcus intracellularis meningitidis. Morphologisch handelt es sich um Diplokokken, die kaffeebohnenartig aneinanderliegen, und zwar meist intrazellulär von 0,6–0,8 μ Durchmesser. Meningokokken sind gramnegativ.

Kultur: Der Liquor wird 20 Minuten zentrifugiert und die darüberstehende Flüssigkeit abgegossen. Vom Sediment wird je eine Blut-, Aszites-, Drigalsky- und Agarplatte beimpft. Die Meningokokken sind bekanntlich sehr empfindlich gegen Temperatur und Austrocknung, so daß es sich empfiehlt, vor dem Beimpfen sämtliche Platten anzuwärmen. Die Meningokokken bilden auf gewöhnlichen Aszites- oder Blutplatten tautropfenförmige anhämolytische Kolonien mit einem Stich ins Blaßgraue bzw. Grauweiße. Nach 24stündiger Bebrütung bei 37° prüft man die Platten mit der Lupe. Meningokokken wachsen nur auf Nährböden mit nativem Eiweiß (Aszites-, Blutplatten, sowie Aszites- und Serumbouillon). Zweckmäßig ist auch die evtl. Anreicherung in Traubenzucker- oder 10%iger Peptonbouillon. Da Meningokokkenkolonien gramnegativ, aber oxydasepositiv sind, färben sie sich mit einem Oxydasereagens (0,1%ige Paraphenylendiaminlösung) braunschwarz. Die Meningokokkenkulturen sind von butterweicher Konsistenz und lassen sich leicht mit der Öse verreiben. Die Diagnose „Meningokokken“ wird erhärtet, wenn die mikroskopische Untersuchung gramnegative Diplokokken zeigt, wenn auf gewöhnlicher Agar- oder Drigalskyplatte kein Wachstum erfolgt und wenn auf Dextrose-Lackmus-Aszites Agar eine Rotfärbung der Kolonien durch Säurebildung zu beobachten ist.

Tuberkelbazillen: Die Tuberkelbazillen werden am ehesten in dem sog. „Spinnengewebsgerinnsel“ nachgewiesen (s. Abb. 106). Hierzu läßt man den Liquor einige Zeit stehen, zentrifugiert sodann ab und gießt den Liquorniederschlag auf einen Objektträger, der in einer Petrischale liegt. Mit der schmalen Kante des Objektträgers kann man das Spinnengewebsgerinnsel aufnehmen, läßt lufttrocknen und färbt in der üblichen Weise nach ZIEHL-NEELSEN. – Auch hier kommt der Tierversuch mit dem Meerschweinchen in Frage.

Die größte praktische Bedeutung hat der Kulturversuch auf den übliche n Eiernährböden, z. B. nach PETRAGNANI. Vom 10. Bebrütungstag ab werden die Kolonien bei optimalen Wachstumsbedingungen sichtbar. Glyzerinzusatz wirkt wachstumsfördernd auf den Typus humanus, der zugleich auch O_2-bedürftig ist.

Die anderen pathogenen Keime, die wir im Liquor bei den einzelnen Meningitisformen finden können, werden in der üblichen Weise nachgewiesen, d. h. direkt im Gram-, Giemsa- oder Methylenblaupräparat oder im speziellen Kulturverfahren. Hier kommen in erster Linie die *Pneumokokken*, *Streptokokken* und *Staphylokokken* in Frage.

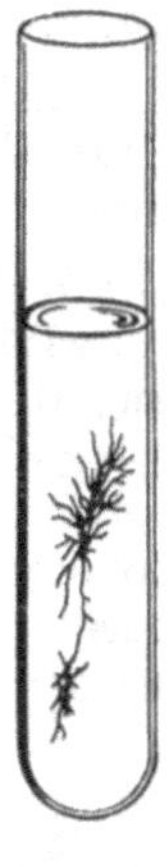

Abb. 106. „Spinnengewebsgerinnsel“ in tuberkulösem Liquor

9. Qualitative Eiweißreaktionen

Bekanntlich erfährt der Liquor während des Ablaufes von Infektionskrankheiten oder entzündlichen Erkrankungen des ZNS. mannigfache Veränderungen des Eiweißgehaltes, für deren Ablauf es keine konstanten Regeln gibt. Im allgemeinen können wir jedoch sagen, daß sich bei akuten Entzündungen der Albuminanteil relativ mehr vermehrt und bei chronischen Entzündungen eher der Globulinanteil überwiegt. Im allgemeinen ist das normale Verhältnis von Globulin zu Albumin 1:4. Es sei aber hinsichtlich der Bewertung der einzelnen Reaktionen festgestellt, daß man bluthaltigen Liquor, der also auch den Eiweißkörper Hämoglobin enthält, nicht benutzen darf.

a) Reaktion von Nonne-Apelt.

Prinzip: Durch Halbsättigung des Liquors mit Ammoniumsulfat tritt eine Ausfällung von Fibrin und Globulin ein.

Reagens: Ammon. sulf. pro anal. gesättigte Lösung. – Liquor ammon. caust. pro anal.

Ausführung: Zur Reaktion überschichtet man vorsichtig 1 ccm der gesättigten Ammonsulfatlösung mit 1 ccm Liquor (bei entsprechend geringen Liquormengen genügen auch 0,5 ccm Liquor und 0,5 ccm Ammoniumsulfatlösung), am besten in einem kleinen Reagenzglas. Das Reagens darf nicht sauer reagieren, andernfalls muß man durch geringe Zugabe von Ammoniak das Reagens wieder neutralisieren.

Die Ablesung erfolgt nach 3 Minuten am günstigsten gegen einen dunklen Hintergrund. Bei positiver Reaktion zeigt sich an der Berührungsstelle der Flüssigkeiten eine ringförmige Trübung oder Opaleszenz, die als positiv gewertet wird. Eine richtige Fällung wird mit + + oder + + + bewertet (früher sog. Phase I).

Modifikationen nach ROSS und JONES sowie nach KAFKA bringen keine wesentlichen Bereicherungen.

b) Phenolreaktion nach Pandy.

Prinzip: Fällung der Liquorglobuline durch Karbolsäure.

Reagens: 6%ige Karbolsäure.

Ausführung: 1 ccm Reagens wird auf ein Uhrglas gebracht. Vom Rand her läßt man einen Tropfen Liquor in das Reagens hineinfließen. Im positiven Falle tritt sofort eine Trübung ein, die man am besten gegen einen dunklen Untergrund erkennt.

Klinische Bewertung: Als normal wird noch ein zartes und eben sichtbares Wölkchen bewertet. Der Trübungsgrad kann je nach Stärke mit 1, 2 oder 3 Kreuzen bewertet werden. Es sei bemerkt, daß bei der Pandyreaktion auch Albumin mitgefällt wird, so daß diese Reaktion am leichtesten positiv ausfällt.

c) Sublimatreaktion nach Weichbrodt.

Prinzip: Trübung bzw. Ausfällung der Liquorglobuline durch 1%ige Sublimatlösung, wobei diese Fällung durch Albumine gehemmt wird.

Reagens: 1%ige Sublimatlösung.

Ausführung: 3 Teile einer 1%igen Sublimatlösung und 7 Teile Liquor werden in einem kleinen Reagenzglas zusammengebracht. Die Reaktion ist positiv, wenn eine Trübung bzw. Ringbildung eintritt.

Klinische Bewertung: Da die Reaktion durch Albumin gehemmt wird, fällt sie bei relativem Albuminreichtum negativ aus, wird aber umgekehrt um so stärker positiv, je mehr Globulin und je weniger Albumin vorhanden sind, wie dies z. B. bei Tabes dorsalis und Paralyse der Fall ist.

Serologische Liquoruntersuchungen bei Luesverdacht

Hinsichtlich der serologischen Liquoruntersuchungen mit Hilfe der Wassermannschen Reaktion, der Meinicke-Klärungsreaktion II und der Flockungsreaktion nach Kahn verweisen wir auf die speziellen Lehrbücher der Serologie.

Der Ausfall der sog. Kolloidreaktionen im Liquor entspricht weitgehend dem Ausfall der Serumeiweißlabilitätsreaktionen, d. h. sie sind Ausdruck der Fluktuation der Albumine und Globuline. Zu Modellreaktionen dienen gewisse kolloidale Substanzen, die bei bestimmten Liquorverdünnungen durch entsprechende Dispersitätsverringerungen zum Ausfall kommen bzw. sich durch einen Farbumschlag kundtun. Der Verlauf wird kurvenmäßig nach klinischen Konventionen aufgetragen. Auch hier wirken die *Albumine peptisierend*, d. h. *verursachen keine Flockung im Gegensatz zu den Globulinen*, wobei bei zunehmender Verdünnung die Albumine in ihrer Funktion relativ mehr abnehmen als die Globuline, d. h. die Flockung nimmt stark zu, bei weiterer Verdünnung jedoch dann wieder ab, was immer ein Ansteigen der Flockungskurve bedeutet (s. auch Abb. 108).

Die Kolloid-Eiweiß-Reaktionen beruhen darauf, daß die ionischen Gruppen des hydrophoben und elektronegativen Kolloids mit den entsprechenden Eiweißgruppen reagieren und daß es zu Kolloideiweißaggregaten kommt. Von der Elektrochemie der Eiweißkörper her gelingt es jedenfalls am ehesten, zu einem Verständnis der Kolloidreaktion zu kommen. *Auf Grund der Unspezifität aller Kolloidreaktionen hüte man sich, aus einem bestimmten Kurvenverlauf auch zugleich eine bestimmte Krankheit zu diagnostizieren.* Man kann aus den Liquorkurven nur eine Änderung des Eiweißspektrums des Liquors und u. U. ein geändertes Pufferungsvermögen des Liquors ersehen.

Am bekanntesten sind die sog. Goldsol- und Mastixkurven. Hierbei zeigt sich, daß im allgemeinen die Kurventiefe um so größer ist, d. h. die Kolloide um so stärker ausflocken, je mehr Gesamteiweiß vorhanden ist. Die jeweilige Lage und Breite der Flockung hängt vom Albumin-Globulin-Quotienten ab. So wissen wir heute, daß die sog. „*Linkskurven*“ (Lues) für eine relative Globulinvermehrung und die sog. „*Rechtskurven*“ (Meningitiden) für eine Albuminvermehrung sprechen.

a) Goldsolreaktion nach Lange.

Prinzip: Diese Reaktion zeichnet sich durch besondere Empfindlichkeit aus. Der kolloidale Zustand eines Goldsols wird von dem normalen Liquor nicht gestört, da die normalen Liquoralbumine eine Globulinflockung verhindern. Die krankhaft veränderte Liquorglobulinvermehrung bewirkt eine frühzeitige Globulinflockung, und zwar um so mehr, je geringer der Albumingehalt des Liquors ist.

Reagenzien: Kolloidales Goldsol in Form des Aurolumbal (Fa. Immhausen & Co., Witten, Ruhr) oder kolloidale Goldsollösung nach eigener Herstellung.

Vorbereitung: Für die Herstellung kolloidaler Goldsollösung werden zunächst sämtliche Gefäße peinlichst sauber gereinigt und sollen zur Vermeidung von Alkaliabgaben aus Jenaer Glas bestehen. Sämtliche Gefäße werden mit warmem Königswasser (3 Teile Salzsäure und 1 Teil Salpetersäure) unter dem Abzug sorgfältig gespült (Vorsicht, keine Dämpfe einatmen!).

Herstellung von Formolgoldsol nach Lange.

Zu 1000 ccm Aq. bidest. werden 10 ccm einer 1%igen Goldchloridlösung und eine geeignete Menge einer 2%igen Pottasche (kal. carbonicum) gegeben. Diese Lösung wird in einem Glaskolben schnell aufgekocht, von der Flamme genommen und rasch mit 10 ccm einer 1%igen Formollösung (2,5 ccm einer 40%igen Formollösung auf 100 ccm Aq. bidest.) in kleinen Mengen versetzt. Die resultierende Flüssigkeit wird zunächst blaßrosa, dann dunkler bis purpurrot. Dieses Sol hält sich im Dunklen aufbewahrt für mehrere Wochen. Sollten die Lösungen trübe sein oder einen bläulichen Schimmer haben, so sind sie nicht zu verwenden.

Herstellung von Traubenzuckergoldsol nach Eicke.

1000 ccm Aq. bidest. werden mit 10 ccm einer 1%igen Goldchloridlösung versetzt, 5 ccm einer 5%igen Traubenzuckerlösung hinzugegeben und kurz aufgekocht. Es wird dann eine 6%ige Kaliumkarbonatlösung tropfenweise so lange hinzugefügt, bis die kochende Lösung tiefrot gefärbt ist (im allgemeinen 3,6–4 ccm Kaliumkarbonatlösung). Dieses Sol ist empfindlicher, aber schlechter haltbar als das Formolgoldsol nach Lange.

Vorversuch: Der Vorversuch für jede Goldlösung ist erforderlich, um die Salzkonzentration für den Hauptversuch zu ermitteln. Hierzu wird in 10 Reagenzgläschen eine fortlaufende Verdünnungsreihe einer Kochsalzlösung von 0,1–1% hergestellt und in jedes Röhrchen daraufhin 5 ccm Goldsollösung gegeben. Nach Durchschütteln werden die Röhrchen 3–4 Stunden bei Zimmertemperatur stehengelassen. Zum eigentlichen Hauptversuch wird die Salzlösung höchster Konzentration benutzt, die im Vorversuch noch keinen Farbumschlag bewirkt.

Hauptversuch: Hierzu wird eine Liquorverdünnungsreihe von 10, bei sehr eiweißhaltigem Liquor von 12–15 Röhrchen angesetzt. In das Röhrchen 1 kommt eine Liquorverdünnung 1:10, d. h. 0,2 ccm Liquor + 1,8 ccm der im Vorversuch ermittelten Kochsalzlösung. In die nachfolgenden Röhrchen wird je 1 ccm Kochsalzlösung gegeben. Nach entsprechender Mischung wird aus dem ersten Röhrchen 1 ccm in das 2. Röhrchen überpipettiert, wodurch eine Verdünnung von 1:20 entsteht. Nun wird vom 2. Röhrchen wiederum 1 ccm in das 3. Röhrchen übertragen (Verdünnung = 1:40 usw.). Man erhält auf diese Weise eine Verdünnung von 1:10 bis 1:5120 im 10. Röhrchen. Als letztes Röhrchen stellt man an die Versuchsreihe noch ein Röhrchen mit 1 ccm Kochsalzlösung ohne Liquorzusatz. Zu allen Röhrchen werden nun 5 ccm Goldsollösung gegeben und nach Umschütteln bei Zimmertemperatur ins Dunkle gestellt. Die Ablesung der Farbumschläge erfolgt im allgemeinen nach 18–24 Stunden. Das Ergebnis der Farbumschläge wird in dem bekannten Langeschen Schema (s. Abb. 107) vermerkt.

Klinische Bewertung: Die Farbkriterien rot, rotviolett, violett, blau, hellblau und weiß unterliegen naturgemäß einer sehr starken subjektiven Bewertung. An sich können diese Farbumschläge oder Trübungen ebenso objektiv photometrisch oder

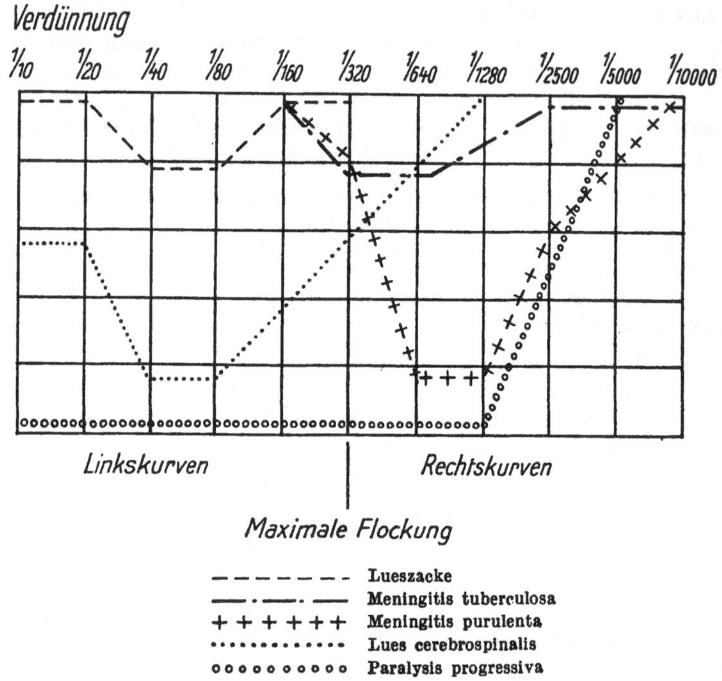

Abb. 107. Goldsolkurven

lichtelektrisch abgelesen werden und somit in einem objektiven Zahlenwert wiedergegeben werden (z. B. nach ROEDER oder im Langeschen Mediko-Kolorimeter).

Der normale Liquor zeigt fast stets bis auf eine leichte Verfärbung im zweiten und dritten Röhrchen keine Veränderung der rubinroten Goldsolfarbe.

Typische Goldsol-Kurvenverläufe im Liquor

Linkskurven, d. h. hoher Globulingehalt und damit stärkste Ausfällung bei den geringsten Verdünnungen finden wir bei Lues, Tabes, Lues cerebrospinalis.

Rechtskurven, d. h. einen hohen Albumingehalt und damit Flockung erst in hohen Verdünnungen finden wir bei Meningitis purulenta und Meningitis tuberculosa.

Maximale Flockungskurven, d. h. die stärkste Globulinvermehrung, kennen wir als charakteristisch für die progressive Paralyse (s. Abb. 107).

b) Mastixreaktion nach Emanuel, Jakobstal, Kafka.

Prinzip: Lösungen von Mastixharz werden durch bestimmte Verdünnungen eines krankhaft veränderten Liquors getrübt bzw. ausgeflockt unter Bildung eines Eiweißmastixkomplexes.

Reagenzien: Mastixlösung. Man setzt zu 100 ccm absolutem Alkohol 10 g Mastix hinzu, schüttelt zur besseren Lösung am besten im Schüttelapparat einige Zeit durch und filtriert. Sodann wird die Lösung 24 Stunden in den Eisschrank gestellt. Im Dunkeln ist sie relativ lange haltbar. Im eigentlichen Versuch wird 1 ccm der Stammlösung mit 9 ccm Alkohol vermischt, man läßt dieses Gemisch etwa innerhalb von 50 Sekunden in einen Erlenmeyer abtropfen, der 40 ccm Aq. bidest. enthält, und zwar unter leichtem Schütteln. Zur Reifung bleibt diese 0,2%ige Mastixlösung $^1/_2$ Stunde bei Zimmertemperatur stehen.

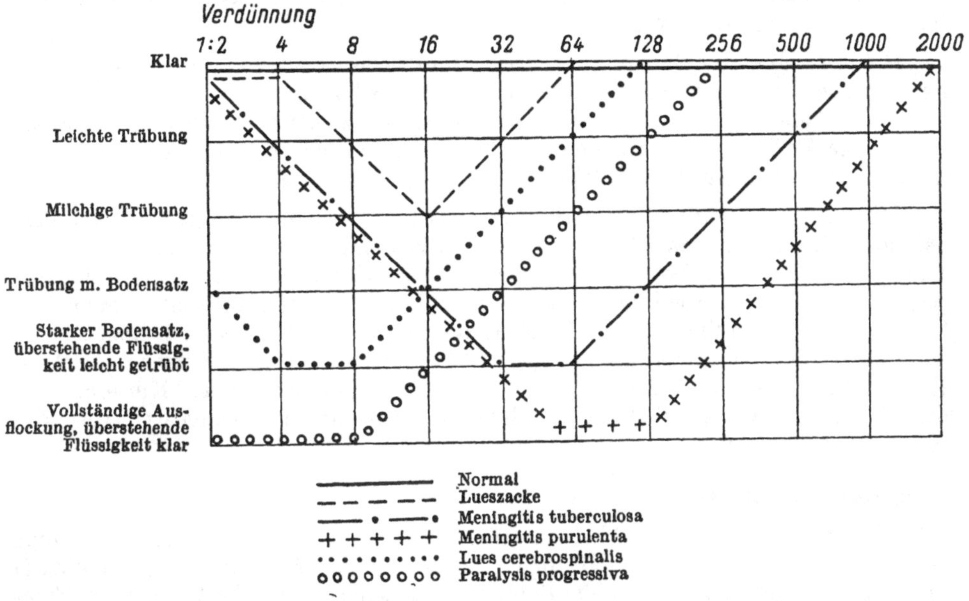

Abb. 108. Mastixkurven

Vorversuch: Aufgabe des Vorversuches ist es, eine optimale Wasserstoffionenkonzentration zu ermitteln. Hierzu wird aus einer 10%igen Kochsalzlösung in 10 Reagenzgläsern eine Kochsalzverdünnungsreihe von 0,1–1,0% Konzentration hergestellt. Von der 10%igen Kochsalzlösung pipettiert man in das 1. Röhrchen 0,1 ccm, in das 2. Röhrchen 0,2 ccm usw. Sodann gibt man in jedes Röhrchen so viel Aq. bidest., daß das Gesamtvolumen auf 10 ccm aufgefüllt ist. Aus diesen 10 Kochsalzverdünnungen wird je 1 ccm in das entsprechende Röhrchen einer zweiten numerierten Reagenzglasreihe überpipettiert. In jedes Röhrchen dieser zweiten Reagenzglasreihe wird 1 ccm Mastixsol gegeben und gleichmäßig geschüttelt. Die Ablesung erfolgt nach einer halben Stunde. Für den Liquorhauptversuch wählt man die Kochsalzkonzentration, bei der im Vorversuch gerade eine deutliche Ausflockung erzielt wurde. Dies ist bei guten Reaktionsbedingungen bei etwa 0,7% Kochsalz der Fall. Wenn die ausflockende Kochsalzkonzentration unter 0,7% liegt, so erfolgt nach Schmidt die Voralkalisierung des zum Vorversuch benutzten Wassers mit $^1/_{10}$ n-Sodalösung.

Hauptversuch: In 10 Reagenzröhrchen wird eine übliche Liquorverdünnungsreihe mit Kochsalzlösung von 1:1 bis 1:512 hergestellt. Zum Hauptversuch wird die vom Vorversuch ermittelte Kochsalzkonzentration benutzt, wobei es sich empfiehlt, evtl. einen 1%igen Zusatz einer 0,5%igen Sodalösung zu verwenden.

Der Versuchsansatz sieht folgendermaßen aus:

Röhrchen-Nr.		1	2	3	4	5	6	7	8	8	10	Kontrolle
Inhalt d. Röhrchens	Liquor je 0,5 ccm d. Verdünnung . .	$^1/_1$	$^1/_2$	$^1/_4$	$^1/_8$	$^1/_{16}$	$^1/_{32}$	$^1/_{64}$	$^1/_{256}$	$^1/_{128}$	$^1/_{512}$	0,5 ccm NaCl
	Mastixsol	0,5	0,5	0,5	0,5	0,5	0,5	0,5	0,5	0,5	0,5	0,5

Jedes Röhrchen wird einige Male leicht umgeschüttelt und sodann alle Röhrchen für 24 Stunden ins Dunkle gestellt.

Ablesung: Die Flockungs- bzw. Trübungswerte werden in 5 Graden abgelesen, wobei aus Gründen der Zweckmäßigkeit jeder Flockungs- und Trübungsgrad noch eine entsprechende Nummer erhält, und zwar: 0 = *keine Veränderung*, 1 = *leichte Trübung*, 2 = *milchigtrübe*, 3 = *geringer Bodensatz, darüber trübe*, 4 = *starker Bodensatz, darüber leicht trübe*, 5 = *völlige Flockung, darüber klar* (s. Abb. 108).

Klinische Bewertung: Wir wissen heute durch die Elektrophoreseuntersuchungen, daß auch im Liquor das Albumin nur peptisierend, also nicht flockend wirkt. Das γ-Globulin flockt, besonders in den höchsten Konzentrationen, am stärksten (= Linkskurven), während das β-Globulin nur in bestimmten Konzentrationen ausflockt (= mittelständige Kurve). Im übrigen ergeben sich viele Parallelitäten mit der Goldsolreaktion. Auch hier sei gesagt, daß es einen spezifischen Kurvenverlauf für eine spezielle Krankheit nicht gibt, sondern nur immer gewisse Kurventypen, die rein empirisch wie bei den Goldsolreaktionen meist den schematisch beschriebenen Verlauf zeigen.

c) Mastix-Lumbotest.

Diese Methode stellt eine Vereinfachung dar. Das Lumbotestreagens ist als eine gebrauchsfertige Mastix-Stammlösung mit etwa 0,5%igem Mastixgehalt (= Lösung 1) und eine geeignete alkalisierte Verdünnung (=Lösung 2), zu erhalten bei Dr. Emanuel, Berlin W 50, Neue Ansbacher Straße 7. Die Lösungen sind genau aufeinander abgestimmt, somit fällt der Vorversuch weg.

Hauptversuch: Von der Lösung 1 (Mastixreagens) werden 2,5 ccm in 10 ccm Aq. dest. getropft, unter ständigem Umschwenken. Hierdurch wird das gebrauchsfertige Mastixsol erhalten. Sodann setzt man in 10 Reagenzgläsern die übliche Verdünnungsreihe an, und zwar werden in die Röhrchen 1 bis 10 je 1 ccm alkalisierte Verdünnungsflüssigkeit = Lösung 2 gegeben. In das 1. Röhrchen werden sodann 1 ccm Liquor pipettiert und durchgemischt. Aus dem 1. Röhrchen wird 1 ccm in das 2. überpipettiert und nach Durchmischen wiederum 1 ccm in das 3. Röhrchen usw. Auf diese Weise entsteht die übliche fortlaufende Verdünnungsreihe von 1:2 bis 1:1024. Hierauf gibt man in jedes Röhrchen 1 ccm Mastixsol, schüttelt durch und liest nach 24 Stunden ab. Die Ablesungswerte werden in der üblichen Weise kurvenmäßig eingetragen. Steht nur eine geringe Liquormenge zur Verfügung, so kann man die Reaktion von allen Lösungen mit nur 0,5 ccm Liquor anstellen.

d) Normomastixreaktion nach Kafka (s. Abb. 109).

Prinzip: Mastixlösungen werden in bestimmten Verdünnungen durch einen krankhaft veränderten Liquor ausgeflockt oder getrübt. Die Benutzung der gepufferten Normosallösung erspart die Vorversuche.

Reagenzien: Mastix-Stammlösung, die durch Lösen von 10 g Mastix in 100 g Alkohol am besten in einem Schüttelapparat hergestellt, sodann 24 Stunden im Eisschrank stehengelassen wird und schließlich als Filtrat die Mastix-Stammlösung darstellt. — 2. Alkoholische konz. Sudan-III-Lösung. — 3. Normosal-Lösung (Sächs. Serumwerk Dresden).

Herstellung der Versuchslösung: 1 ccm Stammlösung wird mit 8,5 ccm Alkohol und 0,5 ccm gesättigter alkohol. Sudan-III-Lösung durchmischt. Hierzu werden 40 ccm Aq. bidest. langsam zugegeben und 1/2 Stunde zum Zwecke der „Reifung" gewartet. Die Verdünnungsreihe wird nach SAMSON wie folgt angesetzt:

Verdünnungschema für die Normomastixreaktion

Glas	I	II	III	IV	V	VI	VII	VIII	IX	X	weg-pipettiert
Liquor ..	0,5	0,375	0,5								
Normosal	—	0,125	0,5	↘0,5	0,5	0,5	0,5	0,5	0,5	0,5	
				0,5	↘ 0,5	↘ 0,5	↘ 0,5	↘ 0,5	↘ 0,5	↘ 0,5	0,5
Verdünn.	1/1	3/4	1/2	1/4	1/8	1/16	1/32	1/64	1/128	1/256	

Auch bei der Normomastixreaktion wurden zahlreiche Modifikationen eingeführt, besonders durch Kolorierung (z. B. wie oben mit Sudan III), die sich aber nicht generell durchgesetzt haben. Weitere Kolloidreaktionen sind die *Benzoe-Reaktion* nach GUILLAIN und die *Paraffinreaktion* nach KAFKA, deren praktische Bedeutung aber wesentlich geringer ist.

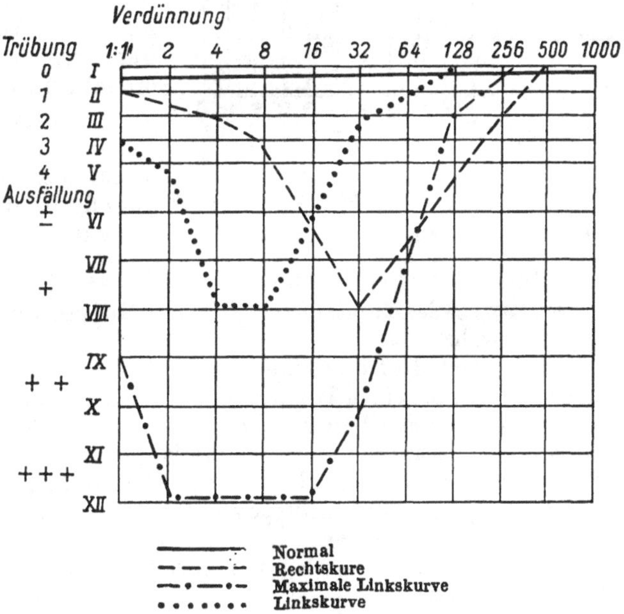

Abb. 109. Normomastixkurven (schematisch)

e) Salzsäure - Collargol-Reaktion nach Riebeling.

Prinzip: Ermittlung der Schutzwirkung des Liquors gegenüber der fällenden Wirkung verdünnter Salzsäure auf eine verdünnte Collargollösung. Bei dieser Reaktion ist im Gegensatz zur Goldsol- und Mastixreaktion der Liquor das Testkolloid.

Reagenzien: Collargolsubstanz: 0,5 g werden mit 500 ccm Aq. dest. = 0,1%ige Stammlösung langsam gelöst (einige Stunden) und dunkel und gut verschlossen aufbewahrt. Diese Lösung ist dann 6—8 Wochen haltbar. Aus dieser Stammlösung wird eine Verdünnung 1:10 als Gebrauchslösung am Gebrauchstage selbst hergestellt und eine halbe Stunde stehengelassen. — Analytisch reine $^1/_{10}$ n-Salzsäure, aus der am Versuchstage eine $^1/_{500}$ n-Lösung hergestellt wird.

Ausführung: Man nehme 12 kleine Röhrchen und ein Stativ und gebe in das Röhrchen Nr. 1 0,5 ccm, in das Röhrchen 2 0,8 ccm, in das Röhrchen 3 0,9 ccm, Nr. 4 1,4 ccm, Nr. 5 1,9 ccm und in jedes weitere Röhrchen 1 ccm $^1/_{500}$ n-Salzsäure. — Sodann gibt man Liquor hinzu, und zwar in das Röhrchen 1 0,5 ccm, in das Röhrchen 2 0,2 ccm, in das Röhrchen 3, 4, 5 je 0,1 ccm Liquor. Aus dem 4. Röhrchen werden 0,5 ccm abpipettiert, aus dem 5. wird 1 ccm in das 6. Röhrchen pipettiert und von da 1 ccm in das 7. Röhrchen usw. Aus dem 10. Röhrchen wird 1 ccm wegpipettiert, so daß schließlich jedes Röhrchen 1 ccm Liquorverdünnung mit Salzsäure enthält, und zwar in der erforderlichen Verdünnung (s. Abb. 110). Zu jedem Gläschen werden dann 1 ccm 0,01%ige Collargollösung zugegeben und gut durchgeschüttelt. Die Ablesung erfolgt nach 6–12 Stunden.

Klinische Bewertung: Zu beurteilen sind: 1. die Länge der Schutzzone (ohne, mäßig und stark verlängerte Schutzzone) und 2. die Ausdehnung und Lage der Fällungszone. Spezifische Kurvenverläufe für bestimmte Erkrankungen bestehen nicht, wenn auch bei Meningitis und Paralyse oft wiederkehrende gleichartige Kurven resultieren. Auch mit der Salzsäure-Collargol-Reaktion ist keine scharfe Trennung von normalem und pathologischem Liquor möglich. Diese Reaktion ersetzt nicht die Goldsol- oder Mastixreaktion, sondern kann sie nur sinnvoll ergänzen, zumal sie außerordentlich leicht durchführbar ist.

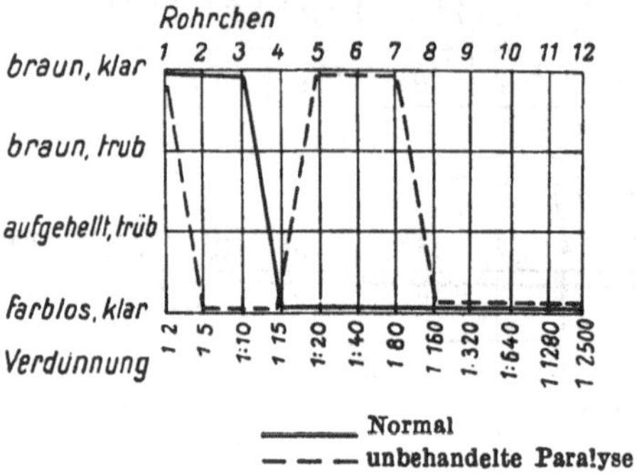

Abb. 110. Salzsäure-Collargol-Kurven

Qualitative Eiweißzusammensetzung und Pufferungsvermögen des Liquors sind die entscheidenden Faktoren für den Reaktionsausfall, der durch geringe Blutbeimengungen kaum gestört wird.

f) Takata-Ara-Reaktion im Liquor (Einglasmethode).

Prinzip: Siehe Kapitel Blut. Folgende Modifikation nach Kraus hat sich für den Liquor bewährt.

Ausführung: Zu 1 ccm Liquor, der sich in einem kleinen dünnen Reagenzglas befindet, bringt man einen Tropfen einer 10%igen Natriumkarbonatlösung und 0,3 ccm einer frisch hergestellten Mischung aus gleichen Teilen 0,5%iger Sublimat- und 0,02%iger Fuchsinlösung und schüttelt gut durch. Bei einer spezifischen luischen Meningitis zeigt sich ein blauvioletter Niederschlag mit darüberstehender wasserklarer Flüssigkeit. Bei nichtspezifischer Meningitis erscheint eine sofortige Rosafärbung ohne Ausflockung.

Bewertung: Schematisch lassen sich die möglichen Ablesungen folgendermaßen zusammenfassen:

Normal ...... blauviolett – keine Flockung.
Pathologisch... 1. metaluischer Typ: Ausflockung eines blauvioletten Niederschlages – klare Flüssigkeit;
2. meningitischer Typ: Rosafärbung – keine Flockung.

Bei metaluischen Prozessen kann eine quantitative Ablesung vorgenommen werden, indem nach $^1/_4$ bis $^1/_2$ Stunde und nach 24 Stunden abgelesen wird:

++++ nach 15–30 Minuten an der Oberfläche wasserklare Streifen, darunter Ausflockung.
+++ nach 24 Stunden blauvioletter Bodensatz mit darüberstehender wasserklarer Oberschicht.
++ nach 24 Stunden halbe Höhe der wasserklaren Oberschicht.
+ nach 24 Stunden nur 1–2 mm breiter wasserklarer Streifen.

Bence-Jones-Paraprotein

Es sei betont, daß man bei manchen Fällen von Plasmozytom auch im Liquor cerebrospinalis das thermolabile Bence-Jones-Globulin in der üblichen Weise (siehe Kapitel Harn) nachweisen kann.

Blutliquorschranke

Der Begriff der Blutliquorschranke hat sich zwar einerseits als fruchtbar erwiesen, ist aber in seinem funktionellen Geschehen heute noch schwer übersehbar. Vor allem stecken wir methodisch noch in den Anfängen. Alle bisherigen Methoden sind begrenzt verwertbar. Genannt sei z. B. die *Brommethode* nach WALTHER. Hierbei erhält der Patient 5 Tage lang je cm Körperlänge 0,03 g Bromnatrium per os bzw. 20 mg je kg per os. 24 Stunden nach der letzten Bromgabe wird nüchtern lumbal punktiert und das Brom im Liquor bestimmt. Ähnlich begrenzte Funktionsproben stellen die sog. *Uraninmethode* nach JERSIELD und Mitarbeitern, die *Säurefuchsinmethode* nach FLATAU und die *Förstersche Jodresorptionsmethode*, sowie die *Hämolysinreaktion für Kolloide* nach WEIL und KAFKA dar.

Eine funktionell-genetische Liquoranalyse ist an sich sehr wichtig und ist auch bereits mit *radioaktiven Isotopen* betrieben worden, z. B. mit radioaktivem Phosphor. Diese Methoden sind aber für die allgemeine klinische Diagnostik noch nicht reif. SCHALTENBRANDT und WÖRDEHOFF (Nervenarzt **1947**, 458) haben einfache Verfahren zur Bestimmung der Liquorproduktion und Resorption angegeben.

10. Chemische Liquoruntersuchungen

a) Eiweißbestimmungen

1. Eiweißschätzung im Liquor nach Roberts, Brandberg, Stolnikow.

Prinzip: Zum Eiweißnachweis wird die Hellersche Ringprobe mit Salpetersäure benutzt. Man stellt eine Reihe von Liquorverdünnungen her, wobei in den Verdünnungen, deren Eiweißgehalt nur 0,033‰ beträgt, die Hellersche Ringprobe erst nach 2–3 Minuten positiv wird.

Reagenzien: Salpetersäure $D = 1{,}40$ – 0,4%ige Kochsalzlösung.

Ausführung: Es werden wie bei der Goldsolreaktion Liquorverdünnungen 1:10, 1:20 usw. hergestellt, so daß sich in jedem Reagenzglas 1 ccm der entsprechenden Verdünnung befindet. Daraufhin wird mit einer dünnen Kapillare in jedem Gläschen vorsichtig mit 1/2 ccm konz. Salpetersäure unterschichtet, wobei die Kapillare vor neuerlicher Benutzung erst mit Filtrierpapier gereinigt werden muß. Daraufhin wird nach 1 Minute Zeitdauer gegen einen dunklen Hintergrund beobachtet, in welchem Röhrchen noch ein Trübungsring aufgetreten ist. Das Röhrchen, in dem erst nach 2–3 Minuten der Ring erscheint, enthält also etwa 0,033‰ Eiweiß.

Berechnung: Durch Multiplikation von 0,033‰ mit der Verdünnungszahl erhält man den Gesamteiweißgehalt in pro Mille.

Klinische Bewertung: Der normale Eiweißgehalt des Liquors liegt zwischen 0,2–0,3‰. Es handelt sich, wie gesagt, bei obigem Verfahren nur um eine Schätzung, wenn nicht die Bedingungen für chemische Maßanalysen vorhanden sind. Es muß darauf geachtet werden, daß der Liquor keine Blutbeimischungen enthält.

Hervorgehoben seien auch hier die unterschiedlichen Werte bei den einzelnen Liquorkategorien nach KAFKA:

	Zellen im cmm	Pandy	Nonne	Ges.-Eiw. Teilstr.	Globul. Teilstr.	Album. Teilstr.
Ventrikelliquor . .	1/3	neg.	neg.	0,7	0,2	0,6
Zisternenliquor	5/3	neg.	sp. opal.	1,1	0,3	0,9
Lumballiquor . .	8/3	neg.	sp. opal.	1,3	0,3	1,0

2. Volumetrische Eiweißbestimmungen

Prinzip: Es wird in einem Nissel-Kafka-Röhrchen erst eine Gesamteiweißfällung mit Esbachs Reagens und in einem 2. Röhrchen durch gesättigte Ammoniumsulfatlösung eine Globulinfällung ausgeführt, wobei die 2. Fällung zum besseren Vergleich mit der 1. nach Auflösung erneut mit Esbachs Reagens gefällt wird. Die Fällungen werden nach Zentrifugieren volumetrisch geschätzt, wobei der Gesamteiweißwert minus Globulinwert dem Albuminwert entspricht. Das Verhältnis Globulin:Albumin bezeichnen wir als den Eiweißquotienten.

Reagenzien: 1. Esbach-Reagens (= 10 g Pikrinsäure + 20 g Zitronensäure ad 1000 ccm Aq. dest.) – 2. Heißgesättigte und filtrierte Ammoniumsulfatlösung (wie bei der Herstellung von Nonne-Appelt-Reagens) – 3. 0,9%ige Kochsalzlösung – 4. Nissel-Kafka-Röhrchen (s. Abb. 111).

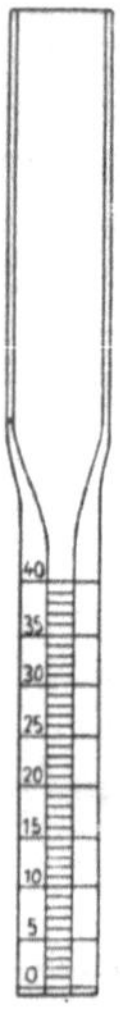

Abb. 111. Nissel-Kafka-Röhrchen

Ausführung: In zwei Nissel-Kafka-Röhrchen werden 0,6 ccm Liquor gegeben. In das Röhrchen 1 wird 0,3 ccm Esbachs Reagens hinzugefügt und der Inhalt mit feiner Knopfsonde gut durchgemischt. Nach etwa 30 Minuten wird der Niederschlag scharf an den Boden zentrifugiert. Die Höhe des Niederschlages wird mit der Lupe an der Teilstrichmarkierung abgelesen = erste Zahl bzw. *Gesamteiweißwert.*

In das 2. Röhrchen werden 0,3 ccm gesättigte Ammoniumsulfatlösung gegeben. Nach gutem Durchmischen und zweistündigem Stehen wird gleichfalls scharf zentrifugiert und daraufhin die 2. Zahl, d. h. der Globulinwert, abgelesen. Zum besseren Vergleich von gleichartigen Niederschlägen wird der Ammoniumsulfatniederschlag noch einmal mit Esbachs Reagens umgefällt. Hierzu wird die überstehende Flüssigkeit mittels Saugkapillare und Wasserstrahlpumpe abgesaugt, der Niederschlag mit 0,6 ccm physiol. Kochsalzlösung gelöst, durch Zugabe von 0,3 ccm Esbachs Reagens gefällt und wie oben gleichfalls zentrifugiert und abgelesen = zweite Zahl bzw. *Globulinwert.*

Das Röhrchen ist so geeicht, daß ein Teilstrich = 24 mg-% Eiweiß entspricht.

Berechnung: Gesamteiweiß – Globulineiweiß = Albumineiweiß

$$\frac{\text{Globulin}}{\text{Albumin}} = \text{Eiweißquotient} = \text{EwQu}$$

Beispiel:

Gesamteiweiß 1,0 Teilstr. – Globulineiweiß 0,2 Teilstr. = Albumineiweiß 0,8 Teilstr.

$$\text{EwQu} = \frac{0{,}2}{0{,}8} = 0{,}25 \text{ (Normal } 0{,}2 - 0{,}45)$$

d. h. Globulin:Albumin 4,8 mg-% : 19,2 mg-%.

Eiweißrelation im normalen Liquor

	Gesamteiweiß Teilstrich	Globulin Teilstrich	Albumin Teilstrich	Eiweiß-quotient
Durchschnittswerte . . .	1,0	0,2	0,8	0,25
Grenzwerte	0,8–1,3	0,1–0,4	0,6–1,1	0,1–0,45

Klinische Bewertung: Wie in der Abb. 112 aufgezeigt, finden wir bei der unbehandelten Paralyse die höchsten Werte (1,0 bis 2,6); sodann folgen die behandelten und atypischen Fälle von Paralyse (0,4 bis 2,5) sowie die Tabes dorsalis (0,4 bis 2,2).

Die übrigen Erkrankungen, wie Lues cerebrospinalis, Meningitis infectiosa, multiple Sklerose und Schizophrenie, zeigen wesentlich geringere Werte. Auch die übrigen Nervenkrankheiten zeigen einen niedrigen oder normalen Eiweißquotienten. Wir wissen heute, daß z. B. das Paralyse-Globulin sich elektrophoretisch fast ausschließlich als γ-Globulin erweist. Bemerkt sei, daß aus dem Verhalten des Eiweißquotienten im Liquor auch prognostische Schlüsse gezogen werden können, wobei eine Erhöhung sich als ungünstig erweist und umgekehrt. Die volumetrisch gefundenen Eiweißwerte liegen bis zu 40% unter den chemisch und spektralphotometrisch nachweisbaren Werten. Bezügl. Bestimmung der Proteine im Liquor s. Klin. Wschr. 1950, S. 444.

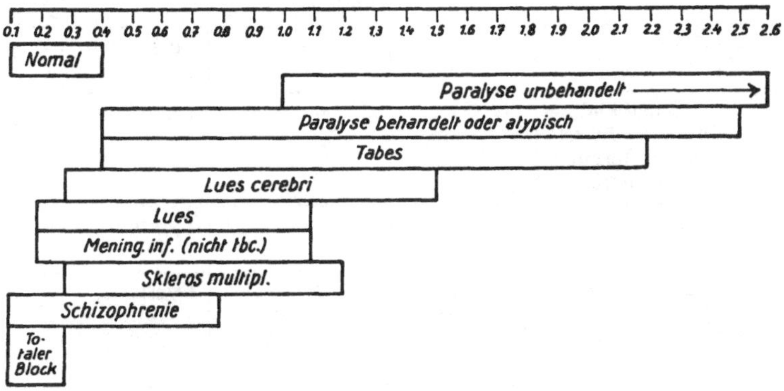

Abb. 112. Mittlere Eiweißquotienten (nach KAFKA)

b) Bestimmung des Liquorzuckers

Prinzip: Bestimmung der reduzierenden Eigenschaften des Liquors, die sich zu 90% auf Glukose beziehen lassen.

Ausführung: Nach der bekannten Methode nach HAGEDORN und JENSEN werden genau 0,1 ccm Liquor exakt abpipettiert und in der üblichen Weise mit Zinksulfat-Natronlauge enteiweißt und filtriert. Alle Einzelheiten siehe Kapitel Blutzuckerbestimmung. Es ist zweckmäßig, eine Leerbestimmung mit Aq. dest. parallel laufen zu lassen.

Normalwert des Liquorzuckers 40–80 mg-%

Klinische Bewertung des Liquorzuckerwertes: Fraglos ist bisher der Liquorzuckerbefund etwas überbewertet worden. Es sei betont, daß der Liquorzucker nur am nüchternen Patienten untersucht werden darf, zumal auch eine weitgehende Parallelität zwischen dem Blutzucker und dem Ventrikelliquorzucker besteht. Bei fraktionierter Entnahme des lumbalen Liquors schwankt der Zuckergehalt gleichfalls erheblich und offenbar ohne bestimmte Gesetzmäßigkeit. Im allgemeinen kann man sagen, daß eine *Verminderung des Liquorzuckers* vor allem durch einen erhöhten Zuckerverbrauch von im Liquor lebenden Bakterien bedingt ist, so daß einzelne Meningitisformen nicht zuverlässig durch den Zuckerwert allein unterschieden werden können. Lediglich die Meningitis tuberculosa zeigt meist deutlich erniedrigte Werte und ist somit differentialdiagnostisch gegen Enzephalomyelitisformen abzugrenzen.

Synopsis der

	Aussehen	Liquordruck (lumbal)	Zellzahl (lumbal)	vorwieg. Zelltyp	Nonne-Apelt
Normal	klar	80–180	0–83	Lympho.	—
Meningitis serosa	klar	erhöht	100–1000	erst polyn. dann Lympho.	+
Meningitis purulenta	eitrig		sehr stark verringert	bes. Leuko.	+++
Meningitis epidemica	eitrig	stark erhöht	500–2000	polyn. Leuko.	+++
Meningitis tuberculosa	anfangs klar oder leicht getrübt, Spinnengewebsgerinnsel		15–500	Lympho.	(+) (—)
Tabes dor.	klar	normal	15–200	Lympho.	+
Progress. Paralyse	klar oder gelblich	normal bis leicht erhöht	15–300	Lympho.	++
Lues cerebrospinalis	getrübt	erhöht	100–2000	Lympho.	++
Poliomyelitis akut ant.	klar oder leicht getrübt	normal bis erhöht	15–1000 3000	Anf. Leuko. spät. Lympho.	+—
Enzephalitis	nicht klar, selten gelblich		15–500	Lympho.	—
Multiple Sklerose	klar		5–30	Lympho.	+
Hirntumor	wechselnd	nicht erhöht	wechselnd	u. U. Tumorzellen	+—+++
Kompressionssyndrom	xanthochrom	verschieden	normal oder wenig vermehrt	0—±	+

c) Chloridbestimmung im Liquor

Nach dem Verfahren von Nitzschke empfiehlt sich folgender Arbeitsgang:

In ein breites Zentrifugenglas werden 0,1 ccm Liquor und 0,3 ccm Aq. dest. pipettiert. Hierzu werden 5 ccm absoluter Alkohol zugegeben, durchgeschüttelt und 5 Minuten lang zentrifugiert. Zur überstehenden Flüssigkeit gibt man 2 Tropfen einer 3%igen Kaliumchromatlösung und titriert mit einer $^1/_{100}$ n-Silbernitratlösung bis zum Farbumschlag in Braun. Man erhält den Chlorwert des Liquors in mg durch

Liquorveränderungen

Pandy	Weißbrodt	Goldsol-R.	Mastix-Reaktion	EW	EW-Quotient	WaR
—	—	0	0		0,1–0,45	—
+	+	verschieden		erhöht	unter 0,5	—
+++	+++	Rechtskurve	Rechtskurve		0,1–0,2	—
+++	(+) (—)	Rechtskurve	Rechtskurve		0,5–0,9	—
+	(+) (—)	oft Linkskurve	Flockung i. mittlerem Teil d. Kurve	2–3fach im Harn	0,5–0,8	—
+	+	Linkskurve	unvollständig, Ausfall links		0,45–1,0	+
++	++	sicher Linkskurve	Paralysekurve d. h. max. Ausfällung i. d. l. Röhrchen	leicht vermehrt		pos.
++	+	Linkskurve	Linkskurve	erhöht	0,1–0,5	pos.
+	(+) (—)	u. U. schwach, Linkskurve	schwache Linkskurve	nicht normal	erhöht	—
(+)	—	Linkskurve	Linkskurve	+	normal	—
+	+	Linkskurve	Linkskurve	+	uncharakteristisch	—
+—+++	+—+++	Links- oder Rechtskurve	uncharakteristisch	vermehrt meist Albumin	niedrig	—
+	+	meist Rechtskurve	Rechtskurve	stark erhöht	uncharakteristisch	—

Multiplikation der Zahl der verbrauchten ccm Silbernitrat mit 0,355. Den Kochsalzwert erhält man durch Multiplizieren mit dem Faktor 0,585.

Klinische Bewertung: Die Normalwerte für Natrium bewegen sich zwischen 257–331 mg-%. Die Normalwerte für Kochsalz um 720–750 mg-% und demzufolge die Werte für Chlor um etwa 400 mg-%.

Bei *Meningitiden* ist der Chloridwert *meist erniedrigt*, oft auch bei Infektionskrankheiten. Sicher ist hierfür die veränderte Blutliquorschranke verantwortlich. Bei *Enzephalitiden* sind die Chloridwerte *meist erhöht*.

Normale Liquorwerte

Physikalisch	
Spez. Gew.	1,006–1,009
Reaktion	p_H 7,35–7,8
Gefrierpunktserniedrigung	—0,56 ——0,57°
Oberflächenspannung	7,35–7,15 Zent.-Gramm/cm
Leitfähigkeit	0,01425–0,01549 bei 25°
Viskosität	1,01–1,06
Refraktometerindex	1,33494–1,33510
Liquormenge	120–180 ccm
Farbe und Aussehen	wasserklar, farbl.
Druck	80–180 mm H_2O
Zellzahl	0–8/3 Zellen kl. u. große Lymphozyten

Chemisch	
Ges.-Eiweiß	24 mg-%
davon Globuline	4,8 mg-%
Albumine	19,2 mg-%
Eiw.-Quot.	0,2–0,45
Rest-N	11–15 mg-%
Gesamt-N	17–22 mg-%
Aminosäuren	1 mg-%
Harnstoff	6–12 mg-%
Harnsäure	0,3–1,3 mg-%
Kreatinin	1–1,5 mg-%
Zucker	40–80 mg-%
Natrium	257–331 mg-%
Kalium	10–18 mg-%
Kalzium	4,4–6,8 mg-%
Magnesium	1,3–1,6 mg-%
Eisen	32 γ-%
Chloride	720–750 mg-%
Phosphor	1,5–2,7 mg-%
Bikarbonat	40–60 Vol.-%
Cholesterin	0,06–0,22 mg-%
Jod	0,58 γ-%
Milchsäure	9–27 mg-%

Eiweißgehalt im Liquor
(nach Cantarow und Trumper)

Zustand	Liquor cerebrospinalis in mg-%
Normal	15–45
Tabes dorsalis	40–200
Paralyse	30–190
Lues cerebrospinalis	20–160
Pneumokokken-Meningitis	150–2000
Meningokokken-Mengingitis	180–3000
Streptokokken-Meningitis	160–2000
Tuberkul. Meningitis	200–2000
Hirntumor	30–500
Hirnabszeß	30–500
Froin-Syndrom	80–3000
Encephalitis epidem.	50–300
Zerebrale Blutung	20–220
Zerebrale Thrombose	20–140
Epilepsie	15–80
Seröse Meningitis	20–70
Myxoedem	60–2000

Glukose in mg-% im Liquor cerebrospinalis

Zustand	Glukosegehalt
Junger nüchterner Mann	40–70
Normales nüchternes Kind (10 J.)	70–90
Funktionelle Zahnerkrankung	70–95
Lues des ZNS	30–110
Epidemische Enzephalitis	70–110
Eitrige Meningitis	0–25
Tuberkulöse Meningitis	18–36
Hirnabszeß	70–110
Hirntumor	70–110

V. Untersuchung der Punktionsflüssigkeiten

1. Allgemeines

In der klinischen Diagnostik spielt seit jeher die Bewertung von Punktionsflüssigkeiten eine erhebliche Rolle. Aber auch hier muß sich der Kliniker immer wieder ein gewisses System von verschiedenen Untersuchungsreaktionen für seine diagnostischen Überlegungen zusammenbauen. Meist handelt es sich um empirisch gefundene Reaktionen. Vielfach sind die angestellten Proben in ihrer richtigen Bewertung so außerordentlich schwierig, da uns die pathologische Physiologie der Entstehung vieler Flüssigkeitsanhäufungen im Körper noch sehr unklar ist und unser Wissen nur auf Vermutungen gestützt ist. Bekanntlich finden wir geringe Flüssigkeitsmengen in allen serösen Höhlen, unter pathologischen Bedingungen können sich jedoch diese Sekretmengen riesenhaft vermehren.

Es ist unser Ziel, die durch Punktion gewonnene Flüssigkeit nach pathogenetischen Gesichtspunkten diagnostisch auszuwerten. Die Trennung in Exsudation und Transsudation ist rein klinisch konventionell. An unserer Klinik bemühten wir uns, vor allem auch die Relation von den jeweiligen serösen Flüssigkeiten zu den Inhaltsstoffen des Serums zu untersuchen.

2. Punktionstechnik

a) Pleurapunktion

Bei den Erkrankungen der Atmungsorgane, insbesondere der Pleura, gehört die sog. *Probepunktion* zu den häufigsten Eingriffen. Meist benutzt man hierzu eine etwa 6–8 cm lange Punktionsnadel von 1 mm Dicke und mindestens 0,5 mm lichter Weite. Die Punktionsstelle wird durch den klinischen Befund bestimmt. Vor der Punktion erfolgt die übliche Hautdesinfektion mit Jodtinktur oder Alkohol, u. U. auch Anästhesie mit Novokain. In der Regel wird in der Skapularlinie am oberen Rand der Rippe eingestochen, da die Gefäße hier unter der Rippe liegen; im übrigen Brustkorbbereich punktiert man genau zwischen den Rippen. Bei negativem Punktionsergebnis punktiert man im allgemeinen noch an zwei bis drei anderen Stellen, wobei der 9. und 10. Interkostalraum am bevorzugtesten sind. Die Brustwanddicke bewegt sich im allgemeinen zwischen 2 und 4 cm. Bei definitiver Pleurapunktion benutzt man gleichfalls eine 6–8 cm lange, aber meist etwas dickere Nadel und läßt das Punktat entweder frei ablaufen oder setzt an die Nadel einen Saugapparat, eine Rotandaspritze oder u. U. nur einen Gummischlauch zur besseren Saugwirkung. Bei dickflüssigen und fibrinreichen Punktaten muß man u. U. Trokare verwenden und gegebenenfalls vorher noch eine Sekretolyse bzw. Viskositätsherabsetzung durch Kinetininjektion (= Hyaluronidase Schering) erstreben.

Nach erfolgter Punktion wird laufend angesaugt. Der Geübte kann sehr wohl unterscheiden, ob man mit der Nadelspitze in einer Pleuraschwarte ist, ob man sich bereits im Pleuraspalt befindet oder ob man schließlich schaumiges Blut aspiriert, was für eine Punktion der Lunge selbst spricht. An die sog. Probe- oder definitive Pleurapunktion kann sich u. U. gleich die therapeutische Punktion durch Ablassen des Exsudates bzw. Transsudates anschließen sowie therapeutische Maßnahmen wie Pleuraspülungen usw. Für die chemischen bzw. zytologischen Untersuchungen empfiehlt es sich, in jedem Falle auf 10 Teile Punktat einen Teil 0,5%iges Natriumzitrat zuzugeben, um die lästigen Gerinnungen zu vermeiden.

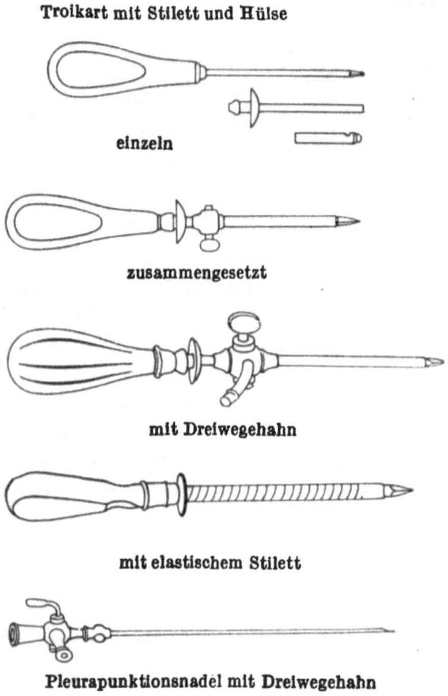

Abb. 113. Punktionsnadeln

Gefahrenquellen und Kontraindikationen der Pleurapunktion.

Verletzungen der Interkostalarterien sind selten. Lungen-, Zwerchfell-, Leber- und Milzpunktionen kommen nur bei ungeschickter und unsachgemäßer Handhabung vor. Bei Lungengangrän und Lungenabszeß oder evtl. vorliegenden Echinokokkuszysten sowie oberflächlichen Bronchiektasen besteht die Gefahr der Pleurainfektion.

b) Aszitespunktion

Nach gesicherter Diagnose punktiere man nach entsprechender Desinfektion bzw. Anästhesie mit Trokar meist zwischen äußerem und innerem Drittel der Monroeschen Linie (Verbindung zwischen Umbo und Spina iliaca ant. sup.) meist links, in der Mittellinie zwischen Nabel und Symphyse. Nachdem man das Stilett des Trokars herausgezogen hat, schließt man an die belassene Hülse einen Gummischlauch an und läßt je nach der Lage des Falles 3, 6 oder noch mehr Liter Aszitesflüssigkeit ab.

Gefahrenmomente: Sehr große Milztumoren, harngestaute Blasen und evtl. atypisch verlaufende Gefäße bedeuten gewisse, wenn auch sehr seltene Gefahren.

c) Perikardpunktion

Beim Vorhandensein von großen Ergüssen im Perikard kann aus vitaler Indikation eine Entlastungspunktion erforderlich sein. Nur in wenigen Fällen dürfte die Perikardpunktion einen diagnostischen Wert haben. Das Perikard wird im Sitzen punktiert, meist ohne Anästhesie, dafür aber gern nach vorheriger Gabe von Opiaten. Die Hauptpunktionsstelle ist 1–2 Querfinger links von der Mamillarlinie in Höhe des 5. Interkostalraumes. Nach 2–3 cm Tiefe erreicht man unter ständigem Absaugen den Herzbeutel. Größere Punktionsmengen sind 300 bis 500 ccm, die jedoch nicht zu schnell abgelassen werden dürfen.

3. Transsudate und Exsudate

Allgemeines.

Transsudate. Die Transsudate sind im allgemeinen von hellgelber Farbe mit z.T. etwas grünlichem Farbton und relativ durchsichtig. Die aktuelle Reaktion ist meist schwach alkalisch. Wenn Transsudate längere Zeit stehenbleiben, so trüben sie sich durch Auskoagulieren des Fibrins. Dieser Prozeß kann durch Zusatz von etwas Blut beschleunigt werden. Das spezifische Gewicht liegt zwischen 1,005 und 1,015. Dementsprechend haben Transsudate auch einen geringen Eiweißgehalt, der nur beim Aszites etwas größer sein kann. Im allgemeinen ist der Gesamteiweißwert unter 2,5 g-%, wobei das Eiweiß vor allem aus Albumin, wenig Globulin und kaum Fibrinogen besteht. Wir wissen heute nach elektrophoretischen Untersuchungen, daß die Transsudate bei Stauungen vorwiegend „*albuminös*" sind oder u. U. „*serösen*" Charakter haben, d. h. eine Eiweißzusammensetzung besitzen, die weitgehend der des Serums entspricht. Ferner sind Mukopolysaccharide anwesend. Die Chloride sind in den Transsudaten oft etwas höher als im Serum. In gleicher Höhe wie im Blut finden wir Glukose, Harnstoff, Kreatinin, anorganischen Phosphor, etwa halb so hohe Werte finden wir für Kalzium, während Natrium, Magnesium und Kalium in nur wenig geringerer Menge als im Blut vorkommen. Neutralfett und Fettsäuren fehlen, während Lipoide vorhanden sind. Bei chylösen Transsudaten können 3–4% Fett enthalten sein, während bei pseudochylösen eine auffällige Vermehrung der Lipoide besteht, die zugleich auch für die milchige Farbe verantwortlich sind. Der Zellgehalt ist außerordentlich gering (s. Abb. 114), wobei meist nur einige Alveolarepithelien mit gelegentlichen Lymphozyten und Erythrozyten zu finden sind. Transsudate sind bakteriologisch fast stets steril.

Entstehungsmechanismus.

Die Ursachen für Transsudate sind sehr verschieden. In der überwiegenden Mehrzahl der Fälle verdanken Transsudate vor allem Kreislaufstörungen ihre Entstehung. Daneben sind es z. B. Verminderung des kolloidosmotischen Druckes durch Hypoproteinämie, eine erhöhte Permeabilität bei Mangelaffektionen, ein Ansteigen des intrapapillären Druckes und schließlich mechanische Verlegung der Lymphbahn, alles Momente, die die Entstehung von Transsudaten begünstigen.

Klinische Bewertung: Wir finden Transsudationen besonders beim Hydrothorax im Rahmen von Kreislauferkrankungen, beim Aszites im Rahmen von Leberzirrhosen und Kreislaufinsuffizienzen. Beim Hydrozephalus finden wir ebenfalls niedrige spezifische Gewichte. Auch der Meningismus der sog. serösen Meningitis ist eine transsudative Permeabilitätsstörung. Hydrozele, Hydroperikard, Hydroarthrosis sind schließlich weitere lokalisierte Transsudate.

Exsudate.

Die Exsudate als Produkte der Entzündung haben je nach ihrer Beschaffenheit ein sehr unterschiedliches Aussehen. Die spezifischen Gewichte liegen stets über 1,015, und der Eiweißgehalt liegt im allgemeinen höher als 2,5 g-%, und zwar handelt es sich hierbei nach elektrophoretischer Untersuchung um ein Überwiegen der γ-Globuline. Je nach ihrer physikalischen und chemischen Beschaffenheit können wir im klinischen Sprachgebrauch eine Reihe von Unterformen unterscheiden.

1. seröse Exsudate. Im Gegensatz zu den Transsudaten haben die Exsudate ein höheres spezifisches Gewicht, einen höheren Eiweißgehalt über 3 g-% und eine stärkere Fibrinbildung. Nur bei tuberkulösen Exsudaten liegen die Eiweißwerte etwa nur bis 0,5 g-%, dabei handelt es sich wieder vor allem um Globuline und Fibrinogen. Bei den Pneumokokkenexsudaten beobachten wir oft eine sehr schnelle Gerinnung. Der

Glukosegehalt ist durch die bakterielle Glykolyse vielfach erniedrigt. In derartigen Exsudaten finden sich auch sehr reichlich Mukopolysaccharide. Bei Pneumokokken-Pneumonien bzw. Pleuritiden sind die Chloride im Exsudat vermindert. Kreatin und Harnstoff sind etwa in gleicher Höhe wie im Blut vorhanden. Kalzium und Magnesium sind in den Exsudaten höher als in den Transsudaten. Fett findet sich besonders bei tuberkulösen Exsudaten. Zytologisch sehen wir neben den massigen Fibrinflocken zahlreiche Endothelien, Erythrozyten und Leukozyten, und zwar bei akuten Entzündungen vorzugsweise Leukozyten und bei chronischen Entzündungen vorzugsweise Lymphozyten. Hieraus resultiert auch die klinische Unterscheidung leukozytärer und lymphozytärer Exsudate je nach dem überwiegenden Zelltyp (s. Abb. 114). Ganz allgemein ist in den Exsudaten die Zellzahl höher als in den Transsudaten. Bei serösen Exsudaten finden wir etwa 200–500 Zellen, bei purulenten Exsudaten 4000–40000 Zellen im cmm. Bei der Tuberkulose finden sich meist kleine Lymphozyten mit wenig Monozyten, stark zellige Exsudate sehen wir vor allem bei der Ruhr, Kolitis und Lymphogranulom.

In jedem Falle hüte man sich aber, auf Grund eines lymphozytären Exsudates unbedingt nur auf einen tuberkulösen Charakter der Erkrankung zu schließen.

2. Eitrige Exsudate: Diese sind stark getrübt, gelb oder gelbgrün, d. h. je nach dem bakteriellen Erreger gefärbt. Der jeweilige Erreger wird im gefärbten Ausstrich oder im Kulturversuch nachgewiesen. Beim Fehlen jeglicher Mikroben handelt es sich oft um ein tuberkulöses Exsudat.

3. Jauchige Exsudate: Diese haben einen fauligen Geruch, da sie meist mischinfiziert oder durch Kolikeime hervorgerufen sind. Grünlichgelbe Verfärbungen rühren von dem Bacillus pyocyaneus her.

4. Hämorrhagische Exsudate: Diese finden wir meist bei Tumoren oder bei Tuberkulose, ferner nach Traumen oder bei hämorrhagischen Diathesen. Wenn wir histologisch gleichzeitig noch gewisse Zellverbände und Vakuolen sowie Fetttropfen finden, so spricht dies für das Vorliegen eines Tumors.

5. Chylöse Exsudate: Chylöse Exsudate finden sich meist bei Aszites, wenn im Abdominalbereich der Ductus thoracicus durch einen Tumor arodiert wurde. Das Fett läßt sich dann leicht ausäthern. Mikroskopisch finden sich bei chylösen Exsudaten massenhaft Fetttropfen, daneben Fettsäurenadeln sowie Cholesterinkristalle und reichlich fettig-degenerierte Epithelien (s. Abb. 114).

6. Pseudochylöse Exsudate: Hierbei handelt es sich um Exsudate, die vor allem Mukopolysaccharide enthalten und sich besonders bei karzinomatösen, tuberkulösen und nekrotischen Störungen finden. Hier läßt sich das Fett nicht wie bei den chylösen Exsudaten durch Äther ausschütteln.

Infolge besonderer Verhältnisse oder abweichender anatomischer Gegebenheiten wird man in die Lage versetzt, Flüssigkeiten aus abgekapselten Räumen zu punktieren. Hierbei sei z. B. der Echinokokkenzysteninhalt, der Ovarialzysteninhalt, der Inhalt sehr großer Hydronephrosen, stark einschmelzende Drüsen oder Tumoren genannt. Hierbei lassen sich im einzelnen folgende Differenzierungen erheben:

4. Weitere Punktionsflüssigkeiten

a) Echinokokkenzysteninhalt

Der Inhalt der Zyste ist völlig klar und praktisch eiweißfrei. Dagegen enthalten diese Zysten in charakteristischer Weise Bernsteinsäure und Kochsalz. Das spezifische Gewicht bewegt sich zwischen 1,008 und 1,013. – Mikroskopisch finden wir die

Zytologie von Trans- und Exsudaten

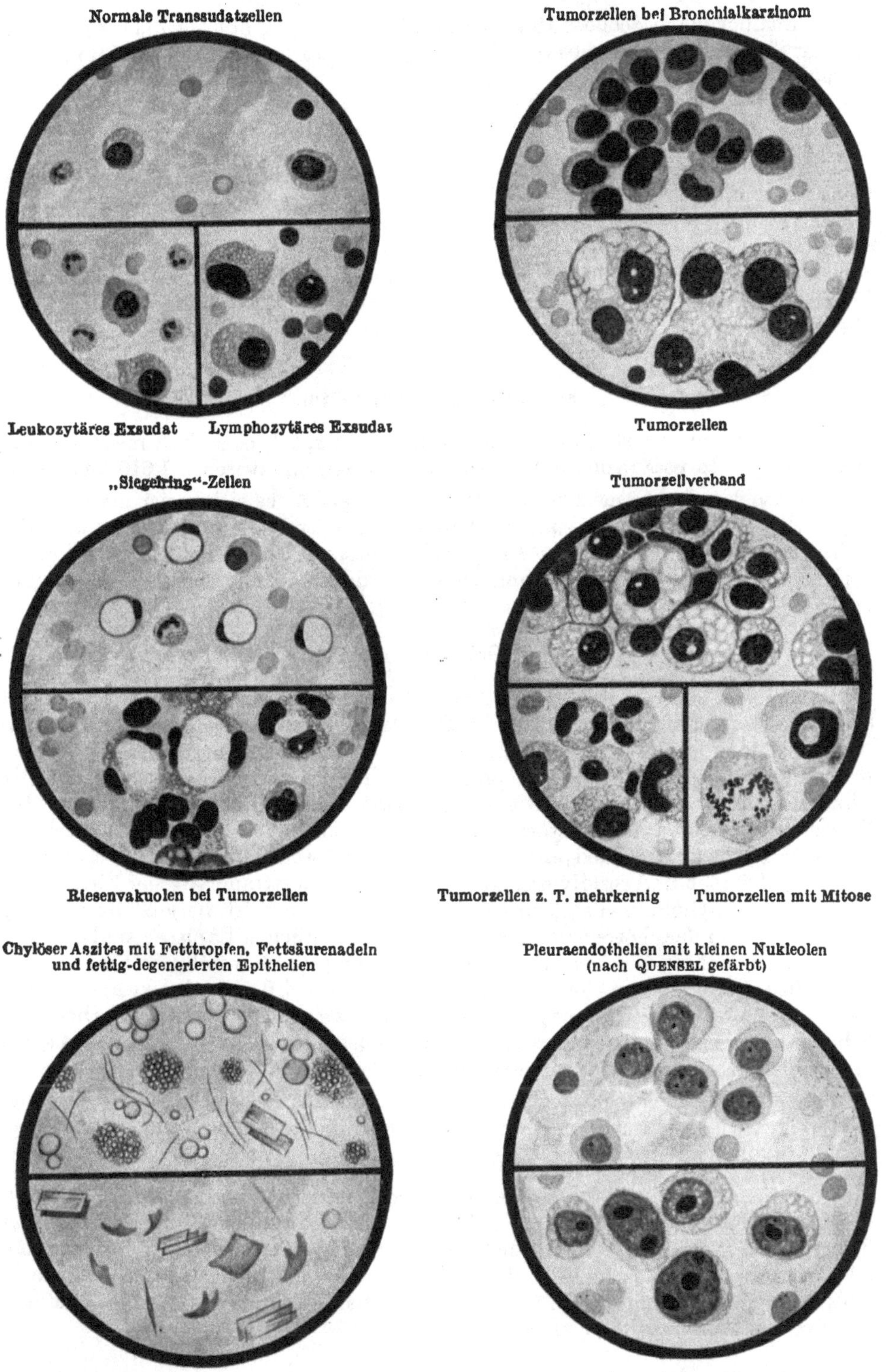

Abb. 114

echten Echinokokken-Scolices Häkchen und Membran (s. Abb. 114). (Ferner denke man zur Sicherung der Diagnose an die Eosinophilie im Blute und den Echinokokkus-glutantest.)

b) Ovarialzystenpunktat

Dieses ist meist zähschleimig, z. T. fadenziehend und trüb und von gallertiger Konsistenz infolge reichlichen Gehaltes an Mukopolysacchariden und an Proteinsalzen. Der relativ hohe Eiweißgehalt (3–5%) und der starke Kohlehydratgehalt sind charakteristisch. Das spezifische Gewicht bewegt sich um 1,020. Die Bezeichnung Pseudomukin ist obsolet, denn schon der Mukinbegriff sollte allein für biologische Flüssigkeiten von bestimmter Viskosität vorbehalten bleiben, und sagt nichts aus über den chemischen Charakter der enthaltenden Mukopolysaccharide.

c) Hydronephrosenpunktat

Hier ergibt sich meist ein klares und urinöses Punktat, es enthält meist Eiweiß, Harnstoff und Harnsäure und hat ein spezifisches Gewicht zwischen 1,010 und 1,015.

Einschmelzende Drüsen und Tumoren: Hier handelt es sich meist um dickrahmigen Eiter mit reichlich Leukozyten und Zelldetritus. Oft finden sich auch die Tuberkelbazillen als ursächliche Erreger, besonders bei den vielfachen Senkungsabszessen. Auch nach Rö.-Bestrahlungen sind derartige Einschmelzungen zu beobachten.

d) Gelenkpunktate

Handelt es sich bei den entzündlichen Gelenkerkrankungen um eine Arthritis urica, so kann man mikroskopisch im Punktat vielfach Kristalle von harnsaurem Natrium finden, die chemisch mit der Murexid-Probe auch als solche nachgewiesen werden können. Aus den elektrophoretischen Untersuchungen wissen wir, daß der Albuminzacke die Hyaluronsäurezacke vorauseilt. Diese Hyaluronsäurezacke ist bei Polyarthritis rheumatica am stärksten und die Viskosität der Synovia zugleich am höchsten. Bei rezidivierenden posttraumatischen Ergüssen findet sich keine Hyaluronsäure. Bei frischen und rezidivierenden Ergüssen, die posttraumatischer Natur sind, ist das Albumin-Globulin-Verhältnis etwa gleich groß. Meist ist die γ-Globulinmenge größer als die in dem betreffenden Serum. Bei entzündlichen Ergüssen sind die Globuline stark zu ihren Gunsten verschoben. Auch der Gesamteiweißgehalt ist bei entzündlichen Ergüssen am höchsten und liegt etwa bei 6%, während akute posttraumatische und rezidivierende Ergüsse einen Eiweißgehalt von 4,3% haben. Die Albuminwerte sind bei den entzündlichen Ergüssen etwa 35%, während sie bei den posttraumatischen Ergüssen etwa bei 55% liegen.

Bei entzündlichen Gelenkergüssen empfiehlt es sich, zugleich auch die üblichen bakteriellen Kulturversuche anzusetzen und die gewöhnlichen Ausstriche und Färbemethoden durchzuführen.

Abschließend sei bemerkt, daß in praxi die Unterscheidung in Transsudate und Exsudate oft nicht möglich ist. Die Fällung gewisser Eiweißkörper durch verdünnte Essigsäure (Rivalta-Probe) und somit die Unterscheidung zwischen Transsudaten und Exsudaten ist eine rein klinische Konvention. In Wirklichkeit gibt es fließende Übergänge, wobei eine scharfe Trennung zwischen Exsudaten und Transsudaten nicht immer eindeutig möglich ist.

5. Chemische Punktatuntersuchungen

a) Rivalta-Probe

Prinzip: Fällung eines Eiweißmukopolysaccharids mit verdünnter Essigsäure.

Reagens: Essigsäure, konz.

Ausführung: Ein Reagenzglas wird zu etwa Dreiviertel mit Wasser gefüllt, 1 Tropfen konz. Essigsäure hinzugegeben und durchgemischt. Hierauf läßt man einen Tropfen Punktionsflüssigkeit hineinfallen und beobachtet, ob eine streifige oder zigarettenrauchähnliche Trübung, d. h. also letzten Endes eine Eiweißfällung, auftritt.

Klinische Bewertung: Es handelt sich hierbei um eine relativ grobe, wenn auch leicht ausführbare Probe. Bei positiver Reaktion sprechen wir von einem entzündlichen Punktat mit hohem Eiweißgehalt und damit von einem Exsudat. Bei negativem Reaktionsausfall entsteht keine Trübung, und wir sprechen von einem Transsudat.

b) Nachweis von „Pseudomuzin"

Prinzip: Diese chemisch noch nicht definierten Mukopolysaccharide finden sich unter anderem in Eierstockzysten. Eine grobe chemische qualitative Nachweisreaktion ist der Nachweis mit alkoholischer Rosolsäurelösung in schwefelsaurer Lösung.

Reagenzien: Alkoholische Rosolsäurelösung — $^1/_{10}$ n-Schwefelsäure.

Ausführung: 25 ccm Zysteninhalt oder die zu untersuchende Flüssigkeit werden mit einigen Tropfen alkoholischer Rosolsäurelösung versetzt, erhitzt und sodann langsam $^1/_{10}$ n-Schwefelsäure zugegeben, bis die Flüssigkeit schwach sauer reagiert, was sich durch einen Umschlag von Rot in Gelb kundtut. Nun wird nochmals bis zum Sieden erhitzt und filtriert. Bei Anwesenheit von Pseudomuzin ist auch das Filtrat trübe, da Eiweißkörper und wahrscheinlich auch Proteinsalze von Mukopolysacchariden durch das Kochen ausgefällt und auf dem Filter zurückgehalten werden.

c) Nachweis der Bernsteinsäure

Prinzip: Die Bernsteinsäure kennen wir als einen charakteristischen Bestandteil von Echinokokkuszysten. Diese Bernsteinsäure wird aus dem Punktat in saurer Lösung ausgeschüttelt und relativ unspezifisch mit Eisenchlorid nachgewiesen.

Reagenzien: $^1/_{10}$ n-Salzsäure — Äther — Eisenchloridlösung.

Ausführung: Eine kleine Menge Punktionsflüssigkeit wird bis zu einer sirupartigen Konsistenz eingedampft, sodann mit Salzsäure angesäuert und mit alkoholischem Äther ausgeschüttelt. Die Bernsteinsäure läßt sich aus dem Äther durch Verdampfen als eine kristallinische Masse zurückgewinnen. Wenn man diesen Kristallbrei erwärmt, entsteht ein eigentümlicher Geruch und starker Reiz auf Schleimhäute. Eine wässerige Lösung dieses Breies gibt bei Zusatz von Eisenchloridlösung einen rosarostfarbigen gallertartigen Niederschlag von bernsteinsaurem Eisen. In dem Kristallbrei kann man mikroskopisch sechsseitige Prismen finden. Ferner lassen sich Komplementbindungsreaktion sowie Kutantest mit Echinokokkusantigen und schließlich direkte mikroskopische Nachweise von Haken oder Echinokokkusmembranen ausführen.

6. Aszitesflüssigkeit

Hinsichtlich der Aszitespathogenese sind unsere Kenntnisse noch relativ mangelhaft. Wir können die einzelnen Formen des Aszites einmal nach ihrem Aussehen, nach ihrem spez. Gewicht oder nach Krankheitsursachen, soweit sie sicher bekannt sind, vornehmen. An unserer Klinik wurde von SCHMID die Trennung in 4 Formen, vor allem nach dem Stickstoffgehalt, durchgeführt. Hierbei ergab sich folgende Einteilung:

1. Aszites bei Hypoproteinämie oder bei Störungen des kolloid-osmotischen Druckes.
2. Der Zirkulations- oder Stauungsaszites, der bevorzugt durch mechanische Faktoren ausgelöst wird.
3. Der echte entzündliche Aszites, besonders bei tuberkulöser Peritonitis.
4. Der Aszites bei neoplastischer Peritoneal- und Mesenterialaussaat.

Die für die Entstehung eines Aszites maßgeblichen Faktoren sind also:

1. *Veränderung der Blutzusammensetzung.*
2. *Zirkulationsstörungen.*
3. *Entzündliche Veränderungen.*
4. *Neubildungen.*

Vieles spricht dafür, daß wir bei der Aszitespathogenese ähnliche Verhältnisse vorliegen haben wie bei der Ödempathogenese. Nach den Untersuchungen von SCHMID an unserer Klinik hat sich vor allem die Differenzierung des Aszites durch Untersuchung vergleichender Stickstoffbefunde im Serum und Aszites ergeben. Wir können daher aus der Bestimmung des Stickstoffes im Aszites und im Serum den sog. Serum-Aszites-Stickstoff-Quotient ermitteln, der uns zugleich diagnostische Hinweise ermöglicht.

So fanden wir an unserer Klinik:

1. Aszites bei Hypoproteinämie
   Gesamt-N im Aszites .... 109 mg-% im Mittel
   Gesamt-N im Serum .... 651 mg-% im Mittel
   Serum-Aszites-N-Quotient = 5,9
2. Aszites bei akuter gelber Leberatrophie (u. a. Pfortaderthrombose)
   Gesamt-N im Aszites .... etwa 150 mg-%
   Gesamt-N im Serum .... etwa 1050 mg-%
   Serum-Aszites-N-Quotient etwa 6,8
3. Aszites bei Leberzirrhose
   Gesamt-N im Aszites .... 222 mg-%
   Gesamt-N im Serum .... 1013 mg-%
   Serum-Aszites-N-Quotient 4,6
4. Kardialer Aszites
   Gesamt-N im Aszites .... 480 mg-%
   Gesamt-N im Serum .... 1002 mg-%
   Serum-Aszites-N-Quotient 2,2
5. Peritoneal-Tuberkulose
   Gesamt-N im Aszites .... 707 mg-%
   Gesamt-N im Serum .... 1070 mg-%
   Serum-Aszites-N-Quotient 1,5
6. Peritonitis carcinomatosa und Ovarialzystome
   Gesamt-N im Aszites .... 768 mg-%
   Gesamt-N im Serum .... 1031 mg-%
   Serum-Aszites-N-Quotient 1,6

d. h. also zusammenfassend ist der *Serum-Aszites-N-Quotient* in Mittelwerten bei den einzelnen Aszitesformen folgendermaßen:

Aszites bei Hypoproteinämie	5,8
Aszites bei akuter gelber Leberatrophie	6,8
Aszites bei Leberzirrhose	4,6
Kardialer Aszites	2,2
Aszites bei Peritoneal-Tuberkulose	1,5
Aszites bei Peritonitis carcinomatosa und Ovarialzystomen	1,6

a) Bestimmung des spezifischen Gewichtes

Die Bestimmung des spez. Gewichtes wird in der üblichen Weise mit einem Urometer ausgeführt, und zwar nach Möglichkeit bei konstanter Temperatur von 17 Grad.

b) Quantitative Eiweißbestimmung

Prinzip: Das gleiche wie bei der Eiweißbestimmung nach ESBACH im Urin.

Ausführung: Das Punktat wird je nach der Lage des Falles, meist etwa 10:1, mit physiol. Kochsalzlösung verdünnt und sodann im Esbach-Albuminometer in der üblichen Weise (s. S. 43/44) der Wert abgelesen. Beim Ablesen muß aber die Verdünnung berücksichtigt werden.

Normalwert für Transsudate: Pleura unter 2,5%, bei Aszites 1,5–2%
Normalwert für Exsudate: Pleura und Aszites über 2,5% bis 5% und mehr.

c) Takata-Ara-Reaktion

Prinzip und Ausführung in der üblichen Weise (s. Kapitel Blut S. 239). Die Takata-Ara-Reaktion wird vor allem beim Aszites durchgeführt und ist klinisch differentialdiagnostisch wichtig zur Unterscheidung zwischen Aszites und einer anderen Erkrankung. Bei der akuten Atrophie der Leber ist die Takata-Reaktion meist positiv, während sie bei leichten Parenchymschädigungen meist negativ ist.

7. Zytologie der Punktate

Für die Diagnostik von Punktaten spielt die sorgfältige Analyse der in ihnen enthaltenen Zellelemente eine wesentliche Rolle. Nicht nur quantitative, sondern vor allem auch qualitative morphologische Kriterien gestatten heute vielfach eine weitgehende Frühdiagnose und ermöglichen eine Frühtherapie. Für die zelluläre Analyse ist eine geeignete Gewinnung und Färbung erforderlich. Um die Gerinnung zu verhüten, empfiehlt sich ein Zusatz von Natrium citricum oder Vetren.

Im allgemeinen zentrifugiert man eine bestimmte Menge des Punktates, streicht einen Teil des Sedimentes in der üblichen Weise auf den Objektträger aus und fertigt davon einmal

1. *ein Nativpräparat,* das man u. U. noch im Phasenkontrast- oder Polarisationsmikroskop betrachtet;
2. *ein gefärbtes Präparat* in der üblichen Weise nach MAY, GRÜNWALD, GIEMSA;

3. *eine Quenselsche Supravitalfärbung*, die sich in erster Linie zur Unterscheidung von Endothelien und malignen Zellen eignet;
4. *eine Färbung nach Papanicolaou* zur Charakterisierung maligner Zellen;
5. *eine Sedimenteinbettung* nach SILVERSTOLPE an.

a) Quensel-Färbung

Zur Unterscheidung von Endothelien und Tumorzellen wird nach den Vorschriften von ZADEK folgender Arbeitsgang empfohlen:

Ausführung: Zu einem auf den Objektträger ausgebreiteten Sedimenttropfen des Punktates werden 1–2 Tropfen einer wässerigen Lösung von Methylenblau-Kadmium und Sudan-Kadmium (= Quensel-Lösung der Fa. Grübler, Leipzig) gegeben. Nach Verrühren mit dem Glasstab oder Vermischen des Sedimenttropfens mit der Farblösung durch Hin- und Herschwenken des Objektträgers bedeckt man mit einem großen Deckglas und umrandet zum Schutze gegen Eintrocknung das Präparat mit Vaseline. Diese Supravitalfärbung ist nach 10–20–30 Minuten vollendet, führt nie zu Überfärbungen und stellt die Kern- und Plasmastruktur deutlich in einem zart bläulichen Tone dar. Die Kernkörperchen werden elektiv dunkelblau gefärbt, während infolge des Sudangehaltes die Fetttröpfchen rötlichbraun bleiben.

Wenn man keine Gelegenheit für die Quenselsche Supravitalfärbung hat, so färbt man die Trockenpräparate (am besten nach 12–24 Stunden) nach folgender Methode:

2 Minuten May-Grünwald, kräftiges Abspülen mit Aq. dest., das man etwa 15 bis 20 Sekunden auf dem Präparat stehenläßt. Sodann gießt man ab und bedeckt mit Giemsa-Lösung (2 Tropfen auf 1 Tropfen Aq. dest.) etwa 15–20 Minuten. Nun spült man ab und trocknet.

Zur Unterscheidung von normalen Endothelien und Tumorzellen werden nach ZADEK u. a. vor allem folgende Kriterien angelegt:

1. Raschere Färbbarkeit der Tumorzellen gegenüber Endothelien.

2. Einschichtige dünne, unscharf begrenzte Struktur der Deckzellenkomplexe (Placards endothéliaux), gegenüber der mehrschichtigen kompakten, oft zackig abgesetzten Konfiguration der Tumorzellverbände.

3. Unterschied der endothelialen Siegelringzellen von den tumorösen Riesenvakuolen

4. Feststellung einer im Verhältnis zum Kern abnormen Kernkörperchengröße der Tumorzellen, die zwar keineswegs allen malignen Zellelementen zukommt, nie jedoch in normal wachsenden Endothelien feststellbar ist.

DICK hat in letzter Zeit eine Färbevorschrift für Ausstriche von Exsudaten und Gewebspunktaten angegeben, die eine einwandfreie Darstellung von Zellkernen, Chromosomen und Granula ermöglicht.

Ausführung: Nach 2–10 Minuten Fixation in Schaudinnscher Lösung (2 Teile konz. wässerige Sublimatlösung und 1 Teil absol. Alkohol) wird in 70%igem Alkohol für etwa 5 Minuten dehydriert. Dann erfolgt Entfernung des Quecksilbers durch 70%igen Alkohol, dem Jod bis zum Auftreten einer Portweinfarbe zugesetzt wurde. Nachspülen mit 70%igem Alkohol und schließlich mit Wasser abspülen. Sodann 30 Sekunden mit Hämatoxilin behandeln, erneut mit Wasser nachspülen und weiter 1–2 Minuten mit einer schwach alkalischen Lösung von Natriumbikarbonat oder Lithiumbikarbonat auffärben. Schließlich mit 0,1%igem Eosin für 2 Minuten behandeln, danach aufsteigende Alkoholreihe, Xylol und Einbettung.

Arbeitsdauer etwa 15–20 Minuten. Während des ganzen Färbevorganges darf das Präparat nicht eintrocknen.

b) Punktatsediment

Eine gewisse Menge Punktat wird zentrifugiert, die überstehende Flüssigkeit abgegossen und aus dem Sediment ein Nativpräparat zur groben Orientierung angefertigt.

Das Nativpräparat kann im Phasenkontrast- bzw. Polarisationsmikroskop betrachtet und beurteilt werden.

c) Histologischer Schnitt

Auf eine gewisse Menge Punktatsediment werden einige ccm Susagemisch gegeben, wodurch das Eiweiß gefällt wird. Die Suspension von ausgefälltem Eiweiß und Fixierungslösung wird aus dem Röhrchen gekippt und zu dem Sediment erneut ein paar Tropfen dieser Lösung zugefügt. Auf diese Weise wird erreicht, daß alle im Röhrchen zurückbleibenden festen Bestandteile dem Sediment angehören und daß dieses mit dem ausgefällten Serumeiweiß nicht vermengt wird. Nach wenigen Augenblicken wird der Bodensatz mit einer Platinöse vom Glase gelöst und nach den üblichen histologischen Methoden verarbeitet.

Anreicherungsmethode nach Gentzsch.

Es werden einige ccm Punktat in ein Reagenzglas gespritzt, in dem sich 0,5—1 ccm Vetren befinden. Durch mehrmaliges Neigen des Reagenzglases wird eine gute Durchmischung und damit eine Gerinnungshemmung erzielt. Das Vetren hat keine zellschädigenden Einflüsse wie etwa die Zitrate, Oxalate und auch das Zentrifugieren. Unter Umständen kann die Punktionsflüssigkeit auch mit Serum der Blutgruppe O gewaschen werden.

Mit einem wie ein Hämatokrit konstruierten Zentrifugenröhrchen wird Punktat aufgesaugt. Sodann wird das Röhrchen in eine Zentrifuge gegeben und bei 1200 Touren zentrifugiert (nicht höher wegen der zellschädigenden Wirkung). Die Zellen sammeln sich nun als Säule in der Kapillare an. Durch eine Graduierung der Kapillare ist es zugleich möglich, den Zellgehalt der Punktionsflüssigkeit zu bestimmen. Allerdings empfiehlt sich in diesem Fall, mit einer konstanten Menge Serum zu waschen. Man kann dann die verschiedenen Schichten der Zellsäule auf bereitgestellte Objektträger auftupfen, mit einem Tropfen Quensel-Lösung vermischen, in der üblichen Weise betrachten und bewerten oder ein übliches Trockenpräparat herstellen. Auch hier wissen wir, daß nach der Quenselschen Methode sich die Endothelien viel langsamer färben als die Tumorzellen.

Klinische Bewertung: Im allgemeinen gilt für die klinische Bewertung, daß eine sichere morphologische Zelldiagnostik außerordentlich schwer ist. Man kann sagen, daß aus *der einzelnen Zelle nur eine Vermutungsdiagnose* gestellt werden kann, wenn man die *Quenselfärbung* benutzt, gewissermaßen eine *Wahrscheinlichkeitsdiagnose*, und daß man aus dem *histologischen Schnitt bzw. gesamten Gewebsverband* erst eine *eindeutige histologische Diagnose* stellen kann.

Einbettung nach Silverstolpe (Acta path. scand. 25, 87, 1948).

Ausführung: Das Punktat aus Pleura, Bauchhöhle usw. läßt man etwa 20—30 Minuten bei 10° C in einem Spitzglas absetzen und entnimmt dann mittels Pipette vom Boden des Glases etwa 10 ccm. Diese Punktatmenge wird in ein besonders konstruiertes, nach unten zylindrisch verjüngtes und durch einen Gummistopfen verschlossenes Zentrifugenröhrchen gebracht (s. Abb. 115). Zum Punktat werden einige Tropfen Duboinscher Lösung (= 20 ccm gesättigte Sublimatlösung, 5 ccm Eisessig, 1 ccm unverdünntes Formol) gegeben, wodurch sich meist ein milchiger Eiweißniederschlag bildet. Falls diese Trübung beim Fehlen von Eiweiß nicht entsteht, so gibt man 0,5 ccm Serum hinzu, schüttelt durch und gibt sodann noch einige Tropfen Duboinscher Lösung nach. Hierauf wird 10 Minuten bei 3500 Touren zentrifugiert. Sodann wird der Gummistopfen vorsichtig mit dem darüber befindlichen Zentrifugat entfernt, indem man gleichzeitig die obere Öffnung des Röhrchens mit dem Daumen fest verschließt, so daß die Flüssigkeit nicht abfließen kann. Das Zentrifugat kann u. U. fest im Röhrchen kleben, so daß es durch rhythmischen Druck mit dem oben verschließenden Daumen langsam herausgepreßt werden kann. Dieses Zentrifugat bildet einen relativ festen Tropfen, den man mit der Pinzette fassen kann und in ein kleines Schälchen mit Duboinscher Lösung für 30 Minuten zur weiteren Fixierung gibt. Sodann folgt die übliche Entwässerung in steigender Alkoholreihe, Paraffineinbettung, und schließlich werden parallel zur Längsachse des Pfropfes Mikrotomschnitte angefertigt.

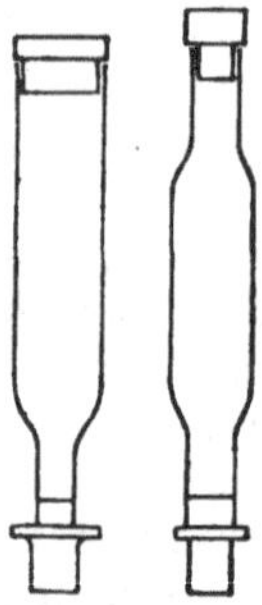

Abb. 115. Silverstolpe-Zentrifugierröhrchen

Diese Methode hat auch CALAU erfolgreich zur Einbettung von Expektoraten verwendet. Wegen des Schleimgehaltes empfiehlt CALAU bei Expektoraten das Sputum gleich in das Spezialzentrifugenglas zu geben und mit Duboinscher Lösung aufzufüllen. Bei größeren Schleimgehalten wird das Sputum erst in größeren Gefäßen (z. B. in Petrischalen) mit Duboinscher Lösung zusammengebracht; nach einigen Minuten kann man dann die einzelnen Schleimballen in das Spezialglas bringen und wie oben weiter verarbeiten.

d) Zellmorphologie

Erythrozyten: Vielfach gut erhalten, z. T. jedoch ausgelaugt, als sog. Blutschatten.

Bewertung: Unter Umständen artifiziell. Bei tuberkulösen Aszites eher als bei tuberkulösen Ergüssen.

Polynukleäre Leukozyten: Zum Teil gequollen oder geschrumpft, besonders bei akuten Infekten. Gelegentlich, besonders bei allergischen Prozessen, mit viel Eosinophilen und auch z. T. Charkot-Leydenschen Kristallen.

Bewertung: Überwiegend Neutrophile sprechen für akut-entzündliche Prozesse oder eine beginnende Eiterung. Frische Tuberkulose wird durch vorübergehende leukozytäre Exsudation nicht ausgeschlossen. Hier spielt der Zeitfaktor eine große Rolle.

Lymphozyten: Besonders bei chronischen Prozessen und damit meist, jedoch nicht ausschließlich, bei der Tuberkulose ohne endotheliale begleitende Elemente. Daneben finden wir Lymphozyten z. B. auch bei Lymphogranulomatose, Lues, lymphatischer Leukämie, Nephritis u. a.

Endothelzellen: Polyedrisch, z. T. rundzellig oder in Verbänden. Endothelien können sehr zahlreich auftreten und u. U. nur degenerative Veränderungen zeigen, wie z. B. Verfettung, Vakuolisierung, Kernpyknose und hydropische Degeneration.

Siegelringzellen: Diese in besonderer Weise vakuolisierten Endothelzellen wurden früher fälschlich als alleinige Kriterien von Tumoren angesehen. Dies ist keineswegs der Fall. Sie finden sich z. B. auch sehr häufig im Aszites von Dystrophikern. Nur gelegentlich vorkommende sog. *Riesenvakuolen* sprechen evtl. für einen Tumor.

In jedem Falle ist die rein zytologische Auswertung von Punktaten relativ schwierig und erfordert eine große Erfahrung. Dennoch bieten gerade die Quensel-Färbung, die histologische Untersuchung im Zellverband und bei genügender Erfahrung auch die Färbung nach PAPANICOLAOU für die Zukunft bessere Unterscheidungsmerkmale.

e) Bronchialaspiration

Neuerdings ist versucht worden, mit einer gezielten Bronchialsonde (Technik wie bei der Bronchographie nach entsprechender Anästhesie und am besten mit einem Mercier-Blasenkatheter) aus dem tumorverdächtigen Bezirk Zellmaterial zu

Unterscheidungsmerkmale zwischen Endothelien und Tumorzellen (n. ZADEK)

Größe der Zellkerne (K) Größe der Kernkörperchen (Kk)	5–12 μ 1–2 (3) μ	5–24 μ 4–12 μ
1. Färbbarkeit mit der Supravitalmethode	Langsam (10 Minuten)	Rasch (2–3 Minuten)
2. Zellverbände	Einschichtig. Dünn. Unscharf begrenzt, Placards endothéliaux	Mehrschichtig. Kompakt, scharf begrenzt, Tumorplakards
3. Vakuolengröße	10–35 (40) μ Siegelringzelle	40–90 μ Riesenvakuole
4. a) Verhältnis der Kernkörpergröße zur Kerngröße $\left(\frac{DKk}{DK}\right)$	0,10–0,16	0,22–0,50
b) Verhältnis der Kernfläche zur Kernkörperchenfläche $\left(\frac{FK}{FKk}\right)$	25–100	20,6–4,0

aspirieren und sodann Ausstrichpräparate anzufertigen. Man färbt nach PAPPENHEIM, PAPANICOLAOU und ZIEHL-NEELSEN. Bei einer Anzahl von Fällen gelingt es dann, je nach dem aufgewandten Geschick, der Übung und Erfahrung des Untersuchers, eine zytologische Frühdiagnose an Hand der oben angeführten Kriterien zu stellen.

8. Bakteriologische Untersuchungen

Um von vornherein bessere Möglichkeiten für den bakteriologischen Nachweis zu haben, empfiehlt es sich, nicht das native Punktat direkt zu benutzen, sondern eine gewisse Menge Punktat unter Zusatz von gerinnungshemmenden Mitteln (Vetren, Zitrat) im sterilen Röhrchen zu zentrifugieren. Das Sediment wird sodann in der üblichen Weise auf einem Objektträger ausgestrichen, am besten 10 Minuten in Methylalkohol fixiert und in der üblichen Weise nach GRAM mit Methylenblau oder nach ZIEHL-NEELSEN gefärbt.

Bei *Pleurapunktaten* finden wir vor allem Tuberkelbazillen, Pneumokokken, Streptokokken, Staphylokokken, Influenza- und Friedländerbazillen, Aktinomyzeten, Anärobier u. a.

Im *Aszites* finden wir: Kolibazillen, Proteus, Staphylokokken, Enterokokken, Typhusbazillen, Anärobier und Aktinomyzes. Selten sind es Streptokokken, am ehesten nach Puerperalinfekten.

Bei *Punktaten im kleinen Becken* werden meist Gonokokken oder Tuberkelbazillen gefunden.

In *Gelenkpunktaten* finden wir meist Staphylokokken, Streptokokken, Pneumokokken und Tuberkelbazillen.

Der übliche Kulturversuch und der Tierversuch erhärten die färberisch-morphologische Diagnostik.

VI. Untersuchung des Sputums

1. Allgemeines

Allgemeines: Durch den Hustenmechanismus wird das Sputum zutage gefördert, wobei das Sputum an sich bereits Ausdruck eines krankhaften Prozesses ist. Es besteht im wesentlichen aus Schleimsekreten und Zelldetritus aus den Lungenalveolen, Bronchien, Trachea sowie mehr oder weniger großen Beimischungen aus dem Nasen-Rachen-Raum mit Speichel und evtl. Nahrungsresten aus dem Munde. Man muß sich also darüber im klaren sein, daß man im Sputum meist ein sehr heterogenes Gemisch vor sich hat. Für die Untersuchung des Sputums ist es am besten, wenn man nach morgendlicher Zahnreinigung das Sputum möglichst frisch erhält, gewissermaßen also die ersten unverdünnten Produkte der Bronchialtoilette. Für die chemische und mikroskopische Untersuchung muß das Sputum nativ sein, d. h. ohne den schädigenden Einfluß von Desinfektionsmitteln.

2. Makroskopische Bluntuntersuchung

a) Sammlung des Sputums

Der Patient muß angewiesen werden, das reine Sputum nicht zu sehr mit Speichel- oder Nahrungsresten zu vermischen und in einem reinen Glase, das zweckmäßigerweise gleich graduiert ist und 24-Stunden-Portionen abzumessen erlaubt, zu sammeln. Hierzu eignen sich mehrere Modelle von Sputumflaschen.

b) Bestimmung der Sputummenge

Für besondere klinische Kriterien ist eine exakte Messung der Sputumproduktion in 24 Stunden erforderlich, um z. B. evtl. therapeutische Fortschritte unter Beweis zu stellen.

Klinische Bewertung: Im allgemeinen wird *wenig Sputum* bei der kruppösen Pneumonie, akuter Bronchitis, Asthma, bei Keuchhusten und Tumoren produziert. Leider ist es auch sehr schwierig, bei Kindern und bei Kachektikern Sputum zu gewinnen, da es oft verschluckt wird. — *Mittelgroße Sputummengen* finden wir bei Bronchitiden, Bronchopneumonien und Tuberkulose. — *Große Sputummengen* finden wir bei Bronchiektasen, Abszeßhöhlen, Lungenempyem oder Lungengangrän, d. h. also immer dann, wenn größere Hohlräume, die mit Eiter und Sekret gefüllt sind, entleert werden, wie dies z. B. bei der maulvollen morgendlichen Expektoration von Bronchiektatikern der Fall ist.

c) Spezifisches Gewicht des Sputums

Das spezifische Gewicht des Sputums ist je nach der Konsistenz stark schwankend, und zwar etwa von 1,005 bis 1,040, im allgemeinen hat die spezifische Gewichtsbestimmung keinen besonderen Wert erlangt, zumal sie auch außerordentlich schwierig fehlerfrei auszuführen ist.

d) Konsistenz des Sputums

Die Konsistenz des Sputums ist weitgehend abhängig von Speichelbeimischungen, weiterhin vor allem von dem Hydratationsgrad der Schleime und schließlich von dem begleitenden Gehalt an Eiter oder anderen zellulären Elementen. Es hat sich daher herausgebildet, in der Klinik das Sputum nach gewissen Qualitäten seiner Konsistenz zu nominieren, z. B. serös, schleimig, paralent usw. (s. u.).

e) Farbe des Sputums

Ein weiteres Kriterium ist die Farbe des Auswurfes, die von mehreren Faktoren abhängig ist, z. B. den beigemischten zelligen Bestandteilen wie Leukozyten oder Erythrozyten, von gewissen Transudations- und Exsudationsprodukten sowie Zerstörungsprodukten des Blutfarbstoffes und von gewissen Farbnuancen, die durch die Bakterientätigkeit (z. B. grünlich bei Pyozyaneus, Anchovissauce bei Abszessen) zustande kommen oder evtl. durch begleitende Nahrungsmittel. Auch die Pigmentierung des Auswurfs gewinnt ein gewisses Interesse, vor allen Dingen, wenn es sich um Menschen handelt, die mit Kohle und Rußpigment zusammenkommen, wie z. B. Kohle- und Graphitarbeiter usw. (z. B. dunkelgrau bei Anthrakose.)

f) Geruch des Sputums

Der Geruch des Sputums hängt weitgehend von der Retention und der Zersetzung ab. So hat z. B. das eitrige tuberkulöse Sputum einen unangenehmen süßlichen Geruch, andere Sputa riechen neben der süßlichen Komponente nach fauligem Eiweiß oder Käse. Faulig oder putride ist das Sputum bei Lungengangrän oder bei Tumorzerfall, unter Umständen auch fäkalartig bei subphrenischen Leberabszessen.

g) Klinische Kriterien des Sputums

Schleimiges Sputum:	glasig, fadenziehend, zäh	Tracheobronchitis im Anfang
Schleimig-wässerig:	flüssiger und weniger zäh, mit Schaumdecke	spätere Stadien der Tracheobronchitis
Schleimig eitrig:	homogen, gelblich-weiß zäh, klebrig	schwere Bronchitis, z. T. bei Tbc.
Rein eitrig:	dickflüssig, homogen, gelbgrün	eitrige Bronchitis, Lungenabszeß, Empyem
Seröses Sputum:	dünnflüssig, schaumig rotbräunlich durch Blut, „Pflaumenbrühsputum"	Lungenödem
Rostbraunes Sputum:	zäh, durchsichtig, rotgelb bis rostbraun	Pneumonie
Grauschwarzes Sputum:	grauschleimig m. schwarzen Pünktchen	Mienen- u. Kohlenarbeiter
Fibringerinnsel;	Bronchialausgüsse von mm bis cm Länge	Pneumonie und Bronchitis fibrinosa
Dittrichsche Pfröpfe:	weißliche Körner bis Bohnengröße	Bronchiektasen, putride Bronchitisgangrän

Sputummorphologie

Eosinophile Leukozyten und Charkot-Leydensche Kristalle

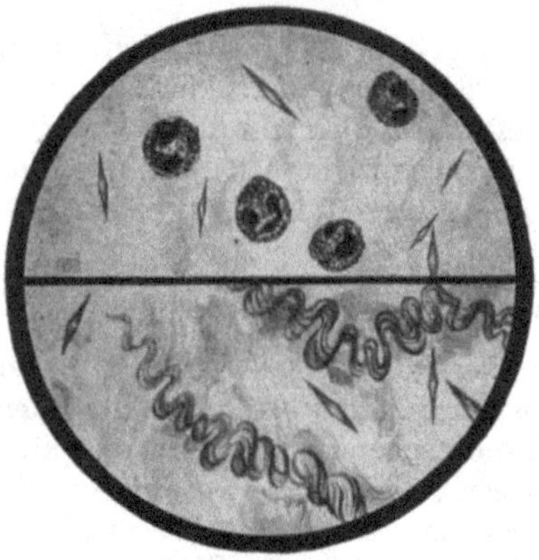

Curschmannsche Spiralen mit Charkot-Leydenschen Kristallen

Herzfehlerzellen

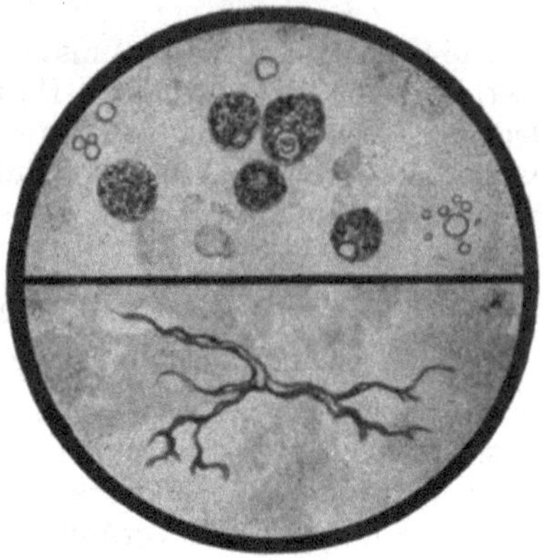

Fibringerinnsel

Speichelkörperchen und Plattenepithelien aus Mund und Larynx

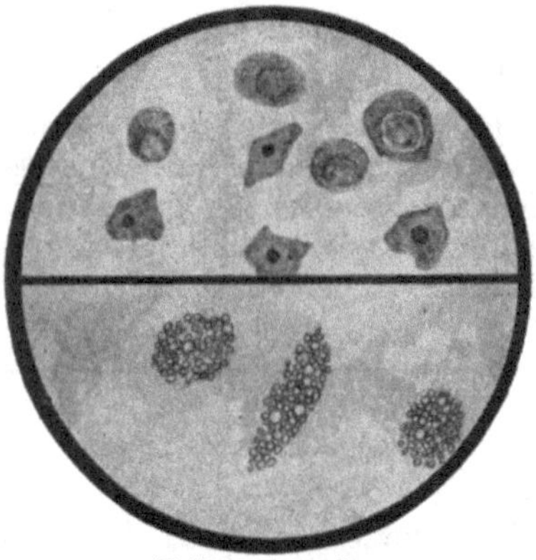

Fettkörnchenzellen

Elastische Fasern

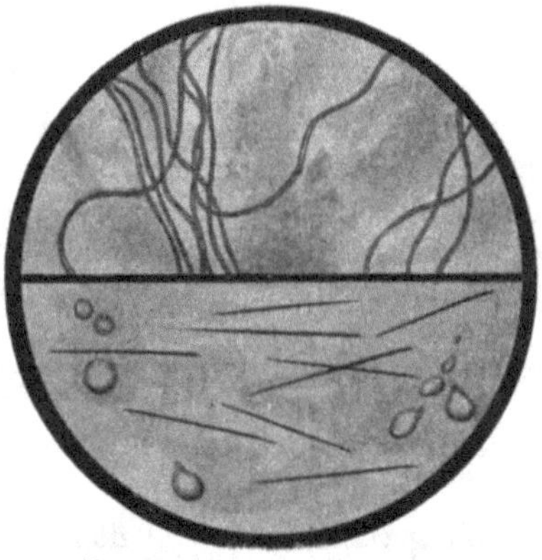

Fettsäurenadeln und Neutralfett

Flimmerepithelien

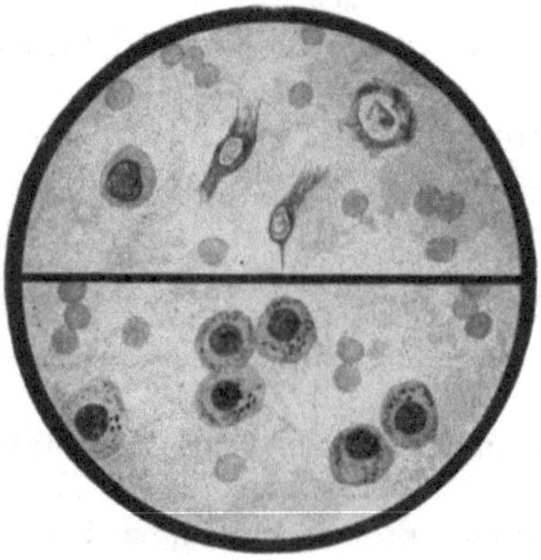

Rundzellige Alveolarepithelien z. T. mit Pigment

Tumorzellen

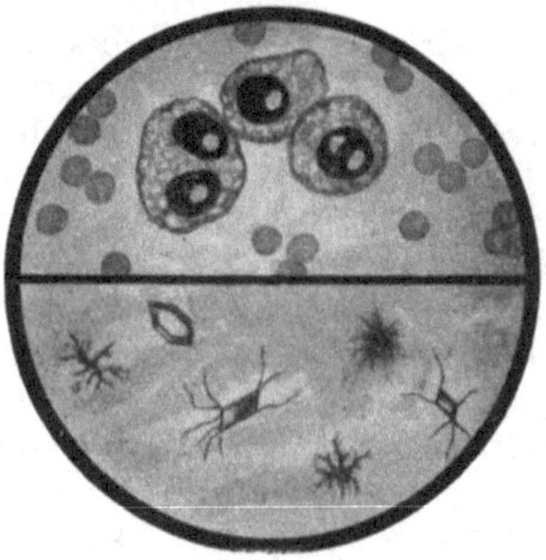

Hämatoidinkristalle

Abb. 116

Tuberkelbazillen

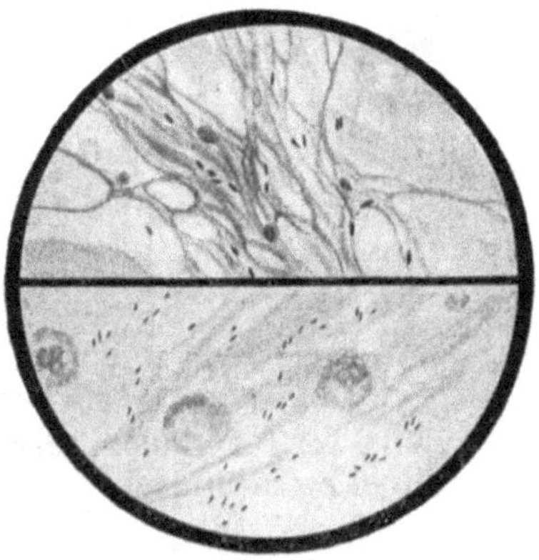

Influenzabazillen

Pneumokokken

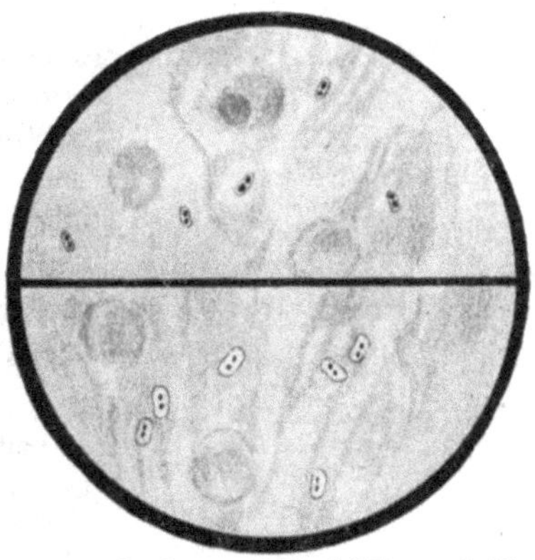

Neufeldsche Quellungsreaktion bei Pneumokokken

Fusiforme Stäbchen und Spirillen

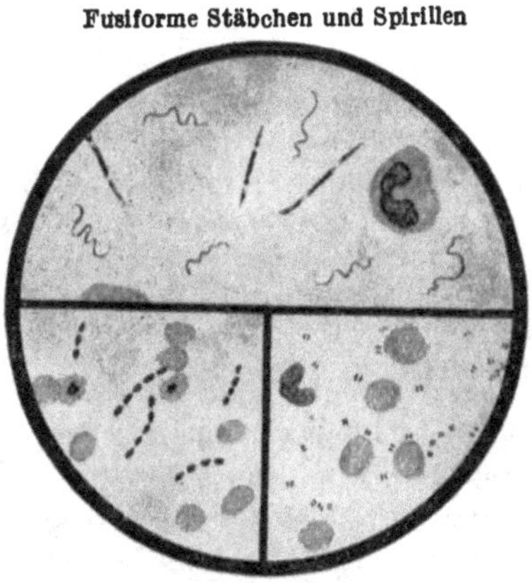

Milzbrandbazillen Micrococcus catarrhalis

Micrococcus tetragenes Diphtheriebazillen

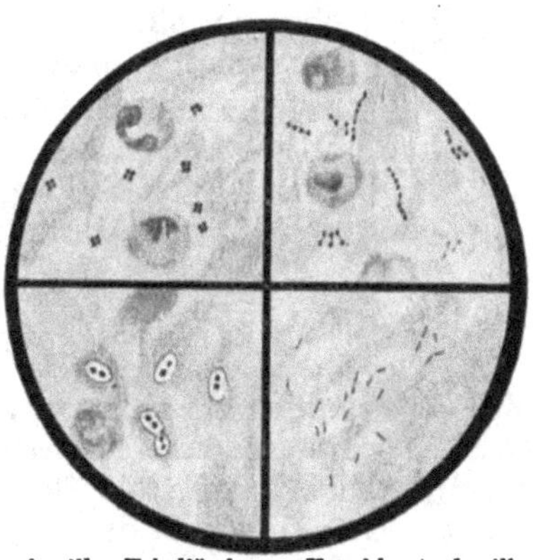

Pneumobazillus Friedländer Keuchhustenbazillen

Kokzidien Soor

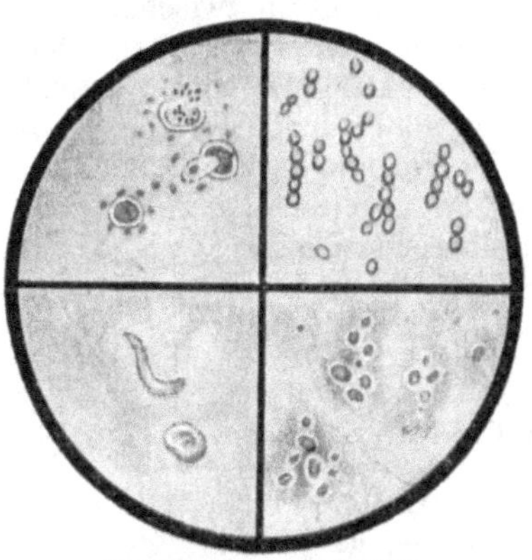

Porocephalus Hefezellen

Leptothrix Streptothrix

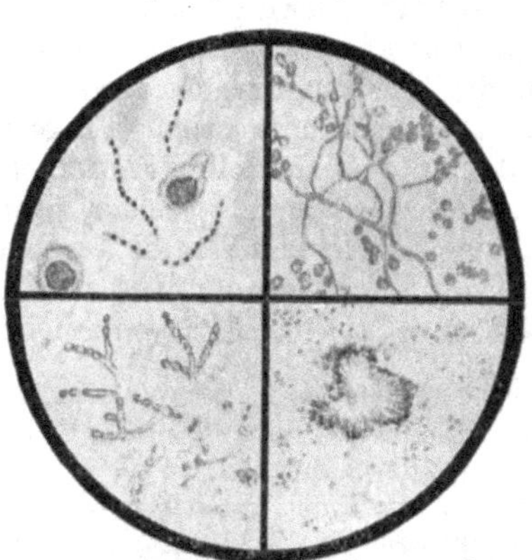

Aspergillus Aktinomyces-Drusen

Abb. 117

„Linsen“:	gelblichweiße Gebilde von Stecknadel- bis Linsengröße (enthalten elastische Fasern u. Tbc.-Bazillen)	Tuberkulose
Curschmannsche Spiralen:	sagoähnliche Klümpchen und Fädchen	Asthma und z.T. bei Pneumonie
Blutiges Sputum:	z.T. himbeergeleeartig	bei Tumor, Tuberkulose, Infektion
Pneumolithen:	sehr selten; Kalkkonkremente aus Bronchialmaterial od. durchgebrochenen verkästen Drüsen	selten bei Tuberkulose oder chron. Bronchitiden

Sputumschichtungen

2schichtig	oben: weißlich schaumig unten: eitrig, undurchsichtig	Lungenabszeß
3schichtig	oben: weißlich-schaumig Mitte: trübe, wässerig unten: gelblich eitrig, Detritus u. Dittrich-Pfröpfe	Lungengangrän u. Bronchiektasen

3. Mikroskopische Sputumuntersuchung

Zur Untersuchung auf zelluläre, kristalline und bakterielle Bestandteile des Sputums ist eine mikroskopische Untersuchung erforderlich. Hierzu verfährt man meist in der Weise, daß man mit 2 Platinösen kleine Sputumpartikelchen, vielfach am besten die sog. Linsen, auf den Objektträger bringt, mit einem Deckglas bedeckt und sodann mit starker Vergrößerung betrachtet. Es empfiehlt sich, mit dem Deckglas allzu heftigen Druck zu vermeiden, um die zellulären Elemente nicht zu schädigen.

Handelt es sich um die Herstellung von Dauerpräparaten, so benutzt man folgendes Verfahren: Man streicht eine möglichst dünne Schicht Sputum zwischen zwei Objektträgern möglichst homogen aus und läßt lufttrocknen. Hieran schließt sich eine der üblichen Färbemethoden, z. B. nach MAY-GRÜNWALD oder nach GIEMSA. Handelt es sich um spezielle Fragestellungen über morphologische Kriterien, so bedient man sich spezieller Färbemethoden, so z. B. der Färbung nach PERLS zum Nachweis von Herzfehlerzellen, nach QUENSEL (s. S. 330) insbesondere zum Nachweis der Nukleolengröße bei Tumorverdacht, einer einfachen Färbung zum Nachweis von Tumorzellen mit Alaun-Eosin und schließlich der in ihrer Auswertung etwas komplizierteren Färbemethode nach PAPANICOLAOU.

Färbung nach May-Grünwald.

1. Aufbringen der May-Grünwald-Farblösung auf den Objektträger bis zur völligen Bedeckung für 1—3 Minuten.
2. Differenzierung durch Zusatz einiger Tropfen Aq. dest. 1 Minute.
3. Abgießen der Farblösung, vorsichtiges Abschwemmen mit Aq. dest.
4. Abtupfen mit Fließpapier, lufttrocknen.
5. Betrachtung mit Ölimmersion.

Färbung nach Giemsa s. S. 190.

Neufeldsche Quellungsreaktion.

Für die spezifische Serumtherapie war die Typendifferenzierung der Pneumokokken von besonderer Wichtigkeit. Diese Reaktion hat jedoch heute bei den großen Erfolgen der Sulfonamid- und Penizillintherapie an praktischer Bedeutung eingebüßt. Die sog. Neufeldsche Quellungsreaktion wird folgendermaßen ausgeführt:

Man trägt eine Sputumflocke auf den Objektträger auf und verreibt an drei getrennten Stellen mit den typenspezifischen Sera I, II und III sowie physiologischer Kochsalzlösung als Kontrolle. Diese Verreibungen werden mit alkalischer Methylenblaulösung vermischt. Hierauf wird ein Deckgläschen aufgelegt und nach 5—13 Minuten mikroskopisch mit Ölimmersion bei leicht abgeblendetem Licht betrachtet.

Bei *positiver Reaktion* tritt eine *Quellung der Kapseln* bei Vorbehandlung mit dem homologen Serum ein. Bei *negativer Reaktion tritt keine Kapselquellung* ein. Wenn in allen drei Gruppen die Kapselquellung fehlt, so spricht dieser Befund für Pneumokokken der Gruppe X, sofern es sich überhaupt um Pneumokokken handelt. Je nach dem Ausfall eindeutiger Reaktionen richtet sich dann die Therapie mit der Anwendung von monovalenten Antiseren.

Tuberkelbazillenfärbung nach Ziehl-Neelsen.

Reagenzien: Karbolfuchsin Ziehl-Neelsen — Ciba oder Fuchsin-Spezial-Ciba — 5% Salzsäurealkohol oder 20% Schwefelsäure und 95% Alkohol — Methylenblaulösung Löffler-Ciba.

Ausführung: Luftgetrocknete Ausstriche in der Flamme fixieren.

1. Übergießen der Präparate mit frisch filtrierter Karbolfuchsinlösung; den Farbstoff auf dem Objektträger während 1—2 Minuten wiederholt aufkochen lassen (wenn der Farbstoff verdampft, muß neuer nachgegossen werden). —
2. Farbe abgießen, nicht spülen.
3. Entfärben mit
a) 5%igem Salzsäurealkohol bis das Präparat farblos ist, oder
b) Eintauchen in 20%ige Schwefelsäure 1 Minute, sodann mit Wasser waschen, wieder in die Säure eintauchen und diese Prozedur einige Male wiederholen. Nachwaschen mit 95%igem Alkohol, 2 Minuten.
4. Spülen mit Wasser.
5. Gegenfärben mit Methylenblaulösung 1 Minute.
6. Spülen mit Wasser, trocknen zwischen Fließpapier, Ölimmersion.

Färbeergebnis: Tuberkelbazillen und andere säurefeste Stäbchen sind rot gefärbt, übrige Bakterien und Untergrund blau.

Färbung nach Osol.

Färbung im dicken Ausstrich. Diese Methode hat den Vorteil, daß die Tuberkelbazillen von mehreren Schichten sichtbar sind.

Reagenzien: Karbolfuchsin Ziehl-Neelsen oder Fuchsin-Spezial, 10%ige Schwefelsäure — Alkohol-Natriumsulfit-Lösung: 10% frisch zubereitete Natriumsulfitlösung 5 Vol. -Teile, 95% Alkohol 1 Vol.-Teil.

Ausführung: Von verschiedenen verdächtigen Stellen im Eiter oder eitrigen Sputum wird ein gleichmäßiger, ziemlich dicker Objektträgerausstrich hergestellt, von serösem Sputum gießt man so viel wie möglich sorgfältig auf einen Objektträger und läßt das Präparat im Brutschrank oder bei Zimmertemperatur eintrocknen. Trockene Ausstriche in der Flamme fixieren.

1. Übergießen mit Karbolfuchsin.
2. Erwärmung bis zur Dampfbildung, etwa 2 Minuten, dann läßt man das Karbolfuchsin von Zeit zu Zeit aufkochen, etwa 1–2 Minuten lang. Man achte darauf, daß das Präparat stets ganz von Karbolfuchsin bedeckt ist.
3. Farbe abgießen und mit Wasser nachspülen.

4. Ausstrich sogleich in 10%ige Schwefelsäure legen, 10—15 Sekunden. Spülen mit Wasser, Ausstrich wieder in Säure bringen und diese Prozedur einige Male wiederholen, bis sich das Präparat im durchfallenden Licht durchscheinend zeigt.

6. Mit Fließpapier abtupfen.

7. Aufgießen von einigen Tropfen Alkohol-Natriumsulfit-Lösung und solange entfärben, bis die rote Farbe makroskopisch verschwunden ist.

8. Ohne zu spülen zwischen Fließpapier trocknen.

Färbeergebnis: Tuberkelbazillen rot und Untergrund farblos.

Auramin-Fluoreszenzfärbung für Tuberkelbazillen (nach Hagemann).

Der Nachweis der Tuberkelbazillen mit Fluoreszenzmikroskopie hat den Vorteil, daß man etwa 20—30% mehr positive Befunde erzielt. Ferner sind die Gesichtsfelder, die man untersuchen kann, größer und die Bazillen schon mit schwächerer Vergrößerung gut erkennbar.

Reagenzien: Phenol-Auramin: Auramin 1 g — Phenol liquef. 50 ccm — Aq. dest. 950 ccm — Salzsäurealkohol: 95% Alkohol 1000,0 ccm, Salzsäure rein 4,0 ccm, NaCl 4,0 g.

Ausführung: Die Ausstriche werden in der Luft oder mit der Flamme fixiert.

1. Phenol-Auramin aufgießen, 15 Minuten.
2. Gut mit Wasser spülen.
3. Entfärben mit Salzsäurealkohol, 3 Minuten.
4. Spülen mit Wasser.

Im Fluoreszenzmikroskop bei UV-Bestrahlung mit mittelstarkem Trockenobjektiv ohne Deckglas oder Ölimmersion anschauen.

Färbeergebnis: Die säurefesten Bazillen leuchten auf dunklem Grund auf.

Färbung nach Perl.

Prinzip: Nachweis des eisenhaltigen Pigmentes in den Herzfehlerzellen durch die bekannte Berliner-Blau-Reaktion.

Reagenzien: 2%iges Ferrozyankali — ½%iges Salzsäure-Glyzerin.

Ausführung: Eine auf Herzfehlerzellen verdächtige bräunliche Sputumflocke wird mit einer Glasnadel ausgebreitet und an der Luft getrocknet. Sodann übergießt man das Präparat mit Ferrozyankali-Lösung und gibt nach 2—3 Minuten Salzsäure-Glyzerin hinzu.

Färbeergebnis: Das eisenhaltige Pigment der Herzfehlerzellen färbt sich blau, eine Reaktion, die in der ersten Zeit noch zunimmt. Ganz frisches oder ganz altes Pigment kann u. U. nicht reagieren.

Färbung nach Papanicolaou.

Prinzip: Bei diesem Färbeverfahren, das ursprünglich für den gynäkologischen Bereich geschaffen wurde, handelt es sich um die Betrachtung der sog. exfoliativen Zytologie, die für die Frühdiagnostik von Karzinomen von wesentlicher Bedeutung geworden ist, aber eine gewisse Übung voraussetzt. Ausstrich auf gut entfettetem Objektträger und sofort fixieren! Nicht eintrocknen lassen!

1. Absteigende Alkoholreihe: 80%, 70%, 50% Alkohol, dest. Wasser, in jedem Gefäß jeweils mehrmals spülen.
2. Färben in Harris-Hämatoxylin, das ohne Eisessig hergestellt und in gleicher Menge Aq. dest. gelöst ist, 6 Minuten (unverdünntes Harris-Hämatoxylin Ciba 22185 S, 2—3 Minuten).
3. Aq. dest. spülen.
4. 0,25%ige HCl in wässeriger Lösung (entfällt nach Ciba-Vorschrift) sechsmal eintauchen.
5. Fließendes Wasser 6 Minuten (nach Ciba-Vorschrift 97 ccm 70%iger Alkohol + 3 ccm Ammoniak, 1 Minute).
6. Aufsteigende Alkoholreihe: 50%, 70% (70%), 80%, 95% Alkohol (nach Ciba-Vorschrift ohne 50%, 2mal 70%), in jedem Gefäß mehrmals spülen.
7. OG 6 (Orange-G „Pa“ Ciba 22186 S), 1½—3 Minuten.
8. 95% Alkohol, in zwei verschiedenen Gefäßen spülen.
9. EA 36, EA 50 oder EA 65 (Polychrome stain „Pa“ Ciba 22189 S) 1½—3 Minuten.
10. 95% Alkohol, in zwei verschiedenen Gefäßen spülen.
11. Absoluter Alkohol, 1 Minute.

12. Absoluter Alkohol + Xylol zu gleichen Teilen, 5—15 Minuten.
13. Xylol, 5—10 Minuten.
14. Kanadabalsam — Deckglas.

Für die Färbung sind etwa 19 Küvetten erforderlich, wobei es sich empfiehlt, große Wannenküvetten zu benutzen, durch die gleichzeitig 30 Objektträger durchgeführt werden können. — Die Präparate dürfen während des gesamten Färbevorganges niemals trocken werden.

Die Farben EA 36 und EA 50 färben die basophilen Zellelemente kontrastreicher und werden daher besonders zur Zyklus- und Karzinomdiagnostik verwendet. EA 65 färbt diese Zellen heller und wird daher bei schleimreichem Material, z. B. für Sputum und Urin, benutzt. An sich können diese 3 Farben aber auch für alle genannten Zwecke Anwendung finden, ebenso wie der Ciba-Farbstoff Polychrome stain.

Harris-Hämatoxilin hat folgende Zusammensetzung: Hämatoxilin 5,0, 95%iger Alkohol 50,0, Aluminium- und Ammoniumsulfat 1,0, Aq. dest. ad 1000,0, gelbes Quecksilberoxyd 2,5, Eisessig 40,0. Dieser Farbstoff färbt die Zellkerne blau bis violett.

Orange G (100 ccm 0,5%ige Lösung in 95%igem Alkohol + 0,015 mg Phosphorwolframsäure Merck) färbt das Protoplasma der azidophilen Zellen rot bis orange.

Die polychromen Farbstoffe EA 36 und EA 50 bestehen aus 45 ccm Lichtgrün, gelblich (0,5%ige Lösung in 95%igem Alkohol), 10 ccm Bismarckbraun (0,5%ige Lösung in 95%igem Alkohol), 0,200 mg Phosphorwolframsäure Merck und 1 Tropfen einer gesättigten, wässerigen Lithiumkarbonatlösung. In EA 65 ist Lichtgrün, gelblich, nur in 0,25%iger Lösung vorhanden. Diese Farbstoffe färben das Protoplasma der basophilen Zellen blau bis grün. Die Erythrozyten färben sich rot, die Kerne der Leukozyten dunkelblau, ihr Plasma hellviolett.

Die Darstellung der verschiedenen Färbbarkeit des Protoplasmas der Zellen ist besonders im Rahmen der Zyklusdiagnostik von besonderer Bedeutung. Daher wird auch die Originalfärbung besonders in der Zyklusdiagnostik angewandt.

Bei Tumorzellen finden wir vielfach einen kleinen Zelleib.

Färbeergebnis: Erythrozyten rosa bis rot — Leukozyten hellviolett mit blauem Kern — Epithelien basophil: blauvioletter Kern, blaugrünes Plasma — azidophil: blauvioletter Kern und orangerotes Plasma. Bei Tumorzellen finden wir vielfach einen kleinen Zelleib rund bis oval mit einem großen zentralen Kern. An einzelnen Tumorzellen finden wir sehr stark gefärbte, große Kerne von ausgesprochen unregelmäßigen Formen und mit grobscholligem, ungleich verteiltem Chromatin. Der Nucleolus ist stark vergrößert, die Kernplasmarelation größer als 1:4.

Zellgruppen: Hier finden wir unterschiedliche Kerngröße und auffallende Kernvariabilität. Dichte Lagerung der Kerne mit Kernüberlappung, „wirres Bild". Der Vorteil der Papanicolaou-Färbung ist die relativ einfache und schnelle Technik, allerdings bei gewisser Erfahrung. Vor allem ist die Färbemethode für die Frühdiagnostik sehr geeignet. Auf diese Weise gelingt es auch, im Bronchialsekret Frühdiagnostik zu treiben. Auch kann u. U. durch ein Bronchoskop Schleim aus dem verdächtigen Hauptbronchus entnommen werden und das aspirierte Material dann mit der Färbemethode nach PAPANICOLAOU untersucht werden.

Einfacher Nachweis von Tumorzellen im Sputum und in Punktaten.

Reagenzien: Schaudinnsche Fixierlösung: Alkohol abs. 1 Teil; gesättigte, wässerige Sublimatlösung 2 Teile, kurz vor Gebrauch einige Tropfen Eisessig dazugeben. Gemisch immer frisch halten! — Methylalkohol (mit einigen Tropfen Jodtinktur) — Hämalaun Mayer-Ciba — 1‰ Eosinlösung — Alkoholreihe — Xylol, Kanadabalsam.

Ausführung: Das Material muß frisch sein und darf nicht eintrocknen.

1. Die Ausstriche werden feucht in Schaudinnsche Fixierlösung eingelegt, 20 Minuten. — 2. Einlegen in Methylalkohol, dem einige Tropfen Jodtinktur beigegeben wurden (auf 12 ccm etwa 4 Tropfen), 5 Minuten. — 3. Waschen in Brunnenwasser, 2—3mal Wasser wechseln, etwa 20 Minuten. — 4. Einlegen in Hämalaun Mayer, 2 Minuten. — 5. Wässern. — 6. Einlegen in 1‰ Eosinlösung, 1 Minute. — 7. 70% Alkohol, etwa 5 Minuten. — 8. 95% Alkohol, etwa

10 Minuten. — 9. Alkohol abs. I, etwa 10 Minuten. — 10. Alkohol abs. II, etwa 10 Minuten. — 11. Xylol, 5 Minuten. — 12. Einbetten mit Kanadabalsam.

Färbeergebnis: Zellkerne blau, Knorpel blau, die anderen Gewebe in verschiedenen Ton abstufungen rot, Erythrozyten orange.

Sputumzytologie

Im einzelnen müssen wir im Sputum mit folgenden zellulären Elementen rechnen:

Erythrozyten, meist in jedem Sputum vereinzelt vorhanden. Von klinischer Bedeutung sind sie erst, wenn sie zu einer makroskopischen Rotfärbung führen.

Leukozyten, auch diese kommen fast in jedem Auswurf vor, vor allem aber dann, wenn es sich um eitriges Sputum handelt. Hier sind es meist neutrophile, segmentkernige Zellen.

Eosinophile Zellen, diese erfordern das besondere Interesse, weil sie vor allem beim Asthmatiker und allergischen Affektionen im Sputum anzutreffen sind.

Epithelien. Je nach der Herkunft kann man verschiedene Arten von Epithelien unterscheiden, und zwar

1. Plattenepithelien: Diese sind groß, flach polygonal und stammen meist aus Mund, Rachen und Stimmbändern.

2. Zylinderepithelien. Diese sind mehr länglich, mit geschwänzten Enden und Flimmerbelag. Sie kommen mehr oder weniger degeneriert bei Asthma, chron. Bronchitis und Bronchiektasen vor.

3. Alveolarepithelien, sog. *Rundzellen.* Diese sind etwa vierfach so groß wie die üblichen Leukozyten, haben einen rundlichen Kern und polygonale Form. Sie enthalten oft phagozytierte Fettkörnchen und Kohlepigment.

4. Herzfehlerzellen (s. Abb. 116), diese sind scharf konturiert, meist größer als Blutzellen, haben eine runde, ovale oder viereckige Form mit bläschenförmigem Kern, der seinerseits oft durch Pigmentkörnchen stark verdeckt ist. Das Pigment ist meist gelblich-bräunlich und stammt offenbar aus zerfallenden Blutkörperchen, es ist zugleich eisenhaltig, so daß diese Zellen sehr leicht mit der Berliner-Blau-Reaktion (s. o.) nachgewiesen werden können.

Klinische Bewertung: Die Herzfehlerzellen finden sich vor allem bei Kreislaufdekompensation und damit bei Lungenstauungen, aber auch bei Pneumonie und Infarkten.

Verfettete und degenerierte Epithelien (s. Abb. 116): Vor allem bei chronischen Bronchitiden.

Tumorzellen (s. Abb. 116). Die Tumorzellen zeigen als besonderes Charakteristikum das Auftreten in kleinen Zellverbänden. Sie haben oft eine erhebliche Polymorphie, jugendliche Kerne evtl. mit Mitosen, eine stark verschobene Plasmarelation zugunsten des Kernes und vor allem einen relativ großen Nucleolus, der für das vitale Wachstum der Zellen spricht. Auch gelegentliche Riesenvakuolen sind besonders tumorverdächtig. Mit Hilfe der Quensel-Färbung (s. Abb. 116) und mit Hilfe der Färbemethode nach Papanicolaou lassen sich in besonderer Weise morphologische Kriterien ermitteln, die dann zu einer Frühdiagnostik führen.

Charkot-Leydensche Kristalle (s. Abb. 116): Es handelt sich um spindelförmige oder kompaßnadelförmige Kristalle, die z. T. etwas gelblich gefärbt sein können. Bei längerem Stehen des Sputums treten sie deutlicher hervor. Sie sind möglicherweise Sekretionsprodukte (Spermidinphosphat?) der Eosinophilen. — Will man ein Dauerpräparat herstellen, so empfiehlt sich folgender Arbeitsgang: Das die Charkot-Leydenschen Kristalle enthaltende Gerinnsel wird 20 Minuten in absolutem Alkohol gehärtet, dann in schwach fuchsinhaltigem Alkohol gefärbt und in Xylol-Kanadabalsam eingebettet. Hierauf erfolgt eine Fixierung des lufttrockenen Präparates in absolutem Alkohol und eine kurze Nachfärbung mit Eosin-Methylenblau-Lösung. — Klinisch findet man Charkot-Leydensche Kristalle bei allergischen Formen des Asthma bronchiale, bei Dystonum pulmonale u. a. Wurminfekten.

Elastische Fasern (s. Abb. 116): Die elastischen Fasern haben bei ihrem Nachweis größere klinische Bedeutung. Man erkennt sie mikroskopisch durch ihre doppelte Konturierung und an ihrem hohen Lichtbrechungsvermögen, wobei sie chemisch eine besondere Widerstandsfähigkeit gegen Säuren und Alkalien besitzen. Zum genauen Nachweis bedient man sich des folgenden Arbeitsganges:

Man kocht eine gewisse Menge Sputum mit der gleichen Menge 10%iger Natronlauge und verdünnt sodann mit dem dreifachen Volumen Wasser, läßt die Mischung in einem Spitzglas absitzen und zentrifugiert. Aus dem Bodensatz entnimmt man nach 24 Stunden einige Flocken und kann die elastischen Fasern mikroskopisch nun leicht erkennen. Durch diese Prozedur sind alle zelligen Bestandteile zerstört und lediglich die elastischen Fasern erhalten geblieben.

Klinische Bewertung: Das Vorkommen von elastischen Fasern spricht stets für den Zerfall von Lungengewebe, wie dies in besonderer Weise beim Lungenabszeß, bei der Lungengangrän und bei zerfallenden Tuberkuloseformen der Fall ist. Bei Tbc. besonders in den Linsen nachweisbar. Man hüte sich vor Verwechslungen der elastischen Fasern mit Fettsäurenadeln, die z. B. nach Alkoholzusatz verschwinden, sowie Leptothrix, die sich mit Jod blauviolett färben, oder irgendwelchen Stoffasern.

Parasiten im Sputum: Unter den Parasiten des Sputums finden wir gelegentlich Protozoen. So werden z. B. von den Amöben die Entamoeba buccalis und die Entamoeba histolytica sowie auch Flagellaten vom Typ Trichomonas beobachtet. Auch Malariaplasmodien wurden in den Erythrozyten des Auswurfs gefunden. Praktisch wichtig ist vor allem der Nachweis von Echinokokkusbestandteilen (Zysten oder Skolices). Ferner kommen Askaridenlarven oder speziell in den Tropen Distomen-Embryonen oder Eier sowie die Larven von Stronglyoides stercoralis vor.

Saprophyten finden sich im Sputum meist sekundär in Form der Schimmelpilze, wie z. B. Aspergillus fumigatus, Penicillium- oder Mucorarten. Daneben finden wir öfters den Soorpilz, Oidium albicans sowie verschiedene Hefepilze. Von den Streptothricheen haben vor allem die Aktinomyces-Drusen sowie Streptothrix- und Leptothrix-Arten eine größere Bedeutung.

Von den bakteriellen Sputumbesiedlern haben bekanntlich die weitaus größte Bedeutung die Tuberkelbazillen. Daneben finden sich je nach der Lage des Falles alle Typen von Pneumokokken, Staphylo- und Streptokokken, Meningokokken, Mikrokokkus catarrhalis, Friedländer-Bazillen, Influenza- und Diphtheriebazillen, selten Typhus-, Koli- oder Milzbrandbazillen, neben Proteus, Pyozyaneus u. a.

Sputumkristalle. Im Sputum können sich mehrfach Kristalle nachweisen lassen, wie z. B. Tripelphosphate, ferner aber auch Oxalate, Hämatoidinkristalle, Fettsäurenadeln (s. Abb. 116) und Cholesterin (Abb. 46). Die Hämatoidinkristalle sind ziegelbraune bis rote Täfelchen, vermischt mit zart geschwungenen Nadeln, die manchmal von den Ecken der Täfelchen büschelartig abgehen. — Die Fettsäurekristalle schmelzen beim Erwärmen des Objektträgers und werden durch Äther und Alkohol aufgelöst. — Die Cholesterinkristalle bestehen aus den bekannten, charakteristischen, rhombischen Tafeln (s. Abb. 46). Sie sind unlöslich in Wasser, Alkalien und Säuren. Bei Zusatz von Schwefelsäure gehen sie langsam in Lösung und zeigen einen kastanienbraunen Rand. In Äther und Alkohol sind Cholesterinkristalle leicht löslich.

VII. Untersuchung des Speichels und Magensaftes

1. Speicheluntersuchung

Allgemeines: Die *normale Speichelsekretion* wird im wesentlichen von der Glandula Parotis, Submaxillaris und Sublingualis bewerkstelligt und über das vegetative Nervensystem gesteuert.

Der Sympathikusspeichel ist spärlich, dickflüssig und fadenziehend, und der parasympathische Speichel ist reichlich und dünnflüssig.

Die physiologischen Aufgaben des Speichels liegen in der Produktion von Verdauungsfermenten vor allem Speicheldiastase oder α-Amylase, früher auch als Ptyalin bezeichnet, die mechanischen Aufgaben in der Schlüpfrigmachung der Nahrung. Daneben wirkt der Speichel antiseptisch und bakterizid und enthält eine Reihe von Stoffen, deren physiologische Bedeutung uns bisher noch wenig geläufig ist, wie z. B. Rhodan, Blutgruppenhaptene, in der Schwangerschaft gonadotropes Hormon, Serumalbumin, Globulin, Harnstoff und Mukopolysaccharide. Ferner finden wir im Speichel etwa 0,2% anorganische Substanzen, wie Chloride, Phosphate, Karbonate und Natriumbikarbonat, vor allem zum Zwecke der Pufferung. Auch der Harnstoff ist zu etwa 80% des Blutwertes vertreten und kann bei Urämie im Speichel höher liegen. Bei Urämien mit erhöhten Harnstoffwerten lassen sich auch durch Rachenabstriche Tripelphosphatkristalle (Magnesiumammoniumphosphat) nachweisen. 30% des Gesamtspeichels entfallen auf den Parotisspeichel, den wir mit einem tonsillensaugerähnlichen Nutschapparat aus dem Ductus parotideus jederzeit leicht absaugen können (s. Abb. 118).

Unter *krankhaften Bedingungen* enthält der Speichel außer dem Harnstoff Kreatinin und beim Diabetiker Glukose; ferner wissen wir aus der Toxikologie, daß zahlreiche Alkaloide wie Morphium, Strychnin, Schwermetalle wie Quecksilber, Blei, Wismut, ferner Salvarsan sowie von den Halogenen Jod und Brom im Speichel ausgeschieden werden. Vor allem finden wir darin ein ideales Reservoir von Viren, wie z. B. von der Hepatitis, Lyssa, Grippe, Poliomyelitis u. a. Von bakteriellen Erregern kommen besonders der Staph. albus, ferner hämolytische und vergrünende Streptokokken, Typhusbazillen und Pneumokokken vor.

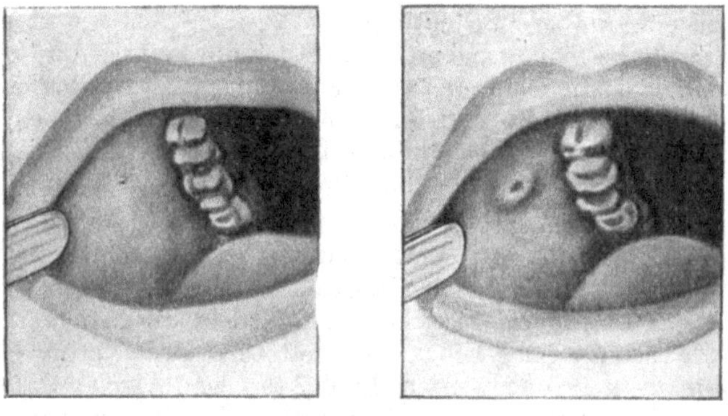

Abb. 118.
Links: Normaler Ductus parotideus (stenonianus). Rechts: Entzündlich-klaffender Ductus parotideus mit zentralem hämorrhagischem Punkt und Papillenprominenz bei Virusinfektionen

Klinisch sprechen wir von einer Xerostomie, z. B. bei Diabetes, Cholera, Diarrhöe, Typhus und allgemeiner Austrocknung und von einem Ptyalismus besonders bei Magen- und Pankreaserkrankungen, bei schlechtem Gebiß, bei Quecksilber- und Bromvergiftung, bei Enzephalitis, Tabes und Neurosen.

Wenn wir klinisch Speicheldrüsenerkrankungen finden, so zeigen sich gleichzeitig meist pathologische Blutzuckerkurven, Veränderungen des Verdauungstraktes, Zungenathrophien und Mundwinkelrhagaden, positive Takata-Reaktionen, Gelenkerkrankungen und sinnfällige Störungen der inneren Sekretion. Neben den Speicheldrüsenhypertrophien kennen wir das *Sjögrensyndrom*, das meist mit Atrophien und chronischer Entzündung einhergeht und Trockenheitssymptome des Mundes und der Tränendrüsen sowie obligate Entzündungssymptome bei positivem Takata, Arthritis, Hyperproteinämie u. dgl. zeigt. Verwandt sind das *Plumer-Vinson-Syndrom* und die *Ariboflavinose*. Auch das Heerfordtsche Syndrom = Uveoparotitis, das Mikuliczsche Syndrom bei Morbus Boeck sowie die eigentliche Mikuliczsche Krankheit (= „Lymphomatose") gehen mit Speicheldrüsenschwellungen einher.

a) Qualitativer Nachweis der Speicheldiastase (sog. Ptyalin)

Prinzip: Man läßt die Speicheldiastase auf eine Stärkelösung einwirken und verfolgt die fermentative Aufspaltung mittels der Jodstärkereaktion und der durch den Abbau positiv werdenden Zuckerreaktion.

Reagens: 2%ige Stärkelösung.

Ausführung: Etwa 5 ccm Speichel werden entweder nach einem Brotfrühstück mittels eines kleinen Schwämmchens gesammelt oder mit einem tonsillensaugerähnlichen Instrument abgesaugt. Dieses Speichelgemisch wird dann mit 50 ccm 2%iger Stärke versetzt und 1 Stunde im Brutschrank bei 37° gehalten.

Ergebnis: Wenn Ptyalin vorhanden ist, zeigt sich ein entsprechender Stärkeabbau durch die bekannte Jodstärkereaktion; die Stärke wird zu Erythro- (rot bis mahagonibraune Farbe der Jodreaktion) bis Achrodextrinen abgebaut. Zu gleicher Zeit fallen im zunehmenden Maße Zuckerreduktionsproben positiv aus.

b) Quantitative Bestimmung der Speichel- bzw. Bauchspeicheldrüsenamylase

Amylasen sind hydrolytische Enzyme, die Stärke und Glykogen sowie andere Kohlehydrate in unserer Nahrung in Maltose und Glukose aufspalten. Die Speichelamylase ist eine sog. α-Amylase und hat die Aufgabe der Verflüssigung des Nahrungsbreies und der Einleitung des fermentativen Kohlehydratabbaues. Die Speichelamylase stammt in der Hauptsache aus der Parotis. Im Magen wird die Wirkung der Speichelamylase durch die saure Reaktion sehr bald unterbrochen. Erst im Duodenalsaft entwickelt sich eine volle Amylasewirkung bei einem p_H-Optimum von 6,9 (s. S. 364).

Die Amylase wird je nach der angewandten Methode in ihrer Wirksamkeit verschieden bewertet.

1 Wohlgemuth-Einheit = die enzymatische Kraft, die imstande ist, 1 ccm einer 1%igen Stärkelösung zu Dextrinen abzubauen, welche mit Jodlösung keine Blaureaktionen mehr ergeben. Die Wohlgemuth-Einheit und die Methode der Bestimmung der Diastase durch den Stärkeabbau wird vor allem bei der Harnuntersuchung angewandt (s. S. 85).

Diastasebestimmung nach Meyer, Fuld und Bernfeld.

Prinzip: Mit Hilfe von 3,5-Dinitrosalizylsäure wird mit dieser Methode allein die Maltose erfaßt.

Reagenzien: 1. Stärke-Puffer-Kochsalzlösung: In einen 100-ccm-Meßkolben werden 30 ccm eines Sörensen-Phosphatpuffers von p_H 6,8 (aus gleichen Teilen $^1/_{15}$ n primärenKaliumphosphats und sekundären Natriumphosphats) und 10 ccm einer $^1/_{15}$ m-NaCl-Lösung (39 g auf 1000 Aq. dest.) gegeben, dazu 1 g Sulkowski-Stärke (MERCK), die vorher in etwas warmem Aq. dest. gelöst wird. Nach Abkühlen wird bis zur Marke aufgefüllt. Stärkepräparate, die nur eine Rot- und keine Blaufärbung zeigen, sind haltbarer als umgekehrt. Es darf jedenfalls keine Trübung entstehen.

2. Maltosereagens: 1,0 g 3,5-Dinitrosalizylsäure werden mit 20 ccm 2 n-NaOH und 30,0 g Seignettesalz in einem Meßkolben gelöst und ad 100 ccm mit Aq. dest. aufgefüllt. Meist muß schwach erwärmt werden. Die Lösung hält sich gut.

Herstellung der 3,5-Dinitrosalizylsäure: 10 g Salizylsäure werden nach und nach in 70 g eiskalte Salpetersäure vom spez. Gewicht d = 1,53 eingetragen, die Lösung wird in 300 ccm Eiswasser gegossen und nach 24—30 Stunden abfiltriert. Reinigung durch Überführen in das Bariumsalz, Rekristallisieren aus Wasser. Schmelzpunkt 173°.

Ausführung: Je 1 ccm der Substratlösung werden in eine Reihe von Reagenzgläsern eingefüllt und bei 40° vorgewärmt; dazu werden je 1 ccm der ebenfalls vorgewärmten Enzymlösung gegeben und nach genau 10 Minuten die Verdauung mit 2 ccm des Maltosereagens unterbrochen. Die Proben werden dann genau 5 Minuten lang in ein siedendes (großes) Wasserbad getaucht, abgekühlt und mit 20 ccm Wasser verdünnt. Anschließend wird mit Filter S 53 für das Pulfrich- bzw. BG 7 und VG 9 für das lichtelektrische Photometer in der 2-ccm-Küvette photometriert.

Die Eichkurve wird in mg Maltosehydrat hergestellt. Für einen Abbau der Stärke, die über 30% nicht hinausgeht, ist die Genauigkeit ± 1%. Wenn die Spaltung über 30% hinausgeht, ist es ratsam, den Versuch mit verdünntem Enzym zu wiederholen.

Chemische Bewertung: Nur das Zwischenprodukt, die Maltose, wird durch die Methode nach MEYER, FULD und BERNFELD (Experientia 3, 414, 1947) mit Hilfe der 3,5-Dinitrosaliyzlsäure als Maltosehydrat erfaßt.

c) Nachweis von Rhodan

Qualitativ: *Prinzip:* Rhodansalze ergeben mit Eisensalzen eine Rotfärbung.

Reagens: 3%ige Eisenchloridlösung.

Ausführung: Qualitativ: Eine kleine Menge Speichel wird mit einigen Tropfen 3%iger Eisenchloridlösung versetzt. Bei Anwesenheit von Rhodan entsteht sofort eine rote Farbe.

Quantitativ: *Prinzip:* Rhodan gibt mit Jodsäure eine grauviolette Farbreaktion. Mit Jodsäure getränkte Filtrierstreifen (Everssche Rhodanometer) werden mit Speichel befeuchtet. Ist Rhodan zugegen, so färbt sich das Reagenzpapier grauviolett, und zwar um so mehr, je mehr Rhodan vorhanden ist. Durch Benutzung einer Farbskala kann der ungefähre Rhodangehalt für spezielle Fragestellungen ermittelt werden.

Klinische Bewertung: Wir wissen, daß bei Rauchern der Rhodangehalt erhöht ist, ohne den Grund zu kennen. Bei Pellagra und verwandten Zuständen finden wir meist eine Erniedrigung des Rhodangehaltes.

d) Inhaltsstoffe und Veränderungen des Speichels

Spez. Gew.: 1,005
p_H = 6,63 (6,2—7,2)
Säurebindung 20—40 ccm $^1/_{10}$ n-HCl
(400 ccm Speichel gegen Methylorange)
Gefrierpunktserniedrigung 0,35—0,47°
0,3% organ. Substanz, z. B.
Speicheldiastase, und zwar:
α-Amylase
Maltase
Oxydasen
Mukopolysaccharide
bzw. Blutgruppenhaptene
Harnstoffwerte betragen etwa 80% des Blutes
ferner anorgan. Salze (0,2%) Asche 225 mg-%

Gesamt-N 67,1 mg-%	Nicht-Ew.-N 13,2mg-%
Na 18,9 mg-%	K 63,4 mg-%
Ca 7,2 mg-%	Mg 0,7 mg-%
NaCl 82 mg-%	Cl 50 mg-%
P 15,5 mg-%	

Als Puffer besonders wichtig:
Natriumbikarbonat und Phosphate
Zelluläre Elemente:
Leukozyten, „Speichelkörper" und Epithelien

Saurer Speichel:
Im Fieber, bei Diabetes mell. u. a.
Alkal. Speichel:
Bei Ptyalismus
Verminderung der Speichelmenge bei:
Xerostomie, Diabetes, Diarrhöe, Typhus u.a.
Vermehrung der Speichelmenge bei:
Ptyalismus (beginnende Pankreas- und Magenerkrankungen, Schwangerschaft, schlechtes Gebiß, Enzephalitis, Tabes usw.)
Virusreservoir:
(Hepatitis, Lyssa, Grippe, Poliomyelitis u.a.)

Bakterienreservoir:
(Staph. albus, hämolyt. und vergrünende Staphylokokken, Pneumokokken, Typhusbazillen u. a.)
Speichel als Ausscheidungssekret:
z. B. Harnstoff, Harnsäure, Kreatinin bei Niereninsuffizienz.
Ferner Glukose bei Diabetes.
In der *Toxikologie* werden mit dem Speichel ausgeschieden:
Alkaloide wie Morphin, Strychnin, Kokain u. a., ferner Schwermetalle, Hg, Pb, Au, ferner KJ, KBr u. a.,
sowie von Medikamenten Salvarsan u. a.

2. Magensaftuntersuchungen

Allgemeines: Die Aufgaben des Magens sind einerseits mechanische und andererseits verdauungsenzymatische. Für diese Verdauungsarbeit muß der Magen je nach Bedarf die aufgenommenen Speisen eine verschieden lange Zeit retinieren.

An sich verfügt der Magen selbst über eine gewisse Resorptionsfähigkeit, z. B. für Alkohol, Zucker, Kochsalz und einige Drogen.

Die Verdauungsarbeit besteht einerseits in der Produktion von Salzsäure, die für die Aktivierung von Pepsinogen — wobei dieses in Pepsin übergeht — erforderlich ist und wahrscheinlich auch für die Weiterführung der Kohlehydratspaltung. Ferner wird das Lab- oder Chymosinferment produziert und schließlich eine Lipase für die beginnende Verdauung von Fetten, die bereits hoch emulgiert sind.

Die Motilität des Magens wird im wesentlichen hormonell und vegetativ-nervös gesteuert, wobei die Sekretinproduktion wesentlich beteiligt ist, desgleichen die Pankreas- und Gallensaftproduktion.

Die Produktion des Magenschleims puffert gewissermaßen die Azidität und schützt die Magenschleimhaut selbst. Ferner spielt der Magen eine wesentliche Rolle beim fermentativen Aufschluß hämatopoetischer Faktoren wie des Intrinsikfaktors bzw. des Provitamin B_{12}. Schließlich hat er auch eine besondere desinfizierende und bakterizide Funktion, die für den weiteren Ablauf der Verdauungsprozesse von wesentlicher Bedeutung ist.

a) Magensaftgewinnung

Die Magensaftsekretion wird nach den Vorschlägen Pawlows in 3 Phasen zerlegt, und zwar 1. eine psychisch-reflektorische, 2. eine chemische und 3. eine sog. Darmphase der Magenarbeit. Der Magensaft als ein Sekretionsprodukt der Magenschleimhaut wird am besten mittels der Verweilsondenmethode untersucht.

Magen- und Duodenalsonden: 1. Die starke Magensonde. Diese Magensonde besteht aus einem nicht zu weichen Gummischlauch. Sie hat eine Länge von mindestens 75 cm und einen Durchmesser von 12–14 mm bei etwa 8 mm lichter Weite. Diese Sondenmaße haben sich bisher gut bewährt und bedeuten keine Schwierigkeit bei der Einführung. Zur Vermeidung besonderer Irritationen ist das untere Ende der Magensonde abgerundet und besitzt meistens 2 oder 3 größere Fenster, um gegen Verstopfungen gesichert zu sein (s. Abb. 119).

Einführung der Magensonde: Der Patient sitzt mit Schürze bekleidet und Speischale in der Hand auf einem Stuhl mit gerader Lehne. Künstliche Gebisse müssen vor Sondeneinführung entfernt werden. Der Patient öffnet den Mund, und sodann wird der Schlauch, der mit lauwarmem Wasser angefeuchtet ist, möglichst schnell über den Zungengrund bis an die hintere Rachenwand geführt und der Patient aufgefordert zu schlucken. Diesen Moment benutzt man, um den Schlauch schnell und zart weiter zu schieben. Gleichzeitig fordert man den Patienten zur Vermeidung von Brech- oder Würgreiz auf, tief zu atmen. Während dieser Momente wird der Schlauch weiter eingeführt. Nach 45–50 cm Länge ist man mit der Schlauchspitze dann unbedingt im Magen. Es erfordert also stets eine gewisse Geschicklichkeit und ein gutes Zureden, um die Prozedur schnell durchzuführen.

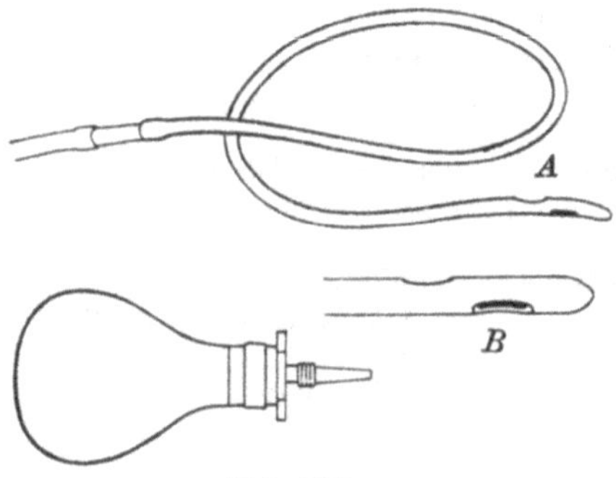

Abb. 119.
Großer Magenschlauch mit eingesetztem Glasfenster *A* und Gummiball zum Ansaugen, u. U. auch zur Magenspülung verwendbar. (*B* = Seitenöffnung des Endstückes)

Wenn der Schlauch bis zu einer Tiefe von 50–55 cm eingeführt ist, so ergießt sich durch die abdominelle Drucksteigerung ohne Schwierigkeiten Mageninhalt nach außen, der dann für die Untersuchung zur Verfügung steht. Man muß vermeiden, daß der Patient den Schlauch zubeißt. Besteht Verdacht auf irgendwelche Verstopfungen des Schlauches durch gröbere Nahrungsreste, so muß man einen sog. Aspirator benutzen, der aus 2 Glasröhren und einem Gummiballon besteht.

Schlaucheinführung im Liegen oder Ausheberung bei Beckenhochlagerung werden selten ausgeführt.

Will man feststellen, ob der Magen wirklich leer ist, so führt man eine sog. Magenspülung aus, indem man auf den Magenschlauch einen Trichter aufsetzt und körperwarmes Wasser in den Magen einfließen läßt. Durch Senken und Heben des Trichters fließt die Flüssigkeit entsprechend der Heberwirkung ein und aus. Diese Prozedur ist vor allem für therapeutische Magenspülungen bei Vergiftungen erforderlich.

Verweilsondenmethode.

Diese Methode gestattet es allein, sich ein genaues Bild über die Kinetik des Magenchemismus zu verschaffen, vermeidet den augenblicklichen und sicher fehlerhaften Befund durch einmalige Sondierungen und benutzt daher eine sog. Verweilsonde (s. Abb. 120).

Ausführung: Der Patient schluckt die dünne Magensonde, und zwar etwa 55 bis 60 cm von der Zahnreihe. Hierauf wird der vorhandene Nüchterninhalt mit einer

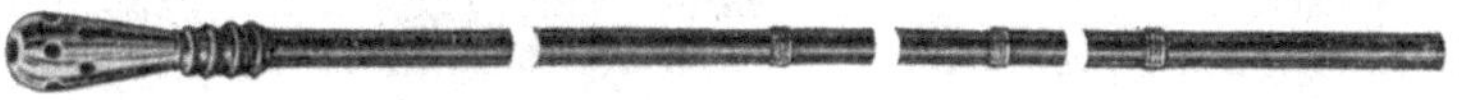

Abb. 120. Magenverweilsonde aus Duritschlauch (etwa 5 mm Durchm. u. 3 mm lichte Weite) mit 10löchriger Metallolive u. Längenmarkierungen (Marke 1: 45 cm, d. h. etwa Cardia, Marke 2: 60 cm, d. h. Fundus, u. Marke 3: etwa Pylorusgegend)

20-ccm-Rekordspritze abgesaugt. Der Kranke soll sich psychisch durch Unterhaltung oder Lektüre ablenken. Evtl. anfallender Speichel soll in eine bereitstehende Schale gespuckt werden. In Abständen von je 10 Minuten wird nun viermal der gesamte Mageninhalt entfernt und in ein besonderes Reagenzglas gegeben. Das äußere Ende der Sonde wird mit einem Quetschhahn verschlossen. Die Menge der 4 Einzelportionen wird später neben der Azidität erfaßt. Sodann erfolgt Eingießung der lauwarmen Reizlösung, d. h. entweder 300 ccm 5%igen Alhohol oder 0,2 g Koffein mit 300 ccm Wasser unter Zugabe von 2 Tropfen 2%iger Methylenblaulösung, unter leichtem Nachblasen von Luft durch den Schlauch zur restlosen Einführung des Schlauchinhaltes. Alle 10 Minuten werden nun etwa 10 ccm Mageninhalt entnommen und fortlaufend in einen Satz bereitstehender Reagenzgläser gegeben. Der Sondenrest wird durch geringes Luftnachblasen in den Magen zurückgedrängt. Zur schnellen Orientierung über die Aziditätsverhältnisse wird in jedes Reagenzglas ein kleines Stückchen Kongopapier gegeben. Der gewonnene Magensaft wird allmählich immer heller als Ausdruck der Verdünnung und Entleerung; ist er völlig farblos, so ist die Entleerungszeit erreicht, die normalerweise zwischen 60 und 80 Minuten liegt. Es schließt sich die Periode der Nachsekretion an, die ebenfalls in 10-Minuten-Abständen in etwa 10-ccm-Mengen verfolgt wird, und zwar etwa 1 Stunde lang. Die so erhaltenen Mengen- und Aziditätsverhältnisse werden kurvenmäßig in die üblichen Schemata eingetragen. Aus dem kurvenmäßigen Verlauf sind leicht die mengenmäßigen Sekretionsverhältnisse des Magens zu übersehen.

Der große Vorteil der Verweilsondenmethode ist, daß sie uns ein Bewegungsbild der Aziditätsregulierung gibt und nicht eine einmalige zufällige Säuremenge anzeigt. Man muß allerdings bei dem Betrachten der verschiedenartigen Kurven die ganze Verlaufsform in Entwicklung und Abfall in den 10-Minuten-Portionen analysieren. Wie in Abb. 121 gezeigt ist, können sich die verschiedensten Kurventypen, z. B. für den 60-Minuten-Wert, im gleichen Schnittpunkt treffen.

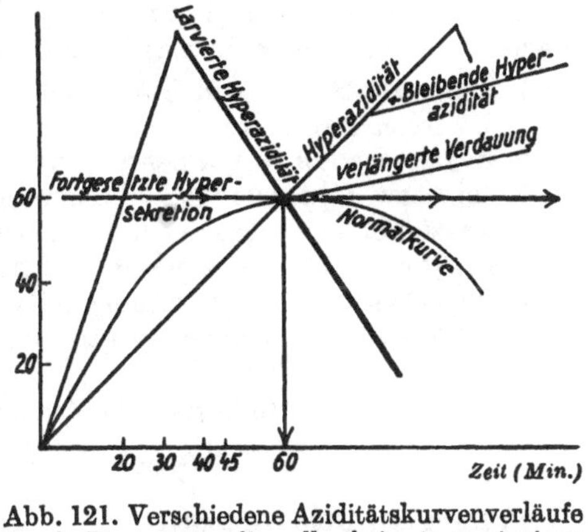

Abb. 121. Verschiedene Aziditätskurvenverläufe (nach REHFUSS), die alle bei einer einzigen Untersuchung nach 60 Minuten den gleichen und scheinbar normalen Aziditätswert zeigen

Im klinischen Sprachgebrauch sind folgende Unterscheidungen der Aziditätskurven gebräuchlich: *Normalkurven.* Die angelegten Kriterien sind meist der höchste Wert der Gesamtazidität, der Zeitpunkt des Kurvengipfels (nach 60 Minuten), ferner die Dauer der Sekretion (bei 120–150 Minuten), der Zeitpunkt des Verschwindens der Reizlösung (60–80 Minuten) sowie besonders der Zacken-, Treppen- oder Kurvenverlauf.

Wir finden ferner sog. *steile Hochkurven* bei Hyperazidität mit starker oder geringer Sekretion meist beim Ulcus duodeni, sowie sog. *flache subazide Kurven* bei chronischer Gastritis. Ferner unterscheidet man *träge* oder *spätazide Kurven, ansteigende Langkurven* und *lange Hochkurven* besonders beim Ulcus duodeni. Charakteristisch sind ferner sog. *Klettertypen* beim Ulcus duodeni.

b) Qualitative Untersuchung des Magensaftes

Makroskopische Prüfung.

Menge: Der Gehalt an normalen Nüchternmagensaft beträgt etwa 10 ccm. Verminderungen finden sich bei einer Achylia gastrica oder bei atrophischen Gastritiden usw.

Krankhafte Vermehrungen finden wir bei Hypersekretionen, besonders bei der Ulkuskrankheit und bei Pylorusstenosen.

Farbe und Konsistenz.

Normal: Der normale Magensaft ist meist farblos und dünnflüssig und enthält kleinste Schleimflöckchen. Grünlich-gelbe Farbbeimischungen kommen durch einen Gallenrückfluß bei offenstehendem Pylorus oder bei stärkeren Würgreflexen zustande.

Unter pathologischen Bedingungen ist der Magensaft sehr schleimig oder mit stärkeren Schleimflocken durchsetzt, besonders bei einer Gastritis. U. U. sind auch dickere Schleimkonvolute beigemengt, die aus dem Pharynx stammen. Nahrungsreste deuten auf Stauungsprozesse hin.

Bei einer Haematemesis ist das Blut dunkelrot bis kaffeesatzartig, weil durch die Salzsäure des Magens das Hämoglobin in das salzsaure Hämatin übergeführt wird. Sind nur einzelne kleine Blutstückchen beigemengt, so kann es sich um einen rein mechanischen Absaugeeffekt durch die Magensonde handeln.

c) Magensaft- und Magensäure-Sekretionsstörungen

Handelt es sich um Störungen der Magensaftsekretion und Änderungen der Magensäuresekretion, so müssen folgende Begriffe voneinander unterschieden werden:

1. **Hyperazidität** = Vermehrung der Gesamtazidität einschließlich Vermehrung der freien Salzsäure.
2. **Hypersekretion** = Vermehrung der gesamten Magensaftsekretion.
3. **Sub- bzw. Hypoazidität** = Verminderung der freien Salzsäure.
4. **Anazidität** = Fehlen der freien Salzsäure.
5. **Achylie** = Fehlen der gesamten Magensaftbildung.
6. **Hypochlorhydrie** = verminderte Salzsäure der Sekretion.
7. **Achlorhydrie** = Fehlen der gesamten Salzsäureproduktion.

Untersuchung der Magensäureverhältnisse

d) Qualitative Säurebestimmungen

Prüfung auf freie Salzsäure.
Kongorotprobe:

Reagens: Kongopapier DAB. 6.

Hierzu wird angefeuchtetes Kongorotpapier benutzt und mit Magensaft zusammengebracht. Bei positiver Reaktion tritt eine deutliche Blaufärbung auf, die für Anwesenheit von freier Salzsäure spricht. Ist die Blaufärbung nur relativ schwach, so kann diese geringe Azidität durch Milchsäure des Magensaftes bedingt sein. Diese einfache Probe ist also nicht sehr spezifisch.

Günzburg-Probe:

Reagens: Günzburg-Reagens. Dieses besteht aus 2 g Phloroglucin und 1 g Vanillin in 30 ccm absolutem Alkohol gelöst. Bei Selbstbereitung empfiehlt es sich, das Phloroglucin in 15 ccm Alkohol und das Vanillin in 15 ccm Alhohol getrennt zu lösen und aufzubewahren, da das Reagens nur bedingt haltbar ist. Vor Anstellung der Probe mischt man dann zu gleichen Teilen.

Ausführung: 3—4 Tropfen des Günzburg-Reagens werden mit der gleichen Menge von filtriertem Mageninhalt in einer Porzellanschale zusammengebracht und auf dem Wasserbad zur Trockene eingedampft.

Ist freie Salzsäure vorhanden, und zwar bis zu einer Konzentration von 0,01%, so entsteht ein roter Spiegel.

e) Methodik der Sekretionsanalyse des Magens

Methode einmaliger Sondierung mit dem dicken Magenschlauch und Probemahlzeit.

Probefrühstück nach Ewald und Boas.

Das Probefrühstück nach Ewald und Boas besteht aus 35 g Semmel oder Weißbrot sowie 400—500 ccm Tee ohne Milch und ohne Zucker. Diese Mahlzeit bedeutet für den Magen einen relativ geringen Sekretionsreiz und ist auch überall stets leicht durchzuführen. Nach 30 oder 45 Minuten wird mittels dicken Magenschlauches der Mageninhalt wieder ausgehebert und steht zur Untersuchung zur Verfügung. In der üblichen Weise wird auf Azidität (s. unten) untersucht. Daneben interessiert bis zum gewissen Grade noch die Gesamtazidität, evtl. der Chloridinhalt sowie evtl. Vorhandensein von Milchsäure, Blut oder zellulären Elementen.

Da die Zeit der Chymifikation individuell, aber auch zeitlich beim gleichen Individuum sehr unterschiedlich ist, ist der Ausfall der Probe dementsprechend sehr variabel.

Die gewonnenen Mengen sind im allgemeinen kleiner als 100 ccm, da ja die Sonde nur einen Teil des gesamten Mageninhaltes erfaßt. Unter krankhaften Bedingungen, z. B. bei Pylorusstenose, können jedoch die Mengen Mageninhalt außerordentlich groß sein, während sie beim schrumpfenden Magenzirrhus sehr klein sind.

Der Geruch des gewonnenen Magensaftes ist meist etwas säuerlich, gelegentlich aber auch mehr fade. Bei starken Zerfallsprozessen des Magens infolge Stagnation finden sich reichlich Gärungs- und Fäulnisprodukte mit den entsprechenden Geruchskomponenten.

Die Farbe des ausgeheberten Mageninhaltes ist im allgemeinen graugelblich und vor allem durch die Semmelfarbe bedingt. Handelt es sich um geschwürige und blutende Prozesse im Magen, so ist der Inhalt blutig, d. h. mehr kaffeesatzartig gefärbt. Diese und andere Probemahlzeiten eignen sich nur für die Methode der einmaligen Ausheberung mit dem dicken Magenschlauch.

Methoden der fraktionierten Magensaftuntersuchung:

Handelt es sich um fraktionierte Magensaftuntersuchungen, so sind die einzelnen Probemahlzeiten wegen der dünnen Lumina der Verweilsonden nicht durchführbar. Es empfiehlt sich daher, nur echte Lösungen zu benutzen, von denen der Alkoholprobetrunk oder die Koffeinreizlösung die bekanntesten sind.

Koffein-Reiztrunk nach Katsch und Kalk.

Es werden 0,2 g Koffein. pur. in 300 ccm Aq. dest. gegeben und meist 1 Tropfen einer 2%igen wäßrigen Methylenblaulösung auf 100 ccm Koffeinlösung zugesetzt. Das Koffein wirkt hierbei als starker Magensaft- und Magensäurelocker. Der Zusatz von Methylenblau erfolgt, weil man aus dem Vergleich der Farbintensität des ausgeheberten Magensaftes mit der Koffeinreizlösung ein Maß für die Magensaftverdünnung bzw. für die Schnelligkeit der Entleerung hat.

Bouillon-Reiztrunk:

Dieser besteht in der Verabfolgung von 250—300 ccm Bouillon, die aus einem üblichen Bouillonwürfel hergestellt wird. Es erweist sich als zweckmäßig, diese Bouillon nicht durch den Schlauch einzuspritzen, sondern sie neben der Sonde trinken zu lassen, um keine psychogenen Irritationen zu bewirken bzw. um den natürlichen Magensaftsekretionsreflex zu erhalten.

Alkoholprobetrunk nach Ehrmann.

Hierbei werden 15 ccm 96%iger Alkohol mit Wasser auf 300 ccm aufgefüllt, dem Patienten gegeben und nach einer halben Stunde der Mageninhalt mit dünner Sonde entnommen.

f) Quantitative Bestimmungen der Magenazidität

Allgemeines: Die Erfassung der Säureverhältnisse im Magen, d. h. die Ermittlung der Wasserstoffionenkonzentration, ist für die klinische Magendiagnostik heute unentbehrlich. Folgende Begriffe sind streng voneinander zu trennen:

1. *Die Ermittlung der freien Salzsäure.*
2. *Die Ermittlung der sog. gebundenen Salzsäure, und zwar gebunden an Eiweißkörper und Schleimstoffe.*
3. *Die Ermittlung der Gesamtazidität*, d. h. die Summe aller sauren Valenzen im Magensaft. Es handelt sich hierbei neben der Salzsäure vor allem um Milchsäure und andere organische Säuren.
4. *Die Ermittlung des Salzsäuredefizits* bei einer Anazidität des Magensaftes.

Prinzip der Aziditätsbestimmung.

Der saure Magensaft wird mit einem Indikator im Umschlagsbereich von etwa 3—4 und sodann gleich fortlaufend mit einem zweiten Indikator mit einem Umschlagsgebiet von p_H 8 titriert. Auf diese Weise ergeben sich 3 Titrationsfarben, und zwar:

1. Die lachsfarbene Farbe des Indikatorgemisches bei p_H 2,9,
2. der Umschlag in Gelb bei p_H 4,0, hierbei entspricht dieser Umschlag der Menge der sog. freien Salzsäure,
3. der Umschlag in Rosa bei etwa p_H 8,5, wobei die Menge zugesetzter $^1/_{10}$ n-NaOH dem Begriff der Gesamtazidität entspricht.

Aus der Differenz von freier und Gesamtazidität ergibt sich die Menge der sog. gebundenen Salzsäure.

Quantitative Bestimmung der freien Salzsäure und der Gesamtazidität im Magensaft.

Reagenzien: $^1/_{10}$ n-Natronlauge, 0,5%ige alkohol. Lösung von Dimethylaminoazobenzol = Töpfers Reagens, 1%ige Phenolphthaleinlösung.

Ausführung: Zu 10 ccm Magensaft werden 2 Tropfen Dimethylaminoazobenzol und 2 Tropfen Phenolphthalein-Indikator (oder 3—4 Tropfen eines schon von vornherein zusammengesetzten Indikators: Dimethylaminoazobenzol 0,25, Phenolphthalein 2,0 und 90%iger Alkohol ad 100) zugegeben. Bei Anwesenheit von freier Salzsäure wird der Magensaft durch den Indikatorzusatz rot gefärbt. Sodann läßt man aus einer 50-ccm-Bürette solange $^1/_{10}$ n-Natronlauge hinzutropfen, bis der Farbumschlag in Lachsfarbe eintritt. Die bis hier verbrauchte Menge Natronlauge mit 10 multipliziert ergibt den Wert für die freie Salzsäure in 100 ccm Magensaft.

Sodann wird weiter $^1/_{10}$ n-Natronlauge zugegeben, bis die Lachsfarbe über gelb in rosa umschlägt. Dieser Phenolphthaleinpunkt entspricht dem Wert für die Gesamtazidität. Die vom Anfang der Titration bis zu diesem Punkt verbrauchte Menge Natronlauge multipliziert mit 10 entspricht dem klinischen Begriff der Gesamtazidität.

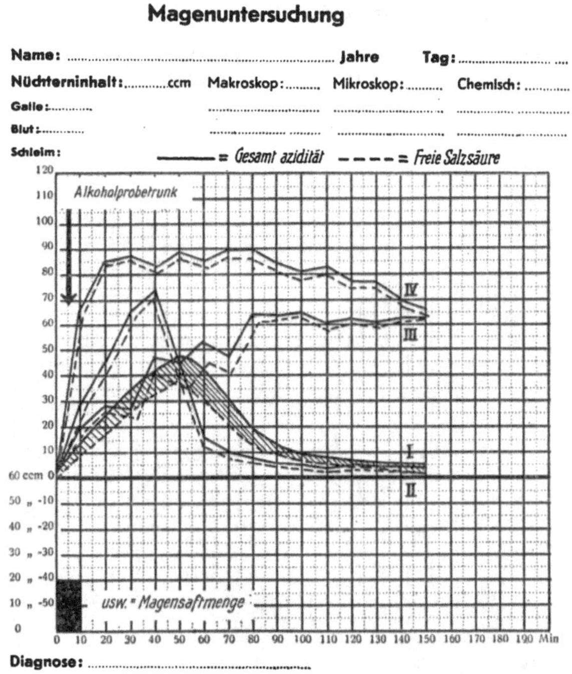

Abb. 122. Typische Kurvenläufe für freie Salzsäure und Gesamtazidität im Magensaft. I. Normale Aziditätskurve. II. Frühazide Reizkurve. III. Sog. Klettertyp bei Ulcus duodeni. IV. Lange Hochkurven bei Ulcus duodeni

Normalwerte in 100 ccm Magensaft sind:

1. für freie Salzsäure 25 ccm $^1/_{10}$ n-NaOH = 25 klin. E.
2. für Gesamtazidität 60 ccm $^1/_{10}$ n-NaOH = 60 klin. E.
3. gebundene Salzsäure = Gesamtazidität — freie Salzsäure (s. Abb. 122).

Bestimmung des Salzsäuredefizits.

Handelt es sich um einen Magensaft, der keinerlei freie Salzsäure enthält, so beobachtet man nach dem Indikatorzusatz eine gelbe bis orangerote Farbe. Unter Salzsäuredefizit verstehen wir diejenige Menge $^1/_{10}$ n-Salzsäure, die zu 100 ccm salzsäurefreiem Magensaft zugesetzt werden muß, um mit dem Indikator p-Dimethylaminoazobenzol einen Umschlag in lachsfarben zu erzielen.

Ausführung: Man gibt zu 10 ccm Magensaft 2 Tropfen vom Dimethylaminoazobenzol-Indikatorlösung und titriert sodann mit $^1/_{10}$ n-Salzsäure bis zum Umschlag in lachsfarben. Die Anzahl der verbrauchten ccm $^1/_{10}$ n-Salzsäure multipliziert mit 10 ergeben das sog. Salzsäuredefizit in 100 ccm Magensaft. Legt man 5 oder 20 ccm Magensaft zur Titration vor, so ändert sich der Multiplikationsfaktor in 20 oder 5.

Histaminprobe nach Kalk.

Histamin gilt als das stärkste Reizmittel für die Fundusdrüsen des Magens. Wir haben somit im Histamin die letzte Möglichkeit, evtl. geringstes Säurebildungsvermögen festzustellen. Je nach der Ansprechbarkeit des Magens bzw. dem

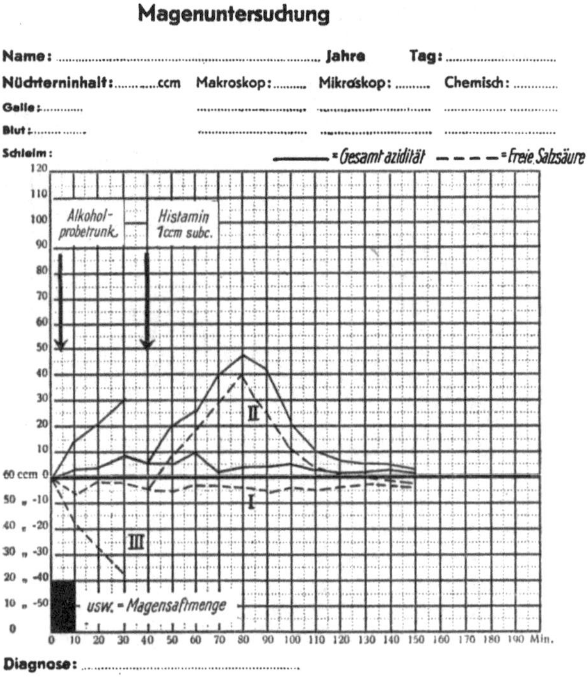

Abb. 123. Typische Kurvenverläufe für freie Salzsäure und Gesamtazidität im Magensaft. I. Histaminrefrakt. Anazidität. II. Anazidität, die auf Histamin positiv reagiert. III. Salzsäuredefizit für freie HCl beim Magenkarzinom

Ausfall der Histaminfunktionsprobe sprechen wir von einer histamin-positiven Sub- oder Anazidität und einer histamin-refraktären Achylie (s. Abb. 123).

Ausführung: Mit der Magenverweilsonde wird erst 30 Minuten lang die Nüchternsekretion durch Absaugen der 10-Minuten-Mengen ermittelt. Zeigt sich hierbei ein Magensaft gegen Indikatorpapier nicht sauer, so werden 0,5 bis 0,7 mg Histamin subkutan injiziert (am besten als Imido-Roche). Im allgemeinen injiziert man am Unterarm und bemerkt daraufhin eine Reihe von Allgemeinreaktionen, wie Hautrötung, Kopfdruck, Blutdruckabfall. Während dieser Phase der Histaminwirkung wird weiter in 10-Minuten-Portionen Magensaft entnommen, der jetzt dünner und wäßriger fließt. Im allgemeinen dauert diese Sekretionsphase etwa 1 Stunde.

Der Vorteil der Histaminfunktionsprobe ist, daß man reinen Magensaft zur Untersuchung gewinnt.

Klinische Bewertung: Eine sog. histaminrefraktäre Achylie sollte nach früherer Ansicht immer eine irreparable Schleimhautschädigung darstellen. Wir wissen aber heute, daß es auch passagere histaminrefraktäre Achylien geben kann, z. B. bei gewissen Ulcus-ventriculi-Fällen. Man kann also nicht sichere prognostische Schlüsse ziehen und sei daher vorsichtig mit der Deutung des Befundes. Bemerkt sei auch, daß man sich in Zweifelsfällen immer bemühen muß, die richtige Lage der Sonde zu kontrollieren. Es kommt immer wieder vor, daß eine Magensonde sich im Ösophagus oder im Fornix, besonders bei Stierhornmägen, aufrollt und so keinen eigentlichen Magensaft gewinnen läßt.

Die Beurteilung der *absoluten Azidität* des Magens bereitet heute noch erhebliche Schwierigkeiten, da es sich bei dem Magensaft immer um variable Mengen des Magensekretes handelt. Der Mageninhalt entspricht ja in seiner Menge und Zusammensetzung nicht dem reinen Magensekret, sondern ist das Ergebnis von komplizierten gegenseitigen Wechselwirkungen.

Wir bestimmen also im allgemeinen den Aziditätsgrad des Mageninhaltes als die sog. Gesamtazidität. Über die Säureverhältnisse des unverdünnten reinen Magensekretes, d. h. also über die sog. absolute Azidität wird nichts ausgesagt. Wir wissen nur, daß zwischen den sog. Gesamtaziditätswerten und der sog. absoluten Azidität sehr oft erhebliche Differenzen bestehen.

g) Bestimmung der H-Ionenkonzentration im Magensaft

Handelt es sich um spezielle wissenschaftliche Fragen, so gibt die Ermittlung der H-Ionenkonzentration uns ein Maß für die wahre Azidität im Magensaft ohne die fehlerhafte Beeinflussung von Verdünnungsmomenten, Gallenrückfluß usw. Diese Bestimmung wird zweckmäßigerweise mit den bekannten Geräten zur Ermittlung der H-Ionenkonzentration, wie z. B. Ionometer nach LAUTENSCHLÄGER, p_H-Apparat nach SCHWABE usw. durchgeführt.

Der Normalwert im Magensaft bewegt sich zwischen p_H 1,6–2,0. Unter krankhaften Bedingungen liegen die Werte bei starker Hyperazidität unter p_H 1,6, während sie bei Anazidität sich etwa um p_H 3–4 bewegen.

h) Bestimmung der Milchsäure im Magensaft

Reagens: Eisenchloridlösung, und zwar 1 Tropfen Liquor ferri sesqui chlorati auf 1 Reagenzglas. — Äther.

Das sog. *Uffelmannsche Reagens* besteht aus 25 ccm 1%iger Phenollösung und 1 Tropfen Liquor ferri sesqui chlorati.

Qualitativer Nachweis: Es werden etwa 5 ccm filtrierter Magensaft im Schütteltrichter mit 20–30 ccm alkoholfreiem Äther geschüttelt. Die ätherische Lösung läßt man verdunsten und nimmt den Rückstand mit wenig Wasser auf. Hierauf gibt man etwa die gleiche Menge Eisenchloridlösung (1 Tropfen auf 20 ccm Wasser) und vergleicht den Farbton der Eisenchloridlösung mit dem ursprünglichen Eisenchloridfarbton.

Ergebnis: Größere Mengen von Milchsäure ergeben eine charakteristische zeisiggrüne Färbung durch Bildung von milchsaurem Eisen.

Der gleiche Ätherextrakt kann auch mit dem Uffelmannschen Reagens versetzt werden. Hierdurch schlägt die Farbe in gelbgrün um, während die Farbe des reinen Reagens etwa amethystblau war. Die Uffelmannsche Reaktion bietet keine besonderen Vorteile und stellt eine Gruppenreaktion auf Oxysäuren dar, für die die Milchsäure der einzige Vertreter im Magensaft sein dürfte.

Klinische Bewertung: Bisher wurde der Nachweis von Milchsäure im Magensaft, zumal bei gleichzeitigem Salzsäuremangel und deutlichem Salzsäuredefizit, als charakteristisch für das Magenkarzinom angesehen. Es sei aber betont, daß ohne Stagnationsbedingungen auch bei einer akuten schweren Gastritis Milchsäure im Magensaft nachgewiesen werden kann.

i) Qualitativer Blutnachweis im Magensaft

Wenn der Magen größere Mengen Blut enthält, wird der ausgeheberte oder erbrochene Mageninhalt an der kaffeesatzartigen Farbe erkannt, da das Hämoglobin durch den Magensaft zu salzsaurem Hämatin umgewandelt worden ist.

Ausführung: Der unfiltrierte und gut umgerührte Magensaft wird mit 10%iger Sodalösung gegen Lackmuspapier neutralisiert, umgeschüttelt und nach wenigen Minuten mit Äther ausgeschüttelt. Im Ätherextrakt wird der chemische Nachweis von Blut am besten mit der Benzidinreaktion in der üblichen Weise durchgeführt (s. S. **63**).

Der spektroskopische Nachweis von Blut im Ätherextrakt des Magensaftes geschieht ebenfalls in der gleichen Weise wie im Blute (s. S. 291, 294).

Nachweis von Gallenfarbstoff im Magensaft (nach Hauk und Bergein):

Reagens: Ammoniumsulfat — Azeton — Rauchende Salpetersäure.

Ausführung: 5–10 ccm filtrierter Magensaft werden im Überschuß mit Ammoniumsulfat versetzt und daraufhin etwa 2 Minuten geschüttelt. Sodann gibt man einige ccm Azeton hinzu und mischt gut durch. In der Azetonschicht sammelt sich der Gallenfarbstoff an, den man durch Zugabe von einem Tropfen rauchender Salpetersäure (an der Reagenzglaswand langsam herabfließen lassen) infolge von Oxydation zu Biliverdin an der Grünfärbung des Azetons nachweisen kann.

Eiweißgehalt im Magensaft.

Der normale Magensaft enthält gewisse Mengen von Eiweiß. Unter krankhaften Bedingungen ist der Eiweißgehalt vermehrt durch Blutungen, durch Eiter aus verschlucktem Sputum, durch entzündliche Exsudationen bei Magenerkrankungen, durch retiniertes Nahrungseiweiß und durch zerfallendes Krebsgewebe. Gerade bei Magenkarzinomen ist der Eiweißgehalt und damit auch der Stickstoffgehalt wesentlich erhöht. Auf dieser Tatsache beruht auch die schon lange bekannte Salomonsche Probe.

Salomonsche Probe.

Der Magen wird abends leer gewaschen und morgens mit 400 ccm physiologischer Kochsalzlösung gespült. Beträgt der Eiweißgehalt des filtrierten Magensaftes nach Esbach 0,1–0,5% bzw. entsteht eine Trübung des Filtrates bei Zusatz eines Tropfens 20%iger Sulfosalizylsäure, so spricht dies für einen erhöhten Eiweißzerfall und damit im Sinne eines ulzerierten Tumors.

Als weitere Eiweißbestimmungsmethode sei die Reaktion mit *Wolffschem Reagens* (Phosphorwolframsäure 0,3 — Acidum hydrochloricum pur. 1,0–96%iger Alkohol 20,0 — Aq. dest. ad 200) genannt. Hierbei werden entsprechende Magensaftverdünnungen hergestellt und 1 ccm Reagens zugegeben. Bei vorhandenem Eiweiß bildet sich eine geringe Trübung, wobei die erhaltene Eiweiß- und Aziditätskurve ziemlich parallel geht. Bei der Achylie ist die Eiweißkurve vermindert, bei Krebsmägen dagegen deutlich erhöht.

In ähnlichem Sinne sind auch fermentative Karzinomreaktionen z. B. mit dem Neubauer-Fischerschen Fermentdiagnostikum (Bayer, Leverkusen) zu bewerten. Hierbei wird das Glyzyltryptophan durch den Magensaft eines Magenkarzinomträgers gespalten und das frei gewordene Tryptophan durch Zugabe von einigen Tropfen Bromwasser oder verdünnter Kalklösung an seiner Rotviolettfärbung erkannt. Blut oder Duodenalsaft stören die Reaktion.

k) Nachweis der Fermente des Magens

Das wichtigste Ferment des Magens ist das Pepsin, das aus seiner Vorstufe Pepsinogen durch die Salzsäure des Magens aktiviert wird. Der optimale Wirkungsbereich für die Protease Pepsin liegt bei p_H 1,5. Seine Hauptwirkung erstreckt sich auf den ersten Abbau der Eiweißkörper zu den Albumosen und Peptonen und gelegentlich bis zu den Polypeptiden.

Qualitativer Nachweis von Pepsin.

Prinzip: Man läßt das Ferment Pepsin unter optimalen Bedingungen auf Hühnereiweiß einwirken.

Ausführung: 2 Reagenzgläser werden mit je 5 ccm filtriertem Magensaft beschickt. Zu einem Ansatz werden 2–3 Tropfen 3%ige Salzsäurelösung gegeben. Zu beiden

Proben gibt man ein koaguliertes scharfkantig geschnittenes Stückchen Hühnereiweiß und stellt sie darauf mehrere Stunden in den Brutschrank. Ergebnis: Reaktionsgemische, die nach 6–10 Stunden keine Eiweißverdauung zeigen, enthalten kein Pepsin. Wenn eine beginnende Verdauung in dem zusätzlich mit Salzsäure versetztem Glas zu bemerken ist, so besteht ein Fehlen von freier Salzsäure. Unter normalen Bedingungen ist die Eiweißverdauung in beiden Gläsern innerhalb 2 Stunden vollzogen.

Qualitative Pepsinprobe nach Grützner.

Prinzip: Fibrinverdauung durch Pepsin und dadurch Freiwerden des Karminfarbstoffes. Eine mit Karmin getränkte Fibrinflocke wird der Magensaftverdauung ausgesetzt. Der frei werdende Farbstoff entspricht weitgehend der Menge der Fibrinverdauung. Man kann auf diese Weise ermitteln, ob bei völliger Achylie bei nachfolgender Salzsäurezugabe auch vollkommener Pepsinmangel besteht.

Ausführung: Die handelsüblichen Karmin-Fibrinflocken, die in Glyzerin aufbewahrt sind (Fa. Hollborn, Leipzig), werden in kleinen Stückchen zu einigen ccm Magensaft gegeben und für einige Zeit in den Brutschrank gegeben. Bei Anwesenheit von Pepsin und kongosaurer Reaktion des Magensaftes wird der Magensaft rot gefärbt. Bei anaziden Magensäften muß man vorher einige Tropfen 1%ige Salzsäure zugeben, bis das Gemisch kongosauer reagiert.

Gelegentlich kann es von wissenschaftlichem Interesse sein, bei der Gesamtazidität des Magens auch zugleich den *Gesamtchlorgehalt des Magens* zu ermitteln. Die Differenz zwischen letzterem und der Gesamtazidität ist bisher nicht von besonderem klinischen Interesse gewesen. Bei den Chloriden bestehen etwa drei Viertel aus Kochsalz, der Rest aus Kaliumchlorid, bei der Gesamtazidität sind außer der Salzsäure noch die Kohlensäure sowie eine mehr oder weniger große Zahl organischer Säuren erfaßt.

l) Bestimmung des Magenschleimes

Bekanntlich ist der Magenschleim wie auch alle übrigen Schleime des Organismus sehr komplex aus verschiedenen Mukopolysacchariden und deren Proteinsalzen zusammengesetzt, wobei im Magen vor allem neutrale Mukopolysaccharide nachgewiesen sind. Neben den rein mechanischen Gleitfunktionen besitzt der Schleim eine große Pufferungskapazität und ist gleichzeitig Träger von zahlreichen biologischen Wirkstoffen, wie z. B. Blutgruppenhapten, B_{12}-Konjugaten usw. Die bisherigen Bestimmungsmethoden des Magenschleimes sind noch wenig durchgearbeitet (s. a. MAHLO, Der Magenschleim. Enke, Stuttgart 1938).

m) Mikroskopische Untersuchung des Mageninhaltes

Zur Zytodiagnostik des Magens kennen wir prinzipiell zwei Wege, und zwar einmal die Betrachtung des gefärbten Bildes des Mageninhaltes mit dem Lichtmikroskop oder die Betrachtung des Nativpräparates mit dem Phasenkontrastmikroskop. Mit dem ersteren Verfahren empfiehlt sich folgender Arbeitsgang. Mit einer von HENNING angegebenen Zelltupfsonde gelingt es, kaum verändertes Zellmaterial von der Magenschleimhaut schonend abzustreifen und isoliert zu gewinnen. Die Methode eignet sich vor allem auch für die Frühzytodiagnostik der Magenkarzinome. Auf diese Weise gelingt es, gastroskopische, röntgenologische und mikroskopische Befunde zu kombinieren.

Ausführung: Reiner Magenschleim, und zwar am besten graugelbe Flocken, werden auf einem Objektträger ausgestrichen und luftgetrocknet. Daraufhin wird mit May-Grünwald-Lösung 3–4 Minuten und ohne Abspülen mit verdünnter Giemsa-

Lösung 6–7 Minuten gefärbt. Nach Trocknung werden die Präparate in Xylol aufgehellt und in Kanadabalsam eingebettet. Als zweckmäßig erweist sich auch, die lufttrockenen Präparate in Wasser zu wechseln, um ein möglichst einheitliches p_H zu erreichen. Auch die Färbung mit Hämatoxilin-Eosin kommt in Frage.

Leukozyten: Leukozyten gehören zu den normalen Bestandteilen des Mageninhaltes. Wir wissen, daß es während der Verdauung zu einer Leukozytenauswanderung kommt, die an der Erhöhung der Leukozyten im strömendem Blute als sog. Verdauungsleukozytose, wenn auch schwankend, beobachtet wird. Bemerkt sei, daß die sog. Widalsche hämoklasische Krise nach parenteraler Eiweißzufuhr durch einen Leukozytenabfall charakterisiert ist. Auch nach der Nahrungsaufnahme kommt es zur Einwanderung von Lympho- und Leukozyten in die Magenwand, die teils nach ihrem Eindringen in den Magen ohne Schleimschutz schnell verdaut werden, andererseits mit Schleimschutz wenigstens ihre Kernstrukturen erhalten. Im Nüchternsaft befinden sich etwa 20–80 Zellen je ccm, bei der akuten Gastritis bis zu 2000 Zellen. Bei Altersachylien sind die entsprechenden Werte vermindert. Bei hyperaziden Gastritiden und bei Ulzera finden sich eine große Zahl von Leukozytenkernen und nur wenig Epithelzellen. Bei anaziden Werten finden sich weniger Leukozyten aber mehr Epithelzellen oder Epithelzellkerne. Gelegentlich kann man auch eosinophile Leukozyten als Ausdruck allergischer Reaktion finden. Für spezielle wissenschaftliche Untersuchungen empfiehlt sich die Zellzählung im Magensaft mit der Fuchs-Rosenthalschen Zählkammer.

Erythrozyten: Erythrozyten bedeuten a priori nicht immer eine krankhafte Veränderung. Sie können einfach artifiziell durch das Ansaugen aus oberflächlichen Schleimhautverletzungen in den Mageninhalt gelangt sein.

Epithelzellen: Die Epithelzellen sind immer im Mageninhalt vorhanden und leicht an ihrer charakteristischen Form zu erkennen. In Mundhöhle, Rachen und Ösophagus finden wir die großen Pflasterepithelien mit dem großen Plasmaleib und dem relativ kleinen Kern. Im Magen lassen sich vor allem die Zylinderepithelien nachweisen (nicht zu verwechseln mit Zylinderepithelien aus den oberen Luftwegen).

Nahrungsreste: Je nach der Lage des Einzelfalles lassen sich in mehr oder weniger großem Umfange die mannigfachsten Nahrungsbestandteile aller Art nachweisen, besonders wenn es sich um Retentionserscheinungen handelt.

Mikroorganismen

Auch im normalen Magensaft findet sich eine große Zahl von verschiedensten Mikroorganismen, z. B.

1. *Boas-Opplersche Milchsäurebazillen.* Es handelt sich hierbei um lange fadenförmige, unbewegliche und grampositive Bazillen. Ihr Vorkommen ist charakteristisch bei Salzsäuremangel und Stagnation, wie dies häufig, aber nicht immer beim Krebs der Fall ist. Sie geben dann dem mikroskopischen Bild ein charakteristisches Gepräge.

2. *Sarcina ventriculi.* Diese Sarzine ist leicht an ihrer warenballenartigen Lagerung zu erkennen. Vorzugsweise findet man sie bei Magenstauungen ohne Salzsäure.

3. *Gramnegative Dickdarmflora* kann durch Rückfluß in den Magen gelangen und wird dann in dem steril gewonnenen Magensaft mit den üblichen bakteriologischen Methoden nachgewiesen.

Neben den verschiedenen Bakterien finden sich im Magen noch zahlreiche Hefen und Pilze. Hier sei besonders der Soorpilz genannt, z. B. im Grunde von Magengeschwüren, ferner mannigfache Hefepilze, wenn es sich um längere Stauungen im Magen handelt.

Eintrocknungsbilder des Magensaftes

Die sog. Trockenbilder des Magensaftes nach Henning und Norpoth haben bisher keine allgemeine Anerkennung gefunden und sind in ihrer klinischen Bewertung sehr wenig fundiert, da es sich hierbei um außerordentlich komplexe Vorgänge handelt, die in ihrem Wesen noch sehr schwer zu übersehen sind.

Prinzip: Man läßt einen Tropfen filtrierten Magensaft auf einem Objektträger verdunsten, wobei ein mehr oder weniger charakteristisches Trockenbild zurückbleibt.

Ausführung: Nachdem man mit der Magensonde den Nüchterninhalt nach Möglichkeit entleert hat und der Patient seinen Mundspeichel ausgespiehen hat, saugt man eine kleine Menge neugebildetes Magensekret an und filtriert es zur Entfernung von Formelementen. Vom wasserklaren Filtrat wird 1 Tropfen auf einen Objektträger gegeben, den man im Brutschrank bei 37° eintrocknen läßt. Die Untersuchung dieses getrockneten Tropfens erfolgt makroskopisch sowie mikroskopisch.

Klinische Bewertung: Es handelt sich bei diesen Eintrocknungsbildern um Auskristallisationserscheinungen von komplexen Gemischen aus Salzen und Mukopolysacchariden, die teils stabilisierend, teils kristallisationsfördernd wirken. Die am häufigsten zu beobachtenden Bilder erinnern an Farnkrautblätter oder es zeigen sich im Zentrum gewisse Gitterbildungen, während an der Peripherie plumpere Austrocknungsfiguren festzustellen sind. Makroskopisch beobachtet man u. U. das Auftreten peripherer Ringbildungen, wobei sich diese peripheren Ringzonen mikroskopisch von den zentralen Gebieten stark unterscheiden. Für diese Ringphänomene dürfte wohl in erster Linie das austrocknende Eiweiß verantwortlich sein; sie werden vor allem bei der atrophischen Achylie, bei der Perniziosa, ferner beim Magenkarzinom und bei schwerer hypertropher Gastritis gefunden. Unsere bisherigen Kenntnisse berechtigen uns jedoch nicht, auf Grund der Eintrocknungsbilder des Magensaftes irgendeine eindeutige klinische Diagnose zu fällen.

Magenchromoskopie

Neutralrotprobe nach Glaessner und Wittgenstein (1923).

Ausführung: Es werden 4 ccm einer 1%igen Neutralrotlösung i. m. injiziert, während die Verweilsonde bereits im Magen liegt. Durch wiederholtes Aspirieren von Magensaft wird geprüft, wann eine Rotfärbung eintritt. Im allgemeinen läßt sich sagen, daß die Neutralrotausscheidung weitgehend der Azidität parallel geht, d. h. sie ist kurz bei Hyperazidität, lang bei Anazidität und fehlt bei vielen Achylien vollkommen.

Henning spritzt den Farbstoff lieber i. v. (5 ccm der 1%igen Lösung), um unterschiedliche Resorptionsbedingungen auszuschließen, ganz abgesehen von der Abkürzung des Versuches. Henning gibt bei Subazidität, Normazidität und Superazidität die gleiche mittlere Ausscheidung von 4 Minuten an, d. h., daß die Farbstoffausscheidung weitgehend unabhängig vom Sekretionstyp ist. Die Neutralrotausscheidung wird im allgemeinen durch psychische Hemmungen sowie durch funktionelle Achylien nicht beeinflußt. Dagegen ist sie bei schweren Achylien und Begleitgastritis vielfach erloschen oder tritt verspätet auf. Die Chromoskopie stellt an sich eine empfindliche Funktionsprobe der Funduszellen dar, die u. U. noch empfindlicher als das Histamin sein kann.

Palmer-Test mit Salzsäurezufuhr

Eingabe von Salzsäure in den tätigen Magen von Ulkus-Patienten produziert die typischen epigastrischen Schmerzen. Diese Eigenschaft hat man sich für einen diagnostischen Test zunutze gemacht. Man gibt 200 ccm 0,5%ige Salzsäure per os. Wenn keine Schmerzen auftreten, gibt man 30 Minuten später noch einmal die gleiche Dosis und wenn notwendig, auch eine dritte Dosis nach Ablauf einer Stunde. Der Patient wird etwa 1½ Stunden beobachtet und der Test als negativ betrachtet, wenn typische Ulkusschmerzen in dieser Zeit nicht auftreten. Bei Magen- und Duodenalulzera und in gewissen Fällen von Magenkarzinom ist dieser Test positiv. In jedem Falle ist der positive Testausfall von größerer diagnostischer Bedeutung als der negative Testausfall.

Dehnungsprobe nach Henning und Norpoth.

Wenn der Magen durch Luft aufgebläht und damit gedehnt wird, kann eine Schmerzreaktion entstehen. Bei Verdacht auf penetrierende Ulzera, frische Blutungen oder Karzinome nehme man von dieser Funktionsprobe Abstand.

Ausführung: Eine dickwandige Sonde wird in den Magen eingeführt. Diese Sonde steht über einen Dreiwegehahn in Verbindung mit einem Gummigebläse und einem Wassermanometer. Man bläst so lange langsam Luft in den Magen ein, bis die Versuchsperson Schmerzen oder ein Druckgefühl verspürt. Mittels des Dreiwegehahnes wird der Mageninnendruck am Manometer abgelesen. Beim Normalen tritt das Spannungsgefühl bei 25 cm ein. Stärkere Innendrucke werden durch Ruktus kompensiert. Bei akuter Gastritis treten schon bei 10—12 cm Wasser Schmerzen auf, die bei 18 cm als unerträglich angegeben werden. Im allgemeinen geht der Ausfall der Probe parallel mit dem Symptom des Frühschmerzes. Die Probe fällt auch noch positiv aus, wenn die Spontanschmerzen schon abgeklungen sind. Sie ist negativ bei Schleimhautatrophie ohne Entzündungserscheinung.

Die Bestimmung der ***Jodresorptionszeit*** im Magen nach Henning ist eine Methode zur Bestimmung der Ionenresorption im Magen, ohne daß die Prüfsubstanz in den Darm gelangt.

Verdaulichkeitstabelle

(nach Penzold und Stinzing)

Es verlassen den Magen in 1–2 Stunden inklusive:

200 g Wasser, kohlensäurehaltig	200 g Fleischbrühe, ohne Zutaten
200 g Tee	200 g Peptone
200 g Kaffee ohne Zusatz	200–100 g Milch, gesotten
200 g Kakao ohne Zusatz	200–100 g Wasser, rein
200 g Bier	100 g Eier, weich
200 g leichte Weine	

Es verlassen den Magen in 2–3 Stunden inklusive:

500 g saure Milch (in 2 Stunden)	150 g Salzkartoffeln
500–300 g Wasser	150 g Kartoffelbrei
500–300 g Bier	150 g Kirschen
500–300 g Milch, gesotten	150 g Kirschenkompott
250 g Kalbshirn, gesotten	100 g Eier, roh
250 g Kalbsbries, gesotten	100 g Eier, hart gekocht
200 g Kaffee mit Sahne	100 g Rührei
200 g Kakao mit Milch	100 g Omelette
200 g Malaga	100 g Rindfleischwurst
200 g Ofener Wein	72 g Austern, roh
200 g Schellfisch, gesotten	70 g Weißbrot, frisch, trocken oder mit Tee
200 g Stockfisch, gesotten	70 g Zwieback, frisch, trocken oder mit Tee
150 g Blumenkohl, gesotten	70 g Brezel
150 g Blumenkohlsalat	50 g Albertbiskuits
150 g Spargel, gesotten	

Magen- und Duodenalsediment

Zellen im alkalischen Magensaft

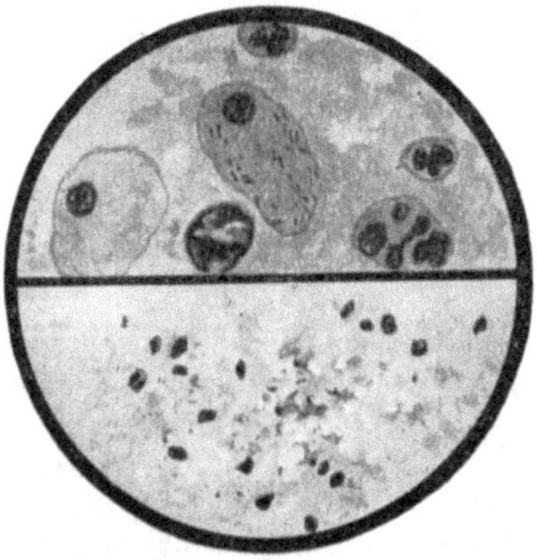

Zellen im sauren Magensaft

Boas-Opplersche Stäbchen im sauren Magensaft

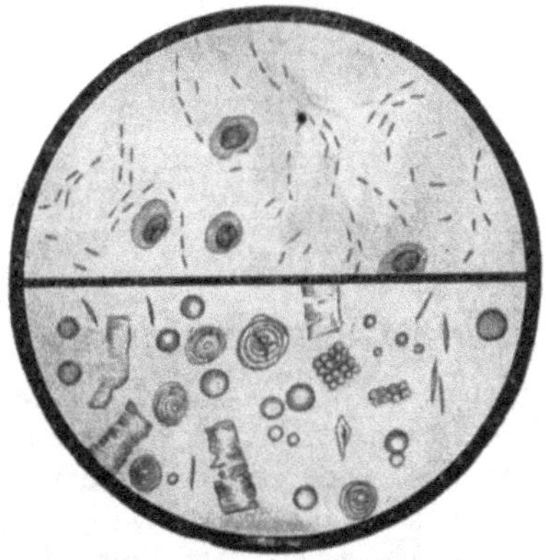

Magensaftsediment mit Fettsäurenadeln, Muskelstücken, Fetttropfen, Stärkekörnern, Sarzinen und Hefen

Hefezellen im Magensaft

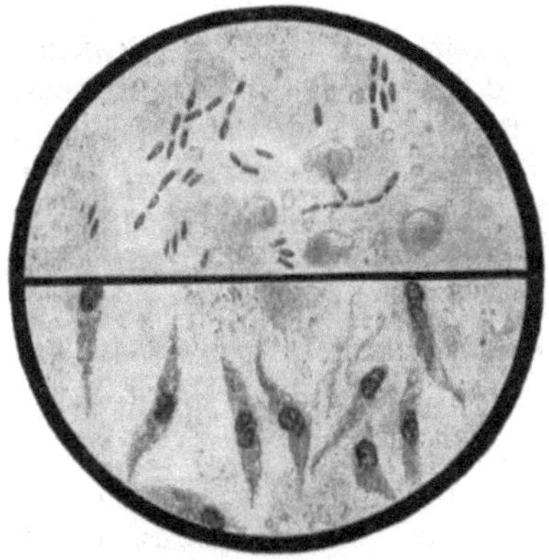

Cholangitis infectiosa mit abgeschilferten Gallengangsepithelien

Duodenalsediment mit hyalinen Gallenzylindern und Pigmentkalk

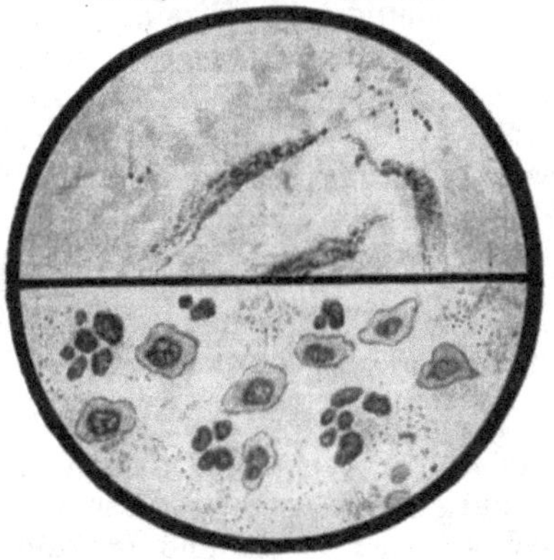

Vereinzelte Tumorzellen bei Pankreaskopf-Karzinom mit Bilirubinkalk im Duodenalsaft

Spirochaeta icterogenes (Weil) Leptospira grippotyphosa (1:6000 elektr. op.)

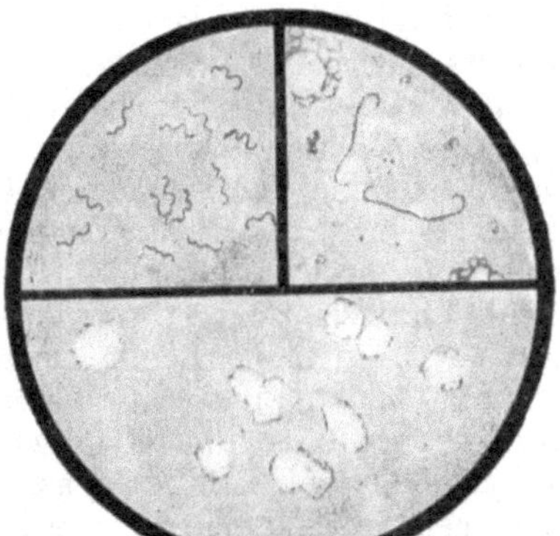

Duodenalsediment mit angedauten Plattenepithelien (ungefärbt)

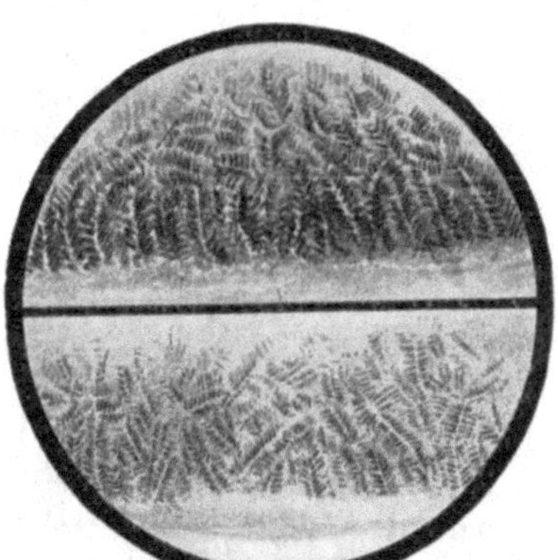

Eintrocknungsbilder des Magensaftes

Abb. 124

VIII. Untersuchung des Duodenalsaftes

1. Allgemeines

Die im Duodenum vorhandenen Sekrete stellen naturgemäß ein Gemisch von Magensaft, Pankreassekret, Galle und Duodenalsekret dar. Aus dieser Tatsache ist zu ersehen, daß es außerordentlich schwierig ist, verbindliche Aussagen über eines dieser Sekrete zu machen. Wenn man daher ein Urteil über die Pankreassekretionsleistung haben will, begnügt man sich nicht nur mit der Analytik des Duodenalsaftes, sondern führt gleichzeitig noch Stuhl-, Urin- und Blutuntersuchungen durch, um auf diese Weise wenigstens indirekt gewisse Rückschlüsse auf die Pankreasfunktion zu gewinnen. Von den Stuhluntersuchungen sind vor allen Dingen die Prüfungen auf Fett, unverdaute Kohlehydrate oder Eiweißkörper, von den Blutuntersuchungen die Diastase-, Lipase- und Morphin-Sekretinprobe, von den Urinuntersuchungen die Diastase zu nennen.

Der Pankreassaft ist eine wässerige klare Flüssigkeit von alkalischer Reaktion, die einer Sodalösung von 0,29 bis 0,65% entspricht, d. h. etwa p_H 8,7—9,0. Daneben finden wir einen Gehalt an festen Stoffen von 1,5–6,6%, von denen etwa 0,9% auf Salze entfallen und der Rest im wesentlichen auf Eiweiß. Das spez. Gewicht des Pankreassaftes beträgt 1,0075 bei einer Gefrierpunktserniedrigung von —0,46 bis —0,49. In 24 Stunden werden etwa 0,5–0,75 Liter Pankreassaft sezerniert (s. S. 371).

2. Gewinnung und Untersuchung des Duodenalsaftes

Mit Hilfe der Einhornschen Duodenalsonde (s. Abb. 125) wird das Duodenalsaftgemisch gewonnen. Im allgemeinen geht man so vor, daß man nach der Untersuchung des Magens mit der Verweilsonde den Patienten auffordert, sich auf die rechte Seite zu legen und den dünnen Magenschlauch ganz langsam weiterzuschlukken, und zwar etwa 10–15 cm. Auf diese Weise gelangt der Duodenalschlauch während der rhythmischen Kontraktionen des Magens in das Duodenum, so daß seine Olive kurz unterhalb der Vaterschen Papille zu liegen kommt. Der auf diese Weise gewonnene Duodenalsaft stellt das bereits oben charakterisierte Mischsekret dar und dient als Untersuchungsflüssigkeit. In einigen Fällen gelingt es erst unter Schwierigkeiten, den Schlauch in das Duodenum zu bekommen. In Zweifelsfällen empfiehlt es sich, die Richtigkeit der Sondenlage durch eine Beobachtung vor dem Röntgenschirm zu kontrollieren. Vor dem Röntgenschirm gelingt es auch leicht, eine evtl. aufgerollte Sonde wieder richtig ins Duodenum zu lenken. Eine weitere Kontrolle des Sondenkopfes gelingt durch Einspritzen von 10–20 ccm mit Methylenblau angefärbtem Wasser. Wenn die Sonde im Magen liegt, so gelingt es leicht,

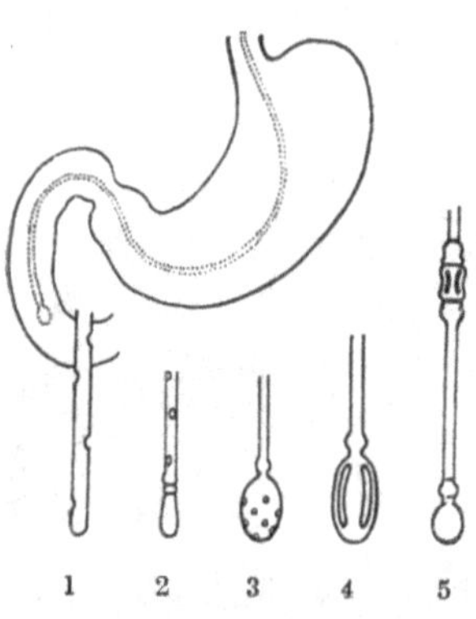

Abb. 125. Verschiedene Modelle der Duodenalsondenköpfe. 1. Levin, 2. Jutte, 3. Einhorn, 4. Rehfuss, 5. Twiss

einen großen Teil dieser Flüssigkeit zurückzusaugen, während dies bei Sondenknopflage im Duodenum nicht der Fall ist. Das gleiche gilt für die Einblasung von 20 ccm Luft.

Kontra-Indikationen für die Duodenalsondierung sind z. B. blutende Magen-Darm-Geschwüre oder starke Ösophagusvarizen bei Leberzirrhose sowie akute Erkrankungen der Gallenblase und der Gallenwege.

3. Reizmahlzeiten zur Duodenalsaftgewinnung

Ölfrühstück nach Volhard.

Hierbei werden 200 ccm Olivenöl durch den Duodenalschlauch eingegossen und nach einer halben Stunde Duodenalsaft ausgehebert. Eine ähnliche Probe war das Ehrmannsche Palminfrühstück.

Als weitere Pankreasstimulantien wurden Magnesiumsulfat (20 ccm 10- bis 30%ige warme Magnesiumsulfatlösung), digerierte Nahrung, wässerige Peptonlösung, Salzsäure (30 ccm $^1/_{10}$ n) und in Deutschland besonders Äther als Reflexmittel angewandt.

Ätherreflex nach Katsch.

Bei richtig liegender Duodenalsonde werden 2 ccm Äther durch die Sonde gespritzt und mit etwas Luft aus dem Schlauch gedrängt. Hierdurch wird der Bauchspeichelfluß sehr deutlich angeregt, wobei diese Probe auch noch an die Gallensekretionsprüfung mit Öl oder Hypophysin angeschlossen werden kann. Nach dem Vorschlag von KATSCH werden nach dem Ätherreiz in 5-Minuten-Abständen Saftproben aus dem Duodenum entnommen. Im allgemeinen kommt es nach dem Äther zu einer Steigerung der fermentativen Wirksamkeit. Diagnostisch wichtig sind vor allem deutliche Ausschläge nach der negativen Seite, wie dies bei Verschlußsteinen in den abführenden Drüsenwegen der Fall ist. Im allgemeinen wird für wissenschaftliche Fragestellungen alle 5 Minuten Duodenalsaft entnommen; darauf werden die entsprechenden Fermentbestimmungen durchgeführt und kurvenmäßig wiedergegeben. Auf diese Weise gelingt es leicht, charakteristische Sekretionsanomalien zu erkennen. Hierbei sind die wichtigsten Reaktionen in Form sog. Hypofunktionskurven und Hyperfunktionskurven, wie sie in Abb. 126—128 wiedergegeben sind, hervorzuheben. Es werden die Amylase, das Trypsin und das Bilirubin erfaßt, bei gleichzeitiger Bestimmung der gewonnenen Sekretmenge.

Öl-Probefrühstück nach Sjöberg.

Andere Autoren empfehlen z. B. das *Duodenal-Öl-Probefrühstück nach Sjöberg.* Hierbei wird Olivenöl, das in Form einer Emulsion als Sekretionsstimulans angewandt wird, mit Duodenalsaft gemischt ausgehebert. Es erfolgt dann eine Bebrütung im Thermostat und eine Titration der gebildeten Fettsäuren.

Auch parenterale Stimulantien finden Verwendung, z. B. Vagusreizmittel (Azetylcholin, Pilokarpin, Physostigmin) oder Sekretininjektion. Letzteres muß rein sein und intravenös injiziert werden. Als Wirkungstest wird das ausgeschiedene Bikarbonat und die Fermentmenge bestimmt.

Sekretintest nach Lagerlöf.

Es wird Sekretin (1 Einheit je kg Körpergewicht) intravenös injiziert, woraufhin eine sehr starke äußere Pankreassekretion eintritt, und zwar tritt eine Zunahme der Gesamtmenge des Sekrets sowie eine Zunahme der Bikarbonatkonzentration und der Fermentmenge ein. In der zweiten 10-Minuten-Portion nimmt dann die Konzentration der Fermentmenge wieder schnell ab, während die Bikarbonatkonzentration weiter ansteigt, da sich diese und die ausgeschiedene Saftmenge ungefähr gleich verhalten. Eine sinnfällige Wirkung auf die Gallenblasenausscheidung tritt nach Sekretin nicht ein.

4. Fermente im Duodenalsaft

Wenn man sich über die Funktion des Pankreassekretes ein Bild machen will, so untersucht man hierzu einerseits den Duodenalsaft selbst und bestimmt in diesem Sekretgemisch nach entsprechender Stimulansmahlzeit vor allem die Pankreasdiastase, Lipase und das Trypsin. Daneben aber müssen auch der Urin, das Blut und die Fäzes einer Prüfung unterzogen werden.

Methoden zur Pankreasfunktionsprüfung

im Duodenalsaft	im Urin	im Blut	im Kot
Diastase Trypsin Lipase Bikarbonat Chlorid Bilirubin Gallensäuren	Diastase Trypsin	Diastase Lipase	Kreatorrhoe Steatorrhoe Azotorrhoe Trypsin Diastase

Klinisch wichtigste Amylasen in der Norm und bei krankhaften Bedingungen

Speichel	Duodenalsaft	Blutserum	Harn
Normalwerte: 320 WE s. 0,5 mg krist. a-Amylase	320—640 WE	8—32 WE 130—300 mg-% Reduktionswert n. OTTENSTEIN-BRINK-BALZER 90—98 mg-% n. CHROMETZKA-ERLEMANN	16—32 WE
vermehrt M. Basedow Diabetes mell. Pankreasinsuff. *vermindert* bei Achylien	*vermehrt* bei Pankreaserkrankungen; dabei sind Amylase, Trypsin und Lipase gesteigert. Wenn Amylase gesteigert und Trypsin und Lipase vermindert = Dissoziationsstörung	bei Pankreasschädigungen *erhöht*	Nach Überschreiten der Serumamylaseschwelle auch im Harn *erhöht*
		Erhöhung bei akuter Pankreatitis, Pankreasverschluß sowie Nekrose und Apoplexie des Pankreas	

Diastasebestimmung nach Balzer und Schuster

Prinzip: Eine bestimmte Menge einer 4%igen Stärkelösung wird unter Zusatz von NaCl als Aktivator und eines Phosphatpuffers (p_H 6,8) im Thermostaten von 38° 30 Min. der Verdauung von 1 ccm Duodenalsaftverdünnung 1:50 ausgesetzt. Die nicht verdaute Stärke und die hochmolekularen Dextrine werden durch Alkohol ausgefällt, abzentrifugiert und im Filtrat nach HAGEDORN-JENSEN der Gehalt an reduzierenden Substanzen bestimmt.

Reagenzien: Reagenzien zur Blutzuckerbestimmung nach HAGEDORN-JENSEN s. S. 258. 2. Pufferlösung: 45,38 g KH_2PO_4 werden mit Aq. dest. auf 1000 ccm aufgefüllt. Ferner werden 59,38 g Na_2HPO_4 mit Aq. dest. auf 1000 ccm aufgefüllt. Mischt man diese Lösungen zu gleichen Teilen ,so erhält man eine Pufferlösung vom p_H 6,8. 3. Lösliche Stärke Merck (4 g werden in etwas warmem Aq. dest. unter Zugabe von 0,15 g NaCl gelöst und nach Erkalten auf 100,0 ccm aufgefüllt). 4. Duodenalsaftverdünnung 1:50. 1 ccm Duodenalsaft wird in einem 50-ccm-Meßkolben ad 50 ccm mit Aq. dest. aufgefüllt.

Ausführung: In einem Reagenzglas werden 1,5 ccm Pufferlösung, 0,5 ccm Duodenalsaftverdünnung sowie 10 ccm der Stärke-NaCl-Lösung gegeben und gut durchgemischt. Hierauf läßt man 30 Min. im Thermostaten bei 38° verdauen. Die zugegebene Stärkelösung ist vorzuwärmen. Nach 30 Min. gibt man in ein Zentrifugenglas 3 ccm 96%igen Alkohol und 1 ccm der Substratfermentlösung, mischt gut durch und zentrifugiert 10 Min. Hierauf erfolgt die Zuckerbestimmung nach HAGEDORN-JENSEN, indem man in ein Präparatenglas, in das man vorher 10 ccm Aq. dest. gegeben hat, genau 0,1 ccm der Substratfermentlösung gibt und nach der Originalmethode weiter verfährt.

Den Eigenreduktionswert der Stärkelösung, des Duodenalsaftes und der Reagenzien ermittelt man in einer Kontrollbestimmung in der prinzipiell gleichen Weise, nur daß sofort nach dem Ansatz mit Alkohol enteiweißt wird. Bei der fraktionierten Pankreasfunktionsprüfung genügt es, diesen Leerwert mit einer einzigen Duodenalsaftprobe als Doppelbestimmung auszuführen. Die Leerwerte liegen im allgemeinen zwischen 10 und 20 mg-%.

Berechnung: Von dem Verdauungswert wird der Leerwert abgezogen und das Ergebnis mit 4 multipliziert. Die Mittelwerte liegen zwischen 500—1100 mg-%.

Chemische Bewertung: Diese Methode hat gegenüber der Wohlgemuthschen Methode den Vorteil der größeren Genauigkeit und des geringeren Zeitaufwandes. Die Entfernung der unverdauten Stärke nach der Verdauung durch Alkoholfällung hat sich als notwendig erwiesen, da diese im siedenden Wasserbad eine deutliche Hydrolyse zeigt. Stärke sowie die bei der Verdauung entstehenden Dextrine werden bei einer Alkoholkonzentration von 72% ausgefällt, nicht dagegen Maltose und Dextrose. Der zugesetzte Alkohol zeigt bei der Natriumthiosulfat-Titration keine meßbare reduzierende Wirkung auf das Ferrizyanid (s. a. Diastasebestimmung S. 85 und S. 346).

Klinische Bewertung: Bei Pankreaserkrankungen kommt es je nach der Art der Reaktion zu Steigerungen des Diastasewertes, die meist mit einer Vermehrung auch des Trypsins und der Lipase einhergehen. Besteht dagegen nur eine einseitige Amylaseerhöhung ohne Trypsin- und Lipasesteigerung, so sprechen wir von einer Dissoziationsstörung. Der Lipasewert ist nur im Rahmen des klinischen Gesamtbildes zu betrachten.

Trypsinbestimmung nach Whit und Bowman

Prinzip: Die Methode beruht auf der Farbreaktion zwischen den Tyrosin-Tryptophanradikalen eines Eiweißsubstrates und Folins Phenolreagens.

1. Kaseinatlösung: 15 g Kasein nach HAMMARSTEN werden in 125 ccm 4 mg-% Merthiolat enthaltendem Aq. dest. aufgeschwemmt, mehrere Stunden stehengelassen und in 35 ccm 0,2 n-Natronlauge langsam durch Schütteln gelöst. Nach fast völliger Lösung werden 90 ccm $^1/_{15}$ m-Phosphatpuffer (p_H 7) hinzugegeben und 24 Stunden im Eisschrank stehengelassen. Diese Lösung ist mehrere Wochen im Eisschrank haltbar. Zur Bestimmung verdünnt man 1 Teil dieser Stammlösung mit 4 Teilen $^1/_5$ m-Phosphatpuffer.

2. Tyrosin-Standardlösung: 200 mg reines Tyrosin werden in 1 Liter 0,1 n-Salzsäure gelöst. Zur Bestimmung werden 2 ccm dieser Lösung (= 0,4 mg) mit 1 ccm 10%iger Natronlauge, 5 ccm Wasser, 1 ccm Phenolreagens nach FOLIN und CIOCALTEAU (s. S. 287) und 3 ccm 20%iger Natriumkarbonatlösung versetzt, gemischt und 15 Min. stehengelassen.

Ausführung: 20 ccm der verdünnten Kaseinatlösung werden in je 2 Reagenzgläser gegeben, von denen das eine in ein konstantes Wasserbad von 37° gestellt wird. Zu dem anderen fügt man 1 ccm der zu untersuchenden Enzymlösung, mischt durch Umschwenken und pipettiert sofort 1 ccm in ein mit 2 ccm Wasser beschicktes Zentrifugenröhrchen ab; nun gibt man 1 ccm 20%ige Trichloressigsäure hinzu und rührt mit dem Glasstab gut um. Das Reagenzglas im Wasserbad wird mit 1 ccm Enzymlösung versetzt, gemischt und genau 15 Min. bei 37° der Verdauung unterworfen. Hierauf wird 1 ccm abpipettiert und in gleicher Weise verfahren wie oben. Nach 5 Min. werden die Glasstäbe mit 1 oder 2 ccm 5%iger Trichloressigsäure abgespült, zentrifugiert und der Niederschlag in beiden Röhrchen mit 5 ccm 5%iger Trichloressigsäurelösung einmal gewaschen. Der Eiweißniederschlag in jedem Röhrchen wird mit 1 ccm 10%iger Natronlauge versetzt, 30 Min. mit aufgesetztem Filtertrichter in ein kochendes Wasserbad gesetzt, danach mit 7 ccm Wasser, 1 ccm Phenolreagens und 3 ccm 20%iger Natriumkarbonatlösung versetzt, gemischt, 15 Min. stehengelassen und gegen die Tyrosin-Standardlösung bei einer Schichtdicke von 10 mm kolorimetriert.

Berechnung: Die Berechnung erfolgt nach der Formel $84 \times F$ = mg Kasein-Stickstoff. Der Korrektionsfaktor = 1,1 × dem abgelesenen Kolorimeterwert in mm (bei einer Schichtdicke der Standardlösung von 10 mm). — Der Tyrosinfaktor F wird von jedem neu verwandten 1—2 Jahre haltbaren Stammkasein neu bestimmt. Zu diesem Zweck bestimmt man in einem ccm der verdünnten Stammkaseinatlösung den Tyrosingehalt nach obiger Methode und den Eiweißstickstoffgehalt nach KJELDAHL.

$$\text{Tyrosinfaktor} = \frac{\text{mg Proteinstickstoff}}{\text{äquivalenter mg Tyrosinwert}} \text{ in 1 ccm der Kaseinatstammlösung.}$$

(meist 2,0—2,2)

Für grobe Orientierung kommt auch die Trypsinnachweismethode nach GROSFULD-BAUMANN in Frage (s. S. 87).

Die **Pankreaslipase** oder das sog. **Steapsin** spaltet die Fette in Fettsäuren und Glyzerin. Allerdings unterscheidet sich die Pankreaslipase von der Serumlipase dadurch, daß sie resistent gegen Atoxyl ist. Als Aktivator für die Lipasewirksamkeit dient die Galle. Als Substrat wird meist Milch, Monobutyrin oder Tributyrin benutzt. Der Nachweis kann qualitativ oder quantitativ in der üblichen Weise durchgeführt werden. Ausführung s. S. 284.

Fermentkurven im Duodenalsaft nach Berger, Hartmann und Leubner.

Nach richtiger Sondenlage, die man zweckmäßigerweise noch röntgenologisch kontrolliert, läßt man Duodenalsaft in 5-Minuten-Abständen in ein Reagenzglasgestell mit 30 Röhrchen fließen. Sollten störende Mengen von Magensaft oder Galle sich entleeren, so sind diese Portionen gesondert abzufangen.

Als Untersuchungskriterium wird zunächst der reine Sondenreizeffekt abgewartet, der vielfach bis zu einer Stunde dauert. Des weiteren wird die spontane Fermentabscheidung nach Abklingen des Sondenreizes beobachtet und schließlich die sezernierte Fermentmenge nach dem Ölreiz (20 ccm Olivenöl) verfolgt. Dieser Ölreizeffekt dauert im Durchschnitt 2–3 Stunden. BERGER und Mitarbeiter haben aus einem großen Untersuchungskreis im wesentlichen 3 Haupttypen der Reaktion herausgearbeitet und sprechen von

1. einer Normalfunktion
2. einer Hyperfunktion } *des Pankreas.*
3. einer Hypofunktion

Der entsprechende kurvenmäßige Verlauf ist in Abb. 126 bis Abb. 128 wiedergegeben. Die Fermentkonzentration und die Pankreassaftmengen müssen jeweils in der Kurve berücksichtigt werden.

Abschließend sei davor gewarnt, den diagnostischen Wert derartiger Fermentbestimmungsmethoden zu überschätzen, denn entscheidend für das Auftreten bzw. die Vermehrung der Pankreasfermente im Blut oder im Harn oder für das völlige Fehlen der Fermente im Stuhl ist in jedem Falle der Sitz und die Größe des krankhaften Herdes in dem Pankreasorgan. Wir wissen, daß große Teile des Pankreas vollkommen ausfallen können und dennoch die innersekretorische Arbeit geleistet wird. Bei der sekretorischen Leistung muß man bedenken, daß ein kleiner Tumor oder ein kleiner Stein am Pankreaskopf, die beide den Abfluß völlig verlegen, auch in der gesamten Fermentdiagnostik zu einem anderen Ergebnis führen müssen als ein erbsengroßer Tumor im Pankreasparenchym ohne entsprechende Abflußstenosierung.

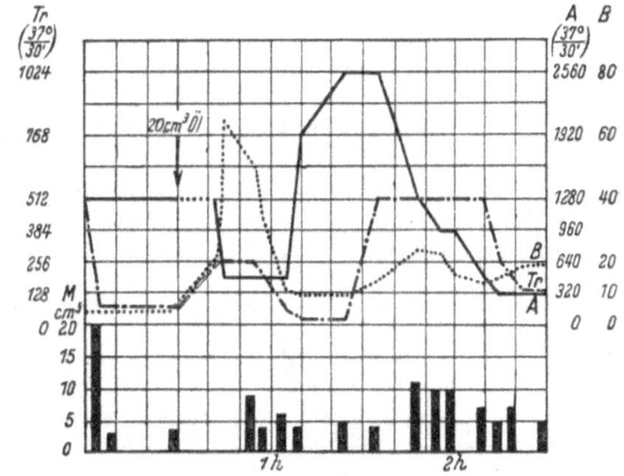

Abb. 126. Normalkurve (— Amylase, —.—.— Trypsin, ... Bilirubin). Sondenreiz der Amylasekurve beim Einsetzen der Ölbelastung noch nicht abgeklungen. Ölreiz: kurzer Sekretstopp. Abfall der Amylasekurve als verspätete Rückkehr von der Sondenreizsteigerung sowie durch die Gallenverdünnung. Kräftiger halbstündiger Amylaseanstieg (mittlerer Typ) mit nachfolgendem niederem Trypsinanstieg. Bilirubin: mäßiger Gallenstoß und mittlere Duodenalsaftmengen ohne Magensaftbeimischung (nach BERGER u. Mitarb.)

Fermentbestimmungen im Urin.

Bestimmung der Diastase s. S. 85.

Bestimmung des Trypsins s. S. 87.

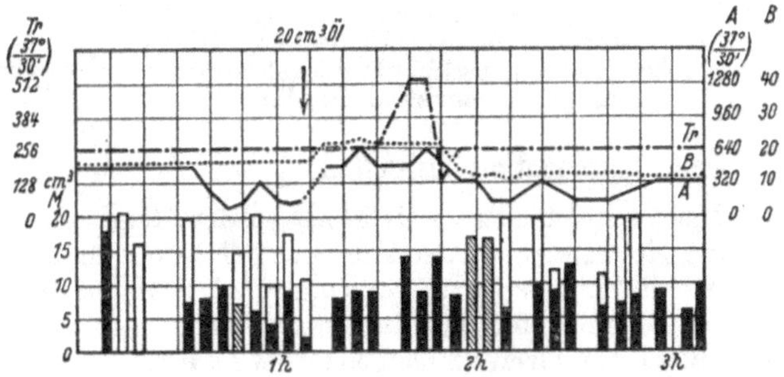

Abb. 127. Typische Hypofunktionskurve = Hypocholia pankreatica. Klinisch Pankreasatrophie und leichter Diabetes. (— Amylase, —.—.— Trypsin, ... Bilirubin)

Sondenreiz fehlt bei Amylase und Trypsin, Ölreiz fehlt bei Amylase. Gallenstoß fehlt (Cholelithiasis). Reichliche Duodenalsaftmenge (nach BERGER u. Mitarb.)

Fermentbestimmungen im Blute.

Bestimmung der Blutdiastase s. S. 283.

Bestimmung der Serumlipase im Blut s. S. 284.

Fermentbestimmungen im Stuhl.

Die Bestimmung der Diastase im Stuhl wird am zweckmäßigsten nach der Wohlgemuthschen Methode (s. S. 85) durchgeführt. Das *Prinzip der Trypsinbestimmung* ist das gleiche wie bei der Trypsinbestimmung im Harn (s. S. 87). Ein einfaches Verfahren der Trypsinbestimmung besteht darin, daß man verflüssigten Stuhl nach Toluolzusatz zur Vermeidung des Bakterienwachstums in Tropfen auf Petrischalen mit erstarrtem Pferdeserum bringt. Dann legt man die Petrischalen in einen Brutschrank bei 37°. Als Zeichen der Eiweißverdauung zeigen sich am nächsten Tag deutliche Dellen auf der Nährbodenoberfläche. Diese Methode dient nur als grobe Orientierung. Weitere wichtige Kriterien liefert die mikroskopische Untersuchung des Stuhls, insbesondere die Feststellung der *Kreatorrhoe*, *Steatorrhoe* und *Azotorrhoe*, sowie die Anstellung der bekannten Gärungsreaktion (s. S. 378).

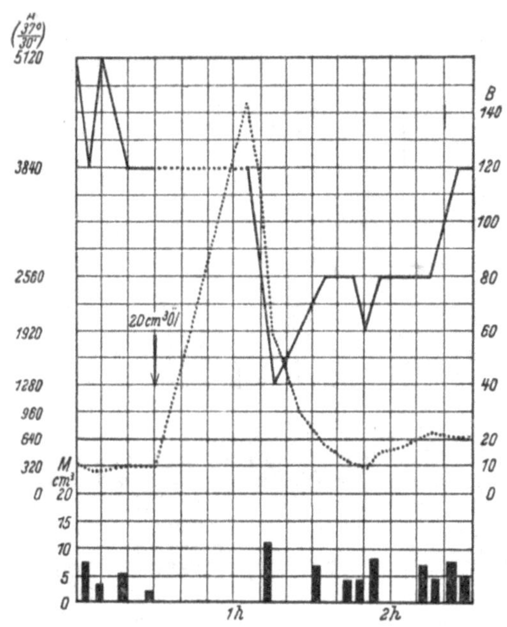

Abb. 128. Typische Hyperfunktionskurve = Hypercholia pankreatica bei chronischer Ruhr. Überanstieg der Amylasewerte durch Sondenreiz. Ölreiz: Sekretstopp von 35 Min., verspäteter Abfall der Amylasekurve nach dem Sondenreiz. Gallenstoß: hoher Bilirubinanstieg. Duodenalsaftmenge gering (nach Berger u. Mitarb.)

5. Bestimmung der Bikarbonatkonzentration im Duodenalsaft

Die Bikarbonat-Konzentration wird am einfachsten durch indirekte Titration mit $^1/_{10}$ n-Salzsäure und Natronlauge gegen Phenolphthalein als Indikator bestimmt.

Die Normalwerte liegen etwa bei 12–15.

Gallenblasenentleerungsreflexe.

Die normal fließende Galle hat in der Regel eine goldgelbe Farbe und wird als Lebergalle angesehen oder kurz als *A-Galle* bezeichnet. Wenn nun z. B. durch intraduodenale Eingabe von 20–40 ccm 40%iger Magnesiumsulfatlösung, durch Gabe von 20 ccm Olivenöl, durch subkutane Hypophyseninjektion oder am besten durch die sog. Boydenmahlzeit (2 Gelbeier) der Gallenblasenreflex ausgelöst wird und als solcher positiv ist, gewinnt man die sog. dunkelgefärbte, weil eingedickte Blasengalle oder kurz *B-Galle*. Klingt die dunkelgefärbte Blasengalle wieder ab, so bezeichnet man die nun folgende, wieder hellere Gallenfraktion als *C-Galle*.

Die Entleerungsreflexe der Gallenblase lassen sich makroskopisch an der Farbe des ausgeheberten Duodenalsaftes leicht erkennen. So findet man eine *Hellfärbung* der Galle bei einem ausgebliebenen Entleerungsreflex, z. B. bei mechanischen Entleerungsstörungen (Zystikusstein), bei Leberfunktionsstörungen und Parenchymschäden oder bei der Hepatitis. Eine ausgesprochene *Dunkelfärbung* der Galle (sog. *pleiochrome Galle*) finden wir als Ausdruck des vermehrten Hämoglobinzerfalls bei hämolytischen Anämien. Besteht ein mechanischer Verschluß, so bleibt die *Gelbfärbung völlig aus.* Die einzelnen Farbnuancen lassen sich leicht kolorimetrisch bestimmen bzw. am besten durch Erfassung des direkten Bilirubingehaltes messen.

Die Prüfung des Gallenblasenentleerungsreflexes hat eine große diagnostische Bedeutung. Während für die klinische Beurteilung der Gallenblasenentleerung die üblichen Reizmittel Magnesiumsulfat oder Öl genügen, benutzt man speziell für die röntgenologische Cholezystographie am besten die sog. *Boydenmahlzeit.* Diese besteht aus 2 mit wenig Wasser verrührten Gelbeiern, die nach der ersten Aufnahme (nach Einnahme des Kontrastmittels am Vorabend) eingenommen werden. Nach weiteren 30 Min. erfolgt eine erneute Aufnahme, und man kann dann leicht an der Verkleinerung des Kontrastschattens das Ausmaß der Entleerungskontraktion der Gallenblase beurteilen. Ist die Gallenblase mit Steinen angefüllt, bestehen mechanische Verschlüsse, oder besteht schließlich eine hypotone Stauungsgallenblase, so bleibt dieser Entleerungsreflex aus. Als weiteres Mittel zur Gallenblasenentleerung wurde früher das Hypophysin benutzt, und zwar meist 6—12 VE. Die Verträglichkeit ist aber nicht gut, und die Wirkung ist sehr unterschiedlich. Ähnlich verhält es sich mit Mannit (20 g in Wasser) oder der reinen Bratkartoffelmahlzeit.

6. Bilirubinbestimmung im Duodenalsaft nach Meulengracht

Der Duodenalsaft wird mit physiologischer Kochsalzlösung bis zur gleichen Farbstärke wie eine Kaliumchromatstandardlösung verdünnt. Diese Standardlösung besteht aus 0,05 $K_2Cr_2O_7$ + 2 Tropfen $^1/_{10}$ n-H_2SO_4 + 500 ccm H_2O. Der der Standardlösung entsprechende Verdünnungsbilirubinindex ergibt die Bilirubinkonzentration. Normalwerte des Bilirubinindex bewegen sich um 45, während nach Reizmahlzeiten die Werte bis auf 100 und 150 und mehr ansteigen können.

Eine geeignete Methode für die quantitative Bilirubinbestimmung im Duodenalsaft ist das Verfahren nach Hijmanns van den Bergh oder nach Jendrassik-Grof (Biochem. Z. **297**, 81, 1938). Schwierigkeiten und Fehlermöglichkeiten, die bisher noch nicht völlig zu übersehen waren, ergeben sich lediglich bei der Erfassung des sog. direkten, d. h. ohne Katalysator kupplungsfähigen Bilirubins, und des indirekten Bilirubins. Es ist daher zweckmäßig, sich auf die Ermittlung der Gesamtbilirubinwerte zu beschränken. In der Verdünnung 1:10 liefert der durch ein Faltenfilter filtrierte Duodenalsaft zuverlässige Werte.

7. Gallensäurebestimmung

Die bisher üblichen qualitativen Gallensäurebestimmungen nach Pettenkofer oder Hay sind viel zu unspezifisch, als daß sie für quantitative Bestimmungen ausgewertet werden können. Bei den physiologisch vorkommenden Gallensäuren handelt es sich um ein Gemisch von mehreren Gallensäuretypen, so daß es zweckmäßig ist, einmal die *Gesamtgallensäure* zu bestimmen und daneben die beiden wichtigsten Gallensäuren, nämlich die *Cholsäure* und die *Desoxycholsäure.*

Nach Doubilet wird die Cholsäure im Duodenalsaft nach der modifizierten Gregory-Pascoe-Reaktion bestimmt (J. biol. Chem. **114**, 289, 1936), am besten mit dem Pulfrich-Photometer bei 1 cm Schichtdicke und Filter F 59. Die Bestimmung der Gesamtgallensäuren beruht auf der Fällung der Gallensäuren durch Eisen mit nachfolgender Eisenbestimmung nach Harwood oder anderen Methoden. Aus der Differenz der Gesamtgallensäuren und der Cholsäure ergibt sich die Desoxycholsäurefraktion. Im Duodenalsaft beträgt das Verhältnis Cholsäure zu Desoxycholsäure etwa 1:1.

Der Durchschnittswert für die *Gesamtgallensäure* im Duodenalsaft bewegt sich um 265 mg-%, wobei mit starken Schwankungen bei der Gesamtsäuremenge als auch innerhalb der Cholsäure und Desoxycholsäure zu rechnen ist. Nach Choleretikagaben oder nach Gallenblasenreflexen ist der Gehalt an Gallensäuren wesentlich erhöht. Es besteht keine gesetzmäßige Parallelität in der Bilirubin- und Gallensäurenausscheidung im Duodenum (s. FRANKE und BANDA, Klin. Wschr. **1941**, 1003).

8. Duodenalzytologie (s. Abb. 124)

Erforderlich ist schnelles Verarbeiten der gewonnenen Flüssigkeit. Der Duodenalsaft ist ein vielseitig zusammengesetzter Sekretstrom. Magendeckzellen sind relativ kurze und breite Elemente, mit großem rundovalem Kern. Das hellgraublaue Zytoplasma ist leicht zerfließlich. Die Duodenalzellen sind dagegen lang, mit schmalem Plasma, die Kerne sind basalständig. Pankreasgangzellen sind groß und breit, etwa in der Form eines langen Rechteckes, der Kern basalständig, das Zytoplasma graublau und schaumig vakuolisiert. Choledochuszellen sind besonders lang, mit basalem schmalem Kern und homogenem Plasma. Zellen aus intrahepatischen Gallenwegen sind kürzer. Die Zylinderzellen der Gallenblase sind bei weitem die größten Zellen, mit großem rundovalem Kern und feinschaumigem Zytoplasma.

Unter klinischen Bedingungen finden wir bei der Cholezystopathie abgeschilferte Zellverbände mit reichlich Leukozytenkernen. Bei bakterieller Cholangitis finden sich in der A- oder C-Galle massenhaft Bakterien, Leukozyten und Epithelkerne, während sich bei der Hepatitis ein zellarmes Sediment findet. Bei der chronischen Cholangitis kommen auch zahlreiche, z. T. rundliche Zellen vor, die HENNING mit Moospolster oder Samtknöpfen vergleicht. Vermutlich handelt es sich hierbei um Leberparenchymzellen. Diese Zellverbände können am besten im Nativpräparat mit dem Phasenkontrastmikroskop beurteilt werden.

Es kommt auch die Färbung nach PAPANICOLAOU (s. S. 340) in Frage.

Mikroorganismen im Duodenalsaft.

Unter normalen Bedingungen finden wir im Duodenalsaft nur relativ wenig Bakterien. Handelt es sich jedoch um entzündliche Veränderungen, dann erhöht sich der Bakteriengehalt sehr schnell, wobei Milchsäurebazillen und vor allem Kolibazillen vermehrt auftreten. Bei mehr chronischen Infekten finden sich dann neben den Kolibazillen reichlicher auch Streptokokken, Staphylokokken, Diplokokken u. a. Keime. Praktisch die größte Bedeutung haben die Kolibazillen, die vielfach als Symbionten angesehen werden. Sind sie jedoch in vermehrtem Maße da und zeigen sie eine Eigenagglutination, so messen wir ihnen eine pathogene Bedeutung bei.

Technik der Eigenagglutination der Kolibazillen nach MANCKE und SIEDE.

Der aus dem Duodenalsaft in Reinkultur gezüchtete Kolibazillus wird als lebender Stamm mit Patientenserum, das entweder am gleichen Tage der Duodenalsondierung oder höchstens 4—5 Tage später entnommen worden ist, agglutiniert. Es werden Patienten-Serum-Verdünnungen von 1:5 ansteigend angesetzt, die mit 0,5 ccm einer 24stündigen Schräg-Agar-Kultur-Kochsalzaufschwemmung versetzt werden. Es folgt nun eine 2stündige Bebrütung bei 37°, und nachdem die Röhrchen weitere 24 Stunden bei Zimmertemperatur gehalten worden sind, wird im Agglutinoskop abgelesen. Entsprechende Kontrollen mit Kochsalz müssen parallel laufen. Die obere Grenze des Normalen ist ein Titer von 1:80. Bei einem Titer von über 1:80 muß man etwa mit 90% Wahrscheinlichkeit dem Kolibazillus eine pathogene Bedeutung beimessen, und zwar vor allem bei Erkrankungen der Gallenwege. Man denke auch stets an das evtl. Vorhandensein von Typhusbazillen, wobei die Gallenblase vielfach das Reservoir für die Dauerausscheidung ist. Unter den Parasiten des Duodenalsaftes sind vor allem die Lamblien sowie Würmer bzw. deren Eier zu nennen (s. S. 390, 396), besonders die Eier des Leberegels, die sich leichter im Duodenalsaft als im Stuhl finden lassen, und zwar am besten im zentrifugierten Sediment.

Für spezielle *Untersuchungen des Darmes*, besonders hinsichtlich der Fermente oder der bakteriellen Besiedelung kommt als diagnostische Methode entweder die sog. *Darmpatrone* nach GANTER und VAN DER REIS oder die bekannte *Miller-Abbot-Sonde* (s. Abb. 129) in Frage. Mit beiden Methoden gelingt es leicht, entsprechendes Untersuchungsmaterial aus den tiefer liegenden Darmabschnitten zu gewinnen.

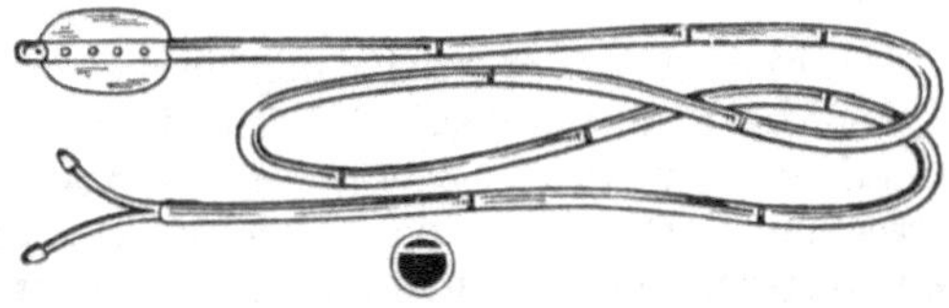

Abb. 129. Miller-Abbot-Sonde. Diese Sonde besitzt ein doppeltes Lumen, wobei die eine Lichtung mit dem aufblasbaren Sondenkopf aus Kondomgummi besteht, während durch die andere Lichtung der Darminhalt abgesaugt werden kann. Durch den Reiz des aufgeblasenen Sondenkopfes werden peristaltische Darmbewegungen ausgelöst, die zugleich die Sonde vorwärts treiben. Durch eine derartige Dauerabsaugung kann eine weitere Giftresorption verhindert werden. Im allgemeinen liegt die Sonde für 1—2 Tage 1—3 m tief im Jejunum. Man lasse jedoch in der 2. Krankheitswoche wegen evtl. Perforationsgefahr Vorsicht walten.

Zusammensetzung des Pankreassaftes
(nach MILLER und WIPER, 1944)

Natrium	138 Normalität
Kalzium	2,2—3,2 Normalität
Chloride	60—80 Normalität
Bikarbonat	60—75 Normalität
Gesamteiweiß	190—340 mg-%
Albumin	60 mg-%
Globulin	40 mg-%
Nicht-Eiweiß-N	14,3 mg-%
Harnstoff-N	5,0 mg-%
Harnsäure	0,2 mg-%
Menge	600—700 ccm/24 Std.
Wasser	98,7%
Spez. Gewicht	1,007
Reaktion	p_H 8,7—9,0

Zusammensetzung der Lebergalle und der Blasengalle
(nach SUNDERMANN und BOERNER)

Substanz	Lebergalle	Blasengalle
Basen	80—90 Milliäquival./Liter	280—300 Milliäquival./Liter
Bikarbonat	20—25 Milliäquival./Liter	8—12 Milliäquival./Liter
Gallensäuren		
Ges. geb. Gallensäuren	0,960—1,2%	6,16—8,32%
Cholsäure	0,393—0,626%	3,33—4,25%
Desoxycholsäure	0,850—0,880%	4,33—5,49%
Ges.-Gallensäuren	1,243—1,717%	7,66—9,75%
Freie Gallensäuren	0,283—0,517%	1,05—1,42%
Gallensalze	20—30 Milliäquival./Liter	150—210 Milliäquival./Liter
	0,5—1,0%	2—9,7%
Bilirubin	5—15 mg-%	80—135 mg-%
Kalzium	4—9 mg-%	
	5—7 Milliäquival./Liter	25—28 Milliäquiv./Liter
Cholesterin	20—150 mg-%	5—600 mg-%
Chloride	90—100 Milliäquival./Liter	16—19 Milliäquival./Liter
Fettsäuren	0,02—0,14%	0,08—1,6%
Neutralfett und Phosphatide	Spuren	bis zu 1%

IX. Untersuchungen des Stuhles

Es besteht immer wieder die falsche Vorstellung, daß man aus den analytischen Daten des Stuhles direkte Rückschlüsse auf die Verdauungsarbeit im Magendarmkanal ziehen kann. Es sei aber betont, daß die Zusammensetzung des Stuhles nur zu etwa einem Drittel aus sog. unverdauten Nahrungsresten besteht. Das zweite Drittel sind abgeschilferte Darmepithelien und Darmsekretionen, während das letzte Drittel aus toten Bakterienleibern besteht. Bei dieser Sachlage leuchtet es ein, daß man speziell aus den chemischen Daten der Fäzes nur sehr bedingte Rückschlüsse ziehen kann. Unter pathologischen Bedingungen wird dieser Fehler durch die Beimengung von Schleim, Eiter, Tumorteilen u. dgl. noch wesentlich erhöht.

1. Makroskopische Untersuchung der Fäzes

Gewicht und Menge: Normalerweise wird eine Menge von 100—250 g Stuhl bei normaler Kost in 24 Stunden abgesetzt. Bei Fleischnahrung ist die Menge geringer, bei zellulosereicher pflanzlicher Kost entsprechend höher. Die Trockensubstanz schwankt im allgemeinen zwischen 20 und 50 g pro die. Die großen Schwankungen sind durch die Beschaffenheit der Nahrungsmittel und die Art der Verdauungstätigkeit bedingt.

Unter *pathologischen Bedingungen* ist die Menge des Stuhles bei vielen Darmerkrankungen, z. B. bei Diarrhöen, bei Ruhr, bei Pankreasinsuffizienz oder bei Sprue durch den stärkeren Wassergehalt deutlich vermehrt.

Konsistenz und Form: Der normale Stuhl hat eine feste Konsistenz und eine gewisse Formung. Die Konsistenz hängt naturgemäß weitgehend vom Wassergehalt ab. Im allgemeinen unterscheiden wir geformte, breiige und flüssige Stuhlentleerung. Daneben finden wir eine bröcklige und schafkotähnliche Stuhlkonsistenz bei spastischen Obstipationen. Bei atonischen Obstipationen finden wir in der Mehrzahl die dicke Stuhlsäule. Im allgemeinen wird die dickere Kotsäule durch die Erweiterungsfähigkeit der Analöffnung bedingt, während tiefsitzende Stenosen und längere Sigmaspasmen eine bleistiftdicke Stuhlsäule hinterlassen können.

Farbe: Der *normale Stuhl* besitzt eine mittlere Braunfärbung, die je nach der Art der Nahrung variiert. Bei Fleischnahrung ist die Stuhlfarbe dunkler, bei vegetarischer Nahrung heller. Die normale Stuhlfarbe ist neben dem Bilifuscin durch den Gehalt an Sterkobilin bedingt, das durch eine Kolidehydrogenase aus dem Bilirubin reduziert wird. Andere Verfärbungen des Stuhles können auch unter normalen Bedingungen zustande kommen, wie etwa der dunkelrote Stuhl nach der Einnahme von Blutwurst, dunkelgrüner Farbton nach Spinatgenuß, anderem Gemüse oder nach Kalomel, Kotfärbung durch Santonin, Anthrachinonlaxantien, Phenolphthalein, ferner schwarze Verfärbungen nach Einnahme von Blaubeeren, von Eisen- oder Wismutsalzen, Kohle usw. Der Stuhl von Brustkindern ist goldgelb, da in den ersten Lebenstagen das Bilirubin noch nicht durch eine vollwertige Bakterienflora reduziert wird. Unter *pathologischen Bedingungen* wird der Stuhl z. B. durch Beimengung von Blut verfärbt. Stammt das Blut aus den untersten Darmabschnitten, z. B. bei Hämorrhoiden, so liegt es mit relativ hellrosa Farbe mehr auf der Stuhlsäule. Stammt das Blut dagegen aus den oberen Darmabschnitten, wie z. B. aus Ösophagusvarizen oder aus dem Magen, so ist der Stuhl in toto intensiv schwarz bis pechschwarz gefärbt (*Teerstuhl* = schwarz oder rotstichig und schmierig), und zwar in der ganzen Kotsäule. *Grüne Entleerungen* durch die Bildung von Biliverdin finden sich bei Diarrhöen und Gallenstörungen. *Grauweißer, wäßriger Stuhl*, der sog. *Reiswasserstuhl*, findet sich bei der Cholera, *gelblicher Stuhl* mit krümeligen Sediment finden wir beim Typhus, der sog. *Erbsensuppenstuhl*, ein hellschaumiger Stuhl bei der Gärungsdyspepsie, ein butterartig grauer Stuhl bei Pankreaserkrankungen (nicht zu verwechseln mit der grauen Verfärbung nach Einnahme von Bariumkontrastbrei, Bolus alba u. a.). Einen tonfarbenen Stuhl finden wir bei Gallengangverschlüssen. Bei den sog. pseudoacholischen Stühlen von weißlichgrauer Farbe ist das Sterkobilinogen in die Leukoform reduziert.

Pathologische Stuhlbeimengungen.

Bereits unter normalen Bedingungen finden wir makroskopisch zahlreiche Nahrungsreste, wie etwa Traubenkerne, Bohnenhülsen, rotgefärbte Tomatenschalen oder Karottenstückchen. Daneben können wir unter pathologischen Bedingungen erhebliche Mengen von Schleim, Eiter, Blut, Gewebsbestandteilen, Würmern oder Wurmgliedern finden, die dann jeweils einer besonderen Analyse bedürfen.

Schleim: Dieser tritt meist in kleinen Flocken oder Klümpchen mit zäher Konsistenz und Transparenz auf. Die Schleimsubstanzen lassen sich durch Essigsäure fällen; Schleimbeimengungen sind fast stets Ausdruck entzündlicher Darmerkrankungen. Bei der sog. Colica mucosa finden wir mehr bindegewebige schnurartige Beimengungen, die den Charakter von länglichen Gewebsfetzen haben.

Eiter: Die Beimengung von Eiter zum Stuhl spricht für eitrige Abszedierungen, perforierte Abszesse u. dgl.

Blut: Vermischungen von Blut und Schleim finden wir bei Ruhr, himbeerwasserartige Durchfälle bei Flagellaten- und Spirochäten-Enteritisformen, hellrotes Blut bei Hämorrhoidalblutungen und dunkel bis teerartige Stühle bei hochsitzenden Blutungen meist aus dem Magen, wo unter dem Einfluß der Salzsäure aus dem Hämoglobin Hämatin gebildet wird.

Gallensteine und Darmkonkremente: Die wäßrige Stuhlausschwemmung wird durch ein Sieb, am besten das Boasche Stuhlsieb, gerührt, wo man die entsprechenden korpuskulären Teile sammelt. Evtl. vorhandene Gallensteine sind gelblich oder bräunlich mit viereckiger Form (nicht zu verwechseln mit den erstarrten Paraffinmassen, die gelegentlich zur Behandlung von Gallensteinen benutzt werden).

Gewebsbestandteile: Neben Gewebsbestandteilen aus tierischen Nahrungsmitteln, wie z. B. Wurstpellen usw., können wir z. B. aus zerfallenden Karzinomen oder Ulzerationen richtige Gewebsfetzen finden, die dann histologisch untersucht werden müssen.

Würmer und Wurmglieder: Bei Wurmträgern ist der Abgang von Würmern, meist Oxyuren oder Askariden, nichts Seltenes, ebenso wie bei Bandwurmträgern sehr oft einzelne Glieder oder ganze Gliedergruppen entweder allein in die Unterkleidung oder beim Stuhlgang abgehen.

Stuhlreaktion: Die aktuelle Reaktion des Stuhles ist meist neutral oder leicht alkalisch. Unter krankhaften Bedingungen kann alkalische Stuhlreaktion auch bei vermehrter Fäulnis mit Ammoniakbildung eintreten. Ist die Stuhlreaktion deutlich sauer, so handelt es sich stets um Spielformen einer Gärungsdyspepsie. Im allgemeinen genügt hier die Prüfung mit angefeuchtetem Lackmuspapier.

Geruch: Der normale Stuhlgeruch wird im wesentlichen durch die Eiweißabbauprodukte Indol und Skatol bedingt. Bei Brustkindern ist der Stuhl fast geruchlos.

Unter krankhaften Bedingungen finden wir bei Gärungsdyspepsie einen säuerlich oder mehr aromatisch, z. T. infolge der niederen Fettsäuren mehr stechend riechenden Stuhl, während wir andererseits bei der Fäulnisdyspepsie einen stark fauligen Geruch kennen. Auch bei Pankreasinsuffizienz und bei Gallengangsverschluß ist der Geruch außerordentlich aashaft stinkend bei mehr alkalischer Reaktion.

2. Chemische Untersuchung des Stuhles

Bei der chemischen Untersuchung des Stuhles handelt es sich in erster Linie um den Nachweis von okkultem Blut, Bilirubin, Urobilin bzw. Sterkobilin, übermäßiger Gärung und dem qualitativen Nachweis der üblichen Verdauungsfermente. Daneben interessieren spezielle wissenschaftliche Fragen wie Stickstoffmenge sowie unspezifische Flockungsreaktionen.

Bereitung von Trockenkot: Für zahlreiche chemische Untersuchungen empfiehlt es sich, vom Trockenkot auszugehen. Zu diesem Zweck wiegt man einen Teil des Stuhles in einer gewogenen Porzellanschale ab und dampft unter häufigem Umrühren bei 50–60° auf dem Wasserbade bis zur Gewichtskonstanz ein oder trocknet u. U. im Trockenschrank bei 50°. Nach Ermittlung des Wassergehaltes wird die trocken zerriebene und pulverisierte Stuhlprobe in einem Fläschchen für die weitere Analyse aufbewahrt.

a) Nachweis von Bilirubin, Urobilin und Sterkobilin im Stuhl nach Schmidt

Ausführung: Eine etwa haselnußgroße Menge Fäzes wird mit einigen ccm 5%iger wäßriger Sublimatlösung gut verrieben, zugedeckt und mehrere Stunden stehengelassen.

Ist Urobilin oder Sterkobilin vorhanden, so entsteht eine Rosa- bis Rosarotfärbung infolge Bildung von Quecksilberhydrobilirubin. Wenn sehr viel Bilirubin vorhanden ist, so wird das Bilirubin zu Biliverdin oxydiert, und es entsteht eine Grünfärbung.

b) Nachweis des Urobilins und Sterkobilins mit Schlesingers Reagens

Hierzu wird ein kleines Stückchen Stuhl mit 10 ccm Schlesinger Reagens verrieben und filtriert. Bei normalem Verhalten zeigt sich eine deutliche Fluoreszenz. Bei partiellem oder totalem Gallengangsverschluß und damit teilweisem oder totalem Fehlen von Sterkobilin beobachtet man nur eine verminderte oder vollkommen fehlende Fluoreszenz.

c) Nachweis von Urobilinogen und Sterkobilinogen nach Neubauer mit EhrlichsReagens

Da Indol und Skatol sowie Tryptophan eine positive Aldehydreaktion nach EHRLICH geben, müssen diese Körper nach Möglichkeit entfernt werden. Hierzu wird ein erbsengroßes Stück Stuhl mit 10%iger Sodalösung verrieben und das Indol und Skatol mehrmals mit Petroläther extrahiert, in den sie mit gelber Farbe übergehen. Der rückständige wäßrige Stuhlextrakt wird mit 20%iger Weinsäure oder Essigsäure angesäuert und zweimal mit je 10 ccm Äther extrahiert. Zu dem Ätherextrakt wird tropfenweise Ehrlichs Reagens zugegeben. Bei Vorhandensein von Urobilinogen und Sterkobilinogen entsteht sofort die typische Rotfärbung.

d) Nachweis der Gallensäuren im Stuhl nach Pettenkofer

Reagens: Konz. Schwefelsäure – Rohrzucker.

Ausführung: Zu einigen Tropfen eines wäßrigen Fäzesextraktes werden 2 bis 3 Tropfen verdünnte Schwefelsäure (1 Teil konz. Schwefelsäure und 5 Teile Aq. dest.) gegeben und mit einigen Körnchen Rohrzucker im Porzellantiegel langsam über der Flamme erwärmt. Diese Reaktion ist an sich unspezifisch. Bei Anwesenheit von Gallensäure tritt eine Purpurrotfärbung auf. Unter normalen Bedingungen werden die Gallensäuren im Darmkanal wieder völlig resorbiert, so daß ihre Anwesenheit zumindest eine krankhafte Resorptionsstörung beweist.

e) Nachweis von okkultem Blut

Zum Nachweis von Blut im Stuhl stehen im Prinzip 2 Verfahren zur Verfügung, und zwar:

1. *chemisch-katalytische Methoden,*
2. *spektroskopische Nachweise,*

1. Chemisch-katalytische Methoden.

Das allgemeine Prinzip besteht darin, daß gewisse leicht oxydierbare Substanzen wie z. B. das Benzidin oder die Guajakonsäure durch das Hämoglobineisen bei Gegenwart von aktivem Sauerstoff sehr leicht oxydiert werden. Bei positiver Reaktion stellen sich dann jeweils die charakteristischen Farbumschläge ein.

Da diese labilen Nachweismethoden auch von geringen Mengen tierischer und pflanzlicher Porphyrine gegeben werden, so empfiehlt es sich, vor Durchführung eines Nachweises den Patienten 3 Tage lang unter Vermeidung von Fleisch und grünen Gemüsen zu ernähren. Auf diese Weise werden die obigen Fehlerquellen am sichersten ausgeschaltet. Man achte auch auf andersartige Blutungen, wie z. B. Zahnfleischblutung, Blutungen aus Ösophagusvarizen oder Hämorrhoidalvenen. Auch geringste Mengen von Eisen- oder Kupfersalzen können eine positive Blutnachweisreaktion geben, ebenso wie nach reichlichem Tomatengenuß positive Benzidinreaktionen beobachtet werden.

Benzidinprobe.

Der Stuhl wird in dünner Schicht auf einen Objektträger oder auf den weißen Rand eines Porzellantellers mit einem Holzspatel ausgestrichen. In einem Reagenzglas wird eine erbsengroße Menge Benzidin mit 2 ccm Eisessig aufgeschwemmt und dann 3 oder 4 Tropfen 30%ige Perhydrollösung hinzugegeben. Mit diesem Reagensgemisch wird die Stuhlprobe übergossen. Bei positiver Reaktion zeigt sich spätestens in 1 oder 2 Minuten eine intensive Blaufärbung, die um so eher eintritt, je mehr Blut im Stuhl vorhanden ist. Wenn die Blaufärbung erst später auftritt oder sich von vornherein ein mehr grünlicher Farbton zeigt, so ist die Reaktion nicht beweisend.

An Stelle obiger Reagenzien kann man handelsübliche Tabletten zu 0,05 g Benzidin pur. und 0,2 g Bariumperoxyd der Firma Merck verwenden, wobei man eine Tablette in 10 ccm 30%iger Essigsäure löst und hierauf den Stuhlausstrich übergießt. (Begrenzte Haltbarbeit dieser Lösung etwa nur für 30 Minuten!) Die Benzidinreaktion ist außerordentlich empfindlich und weist Blut noch in einer Verdünnung von 1 : 200000 nach.

Benzidinreaktion nach Schlesinger.

Eine kleine Stuhlprobe wird mit der vierfachen Menge Wasser im Reagenzglas aufgekocht, um andere störende Fermente auszuschalten. Sodann werden einige Körnchen Benzidin in 2 ccm Eisessig gelöst und die gleiche Menge von frischem 3%igem Wasserstoffsuperoxyd hinzugegeben. Dieses Reaktionsgemisch darf keine grünliche oder bläuliche Farbe haben und muß binnen kurzem verwendet werden. Zu diesem Reaktionsgemisch wird tropfenweise wäßrige Stuhlaufschwemmung hinzugegeben. Bei Gegenwart von Blut erscheint alsbald die charakteristische Blaufärbung.

Da die Originalbenzidinreaktion zu empfindlich reagiert, wurde von Regersen folgende Modifikation empfohlen:

Man streicht etwas Stuhl auf einen Objektträger in sehr dünner Schicht aus, bringt etwas Bariumperoxyd hinzu und läßt eine 0,5%ige Lösung von Benzidin in 50%iger Essigsäure auftropfen. Bei Anwesenheit von Blut tritt schnell eine Blaufärbung ein.

In der gleichen Weise empfiehlt sich die Verwendung von Benzidin-Merck-Tabletten. Diese mit der Hand nicht zu berührenden Tabletten werden zerrieben und mit 10 ccm Eisessig gelöst. In der Tablette ist der Sauerstoffüberträger Bariumperoxyd bereits enthalten. Der Objektträger wird wie oben dünn mit Stuhl bestrichen und die Reagenslösung darüber gegossen. Es empfiehlt sich, Reagenzgläser und Objektträger vorher mit Essigsäure zu spülen, um Fehlresultate zu vermeiden.

Die Guajakprobe nach Weber-Schumm zum Blutnachweis im Stuhl.

Reagenzien: 7%ige Kochsalzlösung — Eisessig — Äther — Guajakharz — 96%iger Alkohol — Perhydrol.

Ausführung: Eine haselnußgroße Stuhlprobe wird mit einigen ccm 7%iger Kochsalzlösung und mit der gleichen Menge Eisessig sowie 7–8 ccm Äther in einer Reibschale verrieben. Die überstehende Ätherschicht wird vorsichtig in ein Reagenzglas gefüllt. In einem zweiten Reagenzglas wird eine kleine Messerspitze Guajakharz in 95%igem Alkohol gelöst und 1–2 Tropfen Perhydrol hinzugegeben. Sodann wird unter vorsichtigem Neigen der Reagenzgläser die Guajaklösung mit möglichst scharfer Grenze unter den Ätherextrakt geschichtet. Bei Anwesenheit von Blut bildet sich an der Berührungsstelle ein deutlicher blauer Ring. Die Guajakprobe ist nicht so empfindlich wie die Benzidinprobe.

Blutnachweis mit Pyramidon.

Ausführung: Eine kleine Stuhlprobe wird mit wenig Wasser verrührt und filtriert. Zu dem Filtrat werden 3–4 ccm einer 90%igen alkoholischen Pyramidonlösung und einige Tropfen 30%ige Essigsäure mit etwas Waserstoffsuperoxyd gegeben. Bei dem Vorhandensein von Blut zeigt sich eine blauviolette Farbe.

2. Spektroskopischer Blutnachweis.

a) Nachweis des Hämoglobins und Hämatins:

Für den spektroskopischen Nachweis dienen die üblichen Verfahren (s. S. 291). Nach dem Vorschlag Snappers empfiehlt es sich, daß die störenden Grundfarbstoffe zusammen mit einem großen Teil des Wassers entfernt werden und damit gleichzeitig das Hämoglobin in den Fäzes angereichert wird. Darüber hinaus verwandelt man den Blutfarbstoff in Pyridin-Hämochromogen, das spektroskopisch in viel höheren Verdünnungen nachgewiesen werden kann als das Hämatin. Die charakteristischen Nachweisbanden liegen bei 560 bis 554 und bei 539 bis 525.

Ausführung: Einige Gramm Stuhl werden im Mörser mit überschüssigem Azeton verrieben, filtriert und mit Azeton nachgewaschen. Der Rückstand wird ausgepreßt und die trockene körnige Masse in einen neuen Mörser gegeben, wo man etwas Eisessig und Äther hinzufügt und erneut gründlich verreibt. Wenn die Ätherschicht sich nicht genügend absetzt, gebe man erneut Äther hinzu oder zentrifugiere das ganze. Der ätherische Auszug wird mit 1 Tropfen Pyridin und Schwefelammonium versetzt und sofort im Spektroskop geprüft. Auch bei dieser Probe müssen vorher chlorophyllhaltige Speisen vermieden werden, um Störungen durch das Chlorophyllspektrum auszuschalten.

b) Nachweis des Hämatoporphyrins.

Vielfach wird der Blutfarbstoff im Darm vollkommen zu Hämatoporphyrin abgebaut, das infolge des Eisenverlustes nicht mehr mit den katalytischen Reaktionen nachgewiesen werden kann.

Ausführung: Eine walnußgroße Stuhlprobe wird mit Azeton extrahiert und der Rückstand mit einem Gemisch von einem Teil Eisessig und 3 Teilen Essigäther gleichfalls extrahiert. In der Hälfte des Extraktes wird die Hämochromogenreaktion mit Pyridin und Schwefelammonium angestellt. Die andere Hälfte des Extraktes wird mit Äther und 5%iger Salzsäure ausgeschüttelt. Bei Anwesenheit von Hämatoporphyrin finden sich spektroskopisch 2 Absorptionsbanden (s. Tafel 97, S. 292). Um die Extrakte möglichst konzentriert zu erhalten, füge man nur so viel Salzsäure hinzu, daß die Schichthöhe 1½ ccm beträgt. Ist andererseits der Extrakt sehr dunkel, so empfiehlt es sich, besser nur eine 2½%ige Salzsäurelösung zu nehmen.

Chemische Bewertung: Im Gegensatz zu den katalytischen Methoden zeichnen sich die spektroskopischen Methoden durch ihre geringe Spezifität aus. Der alleinige Nachweis des Hämochromogens (eisenhaltig) ist unzureichend, zumal vielfach das Hämoglobin zu eisenfreiem Porphyrin abgebaut wird und sich somit dem chemischen Nachweis entzieht.

f) Nachweis gelöster Eiweiß- und Schleimstoffe

In den Fäzes können sich vor allem bei ungenügender Verdauung noch gewisse Mengen von Nukleoproteiden, geringe Mengen von Albuminen und Mukopolysaccharide nachweisen lassen. Eine gewisse praktische Bedeutung hat die Tribouletsche Reaktion erlangt.

Tribouletsche Reaktion.

Prinzip: Es handelt sich um eine unspezifische Eiweißflockungsreaktion mit Sublimat, die vorzugsweise bei Darmtuberkulose positiv ausfällt.

Reagens: Tribouletsches Reagens bestehend aus: Sublimat 3,5, Acidum aceticum 1,0 und Aq. dest. ad 100,0.

Ausführung: Ein walnußgroßes Stück Stuhl wird in einer Schale mit Wasser verrieben und filtriert. Je 3 ccm des Filtrates werden in 2 Reagenzgläsern mit 15 ccm Wasser aufgefüllt. Hierauf werden nur in das eine der beiden Reagenzgläser 20 Tropfen des Tribouletschen Reagens hinzugegeben und das andere Röhrchen als Kontrolle benutzt.

Bei positiver Reaktion bildet sich eine braune Ausflockung, ohne daß die Kontrollösung eine Änderung erfährt. Im allgemeinen wird die Reaktion nach 5 und 15 Stunden abgelesen.

Klinische Bewertung: Es handelt sich um eine unspezifische Flockungsreaktion, die bei entzündlichen Darmerkrankungen positiv ausfällt und vor allem für die Diagnostik von tuberkulösen Geschwüren herangezogen wird. Natürlich kann die Tribouletsche Reaktion in keiner Weise die üblichen Anreicherungsmethoden für den exakten Bazillennachweis ersetzen.

Nachweis der Mukopolysaccharide im Stuhl:

Der normale Stuhl enthält immer eine gewisse Menge von Schleimstoffen, die meistens an die festen Bestandteile, sicher nicht zuletzt als reine Gleitmittel, resorbiert sind. Unter krankhaften Bedingungen kann der Schleimgehalt so beträchtlich erhöht sein, daß die Schleimstoffe mit Essigsäure fällbar sind. Bei Zugabe von Essigsäure im Überschuß löst sich der Mukopolysaccharidniederschlag nicht. Die Mukopolysaccharide werden durch Säuren beim Kochen hydrolysiert und können auf diese Weise auch reduzierende Zuckerreaktionen geben.

Nachweis von Nukleoproteiden nach Ury-Schlößmann:

Eine Tagesportion Fäzes wird mit Wasser gut verrieben und bis zur flüssigen Konsistenz verdünnt. Dann läßt man einige Stunden stehen, filtriert durch ein doppeltes Faltenfilter und klärt die Flüssigkeit, indem man sie mit wenig reinem Kieselgur erneut filtriert. Zu dem Filtrat gibt man langsam 30%ige Essigsäure zu, die die Nukleoproteide ausfällt. Der phosphorhaltige Niederschlag löst sich in überschüssiger Essigsäure im Gegensatz zu den Schleimstoffen.

Nachweis von Serumalbumin:

In einem Teil des obigen Fäzesextraktes wird erst das Nukleoproteid mit 30%iger Essigsäure gefällt und mehrfach bis zur Wasserklarheit abfiltriert. Wenn man sich durch weiteren Zusatz von 3%iger Essigsäure überzeugt hat, daß alles Nukleoproteid entfernt ist, stellt man mit dem Filtrat unter Zugabe von 1 Tropfen konz. Kochsalzlösung eine Kochprobe an oder bedient sich der Salpetersäureringprobe oder einer anderen Eiweißreaktion. Verwendet man die Ferrozyankaliprobe, so löst sich der Niederschlag bei Erwärmung auf 70° wieder auf. Bei der Salpetersäureprobe wird der Niederschlag, wenn er aus Albumosen besteht, durch überschüssige Salpetersäure wieder gelöst.

Klinische Bewertung: In normalen Stühlen werden Eiweißkörper nie gefunden. Handelt es sich dagegen um stark ulzerierende Prozesse, besonders bei Tuberkulose und Typhus, so kann die Reaktion positiv sein.

g) Gärungsreaktion im Stuhl

Wenn im Stuhl größere Mengen von unausgenutzten Kohlehydraten vorhanden sind, kann es mit Hilfe der Bakterien zu erheblichen Gärungserscheinungen kommen, die sich vor allem in besonderer Gasbildung kundtun. Handelt es sich dagegen um vorwiegend bakterielle Zersetzung eiweißhaltiger Nahrung, so sprechen wir von einer vermehrten Fäulnis.

Zum Nachweis der Gärung im Stuhl kann man den Gärungsapparat nach Strauss benutzen, der aus drei miteinander verbundenen Glasgefäßen besteht und vielfach dem Gärungsröhrchen Strasburgers vorgezogen wird. Praktisch verfährt man in der Form, daß man in das Gefäß 3 eine breiige Stuhlaufschwemmung gibt und exakt mit einem einfach durchbohrten Gummistopfen unter Vermeidung von Luftblasen verschließt. Dann wird das Gefäß 2 vollständig mit Wasser gefüllt und mit dem Gefäß 3 verbunden. Das gleichfalls verbundene Gefäß 1 bleibt leer. Ist diese Füllung in der angegebenen Weise beendet, so stellt man den Apparat für 24 Stunden in den Brutschrank bei 37°. Besteht eine merkliche Gasentwicklung im Stuhl durch erhöhte Gärungen, so tritt das Gas in das Gefäß 2 über und verdrängt dort eine entsprechende Menge Wasser nach dem Gefäß 1. Die Menge bzw. die Höhe des Wassers im Gefäß 1 bietet somit einen Maßstab für das Ausmaß der Gärungsprozesse.

Zur Untersuchung auf Gärungsfähigkeit des Stuhles verwendet man vielfach noch das sog. Gärungsröhrchen nach STRASBURGER (s. Abb. 130). In dieses Gerät wird verdünnter Stuhl gegeben und das Gärröhrchen dann für 24 Stunden in den Brutschrank gestellt. Handelt es sich um eine *Gärungsdyspepsie*, so finden wir nach 24 Stunden eine *deutliche Gasbildung*. Hierbei ist die Reaktion des Stuhles gegen Lackmus nach erfolgter Gärung stärker sauer als vorher. Handelt es sich dagegen um eine *Fäulnisdyspepsie*, so finden wir im Gegensatz zu der sog. Frühgärung bei einer Gärungsdyspepsie eine sog. *Spätgärung*, die sich erst nach 24—48 Stunden bemerkbar macht. Hierbei zeigt sich nur eine geringe Gasbildung, wobei die zahlreichen Schaumbläschen einer echten Gärung fehlen. Die Reaktion des Stuhles bleibt in diesem Fall stets alkalisch. In ähnlicher Weise kann der Gärungsapparat nach HALÂSZ (s. Abb. 131) benutzt werden. Nach Abnahme des Glasteiles 4 wird in den

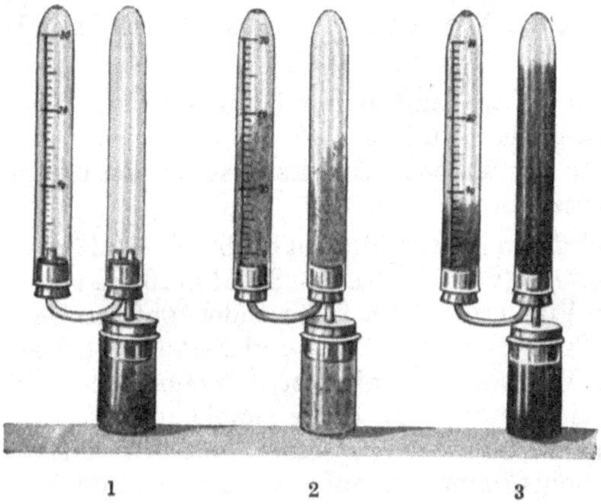

Abb. 130. Gärungsröhrchen nach STRASBURGER nach 24stündigem Aufenthalt im Brutschrank.
1 Normales Verhalten. 2 Deutliche Gasbildung bei Gärungsstuhl nach 24 Std. Zunahme der sauren Reaktion. 3 Sog. Spätgärung nach 48—72 Std. mit geringer Gasbildung und alkalischer Reaktion

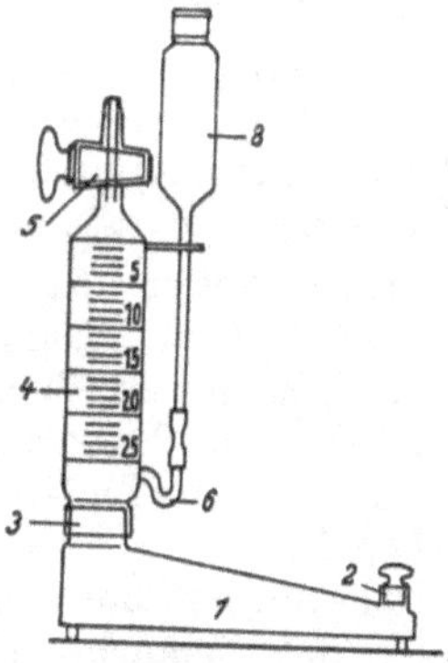

Abb. 131. Stuhlgärungsapparat nach HALÂSZ

Glasbehälter 1 durch die Öffnung 3 eine wäßrige Stuhlaufschwemmung gegeben (5—10 g) und dann der Glasteil 4 wieder luftdicht aufgesetzt. Der Hahn 2 bleibt geschlossen. Bei geschlossenem Hahn 5 wird das Vorratsgefäß 8 mit Wasser gefüllt und sodann der Hahn 5 geöffnet, so daß das Wasser durch den Teil 6 in das Meßgefäß abfließen kann bis zur oberen Grenzmarke. Nun wird der Hahn 5 geschlossen und der Gärungsapparat für 24 Stunden in den Brutschrank bei 37° gebracht. Die Menge des entstandenen Gases kann an der Skala abgelesen werden.

Klinische Bewertung: Auch jeder normale Stuhl zeigt in geringerem Umfange Gärungserscheinungen. Sehr starke Gärungstätigkeit spricht für die Gärungsdyspepsie, während wir bei der Fäulnisdyspepsie im alkalischen Stuhl kaum nennenswerte Gärung finden.

3. Mikroskopische Untersuchung des Stuhles

Die mikroskopische Untersuchung des Stuhles gestattet uns ein Urteil über die Verdauungsprozesse im Darm. Man muß allerdings berücksichtigen, daß es sich hierbei nicht nur um die rein fermentative Leistung der Verdauungsfermente handelt, sondern auch die Geschwindigkeit der Verdauungsprozesse bzw. die Verweildauer der Nahrungsbestandteile im Darm berücksichtigt werden muß. Schließlich ist von entscheidender Bedeutung, daß man sich einer Standardnahrung bedient und an dieser die entsprechenden morphologischen und chemischen Kriterien untersucht. Die geeignete Standardkost ist die **Darmprobekost nach Schmidt-Strasburger** mit folgender Zusammensetzung:

Morgens: 0,5 Liter Milch oder Tee oder Kakao mit reichlich Milch, eine Semmel mit Butter und ein weiches Ei.

Vormittags: Ein Teller Haferschleim, Porridge mit Milch gekocht oder Mehlsuppe.

Mittags: 125 g (Rohgewicht) gehacktes, mit Butter oberflächlich gebratenes Rindfleisch, dazu 150—200 g Kartoffelbrei mit Milch gekocht und sorgfältig zerrieben.

Nachmittags: Wie am Morgen, jedoch kein Ei.

Abends: 0,5 Liter Milch, allenfalls wie am Vormittag, dazu eine Semmel mit Butter und 1—2 weiche Eier oder Rühreier.

Diese *Schmidtsche Probekost* wird 3 Tage lang verabfolgt und sodann der Stuhl mikroskopisch untersucht. Erwünscht ist natürlich, daß der Stuhl makroskopisch gleichmäßig zusammengesetzt ist. In der üblichen Arbeitsweise werden drei mikroskopische Präparate hergestellt, und zwar

1. *ein Nativpräparat.* Hierzu wird ein stecknadelgroßes Stück Stuhl zwischen Objektträger und Deckglas fein verteilt (bei sehr festem Stuhl muß man u. U. mit wenig Wasser verreiben). In diesem Präparat muß man besonders auf den Gehalt an Muskelfasern, Pflanzenresten und Wurmeiern sowie Fett und Fettseifen achten.

In der *Norm* findet sich viel sog. Detritus, d. h. nicht zu differenzierende Teilchen neben Bakterien und pflanzlichen Zellresten (z. B. große rundliche Kartoffelzellen, spiralförmige Pflanzengefäße, Palisadenzellen u. a.), ferner verdaute Muskelfaserreste (d. h. längliche gelbbraune Schollen ohne erkennbare Muskelstreifung), weiterhin Fettseifen als gelbliche Schollen von z. T. rundlicher oder mehr nadelförmiger Gestalt.

Unter krankhaften Bedingungen finden sich z. B. unverdaute Muskelfasern mit erkennbarer Längs- oder Querstreifung, ferner faserige Bindegewebe. Die Bindegewebsstruktur wird durch die peptische Magenverdauung aufgehoben und durch Trypsinwirkung weiter verdaut. Sind derartige Muskelfasern und Bindegewebsreste vorhanden, so sprechen wir von einer Kreatorrhoe, die zugleich Ausdruck einer Pankreasinsuffizienz ist. Fehlen die Lipasen besonders des Pankreas, so finden wir im Stuhl reichlich Neutralfett als glänzende Tropfen oder in Form unregelmäßiger farbloser Schollen. Ferner können sich mehr oder weniger Schleimmassen mit inkorporierten Leukozyten und Epithelien finden. Die Schleime sind z. T. durch Essigsäure fällbar. Der erhöhte Schleimgehalt spricht für entzündliche Darmprozesse. Handelt es sich um entzündliche Darmprozesse auf chronischer und spezifischer Basis, so sind die einzelnen Leukozyten oft stärker gequollen oder fettig degeneriert. Der Nachweis der evtl. vorhandenen Tuberkelbazillen, Ruhrbazillen und Ruhramöben läßt sich am besten rein bakteriologisch erhärten. Eine Anhäufung eosinophiler Leukozyten spricht für allergische Darmaffektionen im Sinne einer Colica mucosa. Handelt es sich um Protozoen oder Flagellaten, so sind dieselben leicht an ihrer charakteristischen Form und Größe zu erkennen.

2. *Anfertigung eines Lugolpräparates.* Dieses Präparat dient zur Beurteilung der Stärkeverdauung.

Reagens: Lugolsche Lösung, bestehend aus Jod 0,5, Jodkalium 1,0, Aq. dest. 50,0.

Fäzes-Mikroskopie

Normalstuhl nach Probediät mit Muskelbruchstücken, leeren Kartoffelzellen, Kalksalzen, Seifenschollen, Spelzenresten und Detritus

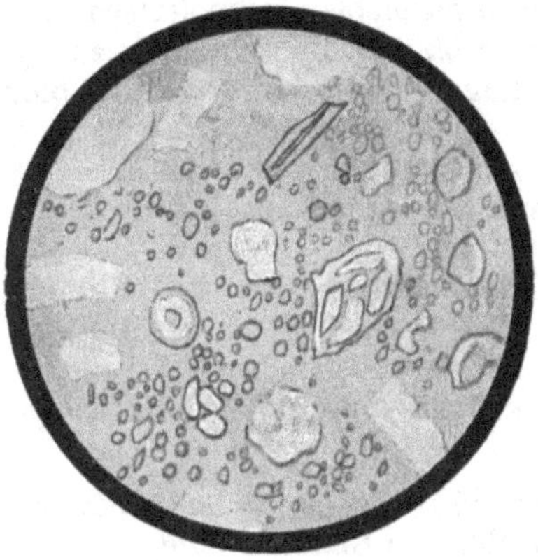

Pathologischer Stuhlbefund nach Probediät mit unverdauten Muskelfasern, Fettsäurenadeln und Neutralfetten, Stärkekörnern aus Kartoffelzellen und Hefezellen

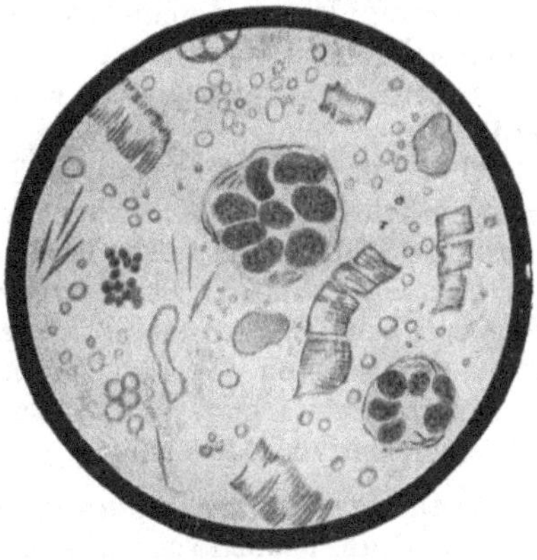

Schleimmembranen bei Colica mucosa

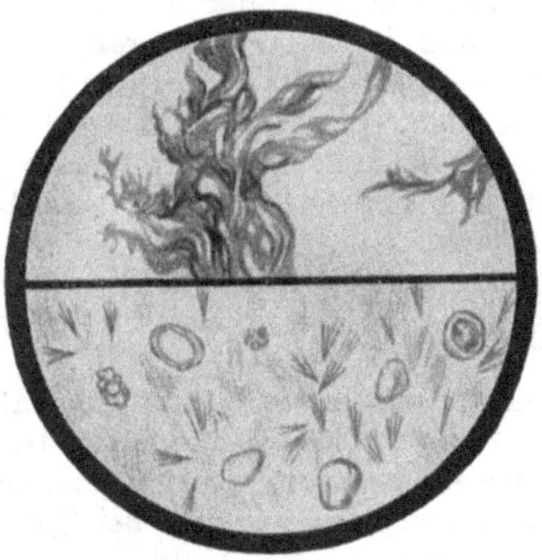

Fettseifenkristalle und Seifenschollen

Gärungsdyspepsie mit Kartoffelzellen mit verkleisterten Stärkekörnern und positiver Jodreaktion

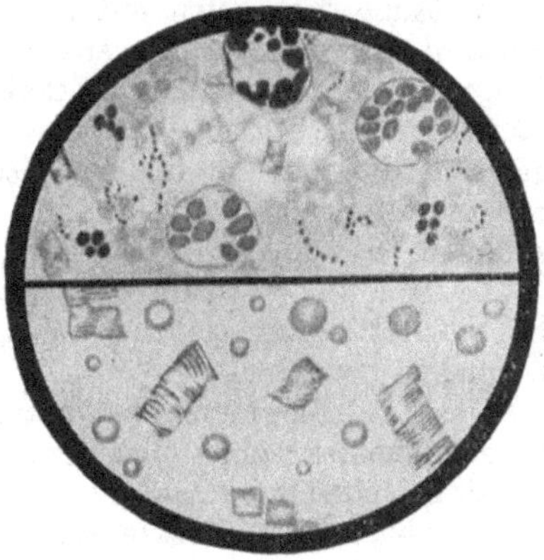

Fäulnisdyspepsie mit Kreatorrhoe und Steatorrhoe

Hefen- und Leptothrixfäden Verschiedene Stuhlbakterien

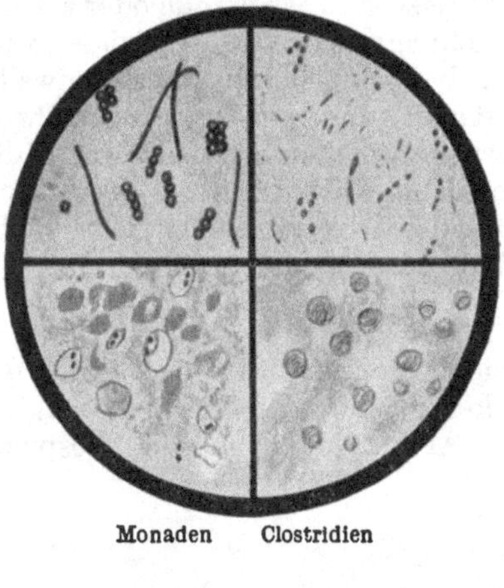

Monaden Clostridien

Spelzenreste von Zerealien Zcrealienteile

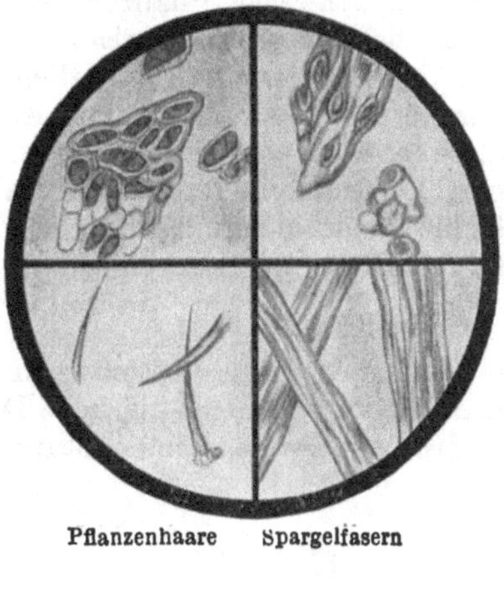

Pflanzenhaare Spargelfasern

Abb. 132

Ausführung: Ein Stückchen Stuhl wird mit 1–2 Tropfen Lugolscher Lösung gut verrieben, mit einem Deckgläschen bedeckt und unter dem Mikroskop betrachtet.

Ergebnis: Die runden und ovalen Stärkekörner färben sich blau bis violettschwarz. Die Stärke selbst kann auch noch in vollkommenen großen Zellulosehüllen, den sog. Kartoffelzellen, eingeschlossen sein, die sich durch Lugolsche Lösung gleichfalls blau anfärben.

Unter *normalen Bedingungen* findet sich keine guterhaltene Stärke im Kot. Nur gelegentlich bei überreichlicher Kohlehydrat- bzw. Pflanzennahrung kann sich unverdaute Stärke nachweisen lassen.

Unter *krankhaften Bedingungen* ist in vermehrtem Maße Stärke bei Gärungsdyspepsie und Pankreasinsuffizienz nachweisbar. Bemerkt sei, daß sich bei Gärungsdyspepsie vielfach die sog. jodophilen Bakterien finden, die sich nach Lugolscher Lösung blau anfärben. Es handelt sich hierbei um kokkengroße Bazillen und Hefen, die eine positive Jodreaktion ergeben.

3. *Anfertigung eines Sudanpräparates zum Fettnachweis.* Wenn es sich darum handelt, Fett im Stuhl nachzuweisen, bedient man sich der üblichen Sudanfärbung.

Reagens: Sudan III 1,0 — Eisessig 50,0 — Alkohol 70%ig 50,0.

Ausführung: Ein Stuhlteilchen wird auf einem Objektträger mit einem Tropfen Sudanlösung vermischt, mit einem Deckglas bedeckt und über der Stichflamme erwärmt. Durch das Reagens werden Fettseifen und Fettsäuren in orangerote Tropfen umgewandelt. Beim Erkalten des Präparates erstarren die Tropfen zu Fettsäurekristallen. Durch den Eisessigzusatz wird aus allen Seifen die Fettsäure freigemacht, die sich dann in der typischen Weise rotfärbt. Schmale intensiv rotgefärbte Kristalle sind ausgefällte Sudankristalle, die nicht mit Fettsäuren zu verwechseln sind.

Unter normalen Bedingungen sind in jedem Stuhl einige Fetttropfen nachweisbar, bei sehr fettreicher Nahrung ist auch ein vermehrtes Auftreten im Stuhl noch als normal zu bewerten.

Unter pathologischen Bedingungen finden wir einen vermehrten Neutralfettgehalt bei Pankreassekretionsstörungen, ferner einen vermehrten Fettsäure- und Fettseifengehalt bei fehlerhafter Gallensekretion sowie vorzugsweise Fettsäuren bei allgemeinen Pankreas- und Gallensekretionsstörungen und Darmresorptionsausfällen bei Sprue und sprueartigen Darmerkrankungen.

Pflanzenreste.

In jedem normalen Stuhl finden sich in Abhängigkeit von der jeweils genossenen Nahrung zahlreiche Pflanzenreste, die den Körper meist als Rückstände oder als unverdauliche Zellulosen verlassen. Aus den Untersuchungen von Heupke wissen wir, daß die Darmfermente pflanzliche Zellmembranen bei genügend großer Porenweite durchdringen und Eiweiß und Kohlehydrate verdauen können, d. h. sie überführen diese in lösliche diffusible Verbindungen. Die Fermente wirken also auch durch die geschlossene Hülle fermentativ. Als typische pflanzliche Reste im Stuhl finden sich kleine Pflanzenhaare, Querzellen aus Weizen und anderen Getreidearten, Überbleibsel von Blatt- und Stengelgemüsen, alle Zellschichten des Roggens usw. (s. Abb. 132).

Stuhlkristalle.

Immer wieder finden sich mehr oder weniger reichlich Kristallformen im Stuhl, die aber für die allgemeine klinische Diagnostik noch keine Bedeutung erlangt haben. So finden wir am häufigsten Tripelphosphat, d. h. Ammoniummagnesiumphosphat, neutralen phosphorsauren Kalk, kohlensauren Kalk, oxalsauren Kalk und Bilirubin. Bezüglich der einzelnen Kristallformen siehe Abb. 132 (S. 381). Auch Charkot-Leydensche Kristalle und eosinophile Leukozyten finden sich im Stuhl bei allergischen Darmerkrankungen. Man denke auch an Reste von eingenommenen Medikamenten, wie z. B. Kohlestückchen, Wismutkristalle usw.

Polarisationsmikroskopie des Stuhles

Bei Betrachtung des Stuhles im Polarisationsmikroskop erweisen sich unverdaute Muskelfasern, Bindegewebe, rohe Stärke, Pflanzenteile und oxalsaurer Kalk als doppelbrechend.

Stuhlfärbung mit Friedigers Reagens.

Farblösung: Konz. alkohol. Dimethylaminobenzollösung — Alkohol absol. — 0,5%ige Eosinlösung in 70%igem Alkohol — Konz. Essigsäure.

Von diesen Flüssigkeiten mischt man je 2 ccm und gibt 20 Tropfen Lugolsche Lösung, 20,0 Glyzerin sowie 20 Tropfen konz. wäßrige Lösung von Mucicarbin hinzu.

Färbeergebnis: Fett zitronengelb, Stärke violett bis tiefblau, Muskelfasern orangerot bis karminrot, Bindegewebe gelbrot bis rosa. Schleim, Leukozyten, Epithelien, Hefezellen und Sarzinen heben sich gleichfalls mit gelbroter Farbe ab.

4. Bakteriengehalt des Stuhles

Insgesamt besteht die Masse des Stuhles etwa zu ein Drittel aus toten Bakterienleibern, eine beachtlich große Menge, die bei allen analytischen Untersuchungen in Rechnung gezogen werden muß. Schon beim Brustkind treten als wichtigste Keime das Bacterium bifidum, das Bacterium acidophilum und der Streptococcus acidi lactici auf. Mit Umstellung der Nahrung auf Kuhmilch und gemischte Kost entwickeln sich dann das Bacterium coli und die Enterokokken. Die Biologie der individuellen Kolistämme ist auch heute noch außerordentlich schwer zu übersehen. Im Darm des Erwachsenen finden wir eine reiche Flora, von der neben den Kolibazillen das Bacterium lactus aerogenes, die Staphylokokken, Sarzinen und Hefen neben Clostridium butyricum (s. Abb. 132) die bekanntesten sind. Im Zökum wie im ganzen Kolonverlauf verschieben sich die einzelnen Verhältnisse; während der größte Teil der mit der Nahrung aufgenommenen Bakterien durch die Magensalzsäure vernichtet wird, ist die Stuhlflora des unteren Dünn- bzw. Dickdarmes ungeheuer variabel und folgt weitgehend den mannigfachen Beeinflussungen durch die eingenommene Nahrung. So fanden wir in früheren Untersuchungen [Franke: Dtsch. Z. f. Verd. u. Stoffwechselkrankh. 9, 64 (1949)], daß nach Brotgenuß von einem Säuregrad 15,1 etwa 27,4% Bakterien im Trockenkot waren. Bei einem Säuregrad von 10,6 (sehr schmackhaftes Brot) waren nur 17,6% Bakterien und bei Broten gleicher Zubereitung mit rein gezüchtetem Irex-Fertigsauer nur 14,4% Bakterien im Trockenkot. Wir sehen also, wie stark die alimentäre Beeinflussung des Bakteriengehaltes im Kot ist.

Färbung der Stuhlbakterien

1. *Färbung nach Gram.* Hierzu wird eine stecknadelkopfgroße Stuhlprobe mit einer Spur Eiweißglyzerin in physiologischer Kochsalzlösung zerrieben, dann mit Hilfe eines Deckgläschens von dem Gemisch ein dünner Ausstrich gemacht, an der Luft getrocknet und zur Fixierung dreimal durch die Flamme gezogen. Hierauf läßt man filtrierte Karbolgentianaviolettlösung (= gesättigte alkoholische Karbolgentianaviolettlösung 10,0 und 2,5%iges Karbolwasser 90,0) auf das Präparat tropfen und gibt nach einer Minute etwas Lugolsche Lösung auf den Objektträger, bis das Karbol-

gentianaviolett einen metallischen Schimmer angenommen hat. Die Farblösung wird dann abgegossen und solange 96%iger Alkohol aufgeträufelt, bis der abfließende Alkohol farblos ist. Hierauf wird der Objektträger zur Entfernung des Alkohols in Wasser getaucht, anschließend 20 Minuten mit verdünnter Karbolfuchsinlösung gefärbt, mit Wasser abgespült und das Präparat getrocknet.

Färbeergebnis: Die schwarzblaugefärbten Bakterien sind grampositiv, die rotgefärbten sind gramnegativ. Je mehr Kohlehydrate in der Nahrung sind, um so mehr rotgefärbte Keime finden sich, und je mehr Eiweißfäulnis im Darm besteht, um so mehr blaugefärbte, d. h. letzten Endes grampositive Keime treten auf.

2. Von HEUPKE wird ferner die *Färbung nach Weigert-Escherich*, eine modifizierte Gramfärbung, sehr empfohlen.

Folgende Lösungen sind erforderlich:

1. 5 g Gentianaviolett werden mit 200 ccm Aq. dest. 30 Minuten lang gekocht und filtriert (lange haltbar).
2. 11 ccm absol. Alkohol werden mit 3 ccm Anilinöl gemischt (gleichfalls haltbar).
3. 1 g Jod, 2 g Jodkali und 60 ccm dest. Wasser = Lugolsche Lösung.
4. Anilinöl — Xylol zu gleichen Teilen.
5. reines Xylol.

Zur Färbung mischt man die Lösung 1 und 2 im Verhältnis von 1,5 : 1,5 (nur 2—3 Wochen haltbar), färbt eine halbe Minute auf dem Objektträger und tupft mit Fließpapier sorgfältig ab. Dann trägt man Lugolsche Lösung auf und tupft gleich wieder ab. Hierauf tropft man Anilin-Xylol auf und wiederholt dies, bis keine blaue Farbe mehr abgegeben wird, spült zum Schluß mit reinem Xylol und trocknet. Zur Nachfärbung benutzt man schwache wäßrige Fuchsinlösung.

3. Der praktisch wichtigste Bakterienbefund sind die Tuberkelbazillen. Für die Färbung benutzt man am besten auf einen Objektträger ausgestrichene Schleimflöckchen, die über der Flamme fixiert sind, und bedeckt den Ausstrich mit einem schmalen Streifen Filtrierpapier, auf das Karbolfuchsin geträufelt wird, bis das Papier reichlich befeuchtet ist. Dann hält man den Objektträger mit einer Pinzette so lange über die Flamme, bis Gasblasen aufsteigen, und wiederholt diese Prozedur unter jedesmal erneuter Zugabe von Karbolfuchsinlösung. Das Filtrierpapier wird nun entfernt und auf den Objektträger so lange Salzsäurealkohol gegeben, bis keine Farbwolken mehr abgehen. Als Kontrastfärbung benutzt man LÖFFLERS alkalische Methylenblaulösung 1—2 Minuten.

Färbeergebnis: Tuberkelbazillen leuchtendrot, alle anderen Bakterien blau.

Konkremente im Stuhl.

Bei den im Stuhl auftretenden Konkrementen handelt es sich meist um Gallensteine (z. B. weiße Cholesterinsteine, z. T. auch facettiert, oder weiche, dunkle Bilirubin-Kalksteine) oder harte Kotskybala bei starken Obstipationen.

5. Chemisch-quantitative Stuhluntersuchungen

Für alle chemisch-quantitativen Stuhluntersuchungen geht man vom Trockenkot aus, dessen Bereitung auf S. 374 wiedergegeben ist.

Gesamtstickstoffbestimmung.

Der Stickstoff wird in der üblichen Weise nach KJELDAHL bestimmt, und zwar am besten mit Trockenkot. Um beim Trocknen des Kotes Ammoniakverdampfungen zu vermeiden, setzt man dem Kot vorher etwa 10 ccm n-Schwefelsäure zu. Nach dem Eindampfen auf dem Wasserbade wird im Trockenschrank nachgetrocknet. Die Zerstörung der organischen Substanz erfolgt in der gleichen Weise wie bei der Reststickstoffbestimmung im Blute. Im allgemeinen werden 1 g Trockenkot benutzt.

Bei der Destillation wird Ammoniak frei, das in $^1/_{25}$ n-Schwefelsäure aufgefangen wird; der Überschuß wird mit $^1/_{25}$ n-Natronlauge zurücktitriert unter Benutzung von Methylrot als Indikator.

Berechnung: 1 ccm verbrauchte $^1/_{25}$ n-Schwefelsäure entspricht 0,56 mg Stickstoff.

Reagenzien: Kaliumsulfat pro anal. — Kupfersulfat pro anal. — Schwefelsäure D = 1,84 pro anal.

Natronlauge (D = 1,35) = Liq. natr. caustici pro anal. — $^1/_{25}$ n-Schwefelsäure (aus $^1/_{10}$ n-Schwefelsäure 100 ccm und 150 ccm Wasser) — $^1/_{25}$ n-Natronlauge — Methylrot (MERCK).

Klinische Bewertung: Die Gesamtstickstoffwerte haben nur bedingten Wert, wenn man aus ihnen Rückschlüsse auf N-Bilanzen ziehen will. Die variable Menge der Darmsekretionen, abgeschilferten Epithelien und Bakterienleiber gestattet keine konstanten Verhältnisse. HEUPKE gibt für den Sekretstickstoff innerhalb des Gesamtstickstoffes im Stuhl für 20 g Trockenkot ungefähr 1 g, für 50 g Trockenkot annähernd 2 g an.

Fettbestimmung im Stuhl

Handelt es sich um quantitative Untersuchungen über die Fettausnutzung, so wird die Schmidtsche Probekost verwendet. Im allgemeinen wird der Gesamtfettwert ermittelt. Dieser besteht aus höheren Fettsäuren, ihren Glyzerinestern, Seifen, Koprostearin, Phosphatiden und Lezithin. Am zweckmäßigsten hat sich die Methode nach GROSSFELD erwiesen. Einzelheiten der Bestimmung siehe bei HEUPKE.

Vielfach genügt auch folgendes Verfahren:

Man nimmt eine gewisse Menge Trockenkot, die am besten mit Sand verrieben und gemischt wird, und extrahiert im Soxhlet-Apparat mit Äther. Nach Trocknung wird die extrahierte Fettmenge einfach gravimetrisch bestimmt.

Auch das im Stuhl enthaltene Fett stammt, wie der Stickstoff, nur z. T. aus der Nahrung, zum anderen Teil aus Darmsekreten. Die obere Absorptionsgrenze für ein qualitativ gutes Nahrungsfett dürfte beim Gesunden etwa bei 200 g liegen. Die Fettausscheidung im Stuhl ist besonders bei Gallengangsverschluß, Pankreasverschluß und schweren Resorptionsstörungen erhöht.

Bestimmung der Kohlehydrate des Stuhles

Bestimmung der leicht aufspaltbaren Kohlehydrate, sog. Stärkefraktion, nach STRASBURGER (Einzelheiten siehe bei HEUPKE).

Bestimmung der Zellulose nach der Methode SCHMIDT-OTT (Einzelheiten siehe bei HEUPKE).

Diastasennachweis im Stuhl

Etwa 5 g frischer Kot wird in einer Reibschale mit 20 ccm 1%iger Kochsalzlösung zu einem homogenen Brei zerrieben und 30 Minuten bei Zimmertemperatur unter mehrfachem Umrühren stehengelassen. Dann verteilt man den Brei auf zwei Zentrifugierröhrchen und zentrifugiert die festen Bestandteile ab. In der überstehenden Flüssigkeit wird in der üblichen Weise nach WOHLGEMUTH die Diastase bestimmt (s. S. 85).

Lysozymgehalt im Stuhl

Lysozym ist ein mukolytisches und damit auch bakteriolytisches Enzym, was unter normalen Bedingungen nur wenig im Stuhl enthalten ist. Man findet es ferner in den Tränen, im Magensaft und in dem Anfangsteil des Duodenums, wo man Enzyme bei der Ulkuskrankheit vermutete. Lysozym wirkt nur bakteriolytisch auf Saprophyten, und zwar durch hydrolytische Aufspaltung des umgebenden Schleimwalls.

Der Lysozymgehalt des Stuhles variiert in der Norm zwischen 1,2—2,5 E. je g Stuhl Feuchtgewicht. Auffällig ist vor allem eine starke Steigerung des Lysozymgehaltes bei der ulzerativen Kolitis, wo Werte bis zu 100 E. je g beobachtet werden. Hier ist das Lysozym sicher als ein ätiologisches Agens anzusehen.

Lysozym wird durch die Therapeutika Nisulfazole = (2-p-nitrobenzol-sulfonamido-Thiazol) und Alkyl-Sulfate (v. C_{10}—C_{18}) maximal bei C_{16} in einer Konzentration von 0,0001 mol. Natriumhexadecylsulfat gehemmt.

Die Lysozymbestimmung wird in der üblichen Weise viskosimetrisch durchgeführt. (Einzelheiten s. bei MEYER u. Mitarb., Am. J. med. **5**, 496, 1948.)

Eine Einheit Lysozym ist diejenige Menge, die die Viskosität von einer 0,4%igen Lösung von Körpersäften innerhalb von 10 Minuten unter Standardbedingungen auf die Hälfte reduziert.

Verdauungsversuche am Menschen

Man sollte meinen, daß es durch entsprechende Verdauungsversuche am Menschen sehr leicht gelingen müßte, sich ein Urteil über die Verdaulichkeit von Nahrungsmitteln zu bilden. In praxi bestehen aber erhebliche Schwierigkeiten, die den Wert derartiger Fütterungsversuche sehr herabsetzen. Hier sind z. B. die Einförmigkeit der Kost, die jeweilige Kotabgrenzung (sei es mit Milch, Blaubeeren, Karminrot u. a.) und der variable Gehalt des Kotes an abgeschilferten Darmepithelien, Verdauungssekreten und Bakterien sowie die eigentlichen unverdauten Nahrungsbestandteile zu nennen, alles sehr variable Faktoren, die erhebliche Fehlerquellen in den Wert der klassischen Endbilanzen bringen. Diese Endbilanzen ändern sich bereits in erheblichem Maße durch einen Wechsel der qualitativen Eiweißzufuhr. Ein gewisser Einblick in den intermediären Eiweißeinbau gelingt nach BICKEL durch Erfassung des *Harnquotienten C:N* und *Vacat-O:N*, wobei eine hohe Harnquotientenlage (normal 0,6—0,8) ein Zeichen einer minder vollständigen Ausnutzung ist. (Vacat-O = diejenige Menge O_2, die notwendig ist, um sämtliche harnfähigen Substanzen zu oxydieren.)

Die *Endprodukte des exogenen Eiweißstoffwechsels sind der Harnstoff und der SO_4-Schwefel*, die Endprodukte des endogenen Eiweißstoffwechsels sind der sog. Kreatinstickstoff und der sog. Neutralschwefel. Unter Neutralschwefel verstehen wir alle schwefelhaltigen Verbindungen, wie z. B. organische Schwefelverbindungen vom Typ der Sulfosäuren (z. B. Taurin), ferner unoxydierter Schwefel (z. B. Cystin, Methionin) und flüchtige Schwefelverbindungen (z. B. Merkaptane), außer dem anorganischen Sulfat. Auch die sog. funktionelle Eiweißreserve des Organismus ist eine sehr variable Größe. Dies erhellt also ohne weiteres, wie schwer und mit welch großer Umsicht und Kritik man sich nur über irgendwelche Ergebnisse von Verdauungsversuchen äußern kann.

Die *Versuche mit künstlicher Verdauung* in vitro, die durch künstlich zugesetzte Fermentsysteme bewirkt wird, scheiden zwar die vielen individuellen Faktoren aus, dafür liegen wiederum unphysiologische Bedingungen ohne die Chymufizierung und ohne die Dynamik des Magen-Darm-Kanals vor. Also auch bei künstlicher Verdauung sind die erzielten Ergebnisse mit großem Vorbehalt hinsichtlich *des biologischen Nutzwertes* zu betrachten.

Chemische Zusammensetzung der Fäzes (nach SUNDERMANN und BOERNER)

Menge	100–200 g/24 Std.
Trockensubstanz	23,5–30,2 g/24 Std.
Wassergehalt	65–67% im Mittel
p_H	6,9–7,7
Gesamtfett	7,3–27,6% der Trockensubstanz
Neutralfett	2,5–11,8% der Trockensubstanz
Freie Fettsäuren	1–10% der Trockensubstanz
Protein	fehlt meist
Stickstoff	1–2 g/24 Std.
Ammoniak	251–881 Teile pro Mill.
Natrium	0,12 g/24 Std. im Mittel
Kalium	0,47 g/24 Std. im Mittel
Kalzium	0,64 g/24 Std. im Mittel
Magnesium	0,20 g/24 Std. im Mittel
Chloride	0,09 g/24 Std. im Mittel
Phosphor	0,15 g/24 Std. im Mittel
Schwefel	0,13 g/24 Std. im Mittel
Blei	0–0,4 mg/24 Std. im Mittel
Sterkobilinogen	20–250 mg/24 Std.
Histamin	2–10 mg/24 Std.
Fermente	Amylase und Trypsin in wechselnden Mengen

Ausscheidung von mit der Nahrung aufgenommenen Stoffen im Stuhl und Urin bei Kindern
(nach HOLT, COURTNEY und TALES)

	normaler Stuhl 7 Patienten		mäßige Diarrhoe 8 Patienten		starke Diarrhoe 6 Patienten	
	Stuhl	Urin	Stuhl	Urin	Stuhl	Urin
Fett	12,4[1])		23,1		40,5	
Eiweiß	7,7		14,9		25,2	
Asche	40,0		46,6		84,3	
Ca	67,2	Spuren	70,2	Spuren	79,0	Spuren
Mg	56,7	Spuren	66,0	Spuren	100,0	Spuren
P	36,9	36,7	41,4	26,0	48,3	41,7
Cl	3,7	79,9	17,7	70,2	52,9	17,0
K	15,9	54,9	37,9	37,9	83,7	26,6
Na	12,3	67,5	37,0	28,2	103,0	5,7

N-Ausscheidung mit den Fäzes bei Fettdiarrhoe
(3-Tage-Tests mit SCHMIDTscher Diät in Fällen von Steatorrhoe nach PRATT, Am. J. Med. Sci. 187, 222, 1934)

Diagnose	Trockengew. der Fäzes in g	% des mit den Fäzes verlorenen Anteils N	Fett	K. H.
normal (Annäherungswert)	54	8,0	6,0	
Steatorrhoe aus unbekannter Ursache	124	15,3	25,7	
Steatorrhoe aus unbekannter Ursache	130	11,1	11,8	1,6
Verschlußikterus	131	7,0	18,8	
Sprue	149	9,6	32,9	0,3
Kompletter Verschlußikterus	221	8,0	43,8	0,8
Sprue	269	13,2	45,1	0,5
Verschluß des allgemeinen Gallenganges und der Pankreas-Ausführungsgänge	419	47,7	65,5	0,8
Kompl. Verschluß der Pankreas-Ausführungsgänge	438	50,9	58,9	0,8

[1]) In % der zugeführten Menge.

X. Parasitologie des Darmes

1. Würmer

Allgemeines: Unter den Parasiten des Darmes nehmen die Würmer den weitaus ersten Platz ein und haben auch speziell in der Nachkriegszeit eine erhebliche Zunahme erfahren. Sowohl die hygienischen Abwehrmaßnahmen als auch die exakte Prüfung evtl. wirksamer Chemotherapeutika gegen Wurminfektionen setzen eine exakte zoologische Diagnostik voraus. Einmal können ganze Würmer, Teilstücke oder Eier allein spontan abgehen, ein andermal finden wir diese Elemente nur bei makroskopischer oder mikroskopischer Betrachtung der Fäzes selbst. In der Mehrzahl der Fälle ist jedenfalls eine gründliche Stuhlanalyse unerläßlich.

Wir wissen heute, daß der Arzt zur Wurmbekämpfung nicht nur die Morphologie der Würmer, sondern vor allem auch deren *Entwicklungsphasen und Biologie* kennen muß, denn gerade die manchmal schwer zu übersehenden Fragen des Wirtswechsels müssen bei den hygienischen Abwehrmaßnahmen bekannt sein. Unter einem Wirt verstehen wir einen Organismus, in dem die geschlechtsreifen Würmer leben. Ein sog. Zwischenwirt beherbergt die Larven, die u. U. auch zwei Zwischenwirte haben können. Ferner kennen wir den Begriff des Organwechsels z. B. bei Askaris lumbricoides, Ankylostoma duodenale und Trichinella spiralis.

a) Methoden des Eiernachweises von Würmern

Die allgemeinen Methoden des Wurmeiernachweises haben allzuoft enttäuscht, so daß sie heute mehr und mehr spezielleren Nachweismethoden gewichen sind. Wenn es sich jedoch um Wurminfektionen unbekannter Art handelt, so besitzen sie auch heute noch ihre Berechtigung.

1. Nachweis im Wassertropfen: Hierzu wird eine Öse voll Kot im Wassertropfen unter dem Deckglas bei enger Blende betrachtet und nach Größe und Gestalt evtl. vorhandener Wurmeier gesucht. Das gleiche Verfahren kann man auch mit erwärmter Glyzeringelatine ausführen und erhält auf diese Weise Dauer- oder Vergleichspräparate. Um einen gewissen Rückschluß auf die Menge der vorhandenen Wurmeier zu haben, wurde vielfach eine spezielle Wurmeierzählkammer nach Zschucke der Firma Leitz verwendet (s. Abb. 133).

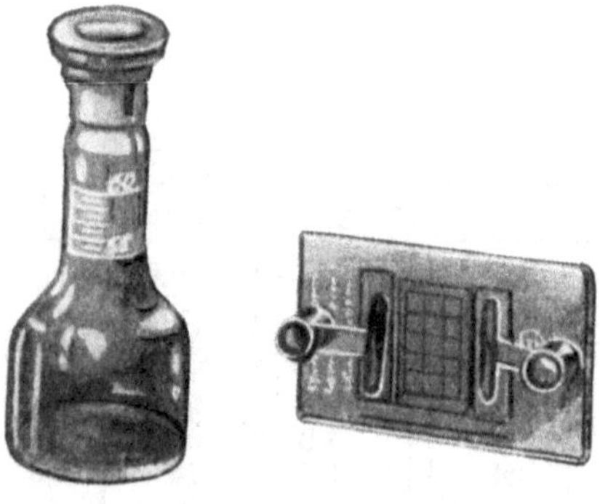

Abb. 133. Wurmbesteck nach Zschucke zur Zählung von Wurmeiern und Larven. Links: Graduierter Kolben, rechts: Zählkammer (Hersteller: Fa. Leitz, Wetzlar)

2. Eiernachweis im Zentrifugat (Methode nach Telemann).

In einem Reagenzglas werden 5 ccm 50%ige Salzsäure, 5 ccm Äther und 5 erbsengroße Stücke Kot zusammengebracht und mit einem Glasstab verrieben, die ganze Mischung durchgeschüttelt und durch ein feines Haarsieb in ein Zentrifugenglas gegossen. Nach kurzem Zentrifugieren wird das Zentrifugat unter dem Deckglas betrachtet. Man berücksichtige allerdings, daß z. B. Askariseier dadurch verändert werden, da sich bei dieser Prozedur die Eiweißhülle auflöst.

3. Nachweis in der Schwimmschicht: Bei diesem Verfahren wird ein Teil Kot mit 20 Teilen gesättigter Kochsalzlösung verrieben. Nach einer Stunde nimmt man mit der Öse etwas von der Schwimmschicht unter ein Deckglas und mikroskopiert. Dieses Verfahren ist nur für Askaris zu empfehlen.

4. Eiernachweis in aufgehellter dicker Schicht: Auf einem Objektträger wird Kot in einer relativ dicken Schicht aufgetragen und ohne Wasserzusatz angetrocknet. Dann bedeckt man mit Immersöl oder Kanadabalsam sowie dem Deckglas und betrachtet. Zugabe von Essigsäure bewirkt ein besseres Durchscheinen.

5. Zur **Zählung von Askarideneiern** hat BURLIGAME folgendes Verfahren am dicken Stuhlausstrich vorgeschlagen:

Ungefähr 0,2 g einer Stuhlprobe wird auf $^2/_3$ der Fläche eines normalen Objektträgers eben und gleichmäßig aufgetragen. Der Ausstrich wird 5 Minuten in 95%igem Alkohol fixiert, dem zur Rosafärbung einige Tropfen Eosinlösung beigefügt wurden, dann zweimal in absolutem Alkohol dehydriert und in Xylol aufgeklärt. Falls ein Dauerpräparat erwünscht ist, wird das Präparat in Kanadabalsam eingebettet. Für Routine-Untersuchungen genügen jedoch einige Tropfen Xylol, die zwischen Deckglas und Objektträger gebracht werden. Askariden- und Trichocephaluseier erscheinen im Präparat gelb bis braun auf rosafarbenem Untergrund.

Im *dicken Ausstrich* werden also etwa 0,2 g Stuhl verwendet. Die Fläche, auf dem die Stuhlprobe ausgestrichen wird, beträgt 25 · 40 mm oder 1000 qmm. Dividiert man diese Gesamtfläche durch die Fläche eines mikroskopischen Einzelfeldes, so erhält man die Anzahl der Gesichtsfelder je Gesamtfläche, nämlich 580 Einzelfelder je 1000 qmm. Bei 5000 qmm somit 5 · 580 = 2900 mikroskopische Felder je Gramm. Zur Bestimmung der durchschnittlichen Anzahl Wurmeier je Gramm muß also die durchschnittliche Anzahl Wurmeier je Gesichtsfeld mit 2900 multipliziert werden.

Die *Anzahl der Wurmeier* je Gramm ermöglicht eine sehr grobe Schätzung der Zahl der vorhandenen Würmer. Man nimmt an, daß Askariden etwa 500–2000 Eier je Gramm Stuhl produzieren können, allerdings weitgehend abhängig von der Konsistenz und Gesamtmenge des Stuhles. Ein Wurmei je Gesichtsfeld oder etwa 2900 Eier je Gramm würde etwa die Anwesenheit von 1–6 weiblichen Würmern bedeuten. Da das Verhältnis zwischen weiblichen und männlichen Würmern etwa 1,5:1 ist, beträgt die Gesamtzahl der reifen männlichen und weiblichen Askariden mindestens 2, höchstens 10. Hieraus läßt sich dann ein leichter, mäßiger, schwerer oder sehr schwerer Wurmbefall annäherungsweise abschätzen.

6. Wurmeiernachweis nach Fülleborn.

Ausführung: Mehrere Stuhlproben werden mit etwa der 20fachen Menge einer gesättigten Kochsalzlösung (= 35,8%ige Kochsalzlösung) oder 50%iger Rohrzuckerlösung oder konz. Lösung von Kalziumchlorid oder Glyzerin versetzt. Die Stuhlprobe wird mit der Kochsalzlösung gut zu einem Brei verrührt, und erst nach einigem Rühren gibt man die restliche Kochsalzlösung hinzu. Infolge des geringen spez. Gewichtes steigen die Wurmeier an die Oberfläche, wo man sie nach etwa 30 Min. mit einer kleinen Öse (von etwa 0,5–1 cm Durchmesser) von der Oberfläche abheben kann. Der an der Öse haftende Flüssigkeitstropfen wird auf den Objektträger gegeben und mit schwacher Vergrößerung mit oder ohne Deckglas betrachtet. Die Wurmeier steigen erst nach einiger Zeit an die Oberfläche, während schnell aufsteigende Korpuskeln fast stets pflanzliche Nahrungsreste, die man noch schnell entfernt, darstellen. – Diese Methode eignet sich vor allem zum Nachweis von Nematoden- und Hymenolepsiseiern. Die Methode ist unzweckmäßig für Taenien- und Trematodeneier.

7. Nachweis von Oxyureneiern.

Erst in letzter Zeit ist unsere Kenntnis über die Biologie der Oxyuren erweitert worden. Sie leben und kopulieren vorzugsweise im Dünndarm, zumal sie eine chitinartige Schutzhülle besitzen, die sie vor dem Verdautwerden schützt. Die Männchen erleben im Dünndarm ihren Alterstod, während die Weibchen nach der Begattung darmabwärts wandern und entweder mit dem Kot ausgeschieden werden oder den Darm zur Eiablage meist in der Umgebung des Afters benutzen. Dabei legt ein befruchtetes Weibchen durchschnittlich etwa 12000 Eier in Form eines Geleges von 1 mm Durchmesser ab und stirbt dann. An der Ablagestelle entwickelt sich innerhalb der Eihülle im Laufe von 6 Stunden der Embryo zur Larve. In ausgetrockneter und verstäubter Form bleibt das Ei bis zu etwa 2 Monaten infektionsfähig. Diese Infektion kann durch perinales Ausschlüpfen und wieder Einwandern der Larven in den Darm als Retroinfektion erfolgen oder durch direkte digitale Übertragung beim Kratzen, ferner durch Inhalation von eierhaltigem Staub, z. B. in der Schule, und schließlich mit verseuchten Lebensmitteln, d. h. also, daß die Infektion durch Mund, Nase und Anus erfolgen kann. Von der Infektion bis zur Eiablage liegt ein Zeitraum von etwa 40–90 Tagen.

b) Spezieller Oxyuren-Wurmnachweis

1. Nachweis mit dem Cellophanklebestreifen nach Jakobs.

Ausführung: Man drückt, möglichst frühmorgens, ehe die evtl. vorhandenen Oxyureneier von der Kleidung abgestreift werden können, ein Stück Cellophanklebestreifen auf den After und seine Umgebung auf, zieht den Streifen sofort wieder ab und legt ihn mit seiner Klebeseite auf einen Objektträger. Im durchfallenden Licht kann man die Wurmeier bei schwacher Vergrößerung betrachten und auszählen. Bei vorhandenem Wurmbefall ist dieser Einachweis sehr einfach.

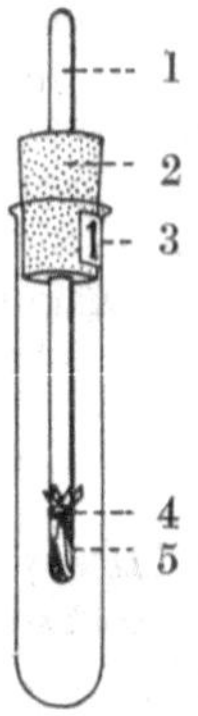

Abb. 134. Analwischer nach HALL (NIH-Modell). 1 Glasstab, 2 Gummistofpen, 3 Markierung, 4 Gummirung 5 Cenophantolie

2. Analwischer nach Hall (s. Abb. 134).

Dieses einfache Gerät besteht aus einem Glasstab, der durch einen Gummistopfen hindurchgesteckt ist und auf diese Weise in einem Glasröhrchen verwahrt werden kann. Um das freie Ende des Glasstabes ist ein Stück Cellophanfolie gelegt, das von einem Gummiring gehalten wird. Zum Einachweis wird von der Haut der Analregion unter wischenden und rotierenden Bewegungen ein Abstrich gemacht. Hierbei haften die Oxyureneier an dem Cellophan oder in dessen Falten. Nach dem Abstrich wird der Glasstab in das Röhrchen gebracht und nach Signierung bis zum Mikroskopieren aufbewahrt.

Zur mikroskopischen Untersuchung wird das Cellophanstück mit einer Pinzette von dem Glasstab gelöst und in einem Tropfen $^1/_{10}$ n-Natronlauge auf einem Objektträger ausgebreitet. Nach Zugabe eines weiteren Tropfens Natronlauge auf die Oberfläche des Cellophans legt man das Deckglas auf und mikroskopiert.

Bestimmungstabelle für die wichtigsten Helmintheneier
nach Brumpt und Neveu-Lemaire

Schale ohne Deckel	sehr dicke Schale, Eier enthalten nur eine Zelle	mit kleinen Buckeln bedeckte Schale, Eier mehr oder weniger eirund			60 × 50 μ	*Ascaris*
		glatte Schale, Eier zitronenförmig mit hellem, schleimigem Pfropfen an jedem Pol			55 × 25 μ	*Trichuris*
	mitteldicke Schale mit doppelter Kontur, Eier eiförmig, asymmetrisch, eine Larve enthaltend				50 × 30 μ	*Enterobius*
	dünne und durchsichtige Schale	kein Stachel an der Schale	Eier enthalten 2, 4 oder 8 Zellen	eiförmig	60 × 40 μ	*Ancylostoma*
				länglich eiförmig	70 × 40 μ	*Necator*
			Eier eiförmig mit Larve		54 × 32 μ	*Strongyloides*
		Schale m. mehr oder weniger entwickeltem Stachel	Eier eiförmig	kleiner Stachel an einem Pol	150 × 60 μ	*Schistosoma haematobium*
				großer seitlich. Stachel	150 × 60 μ	*S. mansoni*
			Eier fast kugelförmig m. sehr klein. seitl. Stachel		70 × 50 μ	*S. japonicum*
	Zwei Eischalen. Oncosphaera				50 × 45 μ	*Hymenolepis*
Schale mit Deckel	Eier eiförmig. Wenig hervortretender Deckel (besonders kenntlich durch ihre Größe)	Eier gefurcht			125 × 75 μ	*Fasciolopsis*
					140 × 80 μ	*Fasciola*
					95 × 55 μ	*Paragonimus*
					70 × 45 μ	*Diphyllobothrium*
		Eier m. Embryo			40 × 25 μ	*Dicrocoelium*
	Stark hervortretender Deckel mit Höcker am Gegenpol	....			28 × 16 μ	*Opisthorchis sinensis*
		....			28 × 13 μ	*O. tenuicollis*

3. Nachweis nach Schüffner und Swellengrebel.

Nach dieser Methode wird die Haut des Afterringes mit dem matt geschliffenen, kugelig aufgeblasenen Kopf eines dickwandigen Glasrohres (s. Abb. 135), den man zuvor mit etwas Wasser angefeuchtet hat, 10–15 Sekunden lang massiert. Eine hierbei entstehende Mischung aus Körperzellen, Schweiß, Schleim, Stuhlresten und den statt in Klumpen, nun in gleichmäßiger Verteilung vorliegenden Oxyureneiern wird auf einen Objektträger abgetupft und nach Trocknung unter Zedernöl oder Paraffinum liqu. ohne Deckglas mit schwacher bis mittlerer Vergrößerung bei enger Blende untersucht. In der Öleinbettung treten die Eier infolge des Unterschiedes im Brechungsindex deutlich hervor.

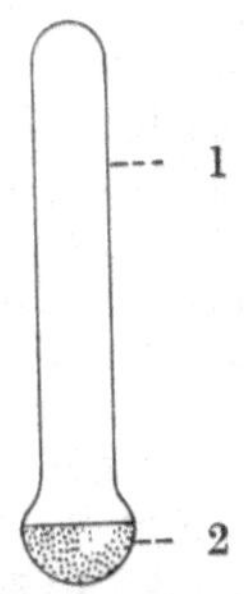

Abb. 135. Analwischer nach Schüffner und Swellengrebel. 1 Griff, 2 matt geschliffener Kopf

Zum Nachweis der Oxyureneier empfiehlt sich ferner, neben den **Analabstrichen Fingernagelabstriche** zu machen. Bei Frauen ist es auch zweckmäßig, das Harnsediment zu untersuchen.

Nach dem Vorschlage von Most werden auch 200–300 ccm einer 15%igen Magnesiumsulfatlösung verabfolgt, die im Laufe des Tages zu 3–4 wässerigen Stuhlentleerungen führt und auf diese Weise den Oxyuren- bzw. Oxyureneiernachweis wesentlich erleichtert bzw. erfolgreicher gestaltet.

Das Verhältnis von Oxyuren-Männchen zu Oxyuren-Weibchen beträgt etwa 3:10. Die meisten Stühle enthalten zwischen 10 und 100 Parasiten. Auch die sog. Schwarmperioden bei den Oxyuren müssen bei ihrem Nachweis bzw. Eiernachweis berücksichtigt werden.

c) Nachweis der Trichinose

Bekanntlich gelingt der Nachweis der Darmtrichinen im Stuhl sehr selten. Bei besonderen Zufällen gelingt der Nachweis der Trichinen-Embryonen im Blut am 9. Tag nach dem Fleischgenuß, und zwar nach STÄUBLI in folgender Weise: Das Blut wird mit dem 3—4fachen Vol. 3%iger Essigsäure versetzt, zentrifugiert und im Zentrifugat mikroskopiert (s. Tafel II). Die Kutan Reaktion und Präzipitations-Komplement-Bindungsreaktion sowie der histologische Nachweis von exzidierten Muskelstückchen sind direkt beweisend neben der charakteristischen Eosinophilie.

Diagnostische Irrtümer ergeben sich immer wieder bei der Suche nach Wurmeiern durch Verwechslung mit **Pollenkörnern,** z. B. mit Sporen von Speisepilzen (Trüffeln), die unverdaut im Kot zu finden sind. Auch Kokzidien im Tierfleisch können gelegentlich als Wurmeier angesprochen werden.

d) Morphologie der Darmparasiten

In den nachfolgenden Tabellen bzw. Abbildungen wird eine kurze Übersicht über die wichtigsten Darmparasiten gegeben. Es erübrigt sich festzustellen, daß je nach der Art des Parasiten die entsprechende therapeutische Abwehr gelenkt werden muß. Es sei aber gleich betont, daß für eine wirksame Wurmtherapie nicht nur die rein morphologische Diagnostik, sondern, soweit es heute bekannt ist, das biologische Verhalten der einzelnen Darmparasiten wichtig ist.

2. Darmprotozoen

Die wichtigsten Protozoen, die für den Menschen pathogene Bedeutung haben, sind die Ziliaten oder Wimperinfusorien und die Geißeltierchen oder Flagellaten.

Protozoen sind bekanntlich einzellige Lebewesen, die als Parasiten im menschlichen Organismus auftreten können. Ihr Nachweis erfolgt entweder mikroskopisch im Duodenalsaft oder nach Möglichkeit unter frischen und körperwarmen Bedingungen im Stuhl. Dies gilt besonders für den Nachweis der Amöben. Für den Nachweis der Lamblien benutzt man unverdünnten Duodenalsaft. Als Farblösungen bei schwierigem Nachweis kommen die Lugolsche Lösung, eine 2%ige wäßrige Eosinlösung oder eine Brillant-Kresylblau-Lösung (gesättigt in physiol. Kochsalzlösung und zum Gebrauch 1:5 mit physiol. Kochsalzlösung verdünnt) in Frage. Neuerdings ist das Phasenkontrastmikroskop außerordentlich geeignet zur Zytodiagnostik.

Balantidium coli = Erreger der Balantidienruhr, etwa 30—200 μ lang und 20 bis 70 μ breit. Der Körper wird von einer längsgestreiften Pellicula umgeben. Am Vorderteil des Körpers befindet sich das Mundfeld oder Peristom, in dessen Grunde der Zellmund oder Zytostom liegt. Zwei kontaktile Vakuolen sowie ein Makro- und Mikronukleolus füllen den Körper. Balantidium coli vermehrt sich durch Querteilung, selten durch Kopulation und Enzystierung. Der Mensch infiziert sich durch Zysten.

Entamoeba histolytica.

Unter den parasitischen Amöben ist die Entamoeba histolytica die wichtigste. Sie besitzt lebhafte Pseudopodien, einen Kern und Zytoplasma, das sich meist in

Darmparasiten I

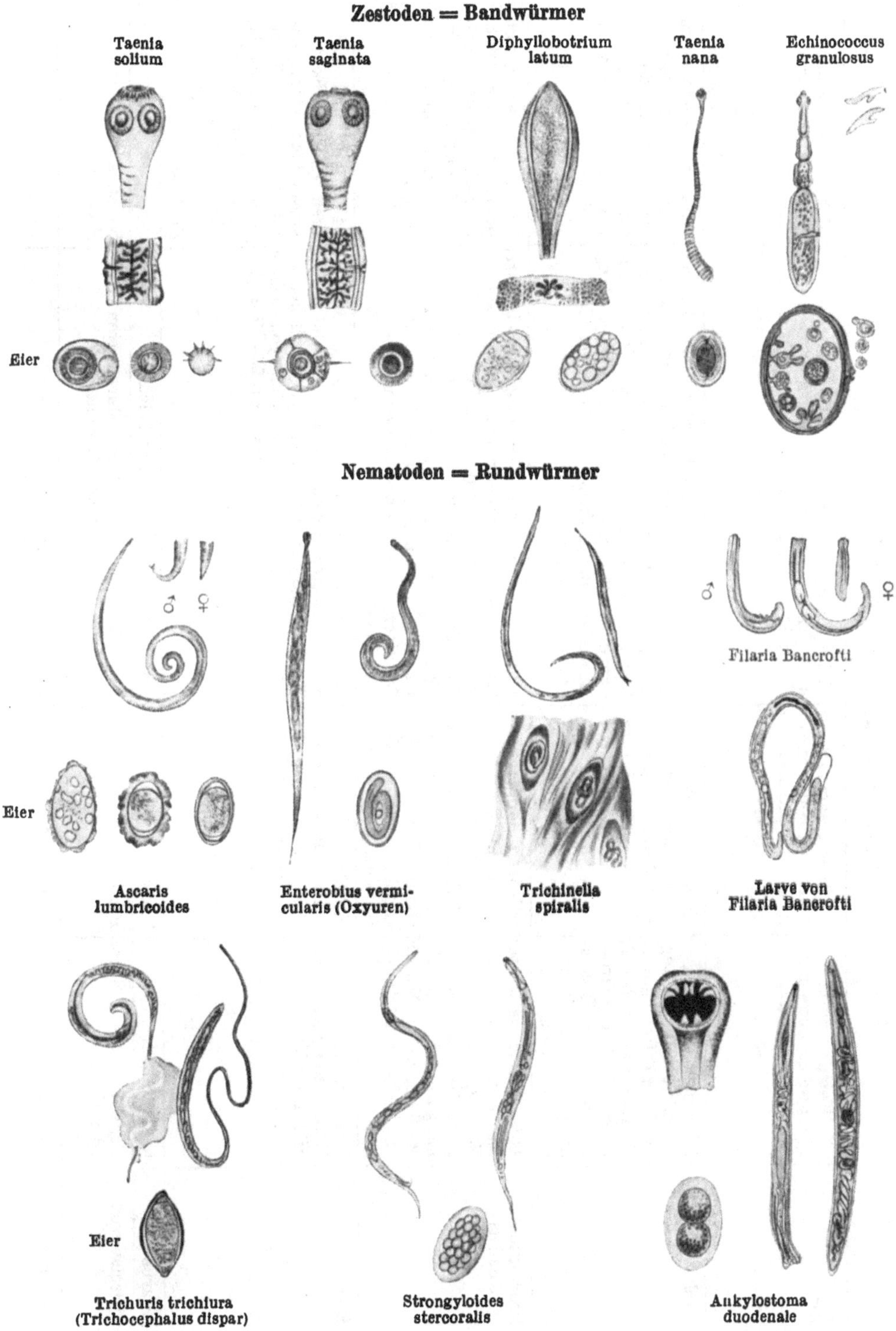

Abb. 136

Zestoden = Bandwürmer (s. Abb. 136)

Art	Taenia solium (Schweinebandwurm)	Taenia saginata (Rinderbandwurm)	Diphyllobothrium latum (Fischbandwurm)	Taenia nana (Zwergbandwurm)	Echinococcus granulosus (Hundewurm)
Länge	2–3 m	3–5 m	5–8 m	10–25 mm	3–6 mm Hakenlänge 20–40 mμ
Skolex (Kopf)	Stecknadelkopfgroß, rundlich mit 4 Saugnäpfen mit Rostellum, (Vorsprung am Scheitel, oft schwärzlich gefärbt) das von einem Hakenkranz von 22–32 Haken umgeben ist	Etwas größer als stecknadelkopfgroß, 4 Saugnäpfe ohne Rostellum und ohne Hakenkranz	Mehr als stecknadelkopfgroß, wie Lanzette abgeplattet, 2 rinnenförmige Saugnäpfe an den Schmalseiten ohne Rostellum und Hakenkranz	Kugelig mit kurzem einziehbarem Rostellum und einfachem Hakenkranz. Die Haken sind 14–18 μ lang. Relativ langer Hals	4 Saugnäpfe mit einem vorstülpbaren Rostellum und einem doppelten Hakenkranz. Hakenlänge zwischen 20 und 40 μ
Proglottiden (Glieder)	Glieder anfangs breiter als lang, dann quadratisch, später länger als breit. Geschlechtsöffnung seitlich. Deutlich. Mediankanal d. Uterus mit 7–10 Verästelungen	Glieder anfangs breiter als lang, später länger als breit. Seitlich etwas erhabene Geschlechtsöffnung unterhalb der Mitte. Feiner Mediankanal m. jederseits 18 bis 30 feiner Verästelungen	Glieder bedeutend breiter als lang. Am Ende mehr quadratisch. In der Mitte der breiten Fläche punktförmige Geschlechtsöffnung, die den Uterus rosettenförmig umgibt	Anfangsglied. sehr kurz, nehmen sodann an Länge und Breite zu, Genitalöffnungen alle an derselben Seite, d. h. unilateral und randständig an jedem Glied	Nur 3–4 Glieder, von denen nur das letzte zur Reife gelangt. Genitalöffnungen liegen abwechselnd links und rechts
Eier	Kugelig, 31–56 μ ∅, Embryonalschale radiär gestreift	Kugelig. Embryonalschale radiär gestreift, etwa 35 μ lang und 35 μ breit	Groß und oval mit zahlreichen Dotterfurchen, 70 μ lang und 45 μ breit.	Elliptisch mit äußerer Eischale (40–60 μ ∅), und einer länglichen inneren Embryonalschale von etwa 25–30 μ ∅	34 μ lang und 25 μ breit, eiförmig. Echinokokkenblase oder Hydatide besteht aus 6 Teilen: Äußere Kutikula, innere Keimschicht, klare Hydatidenflüssigkeit, Brutkapseln, Skolizes, Tochterblasen
Eifarbe	hellbräunlich	bräunlich	bräunlich	durchsichtig	
Zwischenwirt	Schwein, selten Schaf oder Hund	Rind	Besonders Hecht, Barsch u. a. Süßwasserfische	Dünndarmzotten des Menschen	Schaf, auch Mensch, Hauptwirt Hund
Bemerkung	seltener	häufigste Art	meist in Küstengebieten. Führt z. T. zu hyperchromen Anämien		

Nematoden = Rundwürmer (s. Abb. 136)

Art	Ascaris lumbricoides = Spulwurm	Enterobius vermicularis (Oxyuren) = Maden- oder Springwurm	Trichinella spiralis = Darmtrichine	Trichuris trichura = Peitschenwurm	Strongyloides stercoralis = Zwergfadenwurm	Ancylostoma duodenale = Hakenwurm
Länge	♀ bis 400 mm ♂ bis 200 mm	♀ bis 10 mm ♂ bis 5 mm	♀ bis 3 mm ♂ bis 1,5 mm	♀ bis 50 mm ♂ bis 35–40 mm	♀ 1 mm ♂ 0,7 mm	♀ bis 18 mm ♂ bis 10 mm
Gestalt	Regenwurmartig, ungegliedert mit vielen kleinen Querfurchen, kleiner Kopf. Beim Männchen Hinterende n. Bauchseite eingerollt. Mundöffnung mit 3 Lippen	Fadenf. mit knopfförmigem Schwanzende, das beim Weibchen gerade, beim Männchen eingerollt ist	Fadenförmig mit verdünntem Kopfende. Oft an Enden leicht gekrümmt. Weibchen viel zahlreicher als Männchen	Fadenförmig, nach dem Ende zu verdickt, peitschenartig. Schwanzende beim Männchen eingerollt	Parasitische intestinale Generation besteht nur aus Weibchen. Vulva im hinteren Drittel. Uterus enthält 7 Eier. Die freilebende Generation besteht aus Männchen u. Weibchen	Drehrund, Männchen mehr fadenförmig, Weibchen dikker mit spitzem Schwanzende. 2- bis 3mal mehr Weibchen als Männchen. Geöffnete Mundkapsel mit 2 Paar ventralen Zähnen und einem Paar dorsalen Spitzen
Eier	Oval bis rund, 60 × 45 μ. Buckliger Eiweißbelag, z.T. körniger Inhalt ohne Dotterfurchung	50 × 25 μ, länglich oval; dünne, mehrfach geschichtete Schale. Doppelt konturiert. Inhalt feinkörnig. An einer Seite oft abgeplattet	Kein Ei, dafür Muskeltrichinen, geschlechtsreife Darmtrichine, Jugendformen	55 × 30 μ breit, oval, mit brauner Schale. An beiden Polen heller Buckel = Zitronenform	70 × 45 μ, Eier elliptisch, von einer zarten Hülle umgeben und bläschenförmigem Inhalt	60 × 35 μ, länglichoval. Inhalt meist an 2—4 Furchungskugeln erkennbar
Farbe	gelblichbraun	bräunlich mit heller Schale	—	gelblich mit brauner Schale	farblos durchscheinend	bräunlich mit heller Schale
Bemerkung	Würmer leben im Dünndarm. Eiweißhülle der Eier wird durch Salzsäure verdaut. Z.T. Charkot-Leyden-Kristalle	Würmer im Dickdarm. Eier weniger im Stuhl als im Analabstrich, z. T. in Vagina. Oft Charkot-Leyden-Kristalle	Starke Eosinophilie. Muskelschmerzen. Starke Diazoreaktion im Urin	Besonders im Zoekum und Colon. Bohrt sich in Darmschleimhaut ein. Sehr therapieresistent	Bei direkter und indirekter Entwicklung bohren sich die Larven durch die Haut. Gelangen in den Blutweg, wandern in die Gewebe bis zu den Lungen und durch die Luftröhre in den Darm. Charkot-Leyden-Kristalle	Wurm lebt im Jejunum und bohrt sich in Darmwand ein. Oft Anämien Epidemisches Auftreten

Darmparasiten II

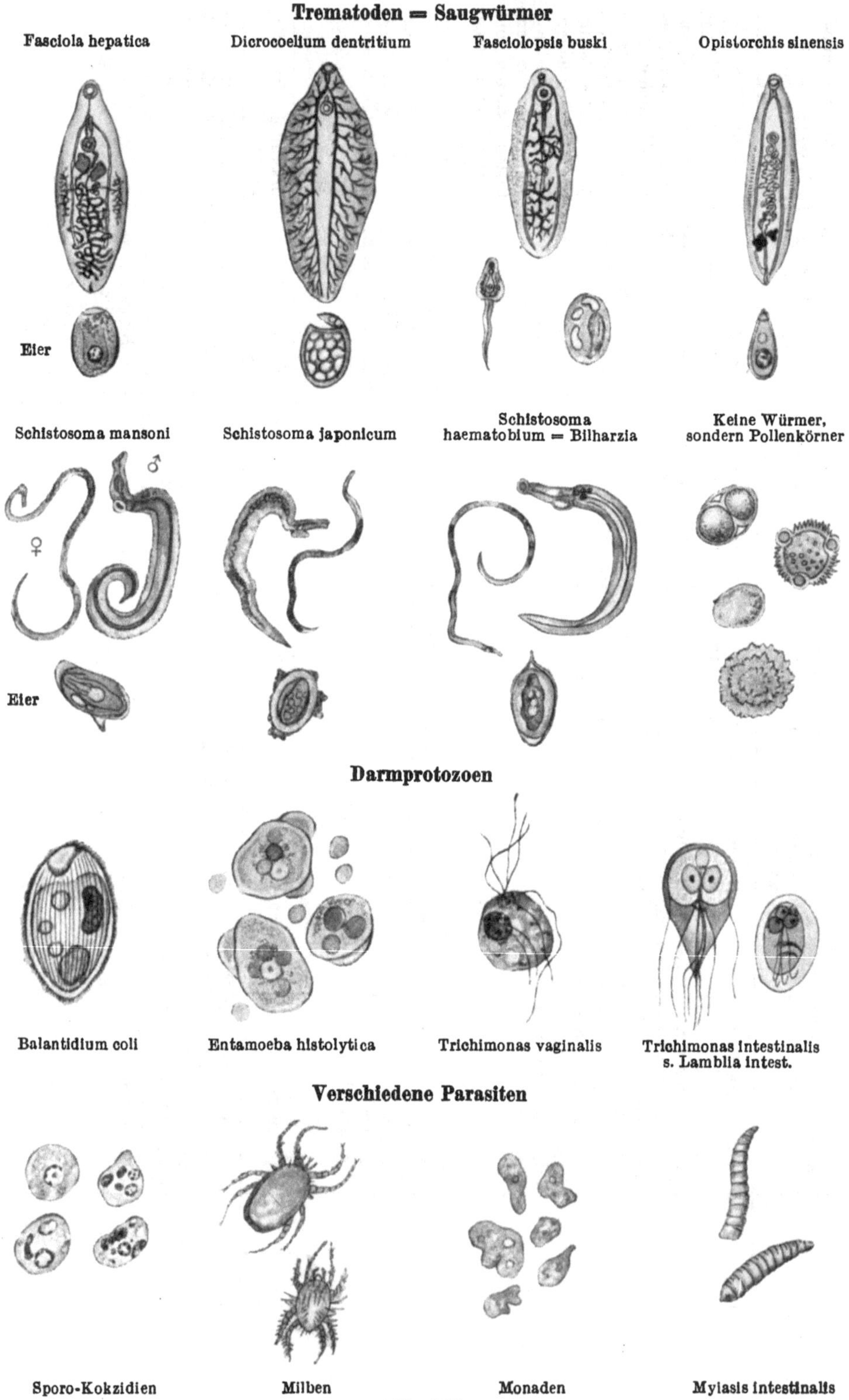

Abb. 137

Trematoden = Saugwürmer (s. Abb. 137)

Art	Fasciola hepatica = großer Leberegel	Dicrocoelium dendritium = kleiner Leberegel	Fasciolopsis busci = Darmegel	Opistorchis sinensis = chines. Leberegel	Schistosoma mansoni = Erreger der Darmbilharziose	Schistosoma haematobium = Erreger der Blasenbilharzia
Länge	20–30 mm	5–12 mm	3–7 cm	10–20 mm	10–15 mm	♂ 10–15 mm ♀ 15–20 mm
Aussehen	abgeplattet u. dünn. Im Zentrum hellfarben	lanzettenförmig. Alle Organe sind in Durchsicht zu erkennen. Uterus mit dunklen Eiern angefüllt	Mundsaugnapf ist halb so groß wie Bauchsaugnapf, seitwärts pigmentiert. Im Dünndarm von Mensch und Schwein	Formähnlich wie kl. Leberegel. Fast durchsichtig u. Hoden verästelt (nicht gelappt wie bei Katzenleberegel)	Männchen dicker als Weibchen mit Bauchrinne zur Aufnahme des Weibchens	Weibchen größer als Männchen. Letztere haben Bauchrinne zur Aufnahme des Weibchens
Eier	Oval mit Deckel 140 × 180 μ hellbraun	40 × 25 μ, besitzen ein Mirazidium. Meist Schnecken als Zwischenwirt	Dunkle gedeckelte Eier 125 × 75 μ, ebenfalls meist Schnecken als Zwischenwirt	Deckelei mit kleinem Fortsatz am entgegengesetzten Pol, 26 × 16 μ. Erst Schnecke, dann Fisch als Zwischenwirt	Ei mit seitenständigem Stachel 130 × 65 μ	Ei mit endständigem Stachel 150 × 60 μ
Infektionsmodus	Lebt in Gallengängen und nährt sich von Blut. Zwischenwirt Schlammschnecke. Infektion durch Trinkwasser	In Gallengängen des Schafes und anderer Pflanzenfresser. Mensch infiziert sich per os	Mensch infiziert sich per os durch Genuß infizierter Pflanzen	Lebt in den Gallengängen d. Menschen, u. U. auch im Pankreas. Mensch infiziert sich per os durch rohe parasitierte Fische	Der geschlechtsreife Wurm lebt in der Pfortader. Das begattete Weibchen wandert in die Leber und in die kleinen Dickdarmgefäße	Würmer meist im Venensystem des Menschen, bes. Pfortader. Begattete Weibchen wandern in die kleinen Gefäße zur Eiablage

Ekto- und Endoplasma differenzieren läßt. Die parasitischen Amöben ernähren sich von Speiseresten. Die Vermehrung geschieht durch Zweiteilung und nachfolgende Enzystierung. Durch mit dem Kot frei gewordene Zysten infiziert sich der Mensch. Bei der Entamoeba histolytica bzw. dysenteriae unterscheiden wir sog. apathogene Minutaformen von den pathogenen Histolytica- oder Gewebsformen, die Erythrozyten phagozytieren. Die Pseudopodien sind mehr sackartig. Als Aufenthaltsort ist in erster Linie der Dickdarm anzusehen, besonders bei Europäern, die sich in den Tropen aufhalten.

Unterscheidungsmerkmale der vegetativen Formen und der Zysten bei Entamoeba coli und Entamoeba histolytica (nach Hallmann)

		Entamoeba coli	Entamoeba histolytica
Vegetative Formen	Größe	20—30 μ	20—30 μ
	Beweglichkeit	sehr gering	lebhaft
	Ektoplasma	wenig differenziert wenig lichtbrechend	stark lichtbrechend deutliche Differenzierung des Ekto- und Endoplasma
	Endoplasma	enthält nie Erythrozyten	enthält meist zahlreiche Erythrozyten
	Pseudopodien	langsame Ausbildung und Fortbewegung	schnelle Bildung und Fortbewegung
	Kern	fast zentral, fast immer (im lebendfrischen Zustand) sichtbar, bisweilen im Inneren mehrere Chromatinkörnchen	peripher, klein, selten sichtbar, enthält nur ein Karyosom
	Karyosom	exzentrisch	zentral oder fast zentral
Zysten	Größe	15—22 μ	10—14 μ
	Membran	dick, doppelt konturiert	dünn, einfache Konturierung
	Kernzahl	8	4
	Chromidialkörper	gelegentlich vorhanden, dünn, an den Enden zugespitzt	groß, an den Enden abgerundet

Lamblia intestinalis.

Diese zur Gruppe der Flagellaten gehörende Spezies hat in den letzten Jahren zunehmende klinische Bedeutung erlangt. Die Lamblien siedeln sich vor allem im Duodenum oder in den obersten Jejunumabschnitten an. Hier haften sie mit ihrem Saugorgan auf dem Epithel und lassen den Schwanzteil mit den Geißeln in das Darmlumen hineinragen.

Der Nachweis erfolgt im Duodenalsaft, der möglichst frisch und warm sein soll. Durch die schnelle Geißelbewegung sind sie leicht zu erkennen, im Phasenkontrastbild wesentlich besser als im Lichtmikroskop. Der Nachweis der noch abgekapselten Zysten erfolgt im Stuhlausstrich auf dem Objektträger. Der Ausstrich wird mit einem Tropfen Jodlösung gefärbt und unter einem Deckglas betrachtet.

Morphologisch haben diese Protozoen eine kaulquappenähnliche Gestalt, manchmal mehr von der Form einer längsgeteilten Rübe oder eines Papierdrachens. Auf der Bauchseite befindet sich ein Saugnapf. Am Grunde des Saugnapfes liegen zwei ovale Kerne, die mit ihrem stark färbbaren Innenkörper den Eindruck eines Augenpaares machen. Im kaudalen Plasma liegen die sog. Parabasalkörper, in deren Nähe auch die Bauchgeißelpaare entspringen. Die Länge beträgt 10—20 mμ, die Breite 10—15 mμ.

Infektionsmodus: Die Übertragung erfolgt nur durch Zysten aus verunreinigten Nahrungsmitteln, Trink- oder Badewasser. Die Fliegen sind wahrscheinlich die Überträger der Zysten. Bei Kindern spielt sicher noch Schmierinfektion eine Rolle. Hauptinfektionsquelle dürfte der Mensch selbst sein. Kinder sind im wesentlichen mehr befallen als Erwachsene. Nach dem vorzugsweisen klinischen Bilde kann man eine intestinale oder hepatische Form der Lambliosis unterscheiden. Immer wieder finden wir Krankheitsbilder der Leber-Gallen-Wege und des Darmes, die letzten Endes durch Lamblien hervorgerufen werden. Ihr sicherer Nachweis ist daher bei dem meist prompten Therapieerfolg sehr wichtig.

Monaden: Diese gehören unter den Protozoen zu der Gruppe der Rhizopoden. Sie finden sich vor allem in diarrhöischen Stühlen. Sie sind scharf konturiert und allgemein wenig lichtbrechend. Gelegentlich sind sie mehr oval oder birnenförmig. Nach den bisherigen Beobachtungen haben sie keine besondere klinische Bedeutung (s. Abb. 132).

Kokzidien.

Die Kokzidien sind nur ausnahmsweise Parasiten des Menschen und sind als eine Untergruppe der Sporozoen oder Sporentierchen aufzufassen. Morphologisch sind sie kleine ei- oder kugelförmige Organismen, die einen Kern besitzen. Im jugendlichen Stadium sind sie kaum größer als Erythrozyten, wachsen jedoch dann auf $40 \times 20\,\mu$ heran. Sie vermehren sich ungeschlechtlich. Durch die im Freien vorkommenden reifen Oozysten der Kokzidien wird die Kokzidiose auf den Menschen übertragen, wenn er Oozysten verschluckt. Nur selten findet man bei den Autoxien Kokzidiosen des Darmes oder der Leber.

3. Milben und Fliegenlarven

Im menschlichen Kot, Urin oder Auswurf können sich gelegentlich Milben, und zwar die sog. Hautmilben (Carpoglyphus), finden. Sie spielen nur selten als Krankheitserreger eine Rolle. Meist wird es sich um Verunreinigungen von Nahrungsmitteln und dgl. handeln, so daß eher ein scheinbarer Parasitismus vorliegen dürfte.

Myiasis intestinalis = Fliegenlarven: In seltenen Fällen können Fliegenlarven sich zu einem Parasiten im Menschen entwickeln und dann pathogene Bedeutung gewinnen. Dieser Parasitismus kann ein temporärer oder stationärer sein. Die Larven können sich gelegentlich im Darm zeigen oder auch als eine oberflächliche Myiasis in Hautwunden, in der Nasenhöhle, im Ohr oder auch im Konjunktivalsack.

Unter den seltenen Parasiten im Darm sei z. B. die Rattenschwanzmade der Schwirrfliege (Eristalis tenax) genannt, deren Larve etwa 3 mm dick und 18 mm lang und von wurstförmiger Gestalt ist. Am hinteren Ende befindet sich ein fadendünner Schwanz von der gleichen Länge wie der Körper, das Atemrohr, dem die Larve die Bezeichnung Rattenschwanzmade verdankt. Die Schwirrfliege darf nicht mit der Wespe verwechselt werden. Die Larven schwimmen im Wasser, mit dem Schwanz als Atemrohr nach oben. Der Infektionsweg ist heute noch nicht genau bekannt. Die Larven lassen sich aus dem Darm meist durch Wurm- und Abführmittel abtreiben.

XI. Untersuchung des Stoffwechsels

1. Der Grundumsatz

Die Bestimmung des sog. Grundumsatzes ist heute eine übliche klinische Untersuchungsmethode. Die normalen Verbrennungsprozesse des Körpers erfordern eine bestimmte Menge Sauerstoff und lassen eine bestimmte Menge Kohlensäure frei werden, wobei das Verhältnis von entstandener Kohlensäure zu verbrauchtem Sauerstoff für Eiweiß, Fett und Kohlehydrate eine konstante Größe darstellt, die wir als sog. *respiratorischen Quotienten* bezeichnen. Er beträgt bei Fett 0,7, bei Eiweiß 0,8 und bei Kohlehydratnahrung 1,0. Man kann aus der Menge des jeweils verbrauchten Sauerstoffs und Berücksichtigung des jeweiligen respiratorischen Quotienten den Energieumsatz des Körpers weitgehend berechnen, denn der gesamte Energieumsatz zerfällt 1. in den sog. Grundumsatz, d.h. den Energieumsatz, der nötig ist, um ohne besondere Leistungen das Leben aufrechtzuerhalten, und 2. den Leistungszuwachs, der durch die Muskelarbeit, Verdauungsarbeit, Wärmeabstrahlung usw. zustande kommt. Dieser Leistungszuwachs ist eine sehr unterschiedliche Größe, wie nachfolgende Übersicht zeigt.

Energieumsatz eines Mannes von 70 kg/h (nach ZUNTZ)

Absolute Bettruhe	70 kcal = Grundumsatz
Strammes Stehen	80 kcal
Horizontales Gehen (3,6 km/h)	210 kcal
Horizontales Marschieren (6 km/h)	350 kcal
Bergsteigen (300 m/3,6 km/h)	360 kcal
Bergsteigen (500 m/3,6 km/h)	500 kcal
Radfahren (15 km/h)	380 kcal
Schwimmen	640 kcal

Der *Gesamtkalorienumsatz* ist der Umsatz in Kalorien im Zeitraum von 24 Stunden. Die durch die Nahrungsverbrennung im Körper erzeugte Energie wird in Wärmeeinheiten für je 24 Stunden angegeben. Die Einheit der Wärmemenge ist die große oder Kilokalorie (kcal) und die kleine oder Grammkalorie (cal) (= Wärmemenge zur Erwärmung von 1 kg bzw. 1 g Wasser von 14,5 auf 15,5° C). Die einzelnen Nährstoffe liefern bei ihrer Verbrennung entsprechend ihrer chemischen Zusammensetzung verschieden große Mengen Energie. Der physiologische Brennwert für 1 g Eiweiß und 1 g Kohlehydrat beträgt 4,1 kcal, für 1 g Fett 9,3 kcal. Das mechanische Wärmeäquivalent für 1 kcal sind 427 mkg. Die Nahrungsstoffe können sich nach ihrem Brennwert vertreten (Isodynamiegesetz von RUBNER); sie benötigen zu ihrer Verbrennung verschieden große Mengen Sauerstoff.

Der sog. Grundumsatz ist nach heutiger Auffassung keine konstante Größe und unterliegt auch während des Tages dauernden individuellen Schwankungen, wobei er vor allem durch den zerebralen Innervationstonus der Muskulatur bedingt sein dürfte. Wir wissen auch, daß der Grundumsatz weitgehend von der Art der genossenen Nahrung abhängig ist. Die sog. sekundäre *spezifisch-dynamische Wirkung* von RUBNER ist besonders in der verbrennungssteigernden Wirkung der Eiweißkörper zu suchen. Trotz aller Variationsmöglichkeiten hat der Begriff des Grundumsatzes und seine Errechnung eine feste klinische Bedeutung erreicht, die trotz der verschiedenen Faktoren bei seinem Zustandekommen nicht minder wichtig ist.

Vorbereitung: Im Interesse einer einwandfreien Bestimmung des Grundumsatzes ist es empfehlenswert, daß zur Ausschaltung von spezifisch-dynamischen Effekten die Kost der letzten 3 Tage eiweißfrei oder eiweißarm war. Am Tage vorher dürfen keine besonderen Exitantien oder Schlafmittel eingenommen werden. Der Patient muß sich in geistiger und körperlicher Ruhe befinden. Am Untersuchungstage selbst hat der Patient nüchtern, d. h. nach 8—10stündiger Nahrungskarenz, zu erscheinen und soll vor Beginn der Untersuchung mindestens 1 Stunde lang bei völlig entspannter Muskulatur auf dem Untersuchungsbett ausruhen. Diese Ruhezeit muß ohne geistige Ablenkung oder Unterhaltungen ablaufen, und der Patient soll weder frieren noch schwitzen.

2. Apparaturen zur Grundumsatzbestimmung

Die direkte Kalorimetrie ist aus technisch-apparativen Gründen heute völlig verlassen zugunsten der zahlreichen indirekten Methoden der Grundumsatzbestimmung.

Während der letzten 2 Jahrzehnte sind eine große Zahl von Stoffwechselapparaturen angegeben worden, die heute kaum noch in ihrer Modifikation und Form zu übersehen sind. Die einfachen Apparaturen sind die Geräte von KROGH, DOUGLAS-HALDANE, REIN, KNIPPING, sowie von HARTMANN und BRAUN.

Douglas-Haldane-Apparatur.

An unserer Klinik benutzen wir seit Jahren die Apparaturen von DOUGLAS-HALDANE in einer Modifikation von BÖHLAU. Die Gesamtapparatur ist in Abb. 138 wiedergegeben und besteht aus folgenden Einzelteilen: Einer Gesichtsatemmaske bzw. einem Mundstück mit Ein- und Ausatemventil, das durch einen Schlauch mit einem

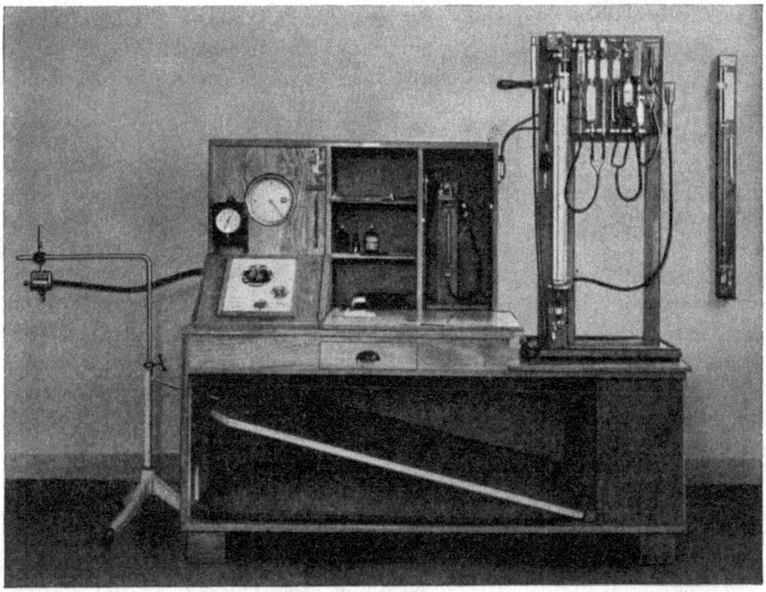

Abb. 138. Grundumsatzgerät nach DOUGLAS-HALDANE; modif. nach BÖHLAU durch Firma Götze, Leipzig

100–120 Liter fassenden, luftdichten Douglassack verbunden ist, einer Gasuhr zur Messung der im Sack befindlichen Luftmenge, einem Apparat zur Gasanalyse nach HALDANE, einem Gasprobengefäß oder einem Quecksilberrezipient zur Entnahme der für die Gasana yse bestimmten Luftprobe.

Der Untersuchungsgang gestaltet sich folgendermaßen:

Durch geeignete Anordnung der Ventile wird bei Inspiration atmosphärischer Luft der Exspirationsstrom in den Douglassack geleitet und die Atmungszeit bis zur Füllung des Sackes gemessen. Nach Entnahme der bestimmten Luftprobe zur Analyse wird der Sack durch eine Gasuhr entleert und somit das Exspirationsvolumen in vitam gemessen. Die Luftprobe wird im Gerät nach HALDANE auf ihren prozentualen Gehalt an Sauerstoff und Kohlensäure analysiert. Durch nacheinander erfolgende Adsorption der Kohlensäure in Kalilauge und des Sauerstoffes in alkalischer Pyrogallollösung (oder alkalischer Natriumhydrosulfitlösung) wird aus den Volumenverminderungen der Gasprobe der prozentuale Gehalt an Sauerstoff und Kohlensäure bestimmt. Die Bedienung der Apparatur erfordert ein sorgfältiges und gewissenhaftes Arbeiten, um exakte und verwertbare Ergebnisse zu erhalten.

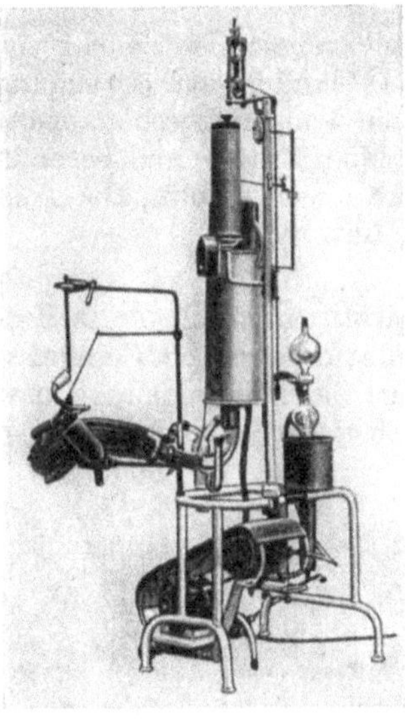

Abb. 139. Stoffwechselapparat n. KNIPPING

Stoffwechselapparat nach Knipping.

Prinzip: Der Knipping-Stoffwechselapparat besteht aus einem Spirometer, einer Pumpe, einer Flasche und dem Mundstück bzw. der Maske (s. Abb. 139). Zur mechanischen Erleichterung für den atmenden Patienten wird die Systemluft von der Pumpe in Richtung Flasche–Mundstück–Spirometer und zurück zur Flasche getrieben. Der Patient drückt gewissermaßen seine Einatmungsluft aus diesem Gangsystem und atmet sie wieder hinein, und zwar um so leichter, da dieser Weg ventilfrei ist. Die Pumpe ihrerseits saugt die verbrauchte Luft aus dem Spirometer an und drückt sie durch die reinigende Kalilauge in die Flasche und schließlich in die Nähe des Mundstückes bzw. der Maske und des Spirometers zurück. Die produzierte Kohlensäure wird von der Lauge absorbiert und führt automatisch zu einer Volumenabnahme des Gesamtsystems, was am Spirometerfall erkennbar ist und der Sauerstoffaufnahme des Patienten entspricht. Das gleichzeitig mitarbeitende Spirometer registriert alle Atmungseinheiten, die Vitalkapazität, den Atemgrenzwert, den Atemzeitquotienten, die Sauerstoffschuld nach Apnoe sowie Funktionsgrößen der Herz- und Lungenpathologie. Diese Apparatur ist in ihrem ganzen Zusammenbau sehr sinnvoll und zweckmäßig und gestattet wegen ihrer leichten Übersichtlichkeit ein störungsfreies und zuverlässiges Arbeiten.

Das Grundumsatzgerät von Hartmann und Braun.

Das Grundumsatzgerät von HARTMANN und BRAUN arbeitet nach der elektrophysikalischen Methode der Wärmeleitfähigkeitsmessung zur Bestimmung des CO_2- und O_2-Gehaltes der Atemluft. Hierbei wird eine meßtechnisch ausreichende Empfindlichkeit auf der Sauerstoffseite durch Anwendung eines Sonderverfahrens mit hoher Heizung der Meßdrähte und Nullpunkt-Stabilisierung erzielt. Der Vorteil dieses

Gerätes ist, daß eine laufende direkte Ablesung des Gehaltes an CO_2 und des Verbrauches von O_2 in Prozenten erfolgen kann bei einfachster Bedienung und normaler Luftatmung. Ein besonderer Vorteil ist auch, daß z. B. die spezifisch-dynamische Wirkung nach Probemahlzeiten oder der Arbeitsstoffwechsel bei oder nach bestimmten körperlichen Leistungen in kleinen Zeitintervallen laufend gemessen oder sogar kontinuierlich aufgezeichnet und graphisch ausgewertet werden kann (s. Abb. 140 und 141).

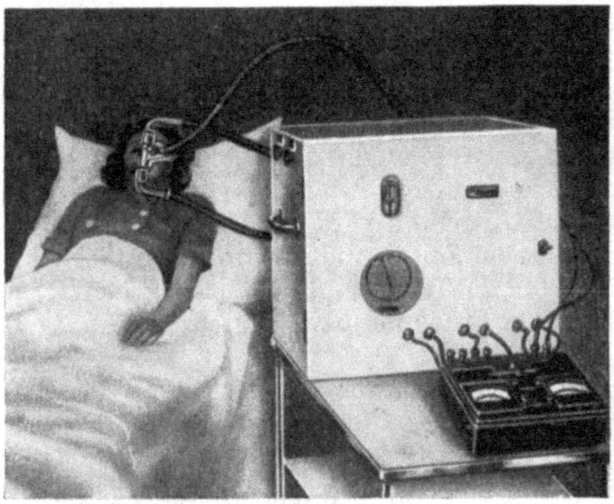

Abb. 140. Grundumsatzgerät von HARTMANN und BRAUN

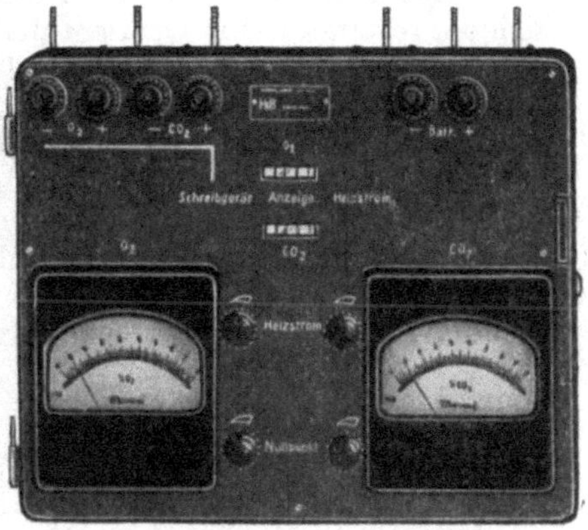

Abb. 141. Elektrisches Meßgerät der Grundumsatzapparatur von HARTMANN und BRAUN

Respirations-(Grundumsatzbestimmungs-)Apparat nach Krogh.

Dieses ältere Gerät für Gasstoffwechselbestimmung beim Menschen erfreut sich noch hier oder dort einer gewissen Beliebtheit infolge seiner Handlichkeit und einfachen Bedienung. Der Apparat besteht im allgemeinen aus einem soliden Leichtmetallgußgehäuse, in welches eine aus dünnstem Aluminiumblech gearbeitete Spirometerglocke mit Gegengewicht und Schreibnadel eintaucht. Im Inneren des Apparates ist unterhalb der Spirometerglocke ein herausnehmbares Sieb zur Aufnahme des Natronkalkes. Eine neuartige Schreibeinrichtung für die Respirationsbewegungen entnimmt laufend Papier von einer Vorratsrolle, deren Ende von einer Klammer gehalten und durch ein Uhrwerk in richtiger Geschwindigkeit zur Walze gezogen wird. Die mit diesem Gerät erhaltenen Werte sind gleichfalls verläßlich.

3. Berechnung des Grundumsatzes

Man berechnet den Ist-Grundumsatzwert und die prozentuale Abweichung vom Soll-Grundumsatz in folgender Weise:

1. Die Bestimmung der in einer Minute ausgeatmeten Luftmenge = Atemminutenvolumen. Diese ergibt sich aus der Luftmenge im Sack und der gemessenen Atmungsdauer. Die Luftmenge wird auf der Gasuhr abgelesen und auf Normalbedingungen reduziert.

2. Aus den Werten der Gasanalyse errechnet man den Stickstoffgehalt der Exspirationsluft und daraus die Menge der eingeatmeten Luft. Hierbei ergibt sich auf Grund des bekannten, konstanten Sauerstoffgehaltes der Atemluft die beim Versuch

eingeatmete Sauerstoffmenge. Dieser Wert wird in Prozenten der ausgeatmeten Luftmenge ausgedrückt. Durch Subtraktion des prozentualen O_2-Gehaltes der ausgeatmeten Luft, der durch die Analyse bestimmt wird, erhält man den Sauerstoffverbrauch in Prozenten der Ausatmungsluft.

3. Aus Atemminutenvolumen und prozentualem O_2-Verbrauch ergibt sich der Sauerstoffverbrauch je Minute.

4. In derselben Weise kann man aus dem Analysenwert für CO_2 die Kohlensäureabgabe je Minute berechnen.

5. Aus dem Verhältnis der Kohlensäureabgabe zur Sauerstoffaufnahme ergibt sich der respiratorische Quotient der Versuchsperson.

6. Aus den gebräuchlichen Tabellen entnimmt man das dem errechneten respiratorischen Quotienten entsprechende kalorische Äquivalent für einen Liter Sauerstoff.

7. Aus diesem und dem auf 24 Stunden umgerechneten Sauerstoffverbrauch ergibt sich der Ist-Grundumsatzwert der Versuchsperson.

8. Aus den Tabellen von Benedikt und Knipping wird aus Geschlecht, Alter, Körpergröße und Gewicht der Versuchsperson der Soll-Grundumsatzwert festgestellt.

9. Der Ist-Grundumsatzwert wird mit dem Soll-Wert verglichen und die Differenz in Prozenten des Soll-Wertes als prozentuale Erhöhung bzw. Erniedrigung ausgedrückt.

Der *Soll-Grundumsatz* läßt sich nach den Tabellen von Benedikt und Harris für Erwachsene und nach Kestner und Knipping für Kinder nach folgenden Formeln berechnen:

$$\text{G.U. (kcal)} = 66{,}473 + 13{,}752 \cdot G + 5{,}003 \cdot H - 6{,}755 \cdot A \text{ für Männer}$$

$$\text{G.U. (kcal)} = 655{,}0955 + 9{,}5634 \cdot G + 1{,}8496 \cdot H - 4{,}6756 \cdot A \text{ für Frauen.}$$

Hierbei bedeuten: A = Anzahl der Lebensjahre, H = Größe und G = Gewicht.

Auswertung der Ergebnisse:

Neben der Bewertung des Stoffwechselversuches für die Ernährungsphysiologie ist es von klinischem Interesse, die Abweichung des Grundumsatzwertes von der Norm zu erfassen. Die bekannteste Abweichung im normalen Grundumsatz ist die Grundumsatzerhöhung bei Schilddrüsenüberfunktion, umgekehrt zeigt sich bei Schilddrüsenunterfunktion eine Erniedrigung. Im allgemeinen geht die Abweichung vom Grundumsatzwert mit der Schwere des Krankheitsbildes parallel. Wir kennen darüber hinaus eine ganze Reihe von Krankheitsbildern, meist der inneren Sekretion, die charakteristische Veränderungen aufzeigen.

Der *Grundumsatz* ist

erhöht

1. bei Fieber
2. bei Morbus Basedow bzw. Hyperthyreoidismus
3. bei Tuberkulose
4. bei Leukämien
5. bei Lymphogranulomatose
6. bei essentieller Hypertonie
7. in der Schwangerschaft
8. bei Karzinomen
9. bei afebrilen Gelenkerkrankungen
10. bei Lungentumoren
11. bei vielen Diabetikern
12. bei Endocarditis lenta (afebril)

erniedrigt

1. bei Hypothyreoidismus
2. bei thyreogener Fettsucht
3. bei Dystrophia adiposa genit.
4. bei hypophysärer Kachexie
5. bei operativer und Röntgenkastration
6. bei Morbus Addison
7. nach der Entbindung
8. nach erschöpfenden Erkrankungen u. a.
9. bei Hypophysentumoren

Zur Ermittlung der Körperoberfläche aus der Körpergröße und dem Körpergewicht sei nachfolgendes Nomogramm wiedergegeben. Man verbindet den Wert der jeweils vorliegenden Körpergröße mit jenem des Körpergewichtes durch ein Lineal und liest den auf der mittleren Leiter anliegenden Wert der Körperoberfläche ab.

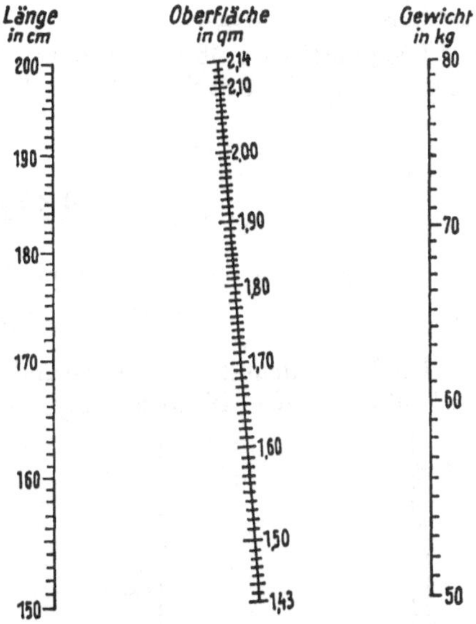

Abb. 142. Nomogramm zur bequemen Ermittlung der Körperoberfläche (mittlere Leiter) aus der Körpergröße (linke Leiter) und dem Körpergewicht (rechte Leiter). Man verbindet den Wert der jeweils vorliegenden Körpergröße mit jenem des Körpergewichtes durch ein Lineal und liest den auf der mittleren Leiter anliegenden Wert der Körperoberfläche ab

Umsatzbestimmung mit dem Interferometer

Prinzip der Methode:

Das Laboratoriums-Interferometer z. B. von Zeiß mit 3 Kammern eignet sich zur fortlaufenden periodischen Gasanalyse ohne Registrierung. CO_2-freie Außenluft wird mit einer durch Teilstrom abgezweigten Menge CO_2-haltiger Ausatmungsluft verglichen. Die Messung des Unterschiedes im Brechungsindex erfolgt durch Kompensation der auftretenden Verschiebung der Interferenzstreifen. Unter den vielen Ausführungsmethoden hat sich das Sammelverfahren nach Wilbrandt am besten bewährt. Auch die fortlaufende Gasanalyse nach Rein findet für wissenschaftliche Fragen Anwendung. Hinsichtlich der praktischen Durchführungsbestimmungen derartiger Geräte sei auf die jeweilige Gebrauchsanweisung hingewiesen.

Harn-Pigment-Kreatinin-Koeffizient.

Neuerdings wurde auch versucht, den Grundumsatz nach dem Harn-Pigment-Kreatinin-Koeffizienten zu untersuchen. Hierbei wird das Harnpigment (Urochrom) spektrophotometrisch bei 242 mμ gemessen und das Harn-Kreatinin nach Jaffé bestimmt. Das Verhältnis von Harnpigment zur Kreatininausscheidung soll zur Messung des Grundumsatzes angewendet werden können, und zwar nach der Formel:

Männer: G.U. (kcal) = 57,0 + 25 Pigment/Kreatinin
Frauen: G.U. (kcal) = 54,7 + 22 Pigment/Kreatinin.

Nachprüfungen konnten jedoch wegen der mannigfachen Fehlermöglichkeiten die Zuverlässigkeit dieser Methode nicht bestätigen (andere Harnfarbstoffe, Bilirubinurie, körperfremde Harnstoffe, erhöhter Rest-N u. a.).

4. Klinische Grundumsatzformeln

Wenn keine apparativen Möglichkeiten zur Bestimmung des Grundumsatzes zur Verfügung stehen, hat man seit längerem versucht, sich durch gewisse Formeln ein Urteil über die Stoffumsatzbedingungen zu verschaffen. Es ist einleuchtend, daß man je nach der Lage des Falles mit diesen Formeln nur ganz grobe Anhaltspunkte gewinnen kann. Einige dieser Versuche sind z. B. folgende Formeln:

(P = Pulszahl, Pa = Pulsamplitude, A = Atmung.)

Boothbys Index: Pa · P; der Index ergibt keinen Prozentsatz, aus dem Wert des Produktes aber kann auf die Richtung der Abweichung geschlossen werden.

GALE-GALE: Pa + P − 111 = G.U.-%.
HANK: (P + Blutdruck) · 0,66 − 2 · Körpergewicht = G.U.-%.
KOSA: (P + A) · 1,28 − 116 = G.U.-%.
ILLÉSY: Der G.U.-Prozentsatz wird auf Grund von P, Pa, Körperlänge und Körpergewicht aus einer Tabelle errechnet.

Die praktisch größte Anwendung hat die sog. **Readsche Formel** erlangt. Zur Berechnung des Kalorienbedarfes je Stunde und je qm Oberfläche ergibt sich:

$$\text{für Männer} = \frac{\text{Pulszahl} \times \text{Blutdruckamplitude}}{200} + 27\,,$$

$$\text{für Frauen} = \frac{3 \times \text{Pulszahl} \times \text{Blutdruckamplitude}}{700} + 24\,.$$

Die eigentliche Readsche Formel lautet:

$$\text{G.U.} = 0{,}75\,(p + 0{,}74\,A) - 72\ \text{kcal.}$$

Hierbei bedeutet G.U. = Grundumsatzsteigerung in Prozent der Norm, p = Pulszahl und A = Blutdruckamplitude, d. h. die Differenz zwischen systolischem und diastolischem Blutdruck.

Um die Rechnung zu ersetzen, ist das beistehende Nomogramm (Abb. 143) geeignet. Es wird einfach der Wert für die Pulszahl mit dem Wert für die Blutdruckamplitude miteinander verbunden. Am Schnittpunkt der Mittellinie ist der Wert für die Grundumsatzerhöhung oder -erniedrigung sofort abzulesen.

Es ist bekannt, daß bei Grundumsatzsteigerungen über 45% hinaus die Readsche Formel im allgemeinen zu kleine Werte liefert. Unzweckmäßig ist es auch, kardiale und renale Dekompensationen, sowie Arhythmien und Hypertonien mit mehr als 160 mm Blutdruck nach der Readschen Formel zu bewerten.

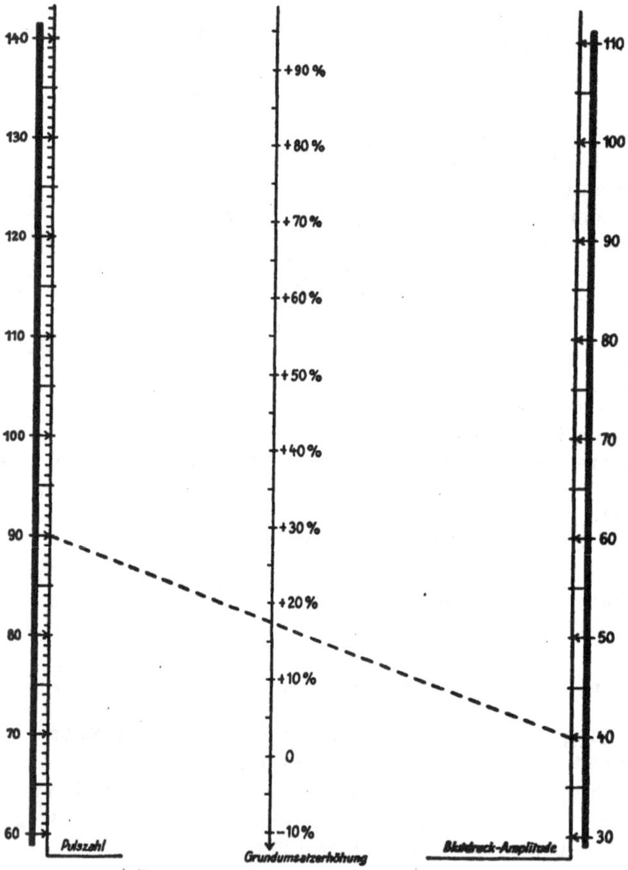

Abb. 143. Nomogramm zur Errechnung des Grundumsatzes aus Pulszahl und Blutdruckamplitude nach der READschen Formel

Grundumsatzschätzung nach Du Bois, Boothby und Sandiford.

Im Prinzip geht diese Berechnung des Grundumsatzes von den gebildeten

Wärmekalorien aus, bei einem R. Q. von 0,85 bildet 1 ccm Sauerstoff bei der Verbrennung von Fett und Kohlehydraten etwa 4,8 cal. Zur Berechnung multipliziert man den Sauerstoffverbrauch je Minute (abgelesene Literzahl dividiert durch Versuchsdauer) mit dem Reduktionsmittelwert 0,9 bezogen auf eine Stunde. Der Kalorienwert je Stunde ergibt sich z. B. aus 60 · 0,9 · 4,8 = 259,2 kcal. Weiter ergibt sich der Sauerstoffverbrauch je Minute = 354 ccm · 259,2 = 91,76 kcal

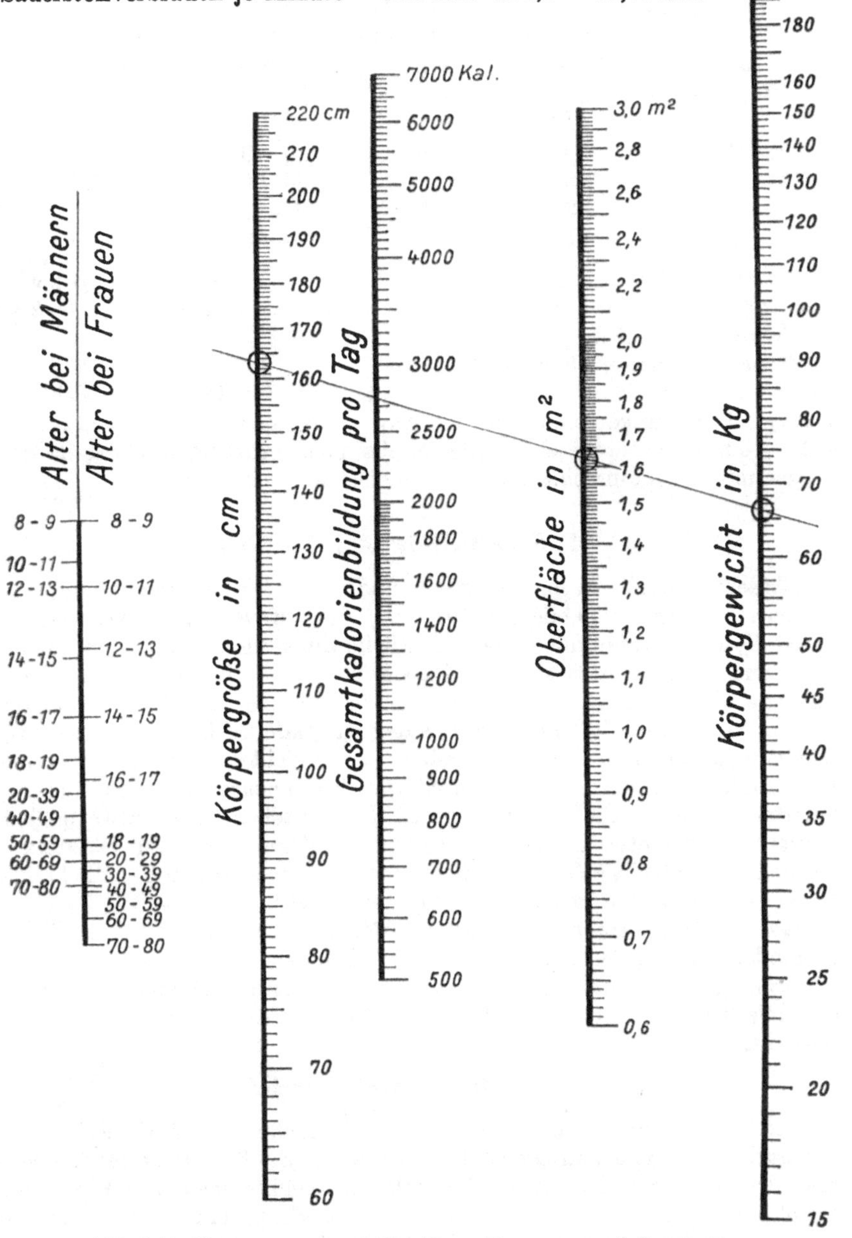

Abb. 144. Nomogramm nach Du Bois, Boothby und Sandiford

je Stunde. Diese erhaltene Zahl wird durch die Oberfläche des Patienten dividiert, die sich aus Größe und Gewicht ergibt und aus umstehendem Nomogramm nach Du Bois, Boothby und Sandiford abzulesen ist.

Aus der untenstehenden Tabelle nach Du Bois wird dann der gefundene Wert zur Norm unter Berücksichtigung von Alter und Geschlecht in Beziehung gesetzt und die jeweiligen Abweichungen in Prozenten ausgedrückt.

Normaler Grundumsatz in kcal/Std./qm

Alter	Männer	Frauen	Alter	Männer	Frauen
3–9 Jahre	54	54	20–29 Jahre	39,5	37
10–11 ,,	51,5	50	30–39 ,,	39,5	36
12–13 ,,	50	46,5	40–49 ,,	38,5	36
14–15 ,,	46	43	50–59 ,,	37,5	35
16–17 ,,	43	40	60–69 ,,	36,5	34
18–19 ,,	41	38	70–80 ,,	35,5	33

Berechnungsbeispiel: s. wie oben. — Kal.-Wert je Stunde 91,76 kcal bei einer Körperoberfläche von 1,80 qm, ergibt einen Stundenwert je qm von 50,9 kcal.

Normalwert: 39,5 kcal/Std./qm.

Prozentuale Abweichung: +29%.

Klinische Bewertung: Bei dieser Schätzungsmethode sind die Fehlerbreiten relativ groß. Im allgemeinen werden Abweichungen vom Sollumsatz von +10 bis −10% als normal angesehen. Die jeweils darüberliegenden Werte in beiden Richtungen müssen entsprechend als pathologisch angesehen werden.

5. Spezifisch-dynamische Wirkung

Als sehr sinnvolle Ergänzung der Grundumsatzbestimmung hat sich die Prüfung der sog. spezifisch-dynamischen Wirkung ergeben. Seit Rubner wissen wir, daß durch die Nahrungsaufnahme eine deutliche Zunahme der Wärmeproduktion resultiert, und zwar steigern sich die Oxydationen bei Einnahme von Kohlehydraten um etwa 8%, bei Einnahme von Fett um 3% und bei Einnahme von Eiweißkörpern um durchschnittlich 17%. Eine restlos befriedigende Erklärung der interessanten Erscheinung ist heute noch nicht zu geben, zumal nicht nur Eiweißkörper allein in der Lage sind, in erhöhtem Maße den Stoffwechsel anzuregen. Nach einem genau definierten Probefrühstück ist das Ausmaß der entstehenden Extrawärme bei den einzelnen Menschen etwa das gleiche. An unserer Klinik wurde auf Bürgers Vorschlag die Belastung mit $^1/_4$ g Glykokoll je kg Körpergewicht eingeführt, die beim normalen Menschen eine Grundumsatzsteigerung von 15–20% bewirkt.

Eine deutliche *Herabsetzung der spezifisch-dynamischen Wirkung* finden wir bei Erkrankungen des vegetativen Systems, bei gewissen Hypophysenzwischenhirnerkrankungen und auch bei Dystrophikern. Die Untersuchungsquote der spezifisch-dynamischen Wirkung gestattet es, hier tiefer in die inneren Stoffwechselprozesse einzudringen.

6. Arbeitsökonomie

Die Arbeitsökonomie als diagnostische Untersuchungsmethode ist heute technisch-apparativ noch nicht zufriedenstellend gelöst, da die Kapazität der üblichen Grundumsatzwerte nicht ausreicht. Die Arbeitsökonomie gehört mit zu den großen soziologischen Aufgaben des Arztes, insbesondere dann, wenn unterschwellige Krankheiten im Körper zu einer deutlichen Verminderung des mechanischen Wirkungsgrades der umgesetzten Energie führen, d. h. also letzten Endes wenn die Arbeitsökonomie der Muskulatur verringert wird. Übliche Arbeitsbelastungen sind je nach der zur Verfügung stehenden Apparatur Treppensteigen, Drehen an einer Handkurbel, Laufen auf der Tretbahn sowie Treten eines Fahrradergometers, wobei gleichzeitig der Sauerstoffverbrauch ermittelt wird. Durch Vergleich mit der Normalperson läßt sich die Abweichung vom normalen Wirkungsgrad feststellen. Die Erkenntnisse sind für die Arbeitsphysiologie und Sportphysiologie von erheblicher Bedeutung und gestatten bis zum gewissen Grade, die Leistungsfähigkeit des Menschen zu beurteilen (s. auch BÜRGER und HAUSS, Z. f. ges. inn. Med. **1947**, 624).

Arbeitsermüdungstest nach Johnson, Brouha und Darling.

Dieser einfache Test ist besonders im Rahmen von Reihenuntersuchungen bei Sportlern anzuwenden.

Praktisch wird eine Standardarbeit von 5 Minuten geleistet und sodann der Puls gezählt.

$$\frac{\text{Dauer der erschöpfenden Arbeit in Sek.} \times 100}{2 \times \text{Pulssumme von 1–1,5, 2–2,5 und 4–4,5 Min. n. Beendigung der Arbeit}}.$$

Eine Leistung vom Wert 100 ist als sehr gut zu betrachten.

7. Grundumsatz und Leistungssteigerung

Praktisch große Bedeutung hat die Berechnung des Grundumsatzes und der Umsatzsteigerung durch die tägliche Leistung vor allem dann, wenn der tägliche Kalorienbedarf etwa bei einem Diabetiker errechnet werden muß. Wir wissen, daß eine große Zahl der Diabetiker bereits eine Grundumsatzsteigerung von etwa + 15% haben. Zur Feststellung des täglichen Kalorienzuwachses durch die geleistete Arbeit (Leistungszuschlag) benutze man die von KRAUT, LEHMANN und BRAMSEL gefundenen Leistungswerte, die für die verschiedenen Berufe durchschnittlich ermittelt wurden. Diese sehen folgendermaßen aus:

8/6 G.U. Uhrmacher, Schreiber, Glasmaler, Bücherrevisor.
9/6 G.U. Goldschmied, Optiker, Chemiker, Ingenieur, Putzmacherin, Stenotypistin, Telegraphist, Zeichner, leitender Angestellter und Beamter.
10/6 G.U. Spinner, Zwirner, Weber, Färber, Schriftsetzer, Drucker, Drechsler, Konditor, Zigarrenmacher, Verkäufer, Lokomotivführer, Koch, Lehrer, Arzt, Friseur, techn. Angestellter.
11/6 G.U. Messerschleifer, Töpfer, Mechaniker, Sattler, Schuhmacher, Maler, Schaffner, Tierarzt, Hausangestellte.
12/6 G.U. Gärtner, Fischer, Melker, Glasarbeiter, Gießer, Maschinenarbeiter in der Metallindustrie, Schlosser, Klempner, Müller, Bäcker, Fleischer, Brauer, Steinsetzer, Kellner.
13/6 G.U. Landarbeiter, Steinmetz, Former, Nieter, Tischler, Stellmacher, Matrose.
14/6 G.U. Winzer, Ziegelarbeiter, Schmied, Maurer, Zimmermann, Dachdecker.
15/6 G.U. Säge- und Walzwerkarbeiter.
16/6 G.U. Bergmann, Berufssportler, Holzfäller.
17/6 G.U. }
18/6 G.U. } Ausnahmefälle bei verlängerter Arbeitszeit.

Praktisch ergibt sich demnach der Kalorienbedarf eines Diabetikers nach folgender Berechnung:

Kalorienbedarf = errechneter Soll-Grundumsatz + 15% des errechneten Soll-Grundumsatzes als Diabetiker + Leistungszuschlag nach obiger Übersicht.

Beispiel: 35jähriger männlicher Diabetiker, Größe 170 cm, Gewicht 50 kg, Landarbeiter. G. U. = errechneter Soll-Umsatz + 15% = 1750 + 262 = 2012 kcal (Soll-Umsatz = 25 · 70 kcal, wobei 70 = Soll-Gewicht).

Leistungszuschlag wird nach obiger Übersicht bestimmt. Danach entspricht die Leistung eines Landarbeiters 13/6 des Grundumsatzes, d. h. er verbraucht arbeitend 7/6 des Grundumsatzwertes mehr als bei körperlicher Ruhe. Diese 7/6 errechnen sich nicht aus dem normalen Soll-Grundumsatz, sondern aus dem durchschnittlich um 15% höher liegenden Ruheumsatz des Diabetikers. In diesem Beispiel wären diese 7/6 des Grundumsatzes 2345 kcal; der Leistungswert beträgt also 4357 kcal.

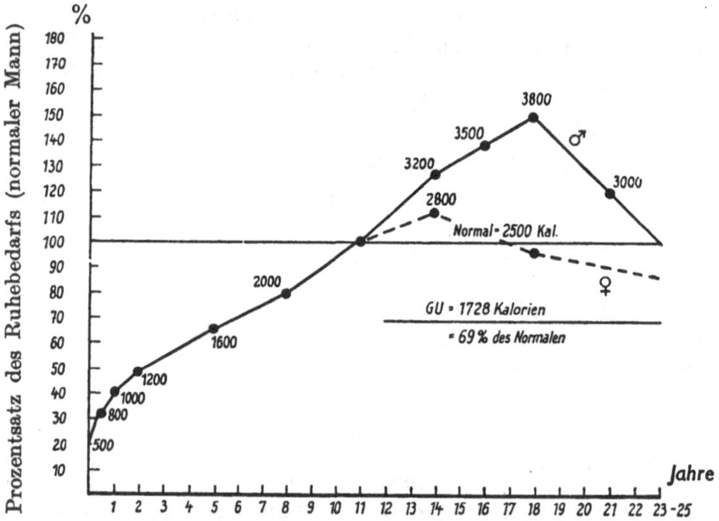

Abb. 145. Die erforderliche Energiemenge von Knaben bei verschiedenem Alter als Prozentsatz des Ruhebedarfs eines Mannes (70 kg schwer, 170 cm groß, Oberfläche 1,80 qm). Die punktierte Linie entspricht dem Bedarf von jungen Mädchen (nach CRUICKSHANK)

8. Biologische und physikalische Verbrennungen

Es sei auch darauf hingewiesen, daß man sich hüten muß, die in einer Verbrennungsbombe ermittelten Wärmekalorien gleichzusetzen mit denen des gleichen Nahrungsmittels bei Verbrennung im Organismus. Im tierischen Organismus ist die Verbrennung von vielerlei Faktoren abhängig und verläuft nicht mit der konsequenten Exaktheit wie in der Verbrennungsbombe und bei Sauerstoffgegenwart. Wir sind daher gezwungen, für den menschlichen Organismus die Begriffe der biologischen Wertigkeit, den Begriff der wahren Verdaulichkeit sowie den Begriff des physiologischen Nutzwertes einzuführen, um reellere Verhältnisse zu erhalten. Formelmäßig lassen sich diese Begriffe folgendermaßen ausdrücken (s. LOHMEYER u. Mitarbeiter, Klin. Wschr. **1950**, S. 53):

$$1.\ \textit{Biologische Wertigkeit}\ (\text{THOMAS}) = \frac{\text{Harn-N bei N-freier Kost} + \text{N-Bilanz}}{\text{resorbierter N}}$$

$$2.\ \textit{Biologische Wertigkeit}\ (\text{LINTZEL}) = \frac{\text{N-Bilanz mit Eiweiß} - \text{— N-Bilanz ohne Eiweiß}}{\text{N-Zufuhr mit Eiweiß} - \text{Kot-N mit Eiweiß} - \text{— N-Zufuhr ohne Eiweiß} + \text{N-Zufuhr mit Eiweiß}}$$

$$3.\ \textit{Wahre Verdaulichkeit} = \frac{\text{N-Zufuhr mit Eiweiß} - \text{Kot-N mit Eiweiß} - \text{— N-Zufuhr ohne Eiweiß} + \text{Kot-N ohne Eiweiß}}{\text{N-Zufuhr mit Eiweiß} - \text{— N-Zufuhr ohne Eiweiß}}$$

$$4.\ \textit{Physiologischer Nutzwert} = \frac{\text{Biologische Wertigkeit} \times \text{wahre Verdaulichkeit}}{100}$$

Demgegenüber ergeben die Verbrennungen in der Berthelotschen Bombe folgende Werte in Kalorien:

a) Stickstoffhaltige Substanzen (1 g)

	kcal		kcal
Hühnereiweiß	5,711	Leimgebende Gewebe	5,355
Eiweißstoffe des Fleisches	5,742	Ossein	5,225
Serumalbumin	5,918	Knorpelleim	5,231
Hämoglobin	5,914	Pepsinpepton	5,299
Kasein	5,785	Asparaginsäure	2,899
Vitellin	5,763	Glykokoll	3,133
Dottereiweiß	5,841	Leuzin	6,525
Fibrin	5,582	Alanin	4,355
Legumin	5,793	Extrakt von Fleisch	4,547
Kürbiseiweiß	5,673	Ochsengalle	7,614
Konglutin	5,479	Cholansäure	8,119
Chitin	4,655	Harnstoff	2,528
Haare	5,564	Harnsäure	2,744
Haut	5,355	Hippursäure	5,659

b) Fette und Kohlehydrate (1 g)

Tierfett des Körpers	9,461	Dextrin	4,119
Butterfett	9,223	Maltose	3,949
Vegetabiles Fett	9,520	Saccharose	3,972
Cholesterin	9,883	Milchzucker	3,951
Glyzerin	4,544	Glukose	3,752
Äthylalkohol	7,068	Fruktose	3,755
Zellulose	4,185	Arabinose	3,722
Stärke	4,205	Xylose	3,746

9. Elektrische Hauttemperaturmessung mittels Thermoelementen

Die Messung der Hauttemperatur hat eine zunehmende Bedeutung für viele physiologische und pharmakologische Fragestellungen erlangt, vor allem aber für die klinische Objektivierung irgendwelcher therapeutischer Erfolge. Die früher üblichen Quecksilberaufsatzthermometer haben eine viel zu große Fehlerquelle durch den verschieden starken Aufsatzdruck usw., so daß sie heute als obsolet abzulehnen sind. Erforderlich ist es, darauf hinzuweisen, daß Hauttemperaturmessungen möglichst in einem abgeschlossenen, heizungsfreien und nach Möglichkeit auch völlig strahlungsfreien (Licht, Sonne) Raum durchgeführt werden.

Als weitere mögliche Fehlerquellen werden das unterschiedliche Verhalten der Ausgangstemperatur, Luftbewegungen, endogene Einflüsse, vegetativer Gefäßtonus, psychisches Verhalten sowie die Stoffwechselintensität hervorgehoben.

Die *thermoelektrischen Geräte* von Hartmann u. Braun, Frankfurt a. M., und „Thermorapid", Elektromedizinische Werkstätte, Hamburg 20, Martinstr. 52, dürften die geeignetsten Modelle sein.

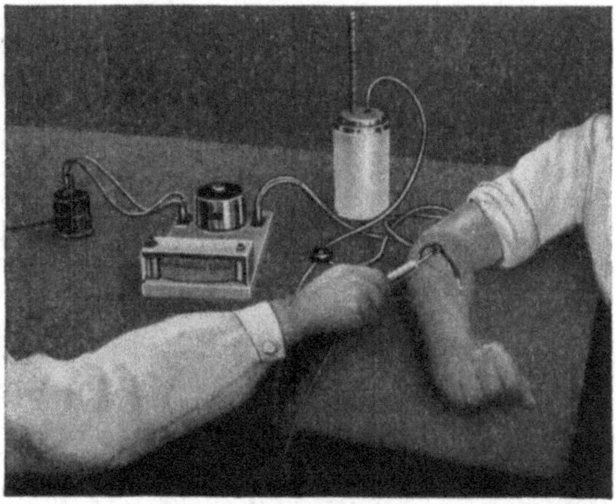

Abb. 146.
Elektrische Temperaturmessung mit Thermoelement in Bügelform (nach Hartmann und Braun)

Die elektrische Temperaturmessung durch Aufsetzen bestimmter Thermoelemente in Bügel- oder Ringform (s. Abb. 146), die vorteilhafter sind als die früher benutzten Plattenformen, ergeben außerordentlich zuverlässige Ergebnisse. Die Messungen sind rasch und bequem durchzuführen. Im allgemeinen wird ein elektrisches Widerstandsthermometer zur Messung der Rektaltemperatur benutzt, wobei diese Werte u. U. durch einen Mehrfarbenpunktschreiber fortlaufend gemessen und registriert werden können, denn durch die gleichzeitige Erfassung der Rektaltemperatur (= Kerntemperatur) und der Hautschale (= Hauttemperatur) lassen sich gewisse Schlüsse auf die Blutverteilung und Gefäßfunktion ziehen, z. B. bei der Basedowschen Krankheit. Für spezielle Meßstellen dienen die sog. Thermonadel (in der Muskulatur) und das sog. Magenthermoelement, beides Geräte, die an das bewährte Lichtmarkengalvanometer angeschlossen werden können.

Kombinierter Wärme-Kälte-Test nach Ipsen und Burkhardt.

Vielfach wird der kombinierte Wärme-Kälte-Test nach IPSEN und BURKHARDT angewandt. Hierbei wird erst ein warmes Teilbad der Hände bzw. der Füße durchgeführt, wodurch bei tiefer Außentemperatur bestehende Gefäßspasmen gelöst werden und eine optimale Kapillarisierung entsteht. Durch das anschließende Kälteteilbad wird künstlich eine extreme Situation der Abkühlung an den unteren Extremitäten geschaffen, um bei allen Versuchen einen gemeinsamen Ausgangspunkt mit nachfolgender Erwärmung zu haben.

Ausführung: Die Versuchsperson lagert bei konstanter Zimmertemperatur von 20—22° zum Wärmeausgleich 30 Minuten mit entblößten Füßen auf dem gegen Zugluft geschützten Untersuchungstisch. Hierauf erfolgt ein 10 Minuten langes Wärme-Teilbad von 40° der Hände oder Füße und 5 Minuten später wieder ein 10 Minuten langes Kälte-Teilbad von 16°. Die Messungen der Hauttemperatur werden am Handrücken oder an der Daumenkuppe bzw. am Fußrücken oder der Großzehenkuppe vorgenommen. Die Messungen erfolgen vor und nach dem Wärmebad sowie im Anschluß an das Kältebad 45 Minuten lang jede Minute. Auf diese Weise läßt sich eine gute Übersicht über die Gefäßfunktion und vor allem auch über die therapeutische Wirkung gefäßerweiternder Pharmaka gewinnen.

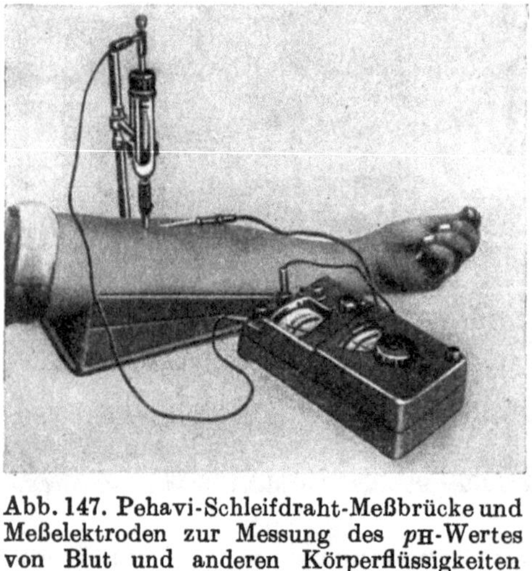

Abb. 147. Pehavi-Schleifdraht-Meßbrücke und Meßelektroden zur Messung des p_H-Wertes von Blut und anderen Körperflüssigkeiten (zugl. zur Ermittlung des r_H-Wertes im Blut)

10. Messung der H-Ionenkonzentration im Blut und anderen Körperflüssigkeiten

Die Messung des p_H-Wertes im Blut und anderen Körperflüssigkeiten, wie z. B. im Magensaft, Darmsaft, Liquor cerebrospinalis, Vaginalsekret, Urin und Gewebeflüssigkeit, kann aus wissenschaftlichen Gründen erforderlich sein. Bekanntlich sind die Methoden mittels Indikatorpapier oder die kolorimetrischen Methoden nicht sehr genau. Hingegen zeichnen sich die elektrometrischen Geräte durch eine besondere Zuverlässigkeit aus. Hierbei haben sich die Pehavi-Schleifdrahtmeßbrücken (der Fa. Hartmann u. Braun, Frankfurt a. M.) bestens bewährt (s. Abb. 147). Ein anderes elektrometrisches Gerät mit Benutzung der Chinhydron- oder Kalomelelektrode ist z. B. das Ionometer von Lautenschläger, München.

11. Lichtelektrischer Reflexionsmesser an der Haut (n. Dr. Lange)

Zur objektiven Messung des Reflexionsvermögens wird vorteilhaft der Reflexionsmesser nach Lange benutzt. Im Prinzip besteht dieses Gerät aus einem Selen-Photoelement, das in der Mitte mit einer runden Öffnung versehen ist. Durch diese Öffnung fällt das Licht einer kleinen Lampe, die in den Reflexionsmesser eingebaut ist. Die Menge der von der Haut reflektierten Strahlen wird mit dem Photoelement gemessen, das zweckmäßigerweise an das übliche Universal-Kolorimeter nach Lange (s. S. 16) angeschlossen ist. Derartige lichtelektrische Reflexionsmesser haben auswechselbare Rot- und Grünfilter und können zugleich auch als objektive Erythem- und Pigmentmesser verwendet werden. An der Bürgerschen Klinik wurden auch erfolgreiche Studien über die Wirkung der antiphlogistischen Ernährung getrieben.

12. Elektrodermatometer (n. Regelsberger)

Das Elektrodermatometer nach Regelsberger (Hersteller Siemens-Reiniger-Werke, Erlangen) gestattet eine schnelle Ermittlung des sog. Hautleitwertes. Bekanntlich hängt das sog. Elektrodermatogramm auf das engste mit der vegetativen Rhythmik zusammen. Zahlreiche Erkrankungen des Nervensystems, der Haut und der inneren Organe lassen sich mit Hilfe des Elektrodermatogramms in ihren klinischen Auswirkungen objektivieren.

13. Wasserhaushalt

„Corpora non agunt, nisi soluta!“ Die Verhältnisse des Wasserstoffwechsels bedürfen bei unseren klinischen Fragestellungen stets einer entsprechenden Beachtung. Vielfach sind es gerade Fragen der Verdünnung oder Eindickung, die viele chemische Resultate und Blutanalysen wesentlich beeinflussen. Etwa 5% des Körpergewichtes bewegt sich als Wasser im zirkulierenden Blutplasma. 15% des Körpergewichtes befindet sich als Wasser in der Interstitialflüssigkeit und 50% intrazellulär. Der Gesamtorganismus besteht also zu etwa 70% aus Wasser. Mit dem Speichel, Magen-, Darm- und Pankreassaft sowie der Lebergalle werden täglich etwa 3—8 Liter Flüssigkeit sezerniert und z. T. wieder resorbiert. Im Urin, Stuhl, Schweiß und Perspiratio insensibilis findet eine beachtliche Flüssigkeitsausfuhr statt. Diese Verhältnisse sind in Abb. 148 schematisch wiedergegeben.

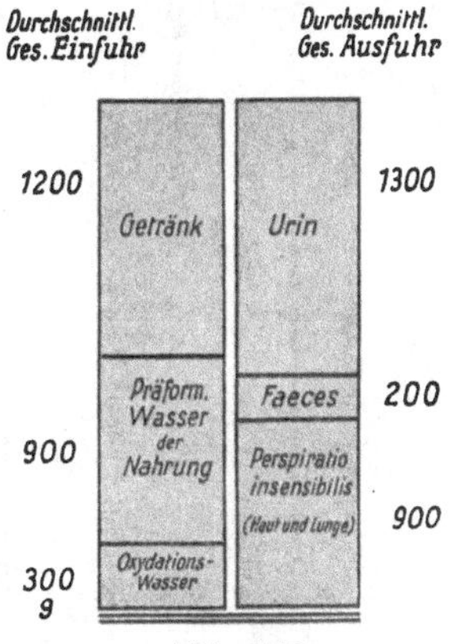

Abb. 148. Durchschnittliche Wasserbilanz beim Menschen

14. Kolloidosmotischer Druck im Serum

Bei den Störungen des Wassertransportes und insbesondere bei der Frage der Ödementstehung ist es von großer Wichtigkeit, den *kolloidosmotischen Druck* des Blutes zu kennen. Bekanntlich ist der kolloidosmotische Druck in erster Linie von der Konzentration der Eiweißkörper, und zwar im besonderen der Albumine, abhängig. Nach Ostwald ist der kolloidosmotische Druck propor-

Übersicht

Gewebe	Wassergehalt in %	Proz. Anteil am Gesamtwasser des Körpers	Gewebe	Wassergehalt in %	Proz. Anteil am Gesamtwasser des Körpers
Knochen	22–34	9–13	Herz	74–81	2,5
Fettgewebe	29–32	12–13	Milz	75–86	—
Knorpel	55	—	Lunge	78–81	2,5
Rückenmark	64–70	—	Graue Nervensubstanz	82–94	—
Leber	68–79	1,5–2	Hoden	86–88	—
Weiße Nervensubstanz	69–75	2,5–3	Blut	78–83	4,7–9
Haut	72–74	6–11	Galle	86	
Pankreas	72–78	—	Lymphe	95–97	—
Quergestreifte Muskel	73–77	47–51	Magensaft	97–98	—
Darm	73–82	3–3,5	Tränen	98,2	—
Niere	74–84	—	Liquor	98,8–99	—
Thyreoidea	75–77	—	Speichel	99,5	—
Thymus	75–78	—	Schweiß	99,5	

tional der Zahl der Einzelteilchen in der Raumeinheit der Lösung (C) und der absoluten Temperatur (T) entsprechend der Formel:

$$P = C \cdot T \cdot R + K \cdot C^n .$$

Für die praktisch-klinische Ermittlung des kolloidosmotischen Druckes erweist sich das *Nomogramm nach Wells* als hinreichend genau (s. Abb. 149).

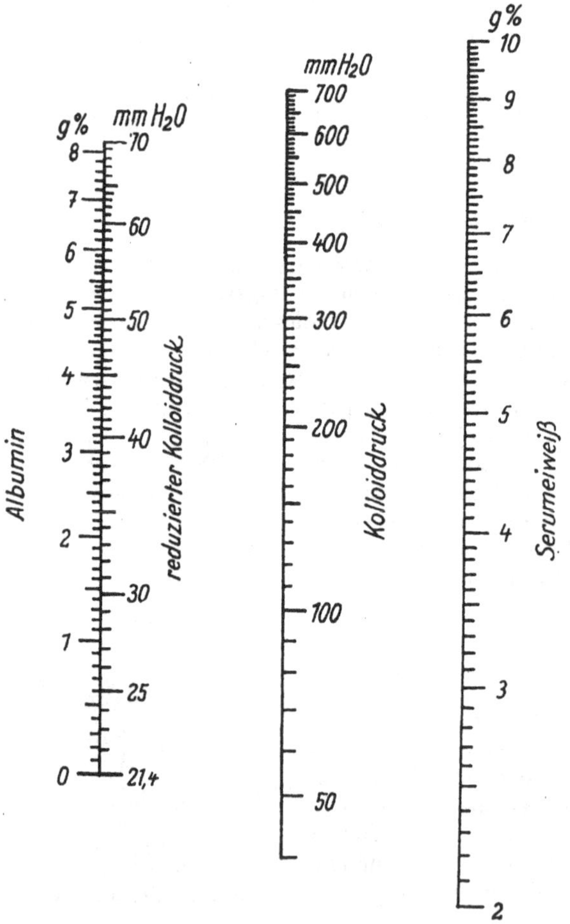

Abb. 149. Nomogramm n. Wells zur Ermittlung des kolloidosmotischen Druckes aus dem Gesamtserumeiweiß und Albumin-Eiweißwert. Man verbindet die entsprechenden Punkte der Skala von Gramm-%-Serumeiweiß und Gramm-%-Albumin durch eine Gerade miteinander. Der Schnittpunkt dieser Geraden mit der mittleren Skala ergibt den Wert für den kolloidosmotischen Druck in mm H_2O. Der sog. reduzierte Kolloiddruck wird vielfach zu Vergleichszwecken benutzt. Er gibt an, ein wie großer Teil des gemessenen Kolloiddruckes auf 1 % Eiweißgehalt des Serums entfällt.

15. Messung der Sauerstoffkapazität und der Sauerstoffdissoziation

1. Mit dem *volumetrischen Apparat nach van Slyke.*

Dieses Gerät besteht im Prinzip aus einer Luftpumpe, kombiniert mit einer Gasbürette von mehr als 50 ccm Rauminhalt. Dieses Gerät eignet sich sehr gut für die Messung der Sauerstoffkapazität in 10—20 ccm Blut.

2. Messung der Sauerstoffkapazität mit dem *manometrischen Apparat nach van Slyke* (s. Abb. 150).

Hier werden Blutmengen von 2,0, 1,0 und 0,5 ccm benötigt. Die einzelnen Arbeitsgänge bestehen nach VON MURALT aus folgenden Abschnitten: 1. Oktylalkohol wird in die Kammer gebracht. — 2. Entgasung von 10 ccm der neutralen Ferrizyanid-Saponin-Lösung für 2 ccm Blut (7,5 ccm für 1 ccm Blut, 6 ccm für 0,5 ccm Blut). — 3. 6 ccm Reagens werden in den Becher zurückgegeben (bzw. 6 ccm oder 5 ccm). — 4. 2 ccm Blut unterschichten (bzw. 1 ccm oder 0,5 ccm). — 5. 1 ccm Reagens zum Nachspülen in die Kammer bringen (bei 0,5 ccm Blut nur 0,5 ccm), die jetzt 7 ccm Blutmischung (bzw. 3,5 ccm oder 2 ccm) enthält. — 6. Reinigung des Bechers und Abdichtung mit Quecksilber. — 7. Extraktion im Vakuum und 3 Minuten schütteln. — 8. Reduktion des Gasvolumens auf 5 ccm und Absorption der Kohlensäure mit 1 ccm n-NaOH. — 9. Reduktion des Gasraumes auf 2 ccm und Ablesung des Druckes p_1. Bei 0,5 ccm Blut wird auf 0,5 ccm eingestellt. — 10. Der Gasraum wird auf 5 ccm eingestellt; 1,5 ccm einer entgasten Hyposulfitlösung werden in den Becher gebracht und tropfenweise zugesetzt. Beobachtung des Manometers (Herstellung der Hyposulfitlösung: 10 g $Na_2S_2O_4$ und 1 g antrahydrochinon-β-sulfosaures Natrium werden mit 50 ccm n-Kalilauge in einem Becherglas unter Umrühren überschüttet und nach Auflösung rasch filtriert. Diese Lösung wird sofort in der Kammer entgast und in einer Hempel-Bürette unter Quecksilber bei einer Haltbarkeit von 10—14 Tagen aufbewahrt). — 11. Sobald das Manometer nicht mehr fällt, wird der Gasraum verkleinert und der Rest des Hyposulfits zugesetzt, soweit das ohne Luftzutritt möglich ist. — 12. Der Gasraum wird wieder auf 2 ccm eingestellt und der Druck p_2 abgelesen.

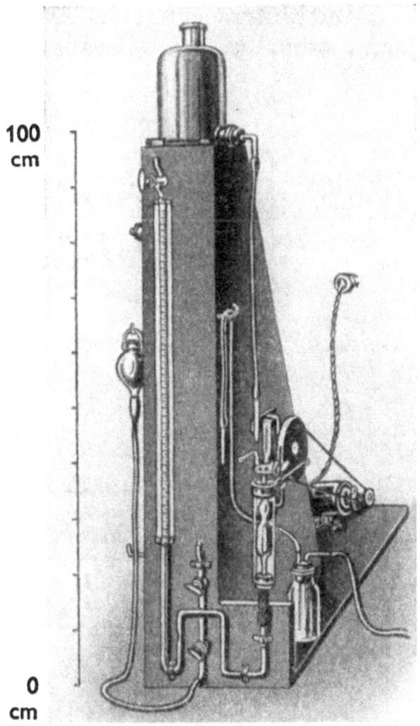

Abb. 150. Apparat zur manometrischen Gasanalyse n. VAN SLYKE

Faktoren zur Berechnung des Sauerstoff- u. Kohlenoxydgehaltes in Blutproben von 2 ccm, 1 ccm und 0,5 ccm, gemessen im manometrischen Apparat nach VAN SLYKE

Temperatur °C	Faktor, mit welchem der abgelesene Wert in mm zu multiplizieren ist, um Vol.-% zu erhalten			Temperatur °C	Faktor, mit welchem der abgelesene Wert in mm zu multiplizieren ist, um Vol.-% zu erhalten		
	2 ccm Blut	1 ccm Blut	0,5 ccm Blut		2 ccm Blut	1 ccm Blut	0,5 ccm Blut
15	0,1251	0,2493	0,1246	23	0,1215	0,2423	0,1211
16	0,1246	0,2485	0,1242	24	0,1210	0,2414	0,1207
17	0,1242	0,2478	0,1237	25	0,1206	0,2406	0,1203
18	0,1237	0,2468	0,1233	26	0,1202	0,2398	0,1199
19	0,1232	0,2459	0,1229	27	0,1198	0,2390	0,1195
20	0,1228	0,2450	0,1224	28	0,1193	0,2382	0,1191
21	0,1224	0,2441	0,1220	29	0,1189	0,2374	0,1187
22	0,1219	0,2432	0,1216	30	0,1185	0,2366	0,1183

Berechnung: Der Sauerstoffdruck ist

$$p_{O_2} = p_1 - p_2 = c \text{ mm.}$$

Die Größe wird ermittelt, indem die ganze Messung mit 7 ccm gasfreiem Ferrizyanidreagens durchgeführt wird. Nach Zusatz von 1 ccm n-NaOH wird p_1 bei 2 ccm abgelesen, nach Zusatz von 1 ccm Hyposulfit p_2; $p_1 - p_2 = c$. Unter Benutzung der Tabelle auf S. 415 wird p_{O_2} in Vol.-% umgerechnet.

16. Untersuchung der Ausatmungsluft

Zur Untersuchung der Ausatmungsluft ist in erster Linie der O_2- und CO_2-Gehalt zu bestimmen. Diese Gasanalyse wurde bisher am zweckmäßigsten nach der Methode von HALDANE durchgeführt. Das Prinzip dieser Methode ist etwa folgendes: Durch Absorption der Gase nacheinander in entsprechenden Absorptionsflüssigkeiten (10% KOH für CO_2 und Pyrogallol für O_2) kann aus der jeweils erfolgenden Volumenverminderung der prozentuale Anteil in der jeweiligen Gasprobe bestimmt werden. Die Untersuchungen müssen bei gleichem Barometerdruck und bei gleicher Temperatur durchgeführt werden sowie eine richtige Reihenfolge der einzelnen Absorptionen eingehalten werden. Die erforderliche Apparatur zur Gasanalyse nach HALDANE ist in verschiedenen Ausführungen handelsüblich (s. jeweils entsprechende Gebrauchsanweisung).

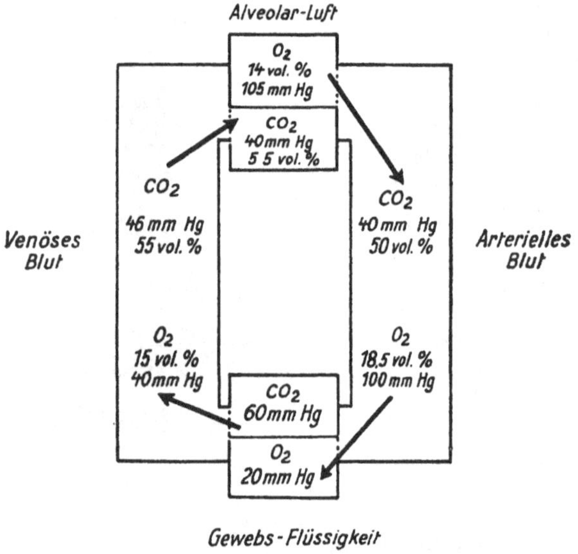

Abb. 151.
Wechsel von O_2 und CO_2 zwischen Blut, Gewebsflüssigkeit und Alveolarluft (n. CANTAROW und TRUMPER)

Auch der CO_2-Gehalt und die CO_2-Spannung der Alveolarluft wird zweckmäßigerweise in der Haldane-Apparatur durchgeführt.

Die *mittlere Zusammensetzung der Alveolarluft* unterliegt zwar gewissen Schwankungen, ist aber für das einzelne Individuum sehr konstant. Der Gehalt an Sauerstoff schwankt etwa von 13–16% gegenüber 20,95% in der atmosphärischen Luft, der an Kohlensäure von 5–7% gegenüber 0,03% in der Einatmungsluft. Dem entspricht ein Druck des Sauerstoffs in der Alveolarluft von etwa 90–110 mm Hg und der Kohlensäure von etwa 30–45 mm Hg in Meereshöhe. Bei sinkendem Luftdruck sinkt auch der Gasdruck in den Alveolen, aber nicht für O_2 und CO_2 gleichmäßig. In den Lungenalveolen setzt sich die Spannung der Alveolarluft mit der Gasspannung im arteriellen Blut in ein Gleichgewicht. Der Sauerstoff des arteriellen Blutes wird an die Gewebeflüssigkeit abgegeben, und der restliche Teil gelangt mit dem venösen Blut wieder in die Alveolarluft. In dem gleichen Maße, wie in diesem Zirkel der Sauerstoffdruck abnimmt, nimmt der Kohlensäuregehalt zu, wie in Abb. 151 aufgezeigt ist.

17. Redoxpotentialbestimmung

Der Begriff der Oxydo-Reduktion spielt in der Biologie eine wesentliche Rolle. Derartige Oxydations-Reduktions-Potentiale oder kurz Redox-Potentiale treten ganz allgemein in solchen Lösungen auf, welche oxydierbare und reduzierbare Stoffe enthalten. Es war daher erforderlich, alsbald die Größe derartiger Potentiale durch präzise Zahlenangaben zu erfassen. Oxydation und Reduktion sind immer eng aneinander geknüpft und stellen letzten Endes umkehrbare Vorgänge dar, denn gerade das Gemisch der oxydierten und reduzierten Stufe ist als die Ursache für das Zustandekommen der Potentiale zu bezeichnen. Derartige Gemische werden daher zweckmäßigerweise als *Redox-Systeme* bezeichnet. Die Redox-Potentiale werden durch den sog. r_H-Wert charakterisiert. Der Begriff r_H ist nichts anderes als der negative Logarithmus des Wasserstoffdruckes. Es sei bemerkt, daß dieser r_H-Wert praktisch unabhängig von dem bekannten p_H-Wert, dem negativen Logarithmus der Wasserstoffionenkonzentration ist.

Steigende r_H-Werte bedeuten eine zunehmende Oxydationswirkung und dementsprechend abnehmende Reduktionswirkung, das Umgekehrte gilt für sinkende r_H-Werte. Zur Messung stehen prinzipiell zwei Wege zur Verfügung, und zwar einmal das kolorimetrische Verfahren mit Hilfe der sog. *Redox-Indikatoren* und zweitens das exakt arbeitende *elektrometrische Verfahren* speziell nach W. KORDATZKI (Lieferant F. und M. Lautenschläger, München). Unter Redox-Indikatoren versteht man Farbstoffe, die die Eigenschaft besitzen, sich bei einem bestimmten Redox-Potential bzw. r_H-Wert umzufärben. Die einzelnen Umschlagsgebiete entsprechen einem wohl definierten r_H-Gebiet.

Übersicht über Redox-Indikatoren zur Bestimmung des r_H-Wertes (nach E. MERCK)

Indikator	Gebrauchsfertige Lösung	Farbumschlag oxyd.-reduz.	Eo (50% reduz.) bei p_H 7 und 20° C, etwa Volt	r_H-Wert
Neutralrot	0,05%ig in 60%igem Alkohol	rot — farblos	— 0,32	2—4,5
Safranin-T	0,05% in Wasser	rot — farblos	— 0,29	4—7,5
Indigodisulfonat (Na-Salz)	0,05% in Wasser	blau — gelblich	— 0,11	8,5—10,5
Indigotrisulfonat (K-Salz)	0,05% in Wasser	blau — gelblich	— 0,07	9,5—12
Indigotetrasulfonat	0,05% in Wasser	blau — gelblich	— 0,03	11,5—13,5
Methylenblau	0,05% in Wasser	blau — farblos	+ 0,01	13,5—15,5
Thionin	0,05% in 60%igem Alkohol	violett — farblos	+ 0,06	15—17
Toluylenblau	0,05% in 60%igem Alkohol	blauviolett — farblos	+ 0,11	16—18
Thymol-Indophenol	0,02% in 60%igem Alkohol	blau — farblos	+ 0,18	17,5—20
m-Kresol-Indophenol	0,02% in 60%igem Alkohol	blau — farblos	+ 0,21	19—21,5
2,6-Dichlorphenol-Indophenol	0,02% in Wasser	blau — farblos	+ 0,23	20—22,5
Diphenylamin-sulfonsäure	0,05% in Wasser	violett — farblos	+ 0,83 Eo in 1 molarer Schwefelsäure	27—29

XII. Physikalische und chemische Funktionsproben

Alle im nachfolgenden aufgeführten Funktionsproben bleiben lediglich gewisse Anhaltspunkte und haben in *keiner Weise Anspruch auf eine unbedingte Berechtigung zur Sicherung der Diagnostik.* Aber solange unser ärztliches Handeln mit so vielen Mängeln behaftet ist, solange müssen wir uns mit diesen Anhaltspunkten begnügen und in enger Anlehnung an den klinischen Befund nach Möglichkeit mehrere Funktionsproben nebeneinander betrachten und kritisch abwägen.

Für den gewissenhaften Arzt ist es selbstverständlich, daß diese mannigfachen Funktionsproben nicht Selbstzweck sind, sondern nur sinnvoll als *ein* Zeichen in die Gesamtdiagnostik eingebaut werden sollen. Schon Hippokrates sagte: „Nicht einem Zeichen darfst du trauen – nein, auf alles mußt du schauen." Fast scheint es uns manchmal, daß wir eine gewisse Inflation an Funktionsproben erleben. Für eine kritische Anwendung derartiger Reaktionen fehlt aber leider meistens die statistisch gesicherte normale Schwankungsbreite. Es sind auch kaum bei den einzelnen Funktionsproben die wichtigen *altersabhängigen Abläufe* untersucht, obwohl bekannt ist, daß derartige Funktionsproben in den hohen Altersstufen anders verlaufen als auf der Höhe des Lebens. Es ist daher erforderlich, daß im Sinne der biorheutischen Physiologie und Pathologie Bürgers die oft übertrieben bewerteten Ergebnisse vieler Funktions- bzw. Belastungsproben einer kritischen Würdigung unterzogen werden.

Das Prinzip der meisten Funktionsproben ist eine Prüfung in einem *Belastungsversuch*, das Ergebnis dieser Belastung wird dann zahlenmäßig oder kurvenmäßig dargestellt. Auf diese Weise stellt man fest, ob das gefundene Ergebnis irgendwie von der Streuungsbreite der Norm abweicht. Letzten Endes ist es also die Untersuchung der Leistungsfähigkeit bestimmter Organe und damit auch der Anpassungsfähigkeit der Reservekraft. Auf diesem Verhalten baut der Kliniker seine Diagnose auf und versucht zu differenzieren, ob es sich bei dem vorliegenden Patienten um eine organische oder um eine funktionelle Schädigung handelt.

Man hüte sich aber streng, die Bedeutung einer solchen Funktionsprobe zu überschätzen, da sie fast alle durch andere Organe usw. in ihrem Ausfall beeinflußt werden können, so daß man allzuoft schweren Enttäuschungen unterworfen ist. Wir müssen uns also bemühen, die *einzelnen Funktionsproben in die gesamtdiagnostischen Erwägungen sinnvoll einzubauen.*

1. Schilddrüsenfunktionsproben

Ohne Zweifel ist die Schilddrüse die Drüse mit innerer Sekretion, für die am häufigsten sog. Funktionsproben benötigt werden. Diese Funktionsproben kann man in verschiedener Weise gruppieren. So bewirkt z. B. das freie Schilddrüsenhormon im Organismus *Veränderungen des Grundumsatzes*, über den *Fettstoffwechsel Veränderungen des Serumcholesterins*, der *Leukozytenzahl*, *des Kreatintoleranztestes* und des *Blutzuckers*. Des weiteren bewirkt die Höhe des Schilddrüsenhormonspiegels Veränderungen des eiweißgebundenen Jodgehaltes des Serums sowie des Gesamtserumjodspiegels und damit im Zusammenhang Veränderungen des sog. *Jodtoleranztestes*.

Schließlich sind von klinisch-diagnostischer Bedeutung auch die Veränderungen des Organismus auf Jodgaben, wie wir sie einerseits therapeutisch bei einer Jodmangelstruma kennen oder z. B. bei diphasischer Wirkung der Jodmedikation nach PLUMMER.

Wir wissen heute längst, daß das klinische Bild von Schilddrüsenfunktionsstörungen speziell bei der Überfunktion weitgehend abhängig ist von kortikalen und subkortikalen Funktionen, ferner von der Ausschüttung des thyreotropen Hormons des Hypophysenvorderlappens, der *Jodavidität* der Schilddrüse gemessen am *Jodtoleranztest* oder auch mit radiographischen Methoden sowie von den Auswirkungen des Schilddrüsenhormons auf die Körperzellen. Im nebenstehenden Schema sind die wichtigsten Zusammenhänge kurz wiedergegeben (s. Abb. 152).

Grundumsatz s. S. 400.

Cholesteringehalt im Blutserum s. S. 268.

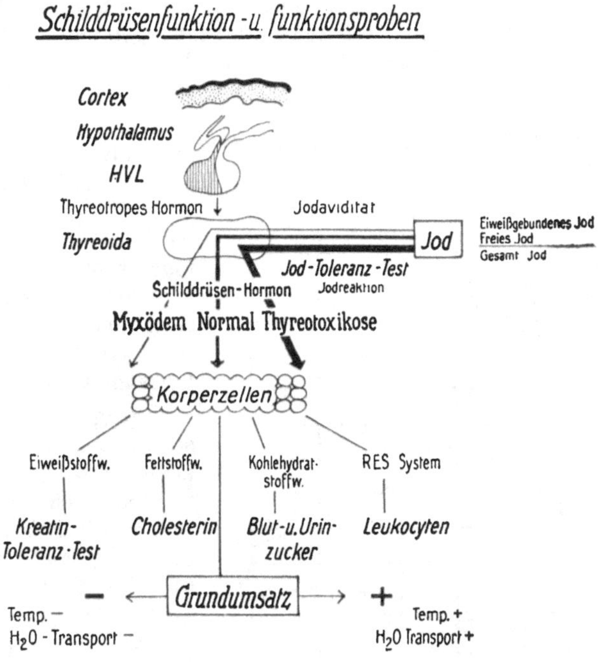

Abb. 152. Schematische Darstellung der Schilddrüsenfunktionsproben

Im allgemeinen kann man sagen, daß bei *Myxödem* parallel mit dem Abfall des Grundumsatzes eine Hypercholesterinämie besteht, sicher durch vermehrte Aktivität des Hypophysenvorderlappens. Sehr niedrige Werte finden sich bei schweren *Thyreotoxikosen*. Jedoch ist der klinisch diagnostische Wert der Cholesterinbestimmung nicht zu überschätzen.

a) Blutjodbestimmung

Wir wissen seit längerer Zeit, daß das Jod des Blutes sich z. T. in eiweißgebundener Form fortbewegt, eine Fraktion, die bei Thyreotoxikose erhöht ist. Es war daher verständlich, daß man dieses eiweißgebundene, in Alkohol nicht lösliche Jod im Serum mengenmäßig erfaßte und gleichzeitig Gesamtjodbestimmungen im Serum durchführte. Die chemische Durchführung einer Jodbestimmung ist bekanntlich außerordentlich schwierig und führt nur nach einer gewissen Erfahrung zu brauchbaren Werten (Einzelheiten der Jodbestimmung s. S. 277). Man kann aber sagen, daß das eiweißgebundene Jod gewissermaßen als ein Index für die zirkulierende Menge von Schilddrüsenhormon angesehen werden kann. *Die normalen Werte für eiweißgebundenes Jod liegen im Mittel nach Skanse bei 5,2* γ-%, während sie sich bei Hyperthyreoidismus etwa um 12 bewegen und bei Schilddrüsenunterfunktion wesentlich unter der Norm liegen. Die entsprechenden Werte im Gesamtblut sind in der Norm 8,5 γ-% und bei Hyperthyreoidismus über 20 γ-%, während sich bei Schilddrüsenunterfunktion deutlich subnormale Werte zeigen.

b) Jodtoleranztest

Bekanntlich variiert der normale Jodgehalt des Gesamtblutes zwischen 8 bis 16 γ-%. Beim Hyperthyreoidismus variieren diese Werte außerordentlich und sind in der Mehrzahl der Fälle und auch im Durchschnitt erhöht, während man etwa in einem Viertel der Fälle trotz typischer klinischer thyreotoxischer Symptome auch normale und subnormale Werte finden kann. Bei dieser Situation sind wir immer geneigt, eher von einer *Schilddrüsendysfunktion* zu sprechen, wobei offenbar Änderungen der Einbaugeschwindigkeit des Jods in die hormonal wirksame organische Form stattfinden. Nach den Untersuchungen von PERKIN, LAHEY und CATTELL wurde ein sog. *Jodtoleranztest* entwickelt, der von klinisch-diagnostischem Wert ist.

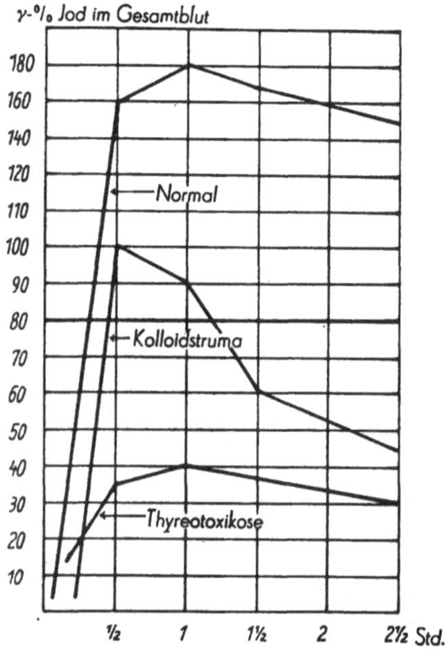

Abb. 153. Jodtoleranztest

Ausführung: Man macht zunächst unter nüchternen Bedingungen eine normale Jodbestimmung. Sodann gibt man 0,3—0,5 ccm Lugolscher Lösung am besten in Milch peroral entsprechend einer Menge von ungefähr 37,5 mg Jod. Hierauf wird im Abstand von einer halben Stunde etwa 5mal Blut zur Blutjodbestimmung entnommen. Wie nebenstehende Figur nach KOLMER zeigt, steigt beim normalen Individuum der Blutjodwert auf über 160 γ-% an und fällt dann nur sehr langsam ab (s. Abb. 153).

Demgegenüber kommt es bei der Kolloidstruma nur zu einem geringeren Jodanstieg bis etwa 100 γ-% und dann im Mittel 50—60 γ-%, während sich die weitaus niedrigsten Werte, die sich meist zwischen 30—40 γ-% bewegen, beim Hyperthyreoidismus zeigen. Offenbar besteht hier die größere Jodavidität und Einbaugeschwindigkeit. Der praktische Wert der Testmethode ist durch die technische Schwierigkeit der Jodbestimmung eingeschränkt, die nur im Routineverfahren und von chemisch-fachmännischer Seite durchgeführt werden kann. Aus diesem Grunde kommt der Test für einfache Laboratorien nicht in Frage.

2. Nebenschilddrüsenfunktionsproben

Wir wissen seit langem, daß die Nebenschilddrüsen eine regulierende Funktion auf den *Kalzium- und Phosphatstoffwechsel* ausüben. Aus dieser Tatsache hat man versucht, gewisse Funktionsproben der Nebenschilddrüse zu entwickeln.

Wir kennen bereits eine ganze Anzahl von klinischen Zeichen einer Nebenschilddrüsenunterfunktion, wie z. B. am Nervensystem das Zeichen nach TROUSSEAU, CHWOSTEK, ERB und POOL-SCHLESINGER, ferner im Elektrokardiogramm eine Verlängerung des *QT*-Intervalls, trophische Störungen an Nägeln sowie Osteopathien und schließlich bestimmte psychische Veränderungen mit der Facies tetanica. Es ist auch bekannt, daß man diese klinisch-tetanischen Zeichen durch vorherige Hyperventilation provozieren und damit aufdecken kann. Dasselbe ist der Fall, wenn eine vorherige große Progynongabe als Provokationsreiz verabreicht wird. Das Verschwinden tetanischer Zeichen durch Zufuhr von Kalksalzen genügt andererseits, um auch die unterschwelligen tetanischen Zeichen zum Verschwinden zu bringen. Bei Gaben von A.T. 10 wäre erst eine längere Anlaufzeit erforderlich. Die heutige Einteilung der Tetanien sieht nach HADORN folgendermaßen aus:

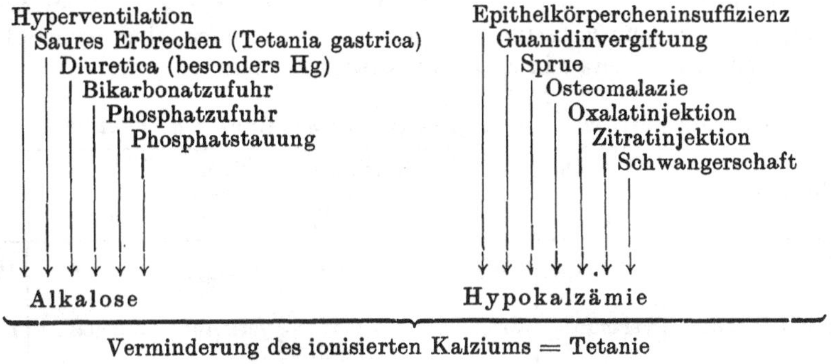

Einteilung der Tetanien

a) Serumkalziumbestimmung

Praktische Ausführung s. S. 272.

Klinische Bewertung: Wir wissen, daß für die Beurteilung des Kalziumhaushaltes nicht der absolute Serumwert allein, sondern insbesondere das Verhältnis zwischen *ionisiertem Kalzium* und *eiweißgebundenem Kalzium* wesentlich ist. Bekanntlich ist

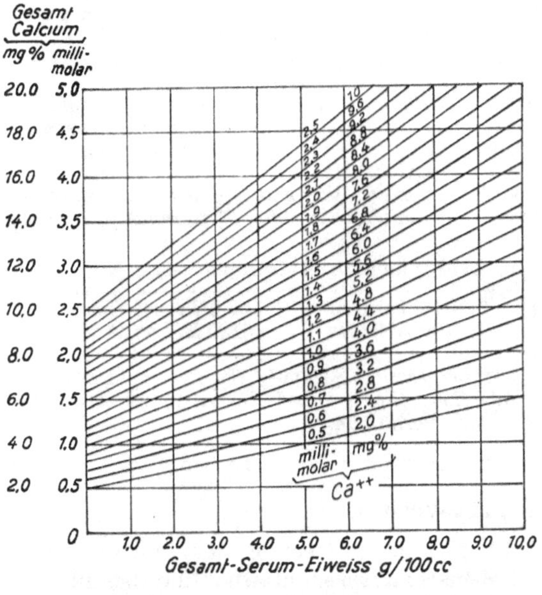

Abb. 154. Graphische Darstellung zur Ermittlung der Kalziumionenkonzentration im Blutplasma aus dem Gesamtkalziumgehalt und dem Serumeiweißgehalt im Plasma n. McLEAN u. HASTINGS, gültig für ein Albumin-Globulin-Verhältnis von 1,8 (65 : 35) bei p_H 7,35 u. 25° C

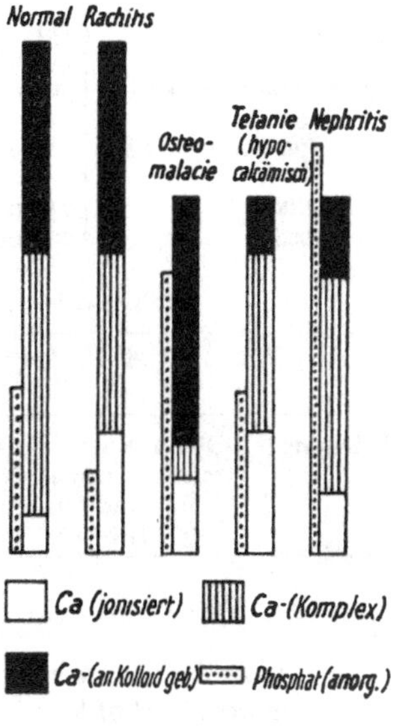

Abb. 155. Serumkalziumfraktionen bei verschiedenen Krankheiten (n. KLINKE)

für die Aufrechterhaltung nervlicher Funktionen das ionisierte Kalzium ausschlaggebend. In umstehender Abb. 154 ist eine graphische Darstellung zur Ermittlung der Kalziumionenkonzentration im Blutplasma aus dem Gesamtkalziumgehalt und dem Serumeiweißgehalt im Plasma gegeben. Bei idiopathischen und symptomatischen Tetanien finden wir deutlich erniedrigte Gesamtkalziumwerte, die sich etwa zwischen 6 und 8 mg-% bewegen. Einzelne Serumkalziumfraktionen sind schematisch für die wichtigsten Krankheiten in Abb. 155 wiedergegeben.

Serumkalziumverteilungen (nach CANTAROW und TRUMPER)

Zustand	Ges.-Ca. mg-%	Diff.-Ca. mg-%	Nichtdiff.-Ca. mg-%	Phosphate mg-%	Protein g-%	p_H
Normal	8,5–11,5	4,5–6	4–5,5	3–4,5	6–8	7,3–7,5
Tetanie:						
Parathyreoid-Insuff.	vermind.	vermind.	normal od. vermind.	vermehrt	normal	normal
Postoperative T.	vermind.	vermind. vermind.	normal od. vermind.	vermehrt	normal	normal
Maternitäts-T.	vermind.		normal od. vermind.	normal od. vermehrt	normal od. vermind.	normal
Infantile T.	vermind.	vermind.	normal	vermind. od. normal	normal	normal
Osteomalac. T.	vermind.	vermind.	normal	normal od. vermind.	normal	normal
Gastrit. T.	normal	normal	normal	normal	normal	vermehrt
Hyperventilations-T.	normal	normal	normal	normal	normal	vermehrt
Bikarbonat.-T.	normal	normal	normal	normal	normal	vermehrt
Sprue	vermind.	vermind.	normal od. vermind.	normal od. vermind.	normal od. vermind.	normal
Coeliakie	vermind.	vermind.	normal od. vermind.	normal od. vermind.	normal od. vermind.	normal
Schwangerschaft	vermind.	vermehrt	vermind.	normal	normal od. vermind.	normal od. vermind.
Hyperparathyreoidism.	vermehrt	vermehrt	normal od. vermehrt	vermind.	normal	normal
Kala-Azar	vermind.	normal	vermind.	normal	vermind.	normal
Nephrose	vermind.	normal	vermind.	normal	vermind.	normal

Übersicht der Nebenschilddrüsenfunktionsproben

	1. *A. T. 10-Versuch*	2. *Parathormontest* (50 E. i. v.)	3. *Ellsworth-Howard-Test* (100 E. Parathormon i. v.)
Wirkung:	Beim Normalen wird Serumkalziumspiegel erhöht und im EKG das *QT*-Intervall verkürzt	Vorübergehende Serumkalziumerhöhung und *QT*-Verkürzung	Hyperphosphaturie, sonst wie 2, nur schwächer

b) A.T. 10-Versuch

Prinzip: Nach Gaben von A.T. 10 wird beim Gesunden langsam der Serumkalziumspiegel erhöht, während bei Nebenschilddrüsenunterfunktion dies nicht der Fall ist, sondern sogar noch eine Erniedrigung eintreten kann.

Ausführung: Man gibt 7 Tage lang 2mal 20 Tropfen A.T. 10 (insgesamt also 8,0–9,3 ccm, da 1 ccm der Lösung etwa 30–35 Tropfen entspricht). Hierauf tritt beim Normalen eine Erhöhung des Kalkspiegels von 0,6–2,0 mg-% ein. Bei Nebenschilddrüsenunterfunktion bleibt diese Erhöhung aus. Unter Umständen stellt sich sogar eine Senkung des Kalkspiegels ein. Dieser diagnostische Test ist zugleich auch als therapeutischer Faktor zu betrachten.

Klinische Bewertung: Man achte darauf, daß während des sog. A.T. 10-Versuches keine Kalkpräparate gegeben werden. Erforderlich ist ein außerordentlich exaktes Arbeiten bei der Durchführung der Kalziumbestimmung möglichst in Doppelausführung, um rein methodische Fehlerquellen so gering wie möglich zu halten. Die Bedeutung des A.T. 10-Versuches wird dadurch eingeschränkt, daß der Kalziumspiegel des Blutes inkonstant ist und somit nahe an die Fehlergrenze der Methode heranreicht.

c) Parathormontest

Prinzip: Kontrolle des Serumkalziumspiegels und Messung des *QT*-Intervalles im EKG nach Injektion von 50 E. Parathormon.

Ausführung: Es wird zunächst eine normale Serumkalziumbestimmung sowie ein Elektrokardiogramm durchgeführt. Hierauf werden 50 E. Parathormon i.v. verabfolgt und der Anstieg des Serumkalziums im Laufe der nächsten 12 Stunden stündlich und im Verlaufe der weiteren 12 Stunden mehrstündlich verfolgt. Es kommt auf diese Weise zu Erhöhungen des Serumkalziumgehaltes um durchschnittlich 1,5 mg-%, und zwar maximal nach 8–10 Stunden. Die Schwankungen des Phosphorspiegels sind relativ gering. Auf der Höhe des Kalkspiegels wird ein zweites EKG geschrieben und das *QT*-Intervall gemessen.

Klinische Bewertung: Wie beim A.T. 10-Versuch müssen auch hier die Kalziumbestimmungen mit besonderer Exaktheit durchgeführt werden. Der Test ist weiterhin in seiner Bedeutung eingeschränkt, da die einzelnen Parathormonpräparate nicht immer den gleichen konstanten Wirkungswert aufzeigen. Offenbar das beste Präparat ist das der Firma Lilly.

d) Ellsworth-Howard-Test

Prinzip: Es wird die Phosphorausscheidung im Urin nach der Injektion von Parathormon gemessen.

Ausführung: Es werden morgens um 6, um 7 und um 8 Uhr die einzelnen Harnportionen hinsichtlich ihrer Phosphatmenge untersucht. Dann werden 100 E. Parathormon i. v. verabfolgt und in den nächsten 5 Stunden die Urinphosphatmenge der stündlich gelassenen Portionen bestimmt. Nach jeder Harnentleerung werden zweckmäßigerweise 200 ccm dünner Tee verabfolgt, um die Wasserausscheidung möglichst gleichmäßig zu halten.

Klinische Bewertung: Bei Hypoparathyreoidismus, z. B. besonders nach Strumektomie, setzt im Anschluß an die Injektion des Parathormons eine beträchtliche Erhöhung der Urinphosphatausscheidung ein. Finden wir ein derartiges positives Verhalten, so ist dies klinisch im Sinne einer Nebenschilddrüsenunterfunktion zu werten. Fehlt die erhöhte Phosphatausscheidung, so spricht dies nicht unbedingt gegen eine bestehende Unterfunktion.

3. Funktionsproben der Nebenniere

Die bisherigen klinischen Interpretationen der Nebennierenerkrankungen haben sich insbesondere durch die Arbeiten von Selye sehr gewandelt, und unsere Kenntnisse wurden erheblich erweitert. Wir kennen heute über 30 Steroidhormone der Nebennierenrinde, die in ihrer Wirkung etwa in 3 Gruppen unterteilt werden können, und zwar in die sog. *Mineralokortikoide*, die *Glukokortikoide* und die *Kortikoide mit androgener Wirkung*. Selbstverständlich bedeutet die Unterteilung keine strenge Grenze und zeigt im Leben fließende Übergänge. Aus didaktischen Gründen sei aber an diesen 3 unterschiedlichen Wirkprinzipien festgehalten (s. S. 425). Entsprechend diesen Untergruppen sind auch die jeweiligen Funktionsproben sinngemäß aufgeführt bzw. anzusetzen.

Das *Adaptationssyndrom und die Adaptationskrankheiten* nach SELYE.

Alle Einflüsse, die den Körper von innen oder außen treffen und auf die der Körper nicht in genügender Weise adaptiert ist, z. B. Traumen, Vergiftungen, Operationen, Erfrierungen, Anoxämien, Röntgenbestrahlungen und vieles andere, bedeuten eine Noxe, die mit dem Sammelbegriff „*Stress*" belegt wird. Als Folgeerscheinung **auf** alle derartige unspezifische Geschehnisse, auf einen Stress, entwickelt sich das *Alarmsyndrom*. Dieses besteht aus 3 gut differenzierten Phasen, und zwar 1. der *Alarmreaktion*, 2. dem *Widerstandsstadium* und 3. dem *Ermüdungsstadium*. Der Primärreiz findet in der Peripherie statt und wird von dort auf den Hypophysenvorderlappen übertragen. Letzterer reagiert mit einem vermehrten Ausstoß von ACTH (= Adrenokortikotropes Hormon des Hypophysenvorderlappens), das seinerseits einen vermehrten Ausstoß von kortikoiden Hormonen der Nebennierenrinde bewirkt. Eine Hypertrophie der Nebennierenrinde bildet also das Charakteristikum der Alarmreaktion. Das *Adaptationssyndrom* (= Einstellung des Organismus auf den Angriffsmodus) hat eine wechselnde Dauer, es kann eine Ermüdungs-

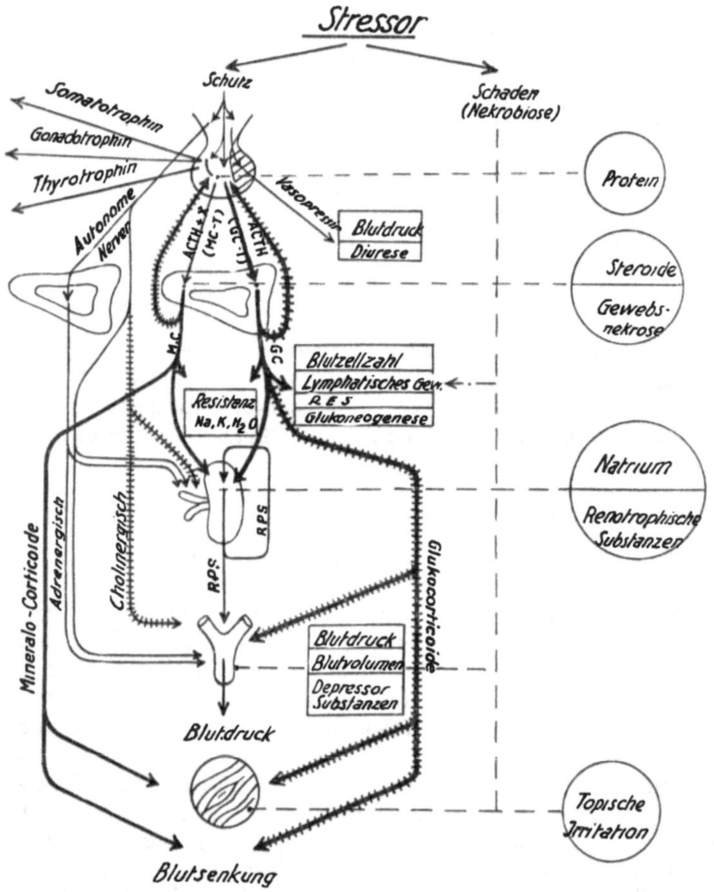

Abb. 156. Allgemeines Adaptationssyndrom n. SELYE. Schematische Wiedergabe der neurohormonalen Reaktionen auf einen Stress. Im einzelnen bedeuten die Abkürzungen:

ACTH = Adreno-kortikotropes Hormon
GC = Glukokortikoide Hormone
MC = Mineralokortikoide Hormone
GC-T = Glukokortikotropher Effekt
MC-T = Mineralokortikotropher Effekt
RPS = Renale Blutdrucksteigerer

phase folgen mit einem Übergang in die eigentliche *Adaptionskrankheit* (= Mangel an Adaptionsfähigkeit, meist durch sekretorische Herabsetzung der Nebennieren).

Die mannigfachen klinischen Störungen sind auf nebenstehender Skizze wiedergegeben (s. Abb. 156), die zugleich auch die enge Verknüpfung des vegetativen Nervensystems mit den rein hormonellen Faktoren aufzeigt.

Weiterhin können wir heute bereits unter den *Teilfunktionsstörungen* der Nebenniere die sog. *Rindenfunktionsstörungen* von den *Markfunktionsstörungen* unterscheiden und letztere durch spezielle *Nebennierenmarkfunktionsproben* charakterisieren (s. S. 431).

Wir wissen, daß bei *latenter und manifester Nebenniereninsuffizienz* charakteristische Störungen des Mineral- und Wasserstoffwechsels bestehen. Von den Mineralien sind es vor allem der Abfall *des Natriums und der Chloride* sowie *der Anstieg des Kaliums* im Blute. Bei den organischen Substanzen finden wir einen deutlichen *Abfall des Blutzuckers* und einen *Anstieg des Reststickstoffes* und *des Cholesterins.*

Handelt es sich um latente oder initiale Formen, so sind die absoluten Werte allein nicht ausreichend, sondern man muß gewisse Belastungsproben hinzufügen. So wissen wir, daß *Kochsalzentziehung* bei latenter Rindeninsuffizienz zu manifesten Symptomen oder bestimmten klinischen Ausfallserscheinungen führt, Erscheinungen, die durch eine gleichzeitige *Belastung mit Kalium* synergistisch erstärkt werden. Während normalerweise unter Kochsalzentzug eine kompensatorische Abnahme der Kochsalzkonzentration im Harn auftritt, finden wir bei Nebenniereninsuffizienz eine unzureichende Anpassungsfähigkeit der Nieren. Auch der diuretische Effekt bei Wasserbelastungen ist sehr gering oder fehlt vollkommen.

Praktisch haben sich die Funktionsprüfungen mit Kochsalzentzug nicht bewährt, ebenso wie die Kaliumbelastung, bei der unter Umständen unangenehme Krisen provoziert werden können. Anders verhält es sich bei einer Kombination derartiger Prüfungen.

Physiologie und Klinik der Nebennierenrindenfunktionen

1. Chemie.

Mineralokortikoide	**Glukokortikoide** (S-Hormon n. ALBRIGHT)	**Kortikoide mit androgener Wirkung** (N-Hormon n. ALBRIGHT)
Typ: DOCA Desoxykortikosteronazetat	Typ: 11-Oxy-Steroide; z. B. Kortikosteron (Compound B n. KENDALL) Kortison (Comp. E) 17-Hydroxykortikosteron (Comp. F)	Typ: Adrenosteron; ferner Androstenodion 11-Hydroxy-iso-Androsteron Oestron Progesteron
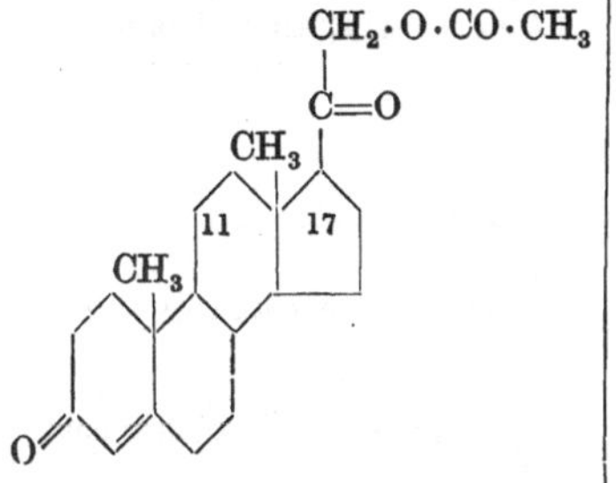	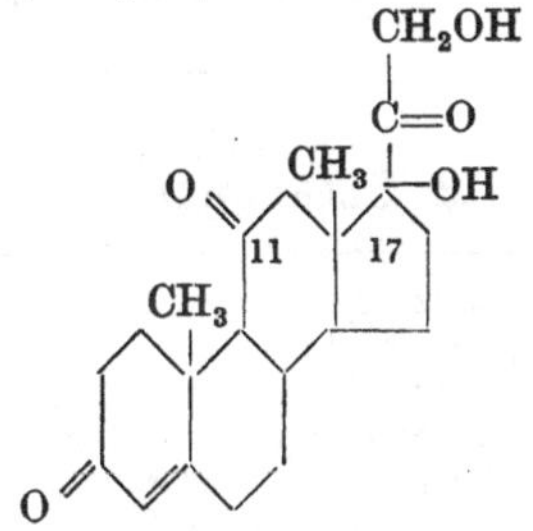	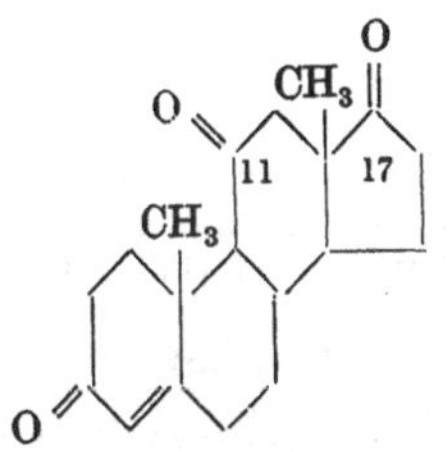
= Desoxykortikosteronazetat	**= Cortison**	**= Adrenosteron**

Mineralokortikoide	**Glukokortikoide** (S-Hormon n. ALBRIGHT)	**Kortikoide mit androgener Wirkung** (N-Hormon n. ALBRIGHT)

2. Physiologie.

NaCl und H_2O-Retention Vermehrte K- und P-Ausscheidung	Umwandlung von EW zu KH; kontrolliert KH-Stoffwechsel mit Glykoneogenie und verminderter Insulinwirkung Verminderung von Eos., Lympho- und Fibroblasten; Hemmung von Hyaluronidase und Histamin. Förderung von Pepsin	Fördern die Proteinsynthese, Gewebswachstum, Entwicklung der Schamhaare und Maskulinisation Im Urin als 17-KS ausgeschieden, d.h. etwa 90% des adrenalen Anteils, und zwar der sog. β-17-Ketosteroide (Die 17-KS-Reaktion umfaßt nur den androgenen Rindenhormonanteil, ist also nicht Ausdruck der gesamten NN-Aktivität)

A. Überfunktionen

3. Klinischer Krankheitsbegriff.

Endokrine Hypertonie	**Cushing-Syndrom** (NNR-Hyperplasie, -Tumor ACTH-Überproduktion, Kortisonüberdosierung)	**Adrenogenital-Syndrom** ♀ Maskulinisation ♂ Frühreife oder starker Virilismus

4. Symptomatologie.

Hypertonie, vermehrtes Blutvolumen, Serum-Na erhöht, Serum-K vermindert Vermehrte Phosphatausscheidung, H_2O-Retention	Neigung zur Fettsucht, Verminderung des EW-Stoffwechsels, Insulinresistenz. Diabet. Blutzuckerkurve, Osteoporose, Muskelschwäche, erhöhte Zerreißbarkeit der Kapillaren und der Haut (Striae) Verzögertes Wachstum, vermehrte Ausscheidung von 11-Oxysteroiden	Vermehrte Ausscheidung von 17-Ketosteroiden Verminderte Keimdrüsenfunktion Hirsutismus Akne
=**Mineralo-Hyperkortizismus**	= **Gluko-Hyperkortizismus** (od. S-Hyperkortizismus)	= **Hyperkortizismus mit androgener Wirkung** (oder N-Hyperkortizismus)

B. Unterfunktionen

Natrium-Diabetes Hyperkaliumämie-Asthenie Dehydration Gewichtsverlust Hypotension Tropfenherz Verdauungskrisen	Adenomegalie Lymphozytose γ-Globulin-Verminderung Adaptationssyndrom bzw. -krankheit (SELYE) mit Verminderung d. Resistenz	Impotenz Scham- und Achselhaarverlust Abmagerung Asthenie Verminderte 17-KS-Ausscheidung

Vorzugsweise anzuwendende Nebennierenfunktionsproben

5. Funktionsproben.

Mineralokortikoide	Glukokortikoide (S-Hormon n. ALBRIGHT)	Kortikoide mit androgener Wirkung (N-Hormon n. ALBRIGHT)
Mineralokortikoidbestimmung **Cutler-Test** (Elektrolytanpassung) **Robinson-Test** (Wasserbelastung mit Harnstoff- und Chlorbestimmung)	**Glukokortikoidbestimmung** **Kohlehydratbelastungsteste** **Thorn-Test**	**17-Ketosteroidbestimmung,** und zwar bes. die β-Fraktion (s. S. 98)

a) Bestimmung der Mineralokortikoide

Die Bestimmungsmethode dieser biologisch interessanten Gruppe der 11-Oxysteroide ist noch in Entwicklung und besonders von WEISSBECKER und STAUDINGER bearbeitet (Naunyn-Schmiedebergs Archiv 1951). Diese Autoren geben 700 γ Ausscheidung von Nebennierenrindenhormon pro die an. Hiervon sind etwa $^1/_5$ Mineralo- und $^4/_5$ Glukokortikoide. Nach körperlicher Anstrengung ist diese Ausscheidungsquote erhöht bis zu Mengen von 1200–1800 γ pro die. Desoxykortikosteronazetat vermehrt die Mineralokortikoid- und Cortison sowie ACTH die Glukokortikoid-Ausscheidung.

b) Cutler-Test

Nach CUTLER, POWER und WILDER hat sich folgendes Vorgehen bewährt:

Ausführung: Der Patient erhält eine kaliumreiche und Cl-arme Standarddiät mit 4,1 g Kalium, 0,59 g Natrium und 0,95 g Cl pro die bei einem Kalorienwert von 1744 kcal (60 g Eiweiß, 80 g Fett und 190 g Kohlehydrate). Die Diät wird während 2 Tagen und 4 Stunden verabreicht, wobei am 3. Tage noch das vorgeschriebene Frühstück eingenommen wird. Am Nachmittag des ersten und am Morgen des zweiten Tages wird je eine Kaliumzulage von 42 mg Kaliumzitrat je kg Körpergewicht in Wasser gelöst gegeben. Die Trinkmenge ist am ersten Tage nicht beschränkt, beträgt am 2. Tage 40 ccm je kg Körpergewicht und bis um 11 Uhr des 3. Tages 20 ccm je kg Körpergewicht.

Vom Abend des zweiten Tages an wird der Urin in 2 Portionen gesammelt, und zwar von 20 Uhr bis 8 Uhr des nächsten Morgens (3. Tag) und zuletzt von 8–12 Uhr am Morgen des 3. Prüfungstages. In der letzten Urinportion, also von 4 Stunden des 3. Tages, muß die Konzentration von Chlor bzw. Kochsalz bestimmt werden.

Diätbeispiel nach Saurer.

Frühstück: 50 g salzloses Brot, 10 g Butter (salzlos), 25 g Rahm, 100 g Äpfel, 1 Ei, 20 g Gelee, 300 ccm Kaffee.

Mittagessen: 75 g Rindsfilet (Rohgewicht), 90 g Tomaten, 100 g Kartoffeln (gebraten), 100 g Äpfel, 30 g salzloses Brot, 10 g Butter, 25 g Rahm, 20 g Gelee, 200 ccm Kaffee.

4 Uhr: 30 g salzloses Brot, 10 g Butter (salzlos), 75 g Rahm, 20 g Gelee, 200 ccm Milch.

Nachtessen: 50 g Rindsfilet, 100 g Erbsen, 100 g Bratkartoffeln, 100 g Salat, 200 g Äpfel.

Klinische Bewertung: Unter den obigen Versuchsbedingungen nimmt die Urinkonzentration an Chlor und Kochsalz bis zum 3. Tage infolge des verringerten Salzangebotes gleichmäßig ab (s. Abb. 157).

Bei *Nebennierenrindeninsuffizienz* besteht eine *deutliche Anpassungsschwäche der Nieren*, wobei sich die prozentualen Ausgangswerte nur wenig oder überhaupt nicht verändern. In normalen Fällen liegen die Chlorwerte im 4-Stunden-Urin des 3. Tages etwa zwischen 6 und 85 mg-%, während bei Rindeninsuffizienz die Durchschnittswerte etwa bei 300 mg-% liegen. Wir müssen uns aber darüber im klaren sein, daß die Spezifität dieses Testes auch nur eine begrenzte ist, da die Einflüsse auf den Wasser- und Mineralstoffwechsel durch Leberparenchymerkrankungen, Eiweißmangel, Pneumonien usw. hervorgerufen werden können, ohne daß hierbei eine primäre Nebennierenrindenschädigung vorzuliegen braucht. Klinisch lassen sich die obengenannten Fehler weitgehend ausschließen.

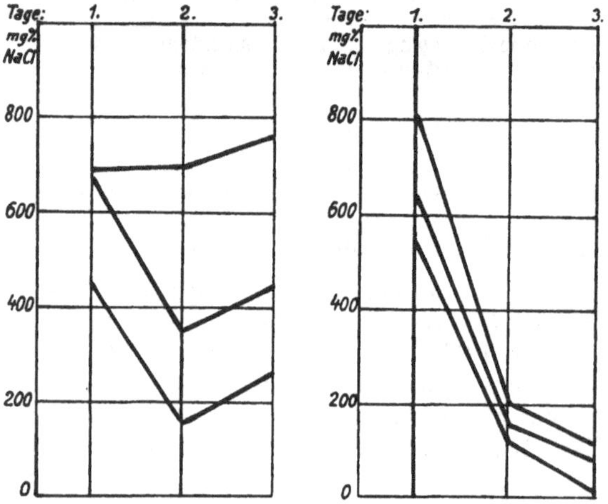

Abb. 157. NaCl-Ausscheidung in mg-% im Urin beim Cutler-Test. Links: 3 Fälle von Morbus Addison (n. KAPPER), rechts: Normalfall bei wiederholten Belastungen (n. SAURER)

c) Nebennierenfunktionsprüfung durch Wasserbelastung = Robinson-Test

Prinzip: Bei Nebenniereninsuffizienz wird die im Trinkversuch zugeführte Wassermenge nur unter starker Verzögerung wieder ausgeschieden, was zu einer flachen und protrahierten Diureseprobe führt. Auch hier müssen klinisch alle anderen Störungsmöglichkeiten ausgeschlossen sein. Das Verfahren nach ROBINSON, POWER und KEPPLER, kurz der sog. *Robinson-Test,* hat sich bisher am besten bewährt. Allerdings stellt diese Methode eine kombinierte Prüfung des Wasser- und Mineralstoffwechsels dar und zerfällt in 2 Teile, und zwar 1. *eine Wasserbelastung,* und 2. je nach dem Ergebnis der Wasserbelastung Durchführung einer *Harnstoff-* und *Chlorbestimmung im Blut und Urin.*

1. Teil: Am Vortag werden die üblichen 3 Mahlzeiten verabreicht ohne eine extra Salzzulage. Nach 18 Uhr erhält der Patient nichts mehr zu essen oder zu trinken. Um 22.30 Uhr wird die Blase völlig entleert. Von 22.30 Uhr bis 7.30 Uhr ist dann aller Urin zu sammeln und die Menge dieses Nachturins zu bestimmen. Am Morgen des Versuchstages wird kein Frühstück verabfolgt. Der Patient muß unbedingt Bettruhe einhalten. Um 8.30 Uhr erfolgt erneute Blasenentleerung. Sofort anschließend wird innerhalb von 45 Minuten Wasser oder dünner Tee, und zwar 20 ccm je kg Körpergewicht getrunken. Um 9.30 Uhr, 10.30 Uhr, 11.30 Uhr und 12.30 Uhr muß Harn gelassen werden und jede der Einzelportionen gemessen werden. Um 11 Uhr erfolgt eine Blutentnahme aus der Vene zur Bestimmung der Harnstoff- und Chlorkonzentration im Serum.

Beurteilung: Wenn die Nachturinmenge kleiner ist als die größte einzelne Tagesstundenportion, so kann eine Rindeninsuffizienz ausgeschlossen werden. Besteht jedoch ein umgekehrtes Verhältnis, so muß der zweite nachfolgende Teil der Prüfung ausgeführt werden.

2. Teil: Es wird zunächst die Chlorkonzentration und der Harnstoffgehalt in mg-% im Serum und Harn bestimmt und hierauf folgende Formel aufgestellt:

$$A = \frac{\text{Harnstoff im Nachturin (mg-\%)}}{\text{Harnstoff im Serum (mg-\%)}} \times \frac{\text{Cl im Serum (mg-\%)}}{\text{Cl im Nachturin (mg-\%)}} \times \frac{\text{größte Tagesportion in ccm}}{\text{Nachturinmenge in ccm}}$$

Klinische Bewertung: Für eine Nebennierenrindeninsuffizienz sprechen Werte für A unter 25. Bei Werten über 30 ist eine Rindeninsuffizienz auszuschließen. Bemerkt sei, daß der erste Untersuchungsteil von der Tatsache ausgeht, daß bei Nebenniereninsuffizienz nach Wasserbelastung keine normale Diurese besteht. In der Formel des 2. Teiles sind 3 charakteristische Störungen für einen Nebennierenrindenausfall berücksichtigt, und zwar 1. ist die Harnstoffclearance vermindert (Clearance = diejenige durchschnittliche Blutmenge, die durch die exkretorische Tätigkeit der Nieren je Min. völlig von ihrem Harnstoffgehalt befreit wird). 2. ist bei Rindeninsuffizienz die Diurese beeinträchtigt und 3. ist die Rückresorptionsfähigkeit der Nieren für Kochsalz gestört. In diesem sog. Wassertest sind alle 3 Störungen gleichzeitig berücksichtigt.

d) Bestimmung der Glukokortikoide im Harn

(sog. glykogene Hormone der Nebennierenrinde)

Unter den zahlreichen Hormonen der Nebennierenrinde sind bisher die Glukokortikoide (oder Zuckerhormone) am ehesten einer chemischen Bestimmung zugänglich. Diese Hormone beherrschen in spezifischer Weise den Zuckerstoffwechsel und ermöglichen eine Zuckerneubildung und eine Glykogenablagerung. Chemisch gehört diese Hormongruppe in die Gruppe der 11-Oxysteroide bzw. 11- und 17-Oxysteroide (Übersicht s. bei Abelin, Therapeutische Umschau, Heft 9, Dezember 1950).

Nach dem Vorschlage von Spreshler (Acta endocrinol. Kopenh. **4**, 205 [1950]) empfiehlt sich folgender Arbeitsgang:

Der Harn darf nicht zu lange stehen und soll kalt aufbewahrt werden. Zur Analyse werden etwa $^1/_{10}$ der Tagesmenge, aber nicht weniger als 80 ccm benutzt. Alle benutzten Glasgefäße müssen frei von reduzierten Stoffen sein. Bei Destillationen nur Glasverbindungen, da alle reduzierenden Stoffe die Bestimmung stören. Es sei auch an die Anwesenheit der sog. Reduktone im Harn erinnert.

Reagenzien: Saure Phosphormolybdänsäurelösung nach Folin und Wu: 35 g Molybdänsäure und 5 g Natriumwolframat werden in 200 ccm 10%iger Natronlauge gelöst und mit 200 ccm Wasser verdünnt. Diese Mischung wird zur Entfernung des Ammoniaks eine halbe Stunde gekocht, nach dem Abkühlen auf etwa 350 ccm aufgefüllt, mit 125 ccm konzentrierter Phosphorsäure angesäuert und auf 500 ccm mit Aqua dest. verdünnt. Zur Gewinnung gut brauchbarer Molybdänsäure wird das Erhitzen einer dünnen Schicht von analysenreinem Ammoniummolybdat in einem Pyrexglasrohr unter gleichzeitigem Durchleiten von Sauerstoff empfohlen.

Gebrauchslösung von Phosphormolybdänsäure: Unmittelbar vor dem Gebrauch wird das saure Phosphormolybdänreagens mit dem gleichen Volumen Eisessig verdünnt. — Chloroform — 40%ige Schwefelsäure — $^1/_{10}$ n-Natronlauge — Girard-Reagens T (s. S. 96) — 0,55 n-Natronlauge.

Ausführung: Ein Zehntel der Tagesmenge Harn wird mit 2 ccm 40%iger Schwefelsäure angesäuert. p_H soll etwa 1 betragen. Hierauf dreimalige Extraktion mit je 25 ccm reinstem Chloroform und Abtrennung des Chloroforms durch Zentrifugieren. Die vereinigten Chloroformauszüge werden dreimal mit je 10 ccm $^1/_{10}$ n-Natronlauge und dreimal mit je 10 ccm Wasser gewaschen. Jede einzelne wässerige Extraktion wird mit je 5 ccm Chloroform nachbehandelt und das Chloroform zur Hauptmenge zugegeben. Die Chloroformauszüge werden über Natriumsulfat getrocknet, filtriert und bei 45° zur Trockne eingedampft (Keto- und Nichtketofraktion). Der Rückstand wird in einem Kolben mit 0,8 ccm Eisessig gelöst, die Lösung mit 40 mg Girard-Reagens T versetzt und dann entweder 5 Minuten lang im kochenden Wasserbad erwärmt oder noch besser über Nacht bei Zimmertemperatur stehengelassen. Der Kolben wird sodann im Eiswasser gekühlt, die Essigsäure mit 25 ccm eiskalter 0,55 n-Natronlauge neutralisiert und die Lösung in einen Scheidetrichter übergeführt. Es folgt sofortige dreimalige Extraktion mit je 25 ccm eisgekühltem Chloroform, welches die nicht ketogene Fraktion aufnimmt. — Hierauf Zerlegung des Keton-Hydrazon-Komplexes: Die extrahierte wässerige Phase wird mit 2 ccm 40%iger Schwefelsäure auf ein p_H von 1,0 gebracht, sofort mit 25 ccm Chloroform versetzt und 2 Stunden bei Zimmertemperatur stehengelassen. Sodann zuerst Extraktion mit den von Anfang an beigefügten 25 ccm Chloroform und dann zweimalige Wiederholung der Extraktion mit je 25 ccm Chloroform. Die vereinigten Chloroformauszüge werden zweimal mit je 10 ccm $^1/_{10}$ n-Natronlauge und dreimal mit je 10 ccm Wasser gewaschen, die abgetrennten wässerigen Schichten jede für sich mit je 5 ccm Chloroform nachextrahiert und das Chloroform mit den früheren Chloroformauszügen vereinigt. Diese werden über Natriumsulfat stehengelassen, filtriert und im Vakuum bei 45° zur Trockene eingedampft (= ketogene Fraktion). Der Rückstand wird mit 2 ccm des Phosphormolybdänsäure-Reagens übergossen. Das Glasgefäß wird mit einem mit Stanniol umhüllten Korkzapfen versehen, in ein bereits kochendes Wasserbad für genau 60 Minuten eingesetzt und darauf sofort auf Zimmertemperatur gebracht. Dann werden weitere 8 ccm des Phosphormolybdänsäure-Reagens zugegeben. Nach 5 Minuten wird in einer Küvette von 1,5—2 ccm bei 700 μ und Rotfilter photometriert. Eine Leerbestimmung mit sämtlichen Reagenzien wird sogleich durchgeführt. Eine Eichkurve wird mit Hilfe von Desoxykortikosteron in Mengen von 50, 100, 150, 200 γ usw., welche wie oben behandelt werden, hergestellt.

Klinische Bewertung: Es besteht noch eine erhebliche Differenz zwischen dem biologischen Versuch und der chemischen Bestimmung. Die gebräuchlichste Bestimmungsmethode arbeitet an nebennierenlosen Ratten oder Mäusen und ermittelt die Glykogenbildung der Leber (s. VENNING und Mitarbeiter, Endocrin. **38,** 79 [1946]). Die Tagesausscheidung nach den biologischen Methoden liegt etwa bei 50—200 γ. Bei der chemischen Bestimmungsmethode werden Werte von 1000—2000 γ Glukokortikoide erhalten, da sowohl aktive wie inaktive Ketosteroide erfaßt werden. Aber auch der biologische Versuch hat seine Schwächen. Erniedrigte Glukokortikoidausscheidungen finden wir vor allem beim Morbus Addison und meist bei Hypophysenunterfunktion.

e) Kohlehydratstoffwechselstörungen bei Nebenniereninsuffizienz

Wir wissen heute, daß z. B. der Traubenzucker bei fehlendem Nebennierenrindenhormon aus dem Darm langsamer resorbiert wird, z. T. im direkten Zusammenhang mit den Störungen des Elektrolyt- und Wasserhaushaltes. Ferner ist die Glukoneogenie, d. h. die Neubildung von Zucker und Eiweiß vermindert, ebenso wie die Leberglykogenreserven kleiner sind. Ferner ist der Schwellenwert des Blutzuckers erniedrigt und daher für das Auftreten hypoglykämischer Symptome verantwortlich, zumal gleichzeitig eine erhöhte Insulinempfindlichkeit besteht. Im einzelnen empfehlen sich folgende Prüfungen:

1. *der Nüchternblutzucker,* dessen Werte bei Nebenniereninsuffizienz fast stets vermindert sind.

2. *Die Belastungsproben,* und zwar 1. die perorale Glukosebelastung in Form der Doppelbelastungsproben nach STAUB (s. S. 448).

Ausführung: Nach Bestimmung des Nüchternblutzuckers erhält der Patient 20 g Traubenzucker in Wasser gelöst per os. Sodann wird für 3 Stunden alle 3 Minuten der Blutzucker bestimmt, wobei bei der Doppelbelastung nach STAUB der Patient nochmals die gleiche Zuckermenge von 20 g zu sich nehmen muß, und zwar 90 Minuten nach der ersten Zuckereinnahme (s. S. 448).

f) Thorn-Test

Prinzip: Bei normaler Funktion bewirkt die Nebennierenrinde unter dem Einfluß des ACTH (Adrenokortikotropes Hormon des Hypophysenvorderlappens) einen Abfall der zirkulierenden Leukozyten. Bei Nebenniereninsuffizienz, und zwar speziell bei verminderter Glukokortikoid-Hormon-Produktion, zeigt sich eine Verminderung dieses Leukozytenabfalles. Die direkte Zählung der eosinophilen Zellen ist einer relativen Zählung aller weißen Blutkörperchen vorzuziehen. Die direkte Eosinophilenzählung wird am besten im Oxalat- oder Heparin-Blut durchgeführt.

Reagenzien: Eosin wässerig 2%ig 5 ccm — Azeton 5 ccm — Aq. dest. ad 100,0. Auf Eis aufbewahren, vor Gebrauch filtrieren und alle 2 Wochen erneuern.

Technik der Zählung der Eosinophilen:

Man sticht in der üblichen Weise in die Fingerkuppe und saugt mit der Leukozytenpipette Blut bis zur Marke 1 auf. Sodann füllt man mit der Eosinlösung bis zur Marke 2 nach. Man schüttelt gut durch und wartet 5 Minuten. Als Zählkammer wird vielfach das Modell nach TÜRK oder BÜRKER benutzt und vollkommen ausgezählt.

Berechnung: $\frac{\text{Eosinophile} \cdot 100}{9} = \textit{Eos. Leukozyten}$

Ausführung: Blutabnahme stets morgens. Der Patient muß vorher 20 Stunden nüchtern sein. Man verabfolgt sofort 1,5 mg Adrenalin in 200 ccm physiologischer Kochsalzlösung, die man im Verlaufe einer Stunde i.v. infundieren läßt. Der Patient bleibt weiter nüchtern. 4 Stunden später nach Infusion erfolgt erneute Blutabnahme. Das Blut wird in 2 Zählkammern gezählt (das Blut soll stets durch Venenpunktion entnommen werden, damit adrenalinogene Vasokonstriktion nicht das Resultat verändert).

Ergebnis: Normal ist der Abfall der Eosinophilen um 50–60%, bei Hypophyseninsuffizienz (ACTH) besteht kein oder nur geringer Abfall. Bei Nebenniereninsuffizienz (Glukokortikoide bzw. S-Hormon) ist der Abfall ebenso wenig markant. Die Stärke des Abfalls ist proportional der Stärke der Hormonausschüttung. Bei allergischer Eosinophilie ändert sich die Zahl nach der Adrenalininjektion. Bei Hypophysenüberfunktion findet man die gleichen Werte wie beim Nüchternen. Eine Eosinopenie des Nüchternen unter 50 je cmm ist ein Ausdruck für ein Morbus Cushing bzw. Cushing-Syndrom.

Fehlerquellen: Verdünnungsflüssigkeit muß vor Gebrauch filtriert werden, um nicht Granula vorzutäuschen. Weitere Fehlermöglichkeiten sind die Blutkoagulation, daher wird vielfach eine Oxalatlösung benutzt; ferner Zerfallserscheinungen des Blutes, wenn es länger als 12 Stunden steht.

g) Teste bei Nebennierenmarktumor, sog. Phäochromozytom

Die klinischen Symptome des Nebennierenmarksyndroms seien als bekannt vorausgesetzt. Hervorstechend sind bekanntlich die z. T. erheblichen Blutdruckkrisen. Es gelingt mittels der sog. Provokationsmethoden diese Blutdruckkrisen evtl. zu provozieren oder zu unterbrechen.

1. Provokationsmethoden.

a) *Der Kältedrucktest* (Cold-Pressure-Test) (s. S. 468) kann auch eine charakteristische Blutdruckkrise beim Phäochromozytom hervorrufen.

b) *Histamintest.*

Ausführung: Man spritzt 0,05 mg Histamin langsam i.v. Beim Gesunden kommt es nach einem initialen geringen Blutdruckabfall zu einem Blutdruckanstieg, der im allgemeinen aber geringer als beim Kältedrucktest ist. Beim Hypertoniker kommt es zu einem weiteren Blutdruckanstieg, und beim Phäochromozytom zeigen sich starke Blutdruckkrisen mit dem ganzen subjektiven Beschwerdekomplex.

Die Ursache dieses Zustandekommens vermutet man in einer allgemeinen Kapillardilatation durch das Histamin, die dann zu einer vermehrten Durchblutung des Tumors und zu einer plötzlichen Andrenalinausschüttung führt. Weiterhin wird an die sekretionssteigernde Wirkung des Histamins, die sich an der Phäochromozytomzelle bemerkbar machen könnte, gedacht.

2. Unterbrechung bzw. Verhütung von Blutdruckkrisen.

a) *Benzodioxantest.*

Ausführung: Man injiziert 20 mg Benzodioxan (Piperidyl-Methyl-Benzodioxan und 2,4-dimethylpiperidyl-methyl-benzodioxan nach FOURNEAU) in 1%iger Lösung im Zeitraum von 3 Minuten langsam i.v. Hierbei entsteht bereits nach $^1/_2$–1 Minute nach Beginn der Injektion ein rascher Blutdruckabfall. 2 Minuten später ist der Blutdruck meist zur Ausgangslage zurückgekehrt unter Verschwinden der subjektiven Beschwerden. Nach GOLDENBERG werden 0,25 mg je kg Körpergewicht injiziert.

Die Benzodioxane wirken als kräftige Adrenolytika, die nicht nur therapeutischen, sondern auch diagnostischen Wert besitzen, denn nur beim Phäochromozytom kommt es zu einer Blutdrucksenkung in deutlichem Ausmaße, während dies bei Hypertonikern und Normalen nicht der Fall ist. Nebenwirkungen des Benzodioxans sind Tachykardien und Herzklopfen, Nervosität und kalte Füße, Frösteln, Kopfschmerzen und beschleunigte Atmung.

b) *Dibenamintest.*

Ein weiteres Sympathikusblockmittel ist das Dibenamin (N-N-dibenzyl-β-chloräthylamin). Die Wirkung tritt jedoch wesentlich langsamer auf, und zwar nach i.v. Infusion erst nach $1^1/_2$–2 Stunden, so daß die einmalige Anwendung in der Blutdruckkrise zwecklos ist. Bei peroraler Anwendung (durch Firma Nordmark, Hamburg) tritt die Wirkung erst nach 1–$1^1/_2$ Tagen ein (Dosis 3mal 0,2 g in Oblaten). Unter der Dibenamineinwirkung bleiben die Blutdruckkrisen aus, so daß auch aus diesem Verhalten auf das Vorliegen eines Phäochromozytoms geschlossen werden kann. Neuerdings wird auch *Regitin „Ciba“* [2-(N-p-Tolyl-N-m-oxyphenyl-aminoaethyl)-imidazolin] als Sympathikolytikum für die Phäochromozytom-Diagnostik benutzt.

4. Leberfunktionsproben

Allgemeines:

Für eine sinnvolle Benutzung der einzelnen Leberfunktionsproben (s. S. 435) ist die Kenntnis der modernen Leberpathologie eine unerläßliche Voraussetzung. Gerade in den letzten Jahren sind auch hier unsere Kenntnisse in wichtigen Teilfragen grundlegend gewandelt worden. Nach den Untersuchungen von BAUMGÄRTEL sei der Ablauf des *normalen Bilirubinstoffwechsels* noch einmal kurz wiedergegeben.

Häm → Verdoglobin → Biliverdin → Bilirubin
Hepatischer und anhepatischer Blutabbau
zu „indirektem“ Bilirubin

↓

Leberzellpassage
Lösung in Gallensäuren
zu „direktem“ Bilirubin

↓

Lebergalle

↓

Blasengalle

Zellfermentative Bilirubinreduktion über Mesobilirubin zu Urobilinogen

↓

Dünndarm
Resorption von Mesobilirubin und Urobilinogen

(Blasengalle →) Dünndarm
Umwandlung des „direkten“ Bilirubins in „indirektes“ als Folge der Gallensäurenresorption

↓

Dickdarm

↓ Bakterielle Reduktion des Bilirubins zu Sterkobilinogen
↓ Sterkobilin
↘ teilweise über den Plexus haemorrhoidalis resorbiert: physiologische Sterkobilinogenurie

↓ Spaltung des Bilirubins über Mesobilifuscin zu Bilifuscin

Schematische Übersicht des physiol. Bilirubinstoffwechsels n. BAUMGÄRTEL

Unter *krankhaften Bedingungen* ergeben sich nun mannigfache Störungen, von denen die wichtigsten schematisch in Abb. 158 wiedergegeben sind. Aus diesen Skizzen ist zu ersehen, daß in der Norm das Urobilin ubiquitär und zellfermentativ aus Bilirubin entsteht, während das Sterkobilin sich nur enteral-bakteriell aus Bilirubin entwickelt. Die Verhältnisse beim leichten Leberparenchymschaden, beim Verschlußikterus und beim hämolytischen Ikterus zeigen und erklären auch zugleich die bisher so wenig durchsichtigen Verhältnisse der unterschiedlichen Urobilin- und Sterkobilinausscheidungen in den Fäzes und im Urin.

Die heutige Nosologie der verschiedenen Ikterusformen, insbesondere auch die wichtige Unterscheidung zwischen *Hepatitiden* und *Hepatose* ist relativ schwierig zu treffen. Auch die Unterscheidung nach rein färberischen Merkmalen ist außerordentlich schwierig. Man spricht von dem *Rubinikterus* (orangerot) besonders bei Hepatosen und Leberatrophien und vom *Verdinikterus* (grün) besonders beim Verschlußikterus, Formen, die bei längerem Bestehen in den *Melasikterus* (graugrün) übergehen. Bei diesen 3 Formen besteht eine echte Vermehrung des Blutbilirubins. Demgegenüber stehen der *Fuscinikterus* (braun), wie wir ihn im Rahmen einer Hämosiderose bei schweren Leberzirrhosen finden, oder der sog. *Flavinikterus* (hellgelb), der nach reichlichem Karottengenuß, ferner Trypaflavinmedikation und schweren hämolytischen Anämien auftritt.

Die Funktionen der Leber sind außerordentlich mannigfache und müssen dementsprechend auch sehr unterschiedlich bewertet werden. Dies erklärt die Tatsache, daß wir eine einzige verbindliche Leberfunktionsprobe für das gesamte Organ nicht besitzen und auch nicht besitzen werden. Immer handelt es sich bei den Einzelproben um eine ganz bestimmte Funktion, aus denen man dann gewisse Rückschlüsse für die entsprechende Teilfunktion ziehen kann. Hieraus ergibt sich von selbst, daß man sich in der Klinik ein System von Funktionsproben schaffen muß, aus deren Ausfall man diagnostische Schlüsse auf die Gesamtleistung der Leber ziehen kann. Es sei aber hier bereits hervorgehoben, daß die Leber, die man in ihrem Intermediärstoffwechsel so relativ hoch einschätzt, auch von einer größeren Zahl extrahepatischer Faktoren entscheidend beeinflußt werden kann, zum Beispiel veränderte Darmresorption, Nierenfunktion, Fieber, extrahepatische Stoffwechselstörungen, Blutzirkulation, Einfluß zentraler Stoffwechselzentren, sowie Störungen der inneren Sekretion speziell des Grundumsatzes, des Wasserhaushaltes und während der Gravidität. STAUB entwickelt ein *Stufengesetz für die zeitliche Reihenfolge der Schädigung von Leberteilfunktionen.* Dieses Gesetz besagt, daß grundsätzlich mit zunehmender Schwere der Leberzellschädigung *zuerst der Glykogen- und Zuckerstoffwechsel, dann der intermediäre Fett- und zum Schluß der Eiweißstoffwechsel gestört wird.* Verschiedene Noxen der Leberpartialfunktion können rein quantitativ die Leber in verschiedenem Ausmaße treffen.

Unter diesen Störungen sind diejenigen der *Syntheseleistungen*, *Sekretionsleistungen*, der *Entgiftungsarbeit* und *Exkretion sowie* der *Assimilationsfähigkeit und Speicherung* hervorzuheben. Die Bildung von Bluteiweißkörpern, Fermenten, Glykogenen u. a. Kohlehydratverbindungen, Prothrombin, Fibrinogen, Heparin, Vitamin A sowie Bilirubin und Gallensäuren sind besondere Aufgaben der Leber. Die Entgiftungsarbeit durch Paarung mit Glukuronsäure, Glykokoll, Cystin sowie Essigsäure ist neben der Inaktivierung von Östrogenen, antidiuretischen Hormonen und Depressorsubstanzen bevorzugt zu betrachten. Schließlich gehören die Assimilationsfähigkeit für Glykogen und andere Reservestoffe sowie die Verarbeitung und Speicherung fast sämtlicher Vitamine zum Aufgabenbereich der Leber.

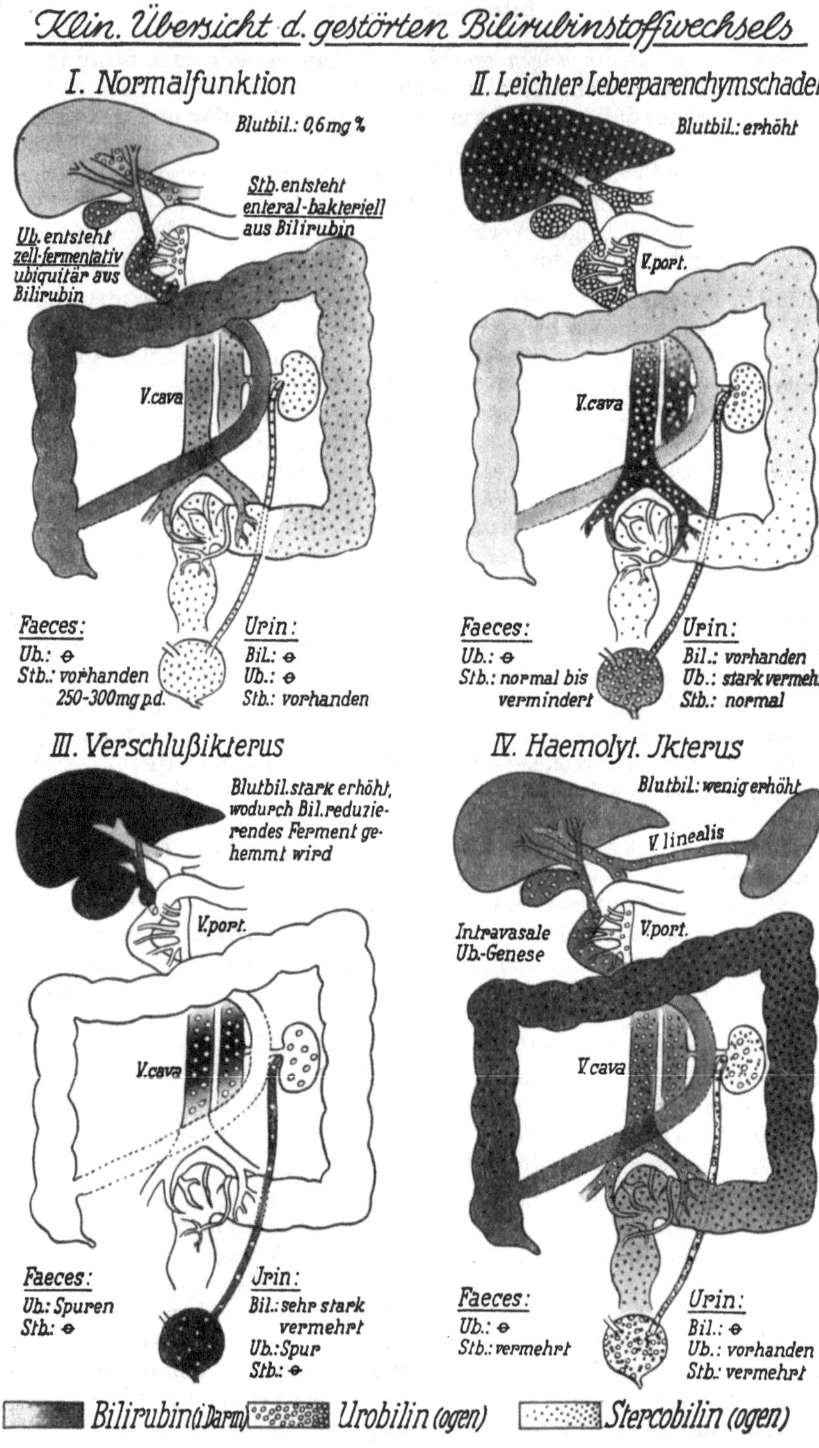

Abb. 158. Schematische Übersicht des gestörten Bilirubinstoffwechsels besonders hinsichtlich der Unterscheidung von Urobilin(ogen) und Sterkobilin(ogen)

Zur besseren Übersicht der heute in der Klinik benötigten Leberfunktionsproben sei folgende Tabelle wiedergegeben:

Übersicht der Leberfunktionsproben

Kohlehydratstoffwechsel	Fettstoffwechsel	Eiweißstoffwechsel	Entgiftungsfunktion	Chromodiagnostik	Unspez. Flockungsreaktion	Sonstiges
Glukosebelastung Glukosedoppelbelastung Galaktose Alkoholbelastung Lävuloseprobe Milchsäure Dioxyazeton u. a.	Cholesterinbest. Azetonbelastung Lipämie Lipase	Testazid = p-Oxyphenylbrenztraubensäure, Aminosäurebelastung m. Methionin Tyrosin Histidin Harnsäurebestimmg. Harnstoffbelastung Millonprobe	Glukuronsäureverminderung im Harn Hippursäuretest Kampfer u. Menthol-Paarung Sulfonamidazetylierung	Azorubin-S-Test, Fuchsin-S-Test Bromsulphalein-Test	Takata u. Modifikation Thymoltrübung Cephalin-Cholesterolflockung Weltmann-Band Kadmium-Trübung Gros-Reaktion Albumin-Globulin-Quotient Blutsenkung	Vitamin-K-Test Prothrombingeh. Hemmg. der Diurese im Wasserversuch u. a.

a) Kohlehydratstoffwechsel

(s. auch S. 443)

Glukosedoppelbelastung.

Prinzip: Die Glukosebelastung und deren Ausfall ist weitgehend abhängig von der Fähigkeit der Leber, Glykogen zu bilden. Wir wissen, daß bei diesem sog. *Staubeffekt* eine gewisse Bahnung durch die erste Glukoseapplikation eintritt und daher bei der zweiten Gabe der Blutzucker nicht in dem Maße ansteigt. Dieser Bahnungsreflex fehlt jedoch bei verschiedenartigsten Leber- und Gallengangserkrankungen. Bei Leberstörungen liegen die entsprechenden Blutzuckerwerte über der normalen Streuungsbreite. (Ausführung s. S. 258–261.)

Komb. orale Galaktose-Glukose-Belastung: Im Gegensatz zur reinen Galaktosebelastung zeigt sich bei gleichzeitiger Gabe von Galaktose und Glukose eine deutliche Resorptions- bzw. Assimilationsverbesserung. Hierbei wurden von Baur oral je 40 g Galaktose und Glukose verabfolgt. Als Ergebnis läßt sich sagen, daß eine Verbesserung der Galaktoseverwertung durch Glukose erst dann deutlich erkennbar wird, wenn auch die anderen Leberfunktionsproben sich positiv erweisen. Der Mechanismus dieser interessanten Erscheinung ist bisher noch nicht klar zu definieren.

Galaktosebelastung.

Prinzip: An Stelle von Glukose eignet sich die Galaktose besser als Leberbelastungsprobe. Aus der Höhe der Galaktoseausscheidung im Urin wird auf den Grad der Leberparenchymschädigung geschlossen.

Ausführung: Der Kranke erhält morgens nüchtern 40 g Galaktose in 200 ccm Wasser oder Tee gelöst zum Trinken. Der Harn der nächsten 12 Stunden wird gesammelt und sodann mittels Polarisation auf Galaktose geprüft.

Der Gesunde scheidet hierbei kleine Mengen Galaktose aus, die jedoch nie mehr als 3 g betragen. Für die Vorbereitung der Harnpolarimetrie gelten die gleichen Prinzipien wie bei der polarimetrischen Untersuchung von Traubenzucker. Die Galaktose dreht stärker nach rechts als der Traubenzucker, so daß der erhaltene Wert mit dem Faktor 0,7 multipliziert werden muß. Die Galaktose kann auch mit Hilfe des Glykurators und der Glykuretten des Sächsischen Serumwerkes Dresden bestimmt werden. Im Interesse einer größeren Genauigkeit werden als allgemeine Regel 1 g Galaktose je kg Körpergewicht verabfolgt und eine 5-Stunden-Zeitperiode benutzt. Während des Galaktoseversuches soll keine Nahrung aufgenommen und nur 200 ccm Flüssigkeit getrunken werden.

Klinische Bewertung: Die Galaktosebelastung hat sich auch heute noch als recht zuverlässig erwiesen und zeigt deutliche Erhöhungen der Harngalaktoseausscheidungen bei allgemeinen Leberparenchymschädigungen. Die Galaktoseprobe ist besser als die Lävuloseprobe. Bei der akuten gelben Leberatrophie, bei der Phosphorvergiftung, bei vielen Fällen von Leberzirrhose oder Leberlues und schweren Hepatitiden finden wir einen positiven Ausfall, d. h. eine Ausscheidung von mehr als 3 g. Ein negativer Ausfall der Probe schließt nicht unbedingt eine Leberparenchymschädigung aus. Bei mechanischem Ikterus ist die Galaktoseprobe meist negativ. Man benutzt dieses Verhalten zur differentialdiagnostischen Trennung von einem mechanischen Ikterus und einer primären Leberparenchymschädigung.

Die Lävulose- bzw. Fruktoseprobe.

Prinzip: 100 g Lävulose per os werden von einer gesunden Leber so verarbeitet, daß keine Lävulose im Harn erscheint oder nur in ganz geringen Mengen. Das geschädigte Leberparenchym kann die Lävulose nicht verwerten, so daß 60–80% im Harn erscheinen.

Ausführung: Der Kranke erhält morgens nüchtern 100 g Lävulose im Kaffee. Der Harn wird daraufhin in 2stündlichen Portionen in den nächsten 12 Stunden gesammelt und mit Hilfe der Seliwanoffschen Reaktion (s. S. 51) auf Lävulose untersucht. Wenn Harne sehr stark gefärbt sind, z. B. durch Anwesenheit von Gallenfarbstoff, so muß man sie erst durch Tierkohle aufhellen. Im allgemeinen gibt man zu 18 ccm Harn 2 ccm 95%igen Alkohol und eine Messerspitze voll Kohlepulver. Nach dem Schütteln wird filtriert und das klare Filtrat zur Untersuchung benutzt.

Der quantitative Nachweis im Harn geschieht durch Polarisation. Die linksdrehende Lävulose bzw. der abgelesene Drehungswert muß mit dem Faktor 0,57 multipliziert werden.

Klinische Bewertung: Negative Lävuloseproben finden sich meist bei Geschwülsten der Leber, bei unkomplizierter Cholelithiasis, bei hämolytischem Ikterus und bei Perniziosa. Leberzirrhosen und Leberlues verhalten sich wechselhaft. Positive Lävuloseproben finden wir bei diffusen Leberparenchymschädigungen, bei den verschiedenen Hepatitisformen und bei Choledochussteinen. Eine starke Lävulosurie bei einem mechanischen Ikterus spricht mehr für einen Steinverschluß als für eine Tumorkompression. Die Lävulosetoleranz ist ferner bei sehr vielen Infektionskrankheiten vorhanden.

Alkoholbelastung.

Prinzip: Es besteht eine strenge Leberspezifität bei der Oxydation des Äthylalkohols. Diese Eigenschaft wurde zu einer Leberfunktionsprüfung ausgebaut, wobei zur Blutalkoholbestimmung nach WIDMARK nur 0,1 ccm Blut aus der Fingerbeere genügen. Nach einer Belastung von 0,5 g Alkohol je kg Körpergewicht oral wird nach 4 Stunden wieder der normale Ausgangswert des Blutalkoholgehaltes erreicht. Bei Leberparenchymschäden sind nach 4 Stunden die Werte der Blutalkoholkonzentration noch mit 0,2 bis 0,3% erhöht.

Ausführung: Vom Äthylalkohol werden morgens nüchtern 0,5 g je kg Körpergewicht oral in einer Tasse Wasser verdünnt verabfolgt. Vor dieser Gabe wird eine Blutalkoholbestimmung nach WIDMARK (s. S. 264) durchgeführt und dann erneut 4 Stunden nach der Einnahme. Nach den Untersuchungen von STAUB muß der 4-Stunden-Grenzwert mit 0,1‰ angenommen werden.

Klinische Bewertung: Es besteht nach den Untersuchungen von STAUB eine strenge Organspezifität mit einer Empfindlichkeit, die zum Nachweis von latenten Leberschädigungen sehr geeignet ist. Die einmalige Verabfolgung von etwa 30 g Alkohol dürfte auch für eine geschädigte Leber belanglos sein. Die Resorptionsgeschwindigkeit des Alkohols im Darm stellt eine gewisse Störungsmöglichkeit dar.

b) Fettstoffwechsel

Hinsichtlich der Leberfunktionsstörungen im Fettstoffwechsel sei auf die übliche Cholesterinbestimmung (s. S. 268) verwiesen.

Innerhalb des Fettstoffwechsels hat man bei den verschiedenen Erkrankungen dem Blutcholesteringehalt eine besondere Beachtung geschenkt. Wir wissen, daß eine Hypercholesterinämie von mehr als 300 mg-% für einen mechanischen Ikterus spricht. Die normalen Cholesterinwerte liegen bekanntlich zwischen 150 und 200 mg-%, von denen etwa ein Drittel verestert sind. Im allgemeinen sind Werte unter 100 mg-% für einen parenchymatösen Ikterus charakteristisch, wobei man früher besonders den sog. Estersturz stark bewertete. Mit zunehmender Dauer des Ikterus sinkt die Esterquote ebenfalls, da die notwendigen Fettsäuren für die Veresterung infolge mangelnder Resorption fehlen. Aus diesem Verhalten ergibt sich also, daß man im Rahmen der Leistungsfähigkeit des Leberparenchyms auch dem Cholesterinspiegel eine besondere Beachtung schenken muß.

Gelegentlich wurde auch eine Azetonbelastung als Funktionsprobe durchgeführt. Schließlich sei auf die Fettbelastungsprobe nach BÜRGER und HABS (s. S. 450) hingewiesen.

c) Eiweißstoffwechsel

Leberfunktionsprüfung mit Testazid (= p-Oxyphenylbrenztraubensäure-Homburg) nach FELIX und TESKE.

Prinzip: Wir wissen, daß in der gesunden Leber die p-Oxyphenylbrenztraubensäure sofort zu einem Mol Azetessigsäure und 2 Mol Kohlensäure abgebaut wird. Dieser Abbau stellt eine oxydative Arbeitsleistung der Leberzelle dar und wird offenbar nirgends im Körper in gleicher Weise bewerkstelligt. Es lag daher nahe, den oxydativen Testazidabbau als Maß für die Leberzellfunktion zu benutzen. Je weniger abgebaut wird und im Harn erscheint, um so mehr muß die Leberzelle geschädigt sein.

Reagenzien: Testazid = p-Oxyphenylbrenztraubensäure 10,0 (= ausreichend für 5 Belastungen). — Millons-Reagens spezieller Zusammensetzung, und zwar: 15%ige Quecksilbersulfatlösung in 6 n-Schwefelsäure; 75 g Quecksilber-II-Sulfat (auf keinen Fall Quecksilber-I-Sulfat!) in 83 ccm konzentrierte Schwefelsäure geben, langsam 417 ccm Wasser zufügen und, wenn sich nicht alles löst, auf dem Wasserbad erwärmen. — 2%ige Natriumnitritlösung — 2 n-Schwefelsäure (28 ccm konzentrierte Schwefelsäure in 472 ccm Wasser). — Geräte: Zentrifugengläser 15 ccm — kurze weite Reagenzgläser von 50 ccm Inhalt (wie bei Blutzucker) — Meßkolben zu 50 ccm — Meßpipetten zu 1,5 und 10 ccm — Erlenmeyerkölbchen zu 50 ccm — Wasserbad mit Einsatz — Zentrifuge und Photometer.

Ausführung: 2mal je 2,5 ccm Harn werden in Zentrifugengläser von 15 ccm gegeben, mit je 2 ccm Millons Reagens versetzt und mindestens 1 Stunde stehengelassen. Dann wird zentrifugiert und vom Niederschlag in ein weites kurzes Reagenzglas von 50 ccm Inhalt abgegossen. Der Niederschlag in dem kleinen Zentrifugenglas wird mit wenig Wasser aufgewirbelt, erneut zentrifugiert und das Waschwasser zur Lösung gegeben. Die Lösung wird mit 10 ccm 2 n-Schwefelsäure angesäuert und 15 Min. in ein kochendes Wasserbad gestellt. Nach dem Abkühlen setzt man 10 ccm 2 n-Schwefelsäure hinzu und läßt eine halbe Stunde stehen. Daraufhin werden die Flüssigkeiten in 50-ccm-Meßkölbchen überpipettiert. Eine der beiden Proben wird mit 1 ccm 2%iger Natriumnitritlösung versetzt, die andere dient als Vergleichslösung. Beide Proben werden mit Wasser auf 50 ccm aufgefüllt, erneut zentrifugiert und filtriert. Der Farbwert wird nun im Stufenphotometer gegen die nitritfreie Lösung mit Filter S 50 innerhalb einer halben Stunde gemessen. Die Schichtdicke ist so zu wählen, daß die Durchlässigkeit zwischen 50 und 70% liegt. Beim normalen Harn braucht man meist Küvetten mit einer Schichtdicke von 20 bis 30 mm, bei pathologischen Harnen und nach Gabe von Testazid solche von 5 bis 10 mm. In der Küvette entwickeln sich kleine Bläschen von Stickstoff durch die Reaktion der salpetrigen Säure mit Harnstoff, sie setzen sich an der Wand fest und stören so die Messung. Man muß sie deshalb vor der Messung mit einem ausgezogenen Glasstab sorgfältig abwischen.

Berechnung: Wurde mit der 10-mm-Küvette gearbeitet, so kann man aus einer beigelegten Tabelle die Konzentration an p-Oxyphenylbrenztraubensäure in mg-% direkt entnehmen, die der auf der Trommel des Photometers abgelesenen Durchlässigkeit entspricht, und rechnet nur noch auf die Tagesmenge um. Bei der Verwendung anderer Schichtdicken ist erst die Durchlässigkeit für 10 mm zu berechnen. Man sucht dazu auf der jedem Photometer beigegebenen Tabelle den zu der abgelesenen Durchlässigkeit gehörenden Extinktionswert auf, dividiert ihn durch 2 oder 3 für die 20- und 30-mm-Küvette bzw. multipliziert ihn mit 2 für die 5-mm-Küvette und sieht nach, welche Durchlässigkeit diesem neuen Extinktionskoeffizienten entspricht. Aus ihr ergibt sich dann mit Hilfe der Tabelle wieder die Konzentration an p-Oxyphenylbrenztraubensäure.

Dauert die Probe nur 3 Tage, dann nimmt man aus den Werten des Vor- und Nachtages das Mittel, zieht es von dem Werte des Versuchstages ab und berechnet, wieviel Prozent von der eingegebenen Säure wieder ausgeschieden worden sind.

Dauerte die Probe 4 Tage und sank der Millonwert erst am 2. Nachtag auf den des Vortages ab, dann hat man 2 Versuchstage, addiert ihre Werte und zieht davon die Summe der Werte des Vor- und des Nachtages ab. Die Differenz entspricht wieder der ausgeschiedenen Menge.

Aminosäurebelastungen.

Vielenorts sind auch Versuche unternommen, sich mittels Belastung von Aminosäuren, besonders *Methionin, Tyrosin* und *Histidin,* einen Einblick in die Leberfunktion zu verschaffen. Der leitende Gesichtspunkt war hierbei, vor allem die zentrale Stellung der Leber im Eiweißstoffwechsel, insbesondere auch die Desaminierung, Harnstoffbildung sowie Neubildung von Eiweißkörpern einer Analyse zu unterziehen. Die praktisch wichtigste Probe ist aber doch die Belastung mit *Paraoxyphenylbrenztraubensäure,* die im Organismus mit Hilfe der Aminosäureoxydase aus Tyrosin entsteht.

Leberfunktionsprobe mit Methioninbelastung.

Prinzip: Hierbei werden entweder oral oder intravenös 2 g Methionin verabfolgt und die Vermehrung der Sulfate im Harn innerhalb von 24 Stunden nach Eingabe des Methionins bei gleicher Kost verfolgt. Durch diese Methode gewinnt man einen gewissen Einblick in die oxydierenden Fähigkeiten der Leber.

Ergebnis: Im allgemeinen kommt es nach Methionin zu einer Vermehrung der Gesamt-S-Ausfuhr und zu einer prozentualen Verminderung der Neutral-S-Ausfuhr. Der Gesunde scheidet im Urin innerhalb 24 Stunden etwa 87% des Gesamtschwefels als Sulfatschwefel aus. Bei einem Zirrhosekranken beträgt der Sulfatschwefelanteil nur etwa 30% infolge der gestörten Oxydationsfähigkeit des Leberparenchyms. Je nach der Art des Parenchymschadens geht diese Sulfatschwefelquote zurück oder bessert sich wieder. Bei Amyloidnephrose findet man nahezu Normalwerte bei 80%, während sie bei chronischer Nephritis mit Hyperazotämie sehr gering sind.

d) Entgiftungsfunktionsproben der Leber

Die Fähigkeit der Leber, bestimmte Stoffe zu entgiften, wird meist durch Kupplung mit Schwefelsäure und vor allem mit Glukuronsäure herbeigeführt und ist an eine gesunde Leberzelle geknüpft. Demgegenüber ist das kranke Leberparenchym nicht in der Lage, speziell nach besonderer Belastung, diese Entgiftungsarbeit zu leisten. Als derartige Testsubstanzen seien z. B. das *Indol*, *Phenol*, *Kresol* und *Guajakol* genannt. Daneben ist auch der Kampfer und das *Menthol* als Funktionsprobe ausgebaut worden. Nach Zufuhr von 2 g Kampfer per os werden innerhalb von 24 Stunden 5,2–6,6 g Kampferglukuronsäure ausgeschieden. Bei Leberparenchymschäden ist diese Menge bis auf etwa ein Drittel vermindert. Von 5 g Menthol per os finden sich beim Normalen 38–78% des Paarlings im Harn wieder. Bei Leberparenchymgeschädigten ist diese Ausscheidung auf unter 35% reduziert. Während die obengenannten Funktionsproben heute nur wenig benutzt werden, erfreut sich der Hippursäuretest einer größeren Beliebtheit.

Hippursäuretest.

Prinzip: Die Leber ist der Hauptsitz der Hippursäurebildung durch Kupplung von Glykokoll und Benzoesäure und darauffolgender Ausscheidung im Harn. Die verminderte Glykokollsynthese wird an der Hippursäurebildung bzw. Hippursäureausscheidung im Urin gemessen, nach der vorherigen Gabe von Benzoesäure.

Ausführung des Oraltestes: Es werden 5,9 g Natriumbenzoat in 30 ccm Wasser gelöst 1 Stunde nach dem Frühstück eingegeben. In dem gleichen Glas gibt man noch $^1/_2$ Glas Wasser nach. Der Urin wird aus der Blase entleert und sodann stündlich 4 Stunden lang gesammelt. Diese Portionen werden mit Toluol konserviert und für die Hippursäurebestimmung benutzt.

Ausführung des intravenösen Testes: Diese Methode wird bei Magen-Darm-Störungen benutzt mit Übelkeit, Erbrechen usw., und zwar auf folgende Weise: Man gibt morgens ein leichtes Frühstück. Eine Stunde später fordert man den Patienten auf, Urin zu lassen, und injiziert darauf 20 ccm einer sterilen wässerigen Lösung von 1,77 g Natriumbenzoat mit einer Injektionszeit von 7–8 Min., um Verträglichkeitsschwierigkeiten zu vermeiden. Eine Stunde später wird der gesamte Urin gesammelt und die Hippursäurebestimmung durchgeführt.

e) Chromodiagnostik

Bromsulphaleintest.

Prinzip: Das Bromsulphalein = Tetrabromphenolphthalein wird weitgehend durch die Galle ausgeschieden. Unter krankhaften Bedingungen ist diese Ausscheidungsfähigkeit vermindert, so daß sich der Farbstoff länger im Blut aufhält.

Ausführung: Je kg Körpergewicht werden 2 mg Bromsulphalein in einer 5%igen sterilen Lösung im Laufe von 1 Min. injiziert. 30 Min. später werden 4–5 ccm Blut am anderen Arm entnommen. Zu dem erhaltenen Serum werden 1–2 Tropfen 10%ige Natronlauge hinzugegeben, um die blaue Farbe hervortreten zu lassen. Für die Vergleichslösung löst man 4 g Bromsulphalein in 100 ccm Wasser, das mit 0,25 ccm 10%iger Natronlauge alkalisiert ist. Diese Vergleichslösung wird mit 100% bezeichnet, da sie etwa dem Farbstoffwert unmittelbar nach der Injektion entspricht. Man stellt hiervon um je 10% absteigende Verdünnungen her. Beim Normalen sind bereits 5 Minuten nach der Injektion nur noch 20–50% des Farbstoffes im Serum nachweisbar, und nach 30 Minuten ist der Farbstoff bis auf unmeßbare Spuren vollständig verschwunden.

Klinische Bewertung: Während wir beim Normalen Werte von 0% finden, zeigen sich beim Herzinsuffizienten 12% und beim Leberkranken 20 und mehr Prozent. Der Gesunde scheidet im Harn nur 0–1,5% der injizierten Farbstoffmenge aus. Bei Leberkranken ist auch die Harnausscheidungsquote höher. Die Ausscheidung in die Galle beginnt beim Gesunden nach etwa 30 Minuten, während sie beim Leberkranken verzögert ist.

Azorubintest.

Intravenös injiziertes Azorubin wird überwiegend durch die Leber ausgeschieden. Zum Azorubintest wird eine Duodenalsonde gelegt, und nach richtigem Duodenalabfluß werden 4 ccm einer 1%igen Azorubinlösung injiziert. 5 Minuten später werden 40 ccm einer 25%igen $MgSO_4$-Lösung durch die Sonde ins Duodenum gespritzt. 15–20 Minuten hierauf beginnt unter normalen Bedingungen die Ausscheidung des roten Farbstoffes in die Galle. Bei Leberparenchymschäden ist die Ausscheidung über mehrere Stunden verzögert. Beim Choledochusverschluß ist die Ausscheidung völlig unterbunden. Mit Besserung des Leberschadens verkürzt sich die Ausscheidungszeit.

Leberfunktionsprüfung mit Fuchsin-S.

Vielfach wird im Rahmen der chromodiagnostischen Funktionsprüfungen die Belastung mit dem Triphenylmethanfarbstoff Fuchsin-S als brauchbare Methode bevorzugt. Es ist allerdings nicht mit Sicherheit zu sagen, ob für die verminderte oder vermehrte Farbstoffausscheidung die Parenchymzellen oder die Kupferschen Sternzellen verantwortlich sind. Fraglos sind der Wasserstoffwechsel, die Gewebsavidität und die Nierenfunktion als beachtliche Störungsfaktoren zu nennen.

Ausführung: Man fordert den Patienten, der während der Versuchsdauer ruhend liegt und nüchtern sein muß, auf, seine Blase zu entleeren. Hierauf trinkt er 20 ccm einer zimmerwarmen 5%igen wässerigen Fuchsin-S-Lösung (Fuchsin-S pulv. sec. Grübler) und nimmt sofort 500 ccm dünnen Tee zu sich. Sodann wird der Harn nach $^1/_2$, 1, $1^1/_2$, 2, 3, 4, 5, 6, 7 und 8 Stunden entleert.

Die Harnuntersuchungen der Einzelportionen geschehen folgendermaßen: Von jeder Harnmenge werden 5 ccm in nebeneinander aufgestellte Eprouvetten pipettiert und zu jeder Harnportion einige Tropfen Eisessig hinzugefügt. 10 Minuten später wird die Farbausscheidung beurteilt, wobei eine eben erkennbare zarte Rotfärbung mit (+) bezeichnet wird und die weiteren Abstufungen bis zu ++++ angegeben werden. Statt dieser subjektiven Bewertung kann natürlich auch mit einem Kompensationskolorimeter oder mit einem lichtelektrischen Gerät in absoluten Werten gemessen und kurvenmäßig aufgetragen werden.

Erst nach 4 Stunden erhält der Patient die erste breifeste Nahrung. Hochgestellte und gallenfarbstoffhaltige Harne werden vor dem Zufügen des Eisessig mit neutralem

Bleiazetat versetzt. Dies tut man, um Verdünnungen zu vermeiden, durch Zusatz von 2 g feingepulvertem normalem Bleiazetat zu je 10 ccm Harn. Hierauf wird der Urin gut durchgeschüttelt und durch ein Faltenfilter filtriert. Leider muß man bei dieser Prozedur den Verlust von kleinen Farbstoffmengen in Kauf nehmen.

Klinische Bewertung: Bei Gesunden finden sich nach $1^1/_2$ bis 1 Stunde die ersten eben erkennbaren Farbstoffmengen, sie nehmen dann weiter an Intensität zu, wobei das Maximum nach 6–8 Stunden erreicht wird.

Bei *Lebererkrankungen* finden wir folgendes Verhalten:

Bei Stauungsleber und Leberzirrhose ist die Fuchsinausscheidung meist vermindert. Wenn gleichzeitig eine schwere Kreislaufdekompensation besteht, so tritt bei diesen Krankheiten eine vermehrte Fuchsinausscheidung auf. Bei Hepatitis epidemica und Salvarsanikterus finden wir oft eine vermehrte Farbstoffausscheidung, die dann im weiteren Krankheitsverlauf in eine verminderte und verzögerte übergeht. Bei Leberkranken mit starker Nierenbeteiligung vermeide man die Fuchsinprobe, da sie nur ungenau zu beurteilen ist. Insgesamt bedeutet sie eine einfach durchzuführende Ergänzungsuntersuchung ohne gesteigerte klinisch-diagnostische Bedeutung.

f) Verschiedene Leberfunktionsproben

Leberfunktionsprobe mit Vitamin K.

Prinzip: Bekanntlich wird in der Leber das Prothrombin nur unter der Mitwirkung von Vitamin K gebildet. Wenn ein Prothrombinmangel im Blut nicht auf eine Resorptionsstörung oder eine Acholie zurückzuführen ist, so handelt es sich um eine Aufbau- bzw. Verwertungsstörung in dem geschädigten Leberparenchym. Wenn man nun parenteral Vitamin K verabreicht, kann man aus dem Verhalten des Prothrombinspiegels auf die Leberfunktion schließen.

Ausführung: Man bestimmt zunächst die Prothrombinzeit nach einer der üblichen Methoden (s. S. 223). Sodann verabfolgt man 4 Tage lang je 4 Ampullen Syncavit = Vitamin-K-Roche pro die intravenös und bestimmt während und nach dieser Medikation täglich den Prothrombinspiegel.

Klinische Bewertung: Wie aus Abb. 159 hervorgeht, ist die Syncavitprobe negativ, wenn die Prothrombinzeit während der Vitamin-K-Medikation innerhalb normaler Grenzen bleibt. Von einer positiven Syncavitprobe sprechen wir, wenn die anfängliche Hypoprothrombinämie sich durch Syncavit nicht beheben läßt, sondern sogar noch verschlechtert. Der Syncavittest ist also eine brauchbare Methode zur Untersuchung des Prothrombinbildungsvermögens der Leber, der sinnvoll mit anderen Leberfunktionsproben kombiniert werden sollte.

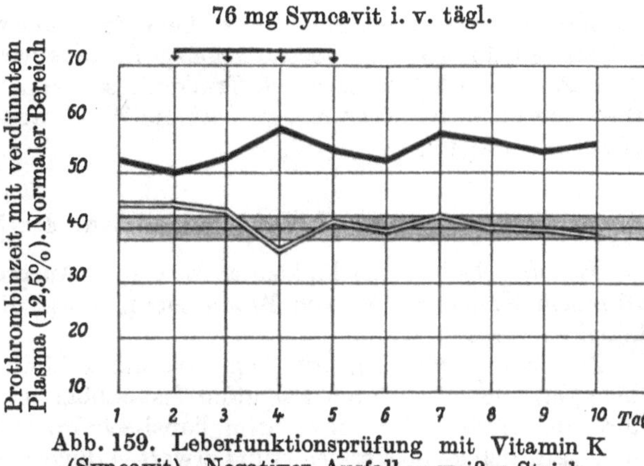

Abb. 159. Leberfunktionsprüfung mit Vitamin K (Syncavit). Negativer Ausfall = weißer Strich, positiver Ausfall = schwarzer Strich

Dicumarolbelastung und Prothrombinbestimmung als Leberfunktionstest.

Bekanntlich bestehen enge Beziehungen zwischen der Blutgerinnung und der Leberfunktion. Nach peroraler Gabe von 100 mg Dicumarol wurden von HODEIGE Prothrombinbestimmungen durchgeführt und gefunden, daß der Dicumaroltest sehr empfindlich ist und bei 86% der Leberparenchymschäden leberspezifisch positiv reagiert.

Arbeitsgang: Nach Verabreichung von 100 g Dicumarol werden in 24-Stunden-Abständen aus der Armvene 2 ccm Blut entnommen mit einer Spritze, die 0,2 ccm Natrium citricum enthält. Durch Zentrifugieren wird Plasma gewonnen und 1:50 verdünnt, eingefroren, um jede Veränderung der Gerinnungsfaktoren durch langes Stehen auszuschließen, und am gleichen Tage verarbeitet unter Verwendung einer der üblichen Prothrombinbestimmungsmethoden (s. S. 223).

Die Bilirubinbelastungsprobe nach v. BERGMANN ist 1937 vom Autor selbst zurückgenommen worden, so daß sie heute keine wesentliche Anwendung mehr findet.

Methylenblauprobe im Urin zum Bilirubinnachweis.

Diese von KALK und KATSCH inaugurierte Probe stellt eine schnell und leicht durchzuführende Reaktion dar, die bis zu einer Bilirubinkonzentration von 4 mg-% einen positiven Ausfall, d. h. eine deutlich erkennbare Grünfärbung, zeigt.

Reagens: $^1/_4$%ige Methylenblaulösung.

Ausführung: Zu 5 ccm Harn werden 2 Tropfen einer $^1/_4$%igen Methylenblaulösung zugegeben. Bei positiver Reaktion zeigt sich alsbald eine deutliche Grünfärbung, während bei negativer Reaktion der blaue Farbcharakter erhalten bleibt.

Klinische Bewertung: In allen Fällen mit erhöhtem Bilirubingehalt im Serum von über 0,8–1,0 mg-% entsteht bei dieser Reaktion eine deutliche Grünfärbung im Harn. Die Probe ist sehr einfach bei hoher Empfindlichkeit und eignet sich somit sehr für eine schnelle Orientierung. Die Methylenblauprobe leistet wertvolle Dienste während des klinischen Verlaufes einer Hepatitis sowie bei einer Leberzirrhose und anderen Parenchymerkrankungen. Allerdings geben auch stark gefärbte Harne bei Infektionskrankheiten eine positive Reaktion. Beim hämolytischen Ikterus dagegen ist die Probe negativ.

Wasserstoffwechseltest bei Lebererkrankungen

Wegen der zentralen Stellung der Leber im Wasserstoffwechsel wurde die Wasserbelastung frühzeitig als Leberfunktionsprobe herangezogen. Am einfachsten wird die normale Wasserbelastung durch Trinkenlassen von 1500 ccm Wasser durchgeführt. Bei Leberparenchymerkrankungen ist die Wasserausscheidung gegenüber der Norm deutlich verzögert.

5. Funktionsprüfung der Milz

Prinzip: Nach Adrenalin kommt es zu einer Auspressung der Milz und damit auch zu einem Kleinerwerden von Milztumoren, sofern die anatomischen Kontraktionsfähigkeiten erhalten sind.

Ausführung: Man injiziert 1 mg Adrenalin subkutan und prüft nach, ob eine Verkleinerung der Milz durch Palpation feststellbar ist. Wenn es sich um chronische fibrös-indurierte Milzen etwa beim Bansi-Syndrom oder Amyloidose handelt, wird man natürlich keine Verkleinerung erwarten dürfen. Wesentlich wichtiger ist, durch die Adrenalinkontraktion der Milz im peripheren Blut die Ausschwemmungs-

Normalwerte der Leberfunktionsteste

(nach SUNDERMANN)

Test	Wert
Azorubin-S	Farbstoff erscheint nach 20—30 Minuten im Duodenalsaft
Bromsulphalein:	
2-mg-Dosis	kein Farbstoff nach 30 Minuten
5-mg-Dosis	weniger als 5% Farbstoff nach 45 Minuten
Cephalin-Cholesterin-Flockung	negativ bis + 1
Gesamtcholesterin im Serum	160—190 mg-%
Cholesterinester	90—114 mg-%
Galaktosetoleranztest(oral):	
40 g in 250 ccm Wasser	weniger als 2 g in 5 Stunden
40 g in 400 ccm Wasser	10—30 mg pro 100 ccm Blut
Galaktosetoleranztest (i. v.)	keine Galaktose im Blut nach 45 Minuten
Hippursäure (oral)	2,5—3,5 g in 4 Std.
Hippursäure (i. v.)	etwa 1,0—0,7 g in 1 Std.
Milchsäure	weniger als 5 mg-% im Blut
Lävulosetoleranz	nicht mehr als 20 mg-% im Blut innerhalb der ersten Stunde; weniger als 10 mg-% im Blut am Ende der zweiten Stunde
Eiweiß im Serum:	
Serumalbumin	3,3—4,3 g-%
Serumglobulin	2,2—2,8 g-%
Serumfibrinogen	0,3—0,4 g-%
Albumin-Globulin-Quotient	1,6—2 g-%
Prothrombin	11—12,5 Sekunden
Rose bengale	nicht mehr als 50% des 2-Minuten-Wertes nach 8 Minuten nachweisbar
Takata Ara	negativ
Thymolflockung	negativ bis +1
Thymoltrübung	weniger als 2,5 E.
Urobilinogen im Urin	tägliche Ausscheidung 0—5,3 mg
Urobilinogen im Fäzes	40—280 mg pro die

produkte der Milz zu überprüfen. 20 Minuten nach der Adrenalininjektion kommt es bei normaler Milzfunktion zu einer Vermehrung der Lymphozyten, die bei geschädigtem Milzgewebe fehlt. Die praktisch größte Bedeutung hat die Adrenalinmilzkontraktion zum Nachweis von latenten Malaria- und anderen Protozoeninfektionen, die nach der Milzauspressung im peripheren Blute erscheinen.

6. Kohlehydratfunktionsprüfungen

Zur Ermittlung von Kohlehydratstoffwechselstörungen, die einerseits rein organischer und dauernder Natur sein können, andererseits aber im Rahmen vegetativer und hormoneller Störungen auch rein passager auftreten können, benutzen wir eine Reihe von sog. *Standardbelastungen mit den verschiedenen Kohlehydraten.* Die Resorption, Utilisation und der sog. Stoß in das vegetative System bzw. in die einzelnen hormonellen Korrelationen speziell zwischen dem Adrenalin und Insulin werden in ihren Auswirkungen auf den Blutzucker abgelesen. Es ist selbstverständlich, daß alle diese Proben im nüchternen Zustand, und zwar zur gleichen Tageszeit (am besten morgens) durchgeführt werden, wobei auch nach Möglichkeit eine einheitliche Vorperiode eingehalten werden sollte, denn eine niedrige Kohlehydratdiät in der Vorperiode bewirkt im allgemeinen nur eine geringe Blutzuckersteigerung, während eine starke Kohlehydratdiät sehr hohe Blutzuckerwerte bei der gleichen Zuckerbelastung zeigt. Muskelarbeit, evtl. Dystrophie, Alter und innersekretorische Korrelationen sind für den Funktionsprobenausfall weitere maßgebliche Faktoren.

a) Traubenzucker-Standard-Test

Es wird dem Patienten 3 Tage lang eine Kost von etwa 300 g Kohlehydraten verabfolgt. Sodann wird am 4. Tage morgens 100 g Glukose in 300 ccm Wasser verabreicht. Der Blutzucker wird vorher und nach Eingabe im Abstand von 30 Minuten verfolgt und je nach der Lage des Falles unter Umständen auch zugleich noch die evtl. Zuckerausscheidung im Urin kontrolliert.

Ergebnis: Beim Normalen liegen die Blutzuckerwerte nach 60 Minuten etwa bei 140 mg-%, beim leichten Diabetiker etwa bei 180 mg-% und beim schweren Diabetiker über 260 mg-%, ohne daß die diabetischen Individuen eine merkliche Tendenz zum Absinken der Blutzuckerwerte zeigen (s. Abb. 160).

Beim sog. *Exton-Rose-Test* wird die Glukosemenge einmal zu Beginn und ein zweites Mal nach 30 Minuten zu je 50 g verabfolgt. Bei dieser zweimaligen Glukosegabe findet man aber etwa die gleichen Blutzuckererhöhungen wie beim Standardtest. Die Diabetiker zeigen auch hier im Verlaufe einer Stunde keine sinnfällige Tendenz zur Blutzuckersenkung.

b) Intravenöser Glukosetoleranztest

Beim intravenösen Toleranztest sollen die variablen Resorptionsbedingungen im Magen-Darm-Kanal ausgeschaltet werden. Praktisch werden je kg Körpergewicht 0,5 g Glukose in einem Zeitraum von 20–30 Minuten intravenös injiziert und sodann die maximale Blutzuckersteigerung bzw. die Abfallsgeschwindigkeit verfolgt. Nach intravenöser Glukosebelastung sind die erreichten Blutzuckerwerte wesentlich höher als bei den peroralen Prüfungen. Bereits der leichte Diabetiker zeigt gegenüber der Norm einen viel langsameren Blutzuckerabfall (s. Abb. 161).

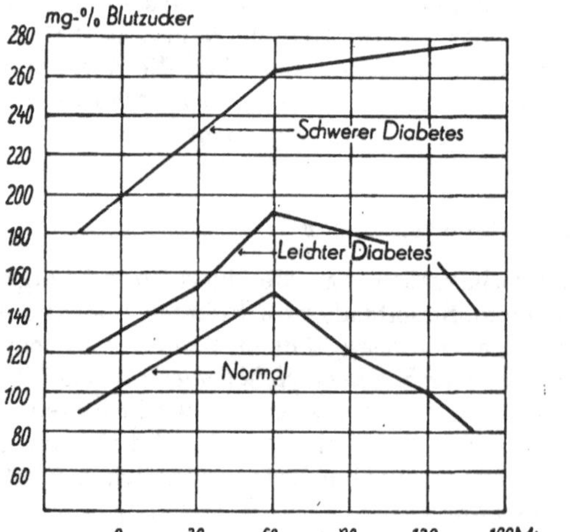

Abb. 160.
Traubenzucker-Standard-Test (100 g Glukose in 300 ccm Wasser. Blutzucker 3 Stunden lang alle 30 Minuten bestimmen!)

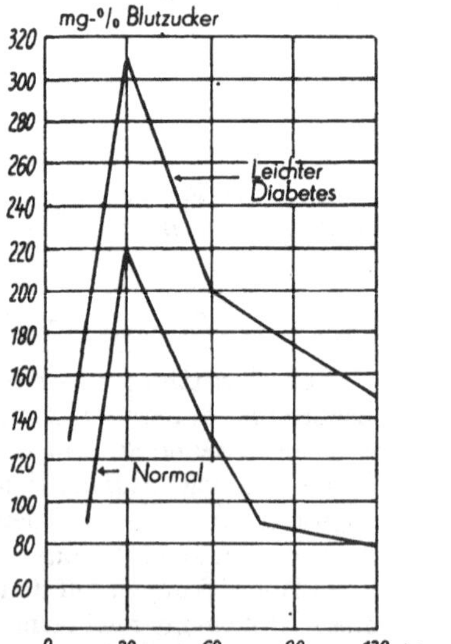

Abb. 161. Intravenöser Glukosetoleranztest (0,5 g Glukose je kg Körpergew. in 20%iger Lösung innerhalb von 20 Min. injizieren)

c) Der Glukagon-Effekt nach Bürger

Die initiale Insulinhyperglykämie (früher sog. paradoxe Insulinwirkung) = Glukagon-Effekt Bürgers ist bei vielen technischen und kristallinen Insulinen zu beobachten. Beim Gesunden findet man nach Injektion von einer halben Einheit Insulin, z. B. von Insulin-Wellcome, Blutzuckererhöhungen um rund 22% nach BÜRGER. Dieser Effekt bleibt z. B. bei Leberzirrhose und Leberatrophie aus. Bei Basedowkranken liegt der Glukagon-Effekt unter der Norm, bei Fällen von Myxödem über der Norm, vielleicht in direkter Abhängigkeit vom Leberglykogengehalt. Das Glukagon dürfte aus den α-Zellen des Pankreas stammen und ist jetzt auch elektrophoretisch charakterisiert.

d) Adrenalin-, Fett- und Glukosetoleranztest

Andere Funktionsproben für den Kohlehydratstoffwechsel, die unter Umständen durch spezielle Fragestellungen zur Anwendung gelangen können, sind z.B. der *Adrenalintest* (s. S. 451) und der *Fett-Toleranz-Test*, bei dem 75 g Butter und 15 g Brot verabreicht werden und hierauf laufende Bestimmungen der Ketonkörper im Blut und Urin erfolgen.

Durch den sog. *Toleranztest* (mit 100 g Glukose per os) kann man einen gewissen Einblick in die Utilisation des Zuckers im Gewebe, in die hepatische Glykogenolyse, in die Glykogenbildung usw. gewinnen.

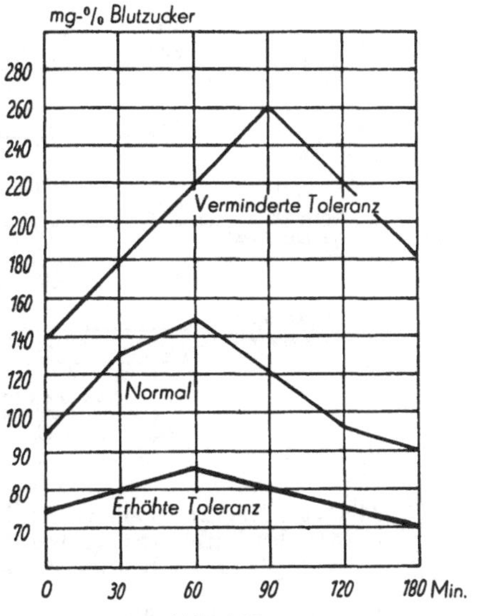

Abb. 162.
Standard-Glukose-Toleranz-Kurven
(100 g Glukose per os!)

Eine *erniedrigte Toleranz*, d. h. also erhöhte Blutzuckerkurven, finden wir z. B. bei verminderter Gewebsutilisation, vermehrter hepatischer Glykogenolyse, Diabetes mellitus, Überfunktion der Hypophyse und Schilddrüse, Lebererkrankungen, Infektionskrankheiten u. a. mehr.

Eine *erhöhte Toleranz*, d. h. also erniedrigte Blutzuckerwerte, finden wir bei guter Zuckerutilisation, verbesserter Glykogensynthese in der Leber, nach reichlicher Kohlehydratdiät, Verminderung der Schilddrüsen- und Hypophysenfunktion oder bei Hyperinsulismus. Unter den organischen Formen des Hyperinsulismus seien die Inselzellen-Hypertrophien, Adenome und Karzinome genannt, beim funktionellen Hyperinsulismus der alimentäre Hyperinsulismus durch rasche intestinale Zuckerresorption (ferner besonders auch nach Magen-Darm-Operationen) sowie rein vegetativ-dystonische Formen. Auch die so oft maskierten Spontanhypoglykämien (physiologisch nach Arbeit, Hunger; pankreatogener Hyperinsulismus oder extrapankreatogener durch entsprechende Korrelationsstörungen) seien in diesem Zusammenhang genannt.

e) Nierenschwelle und Zuckerausscheidung

Der Begriff der Nierenschwelle für Zucker ist für das tiefere Verständnis der Zusammenhänge beim gestörten Kohlehydratstoffwechsel erforderlich. Beim *normalen Menschen liegt dieser Schwellenwert etwa bei 180 mg-%*, d. h., bis zu diesem Wert kann der Blutzucker ansteigen, ohne daß es zu einer Harnzuckerausscheidung kommt. Bei der sog. *renalen Glykosurie* oder dem Nierendiabetes ist dieser Schwellenwert deutlich herabgesetzt und liegt bei etwa 120 mg-%, d. h. bei einer renalen Glykosurie erscheint bereits Zucker im Harn bei normalen Blutzuckerwerten (z. B. auch in der Schwangerschaft oder nach Phlorrhizingaben usw.). Oft kann der sog. renale Diabetes auch ein Vorläufer eines späteren echten Diabetes sein. Beim echten Diabetes mellitus ist aber die Nierenschwelle für Zucker meist deutlich erhöht auf Werte von 250 und mehr mg-%.

Es besteht also keine direkte Beziehung zwischen dem Blutzuckerspiegel und der Harnzuckerausscheidung. Entscheidend ist hier lediglich die Dichte des Nierenfilters für den Zucker.

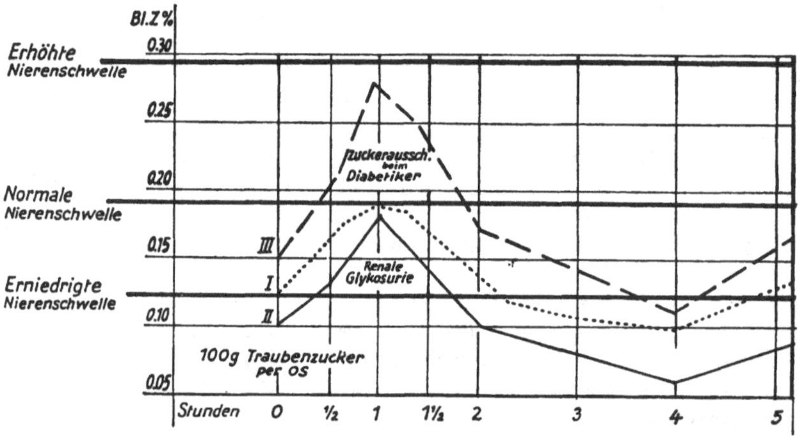

Abb. 163. Nierenschwelle für Zucker unter normalen und krankhaften Bedingungen. *I* Normales Verhalten; *II* sog. renale Glykosurie mit erniedrigter Nierenschwelle; *III* erhöhte Nierenschwelle für Glukose beim Diabetiker

Für die speziellen Fragen der Kohlehydratstoffwechseluntersuchungen bei Diabetikern ist weiterhin die

Ermittlung des Insulinbedarfs (= diejenige Menge Insulin, die gerade notwendig ist, um einen auf eine bestimmte Kost eingestellten Diabetiker zu entzuckern oder weitgehend zuckerfrei zu halten) sowie die

Bestimmung des sog. Glukoseäquivalentes des Insulins (= jene Menge Zucker, welche in einem gegebenen Fall durch eine kleine Einheit Insulin im Organismus zur Assimilation gebracht wird) von besonderem Interesse, ferner auch der sog.

Auslaßversuch (d. h. Weglassen des Insulins bei mit bestimmter Kost gut mit Insulin eingestellten Diabetikern). Völliges Weglassen von Insulin an einem Tag zeigt hier und da besondere Insulinresistenzen, z. B. bei psychogenen Formen oder bei Infektionskrankheiten, hepatogenen oder endokrinen Insulinresistenzen sowie bei Überempfindlichkeitsreaktion. Unter

Insulintoleranz verstehen wir diejenige Insulinmenge, die gerade vertragen werden kann, ohne eine Hypoglykämie zu erzeugen.

f) Ermittlung der 24-Stunden-Blutzuckerkurven

Bekanntlich unterliegt auch der Kohlehydratstoffwechsel einem ausgesprochenen 24-Stunden-Rhythmus. Bei Tage überwiegt bekanntlich die Dissimilation und bei Nacht die Assimilation. Die Amplitude dieser 24-Stunden-Kurven kann nun gerade bei gewissen Diabetesformen (vor allem bei hypophysären wie dienzephalen Komponenten) außerordentlich groß sein, so daß der Tagesblutzucker sich etwa bei 400 bis 500 mg-% bewegt und in der Nacht häufig hypoglykämische Werte von etwa 40 mg-% bestehen. Die 24-Stunden-Blutzuckerkurven geben für diese Verhältnisse einen entsprechend wertvollen Aufschluß.

g) Insulin-Glukose-Toleranztest

Prinzip: Bei normalen Personen bewirkt die Verabfolgung von Glukose, die man 30—60 Minuten nach einer vorherigen Insulingabe verabreicht, aus der Insulinhypoglykämie heraus eine stärkere Hyperglykämie als die Verabfolgung der gleichen Menge Glukose ohne vorherige Insulingabe.

Ausführung: Dem nüchternen Patienten wird morgens nach der Bestimmung des Nüchternblutzuckers 0,1 E. Insulin je kg Körpergewicht intravenös injiziert. Es kommt darauf zu Blutzuckersenkungen, wobei das Maximum der Hypoglykämie im allgemeinen nach 30 Minuten liegt. Zu dieser Zeit (d. h. also 30 Minuten nach der initialen Insulingabe) werden 0,8 g Glukose je kg Körpergewicht per os verabfolgt, worauf beim Normalen sehr bald eine deutliche Hyperglykämie eintritt, die etwa 90 Minuten nach der initialen Insulingabe ein Maximum erreicht und dann wieder zum Abfall kommt. Das normale Verhalten und vor allem die normale Schwankungsbreite sind in nebenstehender Abb. 164 wiedergegeben. Zum besseren Vergleich der einzelnen Blutzuckerkurven sind diese nach einem Vorschlag von Engel und Scott nicht in absoluten mg-% angegeben, sondern als Prozentsteigerung oder -senkung des initialen Blutzuckerausgangswertes (= 100%).

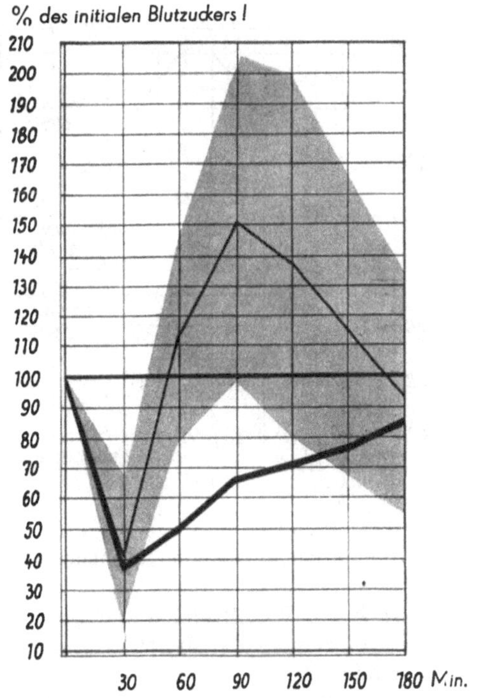

Abb. 164. Glukose-Toleranz-Test (0,1 E. Insulin i. v./kg Körpergew. und nach 30 Minuten 0,8 g Glukose per os/kg Körpergew.). Normale Verlaufskurve mit Streuungsbreite in grauem Halbton. Dicke Kurve = durchschnittl. Verhalten bei Hypophysenunterfunktion und bei Addisonscher Erkrankung

Bei Personen, die leichter als 40 kg sind, gibt man im Interesse einer besseren Dosierung das Insulin zweckmäßigerweise in Kochsalzlösung. Die einzelnen Blutzuckerbestimmungen werden meist vom Beginn der Belastung 3 Stunden lang im Abstand von 30 Minuten durchgeführt.

Klinische Bewertung: In Abb. 164 ist das normale Verhalten mit der normalen Schwankungsbreite der Kurven wiedergegeben. Bei allgemeiner hypophysärer Unterfunktion und bei Nebenniereninsuffizienz sind die erzielten Werte beim Insulin-Glukose-Toleranztest deutlich erniedrigt, während sie beim Myxödem und beim Cushing-Syndrom fast stets im Normbereich schwanken.

Der Insulin-Glukose-Toleranztest hat den Vorteil, daß die unbeeinflußbare Hypoglykämie erfaßt wird und daß dieser Test weniger gefährlich ist als die einfache Insulinbelastung. Eine Trennung zwischen Hypophysen- und Nebennierenrindenfunktionsausfall ist jedoch nicht möglich.

h) Staub-Traugottscher Versuch

(In Deutschland erfreut sich der Staub-Traugottsche Versuch besonderer Beliebtheit.)

Prinzip: Belastung mit 20 g Traubenzucker per os. Dadurch erfolgt eine Blutzuckersteigerung, die nach $1^1/_2$ Stunden infolge der eigenen Insulinproduktion wieder absinkt. In diesem Moment (d. h. also nach $1^1/_2$ Stunden) wird erneut die gleiche Menge von 20 g Traubenzucker per os verabfolgt. Bleibt ein erneuter Blutzuckeranstieg daraufhin aus oder ist er wesentlich geringer als nach der ersten Belastung, so sprechen wir von einem positiven Staubeffekt. Das Fehlen des sekundären Blutzuckeranstieges wird als ein Maß für die Stärke der eigenen Insulinproduktion aufgefaßt.

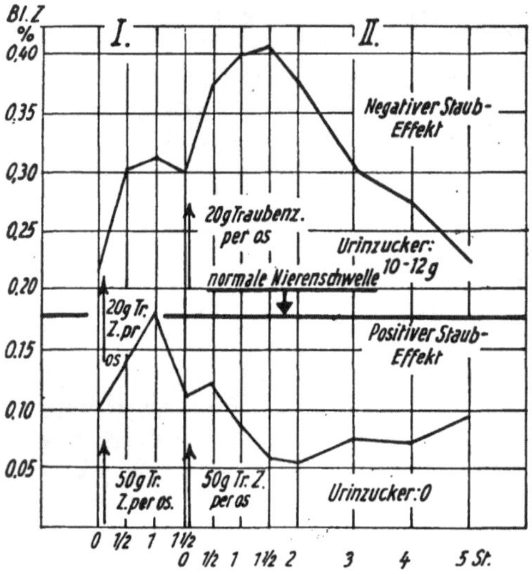

Abb. 165. Staub-Traugottscher Versuch

Handelt es sich dagegen um einen Diabetiker, der eine geringe Insulinsekretion hat, so zeigt sich nach der zweiten Zuckergabe ein gleich großer oder meist noch stärkerer Blutzuckeranstieg als nach der ersten Gabe. Wir sprechen bei einem derartigen Verhalten von einem negativen Staubeffekt. Ein kurvenmäßiges Beispiel für dieses unterschiedliche Verhalten ist in Abb. 165 wiedergegeben. Während man beim Diabetiker Belastungen im allgemeinen nur mit 20 g durchführt, kann man beim Normalen auch mühelos auf 50 g steigern. Benutzt man andere Zucker oder Kohlehydrate, so ist der entsprechende Blutzuckereffekt meistens geringer.

Der Staub-Traugottsche Versuch wird in der Klinik vielfach angewandt zur Erkennung von latenten Diabetikern oder von Störungen der inneren Sekretion, die zugleich den Kohlehydratstoffwechsel beeinflussen.

i) Radoslav-Versuch

Prinzip: Der Radoslav-Versuch besteht darin, daß man über 4—5 Stunden in kleinen Intervallen die Blutzuckerkurve verfolgt, nachdem man morgens nüchtern eine gewisse Insulinmenge injiziert hat. Als Ergebnis dieses Versuches kann man gewisse Aussagen über die Insulinresistenz bzw. über die Insulinüberempfindlichkeit machen.

Ausführung: Im allgemeinen werden je 10 kg Körpergewicht 1 E. Insulin intravenös bzw. subkutan injiziert. Hierauf wird zunächst 3mal im Abstand von 5 Minuten eine Blutzuckerbestimmung durchgeführt, um eine evtl. initiale Insulinhyperglykämie (Glukagon-Effekt Bürgers) festzustellen. Sodann werden nach 15 Minuten und im weiteren Verlauf alle 30 Minuten, und zwar insgesamt über 4—5 Stunden, Blutzuckerbestimmungen ausgeführt und kurvenmäßig aufgetragen (u. U. auch flächenmäßig berechnet).

Klinische Bewertung: Aus dem Kurvenverlauf ist die jeweilige Insulinreaktion abzulesen, die einmal von seiten des Organismus aus einer besonderen Resistenz oder besonders großen Empfindlichkeit bestehen kann oder andererseits natürlich auch vom Wirkungscharakter der verschiedenen Insuline abhängen kann. Darüber hinaus kennen wir eine passagere Insulinresistenz, z. B. bei Infektionen, bei starken nervösen bzw. psychischen Erregungen, bei anaphylaktischen Begleiterscheinungen sowie bei Leberparenchymerkrankungen und schließlich bei innersekretorischen Disharmonien.

Für die speziellen Belange des *Diabetikers* ist vor allem die Ermittlung des Insulinbedarfs, das Glukoseäquivalent des Insulins, die Ermittlung der Insulintoleranz, der Verlauf der 24-Stunden-Blutzuckerkurve sowie unter Umständen der Auslaßversuch von besonderem Interesse. Auch die Ermittlung der kapillarvenösen Blutzuckerdifferenz kann zur Charakterisierung der Insulinempfindlichkeit herangezogen werden (s. o.).

k) Insulinleukozytose

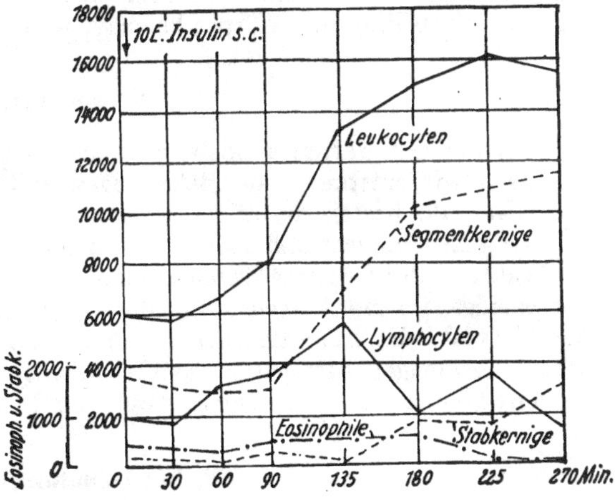

Abb. 166. Normale Insulinleukozytose n. KÖRGE

Es ist seit langem bekannt, daß es während der Insulinhypoglykämie zu einem Anstieg der Leukozyten kommt. Es ist die Frage, ob es sich hierbei um eine echte Leukozytose oder nur um eine sog. Verteilungsleukozytose handelt. In der großen Mehrzahl der Fälle findet man nach einer subkutanen Injektion von 10 E. Insulin in der ersten halben Stunde meist ein ganz leichtes Absinken aller Zellarten. Nach etwa 90 Minuten kommt es dann zu einem deutlichen Anstieg der Leukozyten, meist unter Vorausgehen der Lymphozyten. In einer Phase, wo die Lymphozyten nach etwa 3 Stunden absinken, kommt es schließlich zu einem ausgesprochenen Ansteigen der myeloischen Zellen, die meist nach 3—4 Stunden ihren Höhepunkt erreichen. Die Eosinophilen und die Monozyten zeigen demgegenüber keine sinnfälligen Veränderungen. Da es sich bei der regelmäßig auftretenden Linksverschiebung um eine Markausschüttung handelt, spricht KÖRGE von einer echten Hyperleukozytose ohne Beziehung zur Intensität der Hypoglykämie. Diese Leukozytose wird offenbar zentral gesteuert und ist durch Hirnstammnarkotika nicht zu hemmen. Auch Beziehungen zum Grundumsatz bestehen nicht. Längere Zeit mit Insulin behandelte Diabetiker zeigten ebenfalls kein Ausbleiben der Insulinleukozytose.

7. Bestimmung der funktionellen Eiweißreserve

(nach HARROUN, SMITH und LEVY)

Prinzip: Die Halbwertzeit der Eiweißkörper beträgt etwa 14 Tage. Wenn nun ein Organismus eine Zeitlang überhaupt kein Eiweiß aufnimmt, so bestreitet er dennoch eine gewisse Zeit seine normalen Lebensfunktionen. Es muß also logischerweise eine funktionelle Eiweißreserve im Organismus bestehen, die in erster Linie in dem Proteinpool der Leber, in den Bluteiweißkörpern, in der Muskulatur, im Organeiweiß und ferner in allen kernhaltigen Zellen des Blutes, besonders auch in den Elementen des RES und vor allem in den Plasmazellen, zu suchen ist.

Ausführung: Zur Bestimmung der funktionellen Eiweißreserve wird die Veränderung der gesamtzirkulierenden Eiweißkörper nach intravenöser Salzinfusion als ein

Index für die Eiweißreserve angesehen. Hierzu bestimmt man das Plasmavolumen, die gesamtzirkulierenden Eiweißkörper und evtl. den Albumin-Globulin-Quotienten vor und nach intravenöser Infusion von einem Liter physiologischer Kochsalzlösung. Die zweite Bestimmung erfolgt 30 Minuten nach der Infusion bei einer Einflußgeschwindigkeit von 20 ccm je Minute.

Ergebnis: Beim Normalen erhöht sich im Mittel das Plasmavolumen um etwa 440 ccm mit einem Anstieg des zirkulierenden Eiweißes um 14 g. Beim Unterernährten sowie Menschen ohne Eiweißreserven steigt das Plasmavolumen nur um rund 170 ccm, bei einem gleichzeitigen Abfall des zirkulierenden Eiweißes um rund 15 g. In diesem Zusammenhang sei daran erinnert, daß z. B. nach den Angaben von WHIPPELS für den Aufbau von einem Gramm Albumin 30 g oder für 1 g Hämoglobin 8 g Nahrungseiweiß erforderlich sind, d. h. 6 kg Nahrungseiweiß zum Aufbau der zirkulierenden Bluteiweißkörper benötigt werden.

8. Purinbelastung

Wenn es sich darum handelt, eine latente gichtige Veranlagung zu erkennen, so benutzen wir entsprechende Belastungen mit harnsäurereichen Nahrungsmitteln, und zwar am besten durch intravenöse Injektion von 1 g Mononatriumurat, von 1,0–1,8 g Lithiumurat und schließlich auch durch Belastung mit 15 g Harnstoff.

Während der Gesunde durchschnittlich 50% der zugeführten Harnsäure wieder ausscheidet, ist die Ausscheidung der exogenen zugeführten Harnsäuremengen in der Mehrzahl der Fälle deutlich gegenüber der Norm herabgesetzt, d. h. die Ausscheidungsmengen betragen wesentlich weniger als 50%. Auf Grund dieser Feststellung können wir eine gichtige Komponente vermuten.

9. Fettbelastungsprobe

(nach BÜRGER und HABS)

Prinzip: Belastung mit 5 g Cholesterin, die in 100 g Olivenöl gelöst sind, und makroskopische Betrachtung, ob eine alimentäre Lipämie und Hypercholesterinämie besteht. Beim Stoffwechselgesunden wird das Serum rahmig getrübt.

Ausführung: Dem nüchternen Patienten werden 5 g Cholesterin, die in 100 g Olivenöl aufgelöst werden, per os verabfolgt. 4 Stunden nach Gabe dieses Cholesterin-Olivenöl-Probefrühstückes steigt unter normalen Bedingungen der Serum-Cholesteringehalt etwa auf das Doppelte an, wobei sowohl nach Aufnahme von unverestertem wie nach verestertem Cholesterin das Verhältnis vom freien zum Estercholesterin im Serum keine wesentlichen Verschiebungen erleidet. Nach 8 Stunden sinkt der Cholesterinspiegel im Serum bereits deutlich ab, um nach 24 Stunden ungefähr seinen Ruhewert wieder zu erreichen. Das Serum des Stoffwechselgesunden zeigt unter dieser starken alimentären Belastung eine deutliche Trübung und ist undurchsichtig, so daß man vielfach schon mit einer derartigen makroskopischen Betrachtung und Bewertung auskommt. Bei Leberzirrhose fanden BÜRGER und HABS, daß die Zufuhr von 100 g Olivenöl und 5 g Cholesterin praktisch keine alimentäre Lipämie und keine alimentäre Hypercholesterinämie zustande kommen läßt. Demzufolge bleibt das Serum auch klar und durchsichtig. Ist dies der Fall, so deutet der Befund auf eine allgemeine Fettresorptionsstörung auf der Basis einer hepato-pankreatischen Erkrankung hin. Zur genauen Ermittlung des Grades der Fettresorptionsstörungen werden dann am zweckmäßigsten die einzelnen blutchemischen Analysen durchgeführt.

Literatur: Klin. Wschr. **1927**, S. 2125.

10. Funktionsproben bei Störungen der vegetativen Regulation

a) Adrenalin- und Insulintest

Die mannigfachen Störungen in der vegetativen Regulation werden schon weitgehend durch den klinischen Blick entsprechend bewertet. Darüber hinaus verfügen wir über zahlreiche einfache Testmethoden. Im allgemeinen wird die Reaktion auf Adrenalin geprüft und dabei die Veränderungen des Blutzuckers und der Leukozytenzahl verfolgt. In Abb. 167 ist das normale Verhalten mit der normalen Schwankungsbreite wiedergegeben. Wir wissen längst, daß derartige vegetative Regulationen weitgehend vom Ausgangstonus abhängig sind und als solche sich gegenüber der Norm anders verhalten. Dies erklärt auch völlig paradoxe Reaktionen oder besonders erhöhte Reizreaktionen.

Weiterhin wird die Reaktion auf Insulin geprüft, die mindestens in eintägigem Abstand nach der Adrenalintestung durchgeführt werden muß. Üblicherweise wird hierfür eine Einheit Insulin auf 6,5 kg Körpergewicht i.v. verabfolgt und die entsprechende Blutzuckersenkung beobachtet (s. Abb. 167). Darüber hinaus kennen wir eine ganze Reihe von Belastungsreaktionen, wie z.B. einen differenzierten Wasserversuch nach vorheriger Gabe von 3 V.E. Hypophysin subkutan oder nach Kurzwellenbestrahlung der Hypophysenzwischenhirngegend. Wir finden nach Hypophysininjektionen normalerweise eine Diuresehemmung und nach Kurzwellenbestrahlung eine Diuresesteigerung um 30–40%. Bei gestörten vegetativen Regulationen zeigen sich die entsprechenden paradoxen Ausfälle.

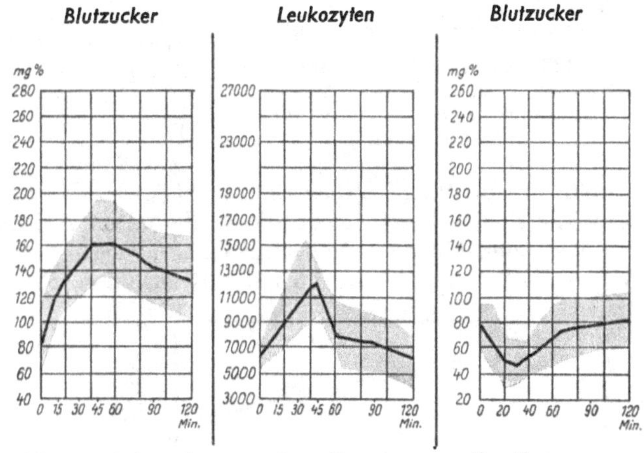

Abb. 167. Adrenalinteste. 1 mg Suprarenin subkutan. Normales Verhalten mit normaler Schwankungsbreite

Insulintest. 1 E. Insulin auf 6,5 kg Körpergew. i. v.

b) Hydergin-Glukose-Test

Prinzip: Hydergin (= hydrierte Mutterkorn-Alkaloide) wirkt zentral gefäßtonussenkend und sympatikolytisch. Hydergin hat einen Hemmungseffekt auf die alimentäre Hyperglykämie beim Glukosetoleranztest. Der Verlauf der alimentären Blutzuckerkurve nach Injektion von Hydergin wird zu vegetativen Tonusverhältnissen, zur seelischen Stimmungslage und zum Körperbau in Beziehung gesetzt.

Ausführung: Nach etwa 12stündiger Nahrungskarenz wird morgens nüchtern eine übliche Glukosetoleranzkurve mit 20 g Glukose in 100 ccm Wasser durchgeführt. Die Blutzuckerbestimmungen erfolgen in den ersten beiden Stunden viertelstündlich, in der 3. und 4. Stunde halbstündlich. Doppelbestimmungen sind zu empfehlen. 1 oder 2 Tage später wird die gleiche Glukosebelastung durchgeführt, wobei gleichzeitig mit dem Glukosetrunk 0,3 mg Hydergin innerhalb einer Minute intravenös injiziert werden. Nur selten treten dabei irgendwelche leichten vegetativen Beschwerden auf.

Klinische Bewertung: Das Ausmaß der Hemmung der alimentären Hyperglykämie durch Hydergin steht weitgehend in Abhängigkeit vom vegetativen Ausgangstonus. Solms fand, daß die Pykniker eine deutlich schwächere Hyperglykämiehemmung zeigten als die Leptosomen-Patienten. Er fand auch bei schlaffer passiver Psyche eine starke Hyperglykämiehemmung und bei aktiver vitaler Psyche nur eine schwache Hyperglykämiehemmung nach Hydergin.

Die sog. *Adrenalinbelastungsprobe* stellt keine spezifische Nachweismethode für das Geschehen einer Nebenniereninsuffizienz dar. Im wesentlichen dürfte sie einen gewissen Aufschluß über den Glykogenbestand des Körpers geben. Darüber hinaus ist aber bei Nebenniereninsuffizienz der Blutzucker deutlich refraktär, wie Abb. 168 zeigt. Unter dem klinischen Gesamtaspekt ist die Adrenalinbelastung also verwertbar.

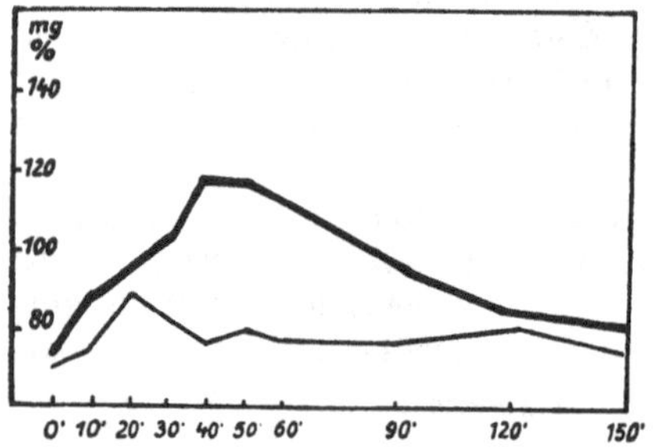

Abb. 168. Normale (dicke Linie) und refraktäre (dünne Linie) Adrenalinbelastungskurve bei Morbus Addison (nach Kappert)

Ähnlich liegen die Verhältnisse bei der *Insulinbelastung*. Man gibt hierbei $^1/_{10}$ bis $^2/_{10}$ E. Insulin je kg Körpergewicht. Bei Normalen kommt es bei diesen Dosen nicht zu deutlichen Blutzuckersenkungen; sie werden durch reaktive Adrenalinausschüttung gegenreguliert. Beim Rindeninsuffizienten fehlt die Gegenregulation oder tritt erst verspätet ein, so daß nach den gleichen niedrigen Dosen sich bereits eine deutliche Hypoglykämie zeigt. Der Blutzucker kehrt erst nach gewisser Zeit zur Norm zurück. Auch dieses Verhalten spricht im Rahmen des klinischen Gesamtbildes für eine Nebenniereninsuffizienz, vorausgesetzt, daß nicht andere vegetative Labilitäten die normalen Reaktionen stören (s. Abb. 169).

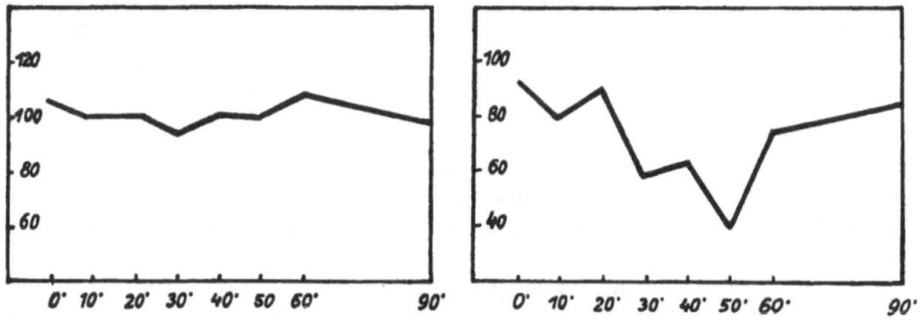

Abb. 169. Normale Insulinbelastung (links) und Insulinempfindlichkeit bei Morbus Addison (nach Kappert)

11. Nieren-Clearance-Methoden

Allgemeines: Die moderne Nierenpathologie unterscheidet in ihren klinischen Aspekten am *Tubulusapparat 3 Abschnitte*, und zwar 1. *den sog. proximalen Tubulus*, 2. *die Henlesche Schleife* und 3. *den distalen Tubulus*, die in ihrer Funktionsstörung verschiedene klinische Erscheinungsformen bieten (s. Abb. 170). So wird z. B. bei der *renalen Glykosurie* das Wesen in einem Mangel der für die Rückresorption der Glukose erforderlichen Phosphatase vermutet. Ähnlich dürften die Verhältnisse bei der *chronischen Aminoazidurie* (*Fanconi-Syndrom*) liegen. Dieses besteht aus hochgradigem Zwergwuchs, Harnveränderungen im Sinne von Albuminurie, Polyurie, Glykosurie, Phosphaturie, vermehrte Ammoniakausscheidung, Aminoazidurie; im Blut besteht

Hypophosphatämie, Hypercholesterinämie, niedrige Alkalireserve, am Knochen besteht eine Osteoporose, schließlich Polydipsie, Kollaps und Intoxikationsbereitschaft nach reichlichen Glukosegaben (hypoglykämischer Schock). Autotypisch wird vielfach eine Zystinosis gefunden (nach FANCONI durch den Nachweis der Zystinkristalle im Knochenmark zu ermitteln).

Durch die Insuffizienz der Henleschen Schleife kommt es zu einer mangelnden Natrium- und Chlorresorption, so daß klinisch derartige „*pseudourämischen*" *Zustände mit dem Begriff Salzdiabetes* (Diabetes salinus renalis Fanconi) belegt worden sind.

Bei einer Insuffizienz des distalen Tubulusabschnittes (*Lower nephron nephrosis Lucké*) resultiert das sog. *Crush-Syndrom* mit der akuten schweren Oligurie oder Anurie im Gefolge von Verbrennungen, Transfusionsschock u. dgl. Hierbei werden in den Glomerula große Eiweißmengen ausgeschieden, die im distalen Tubulusabschnitt bei der Urinkonzentration als Zylinder ausfallen und somit eine Funktionshemmung bewirken. Die dadurch entstehende „Urämie" kann versuchsweise durch einen Wassersalzstoß nach FANCONI beseitigt werden. Die *Nephrokalzinosis* von LIGHTWOOD-ALBRIGHT äußert sich u. U. auch ohne Kalkniederschläge durch Isosthenurie, verminderte Ammoniakausscheidung, Urinalkalose, Blutazidose und Hyperchlorämie. Schließlich muß in diesem Zusammenhang auch die renale *Hypertonie bei Pyelonephritis* erwähnt werden, die in vermehrten Renin produzierenden Knospen ihre Ursache haben dürften (s. Abb. 170).

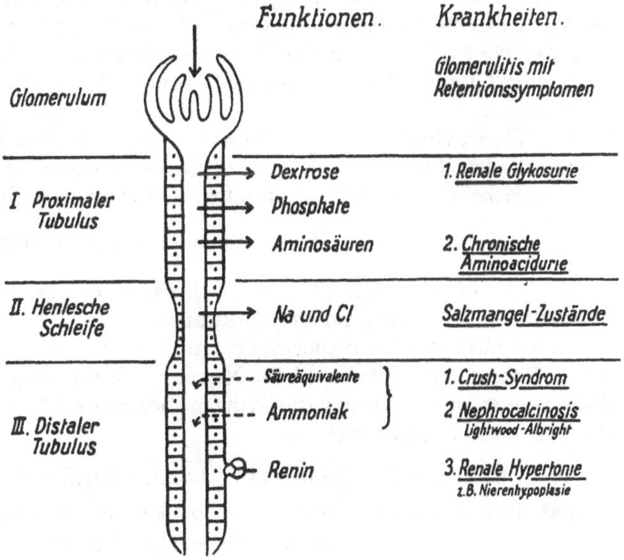

Abb. 170. Schematische Darstellung des Nephrons mit einigen Tubulusfunktionen und den entsprechenden Krankheitsbildern (nach FANCONI)

a) Spezielle Nieren-Clearance-Teste

Die üblichen Funktionsproben der Nieren insbesondere der Volhardsche Wasserversuch sowie auch die einzelnen blutchemischen Veränderungen (s. S. 101–105) geben bislang Auskunft über die Funktion der Niere als Gesamtorgan. In Verfolg der Cushnyschen Filtrations-Rückresorptions-Theorie wurden von VAN SLYKE die *Clearance-Methoden* zur speziellen Funktionsdiagnostik der Nieren herangezogen. Das Wort Clearance könnte am besten mit dem schlechten deutschen Wort „Entharnungsvermögen" ersetzt werden. Unter Clearance eines Stoffes verstehen wir dasjenige Plasmavolumen, welches je Minute durch die Tätigkeit der Nieren von eben diesem Stoff befreit wird. Die absolute Menge des betreffenden Stoffes, welcher sich in einer bestimmten Harnportion befindet, muß unmittelbar vorher ein Bestandteil des Plasma gewesen sein. Die ermittelte Clearance-Zahl gibt Vergleichswerte, die kritisch von DOST (Klin. Wschr. 1949, S. 257) geprüft wurden. Er machte den Vorschlag, an

Stelle des bisherigen rein renalen Clearance-Begriffes zu einer sog. *Totalclearance* überzugehen, was auch für die heutigen Chemotherapeutika von großer Bedeutung ist (s. S. 458).

Seit CUSHNY hat sich die Unterscheidung in Schwellen- und Nichtschwellensubstanzen eingebürgert. Hierbei ist z. B. der Prototyp eines Schwellenstoffes die Glukose, die nach der Filtration im Glomerulus im Tubulus wieder restlos rückresorbiert wird (zumindest für den Blutzuckerbereich von 100—150 mg-%) und somit die Clearance-Zahl 0 besitzt. Die *Menge des Glomerulusfiltrates* oder des sog. *Primärharnes* wird mit etwa 200 Liter angenommen, bei einer Harntagesmenge von 1,5 Liter. Hieraus ergibt sich, daß etwa 99% in den Tubuli zurückresorbiert werden.

Dieser Abfiltrationsvorgang und damit die Blutreinigung bzw. Blutclearance ist natürlich mannigfachen Einflüssen unterworfen, wie z. B. Änderung der Durchblutung der Niere, Änderung des Filtrationsdruckes, Änderung der filtrierenden Oberfläche der Glomeruli (normalerweise etwa 1,5 qm) sowie Viskositätsänderung des Plasmas u. a.

Die Nieren-Clearance einer Substanz entspricht letzten Endes einem virtuellen Volumen Blut oder Blutplasma in ccm, das in der Zeiteinheit einer Minute durch die Niere von dem betreffenden Stoff befreit wird, und zwar nach folgender Rechnung:

$$\textit{Clearance} = \frac{U}{P} \cdot V \ \textit{ccm/Minute}.$$

(U = Konzentration des Stoffes im Harn, P = Konzentration desselben Stoffes im Blutplasma, V = Harnmenge je Minute.)

Wenn man die Clearance-Werte mehrerer Personen untereinander vergleichen will, müssen die Resultate auf das Nierengewicht bezogen werden, das unter normalen Bedingungen proportional der Körperoberfläche ist, und zwar nach DU BOIS und DU BOIS nach folgender Formel:

$$\text{Oberfläche} = \sqrt{\text{Gewicht}} \cdot \sqrt{\text{Länge}} \cdot 167{,}2 \quad (\text{Fehlerbreite} \pm 2{,}2\%).$$

Das Nierengewicht in Gramm (g) ergibt sich nach der empirischen Beziehung

$$\text{Gewicht (g)} = 92{,}2 \quad \text{Oberfläche (qm)}.$$

Schließlich kann man nach WATSCHINGER und WERNER noch die errechneten Werte auf einen Durchschnittswert von 1,73 qm für die Körperoberfläche Erwachsener beziehen.

Rein theoretisch wird also eine beliebige Substanz entweder 1. allein durch Glomerulusfiltration, 2. durch Glomerulusfiltration und tubuläre Exkretion oder 3. durch Glomerulusfiltration und tubuläre Rückresorption ausgeschieden.

Wenn man die Größe der Glomerulusfunktion kennt, kann man zugleich die Größe der Rückresorption der verschiedenen Kristalloide errechnen, und zwar entsprechend dem Vorschlag von POPPER und MANDEL.

Nimmt man z. B. einen beliebigen Schwellenstoff X, von dem wir wissen möchten, wie er im Tubulus verändert wird, so ergibt sich folgende Formel:

$$\frac{F \cdot P_x - U_x \cdot M}{R} \cdot 100 = R_x\%.$$

F = Filtratmenge in ccm, wird mit Inulin- bzw. Teststoffclearance bestimmt
P_x = Plasmakonzentration bzw. Filtratkonzentration des zu untersuchenden Stoffes
$F\ P_x$ = absolute filtrierte Menge in g
U_x = Urinkonzentration
M = Minutenurinmenge in ccm
$U_x\ M$ = absolute ausgeschiedene Menge in ccm
$F\ P_x - U_x \cdot M$ = absolute rückresorbierte Menge in ccm
R = Menge des Rückresorbats ($R = F - M$) in ccm
R_x = prozentualer Gehalt des Rückresorbats.

Zu Vergleichszwecken gibt man am besten das Prozentverhältnis zur Plasmakonzentration an:

$$\frac{R_x}{P_x} \cdot 100.$$

Einfacher läßt sich die Clearance des zu untersuchenden Schwellenstoffes zu dem eines Nichtschwellenstoffes in Beziehung setzen.

$$\frac{Cl_x}{Cl_{Teststoff}} \cdot 100.$$

Dieser Wert entspricht dem Rehbergschen Exkretionsindex, der den im Harn ausgeschiedenen Teil in Prozenten zur gesamten filtrierten Menge angibt.

Zur praktischen Durchführung einer Clearance-Bestimmung seien folgende Testsubstanzen angeführt:

1. Reine Glomerulusfiltration:
Inulin, Triticin, Mannitol, Natriumthiosulfat, Allantoin. Hierbei entspricht der Clearance-Wert dem Primärharn.

2. Tubuläre Rückresorption:
Glukose.

Bei Blutzuckerwerten von 100—150 mg-% ist der Clearance-Wert = 0. Bei erhöhter Zuckerkonzentration im Blut läßt sich die tubulär resorbierte Zuckermenge berechnen.

3. Glomeruläre und tubuläre Sekretion:
Kreatinin.

4. Bestimmung des Nierenplasmastromes und der tubulären Sekretion:
Diodrast bzw. Perabrodil und p-Aminohippursäure (= Nephrotest-Casella).

Nach SMITH und GAMBLE läßt sich nebenstehende bildliche Gestaltung wiedergeben.

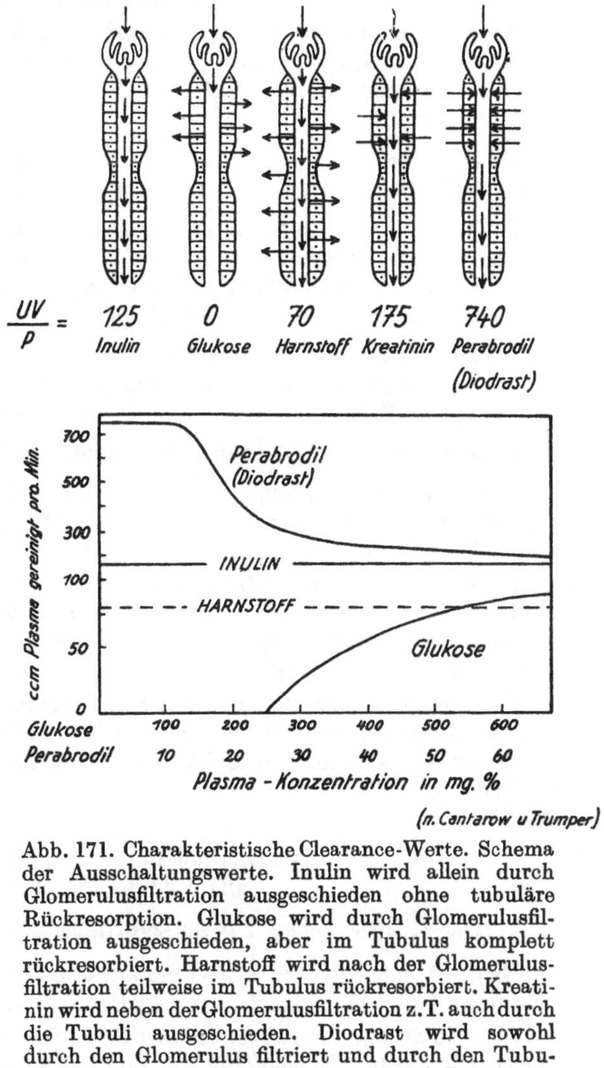

Abb. 171. Charakteristische Clearance-Werte. Schema der Ausschaltungswerte. Inulin wird allein durch Glomerulusfiltration ausgeschieden ohne tubuläre Rückresorption. Glukose wird durch Glomerulusfiltration ausgeschieden, aber im Tubulus komplett rückresorbiert. Harnstoff wird nach der Glomerulusfiltration teilweise im Tubulus rückresorbiert. Kreatinin wird neben der Glomerulusfiltration z.T. auch durch die Tubuli ausgeschieden. Diodrast wird sowohl durch den Glomerulus filtriert und durch den Tubulus ausgeschieden. (Nach SMITH und GAMBLE s. b. CANTAROW und TRUMPER)

b) Praktische Bestimmung des Glomerulusfiltrates

Inulin-Clearance.

Inulin ist ein Polysaccharid der Fruktose, das bei einem Molekulargewicht von über 5000 im Tubulus nicht mehr verändert werden dürfte. Es sei allerdings bemerkt, daß das

Inulin bei intravenöser Applikation Nebenreaktionen geben kann mit Schüttelfrost, Kopf- oder Lendenschmerzen. In erster Linie werden bakterielle pyrogene Substanzen sowie Verunreinigungen dafür verantwortlich gemacht. Eine gewisse Reinigung ist nach WEISFLOG dadurch möglich, daß man eine $33^1/_3$%ige wässerige Inulinlösung mit Tierkohle kurz aufkocht und heiß durch Papierfilter filtriert. Nach dem Abkühlen auf etwa 30° werden zu 600 ccm Filtrat 1,5 Liter 96%iger Alkohol in dünnem Strahl zugegeben und dadurch das Inulin vollkommen ausgefällt. Nach einer Stunde wird im Vakuum abgenutscht, das so gereinigte Inulin 3 Tage bei 80° im Trockenschrank getrocknet und nachher zerstoßen. Die erforderliche 5%ige Inulinlösung wird in physiologischer Kochsalzlösung bereitet, die man auf 80° erwärmt hat. Nach entsprechender Lösung und Abkühlung wird durch eine Glasfilternutsche G 4 filtriert. Die so hergestellte Lösung ist für intravenöse Injektionen brauchbar.

Inulinbestimmung nach E. DEUTSCH (modifizierte Seliwanoff-Methode).

Prinzip: Bildung eines roten Farbstoffes aus Fruktose mit Resorzin und Salzsäure.

Reagenzien: 10%ige Zinksulfat — 1 n-NaOH — 0,1% Resorzin in 96%igem Alkohol, in dunkler Flasche haltbar — 33% HCl reinst: 9 Teile rauchende HCl und 1 Teil H_2SO_4 — 3%ige Hefesuspension.

Ausführung: 1. Fruktosevergärung: 3 ccm Serum werden mit 0,3 ccm Hefesuspension verschlossen und 1 Stunde in den Brutschrank bei 38° gegeben.

2. Enteiweißung: Zu 2 ccm *Zentrifugat* der vergorenen Flüssigkeit werden 5 ccm Aq. dest., 2 ccm Zinksulfat und 1 ccm NaOH gegeben. Nach gründlichem Mischen wird in einem heißen Wasserbad kurz erhitzt bis zur Verklumpung des Eiweißniederschlages. Hierauf wird zentrifugiert.

3. Farbreaktion: 3 ccm Zentrifugat werden in einem verschlossenen Glasröhrchen mit 2 ccm Resorzin-Alkohol und 5 ccm Salzsäure genau 10 Minuten im Wasserbad gekocht (ohne Flüssigkeitsverlust). Hierauf mit kaltem Wasser abkühlen.

4. Photometrieren mit Stufenphotometer und Filter S 47.

Die 10%ige Verdünnung durch Zugabe der Hefesuspension ist bei der Berechnung nach der Eichkurve zu berücksichtigen. Bei Harnproben ist meist eine Verdünnung von 1:200 erforderlich.

Neuerdings wird an Stelle des Inulin das *Triticin*, ebenfalls ein Polysaccharid aus Fruktose (aus der Quecke) benutzt, das nur ein Molekulargewicht von 2800 hat. Es hat den Vorteil, bis zu etwa 25% wasserlöslich zu sein, und besitzt nicht die Nebenwirkungen wie das Inulin.

Für die chemische Bestimmung des Triticins kann in gleicher Weise die obige Inulinbestimmungsmethode benutzt werden. Bezüglich anderer Inulinbestimmungsmethoden s. WATSCHINGER und WERNER, Fortschr. d. Diagnost. u. Therapie Bd. 1, H. 7 (1950).

e) Methoden zur Bestimmung des gesamten Nierenplasmastromes und der tubulären Sekretion

1. Diodrast-Clearance (= Perabrodil-Bayer-Clearance).

Diodrast entspricht dem Nierenkontrastmittel Perabrodil und ist chemisch ein 3,5-dijodo-4-pyridin-n-essigsaures Diaethanolamin vom Molekulargewicht 510.

Im Prinzip können alle Methoden der Jodbestimmung aus organischen Stoffen angewandt werden. Einzelheiten der Jodbestimmung s. S. 227.

Die Differenz vom insgesamt ausgeschiedenen und vom glomerulär filtrierten

Diodrast ergibt die Menge des tubulär sezernierten Diodrast. Die Bestimmung erfolgt nach SMITH nach folgender Gleichung:

$$T_D = U_D \cdot V - P_D \cdot C_{IN} \cdot K.$$

T_D = tubuläre Sekretion an Diodrast
U_D = Harnkonzentration an Diodrast in mg/ccm
P_D = Plasmakonzentration an Diodrast in mg/ccm
V = Harnmenge/Min.
C_{IN} = Clearance für Inulin-(Glomerulusfiltrat)
K = Faktor, der den Anteil des freien filtrierbaren Jods im Plasma angibt. Er beträgt nach GOLDRING und Mitarbeitern (8) 0,72.

Zur Bestimmung des gesamten Nierenplasmastromes durch Maximal-Clearance-Werte für Diodrast sind Plasmakonzentrationen von 0,8–2,0 mg-% erforderlich. Hierzu sind Anfangsdosen von 350 mg Diodrast i.v., d. h. also 1 ccm der 35%igen Lösung, und eine anschließend erfolgende Infusion von etwa 16 mg je Minute erforderlich. Zur Bestimmung der maximalen tubulären Sekretion (T_{MD}) als Maß für das funktionierende sezernierende Tubulusepithel muß man die Plasmakonzentration für Perabrodil bzw. Diodrast auf 15–20 mg-% steigern. Dementsprechend ist die Infusionsgeschwindigkeit zu erhöhen und mehr Diodrast zuzugeben.

2. p-Aminohippursäure-Clearance (Nephrotest) (= PAH-Clearance).

Mit der PAH-Clearance verfügen wir über eine Methode, die Gesamtdurchblutung der Niere zu bestimmen, und können außerdem bei einer höheren Plasmakonzentration die maximale Sekretionsleistung des gesamten tubulären Systems berechnen.

Als besonderer Vorteil muß gesagt werden, daß die PAH sehr nahe mit der im Körper vorkommenden Hippursäure verwandt ist und daher vom Organismus gut vertragen wird.

Prinzip: Die aromatische Aminogruppe wird mit Natriumnitrit diazotiert, das überschüssige Nitrit mit Aminosulfosäure entfernt und nach Kupplung mit dem bromwasserstoffsauren Salz des Äthyl-α-naphthylamins die entstandene Farbe stufenphotometrisch bestimmt.

Nephrotest ist die 20%ige Lösung des chemisch reinen Na-Salzes der p-Aminohippursäure und wird in Ampullen zu 10 ccm im Handel geliefert (Hersteller: Casella Farbwerke Mainkur, Frankfurt a. M.-Fechenheim).

Bestimmung der PAH nach Cohen und Givery.

Reagenzien: $^2/_{10}$ n-Trichloressigsäure — $^1/_{10}$ n-NaOH — Zitronensäure — Phosphatpuffer vom p_H 3,95 (0,1 ccm Zitronensäure und 0,2 ccm $Na_2HPO)_4$ — Benzin — Äther — $^1/_{10}$ n-Salzsäure — 0,1%iges N-1-Naphthyl-aethylendiamin · HCl.

Ausführung:

1. *Eiweißfällung:* Nach Zugabe von 4 ccm $^2/_{10}$ n-Trichloressigsäure zu 1 ccm Plasma wird zentrifugiert. Zum Zentrifugat kommen 3,1 ccm $^1/_{10}$ n-Natronlauge. Mit Aq. dest. wird nun so stark verdünnt, daß die p-Aminobenzoesäure-p-Aminohippursäure-Konzentration weniger als 15 mg/ccm beträgt. Zu 2 ccm der verdünnten Probe gibt man 1 ccm Puffer in einer 60-ccm-Flasche.

2. *Extraktion der p-Aminobenzoesäure:* Mit 10 ccm Äther wird 5 Minuten kräftig geschüttelt. Nach Absaugen des Äthers Wiederholung des Vorganges. Zugeben von 15 ccm Benzol und 2 Minuten schütteln. Je 2 ccm dieser wässerigen Phase und der

gepufferten Lösung nach Enteiweißen (s. 1) werden vor der kolorimetrischen Bestimmung wie folgt behandelt:

3. Farbreaktion: Die Proben werden mit $^1/_{10}$ n-Salzsäure auf 10 ccm aufgefüllt, und in 3-Minuten-Intervallen werden folgende Zugaben gemacht:

1 ccm 0,1%iges Natriumnitrit — 1 ccm 0,5%ige Aminosulfosäure — 1 ccm 0,1%ige N-1-Naphthyl-aethylendiamin · HCl-Lösung.

4. Kolorimetrieren nach 10 Minuten bei Filter 540 gegen Standardlösung.

5. Berechnung: $P \cdot A \cdot H = \frac{\text{(Wert nach Extr.)} - 0{,}02 \text{ (Wert vor Extr.)}}{0{,}89}$

Normalwert für PAH-Clearance = Gesamtplasmadurchströmung = 500 ccm und mehr je Minute.

d) Bestimmung der tubulären Rückresorption

Bekanntlich ist bei Blutzuckerwerten von 100—150 mg-% die Glukose-Clearance = 0, da die im Primärharn filtrierte Glukosemenge in den Tubulis vollständig rückresorbiert wird. Wird aber die Glukosekonzentration des Blutplasmas durch intravenöse Zuckerinfusionen erhöht, so erreicht man schließlich Konzentrationen, bei denen Zucker im Harn ausgeschieden wird. Hierbei läßt sich die tubulär resorbierte Zuckermenge folgendermaßen berechnen:

$$T_G = P_G \cdot C_{IN} - U_G \cdot V.$$

T_G = tubuläre Resorption von Glukose
P_G = Plasmakonzentration für Glukose in mg/ccm
C_{IN} = Clearance für Inulin
U_G = Harnkonzentration für Glukose in mg/ccm
V = Harnmenge je Min.

Die tubuläre Rückresorption von Glukose T_G erreicht mit steigendem Blutzucker einen Höchstwert, der die maximale Resorptionsleistung der Niere in bezug auf Zucker darstellt.

Zur Steigerung des Blutzuckerspiegels injiziert man je Minute etwa 10 ccm einer 10%igen Glukoselösung. Man achte darauf, daß die Blutzuckerwerte nicht über 700 mg-% ansteigen, da hierbei eine zu starke Diurese und damit Wasserverluste eintreten. Bestimmungsmethode für Glukose nach HAGEDORN-JENSEN s. S. 258.

e) „Total-Clearance" und „Entrance" nach Dost

Neben der rein renalen Clearance hat DOST den Begriff der totalen Clearance eingeführt, die sich grundsätzlich aus einer mathematischen Zergliederung der Plasmaspiegelkurve des zu untersuchenden Stoffes unter Bezugnahme auf die Plasmaspiegelkurve des Inulins und der Inulin-Clearance am gleichen Individuum ableitet. Die Total-Clearance gibt uns einen zahlenmäßigen Ausdruck, welches Plasmavolumen je Minute durch das gesamte, d. h. exkretorische und chemisch-physikalische Eliminierungsvermögen des Organismus von seinem augenblicklichen Gehalt an untersuchtem Stoff befreit wird, und zwar nach der Formel:

$$\text{Clearance}_{tot\,(S)} = \frac{k_{2\,(S)} \cdot Vol_{(S)} \cdot \text{Clearance}_{(\text{Inulin})}}{k_{2\,(\text{Inulin})} \cdot Vol_{(\text{Inulin})}}.$$

Hierbei bedeutet k_2 die Eliminationskonstante und S einen beliebigen Prüfungsstoff.

Unter der „Entrance" eines Stoffes haben wir dasjenige Plasmavolumen in ccm zu verstehen, das während der Invasion jeweils in der Zeiteinheit einer Minute von seinem augenblicklichen Gehalt an untersuchtem Stoff auf denjenigen Spiegel gebracht wird, den das gesamte Plasma nach Abschluß des Invasionsvorganges, d. h. nach beendigter Resorption und Verteilung, aufweisen würde (unter der Annahme, daß inzwischen eine Elimination nicht stattfinde). Die Ermittlung der Entrance eines Stoffes geht über die vorherige Ermittlung seiner totalen Clearance (Einzelheiten und Beispiele siehe bei DOST, Naunyn-Schmiedebergs Archiv 1951, Bd. 213).

Normalwerte von Nierenfunktionstesten

Test	Normalwert
Inulin- oder Mannitol-Clearance	120—130 ccm Plasma/Minute
Diodrast- oder Hippursäure-Clearance	520—1560 ccm Plasmadurchfl./Minute
Tubulärer Ausscheidungsindex (Diodrast)	36—72 mg Diodrast-Jod/Minute
Harnstoff-Clearance	maximal 75 ccm Blut/Minute (100%) Standard: 54 ccm Blut/Minute (100%) Mittlere Normalfunktion 80—120%
Exogene Kreatinin-Clearance	152 ccm Blut/Minute
Endogene Kreatinin-Clearance	125 ccm Blut/Minute
Ambardsche Konstante	0,07
Volhards Verdünnungstest	Ausscheidung von 1500 ccm Urin vom spez. Gew. 1,002 in 4 Stunden
Volhards Konzentrationstest	spez. Gew. 1,030
Harnstoffkonzentration	im Urin bis 2%
Aminosäure-N im Blut	5—8 mg-%
Harnstoff-N-Konzentration im Blut	8,9—15,2 mg-%
Kreatinin-Konzentration im Blut	1—2 mg-%
Harnsäure-Konzentration im Blut	2—4 mg-%
Anorg. Phosphor-Konzentration im Serum	3,2—4,3 mg-%
Indikan im Blut	0,026—0,085 mg-%
Indigokarmin	3—5 Minuten nach i. v. Injektion im Harn
Hippursäuresynthese	95—100% der Benzoesäure wird als Hippursäure in 3 Stunden ausgeschieden
Sulfathiazolausscheidung	20% in 2 Stunden ausgeschieden
Phlorrhizin	0,5—2,5 g Glukose in 4 Stunden ausgeschied.
Kryoskopie	maximale Gefrierpunktssenkung um 3,5° C

	Plasmakonzentration in mg-%	Im Primärharn filtriert in g je Tag	Im definitiven Urin je Tag ausgeschieden in g	Rückresorbat in %
Harnstoff	20—45 (30)	50	30—40 (35)	30
Harnsäure	2—4 (3)	5	0,3—0,75 (0,60)	90
Kreatinin	0,5—1,0 (0,75)	1,3	0,5—2,5 (1,3)	0
H_2O	—	173,1 Liter	1,5—2,1 Liter	99,0
NaCl	600	1020	10—15 (12,5)[1]	98,8
Cl	360	610	7—9 (8)[1]	98,7
Na	325	540	5—6,5 (5,75)	98,9
Ca ultrafiltrierbar	5,5	9,4	0,15—0,2 (0,175)[1]	98,1
K	19	32	2,5—3 (2,75)	91,4
P, mineralischer	3,6	6,1	1,15	81,0
S, sulfatischer	1,5	2,5	0,75	70,0

(nach SPÜHLER)

[1]) Mittelwerte.

Relative Konzentration von Blut- und Harnbestandteilen
(nach FISHBERG)

Substanz	Konzentration im Harn in mg-%	Konzentration im Blut in mg-%	Konzentrationsverhältnis	Konzentration im Blut bei Niereninsuffizienz
Harnstoff	2500	30	80	vermehrt
Harnsäure	60	4	15	vermehrt
Kreatinin	100	2	50	vermehrt
Indikan	1	0,05	20	vermehrt
Phosphat	200	4	50	vermehrt
Sulfat	150	3	50	vermehrt
Kalium	150	20	7	wenig verm.
Chlorid	550	350	1,5	nicht verm.
Natrium	350	335	1	nicht verm.
Kalzium	15	10	1,5	nicht verm.

12. Kreislauffunktionsproben

Allgemeines: Störungen der Kreislauffunktion können sehr unterschiedlicher Natur sein. Kardiogene und vasogene Störungen, Änderung des pulmonalen Gasaustausches, Änderung des Eiweiß- und Wasserhaushaltes sowie rein nervliche Einflüsse seien vor allem genannt.

Die Kreislauffunktion ist *keine konstante Größe* und wird von vielen exogenen und endogenen Komponenten abhängig. Diesen vielen heterogenen Störungen gegenüber gibt es noch keine allgemein befriedigende Kreislauffunktionsprobe und wird es sicher auch nie geben.

Wir können die Herz- und Kreislauffunktionsproben einteilen in solche, die *primär die muskuläre Herzleistung in den Vordergrund stellen*, z. B. Bestimmung des *Schlagvolumens*, des *Minutenvolumens*, der *zirkulierenden Blutmenge*, der *Blutumlaufszeit* und der *Pulswellengeschwindigkeit*, und in solche, wo es sich lediglich um den *Nachweis einer Herz- und Kreislaufinsuffizienz* handelt, wie z. B. *Pulszahl*, *Venendruck*, *Schellongsche Kreislauffunktionsprüfung*, *Preßdruckprobe*, *Kauffmannscher Diureseversuch* sowie die Korrelation von Herz und Atmung mit Lungenfunktionsproben und besonders auch die *Bestimmung der Vitalkapazität*. Darüber hinaus gibt es eine größere Anzahl von Herz- und Kreislauffunktionsprüfungen, wie etwa der Nachweis des kardiopulmonalen Sauerstoffdefizits nach UHLENBRUCK oder die modernen lichtelektrischen Meßmethoden, die soeben von MATTHES monographisch dargestellt worden sind. (Verlag Thieme, Stuttgart 1951.)

a) Schlagvolumen

Das Schlagvolumen ist die bei jedem Herzschlag in jeder Herzkammer ausgeworfene Blutmenge. Diese hängt ab von der Ruhe oder Arbeit sowie von der Größe des venösen Zuflusses.

Normales Schlagvolumen = 50—70 ccm
Schlagvolumen · Puls/Min. = *Minutenvolumen*
Normales Minutenvolumen = 3,5—4,9 Liter.

b) Minutenvolumenbestimmungen

1. *Ficksches Prinzip:* Wenn man den O_2-Gehalt des venösen und arteriellen Herzblutes kennt, so kann man aus dem Unterschied dieser beiden Werte und der Menge des in einer

bestimmten Zeit in der Lunge aufgenommenen Sauerstoffs natürlich berechnen, wieviel Blut in dieser Zeit durch die Lunge geflossen ist. Aus der Zahl der Herzschläge läßt sich hieraus das Schlagvolumen berechnen. Beim Menschen setzt diese Methode die Gewinnung von Herzblut mittels Herzkatheter voraus, so daß diese Methode keine verbreitete Anwendung finden kann.

2. *Fremdgasmethoden* (z. B. mit Azetylen-Luft-Gemisch meist als Narzylen bezeichnet, ferner Stickoxydul, Jodäthyl u. a.). Läßt man einen Menschen kurze Zeit hindurch ein derartiges Gasgemisch atmen, so kann man aus der Menge des aufgenommenen Fremdgases und dem bekannten Absorptionskoeffizienten desselben die Blutmenge bestimmen, die durch die Lunge geflossen sein muß, und hieraus wiederum das Schlagvolumen berechnen (s. CHRISTENSEN, Ergeb. Physiol. **39**, 348, 1937).

3. *Hämodynamische Bestimmung* nach BROEMSER und RANKE: Diese Autoren gaben zur Berechnung des Schlagvolumens folgende Formel an:

$$V = \frac{Z \cdot Q \cdot (p_s - p_d) \cdot S \cdot T}{D \cdot p \cdot c}.$$

Hierbei bedeutet V das Schlagvolumen, Z einen Zahlenfaktor, Q den Querschnitt der Aorta ascendens, $p_s - p_d$ die Blutdruckamplitude (in der Aorta ascendens gemessen), S die Systolendauer, T die Pulsdauer, D die Diastolendauer, p die Dichte des Blutes, c die Pulswellengeschwindigkeit in der Aorta. Nach der Methode ergeben sich für den Menschen Werte von 60—90 ccm (s. auch bei MATTHES).

c) Herzminutenvolumenschätzung mit der Blutdruckamplitude

(nach LILJESTRAND und ZANDER)

Für eine grobe klinische Orientierung genügt die Relation von LILJESTRAND und ZANDER. Hierbei wird angenommen, daß Schwankungen in dem Produkt aus Pulsfrequenz und reduziertem Pulsdruck parallele Veränderungen des Minutenvolumens bedeuten.

Reduzierter Pulsdruck $= \frac{\text{Pulsdruck} \cdot 100}{\text{Mitteldruck}}$; Mitteldruck = halbe Summe des systolischen und diastolischen Blutdrucks. Diese Methode eignet sich vielleicht am besten für den Arbeitsversuch und weniger für eigentliche Herz- und Lungenkrankheiten.

d) Blutmengenbestimmung

Für den Menschen kommen nur die indirekten Methoden in Betracht.

1. *Farbstoffmethoden* (Trypanblau, Trypanrot, Kongorot, Evans-Blue). Aus der Farbstoffverdünnung ergibt sich die Plasmamenge und unter Berücksichtigung des Gesamtvolumens der Blutkörperchen (Hämatokritmethode) die Gesamtblutmenge (s. S. 137—140).

Bei Farbstoffinjektion gilt die Beziehung $f = \frac{I}{c\,t}$.

f = Blutdurchstrom in Liter/Min., I = die Menge des Farbstoffs in mg, die i. v. gegeben wurde, c = die durchschnittliche Konzentration (in mg/Liter), zu welcher die injizierte Substanz durch den Blutstrom während der ersten Zirkulation verdünnt wird, t = Zeit in Sekunden, die zu dieser ersten Zirkulation benötigt wird.

2. *Inhalationsmethoden* (CO-Inhalation): Man bestimmt in einer Blutprobe den CO-Gehalt und berechnet hieraus das Blutkörperchenvolumen und daraus die Gesamtblutmenge.

Beide Methoden geben nur die Werte für das zirkulierende Blut an, nicht aber für das Blut in den Speicherorganen.

Normaler Blutmengenwert = $^1/_{13}$ = 7,7% des Körpergewichtes, d. h. 82—85 ccm/kg Körpergewicht (vermehrt bei Polyzythämie).

Zirkulierende Plasmamenge des Erwachsenen (beim Säugling größer!) = 44 bis 51 ccm/kg Körpergewicht.

Bei den Inhalationsmethoden liegen die Werte für die normale Blutmenge wesentlich niedriger als bei den Farbstoffmethoden, und zwar:

Farbstoffmethoden	= 1/11,5	= 8,6–8,8%
Inhalationsmethoden	= 1/20	= 5,1%.

Eine Abnahme der zirkulierenden Blutmenge finden wir z. B. im Hunger, beim Myokardschaden u. a.

Eine Zunahme der zirkulierenden Blutmenge finden wir z. B. beim Minutenvolumenhochdruck, beim Basedow u. a.

Aus Minutenvolumen und Gesamtblutmenge kann man die Kreislaufzeit der letzteren berechnen. Da das Minutenvolumen (M) in 60 Sekunden durch den Kreislauf fließt, braucht die Gesamtblutmenge (G)

$$\frac{60 \cdot G}{M} \text{ Sekunden, d. h. im Durchschnitt 55–65 Sekunden.}$$

e) Kreislaufzeiten

Kreislaufzeit ist die Zeit, die das Blut braucht, um einmal die ganze Bahn des Kreislaufes zu durchströmen.

Normalwert beim Menschen: 21–22 Sekunden.

Diese Zeit gibt aber nur Auskunft über die kürzeste Zeit, in der ein Teilchen des Teststoffes unter den günstigsten Verhältnissen die gesamte Kreislaufbahn durcheilen kann. Die Umlaufzeit der gesamten Blutmasse ist naturgemäß wesentlich größer. In der Klinik ist der Begriff der Kreislaufzeit mit dem Begriff der Blutumlaufzeit oder Zirkulationszeit identisch, leider wird er auch oft fälschlicherweise mit dem Begriff der Strömungsgeschwindigkeit verwechselt. Strömungsgeschwindigkeit ist der Weg, den das Blut in den Gefäßen in 1 Sekunde durchläuft.

Für die Bestimmung der Kreislauf- bzw. Blutumlaufzeiten ist je nach der ausgewählten Methode die Länge des Weges verschieden. Die am meisten gebrauchten Methoden seien daher übersichtlich wiedergegeben.

Durchlaufener Blutweg mit entsprechenden Blutumlaufzeiten

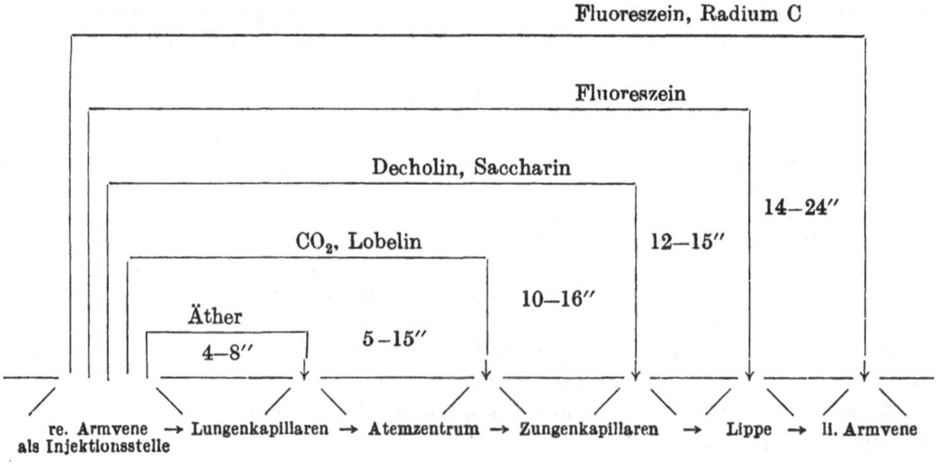

Messung der Blutumlaufzeit

Äthermethode.

Man injiziert 0,2–0,3 ccm Äther in die Kubitalvene, fordert den Patienten auf, sofort anzugeben, wenn er den Äthergeruch verspürt, und stoppt die zeitliche Differenz zwischen Ätherinjektion und der subjektiven Angabe über das Auftreten des Äthergeruches.

Die *Ätherzeit* = Arm-Lungen-Zeit beträgt normalerweise 4–8 Sekunden und gibt uns einen gewissen Hinweis auf die Kraft und Funktionstüchtigkeit des rechten Ventrikels.

Decholinmethode.

Man injiziert 5 ccm einer 20%igen Decholinlösung in die Armvene und ermittelt mittels Stoppuhr die Zeit von der Injektion bis zum ersten Auftreten eines galligbitteren Geschmacks auf der Zunge. Die Zeit also, die das Blut braucht, um von der Kubitalvene zu den Zungenkapillaren zu gelangen, wird als *Decholin-* oder *Bitterzeit* bezeichnet. Sie beträgt normalerweise 10–16 Sekunden.

Saccharinmethode.

Es werden 2 ccm Natriumsaccharinat schnell in die Kubitalvene gespritzt und die Zeit bis zum Auftreten eines süßen Geschmackes auf der Zunge bestimmt. Am besten wird diese Methode morgens nüchtern durchgeführt. Die Normalwerte liegen etwa bei 16–18 Sekunden.

Fluoreszeinmethode.

Man läßt den Patienten zunächst 15–20 Minuten strikt in Ruhelage liegen. Sodann stellt man die Lippen mit einer ultravioletten Lichtquelle mit Rotfiltervorsatz ein. Hierauf erfolgt eine schnelle Injektion von 4 ccm einer 20%igen Fluoreszeinlösung in die Kubitalvene mit gleichzeitigem Auslösen der Stoppuhr. Es wird die Zeit festgestellt, wann eine grünliche oder gelbgrünliche Verfärbung 1. der Lippen, 2. der Hände und 3. der Füße eintritt.

Normalzeiten für den

Arm-Lippen-Weg	12–16 Sekunden
Arm-Hand-Weg	18–28 Sekunden
Arm-Fuß-Weg	26–60 Sekunden.

Der Fluoreszeintest eignet sich vor allem auch zur Ermittlung von peripheren Durchblutungsstörungen, bei denen die entsprechenden Fluoreszeinzeiten verlängert sind. Völlig ungefärbte Hautpartien deuten auf die Entstehung schwerer Gefäßstörungen hin. Der Farbstoff ist an sich völlig ungiftig und wird schnell durch die Nieren ausgeschieden.

Klinische Bewertung: Praktisch haben die Bestimmungen der Kreislaufzeiten ihre große Bedeutung z. B. in der Diagnostik von angeborenen Herzfehlern, wenn z. B. ein Verdacht auf einen Shunt zwischen arteriellem und venösem System besteht. Am besten bedient man sich hierbei der Äther- und Decholinzeit. Während man früher sowohl den Äther als auch das Decholin zugleich in einer Injektion verabfolgte, gibt man heute zweckmäßigerweise beide Pharmaka erst nach einer gewissen Zeitspanne hintereinander. Bei Vorhofseptumdefekt ist infolge von Bluteinstrom vom rechten Vorhof direkt in den linken Vorhof (sog. Re.-Li.-Shunt) die Decholinzeit verkürzt. Nach der Ätherinjektion wird bei Vorhofseptumdefekt sofort ein Prickeln in der Haut mit Schmerzen besonders am Hinterkopf angegeben. Diese Methode ist naturgemäß für Kinder wenig geeignet.

Die Blutumlaufzeit ist verkürzt bei Arbeit, Fieber, Hyperthyreose und z. T. bei Anämien. Die Blutumlaufzeit ist verlangsamt bei Polyglobulie und Polyzythämien (große Blutmenge), bei Myxödem (kleines Minutenvolumen) und vor allem bei Kreislaufdekompensation, wo wir Zeiten bis zu 40 und 50 Sekunden finden. Bei Linksinsuffizienz mit pulmonaler Stauung ist die Decholinzeit verlängert, während die Ätherzeit normal ist, d. h. also, daß die Verlangsamung besonders den venösen Teil des Lungenkreislaufes betrifft. Bei kräftigem rechtem Ventrikel ist nach SCHWIEGK auch die Decholinzeit normal, da im kleinen Kreislauf noch eine normale Blutstromgeschwindigkeit besteht. Bei Rechtsinsuffizienz ist die Decholin- und Ätherzeit verlängert, ebenso bei Pericarditis adhaesiva.

f) Messung des Venendruckes nach Moritz und Tabora[1])

Prinzip: Verbindet man eine Vene mit einem mit Flüssigkeit gefüllten Manometerrohr, so wird bei entsprechend hohem Ausgangsstand der Flüssigkeit diese so lange abfließen, bis die Flüssigkeitssäule des Manometers dem in der Vene herrschenden Druck gleich ist. Das einfachste apparative Prinzip ist also ein Manometerrohr, ein Verbindungsschlauch und eine in der Vene liegende Kanüle, die das sog. Phlebotonometer darstellt.

Ausführung: Ort der Messung ist stets die Vena mediana cubiti. Als Nullpunkt wird die Höhe des rechten Vorhofes gewählt (bei Horizontallage ein Punkt in Höhe der 4. Rippe 5 cm unterhalb der Niveaulinie der vorderen Brustkorbfläche). Zur Messung sind erforderlich: 1. das eigentliche Manometer (ein etwa 60 cm langes Glasrohr von etwa 3 mm Durchmesser mit mm-Skala, an einem Stativ befestigt und mit Zahntrieb verschiebbar). – 2. Rekordspritze mit nicht zu dünner Kanüle (2 bis 3 mm) und einem besonderen Hahnzwischenstück. – 3. Ein besonders konstruierter Nivellierstab (aus Metall mit Wasserlibelle, an dem einen Ende ein 2,5 cm kurzer Metallstab, der im rechten Winkel verschiebbar ist, zur Einstellung der Vorhofshöhe).

Der Patient wird horizontal gelagert, die 4. Rippe mit einem Farbstift markiert und am Sternalansatz derselben der Nivellierstab so auf den Thorax gelegt, daß er auf beiden Brustkorbhälften gleichmäßig aufliegt und die Luftblase der Libelle einspielt. Hierzu ist notwendig, daß beide Schultern des Patienten vollkommen gleichmäßig auf der Unterlage ruhen. Sodann wird der kurze, 5 cm betragende Arm des Nivellierstabes so weit herangeschoben, daß er mit seinem unteren Ende den Thorax berührt und die Berührungsstelle – die dann also genau 5 ccm unterhalb der Thoraxoberfläche liegt – mit Blaustift markiert. Nach entsprechender Hautdesinfektion wird die Kanüle in die Vena cubiti eingestochen und der Konus des Gummischlauches mit der Kanüle verbunden. Sodann wird die Schlauchklemme geöffnet, so daß eine Kommunikation zwischen Meßrohr und Venensystem hergestellt ist. Nun fließt von der Flüssigkeit so viel in die Vene ein, bis die Höhe im Meßrohr dem Druck in der Vene entspricht. Wesentlich für Vermeidung von Fehlermöglichkeiten ist, daß der Arm völlig entspannt ist und daß das Ellenbogengelenk nicht überstreckt ist. Auch muß darauf geachtet werden, daß der Arm weit genug abduziert ist, um Drucksteigerungen in der Axilla zu vermeiden. Bei der Ermittlung des Meßwertes ist schließlich zu beachten, daß stets der niedrigste Druckwert der richtigste ist, da sämtliche Fehlermöglichkeiten im Sinne einer Erhöhung und niemals einer Senkung des Venendruckes wirken.

Normaler Venendruck: 61–64 mm H_2O (im 2.–3. Lebensdezennium).

---

[1]) Lit.: Dtsch. Arch. Klin. Med. 98, 475, 1910.

Klinische Bewertung der Venendruckmessung.

Eine Erhöhung des Venendruckes ist im allgemeinen das erste Zeichen einer beginnenden Kreislaufdekompensation (besonders des rechten Herzens), und zwar ist hierbei der Venendruck gleichseitig erhöht. Eine Abnahme des Venendruckes ist mit zunehmendem Alter bekannt. Praktisch wichtig ist in der klinischen Diagnostik die einseitige Erhöhung des Venendruckes, die z. T. auch bei einer Kyphoskoliose vorkommen kann. Besonderes Interesse wird aber der einseitigen Venendruckerhöhung in der Frühdiagnostik von Lungen- und Bronchialkrebsen gewidmet. Hierbei fand an unserer Klinik WAGNER in 90% der Fälle von Bronchial-Karzinomen entsprechende Veränderungen. In 75% der Fälle ist der Druck auf der Seite des Tumors erhöht, und zwar fast stets durch eine mechanische Kompression der Vena cava superior und der anonyma. Ist dieses Symptom vorhanden, dann wird dadurch die Indikation für eine evtl. Lobektomie weitgehend eingeschränkt. Ähnliche Verhältnisse finden sich in geringerem Umfange bei Erkrankungen von Lymphogranulomatose und Tuberkulose. Handelt es sich um pulmonal-peripher wachsende Karzinome, so bestehen derartige Venendruckdifferenzen nicht.

g) Regulationsprüfung des Kreislaufs nach Schellong

Prinzip: Es werden 3 Einzelfunktionsproben kombiniert und so Schlüsse auf die Leistungsbreite und Regulationsfähigkeit des Kreislaufes gezogen.

Die 3 Einzelgruppen sind:

1. Messung des systolischen und diastolischen Druckes und der Pulszahl, und zwar
   a) im Liegen,
   b) sofort nach dem Aufstehen und in minutenlangen Abständen während der aufrechten Stellung,
   c) sofort nach dem Hinlegen und in Minutenabständen während des Liegens.
2. Messung des systolischen und diastolischen Blutdruckes und der Pulsfrequenz sofort nach dem Treppensteigen und weiter in minutlichen Abständen,
3. (gleichzeitig mit 2 auszuführen) Messung des *QRS*-Komplexes im EKG vor dem Treppensteigen, sofort danach und weiter in minutlichen Abständen (Einzelheiten siehe Fachbücher für Elektrokardiographie).

Ergebnis: Teil 1 zeigt das vom Nervensystem abhängige Verhalten des Gefäßsystems, wobei Herzerkrankung und Herzschädigung nicht zum Ausdruck kommen.

Teil 2 wird beeinflußt durch den Zustand des Herzens, vom Verhalten der Gefäße und des Nervensystems.

Teil 3 zeigt die Reaktionsweise des Herzens und ist allein weitgehend vom Zustand des Herzens abhängig.

Alle gefundenen Zahlenwerte werden in Kurven wiedergegeben und dann sinnvoll mit dem übrigen klinischen Untersuchungsbefund verwertet. Beiliegende Skizzen zeigen das normale Verhalten (s. Abb. 172).

Hierbei bleibt das Minutenvolumen in aufrechter Stellung konstant bei erhöhter Sauerstoffausnutzung, höherer Pulszahl, erhöhtem Venendruck und leichter Steigerung des diastolischen Drucks als Ausdruck einer kompensatorischen Verengerung der Gefäße.

Demgegenüber hat SCHELLONG unter krankhaften Bedingungen eine sog. *hypotone* und *eine hypodyname Regulationsstörung* unterschieden.

Charakteristisch für die hypodyname Regulationsstörung ist die diastolische Blutdrucksenkung mit Erniedrigung des Schlagvolumens, Minutenvolumens und der zirkulierenden Blutmenge, denn hier fehlt die kompensatorische Gefäßverengerung in aufrechter Stellung offenbar durch Fehlen der nervösen Impulse. Dieses Verhalten findet sich vor allem bei hypophysärer Kachexie, innersekretorischen sowie exogenen Magersuchtsformen, z. T. auch bei Diabetes insipidus, Morbus Addison oder Basedow, sowie auch bei Arteriosklerose.

Charakteristisch für die hypotone Störung ist eine Verminderung der Pulsdruckamplitude, des Schlagvolumens, des Minutenvolumens und der zirkulierenden Blutmenge sowie ein Ansteigen von Puls und Venendruck. Dieses Verhalten findet sich vor allem beim sog. hypotonen Symptomenkomplex, bei Krampfadern, Akrozyanose oder bei schlechtem Gefäßtonus, z. B. in der Rekonvaleszenz.

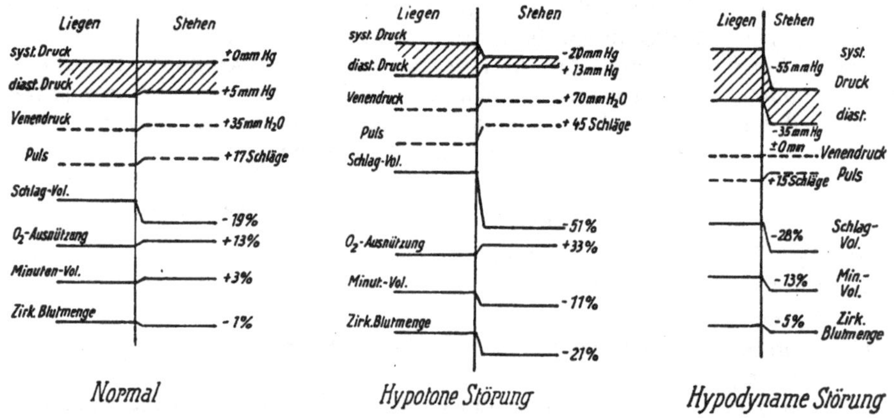

Abb. 172. Normale Kreislaufregulation in aufrechter Stellung sowie hypodyname Kreislaufregulationsstörung, z. B. bei hypophysär-dienzephalen Störungen, und hypotone Regulationsstörung bei Akrozyanose und Varizen (nach SCHELLONG)

h) Preßdruckprobe nach Bürger

Wenn man bei geschlossener Glottis eine verstärkte Exspirationsbewegung ausführen läßt, so treten typische Veränderungen der Herzfrequenz und des Blutdruckes auf (Vasalvascher Versuch). Diese Verhältnisse haben vor allem Bedeutung als Eignungsprüfung für Sportler oder Menschen mit schwerer körperlicher Arbeit. Zur praktischen Anwendung schlägt daher BÜRGER folgendes methodisches Vorgehen zur Durchführung der Preßdruckprobe vor:

Es werden im ganzen 6 Blutdruckmessungen durchgeführt, und zwar:

1. Bei ruhiger Atmung. – 2. Nach 10 tiefen Atemzügen von 20 Sekunden. – 3. Sofort nach Beginn der Pressung (= 40 bis 50 mm Hg intrapulmonalen Drucks). – 4. Am Ende der 20 Sekunden dauernden Pressung. – 5. Unmittelbar nach Wiedereinsetzen der Atmung. – 6. Nach weiteren 20 Sekunden.

Wegen der schnell schwankenden Druckwerte ist ein gut arbeitender Blutdruckapparat erforderlich, wo auch ein rasches Ablassen des Armmanschettendruckes möglich ist. Nach BÜRGERS Erfahrungen werden folgende 3 Grundtypen unterschieden, wie auch die Abb. 173 zeigt.

Typus A = normale Herzen,
Typus B = asthenische Herzen,
Typus C = hypotrophe Herzen.

Es handelt sich beim Preßdruckversuch weniger um eine Atemfunktionsprobe als vielmehr um eine Kreislauffunktionsprobe, insbesondere für Sporttauglichkeit.

Wir unterscheiden im allgemeinen 3 Formen der respiratorischen Insuffizienz.

1. Eine zentral bedingte respiratorische Insuffizienz. Typisches Beispiel ist die Schlafmittelvergiftung mit herabgesetzter Ventilation.

2. Eine pulmonal bedingte respiratorische Insuffizienz durch Behinderung der Atembewegung oder Behinderung des Gasaustausches in der Lunge selbst.

3. Eine aerogene respiratorische Insuffizienz, wenn der Sauerstoffgehalt der Einatmungsluft zu gering ist.

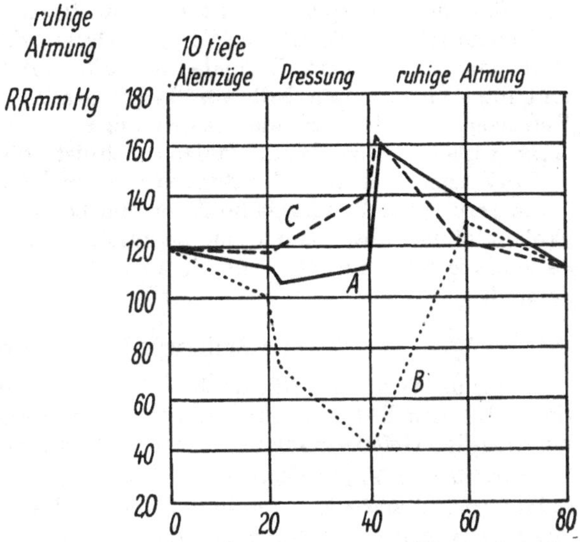

Abb. 173. Blutdruckwerte der drei Typen bei der Preßdruckprobe n. BÜRGER. A = Normales Verhalten, B = Asthenische Herzen, C = Sportherzen

i) Kaufmannscher Diureseversuch

Prinzip: Nachweis latenter Ödeme durch eine gesteigerte Diurese unter verbesserten Kreislaufbedingungen.

Ausführung: Der Kranke trinkt nach Entleerung des Morgenharnes stündlich 150 bis 200 ccm Wasser oder verdünnten Tee und muß am Ende der Stunde urinieren. Diese Probe, d. h. Tee trinken bis zur vollen Stunde, Ausscheidung am Ende der Stunde, wird bei Bettruhe dreimal wiederholt. Dann wird das Fußende des Bettes etwa 30 cm höher gestellt und der gleiche Versuch bei dieser Hochlagerung der Beine noch 2 Stunden fortgesetzt. Sind latente Ödeme vorhanden, so steigt während der Hochlagerungsperiode die Urinmenge deutlich gegenüber der Flachlagerungsperiode an, und zwar mindestens um 30—50 ccm in der Stunde, unter gleichzeitigem Absinken des spez. Gewichtes in der Hochlagerungsperiode.

Einfache Herzfunktionsproben sind z. B.:

j) Der Treppensteigeversuch

Ausführung: Man läßt etwa 60 Treppenstufen im schnellen Tempo, d. h. also in ungefähr 1 Minute ersteigen und prüft, inwieweit der Kreislaufapparat diesen Ansprüchen gerecht wird. Die Belastung für den Kranken ist relativ physiologisch und enthält kein besonderes Gefahrenmoment.

Ergebnis: Die Herzfrequenz steigt beim Gesunden vom Ruhewert von 60—70 Schlägen bis auf 100—120 Schläge je Minute ohne Beeinträchtigung der Herzfunktion. Die gesteigerte Herzfrequenz fällt innerhalb 2—3 Minuten zur Norm ab. Parallel dazu ist eine Erhöhung der Atemfrequenz auf 24—26 Atemzüge in der Minute sowie eine deutliche Blutdrucksteigerung zu erkennen, die keinerlei krankhafte Bedeutung hat, wenn diese Veränderung innerhalb der folgenden 3—4 Minuten wieder zur Norm zurückkehrt. Schließlich lassen sich hierbei gewisse Änderungen des EKGs, wie Senkung der *St*-Strecke mit Senkung der *T*-Zacke, die für einen geschädigten Herzmuskel sprechen würden, erkennen. Denselben Treppensteigeversuch kann man dadurch erschweren bzw. den Herz-Kreislauf-Apparat vermehrt belasten, wenn man zu der gleichen Arbeit von 60-Treppenstufen-Steigen noch 15 kg Gepäck in den Tornister gibt.

k) Bestimmung der Refluxzeit nach Bürger

Ausführung: Man läßt einen gesunden Menschen mit aller Kraft beide Hände zu einer Faust ballen und umgreift dann mit den eigenen Händen die Unterarme des Patienten am Handgelenk so fest, daß kein Blut mehr in die Faust des Patienten strömen kann. Daraufhin läßt man die Fäuste des Probanden schnell öffnen ohne dem Blut den Zustrom zu gestatten. Die Handinnenfläche sieht demzufolge weiß und anämisch aus. Sofort nach dem Loslassen der Sperre an der Handwurzel des Probanden schießt beim Normalen das Blut mit kräftigem Strom in die Hand ein und rötet dieselbe innerhalb von 1–2 Sekunden. Diese Zeit wird als die normale Refluxzeit angesehen. Handelt es sich nun um einen Herz- und Kreislaufkranken mit einer verlangsamten Blutumlaufzeit, so ist diese Refluxzeit deutlich bis auf 4–5 Sekunden oder unter Umständen noch mehr verlängert. Ferner findet sich eine Verlängerung der Refluxzeit im Alter und bei vasomotorischen Störungen. – Diese Probe gibt uns also einen leicht auszuführenden, aber wertvollen Hinweis auf die verlängerte Kreislaufzeit, wenn sie auch nur eine relativ grobe Orientierungsprobe darstellt.

l) Kälte-Blutdruck-Test (Cold-pressure-Test)

Prinzip: Wenn man Gliedmaßen für einige Zeit in kaltes Wasser taucht, stellen sich auf diesen Kältereiz abnorm starke Gefäßreaktionen ein bei Menschen, die zu funktionellen Gefäßerkrankungen, wie z. B. essentieller Hypertonie, neigen.

Ausführung: Man mißt den Blutdruck des betreffenden Patienten und läßt ihn sodann seine Hand 4 Minuten in möglichst kaltes Wasser eintauchen. Bei Menschen mit einer allgemein erhöhten Sensibilität des vegetativen Nervensystems und der Gefäßreflexe stellt sich eine wesentlich stärkere Blutdrucksteigerung ein als in der Norm.

Klinische Bewertung: Es handelt sich bei diesem einfachen Versuch offenbar nicht nur um eine lokale, d. h. durch Kälte bedingte Vasokonstriktion, sondern auch um eine reflektorische Verengerung der Kernbezirksgefäße, insbesondere der vegetativ gut versorgten Mesenterialgefäße. Es fehlt also der entsprechende dilatorische Gefäßreflex zur Kompensation von peripheren oder lokalen Vasokonstriktionen. Das Ergebnis ist letzten Endes eine allgemeine Blutdrucksteigerung als Ausdruck einer Störung der sonst antagonistischen Blutverteilung. Gelegentlich wird auch der sog. Veritoltest (0,02 g i. m.) mit nachfolgender Blutdruckkontrolle erfolgreich angewandt.

13. Funktionsprüfung der Lungen

Die sinnfälligen Symptome einer Atemstörung sind die Dyspnoe und die Zyanose. Diese Zeichen sind aber in ihrem Wesen sehr vieldeutig. Die wichtigsten Aspekte sind kurz folgende:

1. Der Partialdruck von O_2 ist in der Außenluft erniedrigt, wie z. B. in großen Höhen.

2. Der O_2-Transport ist reduziert, z. B. durch mangelnde Herz- und Kreislauffunktion, durch Anämien oder durch hämoglobinschädigende Gifte, wie z. B. CO.

3. Mangelnde Diffusion von O_2 durch die Lungenalveolen zu den Kapillaren = Pneumonose oder durch Störung der Gewebsdiffusion (Membranstörungen und mangelnde Kapillarfunktion).

4. Die resorbierende Atemfläche ist vermindert, z. B. bei Infiltraten, Pneumonien, Atelektase, Lungenödem, Emphysem, Tumoren, Ergüssen, Pneumothorax u. a.

5. Mechanische Störungen, z. B. Stenose, die lokal besteht, z. T. bei Tumoren, Tbc-Drüsen, Struma oder generell mit asthmatischen Spasmen, Bronchiolitis obliterans u. a.

6. Motorische Störungen der Atemwege z. B. durch Lähmungen bei Poliomyelitis, schweren Kyphoskoliosen oder reflektorischen Hemmungen bei Schmerzen.

Die normale Atempause.

Der gesunde Mensch ist in der Lage, seinen Atem etwa 50 Sekunden anzuhalten, nachdem er vorher 5mal tief durchgeatmet hat und dann in der Einatmungsstellung angehalten wird. Der Herz- und Kreislaufkranke ist im allgemeinen nur in der Lage, den Atem für 10 oder 20 Sekunden oder noch weniger anzuhalten.

a) Spirometrie

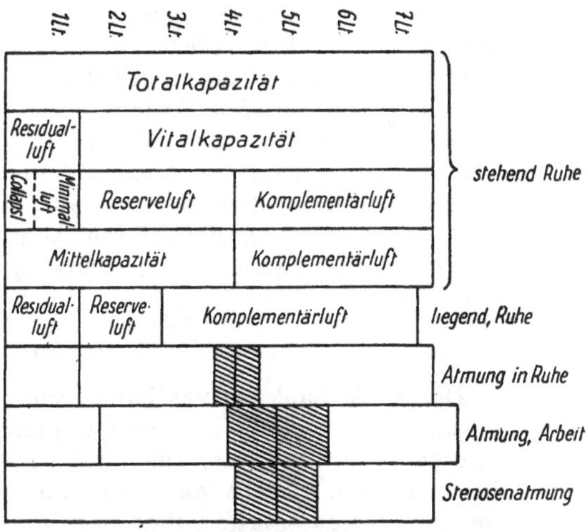

Abb. 174. Der Luftgehalt der normalen Lunge und seine Schwankungen (nach Hasselbach). Das mit einem Atemzug ein- und ausgeatmete Luftvolumen ist schraffiert

Unter den Funktionsproben spielt die *Bestimmung der Vitalkapazität* mit den üblichen Spirometern (meist nach Barnes) zur Beurteilung der Leistungsfähigkeit eine wesentliche Rolle. Unter *Totalkapazität* verstehen wir das gesamte Luftvolumen, das die Lunge aufnehmen kann. Die *Mittelkapazität* ist die mittlere Füllung der Lunge zwischen inspiratorischen und dem exspiratorischen Lungenvolumen. Sie beträgt im Durchschnitt etwa 4 Liter und setzt sich aus 2 Größen zusammen, nämlich der *Reserveluft*, d. h. der Luft, die durch tiefste Exspiration ausgepreßt werden kann, und der *Residualluft*, d. h. die Luft, die in der Lunge immer noch zurückbleibt. Durch tiefste Inspiration kann noch ein großes Luftvolumen, die sog. *Komplementärluft*, aufgenommen werden. Beim Liegen ist die Reserveluft geringer als beim Stehen, da das Zwerchfell durch den Bauchinhalt sicher hochgedrängt wird. Entsprechende Erhöhungen der normalen Luftvolumina finden wir bei der Arbeit und im geringeren Grade bei der sog. Stenoseatmung (s. S. Abb. 174).

Wenn die Vitalkapazität eines Menschen gegenüber der Norm stark herabgesetzt ist, zeigt dies immer einen kranken Zustand an, sei es, daß große Teile der Lunge infolge spezifischer Erkrankungen ausfallen, oder sei es, daß die Durchblutungsmenge bei schweren Herzfehlern verändert ist. Beim Asthmatiker, beim Lungenemphysem oder bei schweren Brustkorbverbildungen zeigt uns die Messung der Vitalkapazität an, in welchem Maße die Funktion gestört ist. Schließlich ist vor allem die Verbesserung der Vitalkapazität während einer klinischen Behandlung stets ein guter Indikator für den therapeutischen Erfolg.

Fraglos besteht eine gewisse Beziehung zwischen Vitalkapazität (V) und Körpergröße (H). West gab hierfür folgende Berechnungsform an:

Für Männer $V = H \cdot 25$, für Frauen $V = H \cdot 20$.

Ebenso bestehen enge Korrelationen zum Körpergewicht. Bei einem arithmetischen Mittelwert von 62,4 kg und einer Vitalkapazität von 4,1 Liter nahm diese je kg Körpergewicht um 0,04 Liter zu resp. ab (RAINOFF). Für die Beziehung des Körpergewichtes zur Vitalkapazität sind u. a. folgende Formeln angegeben:

Für Männer $V = G \cdot 21{,}2 + 11{,}68$ und für Frauen $V = G \cdot 17{,}6 + 900$ (nach MYERS). Schließlich sind auch die Beziehungen zwischen Vitalkapazität und Körperoberfläche bekannt. Letztere wird am besten nach den Tabellen von DUBOIS oder durch das Nomogramm von BOOTHBY und SANDYFORD berechnet. Für die Vitalkapazität in ihrer Abhängigkeit von der Körperoberfläche ergeben sich nach WEST folgende Formeln: Für Männer $V =$ Oberfläche $\cdot$ 2,5, für Frauen $V =$ Oberfläche $\cdot$ 2,0.

b) Histamintest zur Beurteilung der Lungenfunktion

MARTINI fand, daß bei Kreislaufbelastungen die Vitalkapazität und Atempause in ihren Veränderungen zu wenig erfaßt werden, und empfahl zu der üblichen Belastung noch 1 mg Histamin (= 1 ccm Imido Roche) hinzuzugeben. Das Histamin betrifft mehr die Lungenfunktion und führt als Schockgift zur Lungensperre infolge einer lungengefäßverengenden Wirkung. Das linke Herz wird hierbei beeinträchtigt, der Blutdruck sinkt, die Herzfrequenz steigt. Ein gleichzeitiger Bronchialmuskelkrampf führt zu einer kompensatorischen Atembeschleunigung. Während Gesunde diese Histaminbelastung ohne weiteres vertragen, kommt es bei einem kreislaufschwachen Kranken zu einem Ansteigen von Atemfrequenz und Herzfrequenz, zur Verringerung der Vitalkapazität und Verkürzung der Atempause sowie einem Absinken des Blutdrucks.

14. Spermiogramm

Die große Zahl unfruchtbarer Ehen stellt den Arzt allzuoft vor große soziologische Probleme. Der Befruchtungsprozeß wurde bisher immer als eine vorwiegende Eigenschaft der Spermien allein aufgefaßt. Wir wissen aber heute, daß nicht nur die Spermatozoen, sondern vor allem auch fermentative Kräfte, und zwar insbesondere die Hyaluronidase, erforderlich sind, um die Zona pelluzida des Eies fermentativ zu lösen und damit dem Spermium das Eindringen in das Ei zu ermöglichen. Trotz Anwesenheit einer normalen Spermienzahl und normaler Spermienbeweglichkeit ist beim Fehlen von Hyaluronidase der Befruchtungsprozeß nicht möglich. Es ist daher erforderlich, künftig bei der Frage evtl. männlicher Unfruchtbarkeit der Aktivität der Hyaluronidase eine spezielle Aufmerksamkeit zu widmen (s. S. 473).

Wir kennen heute den sog. *Aspermatismus* = Abflußbehinderung des Samens (mechanische Verlegung durch Steine, Narben, Traumen usw.) in der absoluten Form und in der relativen Form (temporär, atonisch, anästhetisch oder psychisch). Daneben muß man den Begriff der *Azoospermie* (bei Anorchismus, Kryptorchismus, Entzündungen, Atrophie, Traumen, Hydrozoele usw.), der *Oligospermie* (temporär nach reichlichen Kohabitationen) und der *Dys- bzw. Nekrospermie* unterscheiden.

Zur Untersuchung des Mannes auf Fruchtbarkeit muß das Ejakulat entweder durch den Coitus condomatus, Masturbation, durch Expression der Samenblase oder schließlich durch Hodenpunktion gewonnen werden. Die normale Ejakulatmenge schwankt zwischen 0,75–6 ccm. Die normale Konsistenz ist zäh und klebrig, wird aber an der Luft erst gallertig und dann dünnflüssig. Nach langem Stehen finden sich im Sperma rhomboedrische Kristalle, die sog. *Böttcherschen Kristalle*, die aus Spermidinphosphat bestehen und vor allem bei Azoospermie häufig sind. Offenbar durch Lezithinzerfallsprodukte besitzt es einen charakteristischen Geruch. Die Farbe ist um so weißer, je mehr Samenfäden in dem Ejakulat enthalten sind.

Spermienzählung: Die Zählung der Samenfäden erfolgt in der Blutkörperchenzählkammer. Der störend wirkende Schleim wird mit einer 2%igen Kaliumaluminatlösung 1:1 beseitigt.

Die normale Spermienzahl schwankt naturgemäß außerordentlich. Als Mittelwert werden etwa 100 Mill. in einer normalen Ejakulatmenge angenommen. Nur ganz erhebliche Abweichungen von dieser Zahl können als pathologisch bewertet werden.

a) Morphologische Untersuchung der Samenfäden

Nativpräparat: Für die Herstellung eines Nativpräparates benutzt man einen Tropfen des unverdünnten Ejakulates. Sind in dem Nativpräparat keine Samenfäden zu erkennen, so wird etwa 1 ccm Ejakulatmenge mit 2–3 ccm einer 2%igen Kaliumaluminatlösung zum Zwecke der Schleimauflösung versetzt oder unter Umständen mit physiologischer Kochsalzlösung verdünnt und zentrifugiert. Von diesem Zentrifugat fertigt man dann mehrere Nativ- und Ausstrichpräparate an.

Im Nativpräparat achtet man besonders auf die Beweglichkeit und grobe morphologische Veränderungen sowie fremde Beimengungen. Wesentlich besser als im Lichtmikroskop ist die Erkennung der strukturellen Feinheiten bei Benutzung des Phasenkontrastmikroskopes. In ihrer außerordentlich lebhaften und eleganten Bewegung versuchen die Samenfäden auch in vorhandene zelleere Elemente einzudringen (Thigmotaxis). Das Ausmaß der Bewegung ist nicht identisch mit dem Ausmaß ihrer biologischen Befruchtungsfähigkeit. In Zweifelsfällen müssen stets Kontrolluntersuchungen durchgeführt werden. Die durchschnittliche Wanderungsgeschwindigkeit beträgt etwa 11 cm je Stunde, so daß sie nach 3–4 Stunden im Eileiter sind.

Spermienfärbung: Die dünnen Ausstrichpräparate werden nach einer Vorbehandlung in einer 1%igen Chlorezenlösung (zur Entfernung des Schleimes) $^1/_2$–2 Minuten in destilliertes Wasser gelegt, mit 95%igem Alkohol gewaschen, mit Filterpapier getrocknet und gefärbt. (Karbolfuchsin 50 Teile, gesättigte alkoholische Eosinlösung und 25 Teile 95%iger Alkohol.) Es wird solange Karbolfuchsin zugegeben, bis ein metallisches Häutchen die Oberfläche bedeckt. Die Lösung wird dann filtriert und auf das Ausstrichpräparat gegossen (1,5–5 Minuten). Die Farblösung wird je nach der gewünschten Zeit schnell mit Wasser abgewaschen und als Kontrastfärbung Methylenblau (zu 3–4 Teilen mit Wasser verdünnt) aufgegossen.

Färbeergebnis: Der Spermienkopf ist dunkellila, wobei die hintere Partie dunkler ist als der Vorderteil. Das Vorderendköpfchen zeichnet sich als kleiner roter Punkt an der Basis des Kopfes; Mittelstück und Schwanz färben sich tiefrot.

STIASNY empfiehlt folgende Färbeprozedur:

Das Ejakulat wird mit Kochsalzlösung verdünnt und die entsprechenden Ausstriche an der Luft getrocknet (etwa 24 Stunden). Hierauf wird 3 Minuten in Methylalkohol fixiert. Nach Trocknung werden die Präparate in einer Hämalaunlösung nach P. MEYER 20 Minuten gefärbt. Abspülen unter fließendem Wasser und 2 Minuten nachfärben in 50%iger Alkoholeosinlösung. Hierauf erfolgt Entwässerung in der aufsteigenden Alkoholreihe (50-, 70-, 90%iger und absoluter Alkohol), eintauchen der Präparate in Xylol und eindecken mit Kanadabalsam.

Färbeergebnis: Der Kopf ist bläulich gefärbt, wobei der vordere Teil vom hinteren stark abgesetzt ist. Das Mittelstück und der Schwanz sind rötlich gefärbt. Veränderungen der Chromatinsubstanz und Vakuolenbildung tritt bei dieser Färbung deutlich hervor. Für die morphologische Differenzierung ist diese Färbemethode daher sehr geeignet.

b) Differenzierung der Samenfäden

Die Differenzierung wird am zweckmäßigsten nach einem bestimmten Schema, wie etwa das von STIASNY, durchgeführt. Die in der Struktur und Färbung abwei-

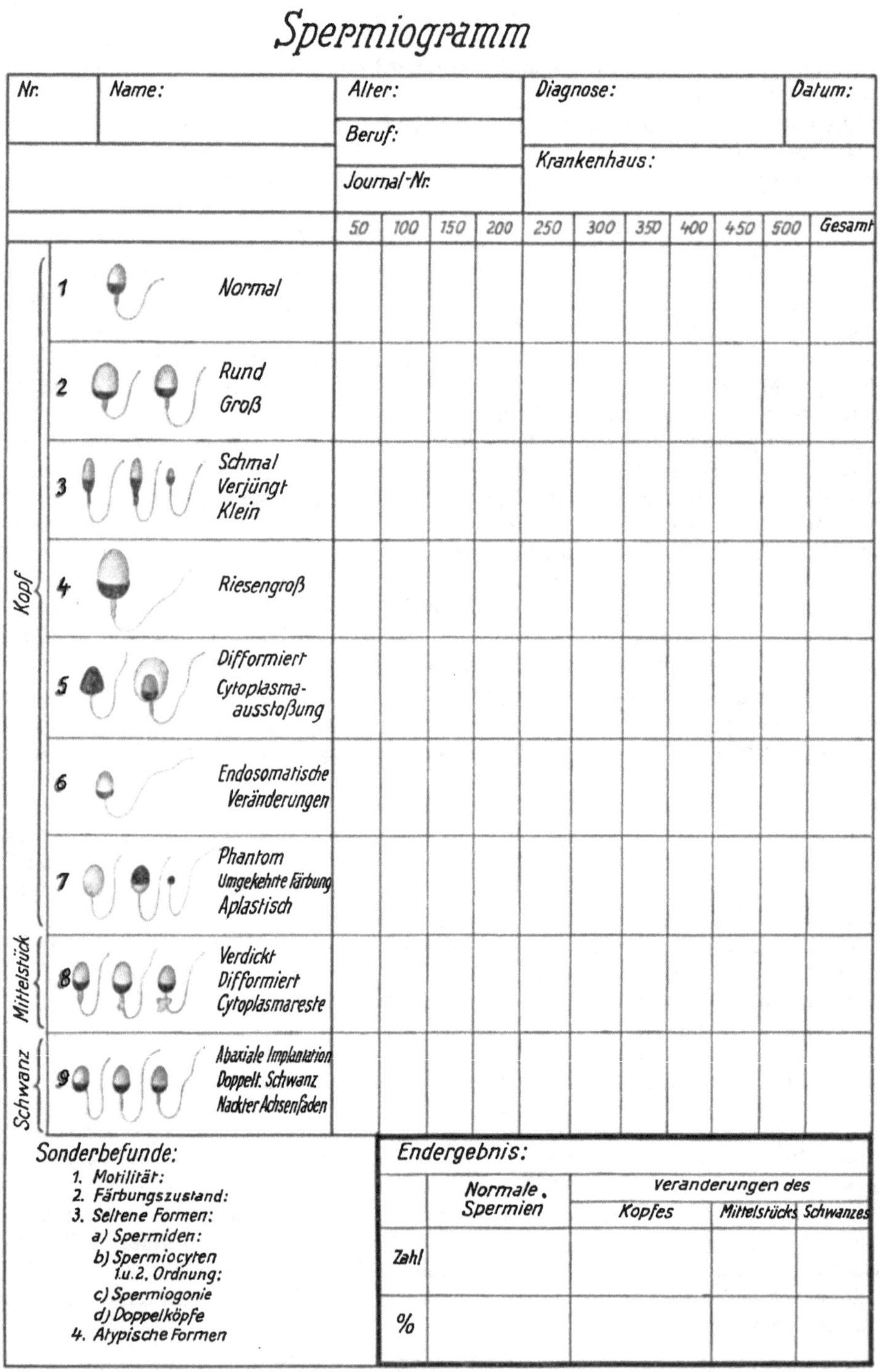

Abb. 175. Spermiogramm nach Stiasny

chenden Formen werden entweder photographiert oder gezeichnet. Nach STIASNY wiederholen sich bestimmte abweichende Spermienformen immer wieder, wie sie in dem untenstehenden Spermiogramm aufgeführt sind. Im Rahmen der Sonderbefunde finden sich Angaben über die Motilität, den Färbungszustand und gewisse seltene oder atypische Formen. Von Spezialisten auf diesem Gebiet werden noch zahlreiche feinere Differenzierungen betrieben. Entsprechend dem Vorschlag von STIASNY werden 3 Grade der Spermiogenesestörung angegeben, und zwar:

1. Grad: Leichte Störung der Spermiogenese mit 60–65% ausdifferenzierten und nicht veränderten Spermien. Befruchtung durchaus möglich.

2. Grad: Erhebliche Störung der Spermiogenese. Hierbei sind nur 40–60% ausdifferenziert und nicht verändert.

3. Grad: Starke bzw. vollständige Störung der Spermiogenese, d. h. weniger als 40% normale Spermien. Hierzu gehört auch die Azoospermie und Oligozoospermie. Hierbei besteht unbedingt Sterilität, wie dies bei schweren Konstitutionsanomalien, einzelnen Geisteskrankheiten, hochgradiger Tuberkulose u. a. der Fall ist. Alle Sterilitäten gehen mit einer schweren Störung des keimbildenden Hodengewebes einher.

15. Sperma-Hyaluronidase

Die Bedeutung der Hyaluronidase für das menschliche Sperma.

Wie bereits oben betont, ist das Problem der Befruchtung nicht nur rein morphologisch an die Spermien gebunden, sondern es sind vor allem auch Fermentprozesse maßgeblich mitbeteiligt. Eines dieser Fermente, das auch aus dem Testikel bisher dargestellt wurde, ist die *Hyaluronidase*. Noch ist heute keine abschließende Beurteilung möglich, es wird aber vermutet, daß die Hyaluronidase die Aufgabe hat, die Koronazellen vom Ei abzulösen und so einem Spermium das Eindringen in dieses zu ermöglichen. Im menschlichen Sperma ist die Hyaluronidase sowohl im plasmatischen als auch im zelligen Teil nachgewiesen worden, wobei eine *Parallelität zwischen dem Hyaluronidasegehalt des Spermas* und der *Zahl der Formelemente besteht*, während spermienfreie Ejakulate in der Regel keine Hyaluronidasewirkung entfalten. JOËL und EICHENBERGER u. a. vermuten daher in dem Keimepithel die Produktionsstätte der Hyaluronidase. JOËL und EICHENBERGER (Schweiz. med. Wschr. 1945, S. 601 u. 699) haben eine Methodik entwickelt, um in Fermentversuchen durch *Messung der Viskosität* Schlüsse auf die biologische Aktivität bzw. den Gehalt an Formelementen zu beziehen.

Ausführung: 5 ccm Nabelschnurmuzin-Lösung mit einer Viskosität von 250—300 bezogen auf Wasser = 100, werden mit 0,5 ccm frischem Sperma gemischt und möglichst rasch in die untere Glocke eines Ostwaldschen Viskosimeters eingeführt. Durch Erzeugung eines Vakuums im anderen Schenkel des Viskosimeters wird das Ferment-Substrat-Gemisch in die obere Glocke gesogen, bis der Spiegel die Einflußmarke übersteigt. Dann läßt man das Gemisch wieder durch die Kapillare ausfließen und mißt die sog. Fließzeit, das ist die Zeit, die der Flüssigkeitsspiegel braucht, um von der Einfluß- zur Ausflußmarke abzusinken. Zu Beginn jeder Fließzeitbestimmung wird an einer zweiten Uhr die seit dem Mischen von Substrat und Ferment verflossene Zeit abgelesen. Alle diese Werte werden in ein Protokoll mit folgenden Kolonnen eingetragen:

1. Die zu Beginn jeder Fließzeit abgelesene Zeit.

2. Korrigierte Zeit = die in 1. abgelesene Zeit + halbe Fließzeit als Korrektur für das evtl. Absinken der Viskosität während der Fließzeitbestimmung.

3. Fließzeit.

4. Relative Viskosität. Diese wird errechnet durch Division der erhaltenen Fließzeiten durch die Fließzeit des Viskosimeters für Wasser.

Die so erhaltenen Werte für die relative Viskosität werden gegen die korrigierte Zeit in ein Koordinatensystem eingetragen; bei normalem Hyaluronidasegehalt läßt sich dann eine Kurve mit ihrer Streuungsbreite ermitteln.

MADINAWEITIA und QUIBELL haben den Begriff der Reaktions- oder Halbwertzeit eingeführt, um ein Maß für das Absinken der Viskosität zu erhalten. Wird die erhaltene Kurve über den ersten bestimmten Wert hinaus bis zum Schnitt mit der Ordinate verlängert, so erhält man den Viskositätsausgangswert. In der Mitte zwischen diesem und der Abszisse liegt der Viskositätshalbwert, und die zur Erreichung dieses Wertes nötige Zeit ist die Halbwert- oder Reaktionszeit (meist um 30 Minuten). Sie steht bei konstant gehaltenen Versuchsbedingungen in einem linearen Verhältnis zur Fermentkonzentration und ist unabhängig vom Viskositätsausgangswert.

Bewertung: Im allgemeinen bewegen sich die normalen Halbzeitwerte bei 20 bis 35 Minuten, bei der Oligospermie zwischen 40 und 50, bei der Hypospermie meist zwischen 150—200 und darüber und schließlich bei der Azoospermie vielfach unendlich.

Chemische Zusammensetzung des Prostatasekretes

(nach HUBGISS, 1945)

p_H	6,3—6,45
Spezifisches Gewicht	1,022
Wassergehalt	92,7—93,6 g-%
Natrium	14,9—15,8 mg-%
Kalium	2,87—6,14 mg-%
Kalzium	2,87—3,27 mg-%
Chloride	3,48—4,61 mg-%
Säurelöslicher Phosphor	0,65—1,77 mg-%
CO_2	3,1—5,4 Millimol
Gesamtstickstoff	295—511 mg-%
Nichteiweißstickstoff	30—90 mg-%
Gesamteiweiß	2,46—2,64 g-%
Glukose	Spuren bis 16,4 mg-%
Askorbinsäure	0,54 mg-%
Zitronensäure	0,48—2,68 g-%
Saure Phosphatase	255—1727 King-Armstrong-E/ccm
Alkalische Phosphatase	286 King-Armstrong-E/ccm
Gesamtlipoide	62—105 mg-%
Cholesterin	86—618 mg-%

Chemische Zusammensetzung der Samenflüssigkeit

(nach HOTCHKISS, HUGGINS und JOHNSON, GOLDBLATT)

Eiweiß	1,58—1,80 mg-%
Nichteiweiß-N	55—80 mg-%
Aminosäuren	31—56 mg-%
Harnstoff	72 mg-%
Chloride als NaCl	200 mg-%
Glukose	203—610 mg-%
Kalzium	11,9—32,8 mg-%
Saure Phosphatase	540—4000 King-Armstrong-E/ccm
Alkalische Phosphatase	0,1—1,0 King-Armstrong-E/ccm
Anorganischer Phosphor	53,3—100 mg-%
Ges. säurelösl. Phosphor	95 mg-%
Cholesterin	80 mg-%
CO_2	11,5—17,5 Millimol/Liter
Milchsäure	36—51 mg-%
Säuren (mit Äther extrahiert)	468—603 mg-%

XIII. Drüsen- und Organpunktionen

Im Rahmen der klinischen Diagnostik erfreut sich die Drüsen- und Organpunktion einer zunehmenden Beliebtheit, zumal durch gute monographische Darstellungen (Tischendorf, Stahel, Moeschlin, Kalk u. a.) die entsprechenden Vorarbeiten durchgeführt wurden. Ohne Zweifel gelingt es mit diesen Punktionsmethoden, in einer großen Zahl von Fällen sowohl im gefärbten Präparat als auch im Phasenkontrastbild sofort die Diagnose zu sichern. Hinzu kommt, daß der Patient auch viel eher bereit ist, sich mit einer dünnen Nadel nach Anästhesie punktieren zu lassen, als sich z. B. eine Lymphdrüse entfernen zu lassen. Selbstverständlich kann durch eine Drüsen- oder Organpunktion nie eine gute histologische Beurteilung im Schnittpräparat und damit auch im gesamten Zellverband ersetzt werden.

1. Drüsenpunktion

Ausführung: Vor Beginn der eigentlichen Punktion empfiehlt es sich, in den beabsichtigten Stichkanal eine Infiltration mit 1%iger Novokainlösung, und zwar bis zur Oberfläche der Drüse, durchzuführen. Das Innere der Drüse selbst ist nicht schmerzempfindlich und braucht daher nicht extra anästhesiert zu werden. Die Punktionsnadel soll etwa 1—1½ mm dick sein und kann einfach auf eine Rekordspritze von 10—20 ccm gut schließend aufgesetzt werden. Gelegentlich kann man auch Punktionsnadeln mit einem Mandrin benutzen, um das Eindringen von Haut oder subkutanem Fett zu verhindern. Hat man die gewünschte Punktionsstelle erreicht, so muß bei einem genügend starken Vakuum mehrfach aspiriert werden. Hierzu fixiert man die Drüse am besten mit den Fingern der anderen Hand. Die Aspirationsergebnisse sind weitgehend von der Konsistenz der punktierten Drüse abhängig. Meist gewinnt man nur 1, 2 oder mehr Tropfen einer weißlichen Flüssigkeit, die man in der üblichen Weise wie einen Blutausstrich auf einen Objektträger bringt und auch wie diesen behandelt und färbt. Nur falls man größere Mengen Punktionsmaterial erhält, kann man dazu übergehen, Paraffineinbettungen vorzunehmen oder mit den Gewebskeilen nach Silverstolpe zu verfahren (s. S. 331).

Klinische Bewertung: Man muß sich von vornherein darüber im klaren sein, daß man bei jeder Drüsenpunktion je nach dem zufällig aspirierten Material nur hier oder dort für die evtl. vorliegende Krankheit charakteristische Zellelemente findet, die aber letzten Endes immer nur eine Vermutungsdiagnose zulassen. Der histologische Aufbau eines normalen Lymphknotens sei in diesem Zusammenhang vorausgesetzt. Am einfachsten ist die Erkennung der eigentlichen Lymphozyten der verschiedenen Altersstufen, daneben können vor allem die Elemente des retikuloendothelialen Systems, insbesondere die Makrophagen, und mechanische Stützzellen des Lymphknotens gewisse Schwierigkeiten bereiten. Dasselbe gilt in erhöhtem Maße für die sog. Sinusendothelzellen oder einfach die Endothelzellen je nach ihrem Typ. Dies ist besonders bei der beliebten Diagnose des Sinuskatarrhes der Fall, eine Erscheinung, die teils Ausdruck der Entzündung oder z. T. präkanzerösen Charakter haben kann. Gewebsmastzellen mit ihrer nicht auswaschbaren Granula sind relativ leicht zu erkennen, ebenso die einzelnen Typen der Plasmazellen.

Im *Organpunktat des normalen Lymphknotens* finden wir als vorherrschende Zellform alte reife Lymphozyten und daneben nur wenig Jugendformen. Gewebsmastzellen, Plasmazellen und Fibroblasten können ebenfalls beobachtet werden.

Bei *Lymphknotenhyperplasien* können wir zunächst entsprechend der dominierenden Zellart eine gewisse Klassifizierung treiben, je nach dem Auftreten bestimmter Zellformen und je nachdem, ob es sich um akute oder chronische Fälle handelt.

Bei *entzündlichen Hyperplasien mit Drüsenvergrößerung* oder erheblichen Inflammationen sowie Nekrose und Eiterbildungen können wir je nach der Lage des Falles überwiegend lymphozytäre oder plasmazelluläre Elemente finden, während wir bei Nekrosen und Eiterbildungen vor allem Fremdkörper, Riesenzellen und amorphe nekrotische Massen beobachten. Beim Pfeifferschen Drüsenfieber finden sich vorzugsweise jüngere Lymphozyten und Plasmazellen, z. T. auch Eosinophile und Gewebsmastzellen. Retikuläre Hyperplasien finden wir beim Lymphogranulom, bei der Gaucherschen Krankheit u. dgl., myeloische und lymphatische Leukämien sind außerordentlich leicht zu erkennen.

Eine große differentialdiagnostische Bedeutung hat die Drüsenpunktion vor allem bei den verschiedenen Granulomen. Hierfür lassen sich folgende Charakteristika herausstellen:

1. *Tuberkulose:* Je nach dem Charakter und der Dauer der Erkrankung finden wir einfache Hyperplasien, Tuberkelbildungen, Epitheloidzellen, Langhannssche Riesenzellen, Verkäsung, Vereiterung oder narbig-fibröse Ausheilungsstadien. Als besonderer Grenzfall ist die Boecksche Krankheit zu nennen, bei der sich vorwiegend größere Verbände von Epitheloidzellen finden.

2. *Lymphogranulomatose:* Die Anfangsbilder der Lymphogranulomatose sind relativ uncharakteristisch. Bei voller Entwicklung des Krankheitsbildes aber finden wir eine deutliche Zellpolymorphie mit dem besonderen Hervortreten der sog. Sternbergschen Riesenzellen (siehe Tafel VII), bzw. bei Heilungsstadien Rückbildungsphasen und während einer Urethan- oder Röntgenbehandlung mehr Lymphozyten und gelappte oder nacktkernige Sternbergsche Riesenzellen.

3. *Von weiteren Granulomen sei die Lues* genannt, wo vor allem eine gleichmäßige Hyperplasie besteht, ferner das Lymphogranulom inguinale, ebenfalls mit vorwiegend hyperplastischem Charakter, ferner Lepra, Tularämie, Mikosen und parasitäre Erkrankungen.

4. *Praktisch wichtige Ergebnisse ergibt die Drüsenpunktion besonders zur Erkennung von malignen Tumoren.* Hier findet sich vor allem das Auftreten gewissermaßen drüsenfremder Zellen mit einer deutlichen Polymorphie, auffallend großem Kern und großen Nukleolen, mit oft gehäuften Mitosen, teilweise großen Verbänden und z. T.

Legende für Farbtafel VII (Drüsen- und Organpunktate):

Drüsenpunktate: 1. Normales Drüsenpunktat mit vorwiegend Lymphozyten. – *2.* Epitheloidzellen im Drüsenpunktat bei Tuberkulose. – *3.* Langhannssche Riesenzelle bei Lymphdrüsentuberkulose mit Nekrosen. – *4.* Zweikernige Sternbergsche Riesenzelle mit großen Nukleolen bei Lymphogranulomatose der Lymphdrüsen. – *5.* Lymphosarkom.

Leberpunktate: 6. Alkoholische Hepatose mit Fettinfiltration. – *7.* Infiltrierende Krebsmetastasen im Lebergewebe. – *8.* Nekrotisierende Hepatitis mit Zelldetritus. – *9.* Leberamyloid.

Milzpunktate: 10. Lymphogranulomatose mit Riesenzellen. – *11.* Retikulumzellen der Milz. – *12.* Milz bei hämolytischem Ikterus mit teilweiser Erythrolyse und Hämosiderose (VAN GISON-EISEN). – *13.* Amyloidmilz (Gentianaviolett).

Lungenpunktate: 14. Alveolarepithelien. – *15.* Makrophagen. – *16.* Alveolarhistiozyten. – *17.* Sog. „Tabakzellen“ bei Rauchern.

Tafel VII

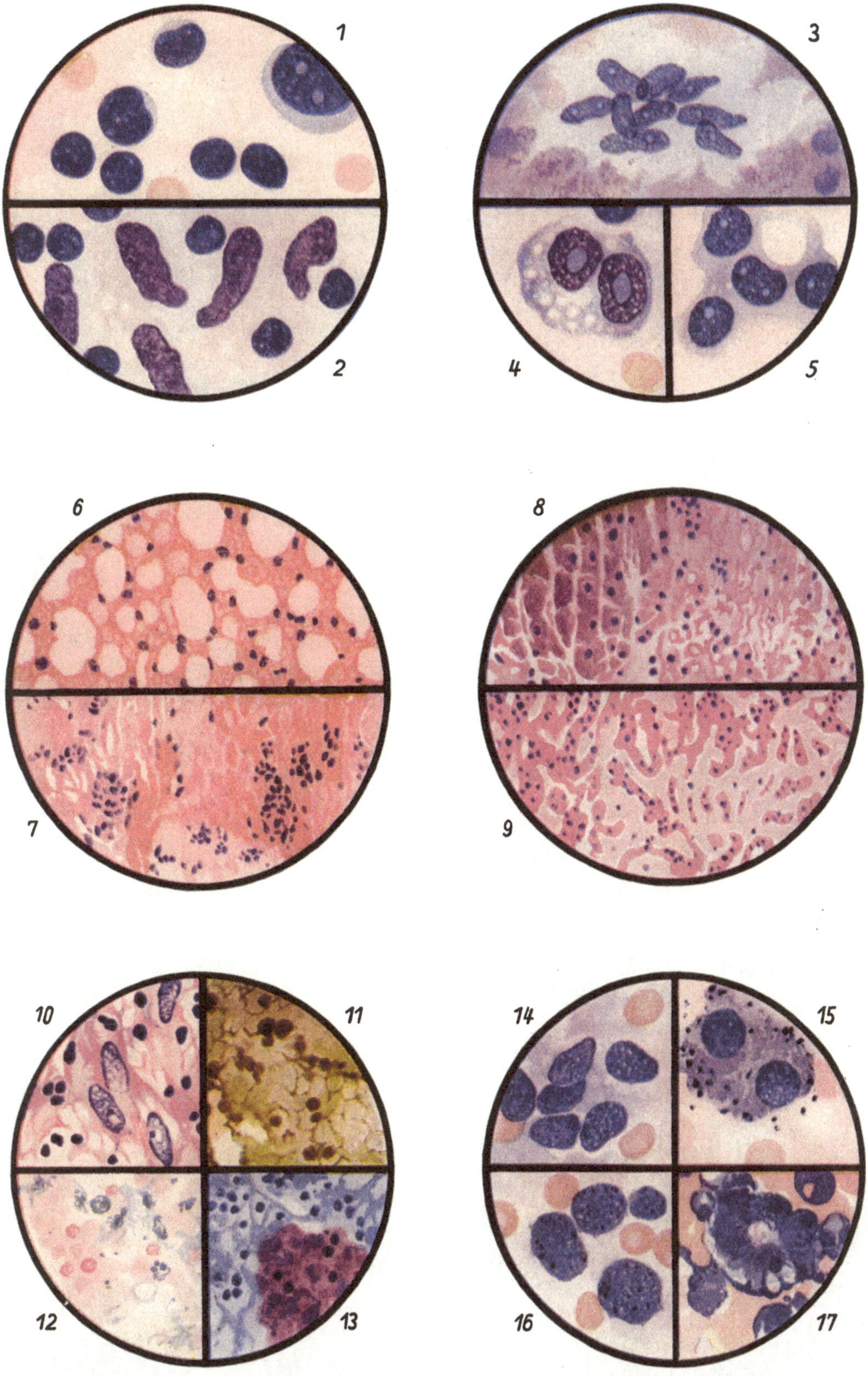

stärkeren Degenerationserscheinungen. Die Frage, ob es sich bei diesen malignen Drüsenmetastasen um primäre Drüsentumoren oder um metastatische Tumoren handelt, ist oft nicht leicht zu entscheiden, vielfach aber doch an dem Grundcharakter der Zelle (z. B. der Melanomzelle u. a.) zu erkennen. Ganz besonders leicht lassen sich maligne Tumormetastasen in den Drüsen durch Benutzung des Phasenkontrastverfahrens erkennen, denn gerade durch das Phasenkontrastprinzip treten die stark vergrößerten Nukleolen sehr deutlich hervor.

2. Milzpunktion

Im allgemeinen kann man heute die Milzpunktion als eine ungefährliche Untersuchungsmethode ansehen, vorausgesetzt, daß eine Reihe von Vorsichtsmaßnahmen beachtet wird.

Hierzu gehört, daß erstens nur bei einer wirklich vergrößerten Milz punktiert wird. Fälle, die z. B. an einer hämorrhagischen Diathese leiden, sollen wegen möglicher Blutungskomplikationen nicht punktiert werden. Die Punktion muß selbstverständlich unter streng aseptischen Kautelen erfolgen. Bei frischen infektiösen oder septischen Milzschwellungen sowie bei schmerzhaften Kapselspannungen ist es zweckmäßig, die Punktion nicht auszuführen.

Ausführungstechnik: Vor der eigentlichen Punktion wird mit einer feinen Nadel, die gleichzeitig zur Durchführung der Lokalanästhesie dient, der genaue Abstand von Hautoberfläche und Milz bestimmt. Dies ist durch den leichten Schmerz erkennbar, der beim Erreichen des Peritoneums hervorgerufen wird, gelegentlich auch durch das auftretende Reiben der Milzkapsel an der Nadelspitze, wenn der Patient oberflächlich atmet. Diese Einstichtiefe wird markiert und dann bei der definitiven Punktion um etwa 1,5 cm vermehrt. Auf diese Weise hat man die Gewähr, daß man sich mit seiner Nadelspitze in dem subkapsulären Milzgewebe befindet und nicht Gefahr läuft, im Hilusbereich größere Gefäße anzustechen.

Bei der Punktion aspiriert man im allgemeinen ein- bis zweimal kurz an und erhält so etwa ein bis zwei Tropfen blutiges Material, das meist in der Kanüle selbst steckenbleibt und das man dann, wie bei einem Sternalpunktat, auf einen Objektträger ausstreicht.

Das normale Milzpunktat besteht zu 60—80% aus Lymphozyten, daneben finden wir Granulozyten sowie Pulpazellen (Moeschlin).

Normale Befunde ergeben sich bei Leberzirrhose, bei hämolytischer Anämie, bei Pfortader- und Milzvenenthrombose.

Bei *hämolytischen Anämien* finden sich mehr Hämosiderinmakrophagen.

Bei *akut infektiösen Milzschwellungen* finden wir eine starke Zunahme der Leukozyten, evtl. Myelozyten.

Bei *chronisch entzündlichen Milzerkrankungen* finden sich neben den Leukozyten vor allem zahlreiche Monozyten, Makrophagen und plasmazelluläre Retikulumzellen.

Bei *Verdacht auf Milztubertukulose* achte man besonders auf Epithelzellen oder bei Verdacht auf Lymphogranulomatose auf Sternbergsche Riesenzellen.

Auch eine *aleukämische Lymphadenose* der Milz als isolierte Erkrankung läßt sich allein durch Milzpunktion erkennen.

Bei *Lipoidosen* finden sich die typischen Lipoidspeicherzellen, bei Hepatitis epidemica die großen lymphatischen Plasmazellen, die offenbar hauptsächlich aus der Milz stammen.

3. Leberpunktion

Allgemeines: Die Punktion der Leber ist aus therapeutischen Gründen speziell in der Tropenmedizin schon seit langem bekannt. Aus diagnostischen Gründen ist sie erst in den letzten Jahren weiter entwickelt worden und besonders durch KALK gefördert worden. Man unterscheidet bei der Leberpunktion eine sog. blinde Leberpunktion von einer gezielten Leberpunktion

Blinde Leberpunktion. Bei dieser Methode wird die Leber ohne jeden Einblick in die Bauchhöhle anpunktiert und etwas Leberparenchym zur histologischen Untersuchung aspiriert.

Punktionsort: Man geht entweder in der hinteren Axillarlinie rechts in Höhe des 9. Interkostalraumes, seltener auch in der vorderen oder mittleren Axillarlinie ein, nachdem man die Punktionsstelle reichlich bis zum Peritoneum bzw. zur Pleura mit einer ½%igen Novokainlösung infiltriert hat. Der Patient wird zur Punktion auf die linke Seite am besten über ein Keilkissen gelegt, zur besseren Erweiterung der Interkostalräume. Dann wird der Patient aufgefordert, bei möglichst vollständiger Exspiration den Atem anzuhalten, wenn man von der hinteren oder seitlichen Axillarlinie punktiert. Wenn man in der vorderen Axillarlinie punktiert, empfiehlt KALK Rückenlage und Inspirationsstellung. Bei der Punktion merkt man deutlich, wenn man den Interkostalraum durchstoßen hat, wann man an das Zwerchfell gelangt. In diesem Moment soll der Patient den Atem in Exspirationsstellung anhalten. Dann geht man unter drehenden Bewegungen etwa 2 cm tief in die Leber ein und aspiriert schnell mit einer gut ziehenden 20-ccm-Rekordspritze an, die u. U. noch mit physiologischer Kochsalzlösung gefüllt ist. Sodann zieht man schnell die Punktionsnadel zurück und verschließt die Punktionsstelle mit Heftpflaster. Das aspirierte Material wird entweder, wenn es sehr wenig ist, auf den Objektträger gespritzt und ausgestrichen oder in ein kleines Schälchen gegeben und von da aus ausgestrichen. Gelingt es, einen richtigen Gewebszylinder zu erhalten, so gibt man diesen sofort zur Fixation in 35%ige Formalinlösung oder in Carnoy-Lösung, bettet in Paraffin ein und behandelt sodann in der üblichen Weise der histologischen Färbetechnik.

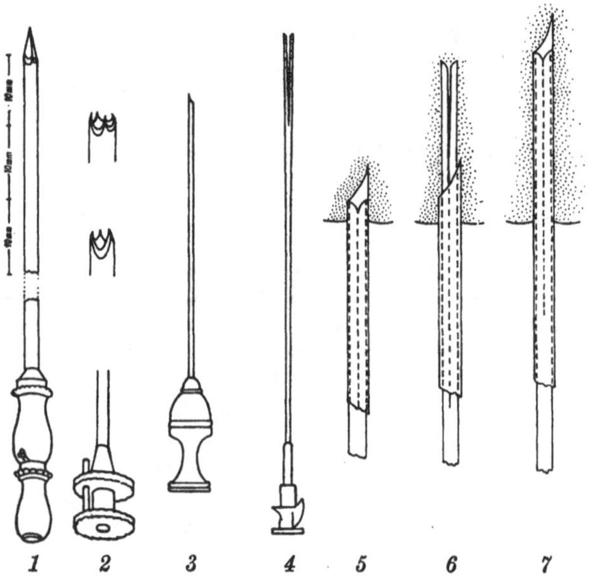

Abb. 176. Leberpunktionsnadeln. *1* und *2* = zwei verschiedene Formen des Leberpunktionstrokars von ROHOL, KRAHUP und IVERSEN. – *3* und *4* = Leberpunktionsnadel n. VIM-SILVERMANN. – *3* = äußere Hülse und *4* = gespaltene innere Hohlnadel. – *5* = Lage in der Leber mit zurückgezogener innerer Nadel. – *6* = gespaltene innere Nadel im Lebergewebe. – *7* = vorgeschobene äußere Nadel, die die innere Nadel mit Lebergewebe zusammendrückt (nach F. W. HOFFBAUER)

Neben dieser Leberpunktionsmethode mittels Punktionskanüle ist von chirurgischer Seite noch ein größeres Gerät, das sog. Histotom nach R. NEUMANN (1938) angegeben, um größere Gewebsteile zu erhalten. Dieses Gerät besteht im Grundprinzip aus einem vorn scharf geschnittenen Rohr von 1,8 mm lichter Weite, das durch einen im Handgriff befindlichen Elektromotor in 4200 Umdrehungen je Minute versetzt wird. In dem Schneiderohr verläuft ein Stichstab. Weitere technische Einzelheiten siehe Arch. f. klin. Chirurgie, Bd. 193, 1938. Die auf diese Weise gewonnenen Gewebszylinder können wie üblich fixiert, gefärbt und geschnitten werden. Man hat mit dieser Methode natürlich den Vorteil, daß der intakte Zellverband zur Verfügung steht.

Gezielte Leberpunktion. Diese vor allem von KALK entwickelte und ausgebaute Technik sieht folgende Arbeitsweise vor: Erforderlich ist ein handelsübliches Laparoskop. Zunächst wird ein Pneumoperitoneum angelegt, dann das Laparoskop eingeführt und die Bauchhöhle, vor allem aber die Leber und Gallenblase, einer genauen Besichtigung unterzogen. Vielfach gelingt es hierbei, schon bei makroskopischer Besichtigung der Leber entsprechende Befunde zu erheben, wie z. B. eine kleinhöckrige Zirrhose, grobknotige Tumormetastasen oder die grüne Farbe von Leber mit mechanischem Verschlußikterus. In diesen Fällen kann man dem Patienten die gezielte Punktion ersparen. Will man aber punktieren, so geschieht dies meist am rechten Leberlappen, genügend weit von der Gallenblase entfernt, wobei die Punktionsstelle nach den Angaben KALKS am besten 3—5 cm vom vorderen Leberrand entfernt liegen soll. Die Punktion wird in der üblichen Weise nach Novokainanästhesie durchgeführt und durch das Laparoskop verfolgt. Man glaubt auf diese Weise gefährliche, gefäßreiche Stellen vermeiden zu können. KALK befürwortet daher die gezielte Leberpunktion gegenüber der blinden Leberpunktion.

Zu beachten sind folgende Voraussetzungen, nach denen erst eine Leberpunktion in Betracht gezogen werden sollte.

1. Die gesamte klinische und röntgenologische Diagnostik muß ausreichend erschöpft sein.

2. Man muß sich versichert haben, daß die Gerinnungsfähigkeit des Blutes eine normale ist, d. h. Blutungs- und Gerinnungszeit sowie Prothrombinzeit müssen normal sein. Bei einer Hypoprothrombinämie muß erst Vitamin K gegeben werden. Wenn der Prothrombingehalt nicht ansteigt, muß die Leberpunktion unterlassen werden.

3. Bei akut-entzündlichen und fieberhaften Erkrankungen wird zweckmäßigerweise die Punktion ganz unterlassen.

4. Stauungslebern sind ebenfalls von der Punktion auszuschließen, besonders in akuten Fällen.

5. Wegen der Gefahr evtl. Nachblutung muß der Patient 24 Stunden im Bett bleiben und gegebenenfalls auch einer chirurgischen Nachbehandlung bei Nachblutungsgefahr unterzogen worden.

Klinische Bewertung: Es ist selbstverständlich, daß man sich für eine Leberpunktion erst entschließt, nachdem alle übrigen diagnostischen Möglichkeiten nicht zur Klärung geführt haben. Es sei aber darauf hingewiesen, daß auch die Zytodiagnostik von derartigen Organpunktaten hinsichtlich der Bewertung ihre Grenzen hat. Bekanntlich hat die Leber ein außerordentlich starkes Regenerations- und Reparationsvermögen, so daß eine oft verwirrende Zytologie die große Variationsbreite von reaktiven und degenerativen Leberzellveränderungen aufzeigt. Auch hier begegnet uns vielfach der mangelnde Vergleich mit normalen Leberzellpunktaten. Die Befunde bei chronischer Hepatitis und bei Leberzirrhose sowie auch der Pigmentreichtum einzelner Zellen können in der Bewertung erhebliche Schwierigkeiten machen. Das gleiche gilt für Zustände von extramedullärer Myelopoese. Am leichtesten mag es noch sein, Geschwulstzellverbände, rein leukämische Infiltrationen oder stark fibröse Degenerationen mit reichlichen Fibroblasten zu erkennen.

4. Lungenpunktion

Die Punktion der Lungen ist heute noch nicht sehr verbreitet. Dies hat seinen Grund darin, daß man immer wieder durch diese rein diagnostische Methode gewisse Komplikationen erwarten muß, die etwa bei 5% anzusetzen sind. Diese Komplikationen sind vor allem der Pneumothorax, der sich alsbald wieder resorbiert. Ferner seien synkopale Kollapse genannt.

Ausführung: Zur Dämpfung der Reizbarkeit werden dem Patienten zweckmäßigerweise 20 mg Morphium und 1 mg Atropin 30 Minuten vor der Lungenpunktion subkutan injiziert. Vielfach ist auch eine Lokalanästhesie mit 2%iger Novokainlösung an der Injektionsstelle bis zur Pleura costalis anzuraten. Als Punktionsgerät wird eine normale Lumbalpunktionsnadel benutzt, die auf eine 20-ccm-Rekordspritze aufgesetzt wird. Man aspiriert einige Male von dem Lungengewebe und streicht in der üblichen Weise auf den Objektträger wie beim Blutausstrich aus mit anschließender üblicher Färbung.

Klinische Bewertung: Im normalen Pulmogramm eines Nichtrauchers zeigen sich vereinzelte Makrophagen, d. h. große Zellen mit einem blaßblauen Plasma und Alveolarhistiozyten mit dunkelblauem Plasma. Diese Makrophagen zeigen mehr oder weniger Pigmentkörnchen. Die übrigen zellulären Elemente sind die gleichen wie im peripheren Blut. Gelegentlich kann man auch im normalen Pulmogramm Nester von Alveolarepithelien finden, die z. T. Vakuolen in ihrem Zytoplasma haben.

Die sog. *Herzfehlerzellen*, d. h. also Makrophagen, die sehr stark mit Hämosiderin beladen sind, finden sich vor allem bei den chronischen Stauungslungen. Beim starken Raucher ist die Zahl der Makrophagen mit dem blaßblauen Zytoplasma deutlich vermehrt (sog. *Tabakzellen* der Angelsachsen) ebenso wie die *Alveolarhistiozyten*, die gleichfalls mit zahlreichen Staub- oder Tabakpartikeln beladen sind. Handelt es sich um parasitäre Affektionen mit starken eosinophilen Infiltraten (z. B. auch bei Löffler-Infiltraten), dann kann die Lungenpunktion zur diagnostischen Klärung beitragen.

Zusammenfassend ist zu sagen, daß mittels einer Lungenpunktion in dem einen oder anderen Fall eine diagnostische Klärung gelingt, es sei aber darauf aufmerksam gemacht, daß die Methode für den Patienten nicht ganz indifferent ist und daher nur in den entsprechend begründeten Fällen zur Anwendung gelangen sollte.

XIV. Mund-, Nasen-, Rachen-, Genital- und Wundabstriche

In der allgemeinen klinischen Diagnostik spielen die Abstriche aus den offenen Körperhöhlen eine erhebliche Rolle und tragen zur Sicherung und Schnelligkeit der Diagnostik erheblich bei. Ganz allgemein läßt sich sagen, daß ein positiver bakteriologischer Befund auch stets im positiven Sinne zu bewerten ist, während negative Befunde durch fehlerhafte Technik nicht unbedingt beweisend zu sein brauchen. Für die einzelnen Abstrichlokalisationen ist auch die betreffende Technik meistens verschieden.

1. Untersuchung des Konjunktivalsekretes

Gewinnung des Untersuchungsmaterials. Am zweckmäßigsten wird zum Abstrich aus der Konjunktiva eine ausgeglühte Platinöse benutzt.

Normalerweise beherbergt die Konjunktiva Mikroorganismen, die jedoch meist nur harmlose Schmarotzer darstellen. So finden wir öfters die sog. Xerosebazillen (s. Taf. VIII), die grampositiv sind und den Diphtheriebazillen sehr ähneln, allerdings nicht die Neißersche Pulverfärbung ergeben und auch nicht tierpathogen sind. Ebenso ist der Staphylococcus albus oft nur ein harmloser Saprophyt.

In praxi handelt es sich unter den pathogenen Mikroorganismen aus der Konjunktiva entweder um Gonokokken, um die Diplokokken Morax-Achsenfeld, um Diphtheriebazillen, Koch-Weeksche Bazillen, Tuberkelbazillen sowie in selteneren Fällen um Pneumokokken, Staphylokokken und Streptokokken.

Gonokokken: Bei Färbungen nach GRAM oder mit Löfflers Methylenblau ist es auf den Ausstrichpräparaten außerordentlich schwierig, im Konjunktivalsekret die Gonokokken von anderen gramnegativen Diplokokken und besonders dem Diplococcus catarrhalis zu unterscheiden. Oft liegen sie im Plasma des Blutes. Es ist daher erforderlich, in klinisch zweifelhaften Fällen stets einen Kulturversuch durchzuführen.

Diplokokken Morax-Achsenfeld (s. Bacterium lacunatum): Hierbei handelt es sich um kurze (1:2,5 μ) gramnegative plumpe unbewegliche Stäbchen mit wenig abgerundeten Ecken, die meist zu zweien nebeneinander gelagert sind. Sie sind die Erreger der sog. *Morax-Achsenfeldschen Konjunktivitis* (Blepharo-Conjunctivitis angularis). Im Kulturversuch wachsen die Morax-Achsenfeldschen Diplobakterien nur auf blut- oder serumhaltigen Nährböden.

Diphtheriebazillen: Bei Verdacht auf Diphtheriebazillen benutzt man entweder die Löfflersche Methylenblaufärbung oder die Neißersche Polkörperchenfärbung. Hierbei sind die Polkörperchen meist gut ausgebildet im Gegensatz zu den Diphtheroiden. Im Grampräparat sind sie positiv. Differentialdiagnostisch kommen hier in den Konjunktivalsekreten vor allem die Xerosebazillen in Frage.

Koch-Weeksche Bazillen (s. Bact. aegyptiacum) ist der Erreger der Koch-Weekschen Konjunktivitis. Mikroskopisch handelt es sich um feine, schlanke (0,5—2 μ lange und 0,1—0,2 μ dicke), unbewegliche gramnegative Stäbchen von unterschiedlicher Länge und oft intrazellulärer Lagerung. Für die Kultur sind ebenfalls bluthaltige Nährböden erforderlich. Differentialdiagnostisch sind sie außerordentlich schwer oder kaum von den Influenzabazillen zu unterscheiden.

Tuberkelbazillen: Nur in seltenen Fällen gelingt es, Tuberkelbazillen im direkten Abstrich mit der Färbemethode nach ZIEHL-NEELSEN nachzuweisen. Im allgemeinen wird ein Anreicherungsverfahren oder der Tierversuch zur Sicherung der Diagnose herangezogen.

Epitheleinschlüsse bei Trachom- bzw. Prowaczek-Halberstättersche Körperchen lassen sich am besten im frischen Präparat mit der Giemsafärbung nachweisen. Es handelt sich hierbei um dunkelblaue rundliche oder ovale Körperchen, die in dem lichtblau gefärbten Plasma der Epithelzellen liegen, mit vereinzelten rotgefärbten Gebilden (= Prowaczeksche Körperchen). Im allgemeinen gelingt der Nachweis nur in einem Drittel der erkrankten Fälle (s. Taf. VIII).

Die *Pneumokokken, Staphylokokken* und *Streptokokken* werden in der üblichen Weise (s. unten) nachgewiesen.

2. Untersuchung der Mund- und Rachenabstriche

Gewinnung des Untersuchungsmaterials:

Meist verwendet man ein mit Watte umwickeltes Holzstäbchen, mit dem man den verdächtigen Belag abstreicht. Im allgemeinen hat sich das sog. Diphtherie-Abstrichröhrchen bewährt, wo das Abstrichholz mit dem umwickelten Wattepfropf gleich noch in einem entsprechenden Reagenzglas verschlossen wird. Wenn es sich um diphtherieverdächtige Fälle handelt, empfiehlt es sich, die oberflächliche Schicht vorher abzutragen und den eigentlichen Abstrich erst von den tiefer liegenden fibrinösen Schleimhautschichten zu machen, weil hier der Bakteriennachweis leichter gelingt. Um die bakterielle Abstrichdiagnostik nicht zu stören, achte man darauf, daß der Patient nicht durch desinfizierende Medikamente, Gurgelungen oder Pinselungen die pathogenen Erreger weitgehend vernichtet oder abgetötet hat. Die im Mund und Rachen am häufigsten vorkommenden Bakterien sind Diphtheriebazillen, ferner die fusiformen Stäbchen und Spirillen, Spirochäten von irgendwelchen Primärinfekten, ferner Pneumokokken, Streptokokken, Staphylokokken, seltener Meningokokken sowie Tuberkelbazillen. Daneben finden wir noch bei Kindern Soorpilze und bei Erwachsenen gelegentlich Aktinomyces Drusen.

Styroflexverfahren nach Gins.

Methode: Hierbei wird ein kleines Dreieck des Styroflexbandes leicht auf das mit einem Luftbläser getrocknete Zahnfleisch gedrückt und somit gewissermaßen ein photographisches Bild der Bakterienflora erhalten, und zwar sowohl am Oberkiefer als

---

Legende für Farbtafel VIII (Bakterielle Abstriche):

Konjunktivalsekret: 1. Diplobazillen (gramnegativ) bei Diplobazillen-Konjunktivitis. – *2.* Prowaczeksche Epitheleinschlüsse oder sog. Trachomkörper. – *3.* Xerosebazillen (grampositiv). – *4.* Koch-Weeks-Bazillen (gramnegativ) bei Konjunktivitis.

Mund und Rachen: 5. Fusibakterium Plaut-Vincenti bei Rachenabstrich von Angina Plaut-Vicenti mit vereinzelten Leukozyten und Epithelien (Gramfärbung). – *6.* Gleichfalls fusiforme Stäbchen im Zahnfleischabdruck mit dem Styroflexverfahren. – *7.* Meningokokken. – *8.* Streptokokken. – *9.* Diphtheriebazillen im Rachenabstrich nach Gram. – *10.* Diphtheriebazillen bei Neißerfärbung.

Verschiedenes: 11. Gasbrandbazillen (Clostridium perfringens welchii) in junger Kultur, nur bei älteren Individuen begegnet grampositive Färbung. – *12.* Milzbrandbazillen, Sporenfärbung (Sporen rot, Bakterien blau). – *13.* Milzbrandbazillen. – *14.* Proteus vulgaris (Geißelfärbung nach Caesaris). – *15.* Tetanusbazillen (Sporenfärbung, Bazillen blau, Sporen rot). – *16.* Tuberkelbazillen (Nachtblaufärbung). – *17.* Tuberkelbazillen (Fluoreszenzfärbung mit Auramin). – *18.* Schweinerotlauf. – *19.* Tuberkelbazillen (Ziehl-Neelsen-Färbung). – *20.* Enterokokken. – *21.* Donovankörper bei Lymphogranuloma inguinale. – *22.* Staphylococcus aureus. – *23.* Kolibazillen. – *24.* Chronische Gonorrhoe mit Leukozyten und Lymphozyten. – *25.* Unna-Ducreyscher Bazillus bei Ulcus molle. – *26.* Spirochaeta pallida nach Levaditi-Silberimprägnation im Gewebsschnitt. – *27.* Akute Gonorrhoe mit zahlreichen intrazellulär gelagerten Gonokokken.

Tafel VIII

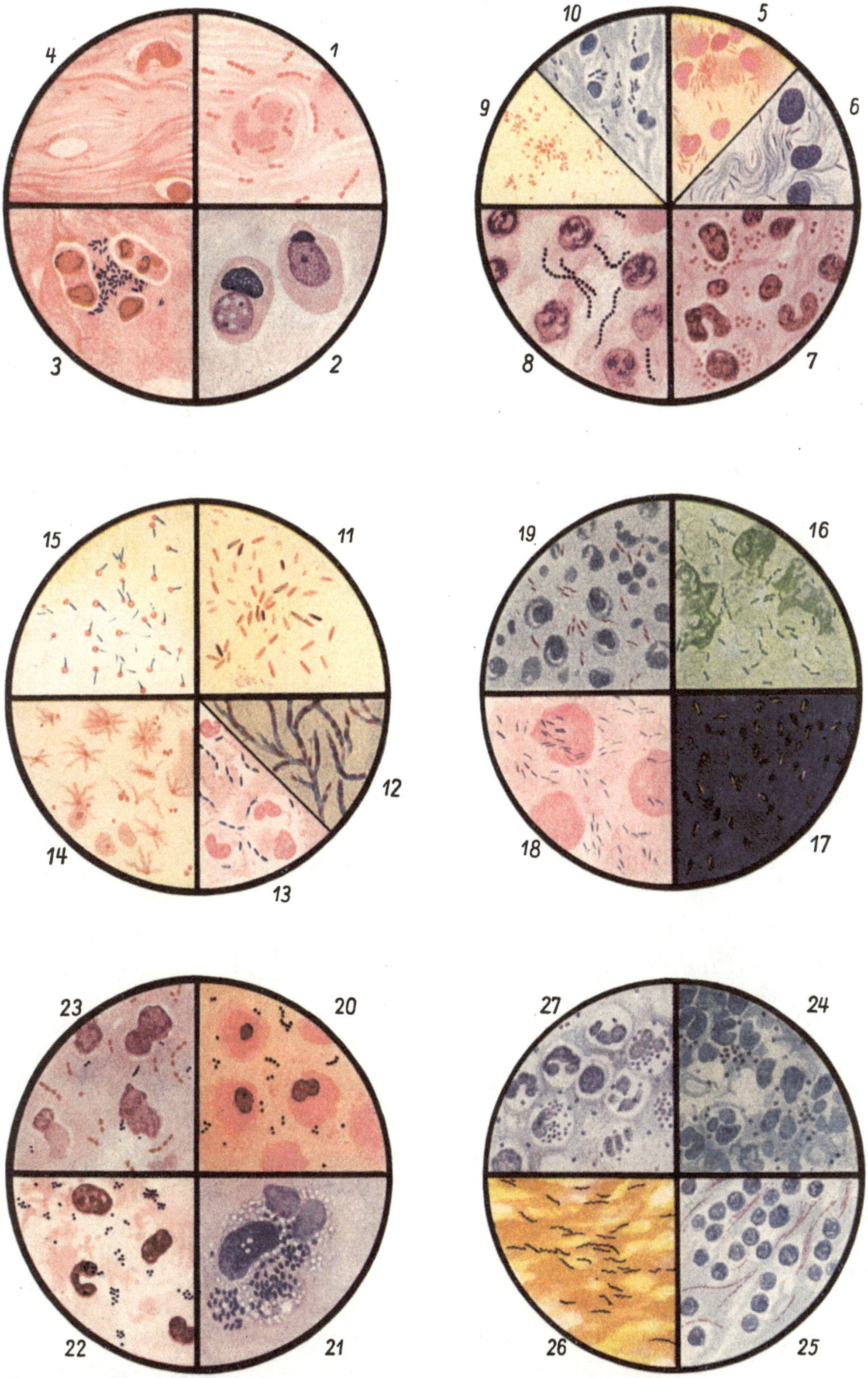

auch am Unterkiefer. Der erste Abdruck zeigt meist nur abgestoßene Epithelien, während in einem zweiten Abdruck bei positivem Befund sich die Spirillen sehr schön darstellen lassen. Der so erhaltene Abdruck wird 10—20 Sekunden mit Gentianaviolett gefärbt, mit Wasser nachgespült und getrocknet. Sodann wird auf einen Objektträger ein Tropfen Zedernöl gebracht, der Styroflexabdruck mit der beschickten Seite nach oben aufgelegt, nach nochmaligem Betropfen mit Zedernöl mit einem Deckgläschen versehen und im Mikroskop mit Ölimmersion betrachtet.

Man glaubte, durch das sog. Styroflexverfahren gegenüber dem Ausstrichverfahren ein nahezu topographisches Bild der bakteriellen Besiedelung des Zahnfleisches zu erhalten und damit regelmäßige Beziehungen zwischen Spirillose, Leukozytose und Gewebsnekrose zu erkennen. Da nun aber beim Styroflexverfahren nur ein Abdruck der Außenseite des Zahnfleisches erfolgt und die Spirillen vornehmlich auf der Innenseite vegetieren, wird es von verschiedenen Forschern abgelehnt.

3. Untersuchung des Nasensekretes

Gewinnung des Untersuchungsmaterials: Die Abstriche werden am besten mittels Nasenspiegels entweder mit einer Platinsonde oder mit einer Kupfersonde angefertigt.

In Frage kommen vor allem Diphtheriebazillen, Influenzabazillen, Tuberkelbazillen und Rotzbazillen.

Diphtheriebazillen (s. S. 481): Morphologisch handelt es sich bei den Diphtheriebazillen um schlanke Stäbchen von verschiedener Länge mit keulenförmigen Anschwellungen an einem oder beiden Enden. Ihre Lagerung finden wir oft in V- oder Y-Form.

Zur sicheren differentialdiagnostischen Abgrenzung zwischen Diphtheroiden ist hier der kulturelle Nachweis auf dem Tellur-Zystin-Blutagar oder auf der Tellur-Zystin-Wasserblauplatte neben den feineren Abgrenzungsmethoden durchzuführen. Schließlich kommt der Meerschweinchen-Tierversuch in Frage, der bei den Diphtheroiden negativ ausfällt.

Pseudodiphtheriebazillen: Die Pseudodiphtheriebazillen sind in ihrer morphologischen Struktur dadurch charakterisiert, daß sie seltener Polkörperchen haben und sich auch gramstabiler erweisen. Sie sind im allgemeinen kürzer und haben eine geringere Neigung zur Pleomorphie. Ihre Lagerung zeigt vielfach Palisaden- oder Parkettmusterform oder ist rein parallel.

4. Genitalabstriche

Bei Abstrichen im Genitalbereich handelt es sich stets um die Erkennung bzw. Ausschluß von venerischen Erkrankungen oder evtl. unspezifischen Infektionen. In allen Zweifelsfällen ist es natürlich Aufgabe des Venerologen, hier das entscheidende Wort zu sprechen, und es ist daher ratsam, bei klinischen Verdachtsmomenten aber bakteriologisch negativen Befunden dennoch den Patienten dem venerologischen Fachmann zuzuführen.

Abstriche bei Gonorrhoeverdacht im Bereich der Genitalien.

Bei akuter Urethritis des Mannes wird am besten mit einer Platinöse das frische Sekret aus der Harnröhre entnommen und zum Ausstrich benutzt. Bei chronischen Fällen wird zweckmäßigerweise das Sekret, das sich im Laufe der Nacht in der Harnröhre angesammelt hat, zum Ausstrich benutzt, d. h. der sog. Morgentropfen einschließlich der sog. Tripperfäden des Morgenharnes. Bei negativen Befunden kommen die verschiedenen Provokationsmethoden zu ihrem Recht.

Bei Frauen wird der sog. *UCR-Abstrich* gemacht. Erfahrungsgemäß greifen bei Gonorrhoe-Infektionen der Frau die Gonokokken sehr schnell auf die Urethra und die Analschleimhaut über. Da andererseits die vaginale Mischflora die Untersuchung sehr erschwert, hat es sich als zweckmäßig herausgestellt, die Zervix für den Abstrich zu benutzen. Wegen des physiologischen Reizzustandes empfiehlt es sich bei Frauen, während und kurz nach den Menses die entsprechenden Abstriche zu machen, unter Umständen auch unter Zuhilfenahme der Provokationsmethoden.

Das mit der Platinöse gewonnene Sekret wird auf zwei gut entfetteten Objektträgern mit einem Deckgläschen möglichst dünn ausgestrichen und hierauf ein Grampräparat und ein zweites mit Löfflers Methylenblau angefertigt.

Färbeergebnis: In diesen Sekretausstrichen findet man bei akuter Gonorrhoe die Gonokokken meist intrazellulär gelagert. Im Grambild sind die Gonokokken gramnegativ und besonders bei der Frau sehr schwer von anderen gramnegativen Diplokokken zu unterscheiden, wenn der Ausstrich mit Vaginalsekret vermischt ist. Handelt es sich um mehr alkalische Sekrete, wie z. B. das Zervikalsekret, so findet man kaum intrazelluläre Lagerung der Gonokokken. In allen Zweifelsfällen wird der Kulturversuch oder die Gonokokkenkomplementreaktion hinzugezogen.

Abstriche bei Verdacht auf Lues.

Besteht bei indurierten Geschwüren der Verdacht auf einen evtl. luetischen Primärinfekt oder handelt es sich um sekundäre Papeln, so wird mit einem Tupfer und mit steriler Kochsalzlösung, d. h. also ohne Verwendung von Antiseptika, die Geschwürsfläche gründlich gereinigt. Hierauf reibt man das Geschwür mit einer ausgeglühten Platinöse sorgfältig und versucht, einen Tropfen des so gewonnenen und möglichst blutfreien Reizserums zu gewinnen (Vorsicht wegen Infektionsgefahr). Dieser Tropfen Reizserum wird zunächst im Dunkelfeld untersucht, weil man im positiven Falle lebhaft bewegliche, zarte und schwach lichtbrechende Spiralen in korkzieherartigen Windungen als Spirochaeta pallida erkennen kann. Wenn man darüber hinaus auf einem gut entfetteten Objektträger ein Giemsapräparat anfertigen will, verfährt man folgendermaßen: Das Präparat wird mit Methylalkohol fixiert und über Nacht in Giemsalösung gelegt (1 Tropfen Giemsa-Stammlösung auf 2 ccm Aq. dest.), dann abspülen mit Wasser.

Färbeergebnis: Spirochaeta zartrosa, während andere saprophytäre Spirochäten mehr blauviolette Färbung aufweisen. Die Silberimprägnation nach LEVADITI kommt nur für Gewebsschnittpräparate in Frage. Im übrigen ist es selbstverständlich, daß mit dem Patientenserum die Wassermannsche Reaktion und wenigstens ein oder zwei Nebenreaktionen gleichzeitig ausgeführt werden.

Abstrich bei Verdacht auf Ulcus molle.

Hierbei wird das Sekret aus den unterminierten Randpartien des evtl. Schankergeschwürs, der Inhalt von Pusteln oder Buboneneiter in der üblichen Weise abgestrichen und auf 2 Objektträger ausgestrichen. Das eine Präparat wird nach GRAM gefärbt und das andere nach PAPPENHEIM mit Methylgrün-Pyronin. Der Unna-Ducreysche Bazillus ist gramnegativ und fischzugartig in langen parallellaufenden Ketten gelagert. Morphologisch handelt es sich um kurze Stäbchen. Da die Grambilder nicht immer restlos befriedigen, werden Methylgrün-Pyroninbilder angefertigt. Hierbei sind die Streptobakterien rot, während ihre Zellen und Kerne sich blaugrün färben. Mit den gewonnenen Abstrichpräparaten müssen auch die klinischen Erscheinungen parallel gehen. Gleichzeitige Kulturversuche werden in dem Blutagar-Schrägröhrchen (2 Teile Agar und 1 Teil Kaninchenblut) durchgeführt, da die Bazillen auf gewöhnlichen Agarplatten ohne Blut nicht wachsen.

Zur Sicherung der Diagnose kommt eine Intrakutanreaktion mit dem Ulcus-molle-Antigen in Frage. Wassermann und Nebenreaktionen scheiden eine evtl. gleichzeitig bestehende luetische Infektion aus.

5. Untersuchung von Eiter und Wundsekret

Untersuchungsmaterial: In der Regel gewinnt man Eiter durch Punktion mit einer sterilen Spritze oder bei oberflächlichen Einschmelzungen durch kleine Inzisionen. Selbstverständlich müssen Desinfizienzien, Antibiotika, Sulfonamide und dergleichen ferngehalten werden.

Wir unterscheiden mannigfache Eitererreger, von denen die Streptokokken, Staphylokokken, Pneumokokken, Enterokokken, Kolibazillen, Tuberkelbazillen, Gasbrandbazillen, ferner der Bacillus pyocyaneus, proteus sowie selten auch Milzbrandbazillen, Aktynomyces und Rotzbakterien in Frage kommen. Nicht selten handelt es sich im Bereiche des Kopfes auch um Diphtheriebazillen.

6. Übliche Färbemethoden für Mikroorganismen

Gramfärbung (Originalmethode).

Diese für die Bakteriologie außerordentliche wichtige Färbung wird in mehreren Modifikationen durchgeführt. Die Originalvorschrift ist folgendermaßen:

a) Karbolgentianaviolett oder besser Karbolmethylviolett (Methylviolett 6 B-Stammlösung 10,0 — Acid. carbol. liquef. 1,0 — Aq. dest. ad 100).

b) Lugolsche Lösung (Jod 1,0, Kaliumjodid 2,0, beides in wenig Wasser lösen Aq. dest. ad 300,0).

c) Azetonspiritus (Azeton 3,0, Alkohol 96%ig 97,0).

Durchführung der Färbung:

Mit dem filtrierten Farbstoff (a) 3 Minuten färben, sodann abgießen und aufgießen von Lugolscher Lösung. Nach $1^1/_2$ Minuten abgießen und in Azetonspiritus oder absolutem Alkohol waschen, bis keine Farbwolken mehr abgehen. Nachfärben mit verdünntem Karbolfuchsin 2 Minuten lang, abspülen und trocknen.

Auf diese Weise läßt sich bei den meisten pathogenen Mikroorganismen ein grampositives oder gramnegatives Verhalten unterscheiden.

gramnegativ		*grampositiv*
Gonokokken	Rotzbakterien	Staphylokokken
Meningokokken	Pestbakterien	Streptokokken
Micrococcus catarrhalis	Koch-Weeksche Bakterien	Pneumokokken
Kapselbakterien	Ulcus-molle-Bakterien	Micrococcus tetragenus
Kolibakterien	Keuchhustenbakterien	Bac. subtil.
Typhusbakterien	Pasteur-Bakterien	Milzbrandbazillen
Paratyphusbakterien	Fusiforme Bakterien	Diphtheriebakterien
Ruhrbakterien	Hühnercholerabakterien	Tbc-Bakterien
Alkaligenesbakterien	Kaninchenseptikämiebakterien	Leprabakterien
Maltabakterien		Schweinerotlaufbakterien
Bang-Bakterien	Cholera u. ähnl. Vibrionen	Mäuseseptikämiebakterien
Pyozyaneusbakterien		Botulinusbazillen
Proteusbakterien	Spirillen	Gasbrandbazillen (junge Kulturen)
Influenzabakterien	Rekurrens- u. Syphilis-Spirochäten	Aktinomyces, Hefen, Soor

Indifferent u. a.:
Bazillen des Gasödems und Tetanus: In jungen Kulturen grampositiv,
in älteren Kulturen gramnegativ.

Färbung mit alkalischem Methylenblau (nach Löffler).

Methylenblau-Stammlösung 30,0 — Kalilauge 0,1%ige Lösung (hergestellt aus 0,1 ccm 10%iger Kalilauge durch Auffüllen mit Aq. dest. ad 100).

Methylenblaufärbung: Lufttrockene und fixierte Präparate werden mit Löfflers Methylenblau folgendermaßen gefärbt: Dicke Präparate etwa 10—15 Sekunden (Gonokokken nur sehr kurze Färbezeit), sehr dünne Ausstriche färbe man reichlich bis 45 Sekunden. Evtl. ist ein Differenzieren mit $^1/_2$—1%iger Essigsäurelösung notwendig.

Färbeergebnis: Bakterien dunkelblau, Untergrund helles Blau.

Methylenblau-Gentianafärbung nach THIEM, speziell für Gonokokken.

Die Farblösung besteht aus einem Gemisch von 2 Teilen Löfflers alkal. Methylenblau und einem Teil Karbolgentianaviolett (s. oben).

Färbung: 5—10 Sekunden, darauf sofort mit Wasser abspülen und trocknen.

Färbeergebnis: Die Gonokokken erscheinen schwarzviolett, die Leukozytenkerne dunkelblau, das Plasma blaßrötlichblau.

Methylgrün-Pyronin-Färbung mit Gramfärbung kombiniert, nach SCHLIRF.

Farblösungen: a) Karbolgentianaviolett (s. oben) oder Karbolmethylviolett 6 B-Lösung.
b) Lugolsche Lösung.
c) Alkohol 96%ig.
d) Methylgrün-Pyronin-Stammlösung:
Methylgrün-Pyronin 10,0 in etwas Alkohol (abs.) verrühren
Glyzerin 40,0
Acid. carbol. liquef. 0,5%ig 160,0
Zum Gebrauch Stammlösung 6fach mit Aq. dest. verdünnen.

Ausführung der Färbung: 3—4 Minuten mit Karbolgentianaviolett oder Karbolmethylviolett färben, mit Lugolscher Lösung abspülen und 3 Minuten beizen. Sodann abgießen, aber nicht spülen, und in 96%igem Alkohol so lange entfärben, bis keine Farbwolken mehr abgehen. Abspülen und 3 Minuten mit Methylgrün-Pyronin nachfärben.

Neißerfärbung für Diphtheriebakterien.

Lösung I:		
Methylenblau pulv.	1,0	Vor Gebrauch 2 Teile Lösung I und 1 Teil Lösung II mischen. Dieses Farbstoffgemisch ist nur einige Tage haltbar
Alkohol abs.	20,0	
Aq. dest.	950,0	
Eisessig	50,0	
Lösung II:		
Kristallviolett pulv.	1,0	
Alkohol abs.	10,0	
Aq. dest.	300,0	
Kontrastfarbe:		
Chrysoidin	2,0	bei 100° C lösen und filtrieren
Aq. dest.	300,0	

oder: Vesuvin-Lösung (Bismarckbraun 1‰ wässerige Lösung).

Durchführung der Färbung: Mit Farbstoffgemisch (I und II) färben 10 Minuten (verl. Färbedauer gegenüber der Originalvorschrift mit 2—15 Sekunden), abspülen, nachfärben mit Chrysoidin 5 Minuten (im Original 3—15 Sekunden) oder Bismarckbraun 3—5 Minuten.

Färbeergebnis: Diphteriebazillen gelb bzw. braun, Polkörperchen schwarzblau.

Kapselfärbung für Pneumokokken.

a) Verd. Fuchsinlösung.
b) Essigsäure 3%ig.
c) Alkohol abs.

Durchführung der Färbung: Exsudat, Sputum, Kultur (mit etwas Tierserum gemischt) wird schnell luftgetrocknet (am besten im Luftzug unter kräftigem Schwenken). Alsdann wird auf der Färbebank 1 Tropfen Äthylalkohol zugegeben, sofort angezündet und wieder verlöscht. Nochmals anzünden, wieder verlöschen. Die Prozedur wird so lange wiederholt, bis der Alkohol verbraucht ist. Abkühlen lassen, kurz mit 3%iger Essigsäure beizen und alsdann mit verd. Fuchsinlösung nachfärben.

Färbeergebnis: Pneumokokken erscheinen dunkelrot mit blaßrosa Kapsel.

Sporenfärbung nach Dorner.

Reagenzien: Karbol-Fuchsin Ziehl-Neelsen „Ciba", Nigrosin Dorner „Ciba".

Ausführung: In einem kleinen Reagenzglas wird mit 2–3 Tropfen dest. Wasser eine dichte Bakterienaufschwemmung gemacht, am besten von einer Schrägagarkultur.

1. Zusatz von gleicher Menge Karbol-Fuchsin (frisch filtriert).
2. Das Gemisch für 10–12 Minuten in ein kochendes Wasserbad stellen.
3. Auf einem Objektträger 1 Öse dieser gefärbten Aufschwemmung mit einer Öse Nigrosinlösung vermischen.
4. Dünn ausstreichen und an der Luft trocknen lassen.

Färbeergebnis: Sporen sind rot, Bakterienkörper sind beinahe farblos, und der Untergrund ist schwarz.

Tuschemethode nach Burri zur Darstellung von Spirochäten.

Reagens: Nigrosin Dorner „Ciba" oder chinesische Tusche.

Ausführung: Auf einem sauberen Objektträger bereitet man 1 Tropfen Nigrosin Dorner oder chinesische Tusche und einen gleich großen Tropfen des Untersuchungsmaterials. Unter Umständen muß das Gemisch mit etwas Aq. dest. verdünnt werden. Mit der Kante eines anderen geschliffenen Objektträgers wird diese Mischung nun in der üblichen Weise schnell ausgestrichen.

Resultat: Die Spirochäten evtl. auch Kapseln usw. erscheinen hell auf dunklem Untergrund.

7. Wichtigste pathogene Mikroorganismen

Staphylokokken

Unter den häufigsten Eitererregern finden wir die Staphylokokken mit ihren verschiedenen Varianten. Man findet sie am Körper ubiquitär, besonders aber auf Haut und Schleimhäuten.

Mikroskopisch: Die Staphylokokken sind runde, z. T. etwas ungleich große Mikroorganismen, die in unregelmäßigen Haufen zusammenliegen. Sie verhalten sich grampositiv.

Kultur: Die Unterscheidung der einzelnen Varianten gelingt am ehesten auf der Kultur, wobei sie nach dem jeweils gebildeten Farbstoff unterschieden werden. Sie wachsen auf allen Nährböden ausgiebig mit der entsprechenden Farbstoffbildung. Ferner bilden sie Hämolysinkoagulase (bewirkt Plasmakoagulierung im Kaninchenblut und dient vor allem zur Unterscheidung, ob es sich um pathogene oder nicht pathogene Staphylokokken handelt).

Staphylococcus albus bildet weiße Kolonien und findet sich meist als Saprophyt.

Staphylokokkus citreus wächst zitronengelb auf Löfflerserum und findet sich seltener.

Staphylococcus aureus wächst goldgelb und ist außerordentlich häufig vertreten.

Sarzine: Diese wachsen gelb in verschiedenen Tönungen. Morphologisch sind die Kokken wesentlich größer und in Warenballenform gelagert. Keine Tierpathogenität.

Micrococcus tetragenus: Mit den Staphylokokken verwandter Viererkokkenverband, z. T. mit Schleimkapsel, wächst auf Löfflerserum grauweiß mit Schleimbildung, zeigt auf der Blutplatte keine Hämolyse bei bestehender Tierpathogenität. Infizierte Mäuse kommen in 7 Tagen ad exitum. Dieser Keim findet sich besonders bei Eiterungen, Meningitis und Sepsis.

Fast alle Staphylokokken, die menschenpathogen sind, verfügen über eine Gelatinase (bewirkt Verflüssigung der Gelatine).

Streptokokken

Die Gattung der Streptokokken ist morphologisch kugelig eiförmig gebaut und vermehrt sich durch kettenförmige Aneinanderlagerung. Sie sind für den Menschen teils als saprophytäre und teils als sehr pathogene Keime anzusehen. Alle Streptokokken sind grampositiv und unbeweglich und färben sich gut mit den üblichen Farbstoffen. Morphologische Unterschiede bei den einzelnen Untergruppen sind nicht herauszustellen, sondern nur im kulturellen Verhalten erkennbar. Die übliche Unterteilung der Streptokokken ist folgende:

1. *Hämolytische Streptokokken*, z. B. Str. pyogenes, mucosus, Scharlachstreptokokken u. a.

2. *Vergrünende Streptokokken*, z. B. Viridansstreptokokken bzw. Str. salivarius, Str. mucosus u. a.

3. *Anhämolytische Streptokokken*, z. B. Str. mastiditis, der meist keine Hämolyse zeigt.

Alle diese zahlreichen Unterformen lassen sich in verschiedenen Nährböden, vor allen Dingen an ihren chemischen Leistungen (z. B. Verhalten in Lackmusmilch, Kohlehydratvergärung, Ammoniakspaltung usw.) unterscheiden.

Zu 1: *Streptococcus pyogenes:* Sehr häufiger Keim in Phlegmonen, Eiterungen, Sepsis u. dgl.

Mikroskopisch grampositive kleine Kugelkokken, die nicht immer leicht von anderen Kokken zu unterscheiden sind. Typische Kettenbildung, meist nur in Kulturen. Farblose bis grauweiße sehr kleine Kulturen. Sie lösen Hämoglobin und zeigen farblose Aufhellungen im Sinne der hämopeptischen Höfe (= β-Hämolyse).

Streptococcus scarlatinae = Scharlachstreptokokken: Hämolytische Streptokokkenart, die spezifische Agglutinine und spezifische Scharlachtoxine bilden soll (Dicktest).

Streptococcus mucosus, z. T. als Typ 3 der Pneumokokken angesehen. Vielleicht auch besonders schleimig wachsende Form des Streptococcus pyogenes.

Mikroskopisch grampositive rundliche Streptokokken mit großer Schleimhülle. Auf Blutplatten Schleimbildung und Hämolyse.

Streptococcus haemolyticus minutus: Menschenpathogen, teils aber auch saprophytär, besonders auf der Haut. Sehr kleine, kaum sichtbare Kulturen, die auf der Blutplatte deutliche Hämolyse hervorrufen.

Zu 2: *Streptococcus viridans sive salivarius:* Er wird bei Gesunden im Rachenring gefunden und ist sonst der wesentlichste Keim bei der Endocarditis lenta.

Mikroskopisch grampositiv, schwer züchtbar. Er wächst in feinen grünen Pünktchen und meist nur oberflächlich. Durch Methämoglobin rötlichbräunliche Farbe. Blutentnahme empfiehlt sich stets auf der Höhe der Fieberzacke. Möglichst viele Kulturplatten gießen.

Streptokokken-Enterokokken-Gruppe: In ihrer Definition ist diese Gruppe noch uneinheitlich. Es sind grampositive Kokken von z. T. ovaler und lanzettenförmiger Form, z. T. auch als Diplokokken. In diese Gruppe gehören der Str. faecalis, liquefaciens u. a.

Diplococcus pneumoniae, kurz Pneumokokken: Sie werden mit entsprechenden Seren in die einzelnen Typen unterteilt. Sie sind grampositiv, sporen- und geißellos und meist als Doppelkokken oder kurze Ketten gelagert. Auf der Blutagarplatte zeigt sich Vergrünung bei flachgedrückten und eingedellten Kolonien. Starke Tierpathogenität. Neufeldsche Quellungsreaktion. Obdochinempfindlichkeit. Gallelöslichkeit.

Gramnegative Kokken

Die wichtigsten Vertreter dieser Gruppe sind die Gonokokken und die Meningokokken.

Diplococcus bzw. *Gonococcus gonorrhoeae Neisser*, der Erreger der Gonorrhoe, ist gramnegativ und meist in Form von zwei Kaffeebohnen längs aneindergelagert. Sehr oft gruppenweise, Haufenbildung in frischen Fällen. In chronischen Fällen mehr extrazellulär gelagert mit zahlreichen Degenerationserscheinungen. Kulturell sind Gonokokken schwer züchtbar. Meist mikroskopische Betrachtung im Methylenblaubild und Grambild.

Meningokokken s. *Diplococcus intracellularis* (Erreger der epidemischen Meningitis): Gramnegative unbewegliche Kokken meist in Semmelform und schwer von Gonokokken abzugrenzen. Deutliche Unterschiede im Größenverhältnis. Mit zunehmender Alterung lassen sie sich nicht mehr aerob züchten, sondern nur noch anaerob.

Meningokokken liegen innerhalb der Leukozyten weniger gruppenförmig als Gonokokken, ferner unterscheiden sie sich von den Gonokokken durch ausgesprochen unterschiedliche Größenverhältnisse und unterschiedliche Färbbarkeit sowie Agglutination.

Micrococcus catarrhalis: Vielfach als Erreger von Bronchitiden oder auch eitrigen Meningitiden: Gramnegativ, intrazellulär gelagert und auf gewöhnlichem Agar gut züchtbar mit reichlichen Kolonien, sterben aber nach 2—3 Tagen leicht ab.

Stäbchenbakterien

Bacterium coli commune, s. Escherichta coli.

Gramnegative begeißelte Stäbchen von mittlerer Größe mit meist geringer Beweglichkeit. Die Stäbchen sind plump und an den Ecken abgerundet, leicht züchtbar. Die Differenzierung der zahlreichen Kolivarianten erfordert bakteriologische Spezialarbeit.

Salmonella-Gruppe.

Hierher gehören die Typhus-, Paratyphus- und Enteritiserreger (TPE-Gruppe), deren kulturelle und serologische Diagnostik gleichfalls dem Bakteriologen und Serologen vorbehalten bleiben muß.

Ruhrbakterien.

Erreger der Bazillenruhr (SHIGA-KRUSE). Mikroskopisch gramnegative klumpige Stäbchen, unbeweglich. Leicht züchtbar. Auf Agarplättchen Spermageruch. Wachsen in flachen Kolonien wie „platzende Bomben".

Proteus vulgaris.

Gramnegative, lebhaft bewegliche Stäbchen von wechselnder Länge und Dicke. Sie sind ubiquitär verbreitet und bei zahlreichen entzündlichen Prozessen im Organismus vertreten.

Bacterium pyocyaneus.

Gleichfalls bei mannigfachen Eiterungen, sobald der Eiter blau oder blaugrün durch den gebildeten Farbstoff Pyocyanin gefärbt wird. Mikroskopisch gramnegative, sporenlose, sehr bewegliche Stäbchen mit 1—3 endständigen Geißeln. Kulturell leicht züchtbar. Neben der blaugrünen Farbe noch Lindenblütengeruch.

Influenzabazillus, Haemophylus influencae.

Oft bei typischer Grippe zu finden.

Die Influenzabakterien gehören zu den kleinsten züchtbaren Stäbchen. 0,2:0,4 μ, gramnegativ, unbeweglich. Verschiedene Involutionsformen.

Ducreyscher Streptobazillus, s. Haemophylus ducreyi.

Erreger des Ulcus molle (s. Taf. VIII).

Mikroskopisch gramnegative Stäbchen, teils frei, teils in parallel verlaufenden Ketten.

Bruzellen.

Bang-Bakterium, s. Brucella abortus.

Mikroskopisch gramnegative unbewegliche Stäbchen, außerordentlich klein und kurz, fast mit Kokken zu verwechseln.

Tularämie-Bakterien s. Brucella tularensis.

Mikroskopisch gramnegatives, sehr kleines unbewegliches Bakterium, das unter Umständen Bergefeld-Filter passiert.

Pestbakterien, s. Pasteurella.

Mikroskopisch gramnegative, kleine plumpe unbewegliche Stäbchen mit abgerundeten Ecken. Charakteristische Polfärbung.

Aktinomyces.

Mikroskopisch erscheinen die Drusen grauweißlich bis gelbgrün. Gramfest, typische kranzförmig angeordnete Form mit zentralem Mycelgeflecht. Die Fäden sind mit Anilinfarben gut färbbar. Aktinomyces läßt sich gut auf aeroben und anaeroben Nährböden züchten.

Grampositive aerobe Sporenbazillen.

Milzbrandbazillen, Bacillus antracis: Mikroskopisch grampositive große unbewegliche plumpe Stäbchen (2—10 μ groß), meist in Ketten gelagert mit konkaven Enden, Bambusform. Im Körper der Milzbrandbazillen mittelständig Sporen, die aber den Bakterienleib nicht auftreiben. Auf Gelatine leicht zu züchten. Kultur zeigt lockiges Aussehen = Medusenhaupt. In Gelatinestichkultur Wachstum wie „Gläserbürsten".

Gasbrandbazillen.

1. *Bacterium perfringens Welch-Fraenkel.*

Mikroskopisch: Die Bakterien sind kurze plumpe grampositive unbewegliche Stäbchen, keine Sporen, jedoch Kapselbildung. In jüngeren Kulturen grampositiv, in älteren gramnegativ.

Clostridium oedematiens, Bac. Novyi: Erreger des malignen Ödems. Mikroskopisch grampositive, große, plumpe begeißelte Stäbchen mit mittel- bis endständigen Sporen, die den Bakterienleib spindelförmig auftreiben. Befindet sich in 40% der menschlichen Gasödeme.

Clostridium histolyticum: Mikroskopisch grampositive, sehr bewegliche Stäbchen, die kleiner als der Fränkelsche Bazillus sind. Sporen mit Auftreibung des Bakterienleibes.

Bacillus tetani, Tetanusbazillen: Erreger des Wundstarrkrampfes.

Mikroskopisch: Die Tetanusbazillen sind dünne, grampositive Stäbchen, die an einem Ende eine kugelige Spore tragen, wodurch die Schlegel- oder Stecknadelkopfform entsteht. Im Wundsekret meist sehr spärlich.

Sicherer als der Kulturnachweis ist der Tierversuch an der weißen Maus (Krämpfe an den Hinterbeinen, Robbenstellung).

8. Histologische Technik

Für die Herstellung histologischer Schnitte und Präparate, z. B. aus Gewebsstücken, Organ- und Drüsenaspiraten sowie aus Gewebszylindern nach der Silverstolpe-Methode, sei im nachfolgenden ein kurzer Überblick über die Fixierung, Nachbehandlung, Einbettung sowie über das Schneiden und Färben nach der Paraffin- oder Zelloidineinbettung gegeben, wie er von Romeis empfohlen wurde.

A. Fixierung und Nachbehandlung[1]) (nach Romeis)

Carnoy:	Formol 1:4	Bouin:	Helly:
Dauer 2—3^h	Dauer 24^h	Dauer 6—12^h	Dauer 5—6^h
Auswaschen: in 96%ig. oder absol. Alkohol 6—12^h	Auswaschen: in 96%ig. Alkohol 12—24^h	Auswaschen: in 70%ig. Alkohol 24—48^h mehrmals wechseln	Auswaschen in Brunnenwasser 24^h
Entwässern:	Entwässern:	Entwässern:	Entwässern:
			50%ig. Alkohol: 5—10^h
			70%ig. Alkohol: 5—10^h
			80%ig. Alkohol: 24^h
			Sublimatentfernung durch Jodzusatz
		80%ig. Alkohol: 24^h	80%ig. Alkohol ohne Jod: 24^h
	96%ig. Alkohol: 12^h	96%ig. Alkohol: 12^h	96%ig. Alkohol: 12^h
absol. Alk.: 6—12^h 1—2mal wechseln	absol. Alk.: 12—24^h 1—2mal wechseln	absol. Alk.: 12—24^h 1—2mal wechseln	absol. Alk.: 12—24^h 1—2mal wechseln

[1]) Die nachfolgenden Zeitangaben gelten für Organstückchen von 1 qcm Fläche und 3—5 mm Dicke.

B. Einbettung[1]) (nach Romeis)

Paraffinmethode	Celloidinmethode	Gelatinemethode
Entfernung des Alkohols u. Durchtränkung mit der Zwischenflüssigkeit	Durchtränkung mit Äther Alkohol 4–5^h	Fixierung (z. B. in Formol)
Methylbenzoat I 3–5^h	Durchtränkung mit Celloidin	Auswaschen in Wasser
Methylbenzoat II 3–5^h	2%ig. Celloidinlösung 3–6 Tage	Durchtränken in Gelatine bei 37°C
Methylbenzoat III 12–24^h	4%ig. Celloidinlösung 3–6 Tage	Dünne (12,5%ige) Lösung 6–24^h
Benzol I 15 Min.	8%ig. Celloidinlösung 1–3 Tage	Dicke (25%ige) Lösung 6–24^h
Benzol II 15 Min.	Einbetten in Celloidin Einstellen in den Exsikkator über H_2SO_4 u. langs. Eindicken 1–2 Tage	Einbetten in Gelatine
Benzol-Paraffin 15–30 Min.		Härten in Formol 1:4 oder unmittelbares Schneiden auf dem Gefriermikrotom
Durchtränken mit Paraffin im Wärmeofen 4–6–24^h	Härten mit Alkoholdämpfen (70%ig) 24^h	
Einbetten in Paraffin	Einlegen des Blockes in 70%ig. Alkohol	

C. Schneiden und Färben nach Paraffineinbettung

(Beispiel einer Kern- und Plasmafärbung eines aufgeklebten Schnittes)

Schneiden
↓
Aufkleben
↓
Trocknen
↓
Lösen des Paraffins in Xylol 2–5′
↓
Übertragen in absol. Alkohol 3–5′
↓
Übertragen in 80%ig. Alkohol 2′
↓
Übertragen in Wasser 2′
↓
Kernfärbung in Hämalaun 4–6′
→
Auswaschen in Brunnenwasser (wechseln) 10′
↓
Gegenfärbung in Eosin (0,1%ig) 5–15′
↓
Auswaschen in Wasser 1–5′
↓
Übertragen in 80%ig. Alkohol 2′
↓
Übertragen in absol. Alkohol 3–5′
↓
Xylol 3–5′
↓
Eindecken in Caedax

[1]) Die nachfolgenden Zeitangaben gelten für Organstückchen von 1 qcm Fläche und 3–5 mm Dicke.

D. Schneiden und Färben nach Celloidineinbettung

(Beispiel einer Kern- und Plasmafärbung eines unaufgeklebten Schnittes)

Schneiden
Auffangen der Schnitte in 70%ig. Alkohol
Übertragen in Wasser 2′
Kernfärbung in Hämalaun 4–6′
Auswaschen in Brunnenwasser
Gegenfärbung in Eosin (0,1%ig) 3–5′
Auswaschen in Wasser 1–5′
Übertragen in 80%ig. Alkohol 2′
Übertragen in 90%ig. Alkohol 2′
Karbolxylol 3–5′
Xylol 2–3′
Eindecken in Caedax

E. Färben eines Gefrierschnittes

(Beispiel einer Kern- und Fettfärbung)

Fixierung in Formol 1:4 24h
Auswaschen in Wasser 5–15′
Schneiden mit dem Gefriermikrotom
Auffangen der Schnitte in Wasser
Übertragen in 50%ig. Alkohol 1′
Fettfärbung in Sudan 15–30′
Übertragen in 15%ig. Alkohol 1/4–1/2′
Übertragen in Wasser 1′
Kernfärbung in Hämalaun 5–10′
Auswaschen in Wasser 10′
Einlegen in Glyzerin
Umranden

XV. Übersichtstabellen

Im nachfolgenden sind einige Übersichtstabellen wiedergegeben, die in der Alltagsarbeit immer wieder benötigt werden.

Übersicht der chemischen Werte im Gesamtblut, Erythrozyten und Plasma bzw. Serum
(nach KOSSEL und LEHMANN)

	Gesamtblut	Erythrozyten	Plasma (Serum)
Wasser	77 ... 81%	60 ... 67%	90 ... 92%
Feste Stoffe	19 ... 23%	33 ... 40%	8 ... 10%
Hämoglobin	14 ... 16%	28 ... 32%	0
Eiweiß	4 ... 6%	3 ... 4%	7 ... 8%
Serumalbumin	2 ... 3%	—	4,5 ... 5%
Serumglobulin	~ 1%	—	1 ... 2%
Fibrinogen	~ 0,2%	—	0,3 ... 0,6%
Cholesterin	140 ... 170 mg-%	130 ... 170 mg-%	150 ... 190 mg-%
Phosphatide	280 ... 320 mg-%	350 ... 480 mg-%	170 ... 260 mg-%
Fette als (Säuren)	290 ... 420 mg-%	270 ... 450 mg-%	300 ... 470 mg-%
Zucker	50 ... 90 mg-%	50 ... 90 mg-%	50 ... 90 mg-%
Glykogen	7 ... 12 mg-%	—	3 mg-%
Azetonkörper	—	—	1 ... 2 mg-%
Oxalsäure	0,2 ... 0,4 mg-%	—	—
Ameisensäure	2 ... 5 mg-%	—	—
Zitronensäure	—	—	—
Äthylalkohol	0,0 ... 0,03 mg-%	—	—
Milchsäure	8 ... 15 mg-%	<	>
Rest-N	25 mg-%	30 mg-%	20 mg-%
Harnstoff-N	14 mg-%	12 mg-%	17 mg-%
Harnsäure-N	1 ... 3 mg-%	2 mg-%	2 ... 4 mg-%
Kreatinin	1,5 mg-%	2,5 mg-%	1,2 mg-%
Kreatin	3 ... 7 mg-%	6 mg-%	0,3 mg-%
Aminosäuren-N	6 ... 7 mg-%	8 ... 13 mg-%	4 ... 6 mg-%
NH_3	0,02 mg-%	> mg-%	< mg-%
Indikan	0,03 ... 0,08 mg-%	—	0,1 mg-%
Na	180 ... 240 mg-%	40 ... 100 mg-%	320 ... 345 mg-%
K	160 ... 200 mg-%	360 ... 430 mg-%	15 ... 25 mg-%
Ca	6 ... 7 mg-%	0,5 ... 2 mg-%	9 ... 11 mg-%
Mg	3	4 ... 5 mg-%	2 ... 3 mg-%
Fe	50 mg-%	100 mg-%	0,05 ... 0,2 mg-%
Cu	0,09 ... 0,12 mg-%	—	—
As	0,06 mg-%	—	—
Mn	0,03 ... 0,15 mg-%	—	—
Al	0 ... 0,02 mg-%	—	—
Pb	0,4 ... 0,7 mg-%	—	—
Zn	0,5 mg-%	—	0,34 mg-%
Cl	250 ... 280 m-g%	150 ... 210 mg-%	320 ... 360 mg-%
SO_4	1,5 ... 3,5 mg-%	—	0,9 1,5 m... g-%
Ätherschwefelsäuren	1,5 mg-%	—	0,5 ... 12 mg-%
P	—	—	—
anorganisch-	3 ... 4 mg-%	3 ... 5 mg-%	2 ... 4 mg-%
Lipoid-	30 ... 45 mg-%	40 ... 75 mg-%	5 ... 12 mg-%
Br (60—80% organ.)	0,2 ... 0,4 mg-%	—	—

	Gesamtblut	Erythrozyten	Plasma (Serum)
J (50% organ.)	0,003 ... 0,01 mg-%	—	0,003 ... 0,007 mg-%
F	0,05 ... 0,1 mg-%	—	—
Rhodan	0,1 ... 0,3 mg-%	—	—
Vitamin A	—	—	0 ... 0,003 mg-%
Vitamin B_1	—	—	0,007 ... 0,015 mg-%
Vitamin C	—	—	0,3 ... 0,45 mg-%
Karotinoide	—	—	0,03 mg-%
Glutathion	35 mg-%	—	—
Ergothionin	3 ... 12 mg-%	—	—
Bilirubin	—	—	0,3 ... 0,7 mg-%

Elementare Zusammensetzung des menschlichen Körpers (Erwachsener)
nach HACKH u. a.

Bauelemente

O	62%	Ca	1,4 %	S	0,64 %
C	21%	Na	0,26%	P	0,63 %
H	10%	K	0,22%	Cl	0,18 %
N	3%	Mg	0,04%	Fe	0,005%

Spurenelemente

a	b	c
Mn Co	Li Si	Rb Ra Pb V
Cu J	B Ni F	Cs (La) (Au) Cr
Zn	Al Sn Br	Sr (Ce) Hg
	As Sb	Ba Se Ti

Eiweißverteilung im menschlichen Körper (Jugendlicher, etwa 70 kg)
nach COSTA

	I. Plasma	II. Intrazelluläre Flüssigkeit					III. Interzell. Flüssigkeit
		Erythrozyten	Muskel	Leber	Übriges Gewebe	Gesamt	
Prozentsatz	7	30	20	23	20	93	Spuren
Gesamtgehalt in g	245	1000	4000	350	1650	7000	—

7245 g

Durchschnittliche Mineralstoffwerte in mg-%
nach EPPINGER

	Plasma	Lymphe	Liquor	Kammerwasser
Natrium	300	290	300	300
Kalium	20	13	11—14	20
Kalzium	10,5	9	5	5
Magnesium	2,5	3	3,3	2,5
Chlor	355	420	440	440
Phosphor	2,9	7	1,8	2,9
Bikarbonat	46 Vol.-%	52 Vol.-%	52 Vol.-%	60 Vol.-%

Mineralgehalt der menschlichen Organe (auf 100 g Frischsubstanz)
nach Lohmann und Kossel

Gewebe	% des Körpergewichtes	Na	K	Ca	Mg	Zn	Cu	Al	Mn	Fe	As	Cl	Br	J	F	S	P
		mg	mg	mg	mg	mg	mg	mg	mg	mg	γ	mg	mg	γ	mg	mg	mg
Muskulatur	40	80	320	7	21	4	(+)	—	0,05	15	—	70	0,1	9	—	210	200
Herz	0,5	100	300	17	15	2 … 4	—	0,2	0,3 … 0,4	10	10	150	0,15	8	0,16	200	230
Leber	2 … 3	100	275	7	18	1,5 … 9	0,3	0,2	0,08 … 0,3	60	11	150	0,2	6 … 7	0,2 … 0,3	170	250
Haut	6	140	100	30	20	0,9	—	(+)	0,14	(+)	10	260	0,4	(+)	1,5	60	60

Stützgewebe (Skelett = 16% des Körpergewichtes)

	in 100 Teilen Frischsubstanz					in 100 Teilen Asche								
	H_2O	Organische[1]) Substanz	Fett	N	Anorganische Substanz	Na	K	Ca	Mg	Cl	P	F	Si	CO_2
Knochen: Schädel	14	33	9	—	53									
Femur	20	42	26	—	38	0,5	0,06	38	0,34	0,1	18	0,05	—	5
Rippen	34	26	4	—	40									
Geweih (Hirsch)	—	—	—	—	—	—	—	36	0,7	—	17	—	—	5
Knorpel (Schwein)	40 … 70	20 … 30	0,3 … 5	—	2. .. 10	52	7,4	7,5	1	4	1,7	—	—	—
Sehne (Hund)	63	32	1	—	1	—	—	—	—	—	—	—	—	—
Zähne (Schmelz)	4	2	—	0,16	94	0,3	0,05	37	0,4	0,3	17	0,03	0,003	2
Dentin	12	23	—	3,4	75	0,3	0,09	36	1,1	—	18	0,04	—	4

[1]) einschließlich Fett

Prozentualer Gehalt an gelösten Substanzen im Blut und im Harn
nach Eppinger

	Blutplasma	Harn	Verhältnis
Wasser	93	95	—
Kolloide	7—9	—	—
Traubenzucker	0,1	—	—
Harnstoff	0,03	2,0	1:66
Harnsäure	0,002	0,05	1:25
Natrium	0,32	0,35	1:1
Kalium	0,02	0,15	1:7
Ammoniak	0,001	0,04	1:40
Chlor	0,37	0,6—0,7	1:2
Phosphorsäure	0,009	0,27	1:30
Schwefelsäure	0,003	0,18	1:60
Kreatinin	0,001	0,1	1:100

Durchschnittswerte der Serumeiweiß- und Stickstoff-Fraktionen in verschiedenen Altersstufen nach Soergel

Altersstufe	Gesamt-N mg-%	Eiweiß	Album./Glob.	Polypept.-N mg-%	Polypept.-N % d.RN	Rest-N mg-%	Harnstoff-N mg-%	Harnstoff-N % d.RN
13—19 Jahre	1250,75	7,82	2,28	1,74	7,3	23,92	10,0	41,7
20—29 Jahre	1188,89	7,43	2,10	2,84	10,9	26,03	11,5	44,1
30—39 Jahre	1136,00	7,10	2,01	3,14	12,8	24,57	11,4	46,3
40—49 Jahre	1169,60	7,31	1,78	3,77	14,4	26,21	12,9	49,1
50—59 Jahre	1148,80	7,18	1,68	3,79	15,4	24,69	13,3	53,8
60—69 Jahre	1117,80	6,99	1,58	4,39	16,4	26,21	15,0	57,4
70—81 Jahre	1101,28	6,89	1,43	5,02	18,4	27,30	16,5	60,6

In der *Alveolarluft beträgt die Sauerstoffspannung* 90—110 mm Hg, die *Kohlensäurespannung* 35—45 mm Hg. Im arteriellen und venösen Blut schwanken Sauerstoff- und Kohlensäuregehalt und Spannung innerhalb gewisser Grenzen, die nach Peter und van Slyke wie folgt angegeben werden:

	venös	arteriell
Sauerstoffsättigung	60—85 Vol.-%	94—97 Vol.-%
Sauerstoffspannung	35—40 mm Hg	75—95 mm Hg
O_2-Gehalt	12—14 Vol.-%	17—20 Vol.-%
Kohlensäuregehalt	48—60 Vol.-%	40—55 Vol.-%
Kohlensäurespannung	41—47 mm Hg	35—43 mm Hg

Gehalt der Lebensmittel an Kalorien und Nahrungsstoffen

Artikel	Kalorien verdaulich je 100 g	Verdaulicher Anteil je 100 g Ware: Eiweiß g	Fett g	Kohlehydrate g
Bienenhonig	325	0,3	—	79,0
Bier (Alkoholgehalt etwa 3,4%)	45	0,8	—	4,3
Branntwein und Liköre (Alkoholgehalt 48%)	336	—	—	—
Brot (Ausmahlung 90%)	237	7,0	0,4	50,0
Butter: Tafelbutter	740	0,4	79,0	0,5
Eingesottene Butter	893	—	96,0	—

Artikel	Kalorien verdaulich je 100 g	Verdaulicher Anteil je 100 g Ware: Eiweiß g	Fett g	Kohlehydrate g
Eier, frische	75/St.	5,6/St.	5,4/St.	0,3/St.
Feingebäck: Wasserweißbrot	264	6,5	0,4	57,0
Zwieback	385	9,0	6,2	71,0
Fett: Schweine- und Rinderfett	870	—	93,5	—
Andere tierische Fette	870	—	93,5	—
Pflanzenfette	890	—	95,6	—
Fische, frische: ganze Fische	37	8,5	0,2	—
reines Fischfleisch ohne Gräten	73	17,0	0,3	—
Fischkonserven	174	18,2	10,2	1,0
Fleisch und Fleischwaren:				
Blut- und Leberwurst	110	12,8	5,7	1,0
Cervelats 1938	255	12,2	22,0	—
1942	232	17,0	17,5	—
1943/44	173	14,3	11,5	1,8
Eingeweide	118	18,0	4,3	1,0
Kalbfleisch, mager [1]	116	21,2	2,9	0,5
Kaninchenfleisch [1]	156	20,5	7,5	0,5
Pferdefleisch [1]	111	21,0	2,3	0,8
Rindfleisch, mittelfett [1]	147	19,0	7,2	0,4
Schaf- und Ziegenfleisch [1]	123	20,2	4,1	0,5
Schweinefleisch, mittelfett [1]	257	17,0	20,0	0,4
Speck, geräuchert, gesalzen, wenig durchwachsen [1]	645	10,0	65,0	—
Büchsenfleisch	184	20,7	10,1	1,3
Geflügel	121	19,5	4,2	0,5
Gemüse: Bohnen und Erbsen; Büchsen- und Salzgemüse; Frischgemüse, andere; Kohl, Kohlrabi, Kabis; Rüben und Wurzelgemüse; Salate und Gurken; Zwiebeln und Knoblauch [2]	26	1,4	—	5,0
Dörrgemüse	158	8,7	1,3	27,0
Gerste	323	7,5	1,5	68,0
Grieß	354	10,0	0,8	74,6
Hafer	336	9,7	5,0	61,0
Hafermehl	370	12,0	6,3	64,0
Hülsenfrüchte, ausgekernt (ganz und gemahlen)	255	17,0	0,6	44,0
Kaffee	29	3,0	—	4,0
Kaffee-Ersatz	135	3,0	—	30,0
Kakao	324	15,0	17,0	25,5
Kandiszucker	389	—	—	95,0
Kartoffelmehl	327	7,0	0,3	72,0
Kartoffeln	90	1,6	0,2	20,0
Käse: vollfett (Emmentaler)	398	25,6	30,5	2,4
mager	198	35,0	5,0	2,0
Kindermehl	403	13,5	3,5	77,0

[1]) Ohne Knochen: übliche Knochenzulage 125 g zu 375 g Fleisch = 500 g zusammen.
[2]) Nach Abzug der Rüstabfälle durchschnittlich 133 g Marktware = 100 g gerüstete küchenfertige Ware.

Artikel	Kalorien verdaulich je 100 g	Verdaulicher Anteil je 100 g Ware: Eiweiß g	Fett g	Kohlehydrate g
Kondensmilch, gezuckert	341	8,2	9,3	53,8
Kondensmilch, ungezuckert	171	8,3	9,5	11,9
Konfitüren	227	0,5	—	55,0
Magermilch	33	3,2	0,1	4,7
Magermilchpulver	345	31,3	1,5	49,5
Mais	344	7,3	0,8	75,0
Mehl: Einheitsbackmehl	323	10,0	0,8	67,0
Weißmehl (ebenso Grünkernmehl)	354	10,0	0,8	74,6
Milch, frisch	66/dl	3,2/dl	3,6/dl	4,8/dl
Most (Alkoholgehalt 4,7%)	35	—	—	0,6
Obst: Beerenobst, Kernobst, Steinobst	60	0,6	—	14,0
Dörrobst, getrocknet	242	1,2	0,5	57,0
Obstkonserven (Kompott)	70	0,7	0,6	15,0
Rahm	332	2,7	33,0	2,8
Reis	346	6,3	0,5	77,0
Saccharin in 100 Stück	—	—	—	—
Salz und Gewürze	—	—	—	—
Schalenfrüchte: mit Schalen (50%)	289	6,5	26,0	5,0
ohne Schalen	578	13,0	52,0	10,0
Schokolade (Milch-Schokolade)	528	6,5	31,0	52,0
Speiseöl	820/dl	—	88,0/dl	—
Südfrüchte, frisch	60	0,6	—	14,0
Südfrüchte, gedörrt	242	1,2	0,5	57,0
Suppenpräparate	335	12,2	6,4	55,0
Süßmost	66	—	—	16,0
Tee und Tee-Ersatz	—	—	—	—
Teigwaren	340	10,4	0,7	71,0
Traubenkunsthonig	324	—	—	79,0
Trockeneipulver	564	43,0	41,7	—
Wein (Alkoholgehalt 7,5%)	53	—	—	0,1
Zucker	402	—	—	98,0

Gehalt der Lebensmittel an Mineralsalzen und Vitaminen in Rohwerten mit Ausnützungskoeffizienten (pro 100 g)

Artikel	Kalzium mg	Phosphor mg	Eisen mg	Vitamin A I. E.	Vitamin A Ausnützkoeff.	Vitamin B_1 γ	Vitamin B_1 Ausnützkoeff.	Vitamin C mg	Vitamin C Ausnützkoeff.	Vitamin D I. E.	Nik.-säureamid mg	Nik.-säureamid Ausnützkoeff.
Bienenhonig	5	15	0,7	—	—	10	1,0	0	—	—	0*	—
Bier (Alkoholgehalt etwa 3,4%)	10	20	0,1	0	—	7	1,0	0	—	0	0*	—
Branntwein und Liköre (Alkoholgehalt 48%)	—	—	—	—	—	—	—	—	—	—	0	—
Brot (Ausmahlung 90%)	30	200	2,6	20	0,4	300	1,0	0	—	0	2,9	0,5

Artikel	Kalzium mg	Phosphor mg	Eisen mg	Vitamin A		Vitamin B_1		Vitamin C		Vitamin D	Nik.-säureamid	
				I. E.	Ausnütz-koeff.	γ	Ausnütz-koeff.	mg	Ausnütz-koeff.	I. E.	mg	Ausnütz-koeff.
Butter:												
Tafelbutter	15	20	0,2	3000	—	0	—	0	—	100	0,01	1,0
Eingesottene Butter*.	0	0	0	3300*	—	0	—	0	—	120	0	—
Eier, frisch	60	220	3,0	1400	—	100	0,8	0	—	100	0,7	1,0
Feingebäck: Weißbrot..	25	100	0,9	5	0,4	80	1,0	0	—	—	1,0	0,5
Zwieback..	70	120	1,0	5	0,4	50*	1,0	0	—	—	1,5*	0,5
Fett:												
Schweine- und Rinderfett**	1	10	0,2	280	—	—	—	0,3	¼	0*	0,1*	—
Andere tierische Fette**	1	10	0,2	200	—	—	—	—	—	0*	0*	—
Pflanzenfette........	0	0	0	0	—	0	—	0	—	—	0	—
Fische, frisch...	40	190	0,9	10	—	50	¾	1,0	⅓	10	3,0	1,0
Fischkonserven (Ölsardinen)..............	200	300	2,0	200	—	60	1,0	0*	—	900	3,0*	1,0
Fleisch und Fleischwaren:												
Blut- und Leberwurst*	30	120	10,0	300	1,0	80	1,0	1,0	0,5	1	4,0	1,0
Cervelats*	20	110	1,5	50	—	40	1,0	1,0	1,0	—	4,0	1,0
Eingeweide* (2 Teile Leber, 1 Teil Herz, 1 Teil Niere)	15	300	6,0	2000	1,0	300	¾	12,0	⅓	5,0	12,0	1,0
Kalbfleisch, mager ...	10	210	2,4	10	—	80	¾	0,5	⅓	0*	4,0	1,0
Kaninchenfleisch	15	170	3,0	30	—	100*	¾	1,5	⅓	0*	6,5	1,0
Pferdefleisch	15	200	7,0	30	—	100*	¾	1,0	⅓	0*	4,7	1,0
Rindfleisch, mittelfett	10	210	3,0	100	—	100	¾	1,0	⅓	—	5,5	1,0
Schaf- und Ziegenfleisch..............	15	160	2,5	40	—	100	¾	2,0	⅓	0*	4,5	1,0
Schweinefleisch, mittelfett...........	10	200	2,2	20	—	600	¾	1,0	⅓	0*	4,7	1,0
Büchsenfleisch*	10	100	4,0	50	—	50	0,9	0,5	0,5	0*	4,0	1,0
Geflügel	10	150	3,0	100	—	150*	¾	1,0	⅓	0*	12,0	1,0
Gemüse:												
Bohnen und Erbsen* .	20	120	1,9	1000	¼	200	¾	15	⅓	—	0,5	0,6
Frischgemüse, andere*	70	60	2,0	1000	¼	50	¾	15	⅓	—	0,6	0,6
Kohl, Kohlrabi, Kabis*	80	70	1,5	2000	¼	60	¾	40	⅓	—	0,4	0,7
Rüben- und Wurzelgemüse*............	40	40	0,7	2000	¼	60	¾	10	⅓	—	1,0	0,3
Salate und Gurken*..	65	55	1,1	500	¼	60	1,0	8	½	—	0,4	0,5
Zwiebeln, Knoblauch.	30	50	0,5	20	¼	20	¾	10	⅓	—	0,4	0,5
Büchsen- und Salzgemüse*............	40	35	0,6	1000	¼	30	0,9	5	½	—	0,4	0,6
Dörrgemüse.........	400	300	5,0	5000	0,2	400	¾	0	—	—	3,0*	0,4
Gerste	45	280	2,0	0	—	400	¾	0	—	—	4,0	0,5
Grieß	25	140	1,0	5	0,4	100	¾	0	—	—	1,5*	0,5
Hafer	80	365	5,2	0	—	400	¾	0	—	—	1,0	0,6*
Hafermehl	70	300	5,2	0	—	400	¾	0	—	—	1,0	0,6
Hülsenfrüchte, ausgekernt	100	400	8,0	200	¼	800	¾	0	—	—	2,5	0,6
Kaffee**	65	80	0	0*	—	0	—	0	—	0	0	—
Kaffee-Ersatz**	20	140	1,0	0*	—	0	—	0	—	0	0	—
Kakao	50	685	14,3	0*	—	8	—	0	—	—	0	—
Kartoffelmehl*	40	150	3,0	120	0,4	200	¾	0	—	—	3,6	0,3
Kartoffeln	12	50	1,0	40	0,4	100	¾	12	0,5	—	1,5	0,3

Legende: mg = Milligramm. I. E. = Internationale Einheiten. γ = Millionstel g. * Auf Schätzung beruhende Werte. ** Mittelwerte.

Artikel	Kalzium mg	Phosphor mg	Eisen mg	Vitamin A I. E.	Vitamin A Ausnützkoeff.	Vitamin B₁ γ	Vitamin B₁ Ausnützkoeff.	Vitamin C mg	Vitamin C Ausnützkoeff.	Vitamin D I. E.	Nik.-säureamid mg	Nik.-säureamid Ausnützkoeff.
Käse: vollfett (Emmentaler)	1000	700	1,0	1600	—	30	1,0	0	—	45	0,4	1,0
mager*	1200	400	1,2*	100	—	50	1,0	0	—	10	0,6*	1,0
Kindermehl**	150	200	3,0	200	0,7	200	¾	0	—	—	1,5	0,5
Kondensmilch, gezuckert	340*	270*	0,5*	500	1,0	100	1,0	2,8	1,0	12	0,9	1,0
Kondensmilch, ungezuckert	285	254	0,6*	500	1,0	100	1,0	2	1,0	12	0,7	1,0
Konfitüren**	25	15	1,0	200	0,4	30	1,0	10	1,0	—	0,1	0,5
Magermilch	110	90	0,2	15	—	50	¾	2	0,5	0,3	0,3*	1,0
Mahlzeiten, fertige:												
Frühstück**	450	500	4,0	1000	0,9	500	0,9	6	0,8	25	4,0	0,6
Mittagessen**	270	650	11,0	1500	⅓	900	0,8	80	0,5	5	14,0	0,4
Abendessen**	340	600	8,0	1500	0,6	800	0,85	60	0,5	20	10,0	0,4
Mais	15	100	1,2	350	0,4	100	¾	0	—	—	1,0	0,5
Mehl, weiß	25	140	1,0	5	0,4	100	¾	0	—	—	1,5	0,5
Milch, frisch	120	90	0,2	150	1,0	50	1,0	2	0,8	5,0	0,3	1,0
Most (Alkoholgeh. 4,7%)	10	5	0,3**	10*	0,5	0	—	0	—	0	0*	—
Obst: Beerenobst**	25	30	0,9	300	0,4	20	¾	20	0,5	—	2*	0,5
Kernobst**	5	10	0,3	60	0,4	40	0,9	10	0,8	—	0,2	0,5
Steinobst**	15	20	0,5	700	0,4	50	0,8	7	0,7	—	0,2*	0,5
Dörrobst, getrocknet*	35	60	2,0	400	¼	100	¾	0	—	—	1,0*	0,5
Obstkonserven (Kompott)**	10	15	0,7	300	0,4	40	1,0	5	0,5	—	0,2*	0,5
Rahm	90	70	0,2	1500	1,0	40	1,0	1	1,0	30	0,2*	—
Reis	10	80	0,6	0	—	20	¾	0	—	—	1,5	0,5
Saccharin in 100 Stück	0	0	0	0	—	0	—	0	—	0	0	—
Salz und Gewürze	0	0	0	0	—	0	—	0	—	0	0	—
Schalenfrüchte**	100	380	2,1	300	1,0	500	1,0	0	—	—	1,5*	0,5
Schokolade (Milch-)	175	215	1,7	200	0,8	100*	1,0	0	—	—	0,1*	0,8
Speiseöl	1	0	0,1	100	1,0	0	—	0	—	—	0	—
Südfrüchte, frisch**	50	25	0,3	250	0,4	60	1,0	50	1,0	—	0,6*	0,5
Südfrüchte, gedörrt**	220	100	3,0	70	¼	100	¾	0	—	0	1,7*	0,5
Suppenpräparate**	100	300	5,0	150	0,4	400	¾	—	—	—	1,5	0,5
Süßmost**	10	5	0,3	10*	0,5	20*	1,0	2	1,0	0	0,1*	0,8
Tee und Tee-Ersatz	—	—	—	—	—	—	—	—	—	—	0	—
Teigwaren	25	160	1,2	40	0,4	100	¾	0	—	0	1,5*	0,5
Traubenkunsthonig	60	90	1,8	60	0,5	100	1,0	0	—	—	1,0	0,8
Trockeneipulver*	220	750	10,0	4500	—	300	¾	0	—	300	2,4	1,0
Wein (Alkoholgeh. 7,5%)	10	15	0,3	5*	0,5	0	—	0	—	0	0*	—
Zucker	0	0	0	0	—	0	—	0	—	0	0	—

Legende: mg = Milligramm. I. E. = Internationale Einheiten. γ = Millionstel g. * Auf Schätzung beruhende Werte. ** Mittelwerte.

Inkubationszeiten der wichtigsten Infektionskrankheiten

Amöbenruhr	20–24 Tage
Ankylostomiasis	etwa 5 Wochen
Antrax	2–6 Tage
Bangsche Krankheit	6–21 Tage
Bazillenruhr	3–6 Tage
Bilharziosis	3–20 Monate
Blenorrhoea neonatorum gonorrhoica	2–5 Tage
Botulismus	8–48 Stunden
Cholera asiatica	3 Stunden bis 3 Tage
Denguefieber	5–6 Tage
Diphtherie	2–5 Tage
Drüsenfieber (PFEIFFER) = infektiöse Mononukleose	7–9 Tage
Dysenterie	3–6 Tage
Encephalitis epidemica	5–12 Tage
Encephalitis post vaccin.	9–13 Tage
Erysipel	1–3 Tage
Erythema infekt.	6–14 Tage
Febris herpetica	1–3 Tage
Febris recurrens	5–7 Tage
Fischvergiftung	8–48 Stunden
Fleckfieber	11–14 Tage
Fleischvergiftung	8–48 Stunden
Gonorrhoe	2–5 Tage
Grippe	1–2 Tage
Hepatitis epid.	
I. H.-Form	18–32 Tage
S. H.-Form	3–4½ Monate
Keuchhusten	1–21 Tage
Kindbettfieber	2–3 Tage
Lepra	3 Monate bis Jahrzehnte
Lues	2–3 Wochen
Lyssa	14 Tage bis mehrere Mon.
Malaria tertiana	10–20 Tage
Malaria quartana	10–42 Tage
Malaria tropica	5–10 Tage
Malleus	3–8 Tage
Maltafieber	6–21 Tage
Masern	9–14 Tage
Maul- und Klauenseuche	3–4 Tage
Meningitis epid.	1–4 Tage
Milzbrand	1–3 Tage
Mumps	18–20 Tage
Pappatacifieber	2–8 Tage
Paratyphus B	3–6 Tage
Parotitis epid.	3–30 Tage
Pertussis	7–15 Tage
Pest	2–5 Tage
Pocken	9–13 Tage
Poliomyelitis	2–10 Tage
Rubeola	18 Tage
Scharlach	4–7 Tage
Schlafkrankheit	2–3 Wochen
Schweißfrieseln	1–2 Tage
Sodoku	10–14 Tage
Tetanus	4–16 Tage
Trichinose	3–43 Tage
Trachom	7–14 Tage
Typhus abdom.	7–21 Tage
Ulcus molle	1–2 Tage
Variola	6–15 Tage
Varizellen	14–21 Tage
Vierte Krankheit (FILATOW-DUKE)	6–14 Tage
Weilsche Krankheit	7–9 Tage
Wolhynisches Fieber	20–24 Tage

Schwangerschaftskalender (nach WAHL)

Obere Zahlenreihe = erster Tag der letzten Menstruation

Untere Zahlenreihe = normaler Geburtstermin

Jan.	1	2	3	4	5	6	7	8	9	10	11	12	13	14	15	16	17	18	19	20	21	22	23	24	25	26	27	28	29	30	31	Jan.
Okt.	*11*	*12*	*13*	*14*	*15*	*16*	*17*	*18*	*19*	*20*	*21*	*22*	*23*	*24*	*25*	*26*	*27*	*28*	*29*	*30*	*31;*	*1*	*2*	*3*	*4*	*5*	*6*	*7*	*8*	*9*	*10*	*Nov.*
Febr.	1	2	3	4	5	6	7	8	9	10	11	12	13	14	15	16	17	18	19	20	21	22	23	24	25	26	27	28				Febr.
Nov.	*11*	*12*	*13*	*14*	*15*	*16*	*17*	*18*	*19*	*20*	*21*	*22*	*23*	*24*	*25*	*26*	*27*	*28*	*29*	*30;*	*1*	*2*	*3*	*4*	*5*	*6*	*7*	*8*				*Dez.*
März	1	2	3	4	5	6	7	8	9	10	11	12	13	14	15	16	17	18	19	20	21	22	23	24	25	26	27	28	29	30	31	März
Dez.	*9*	*10*	*11*	*12*	*13*	*14*	*15*	*16*	*17*	*18*	*19*	*20*	*21*	*22*	*23*	*24*	*25*	*26*	*27*	*28*	*29*	*30*	*31;*	*1*	*2*	*3*	*4*	*5*	*6*	*7*	*8*	*Jan.*
April	1	2	3	4	5	6	7	8	9	10	11	12	13	14	15	16	17	18	19	20	21	22	23	24	25	26	27	28	29	30		April
Jan.	*9*	*10*	*11*	*12*	*13*	*14*	*15*	*16*	*17*	*18*	*19*	*20*	*21*	*22*	*23*	*24*	*25*	*26*	*27*	*28*	*29*	*30*	*31;*	*1*	*2*	*3*	*4*	*5*	*6*	*7*		*Febr.*
Mai	1	2	3	4	5	6	7	8	9	10	11	12	13	14	15	16	17	18	19	20	21	22	23	24	25	26	27	28	29	30	31	Mai
Febr.	*8*	*9*	*10*	*11*	*12*	*13*	*14*	*15*	*16*	*17*	*18*	*19*	*20*	*21*	*22*	*23*	*24*	*25*	*26*	*27*	*28;*	*1*	*2*	*3*	*4*	*5*	*6*	*7*	*8*	*9*	*10*	*März*
Juni	1	2	3	4	5	6	7	8	9	10	11	12	13	14	15	16	17	18	19	20	21	22	23	24	25	26	27	28	29	30		Juni
März	*11*	*12*	*13*	*14*	*15*	*16*	*17*	*18*	*19*	*20*	*21*	*22*	*23*	*24*	*25*	*26*	*27*	*28*	*29*	*30*	*31;*	*1*	*2*	*3*	*4*	*5*	*6*	*7*	*8*	*9*		*April*
Juli	1	2	3	4	5	6	7	8	9	10	11	12	13	14	15	16	17	18	19	20	21	22	23	24	25	26	27	28	29	30	31	Juli
April	*10*	*11*	*12*	*13*	*14*	*15*	*16*	*17*	*18*	*19*	*20*	*21*	*22*	*23*	*24*	*25*	*26*	*27*	*28*	*29*	*30;*	*1*	*2*	*3*	*4*	*5*	*6*	*7*	*8*	*9*	*10*	*Mai*
Aug.	1	2	3	4	5	6	7	8	9	10	11	12	13	14	15	16	17	18	19	20	21	22	23	24	25	26	27	28	29	30	31	Aug.
Mai	*11*	*12*	*13*	*14*	*15*	*16*	*17*	*18*	*19*	*20*	*21*	*22*	*23*	*24*	*25*	*26*	*27*	*28*	*29*	*30*	*31;*	*1*	*2*	*3*	*4*	*5*	*6*	*7*	*8*	*9*	*10*	*Juni*
Sept.	1	2	3	4	5	6	7	8	9	10	11	12	13	14	15	16	17	18	19	20	21	22	23	24	25	26	27	28	29	30		Sept.
Juni	*11*	*12*	*13*	*14*	*15*	*16*	*17*	*18*	*19*	*20*	*21*	*22*	*23*	*24*	*25*	*26*	*27*	*28*	*29*	*30;*	*1*	*2*	*3*	*4*	*5*	*6*	*7*	*8*	*9*	*10*		*Juli*
Okt.	1	2	3	4	5	6	7	8	9	10	11	12	13	14	15	16	17	18	19	20	21	22	23	24	25	26	27	28	29	30	31	Okt.
Juli	*11*	*12*	*13*	*14*	*15*	*16*	*17*	*18*	*19*	*20*	*21*	*22*	*23*	*24*	*25*	*26*	*27*	*28*	*29*	*30*	*31;*	*1*	*2*	*3*	*4*	*5*	*6*	*7*	*8*	*9*	*10*	*Aug.*
Nov.	1	2	3	4	5	6	7	8	9	10	11	12	13	14	15	16	17	18	19	20	21	22	23	24	25	26	27	28	29	30		Nov.
Aug.	*11*	*12*	*13*	*14*	*15*	*16*	*17*	*18*	*19*	*20*	*21*	*22*	*23*	*24*	*25*	*26*	*27*	*28*	*29*	*30*	*31;*	*1*	*2*	*3*	*4*	*5*	*6*	*7*	*8*	*9*		*Sept.*
Dez.	1	2	3	4	5	6	7	8	9	10	11	12	13	14	15	16	17	18	19	20	21	22	23	24	25	26	27	28	29	30	31	Dez.
Sept.	*10*	*11*	*12*	*13*	*14*	*15*	*16*	*17*	*18*	*19*	*20*	*21*	*22*	*23*	*24*	*25*	*26*	*27*	*28*	*29*	*30;*	*1*	*2*	*3*	*4*	*5*	*6*	*7*	*8*	*9*	*10*	*Okt.*

Differentialdiagnose der Skeletterkrankungen aus den Laboratoriumsbefunden

(nach SCHÜPBACH)

	Serum-Ca	Anorgan. Serum-P	Alkalische Serum-Phos.	Kalziurie	Ca-Bilanz
Pr. Hyperparathyreoidismus mit M. Recklinghausen	vermehrt	vermindert	vermehrt	vermehrt	negativ
Pr. Hyperparathyreoidismus ohne Skelettbeteiligung	vermehrt	vermindert	normal	vermehrt	negativ
Pr. Hyperparathyreoidismus mit Niereninsuffizienz	vermehrt	vermehrt	bei Skelettbeteiligung vermehrt	wechselnd	?
Renale Osteodystrophie	normal, vermindert	vermehrt	normal oder vermehrt	wechselnd	wechselnd
Hypoparathyreoidism.	vermindert	vermehrt	normal	vermindert	normal?
Osteomalazie (unbehandelt)	normal oder vermindert	normal oder vermindert	vermehrt, im Anfang normal	vermindert	neg. (Ca-Verlust durch den Darm)
Menopausische und senile Osteoporosen ..	normal	normal	normal bis tief normal	normal oder leicht vermehrt	neg. zu postulieren, schwer faßbar
M. Paget	normal	normal	normal bis stark vermehrt je nach Ausdehnung d. M. Paget	normal	?
Polyostotische fibröse Dysplasie Jaffe-Lichtenstein	normal	normal	normal oder leicht vermehrt	normal	?
Multiples Myelom	normal oder vermehrt	normal oder vermehrt	normal oder leicht vermehrt	normal oder leicht vermehrt	?
Metastatische Skelett-Karzinose u. -Sarkomatose	normal, selten vermehrt	normal	normal oder vermehrt	normal oder vermehrt	?
M. Cushing u. Cushing-Syndrom	normal	normal	normal	normal oder vermehrt (+11 Oxysteroid)	negativ
Hyperthyreoidismus ..	normal	normal	normal	vermehrt	normal oder negativ
Hypothyreoidismus ..	normal	normal	normal	normal	normal

Konzentrationsangaben

1. *Feste Stoffe:*
   Masseprozente
   % (Gew.-%) .... g des gelösten Stoffes in 100 g Gesamtmasse
2. *Lösungen:*
   a) Masseprozente
   % (Gew.-%) .... g des gelösten Stoffes in 100 g Lösung
   g/100 g Lm. .... g des gelösten Stoffes in 100 g Lösungsmittel
   g-Atom/100 g Lö. .... g-Atom auf 100 g Lösung
   g-Mol/100 g Lö .... g-Mol in 100 g Lösung
   val/100 g Lö. .... Grammäquivalent in 100 g Lösung
   g-Atom/100 g Lm. .... g-Atom in 100 g Lösungsmittel
   g-Mol/100 g Lm. .... g-Mol in 100 g Lösungsmittel
   val/100 g Lm. .... Grammäquivalent in 100 g Lösungsmittel
   b) Molverhältnisse
   Mol/100 Mol Lö. (Lm.) .... Mole gelöster Stoff in 100 Molen Lösung (Lösungsmittel)
3. In Volumeneinheiten:
   g/100 ccm Lö. (Lm.) .... g des gelösten Stoffes in 100 ccm Lösung (Lösungsmittel)
   Vol.-% .... ccm (ml) des gelösten Stoffes in 100 ccm (ml) des Lösungsmittels
4. Molarität:
   mol/l .... Grammol in 1 Liter Lösung
5. Normalität:
   val/l .... Grammäquivalent in 1 Liter Lösung 1 val/l = 1 n

Normal- und Molarlösungen gebräuchlicher Substanzen, Gefrierpunktserniedrigung und Isotonie

Stoff	Normallösung g/l	Molarlösung g/l	Molare Gefrierpunktserniedrigung °C	Molare Gefrierpunktserniedrigung, gültig für isotonische Lösung °C	Konzentration der isotonischen Lösung Δ=0,56°C	Konzentration der isotonischen Lösung Δ=0,41°C
NaCl	58,45	58,45	3,37	3,44	0,163 m 0,951%	0,119 m 0,695%
KCl	74,55	74,55	3,25	3,41	0,164 m 1,22%	0,120 m 0,895%
LiCl	42,40	42,40	3,80	3,51	0,160 m 0,68%	0,117 m 0,50%
$CaCl_2$	55,50	111,00	5,85	4,82	0,116 m 1,29%	0,085 m 0,94%
$MgCl_2$	47,62	95,24	6,35	4,94	0,113 m 1,07%	0,083 m 0,79%
Na_2CO_3	53,00	106,00	–	4,41	0,127 m 1,35%	0,093 m 0,99%
$NaHCO_3$	84,00	84,00	–	3,57	0,157 m 1,32%	0,115 m 0,96%
$Na_2HPO_4 \times 12\,H_2O$	179,10	358,21	–	4,34	0,129 m 4,63%	0,095 m 3,40%
Rohrzucker	432,10	342,10	2,06	1,92	0,29 m 10%	0,213 m 7,3%
Glukose	180,10	180,10	1,92	1,88	0,3 m 5,4%	0,218 m 3,9%

Konzentration gebräuchlicher Säuren und Laugen

Säuren und Laugen	Spezifisches Gewicht	Konzentration g/l	Molarität	ccm zur Herstellung einer Normallösung
Salzsäure	1,19	440	12	83
Schwefelsäure	1,84	1730	18	28
Salpetersäure	1,42	990	16	64
Phosphorsäure	1,71	1450	15	67; 34; 22,5
Milchsäure	1,21	1030	11	87
Essigsäure	1,06	1060	17	57
Natronlauge	1,5	600—700	15—17	57—67
Kalilauge	1,55	800	14	70
Ammoniak	0,9	250	15	67

Chemie des Blutes in der Schwangerschaft

(nach DIECKMANN)

Albumin-Globulin-Quotient	1,0—1,8
Albumin	2,9—4,3 g-%
Kalzium	8,6—9,5 mg-%
Chloride als NaCl	494—612 mg-%
Cholesterin	vermehrt
CO_2	45—58 Vol.-%
Fettsäuren	362 mg-%
Globulin	2,3—3,8 g-%
Neutralfett	154 mg-%
Phosphatase	während der Arbeit vermehrt
Phosphorlipoide	195 mg-%
Eiweiß	5,8—7,8 g-%

Zusammensetzung der menschlichen Milch

(nach MATTICE)

Gesamteiweiß	0,7—1,5%
Kasein	0,4%
Albumin	0,8%
Nicht-Eiweiß-N	0,02—0,03%
Laktose	6—7,5%
Fett	2—4%
Cholesterin	0,01%
Cephalin	0,037%
Lezithin	0,078%
Zitronensäure	0,05%
Asche	0,15—0,3%
Chloride als NaCl	120—150 mg-%
Kalzium	20—50 mg-%
Magnesium	4—6 mg-%
Phosphor	15—25 mg-%
Natrium	10—15 mg-%
Kalium	35—50 mg-%
Eisen	0,12—0,72 mg-%
Spezifisches Gewicht	1,030—1,032
Wasser	87,4%
Reaktion	p_H 7—7,6

Zusammensetzung der Synovialflüssigkeit
(nach CAJORIE, CROUTER und PEMBERTON sowie FORKNER)

Gesamtfestsubstanz auf 100 ccm	6,68%
Gesamteiweiß	5,35 g-%
Gesamtstickstoff	0,88 g-%
Mucin	1,95 g-%
Zucker	95 g-%
Nicht-Eiweiß-N	32 mg-%
Harnsäure	3,6 mg-%
Milchsäure	21 mg-%
Asche	0,88%
Natriumchlorid	554 mg-%
Kalzium	9,7 mg-%
Gesamt-CO_2	57 Vol.-%
p_H	7,39
Viskosität bei 20°	7,6
Spezifisches Gewicht	1,040
Wasser	93,3%

Zusammensetzung des Schweißes
(nach SCHWARTZ und PECK, 1946)

Wasser	99,02%
Propionsäure	0,0062%
Essigsäure	0,0096%
Kapryl- und Kapronsäure	0,0046%
Natriumchlorid	0,7%
Milchsäure	0,1%
Zitronensäure	0,004%
Askorbinsäure	0,004%
Harnstoff	Spuren
Harnsäure	Spuren

Zusammensetzung von Tränen
(nach DUKE-ELDER)

Gesamtfestsubstanz	1,8%
Gesamt-N	0,158%
Nicht-Eiweiß-N	0,051%
Harnstoff	0,03%
Eiweiß	0,669%
Albumin	0,394%
Globulin	0,275%
Zucker	0,65%
NaCl als Chlorid	0,658%
Natrium als Na_2O	0,60%
Kalium als K_2O	0,14%
Ammoniak	0,005%

Einheiten in der Medizin

Vitamine

Vitamin A: 1 I.E. = Wirksamkeit von 0,6 γ reinem kristallisiertem β-Karotin. 3 I.E. = 1 Ratteneinheit = kleinste Tagesdosis zur Verhütung von Wachstumsstörungen und Xerophtalmie.

Vitamin B_1 = Aneurin: 1 I.E. = 3 γ reines synthetisches Aneurinhydrochlorid.

Vitamin C: 1 I.E. entspricht der antiskorbutischen Wirksamkeit von 0,05 mg kristallisierter 1-Askorbinsäure.

Vitamin D_2: 1 I.E. = 0,025 γ krist. Vitamin D_2 = die Menge, die ausreichend ist, um bei 14maliger täglicher Verabreichung rachitogen ernährte junge Ratten vor der Rachitis zu schützen. Klin.E. etwa 1,5 γ.

Vitamin E: 1 Ratteneinheit (R.E.) = Mindestmenge Tokopherol, die nach einmaliger Gabe innerhalb der ersten 8 Tage der Gravidität die Resorption von Feten Vitamin-E-frei ernährter Ratten bei 50% der Tiere verhindert. 1 R.E. für α-Tokopherol etwa = 1–3 mg, für β- und γ-Tokopherol etwa = 5–8 mg.

Vitamin K: 1 Dam-Einheit = Dosis Vitamin K, die je Gramm Hühnchen während dreier Tage täglich verfüttert werden muß, um eine durch Vitamin-K-Mangel verursachte Hypoprothrombinämie zu beseitigen.

Hormone

Hypophysenvorderlappenhormon: 1 Reifungseinheit (Rf.E.) ist die Dosis Hypophysenvorderlappensubstanz, die bei täglicher Injektion durch 6 Tage an 4–6 Wochen alten, nicht kastrierten Hähnchen am 8. Tage eine Hodengewichtsvermehrung von 50% bewirkt.

Hypophysenhinterlappenhormon:

Hypophysin: 1 Voegtlin-Einheit (V.E.) = diejenige Menge Hypophysenhinterlappenhormon, die bei der Prüfung am isolierten Uterus des jungfräulichen Meerschweinchens dieselbe Kontraktion hervorruft wie 0,5 mg des internationalen Standardpräparates. Als solches wird ein von Voegtlin empfohlenes, in bestimmter Weise zubereitetes Trockenpulver aus Hypophysenhinterlappen benutzt.

Orasthin: Der spezifisch auf den Uterus wirkende Anteil des Hypophysenhinterlappens enthält in 1 ccm = 1 V.E., und Orasthin „stark" in 1 ccm 10 V.E. Die biologische Prüfung wird ebenfalls am isolierten Uterus des jungfräulichen Meerschweinchens durchgeführt.

Tonephin: 1 I.E. entspricht im Allan-Doisy-Test an ovariektomierten Mäusen oder Ratten (Untersuchung des Scheidenausstriches auf Zeichen des Oestrus-Schollenstadiums) der Wirksamkeit von 0,1 γ des internationalen Standardpräparates Oestron.

1 I.E. Benzoateinheit = Wirksamkeit von 0,1 γ des internationalen Standardpräparates Oestradiolmonobenzoat.

Corpus luteum: 1 I.E. entspricht der Wirksamkeit von 1 mg des internationalen Standardpräparates Progesteron (an der mit Oestron proliferierten Uterusschleimhaut des infantilen weiblichen Kaninchens), geprüft am Clauberg-Test.

Testikel: 1 Hahneneinheit (H.E.) ist diejenige Menge Testikelhormon, die am Leghorn-Kapaun nach fünfmaliger täglicher Injektion am 7. Tage ein Kammwachstum um 30% hervorruft.

1 I.E. ist die Wirksamkeit von 0,1 mg des Standardpräparates Androsteron.

Thyreoidea: 1 Meerschweincheneinheit (Ms.E.) ist diejenige tägliche Menge, die innerhalb von 6 Tagen bei Meerschweinchen im Gewicht von 250–300 g eine Reduktion des Körpergewichtes um 10% verursacht (Grundumsatzkontrolle ist ratsam).

Pankreas-Insulin: 1 I.E. ist diejenige Menge Hormon, die auf den Blutzucker eines hungernden Kaninchens ebenso wirkt, wie ein zweiundzwanzigstel mg des von DALE dargestellten Standardinsulins, ausgewertet nach der von H. P. MARKS in der Völkerbundskommission angegebenen Methode.

Torantil: 1 Einheit ist diejenige Menge, die 1 mg Histamin binnen 24 Stunden bei einer Temperatur von 37° zerstört.

Penizillin: 1 Oxford-Einheit (O.E.) wird als diejenige Menge Penizillin definiert, die, in 50 ccm Bouillon aufgelöst, jegliches Wachstum einer Testkultur von Staphylococcus aureus gerade verhindert. 1 O.E. entspricht etwa 1 I.E. = 0,6 γ des reinen kristallisierten Natriumsalzes.

Berechnungstabelle
für Bromlaugen-N bei 5 ccm Filtrat = mg-% Harnstoff-N
(s. S. 254)

	0	1	2	3	4	5	6	7	8	9
0,1	4,7	5,2	5,6	6,1	6,6	7,1	7,5	8,0	8,5	8,9
0,2	9,4	9,9	10,3	10,8	11,3	11,8	12,2	12,7	13,2	13,6
0,3	14,1	14,6	15,0	15,5	16,0	16,5	16,9	17,4	17,9	18,3
0,4	18,8	19,3	19,7	20,2	20,7	21,2	21,6	22,1	22,6	23,0
0,5	23,5	24,0	24,4	24,9	25,4	25,9	26,3	26,8	27,3	27,7
0,6	28,2	28,7	29,1	29,6	30,1	30,6	31,0	31,5	32,0	32,4
0,7	32,9	33,4	33,8	34,3	34,8	35,3	35,7	36,2	36,7	37,1
0,8	37,6	38,1	38,5	39,0	39,5	40,0	40,4	40,9	41,4	41,8
0,9	42,3	42,8	43,2	43,7	44,2	44,7	45,1	45,6	46,1	46,5
1,0	47,0	47,5	47,9	48,4	48,9	49,4	49,8	50,3	50,8	51,2
1,1	51,7	52,2	52,6	53,1	53,6	54,1	54,5	55,0	55,5	55,9
1,2	56,4	56,9	57,3	57,8	58,3	58,8	59,2	59,7	60,2	60,6
1,3	61,1	61,6	62,0	62,5	63,0	63,5	63,9	64,4	64,9	65,3
1,4	65,8	66,3	66,7	67,2	67,7	68,2	68,6	69,1	69,6	70,0
1,5	70,5	71,0	71,4	71,9	72,4	72,9	73,3	73,8	74,3	74,7
1,6	75,2	75,7	76,1	76,6	77,1	77,6	78,0	78,5	79,0	79,4
1,7	79,9	80,4	80,8	81,3	81,8	82,3	82,7	83,2	83,7	84,1
1,8	84,6	85,1	85,5	86,0	86,5	87,0	87,4	87,9	88,4	88,8
1,9	89,3	89,8	90,2	90,7	91,2	91,7	92,1	92,6	93,1	93,5
2,0	94,0	94,5	94,9	95,5	95,9	96,4	96,8	97,3	97,8	98,2
2,1	98,7	99,2	99,6	100,1	100,6	101,1	101,5	102,0	102,5	102,9
2,2	103,4	103,9	104,3	104,8	105,3	105,8	106,2	106,7	107,2	107,6
2,3	108,3	108,6	109,1	109,5	110,0	110,5	110,9	111,4	111,9	112,3
2,4	112,8	113,3	113,7	114,2	114,7	115,2	115,6	116,1	116,6	117,0
2,5	117,5	118,0	118,4	118,9	119,4	119,9	120,3	120,8	121,3	121,7
2,6	122,2	122,7	123,1	123,6	124,1	124,6	125,0	125,5	126,0	126,4
2,7	126,9	127,4	127,8	128,3	128,8	129,3	129,7	130,2	130,7	131,1
2,8	131,6	132,1	132,5	133,0	133,5	134,0	134,4	134,9	135,4	135,9
2,9	136,3	136,8	137,2	137,7	138,2	138,7	139,1	139,6	140,1	140,5

Stickstoff-Berechnungstabelle

(s. S. 248)

Verbrauchte ccm $^{1}/_{50}$ n-$H_2SO_4 \cdot 0{,}28$ = mg-N in der angewandten Menge, meist 1 ccm.
Beispiel: Man titriert 1,34 ccm $^{1}/_{50}$ n-H_2SO_4, so ergibt sich: $1{,}34 \cdot 0{,}28 = 0{,}375$ mg-N in der angewandten Menge (meist 1 ccm Material), d. h. 37,5 mg-% N.

	0	1	2	3	4	5	6	7	8	9
0,5	14,0	14,3	14,6	14,8	15,1	15,4	15,7	16,0	16,2	16,5
0,6	16,8	17,1	17,4	17,6	17,9	18,2	18,5	18,8	19,0	19,3
0,7	19,6	19,9	20,2	20,4	20,7	21,0	21,3	21,6	21,8	22,1
0,8	22,4	22,7	23,0	23,2	23,5	23,8	24,1	24,4	24,6	24,9
0,9	25,2	25,5	25,8	26,0	26,3	26,6	26,9	27,2	27,4	27,7
1,0	28,0	28,3	28,6	28,8	29,1	29,4	29,7	30,0	30,2	30,5
1,1	30,8	31,1	31,4	31,6	31,9	32,2	32,5	32,8	33,0	33,3
1,2	33,6	33,9	34,2	34,4	34,7	35,0	35,3	35,6	35,8	36,1
1,3	36,4	36,7	37,0	37,2	37,5	37,8	38,1	38,4	38,6	38,9
1,4	39,2	39,5	39,8	40,0	40,3	40,6	40,9	41,2	41,4	41,7
1,5	42,0	42,3	42,6	42,8	43,1	43,4	43,7	44,0	44,2	44,5
1,6	44,8	45,1	45,4	45,6	45,8	46,2	46,5	46,8	47,0	47,3
1,7	47,6	47,9	48,2	48,4	48,7	49,0	49,3	49,6	49,8	50,1
1,8	50,4	50,7	51,0	51,2	51,5	51,8	52,1	52,4	52,6	52,9
1,9	53,2	53,5	53,8	54,0	54,3	54,6	54,9	55,2	55,4	55,7
2,0	56,0	56,3	56,6	56,8	57,1	57,4	57,7	58,0	58,2	58,5
2,1	58,8	59,1	59,4	59,6	59,9	60,2	60,5	60,8	61,0	61,3
2,2	61,6	61,9	62,2	62,4	62,7	63,0	63,3	63,6	63,8	64,1
2,3	64,4	64,7	65,0	65,2	65,5	65,8	66,1	66,4	66,6	66,9
2,4	67,2	67,5	67,8	68,0	68,3	68,6	68,9	69,1	69,4	69,7
2,5	70,0	70,3	70,6	70,8	71,1	71,4	71,7	72,0	72,2	72,5
2,6	72,8	73,1	73,4	73,6	73,9	74,1	74,5	74,8	75,0	75,3
2,7	75,6	75,9	76,2	76,4	76,7	77,0	77,3	77,6	77,8	78,1
2,8	78,4	78,7	79,0	79,2	79,5	79,8	80,1	80,4	80,6	80,9
2,9	81,2	81,5	81,8	82,0	82,3	82,6	82,9	83,2	83,4	83,7
3,0	84,0	84,3	84,6	84,8	85,1	85,4	85,7	86,0	86,2	86,5
3,1	86,8	87,1	87,4	87,6	87,9	88,2	88,5	88,8	89,0	89,3
3,2	89,6	89,9	90,2	90,4	90,7	91,0	91,3	91,6	91,8	92,1
3,3	92,4	92,7	93,0	93,2	93,5	93,8	94,1	94,4	94,6	94,9
3,4	95,2	95,5	95,8	96,0	96,3	96,6	96,9	97,2	97,4	97,7
3,5	98,0	98,3	98,6	98,8	99,1	99,4	99,7	100,0	100,2	100,5
3,6	100,8	101,1	101,4	101,6	101,9	102,2	102,5	102,8	103,0	103,3
3,7	103,6	103,9	104,2	104,4	104,7	105,0	105,3	105,6	105,8	106,1
3,8	106,4	106,7	107,0	107,2	107,5	107,8	108,1	108,4	108,6	108,9
3,9	109,2	109,5	109,8	110,0	110,3	110,6	110,9	111,2	111,4	111,7
4,0	112,0	112,3	112,6	112,8	113,1	113,4	113,7	114,0	114,2	114,5
4,1	114,8	115,1	115,4	115,6	115,9	116,2	116,5	116,8	117,0	117,3
4,2	117,6	117,9	118,2	118,4	118,7	119,0	119,3	119,6	119,8	120,1
4,3	120,4	120,7	121,0	121,2	121,5	121,8	122,1	122,4	122,7	122,9
4,4	123,2	123,5	123,8	124,0	124,3	124,6	124,9	125,2	125,5	125,7
4,5	126,0	126,3	126,6	126,8	127,1	127,4	127,7	128,0	128,3	128,5
4,6	128,8	129,1	129,4	129,6	129,9	130,2	130,5	130,8	131,1	131,3
4,7	131,6	131,9	132,2	132,4	132,7	133,0	133,3	133,6	133,9	134,0
4,8	134,4	134,7	135,0	135,2	135,5	135,8	136,1	136,4	136,7	136,9
4,9	137,2	137,5	137,8	138,0	138,3	138,6	138,9	139,2	139,5	139,7
5,0	140,0	140,3	140,6	140,8	141,1	141,4	141,7	142,0	142,3	142,5

Tabelle zur Ermittlung des Eiweißgehaltes in g-% (Gramm-Prozent) bei Veraschung von 1 ccm Untersuchungsmaterial

(s. S. 248)

ccm $^1/_{50}$ n-Säure	0	1	2	3	4	5	6	7	8	9
0,5	0,0875	0,0892	0,0910	0,0927	0,0945	0,0962	0,0980	0,0997	0,1015	0,1032
0,6	0,1050	0,1067	0,1085	0,1102	0,1120	0,1137	0,1155	0,1172	0,1190	0,1207
0,7	0,1225	0,1242	0,1260	0,1277	0,1295	0,1312	0,1330	0,1347	0,1305	0,1382
0,8	0,1400	0,1417	0,1435	0,1452	0,1470	0,1587	0,1505	0,1522	0,1540	0,1557
0,9	0,1575	0,1592	0,1610	0,1627	0,1645	0,1762	0,1680	0,1697	0,1715	0,1732
1,0	0,1750	0,1767	0,1785	0,1802	0,1820	0,1837	0,1855	0,1872	0,1890	0,1907
1,1	0,1925	0,1942	0,1960	0,1977	0,1995	0,2012	0,2030	0,2047	0,2065	0,2082
1,2	0,2100	0,2117	0,2135	0,2152	0,2170	0,2187	0,2205	0,2222	0,2240	0,2257
1,3	0,2275	0,2292	0,2310	0,2327	0,2345	0,2365	0,2380	0,2397	0,2415	0,2432
1,4	0,2450	0,2467	0,2485	0,2502	0,2520	0,2537	0,2555	0,2572	0,2590	0,2607
1,5	0,2675	0,2642	0,2660	0,2677	0,2695	0,2712	0,2730	0,2747	0,2765	0,2782
1,6	0,2800	0,2817	0,2835	0,2852	0,2870	0,2887	0,2905	0,2922	0,2940	0,2957
1,7	0,2970	0,2992	0,3010	0,3027	0,3045	0,3062	0,3080	0,3097	0,3115	0,3132
1,8	0,3150	0,3167	0,3185	0,3202	0,3220	0,3237	0,3255	0,3272	0,3290	0,3307
1,9	0,3325	0,3342	0,3360	0,3377	0,3395	0,3412	3,4300	0,3447	0,3465	0,3482
2,0	0,3500	0,3517	0,3535	0,3552	0,3570	0,3587	0,3605	0,3622	0,3640	0,3657
2,1	0,3675	0,3692	0,3710	0,3727	0,3745	0,3762	0,3780	0,3797	0,3815	0,3832
2,2	0,3850	0,3867	0,3885	0,3902	0,3920	0,3937	0,3955	0,3972	0,3990	0,4007
2,3	0,4025	0,4042	0,4060	0,4077	0,4095	0,4112	0,4130	0,4147	0,4165	0,4182
2,4	0,4200	0,4217	0,4275	0,4252	0,4270	0,4287	0,4305	0,4322	0,4340	0,4357
2,5	0,4375	0,4392	0,4410	0,4427	0,4445	0,4462	0,4480	0,4497	0,4515	0,4532
2,6	0,4550	0,4567	0,4585	0,4602	0,4620	0,4637	0,4655	0,4672	0,4690	0,4707
2,7	0,4725	0,4742	0,4760	0,4777	0,4795	0,4812	0,4830	0,4847	0,4865	0,4882
2,8	0,4900	0,4917	0,4935	0,4952	0,4970	0,4987	0,5005	0,5022	0,5140	0,5057
2,9	0,5075	0,5092	0,5110	0,5127	0,5145	0,5162	0,5180	0,5197	0,5215	0,5232
3,0	0,5250	0,5267	0,5285	0,5302	0,5320	0,5337	0,5355	0,5372	0,5390	0,5407
3,1	0,5425	0,5442	0,5460	0,5477	0,5495	0,5512	0,5530	0,5547	0,5565	0,5582
3,2	0,5600	0,5617	0,5635	0,5652	0,5670	0,5687	0,5705	0,5722	0,5740	0,5757
3,3	0,5775	0,5792	0,5810	0,5827	0,5845	0,5862	0,5880	0,5897	0,5915	0,5932
3,4	0,5950	0,5967	0,5985	0,6002	0,6020	0,6037	0,6055	0,6072	0,6090	0,6107
3,5	0,6125	0,6142	0,6160	0,6177	0,6195	0,6212	0,6230	0,6247	0,6265	0,6282
3,6	0,6300	0,6317	0,6335	0,6352	0,6370	0,6387	0,6405	0,6422	0,6440	0,6457
3,7	0,6475	0,6492	0,6510	0,6527	0,6545	0,6562	0,6580	0,6597	0,6615	0,6632
3,8	0,6650	0,6667	0,6685	0,6702	0,6720	0,6737	0,6755	0,6772	0,6790	0,6807
3,9	0,6825	0,6842	0,6860	0,6877	0,6895	0,6912	0,6930	0,6947	0,6965	0,6982
4,0	0,7000	0,7017	0,7035	0,7052	0,7070	0,7087	0,7105	0,7122	0,7140	0,7157
4,1	0,7175	0,7192	0,7210	0,7227	0,7245	0,7262	0,7280	0,7297	0,7315	0,7332
4,2	0,7350	0,7367	0,7385	0,7402	0,7420	0,7437	0,7455	0,7472	0,7490	0,7507
4,3	0,7525	0,7542	0,7560	0,7577	0,7595	0,7612	0,7630	0,7647	0,7665	0,7682
4,4	0,7700	0,7717	0,7735	0,7752	0,7770	0,7787	0,7805	0,7822	0,7840	0,7857
4,5	0,7875	0,7892	0,7910	0,7927	0,7945	0,7962	0,7980	0,7997	0,8015	0,8032
4,6	0,8050	0,8067	0,8085	0,8102	0,8120	0,8137	0,8155	0,8172	0,8190	0,8207
4,7	0,8225	0,8242	0,8260	0,8277	0,8295	0,8312	0,8330	0,8347	0,8365	0,8382
4,8	0,8400	0,8417	0,8435	0,8452	0,8470	0,8487	0,8505	0,8522	0,8540	0,8557
4,9	0,8575	0,8592	0,8610	0,8627	0,8645	0,8662	0,8680	0,8697	0,8715	0,8732
5,0	0,8750	0,8767	0,8785	0,8802	0,8820	0,8837	0,8855	0,8872	0,8890	0,8917

Erforderliche Substratmengen für Laboratoriumsuntersuchungen

	Serum ccm	Ox. Plas. ccm	Zit. Plas. ccm	Flu.-Blut ccm	Ges.-Blut ccm	Vollbl. ccm	Harn ccm	Duod.-Saft ccm
Eiweißrefraktion	0,3					5,0		
Rest-N	3,0					}		
Gesamt-N	0,1					}15,0		
Alb.-Globulin	0,5					}		
Fibrin		1,0						
Bilirubin	3,0					}		
Serumfarbe	2,0					}		
Takata, Original	1,0					}25,0		
Takata n. MANCKE	1,0					}		
Gros	1,0					}		
Gesamtlipoide	1,25					}		
Gesamtcholesterin	2,0					}20,0		
Freies Cholesterin	2,5					}		
Harnstoff	3,0					}		
Xanthoprotein	3,0					}15,0		
Indikan	3,0					}		
Harnsäure	4,0					20,8	8,0	
Kreatin			}10,0				}11,0	
Kreatinin			}				}	
Phosphor ges.	0,5					}		
Phosphor anorg.	5,0					}30,0		
Phosphor lipoidl.	2,5					}		
Kalium	1,0					5,0		
Kalzium	2,0					10,0		
NaCl	0,1					5,0	10,0	
Jod					10,0—	10,0		
Eisen	5,0					25,0		
Diastase	2,0					10,0	2,0	2,0
Lipase								2,0
Phosphatase	0,8					10,0		
Blutzucker				0,2 oder	0,2			
Alkohol				100 mg				
Alkalireserve				10,0				
Prolan							20,0	
Kongorot-Belastung	3 × 2,0					3 × 10,0		

Chemische Elemente

Name des Elementes	Zeichen	Ordnungszahl	Atomgewicht
Aktinium (Actinium)	Ac	89	227
Aluminium	Al	13	26,97
Americium	Am	95	241
Antimon (Stibium)	Sb	51	121,76
Argon	Ar	18	39,944
Arsen	As	33	74,91
Astatium	At	85	210
Barium	Ba	56	137,36
Berkelium	Bk	97	243
Beryllium	Be	4	9,02
Blei (Plumbum)	Pb	82	207,21
Bor	B	5	10,82
Brom	Br	35	79,916
Californium	Cf	98	244
Chlor	Cl	17	35,457
Chrom	Cr	24	52,01
Curium	Cm	96	242
Dysprosium	Dy	66	162,46
Eisen (Ferrum)	Fe	26	55,85
Erbium	Er	68	167,2
Europium	Eu	63	152,0
Fluor	F	9	19,00
Francium	Fr	87	223
Gadolinium	Gd	64	156,9
Gallium	Ga	31	69,72
Germanium	Ge	32	72,60
Gold (Aurum)	Au	79	197,2
Hafnium	Hf	72	178,6
Helium	He	2	4,003
Holmium	Ho	67	164,94
Indium	In	49	114,76
Iridium	Ir	77	193,1
Jod	J	53	126,92
Kadmium (Cadmium)	Cd	48	112,41
Kalium	K	19	39,096
Kalzium (Calcium)	Ca	20	40,08
Kassiopeium (Cassiopeium)	Cp	71	174,99
Kobalt (Cobaltum)	Co	27	58,94
Kohlenstoff (Carboneum)	C	6	12,010
Krypton	Kr	36	83,7
Kupfer (Cuprum)	Cu	29	63,57
Lanthan	La	57	138,92
Lithium	Li	3	6,940
Magnesium	Mg	12	24,32
Mangan	Mn	25	54,93
Molybdän	Mo	42	95,95
Natrium	Na	11	22,997
Neodym	Nd	60	144,27
Neon	Ne	10	20,183
Neptunium	Np	93	237
Nickel	Ni	28	58,69
Niob	Nb	41	92,91
Osmium	Os	76	190,2
Palladium	Pd	46	106,7
Phosphor	P	15	30,98

Name des Elementes	Zeichen	Ordnungszahl	Atomgewicht
Platin	Pt	78	195,23
Plutonium	Pu	94	239
Polonium	Po	84	210
Prometium	Pm	61	147
Praseodym	Pr	59	140,92
Protaktinium	Pa	91	231
Quecksilber (Hydrargyrum)	Hg	80	200,61
Radium	Ra	88	226,05
Radon	Rn	86	222
Rhenium	Re	75	186,31
Rhodium	Rh	45	102,91
Rubidium	Rb	37	85,48
Ruthenium	Ru	44	101,7
Samarium	Sm	62	150,43
Sauerstoff (Oxygenium)	O	8	16,0000
Schwefel (Sulfur)	S	16	32,06
Selen	Se	34	78,96
Silber (Argentum)	Ag	47	107,880
Silizium	Si	14	28,06
Skandium (Scandium)	Sc	21	45,10
Stickstoff (Nitrogenium)	N	7	14,008
Strontium	Sr	38	87,63
Tantal	Ta	73	180,88
Technecium	Tc	52	99
Tellur	Te	52	127,61
Terbium	Tb	65	159,2
Thallium	Tl	81	204,39
Thorium	Th	90	232,12
Thulium	Tm	69	169,4
Titan	Ti	22	47,90
Uran	U	92	238,07
Vanadin (Vanadium)	V	23	50,95
Wasserstoff (Hydrogenium)	H	1	1,0080
Wismut (Bismutum)	Bi	83	209,00
Wolfram	W	74	183,92
Xenon	X	54	131,3
Ytterbium	Yb	70	173,04
Yttrium	Y	39	88,92
Zäsium (Caesium)	Cs	55	132,91
Zer (Cerium)	Ce	58	140,13
Zink	Zn	30	65,38
Zinn (Stannum)	Sn	50	118,70
Zirkonium	Zr	40	91,22

Literaturverzeichnis

1. Alder, A: Atlas des normalen u. pathol. Knochenmarks. Urban & Schwarzenberg, Berlin-Wien 1939.
2. Antoni, A. J.: Funktionsprüfung der Atmung. J. A. Barth, Leipzig 1937.
3. Baumgärtel, T.: Physiologie u. Pathologie des Bilirubinstoffwechsels als Grundlagen der Ikterusforschung. G. Thieme, Stuttgart 1950.
4. Brugsch, Th., u. A. Schittenhelm: Klinische Laboratoriumstechnik. Urban & Schwarzenberg, Berlin-Wien (1923).
5. Brumpt, E., u. M. Neveu-Lemaire: Praktischer Leitfaden der Parasitologie des Menschen. Springer, Berlin 1942.
6. Bürger, M.: Pathol. Physiologie. Thieme, Leipzig 1949.
7. Cantarow, A., u. M. Trumper: Clinical Biochemistry. W. B. Saunders, Philadelphia u. London 1950.
8. Cruickshank, E. W. H.: Food and Nutrition, the Physiological Basis of Human Nutrition. E. u. S. Livingstone LTD, Edinburgh 1946.
9. Dahr, P.: Die Technik der Blutgruppen- u. Blutfaktorenbestimmung. Thieme, Leipzig 1950.
10. Demme, H.: Die Liquordiagnostik in Klinik u. Praxis. Urban & Schwarzenberg, München-Berlin 1950.
11. Fleischhacker, H.: Klinische Hämatologie, II. Aufl. Verlag Maudrich, Wien 1950.
12. Hallmann, L.: Bakteriologie u. Serologie. Thieme, Stuttgart 1950.
13. Heilmeyer, L., u. Begemann: Handbuch der Inneren Medizin, Band II: Blutkrankheiten. 4. Aufl. Springer 1951.
14. Heupke, W.: Die Faeces des Menschen. Steinkopff, Dresden-Leipzig 1943.
15. Hoesslin, H.: Das Sputum. Springer, Berlin 1926.
16. Kalk, H.: Die blinde und gezielte Leberpunktion. Fschr. d. Diagn. u. Therap. Bd. 1, H. 4, S. 1–12. 1949.
17. Kienle, F.: Die Sternalpunktion in der Diagnostik. Thieme, Leipzig 1943.
18. Kolmer, J. A.: Clinical Diagnosis by Laboratory Examinations. D. Appleton-Contury-Company, London 1950.
19. Lange, B.: Kolorimetrische Analyse mit bes. Berücksichtigung der lichtelektrischen Kolorimetrie. Verlag Chemie, Berlin 1944.
20. Lenhartz, H.: Mikroskopie u. Chemie am Krankenbett. Springer, Berlin 1922.
21. Leuenberger, E.: Methodik im klinischen Laboratorium. Hallwag, Bern 1945.
22. Martini, E.: Lehrbuch der medizinischen Entomologie. Fischer, Jena 1946.
23. Merck, E.: Med. chem. Untersuchungsmethoden. II. Aufl. 1936.
24. Meyer, H. H.: Der Liquor, Untersuchung u. Diagnostik. Springer Verlag, Berlin-Göttingen-Heidelberg 1949.
25. Moeschlin, S.: Die Milzpunktion. B. Schwabe & Co., Basel 1951.
26. Müller, R.: Medizinische Mikrobiologie. J. F. Lehmanns Verlag, München-Berlin 1944.
27. Rohr, R.: Das menschliche Knochenmark. Thieme, Stuttgart 1949.
28. Romeis, B.: Mikroskopische Technik. Leibniz-Verlag, München 1948.
29. Sahli, H.: Lehrbuch der klinischen Untersuchungsmethoden. Deuticke, Leipzig-Wien (1920).
30. Sandkühler, St.: Taschenbuch der klinischen Blutmorphologie. Enke, Stuttgart 1949.
31. Sandoz-Undritz: Hämatologische Tafeln. Sandoz-A.-G., Basel.
32. Schleip, K., u. A. Alder: Atlas der Blutkrankheiten. Urban & Schwarzenberg, Berlin-München 1949.
33. Schoen, R., u. W. Tischendorf: Klinische Pathologie der Blutkrankheiten. Thieme, Stuttgart 1950.

34. Schudel, L.: Leitfaden der Blutmorphologie. Thieme, Leipzig 1944.
35. Schulten, H.: Lehrbuch der klinischen Hämatologie. Thieme, Stuttgart 1948.
36. Schulten, H.: Die Sternalpunktion als diagnostische Methode. Thieme, Leipzig 1937.
37. Schumm, D.: Die spektrochemische Analyse organ. Farbstoffe. Fischer, Jena 1927.
38. Spaeth, E., u. H. Kaiser: Die chemische u. mikroskopische Untersuchung des Harnes. Barth, Leipzig 1936.
39. Stahel, R.: Diagnostische Drüsenpunktion. Thieme, Leipzig 1939.
40. Stiasny, H.: Unfruchtbarkeit beim Manne. Enke, Stuttgart 1944.
41. Sundermann, F. W., u. F. Boerner: Normal Values in Clinical Medicine. W. B. Saunders, Philadelphia u. London 1950.
42. Tillmanns, J., u. G. Ohnsorge: Praktikum der klinischen, chemischen, mikroskopischen und bakteriologischen Untersuchungsmethoden. Urban & Schwarzenberg, Berlin u. München 1947.
43. Tischendorf, W.: Morphol.-klinische Beobachtungen bei Erkrankungen des lymphatischen Gewebes. Thieme, Leipzig 1942, u. Dtsch. med. Wschr. 1951, S. 300.
44. Todd, J. C., u. A. H. Sandford: Clinical Diagnosis by Laboratory Methods. W. B. Saunders, Philadelphia u. London 1950.
45. Winkle, St.: Mikrobiologische u. serologische Diagnostik. Fischer, Jena 1947.
46. Wuhrmann, F., u. Ch. Wunderly: Die Bluteiweißkörper des Menschen. Schwabe, Basel 1947.
47. Zeiss, Carl: Klinische Kolorimetrie mit dem Pulfrich-Photometer. Fischer, Jena 1950.
48. Zeiss-Opton: Klinische Photometrie mit dem Pulfrich-Photometer und elektrischen Photometern mit den Zeiß-S-Filtern. 3. Auflage. Wissenschaftl. Verlagsgesellschaft, Stuttgart 1951

Sachverzeichnis

Kolibri 360 GmbH
Ferdinand-Jühlke-Straße 7
99095 Erfurt, Deutschland
produktsicherheit@kolibri360.de